HANDBUCH DER INNEREN MEDIZIN

BEGRÜNDET VON L. MOHR UND R. STAEHELIN

FORTGEFÜHRT VON H. SCHWIEGK

HERAUSGEGEBEN VON

E. BUCHBORN

MÜNCHEN

ZWEITER BAND

BLUT UND BLUTKRANKHEITEN

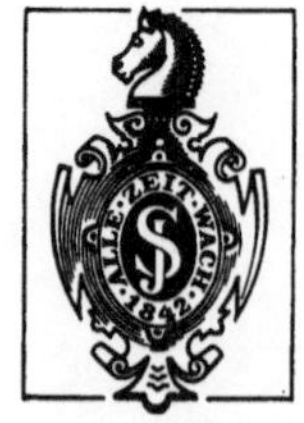

SPRINGER-VERLAG BERLIN HEIDELBERG NEW YORK TOKYO

BLUT UND BLUTKRANKHEITEN

FÜNFTE VÖLLIG NEU BEARBEITETE UND ERWEITERTE AUFLAGE

TEIL 9

BLUTGERINNUNG UND HÄMORRHAGISCHE DIATHESEN II
ANGEBORENE UND ERWORBENE KOAGULOPATHIEN

HERAUSGEGEBEN VON
DIETER L. HEENE

BEARBEITET VON

P. BÖSCH · H. CZEMBIREK · E. DEUTSCH · J. HALLER · D. L. HEENE
W. KÜNZER · K. LECHNER · E. F. MAMMEN · H. NIEDERHOFF ·
H. NIESSNER · H. RASCHE

MIT 61 ABBILDUNGEN UND 85 TABELLEN

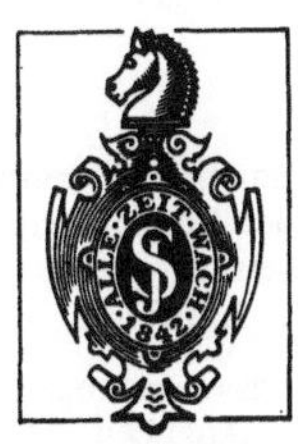

SPRINGER-VERLAG BERLIN HEIDELBERG NEW YORK TOKYO

Professor Dr. Dieter L. Heene
I. Medizinische Klinik, Klinikum Mannheim
Fakultät für Klinische Medizin Mannheim der Universität Heidelberg
Theodor-Kutzer-Ufer, D-6800 Mannheim 1

ISBN-13:978-3-642-70515-1   e-ISBN-13:978-3-642-70514-4
DOI: 10.1007/978-3-642-70514-4

CIP-Kurztitelaufnahme der Deutschen Bibliothek

Handbuch der inneren Medizin/begr. von L. Mohr u. R. Staehelin. Fortgef. von H. Schwiegk. Hrsg. von E. Buchborn. – Berlin; Heidelberg; New York; Tokyo: Springer. Teilw. hrsg. von H. Schwiegk u. E. Buchborn. – Teilw. mit d. Erscheinungsorten Berlin, Heidelberg, New York
Bd. 2. Blut und Blutkrankheiten. Teil 9. Blutgerinnung und hämorrhagische Diathesen. 2. Angeborene und erworbene Koagulopathien. – 5., völlig neu bearb. u. erw. Aufl. – 1985

Blut und Blutkrankheiten. – Berlin; Heidelberg; New York; Tokyo: Springer. (Handbuch der inneren Medizin; Bd. 2) Teilw. mit d. Erscheinungsorten Berlin, Heidelberg, New York
Teil 9. Blutgerinnung und hämorrhagische Diathesen. 2. Angeborene und erworbene Koagulopathien. – 5., völlig neu bearb. u. erw. Aufl. – 1985

Blutgerinnung und hämorrhagische Diathesen/hrsg. von Dieter L. Heene. – Berlin; Heidelberg; New York; Tokyo: Springer. (Blut- und Blutkrankheiten; ...) (Handbuch der inneren Medizin; Bd. 2) NE: Heene, Dieter L. [Hrsg.]
2. Angeborene und erworbene Koagulopathien. – 5., völlig neu bearb. u. erw. Aufl. – 1985

Angeborene und erworbene Koagulopathien/hrsg. von Dieter L. Heene. Bearb. von P. Bösch. – 5., völlig neu bearb. u. erw. Aufl. – Berlin; Heidelberg; New York; Tokyo: Springer, 1985. (Blutgerinnung und hämorrhagische Diathesen; 2) (Blut und Blutkrankheiten; Teil 9) (Handbuch der inneren Medizin; Bd. 2)
ISBN-13:978-3-642-70515-1

NE: Heene, Dieter L. [Hrsg.]; Bösch, Peter [Mitverf.]

2122/3130-543210

Mitarbeiterverzeichnis

Bösch, P., Prim. Doz. Dr., Orthopädische Abteilung/Krankenhaus, A-2700 Wiener Neustadt

Czembirek, H., Professor Dr., I. Medizinische Universitätsklinik, Röntgenstation, Lazarettgasse 14, A-1090 Wien

Deutsch, E., Professor Dr., I. Medizinische Universitätsklinik, Lazarettgasse 14, A-1090 Wien

Haller, J., Dr., I. Medizinische Universitätsklinik, Röntgenstation 9, Lazarettgasse 14, A-1090 Wien

Heene, D.L., Professor Dr., I. Medizinische Klinik, Klinikum Mannheim, Fakultät für Klinische Medizin Mannheim der Universität Heidelberg, Theodor-Kutzer-Ufer, D-6800 Mannheim

Künzer, W., Professor Dr., Klinikum der Universität, Universitäts-Kinderklinik, Mathildenstr. 1, D-7800 Freiburg i. Brsg.

Lechner, K., Professor Dr., I. Medizinische Universitätsklinik, Lazarettgasse 14, A-1090 Wien

Mammen, E.F., Dr., Wayne State University, School of Medicine, Department of Surgery 6-C, University Health Center, 4201 St. Antoine, Detroit, MI 48201, USA

Niederhoff, H., Dr., Akademischer Oberrat, Klinikum der Universität, Universitäts-Kinderklinik, Mathildenstr. 1, D-7800 Freiburg i. Brsg.

Niessner, H., Professor Dr., I. Medizinische Universitätsklinik, Lazarettgasse 14, A-1090 Wien

Rasche, H., Professor Dr., Zentralkrankenhaus St. Jürgen-Str. Klinik für Innere Medizin, D-2800 Bremen

Vorwort

Der vorliegende Teilband des Handbuchs der inneren Medizin bringt aus der Thematik der Blutgerinnungsstörungen und hämorrhagischen Diathesen den Abschnitt der plasmatischen Hämostasedefekte, der Koagulopathien, zur Darstellung. Innerhalb der letzten beiden Dekaden hat die Hämostaseforschung eine Unzahl von entscheidenden Impulsen erfahren, die eine Fülle von Erkenntnissen über die ätiologischen Determinanten und pathogenetischen Mechanismen der Blutgerinnungsstörungen erbracht haben. Dank der enormen methodischen Fortschritte in der biochemischen Grundlagenforschung ist es gelungen, für die meisten angeborenen Koagulopathien den molekularen Defekt der plasmatischen Komponente zu identifizieren. Gerade die detaillierte Analyse verschiedener Varianten einzelner Gerinnungsfaktoren, so z.B. beim v. Willebrand-Jürgens-Syndrom oder bei der Dysfibrinogenämie, hat einen tiefen Einblick in molekular-genetische Zusammenhänge erlaubt und subtile Kenntnisse über den Metabolismus des Hämostasesystems und die Dynamik seiner biologischen Regulation hervorgebracht. Die Steuerung der Aktivierungskinetik im Gerinnungs- und Fibrinolysesystem und ihre Kontrolle durch den vielschichtigen Einfluß verschiedener Inhibitoren hat belegt, daß enge Wechselbeziehungen zu anderen protektiven Enzymsystemen des Organismus, wie z.B. dem Komplement-, dem Kallikrein-Kinin-System und den Phagozytosemechanismen, bestehen.

Die grundlegenden Erkenntnisse über die Pathogenese und Pathophysiologie der gestörten Hämostasefunktion haben nachhaltig die Entwicklung effektiver therapeutischer Maßnahmen in Gang gesetzt. Die Möglichkeit der gezielten Rekompensation des Hämostasepotentials durch Substitution mit gereinigten Gerinnungsfaktoren oder die Unterbrechung einer Umsatzsteigerung mittels geeigneten Inhibitoren garantiert heute die Beherrschung nicht nur akuter, lebensbedrohlicher Blutungskomplikationen, sondern auch die segensreiche Dauertherapie bei angeborenen Blutungsübel, wie z.B. der Hämophilie. Gerade die Entwicklung therapeutischer Konzepte hat der Hämostaseologie auch in den Bereichen der modernen Notfall- und Intensivmedizin in konservativen und operativen Fächern einen festen Platz und maßgeblichen Stellenwert verschafft. Darüber hinaus ist heute die Komplettierung hämatologischer, onkologischer, immunologischer und angiologischer Fragestellungen der klinischen Forschung ohne die Einbeziehung und Berücksichtigung hämostaseologischer Gesichtspunkte nicht mehr denkbar.

Im Rahmen der Darstellung der angeborenen Koagulopathien hat K. LECHNER eine umfassende und vorbildliche Abhandlung über die Hämophilie verfaßt, die durch zwei äußerst wertvolle Beiträge ergänzt wird, nämlich durch die Erläu-

terung der orthopädischen Therapie von P. Bösch und die Einbeziehung der
Ergebnisse bildgebender Verfahren von H. Czembirek und J. Haller. Der Beitrag von H. Niessner beinhaltet eine kritische Auseinandersetzung mit der Thematik des v. Willebrand-Jürgens-Syndroms, die im Hinblick auf die Ausführ-
lichkeit, wie auch die Darstellung der Hämophilie, bisher in der Fachliteratur
vermißt wird. E.F. Mammen hat die Vielfalt der nicht-hämophilen Gerinnungsstörungen in ein Ordnungskonzept gegliedert, das eine neue Orientierung der
Hämostasedefekte nach pathobiochemischen Gesichtspunkten ermöglicht, vor
allem unter Berücksichtigung der Tatsache, daß nicht alle Defekte durch die
Manifestation einer Blutungsneigung gekennzeichnet sind.

Die Abhandlung erworbener Koagulopathien ist insofern problematisch, als
in der Mehrzahl der klinischen Syndrome auch das thrombozytäre System und
die vaskuläre Integrität betroffen sind. Die Darstellung der Hämostasedefekte
bei Lebererkrankungen durch E. Deutsch ist unverkennbar durch die subtile
Sachkenntnis aus einer langen klinischen Erfahrung im Umgang mit dieser Ma-
terie in der klinischen Praxis und Forschung getragen. Das gleiche Kriterium
trifft für den Beitrag von W. Künzer und H. Niederhoff zu, in dem die vielschichtigen Aspekte der hämorrhagischen Komplikationen beim Neugeborenen
zum Tragen kommen. K. Lechner vermittelt in einem weiteren Kapitel einen
kompetenten Einblick in das Thema Immunkoagulopathien. In einer Abhandlung zur Problematik der Onkohämostaseologie, die zunehmend an Aktualität
gewinnt, ergänzt H. Rasche den im weiteren Teilband abgehandelten Themen-
komplex der Umsatzstörungen.

Der Umfang des vorliegenden Teilbandes gibt die Fülle der Erkenntnisse
über Pathogenese, Klinik und Therapie der Koagulopathien wieder und bringt
nicht zuletzt unter Berücksichtigung der Bedeutung der Hämostasedefekte in
der klinischen Praxis den fachübergreifenden Stellenwert der Hämostaseologie
zur Geltung.

Abschließend möchte ich den Autoren meinen Dank dafür aussprechen,
daß sie mit überaus großem persönlichem Einsatz und unverkennbaren zeitlichen Opfern zur Verwirklichung dieses Werkes beigetragen haben. Mein Dank
gilt besonders auch Frau Irmgard C. Legner und Herrn W. Bergstedt vom
Springer-Verlag für die Koordination der Drucklegung und die verständnisvolle
Kooperation.

Mannheim   D.L. Heene

Inhaltsverzeichnis

Die orthopädische Therapie bei der Hämophilie. P. Bösch

Bildgebende Verfahren bei Hämophilie. H. Czembirek und J. Haller

Erworbene Koagulopathien

Vitamin-K-Resorptions- und Verwertungsstörungen, Hämostasedefekte bei Lebererkrankungen. E. Deutsch. Mit 9 Abbildungen und 10 Tabellen . . 439

Hämorrhagische Diathesen des Neugeborenen. W. Künzer und
H. Niederhoff. Mit 13 Abbildungen und 15 Tabellen 539

Immunkoagulopathien. K. Lechner. Mit 2 Abbildungen und 1 Tabelle   623

**Hämostasedefekte durch Umsatzstörungen bei soliden Tumoren und
malignen hämatologischen Systemerkrankungen. H. RASCHE**

Hämorrhagische Diathesen: Allgemeine Einteilung

D.L. HEENE

Mit 5 Tabellen

A. Die Funktion des Hämostasesystems

Unter physiologischen Bedingungen gewährleistet das Zusammenspiel der essentiellen Komponenten des Gerinnungs- und Fibrinolysesystems einschließlich ihrer Inhibitoren die Aufrechterhaltung der Fluidität des Gefäßinhaltes sowie die Integrität der Gefäßwand. Diesem ubiquitär verfügbaren Kontrollmechanismus stehen die mehr lokalisierten Angriffspunkte des Gerinnungs- und Fibrinolysesystems gegenüber, die einmal über die prospektive Potenz der Hämostase lokal die Blutstillung bei Gefäßverletzungen gewährleisten, um die Extravasation des Gefäßinhaltes zu vermeiden, oder zum anderen die Lyse lokalisierter Thromben über die Aktivierung der lokalen Fibrinolyse bewerkstelligen. Voraussetzung für die regelrechte Funktion beider Systeme ist das Vorhandensein eines quantitativ ausreichenden und qualitativ intakten jeweiligen Potentials an essentiellen Gerinnungs- und Fibrinolysekomponenten einschließlich der in beiden Systemen wirksamen Inhibitoren. Wie jedes biologische System des Organismus unterliegen Gerinnung und Fibrinolyse einem metabolischen Prozeß, aus dessen Bilanz die Aufrechterhaltung des hämostatischen Gleichgewichtes resultiert, d.h. der Bildung von essentiellen Komponenten steht der intravasale Umsatz und der Abbau aktivierter Endprodukte gegenüber (LASCH et al. 1975; HEENE u. LASCH 1982).

Im einzelnen sind hier zu unterscheiden:

1. Die Synthese gerinnungs- und fibrinolyse-aktiver Plasmaproteine vorwiegend in der Leberzelle, die Bildung der Thrombozyten im Knochenmark sowie die Verfügbarkeit einzelner spezifischer und unspezifischer Aktivatoren aus Blut-, Gewebs- und Endothelzellen,
2. Deren kontinuierlicher Umsatz und Abbau innerhalb der peripheren Strombahn („latente Gerinnung, latente Fibrinolyse"),
3. Die Clearance der Endprodukte beider Systeme durch das retikulo-endotheliale System (RES).

Dementsprechend besteht unter physiologischen Verhältnissen innerhalb der Zirkulation ein dynamisches Gleichgewicht, das von gerinnungsfördernden (prokoagulatorischen) und gerinnungshemmenden (antikoagulatorischen) Valenzen kontrolliert wird. Träger dieses metabolischen Prozesses ist der Kreislauf, der allein schon aufgrund der Tatsache der Lokalisation des Hämostasesystems in den Gefäßinhalt in enger Wechselbeziehung zum Gerinnungs- und Fibrinolysesystem steht.

Die Konstanterhaltung des hämostatischen Gleichgewichtes garantiert die Eukoagulabilität des Blutes. Jede Änderung im Sinne einer prokoagulatorischen oder antikoagulatorischen Stimulation ruft die Ausbildung einer Hyperkoagulabilität bzw. einer Hypokoagulabilität hervor, humorale Phänomene, die bei Erreichen eines kritischen Ausmaßes hinsichtlich ihrer klinischen und patho-morphologischen Manifestation als intravasale Gerinnungsvorgänge (z.B. Thrombose) bzw. hämorrhagische Diathese imponieren können (BLOOM u. THOMAS 1981).

Die enge Wechselbeziehung zwischen Hämostasemechanismus, Zirkulation und Hämodynamik kommt dadurch zum Ausdruck, daß die Eukoagulabilität nur in Gegenwart einer adäquaten Gefäßdurchströmung gewährleistet ist, dagegen Strömungsverlangsamung und Veränderungen der Fließeigenschaften des Blutes (Stase) die intravasale prokoagulatorische Stimulation und damit die Entwicklung einer Hyperkoagulabilität mit nachfolgender Thrombose fördern. Darüber hinaus ist in Gegenwart einer gestörten Hämodynamik die adäquate Perfusion des retikulo-endothelialen Systems nicht gewährleistet. Die verzögerte und verminderte Clearance führt zur intravasalen Akkumulation aktivierter Gerinnungs- und Fibrinolyseprodukte, wodurch die intravasale Aktivierung und damit ein vermehrter Umsatz innerhalb beider Systeme unterhalten wird.

B. Hämorrhagische Diathesen: pathogenetische Aspekte und Einteilungskriterien

Die Manifestation einer Blutungsneigung kann im wesentlichen bedingt sein durch:
1. Die quantitative und/oder qualitative Beeinträchtigung
    a) eines oder mehrerer essentieller plasmatischer Gerinnungsfaktoren,
    b) der Thrombozyten,
2. Den Einfluß eines oder mehrerer antikoagulatorisch wirksamer Inhibitoren,
3. Eine gesteigerte fibrinolytische oder proteolytische Aktivität,
4. Eine Endothelschädigung bzw. eine Steigerung der Gefäßwandpermeabilität vorwiegend im Bereich der kapillaren Strombahn.

Vor dem Hintergrund dieser unterschiedlichen Pathomechanismen möglicher Hämostasedefekte unterscheidet die mehr klinisch orientierte Einteilung der hämorrhagischen Diathesen:
1. plasmatische Gerinnungsstörungen: Koagulopathien,
2. thrombozytäre Hämostasestörungen: Thrombozytopenien und Thrombozytopathien,
3. vaskuläre Blutungsneigungen.

Bei rein vaskulären hämorrhagischen Diathesen läßt sich in der Regel weder ein thrombozytärer noch plasmatischer Hämostasedefekt nachweisen. Vor allem bestimmte erworbene Koagulopathien und thrombozytär bedingte Blutungsübel können jedoch mit einem ausgeprägten vaskulären Defekt assoziiert sein, besonders im Falle solcher Hämostasedefekte, in deren Ätiopathogenese Endothelschädigungen eine auslösende Rolle spielen.

Unter Berücksichtigung der eingangs erwähnten Regulation des hämostatischen Gleichgewichtes als Resultat eines metabolischen Prozesses kann eine aktuelle Verminderung des Hämostasepotentials sowohl durch eine verminderte Synthese hämostatisch aktiver Komponenten als auch durch einen vermehrten Umsatz und/oder Abbau derselben hervorgerufen werden. Auf der Basis dieser Pathomechanismen werden demgemäß Bildungsstörungen und Umsatzstörungen unterschieden. Im Hinblick auf klinische und genetische Aspekte werden die Einteilungskriterien durch die Unterscheidung zwischen angeborenen und erworbenen hämorrhagischen Diathesen komplettiert (OWEN et al. 1975; LECHNER 1982; WOITINAS 1983).

C. Allgemeine klinische Symptomatik der hämorrhagischen Diathesen

Der Blutungstyp ist aus klinischer Sicht das entscheidende Leitsymptom einer hämorrhagischen Diathese. Thrombozytär-vaskuläre und plasmatische Blutungsneigungen weisen unterschiedliche Manifestationsmerkmale auf.

Die Abgrenzung eines angeborenen Hämostasedefektes ist bis zu einem gewissen Grade anhand der klinischen Symptomatik und unter Berücksichtigung genetischer Gesichtspunkte möglich. Dagegen bleibt die Identifizierung des Blutungsübels gerinnungsanalytischen Untersuchungsmethoden vorbehalten. Äußerst wertvoll ist eine detaillierte Anamnese unter genauer Differenzierung der verwandschaftlichen Beziehungen des Probanden zu anderen Familienmitgliedern mit Blutungsepisoden (QUICK 1970; COLMAN et al. 1982). Erworbene Blutungsneigungen präsentieren sich häufig in Form einer sehr uncharakteristischen gemischten Symptomatik, so daß hier die gerinnungsanalytische Abklärung unerläßlich ist.

Für die einzelnen Komponenten des Gerinnungssystems läßt sich jeweils eine ungefähre hämostatische Mindestaktivität ermitteln, deren Unterschreiten zur klinischen Manifestation hämorrhagischer Symptome führt. Die entsprechende Komponente kann einerseits quantitativ vermindert sein oder ihre regelrechte Aktivierung ist durch einen qualitativen Defekt, z.B. durch eine defekte molekulare Struktur des Gerinnungsfaktors, oder im Falle der Thrombozyten durch einen Membrandefekt, beeinträchtigt. Im Hinblick auf die in der Regel komplexe molekulare Struktur und den makromolekularen Charakter einzelner Gerinnungsproteine wird verständlich, daß für die angeborenen Gerinnungsdefekte, z.B. v.Willebrand-Jürgens-Syndrom, Dysfibrinogenämie oder Dysprothrombinämie, zahlreiche Varianten beschrieben sind. Auch im Rahmen erworbener Hämostasedefekte sind kombinierte quantitative und qualitative Bildungsstörungen für einzelne Komponenten bekannt, so z.B. die erworbene Dysfibrinogenämie und Dysprothrombinämie bei der hepatogenen Blutungsneigung.

Tabelle 1. Allgemeine Symptomatik thrombozytär-vaskulärer und plasmatischer hämorrhagischer Diathesen

Art der Blutung	thrombozytär-vaskuläre Blutungsneigung	Koagulopathien
	Häufigkeit und Schweregrad der Blutungen	
Blutungen nach oberflächlichen Verletzungen	oft profus und verlängert	im allgemeinen nicht besonders ausgeprägt
Prellungen und Hämatome	klein und oberflächlich, häufig multiple	oft ausgedehnt und tief, gewöhnlich lokalisiert
Haut- und Schleimhautblutungen	sehr häufig	selten
Gelenkblutungen	sehr selten	relativ selten, außer bei angeborenen, schwergradigen Formen
Blutungen bei tiefen Gewebsverletzungen, Zahnextraktion	im allgemeinen sofort nach Verletzungen, häufig lokale Behandlung erfolgreich	häufig verspätetes Einsetzen, lokale Behandlung ohne Erfolg
	häufigste Manifestation	
	Purpura und Ekchymosen, Epistaxis, Menorrhagien, gastrointestinale Blutungen	tiefe Weichteil-Blutungen (offensichtlich spontan oder posttraumatisch), Haut- und Muskelblutungen, verlängerte posttraumatische Nachblutung

Tabelle 2. Hämostatische Mindestaktivität und Halbwertszeit einzelner Komponenten des Gerinnungssystems

Faktor	Konzentration im Plasma (mg/dl)	hämostatische Mindestaktivität in %	Halbwertszeit in Stunden
I	240–400	50 (mg/dl)	110–112
II	10– 15	40	41– 72
V	1	10–15	12– 15
VII		10	2– 5
VIII	1–2	25	10– 18
IX		20–25	18– 30
X		20	20– 42
XI		15–20	10– 20
XIII		<10	100–120
Thrombozyten	150.000–300.000	30.000	9–11 Tage (=Überlebenszeit)

Tabelle 3. Koagulopathien (plasmatische Gerinnungsstörungen)

A. Bildungsstörungen

   I. Angeborene Koagulopathien

      1. X-chromosomal-rezessive Gruppe: Hämophilie A, Hämophilie B
      2. autosomal-rezessive Gruppe: Mangel an Faktoren I, II, V, VII, X, XI, XIII; Protein-C-Inhibitor-Mangel: a_1-Antitrypsin-Mangel; a_2-Antiplasmin-Mangel
      3. autosomal-dominante Gruppe: Dysfibrinogenämie, v. Willebrand-Jürgens-Syndrom

   II. Defekte ohne Blutungsneigung

      1. Kontaktfaktoren (autosomal-rezessiv): Faktor-XII-Mangel, Präkallikrein-Mangel, HMW-Kininogenmangel
      2. Inhibitor-Mangel (autosomal-dominant): Antithrombin-III-Mangel, a_2-Makroglobulin-Mangel, C_1-Inhibitor-Mangel
      3. Fibrinolysefaktoren (autosomal-rezessiv): Plasminogen-Mangel, Anti-Plasminogenaktivator-Mangel

   III. Erworbene Koagulopathien

      1. Hypoprothrombinämien
         Prothrombinkomplex-Mangel bei Neugeborenen
         Vitamin-K Resorptions- und Verwertungsstörungen des Erwachsenen
         Antikoagulantientherapie mit Cumarinderivaten
      2. Purpura paraproteinaemica
      3. Immunokoagulopathien
      4. Antikoagulantientherapie mit Heparin

B. Umsatzstörungen

   I. Verbrauchskoagulopathie und sekundäre Hyperfibrinolyse

   II. Hyperfibrinogenolyse primär, iatrogen

D. Einteilung

I. Koagulopathien

Die plasmatischen Gerinnungsstörungen lassen sich in angeborene und erworbene Bildungsstörungen sowie Umsatzstörungen einteilen. Eine Sonderstellung nimmt eine Gruppe von quantitativen und qualitativen Mangelzuständen ein, die ohne hämorrhagische Diathese einhergehen, z.B. Mangel an Faktoren der Kontaktaktivierung (Faktor-XII, Präkallikrein, HMW-Kininogen). Die Verminderung der Inhibitoren der Gerinnung und der essentiellen Fibrinolysefaktoren führen zwangsläufig zur rezidivierenden Thromboseneigung. Erworbene Bildungsstörungen und Umsatzstörungen sind die häufigste Ursache für die Auslösung klinisch relevanter Blutungskomplikationen.

II. Thrombozytopenien und Thrombozytopathien

Die Vielzahl der quantitativen und qualitativen Plättchendefekte erschwert eine einheitliche Einteilung thrombozytärer Hämostasestörungen nach ätiologischen und pathogenetischen Gesichtspunkten. In der Regel gehen Thrombozy-

Tabelle 4. Thrombozytäre Hämostasedefekte

A. Thrombozytopenien

  I. Bildungsstörungen

     1. angeborene Thrombozytopenien
       a) makrothrombozytär:
         May-Hegglin-Anomalie
         Bernard-Soulier-Syndrom
         hereditäre Makrothrombozytopenie
         Storage-Pool-Defekt
       b) mikrothrombozytär:
         Wiskott-Aldrich-Syndrom
       c) normothrombozytär:
         konstitutionelle Panzytopenie (Fanconi-Syndrom)
         amegakaryozytäre Thrombozytopenie (Radiusaplasie)

     2. erworbene Thrombozytopenien
       a) Knochenmarksinsuffizienz:
         aplastische Anämie
           idiopathisch
           sekundär:
             – medikamentös-toxisch
             – chemisch-toxisch
             – infektiös (bakt., viral)
             – metabolisch
             – immunologisch
             – paroxysmale nächtliche Hämoglobinurie
         Vitamin-B12-Mangel, Folsäuremangel
         Radiatio
         Chemotherapie
         chronische Niereninsuffizienz
       b) Knochenmarksinfiltration:
         Leukose
         Myelom
         metastasierende Carcinome

  II. Umsatzstörungen

     1. erworbene Thrombozytopenien
       a) immunologisch bedingt:
         Autoimmunprozeß oder Immunkomplexe
           – idiopathisch-thrombozytopenische Purpura (ITP, akut, chronisch, neonatal)
           – Kollagenosen
           – allergisch-anaphylaktisch
         Alloimmunreaktion:
           – neonatale Purpura
           – posttransfusionelle Purpura
       b) nicht-immunologisch bedingt:
         Verbrauchskoagulopathie
         Massivtransfusion
         Sepsis, bakteriell-toxisch, viral-toxisch
         Thyreotoxicose
         thrombotisch-thrombozytopenische Purpura
         hämolytisch-urämisches Syndrom
         extracorporale Zirkulation, Klappenersatz
         Riesenhämangiom
       c) Sequestration:
         Hypersplenismus

Tabelle 4 (Fortsetzung)

B. Thrombozytopathien

    I. angeborene Thrombozytenfunktionsstörungen

       Thrombasthenie Glanzmann-Naegeli
       hereditäre Makrothrombozytopenie
       Storage-Pool-Defekt
       Plättchenfaktor-3-Mangel
       Zyklooxygenase-Mangel
       Thromboxansynthetase-Mangel

    II. erworbene Thrombozytenfunktionsstörungen

       Medikamente
         – Aggregationshemmer
         – Penicillinderivate
       Urämie
       myeloproliferative Erkrankungen
       Lebererkrankungen

C. Thrombozytosen

    I. primäre Thrombozytosen

       1. Thrombozythämie
       2. myeloproliferative Erkrankungen

    II. sekundäre Thrombozytosen

       1. akute und chronisch entzündliche Erkrankungen
       2. nach Splenektomie
       3. paraneoplastisch
       4. hämolytische Anämie
       5. nach Blutverlust

topenien mit mehr oder weniger stark ausgeprägten Thrombozytenfunktionsstörungen einher, wodurch auch die Blutungsbereitschaft bei relativ wenig reduzierten Plättchenzahlen schon relevant sein kann. Die analytisch nachgewiesene Beeinträchtigung einer Plättchenpartialfunktion oder das Bestehen eines elektronenoptisch nachweisbaren Strukturdefektes der Plättchenmembran muß nicht unbedingt mit einer signifikanten Einschränkung der Blutstillungsfunktion der entsprechenden Thrombozyten einhergehen. Neben den essentiellen hämostatisch aktiven Inhaltsstoffen der Thrombozyten ist insbesondere der v. Willebrand Faktor von Interesse, da er das entscheidende Bindeglied in der Wechselbeziehung zwischen Thrombozyt, Gefäßendothel und plasmatischem Gerinnungssystem bildet.

III. Vaskuläre Blutungsneigung

Vaskuläre hämorrhagische Diathesen sind vorwiegend durch die Schädigung des Endothels oder bindegewebiger Anteile der Gefäßwandstrukturen gekennzeichnet. Analytisch nachweisbare Störungen des plasmatischen und thrombozytären Systems fehlen in der Regel, abgesehen von Umsatzsteigerungen infolge von Stasephänomenen in großen Gefäßmißbildungen wie in Hämangiomen.

Tabelle 5. Vaskuläre hämorrhagische Diathesen

A. Angeborene Defekte

   I. Gefäßanomalien

   hereditäre Teleangiectasie (Rendu-Osler-Weber)
   kavernöses Riesenhämangiom (Kasabach-Merritt)
   retino-zerebellare Angiomatose (v. Hippel-Lindau)

  II. Bindegewebserkrankungen

   Ehlers-Danlos-Syndrom
   Pseudoxanthoma elasticum
   Osteogenesis imperfecta
   Marfan-Syndrom
   Albinismus
   Homozystinurie

B. Erworbene vaskuläre Defekte

   I. metabolisch bedingte Störungen des vaskulären Stützgewebes

     1. atrophische Purpura
       – Purpura senilis
       – Cushing-Syndrom
       – Lebererkrankungen
       – Urämie
       – Skorbut
       – Amyloidose

  II. Purpura durch Einwirkung von

     1. Medikamente
     2. Chemikalien

 III. Vaskulitiden

     1. Infektionen:
       – Purpura fulminans
       – Infektionskrankheiten
     2. allergisch-anaphylaktoid:
       – Purpura Schönlein-Hennoch
     3. medikamentös-allergisch
     4. Kolagenosen

 IV. Mikroembolisation

     1. diffuse intravaskuläre Gerinnung
     2. Fettembolie
     3. Kryoglobulinämie
     4. extrakorporale Zirkulation

Nicht selten werden jedoch qualitative, gelegentlich auch quantitative thrombozytäre Defekte bei Vaskulitiden und dem Mikroembolisationssyndrom angetroffen.

E. Allgemeine Diagnostik

Die klinische und laboranalytische Diagnostik der hämorrhagischen Diathesen orientiert sich an folgenden Punkten:

1. Manifestationskriterien der Blutung: Blutungstyp, Lokalisation und Ausmaß der Blutung, Zeitpunkt des Eintretens erster hämorrhagischer Erscheinungen, Rezidivfrequenz. Beziehung zu Mikro-, Makro- und Bagatelltraumen. Erfolge bereits durchgeführter therapeutischer Maßnahmen. Klinische Abgrenzung von möglichen Dauerschäden, die durch frühere Blutungsepisoden hervorgerufen wurden (z.B. Gelenkveränderungen, Kompressionsphänomene an inneren Organen).
2. Bei Verdacht auf angeborene Blutungsneigung detaillierte Erhebung der Familienanamnese mit Klärung der verwandschaftlichen Beziehung der Probanden zu anderen Familienmitgliedern, bei welchen Blutungsepisoden bekannt sind.
3. Gerinnungsanalytische Differenzierung des Hämostasedefektes anhand von a) Globaltests, b) Bestimmung der Einzelfaktoren, c) Überprüfung der Thrombozytenfunktion, d) Anwendung von biochemischen, elektrophoretischen, immunologischen und radioimmunologischen Methoden zur Differenzierung möglicher Strukturdefekte und Varianten einzelner Komponenten des Hämostasesystems.
4. Bei angeborenen Gerinnungsstörungen: Erfassung von heterozygoten Trägern mittels spezieller immunologischer Untersuchungsmethoden.

Die genannten diagnostischen Maßnahmen bilden die essentielle Grundlage zur Differenzierung der therapeutischen Entscheidung bezüglich einer kausalen Behandlung des Hämostasedefektes. Gerade die Vielschichtigkeit ätiologischer und pathogenetischer Mechanismen, die in der Auslösung von sekundären, also erworbenen Gerinnungsstörungen wirksam sind, läßt erkennen, daß von gerinnungs-, fibrinolyse- und thrombozytenspezifischen Untersuchungsmethoden wertvolle Rückschlüsse auf den Typ und die Pathogenese der Grunderkrankung zu erwarten sind, in deren Entwicklung sich der Hämostasedefekt manifestiert hat. Andererseits entscheidet sich auf der Basis der laboranalytischen Ergebnisse, welche therapeutischen Maßnahmen zur Rekompensation des Hämostasepotentials bzw. zur Beherrschung lebensbedrohlicher Blutungskomplikationen zu ergreifen sind.

Literatur

Bloom AL, Thomas DP (1981) Haemostasis and thrombosis. Churchill & Livingstone, Edinburgh London

Colman RW, Hirsh J, Marder VJ, Salzman EW (1982) Hemostasis and thrombosis: basic plinciples and clinical practice. Lippincott, Philadelphia Toronto

Heene DL, Lasch HG (1982) Haemorrhagische Diathesen. In: Kühn HA, Schirrmeister J (Hrsg) Innere Medizin, 4. Aufl.. Springer, Berlin Heidelberg New York, S 527–540

Lasch HG, Heene DL, Mueller-Eckhardt C (1975) Haemorrhagische Diathesen. In: Begemann H (Hrsg) Klinische Haematologie, 2nd edn. Thieme, Stuttgart

Lechner K (1982) Blutgerinnungsstörungen. Springer, Berlin Heidelberg New York

Owen CA, Bowie EJW, Thompson JH (1975) The diagnosis of bleeding disorders. Little Brown, Boston

Quick AJ (1970) Bleeding problems in clinical medicine. Saunders, Philadelphia London Toronto

Woitinas F (1983) Blutungs- und Thrombosekrankheiten. Urban & Schwarzenberg, München Wien Baltimore

Angeborene Koagulopathien

Hämophilie

K. Lechner

Mit 9 Abbildungen und 31 Tabellen

A. Epidemiologie und Geschichte der Hämophilie

I. Häufigkeit

Die Hämophilie ist die häufigste angeborene hämorrhagische Diathese. Die Inzidenz dürfte generell bei $100/10^6$ Männern für die Hämophilie A und $25/10^6$ Männer für die Hämophilie B liegen (Aledort u. Goodnight 1981). Einzelne Untersucher fanden jedoch Abweichungen nach oben und unten. So schätzte Biggs (1977) die Häufigkeit der Hämophilie auf $50/10^6$ Geburten. Stevenson u. Kerr (1967) nahmen eine Inzidenz von 100–120 Patienten mit Hämophilie A und 20–30 Patienten mit Hämophilie B auf 10^6 Geburten an. In einer amerikanischen Studie (National Blood Resource Program 1972) wurde hingegen eine Prävalenz von 258 Fällen von Hämophilie auf 10^6 Männer gefunden ($205/10^6$ Hämophilie A und $53/10^6$ Männer Hämophilie B). In Deutschland wurde die Inzidenz auf 100 (Bitter et al. 1963) bzw. 110 (Landbeck u. Kurme 1970) Hämophile auf 10^6 Männer geschätzt. Die beobachteten Unterschiede dürften zum Teil auf den unterschiedlichen Erfassungsgrad in den untersuchten Populationen zurückzuführen sein.

Die Relation von Hämophilie A zur Hämophilie B wird mit 4–6:1 angegeben.

Obwohl die Hämophilie bei allen Rassen vorkommt, sind Angaben über die relative Häufigkeit in verschiedenen Rassen nicht verfügbar.

Die Hämophilie kommt auch bei Tieren vor. Sie wurde bei Pferden (Nossel et al. 1962), bei Katzen (Cotter et al. 1978) und bei 9 Rassen von Hunden (Graham et al. 1949) beschrieben.

II. Geschichte

Eine eingehende Darstellung der Geschichte der Hämophilie findet sich bei Ingram (1976). Die frühesten schriftlichen Aufzeichnungen in vermutlichem Zusammenhang mit der Hämophilie finden sich in jüdischen Schriften aus dem 2. Jahrhundert vor Christus. Nach den Regeln des Rabbi Judas soll beim 3. Sohn einer Frau, deren beide ältere Söhne nach der Beschneidung gestorben sind, keine Beschneidung durchgeführt werden (Rosner 1969). Ein Hinweis auf die geschlechtsgebundene Vererbung der Erkrankung findet sich im Gesetz von Rabbi Simon ben Gamaliel, der verbot, daß der Sohn einer Frau beschnitten wird, wenn die Söhne der 3 älteren Schwestern nach der Beschneidung verstorben sind (SELIGSOHN 1973).

Die erste eingehende Beschreibung der klinischen Symptomatik der Hämophilie wurde von OTTO (1803) gegeben. Der Name „Hämophilie" wurde von HOPFF (1928) geprägt. Die Beschreibung des charakteristischen Hauptsymptoms, der Gelenksblutung, stammt von KÖNIG (1892). Berühmtheit hat die Erkrankung durch das Vorkommen im englischen und in anderen europäischen Königshäusern erlangt (INGRAM 1976).

Die Aufklärung der Ursache der Hämophilie begann mit den Arbeiten von ADDIS (1910), in denen gezeigt wurde, daß die Gerinnungszeit verlängert ist und die Konversion von Prothrombin zu Thrombin verzögert ist. PATEK und TAYLOR (1937) und BRINKHOUS (1947) führten den Defekt bei der Hämophilie auf einen Plasmadefekt zurück und PATEK und TAYLOR (1937) prägten den Namen antihämophiles Globulin. 1952 fanden AGGELER et al. und BIGGS et al., daß die klinische Symptomatik der Hämophilie durch den Mangel an 2 verschiedenen Faktoren, nämlich Faktor VIII oder IX, hervorgerufen werden kann. Die Entwicklung eines Antikörpers gegen menschlichen Faktor-VIII-Komplex durch ZIMMERMAN et al. (1971 b) erlaubte schließlich eine sichere Trennung der Hämophilie A vom Willebrand Syndrom.

Die ersten erfolgreichen Behandlungsversuche wurden durch LANE (1940) durchgeführt, der durch Bluttransfusionen die postoperative Blutung bei einem Hämophilen stillen konnte. Weitere Fortschritte in der Therapie waren die Verwendung von Plasma, die Entwicklung von Plasmafraktionen, wie Cohn-Fraktion-I und schließlich die Entdeckung von POOL u. SHANNON (1965), daß Faktor VIII im Kryopräzipitat angereichert wird. Durch weitere Reinigung des Kryopräzipitats war es schließlich möglich, hochwirksame Faktor-VIII-Konzentrate herzustellen. Die Entwicklung wirksamer Faktor-IX-Konzentrate begann Mitte der 50er Jahre mit der Herstellung von ACC 76 und PPSB (DIDISHEIM et al. 1959).

B. Pathophysiologie der Hämophilie

I. Pathophysiologie der Hämophilie A

1. Verminderung von Faktor VIII:C

Die klinischen Symptome der Hämophilie A sind durch die Verminderung des gerinnungsaktiven Anteils des Faktor-VIII-Moleküls (funktioneller Faktor VIII, factor-VIII-coagulant-activity, Faktor VIII:C) im zirkulierenden Blut bedingt. Faktor VIII:C hat eine Schlüsselrolle im endogenen System, so daß bei seiner Verminderung der Gerinnungsablauf in diesem System stark gestört ist. Die prokoagulatorische Fähigkeit des Faktor-VIII-Moleküls ist wahrscheinlich mit dem niedermolekularen Anteil des Faktor-VIII-Komplexes assoziiert.

Die Verminderung von Faktor VIII:C ist auf eine verminderte oder fehlende Synthese des kleinmolekularen Anteils von Faktor VIII oder die Bildung eines funktionell abnormen kleinmolekularen Anteils zurückzuführen. Hingegen werden Faktor VIIIR:Ag und Faktor VIIIR:RCF normal gebildet und sind bei Patienten mit Hämophilie A häufig sogar in erhöhter Konzentration, bzw. Aktivität im Blut nachweisbar. Die mangelnde Synthese oder die Bildung eines defekten Faktor VIII:C hat ihre Ursache in einer Störung des X-Chromosoms, das die Bildung von Faktor VIII:C reguliert.

Faktor VIII:C wird entweder im Einstufentest durch die Fähigkeit, die aPTT des Plasmas eines Patienten mit bekanntem schweren Faktor-VIII-Mangel zu normalisieren oder mit dem Zweistufentest mit einer der Modifikationen des Thromboplastinbildungstestes gemessen. Details dieser Methoden und anderer Methoden zur Messung von Faktor VIII:C werden unter dem Kapitel Diagnostik besprochen.

2. Veränderungen des Faktor-VIII-Gerinnungsantigens (Faktor-VIII-Coagulant-Antigen, Faktor VIII:CAg)

Mit Hilfe immunologischer Methoden ist es möglich geworden, die Antigenkonzentration des kleinmolekularen Anteils von Faktor VIII (Faktor VIII:CAg) zu bestimmen. Für die quantitative Messung von Faktor VIII:CAg wurde eine Vielzahl von Methoden entwickelt, die sich durch die Art und Herkunft des Antikörpers und durch die technische Durchführung unterscheiden (Tabelle 1).

a) Bestimmung von Faktor VIII:CAg mit Hilfe von homologen Faktor-VIII-Antikörpern

Bei den nachfolgenden Bestimmungsmethoden für Faktor VIII:CAg werden entweder Faktor-VIII-Antikörper verwendet, die als Folge der Therapie bei Hämophilen entstanden sind oder sogenannte spontane Faktor-VIII-Antikörper bei vorher gerinnungsnormalen Personen. Diesen Antikörpern ist gemeinsam, daß sie Faktor VIII inaktivieren, so daß anzunehmen ist, daß ihre Bindungsstellen beim oder nahe dem aktiven Zentrum des Faktor-VIII-Moleküls liegen.

Tabelle 1. Methoden zur immunologischen Bestimmung von F-VIII-Gerinnungsantigen (F VIII:CAg)

Methode	Antikörper	Empfind-lichkeit	Autor
Inhibitorneutralisationstest	Human Kaninchen	10–15%	Denson et al. (1969) Muller et al. (1980, 1982) Tran et al. (1981)
Agarosegelplattentechnik (Radiale Immundiffusion)	Human	1,5%	McLellan et al. (1981)
Radioimmunoelectroassay	Human (präzipitierend)	6%	Lavergne et al. (1982)
IRMA two site (IgG)	Human	0,1–0,2%	Peake u. Bloom (1978)
(Fab Fr)	Human	0,02%	Girma et al. (1981)
one site	Human	3%	Lazarchick u. Hoyer (1978)

α) Inhibitorneutralisationstest (inhibitor neutralizing assay, INA). Dieser Test beruht auf der Beobachtung, daß ein Faktor-VIII-Antikörper durch Faktor VIII:CAg neutralisiert wird und die Menge des neutralisierten Inhibitors von der Konzentration von Faktor VIII:CAg abhängt. Das zu untersuchende Plasma wird mit dem Faktor-VIII-Antikörper inkubiert. Nach erfolgter Reaktion zwischen Antigen und Antikörper wird der residuale Inhibitor quantitativ bestimmt (DENSON et al. 1969). Der Test ist nur semiquantitativ und wenig empfindlich (Tabelle 1). Das mit diesem Test erfaßte Faktor VIIIC:Ag wird auch als Faktor VIII:INA bezeichnet.

Untersuchungen mit dem Inhibitorneutralisationstest haben ergeben, daß bei etwa 10% der Patienten mit Hämophilie A, und zwar ausschließlich bei solchen mit mittelschwerer oder leichter Hämophilie, mehr Faktor VIII:INA als Faktor VIII:C vorhanden ist, wobei Faktor VIII:INA normal oder subnormal ist (DENSON et al. 1969; FEINSTEIN et al. 1969; LECHNER 1972). Diese Form der Hämophilie A wurde als CRM-positiv (CRM = cross reactive material) oder Hämophilie A$^+$ bezeichnet. Jene Formen der Hämophilie A, bei denen kein kreuzreagierendes Material nachweisbar war, wurden als Hämophilie A$^-$ oder CRM-negative Hämophilie A bezeichnet. Durch die Entwicklung des wesentlich genaueren und empfindlicheren IRMA für Faktor VIIIC:Ag wurde schließlich erkannt, daß der Moleküldefekt bei der Hämophilie A komplexer ist.

β) Immuno radiometric assay (IRMA). Zur Bestimmung von Faktor VIII: CAg mittels IRMA verwendet man ein spezifisches, radioaktiv markiertes Anti-Faktor-VIII:CAg-IgG oder -Fab-Fragment, das aus dem Plasma eines Patienten mit einem Faktor-VIII-Antikörper (hämophiler oder spontaner Antikörper) gewonnen wird. IgG oder Fab-Fragment des IgG wird aus dem Plasma isoliert, radioaktiv markiert und stabile Komplexe mit Faktor VIII erzeugt. Diese Komplexbildung kann entweder durch Reaktion des IgG mit immobiliertem Faktor-VIII (solid phase) (PEAKE u. BLOOM 1978; GIRMA et al. 1981) oder durch Reaktion mit Faktor VIII in der flüssigen Phase (LAZARCHIK u. HOYER 1978; LAVERGNE et al. 1978; HOLMBERG et al. 1979; REISNER et al. 1979) erfolgen. Durch Senken des pH werden die Komplexe wieder dissoziiert und der spezifische Antikörper gewonnen. Nur etwa 0,1 bis 1,5% des Gesamt-IgG hat eine spezifische Faktor-VIII:CAg-Aktivität.

Die Bestimmung von Faktor VIII:CAg selbst kann wiederum mit einem two-site IRMA oder einem one-site IRMA durchgeführt werden. Beim two-site IRMA sind 2 antigene Bindungsstellen am Faktor-VIII-Molekül erforderlich, da nicht markiertes Antifaktor-VIII:CAg-IgG und Jod 125-markiertes Antifaktor-VIII:CAg-IgG in zwei verschiedenen Stufen des Testes zugegeben werden. Bei Verwendung von IgG können nur hochtitrige Antikörper (über 500 Bethesdaeinheiten/ml) zur Herstellung des spezifischen Antikörpers verwendet werden, bei Verwendung von Fab-Fragment auch weniger potente Antikörper (bis 100 BE/ml) (GIRMA et al. 1981).

γ) Bestimmung von Faktor VIII:CAg mit radialer Immundiffusion. MCLEL-LAN et al. (1981) beschrieben eine Methode zur Bestimmung von Faktor VIII:

CAg, bei der die Agarosegeltechnik verwendet wird. Die Methode ist relativ einfach und erfordert Inhibitorplasmen mit nur mittelhohem Titer und ist empfindlicher als der INA, aber weniger empfindlich als der IRMA (Tabelle 1).

δ) Bestimmung von Faktor VIII:CAg mit dem Radioelektroimmunoassay. LAVERGNE et al. (1982) konnten zeigen, daß im Gegensatz zu früheren Meinungen F-VIII-Antikörper mit F VIII:C präzipitieren können. Bei Anwendung des Radioelektroimmunoassays läßt sich diese Eigenschaft für die quantitative Bestimmung von F VIII:CAg verwenden. Die Übereinstimmung der Ergebnisse mit dem IRMA ist gut, die Empfindlichkeit der Methode ist dem IRMA unterlegen.

ε) Ein empfindlicher ELISA-Test wurde von NORDFANG et al. (1983) entwikkelt.

Ein entscheidender Punkt bei der Interpretation von F-VIII:CAg-Werten mit einer der oben beschriebenen Methoden ist die Frage, ob bei Verwendung verschiedener Antikörper (verschiedene hämophile oder spontane Antikörper) gleiche Werte für F VIII:CAg erhalten werden. REISNER et al. (1980a) haben die Ergebnisse des IRMA unter Verwendung von 4 verschiedenen hämophilen und einem spontanen Antikörper verglichen. Generell fand sich eine gute Übereinstimmung zwischen den 5 Antikörpern, bei einzelnen Patienten jedoch nicht unbeträchtliche Unterschiede. Ebenso fanden FURLONG et al. (1981) beim Vergleich von 2 hämophilen Antikörpern, daß mit einem Antikörper konsistent leicht höhere Werte für F VIII:CAg erhalten wurden. Hingegen fanden LJUNG u. HOLMBERG (1981) keine Unterschiede bei Verwendung von 2 spontanen und einem hämophilen Antikörper. Generell dürften die Unterschiede bei Verwendung verschiedener homologer Antikörper nicht sehr groß sein, so daß für die Durchführung des IRMA die Herkunft des Antikörpers nicht entscheidend ist und insbesondere bei der pränatalen Diagnostik der Hämophilie keine gröberen Fehler zu befürchten sind.

b) Bestimmung von Faktor VIII:CAg mit Hilfe heterologer Antikörper

Während, wie ausgeführt, die Reaktivität verschiedener homologer Antikörper gegen F VIII:CAg nicht stark differiert, erfolgt die Bindung heterologer Antikörper an F VIII:CAg offenbar an einer anderen Stelle. Daneben können auch große Unterschiede zwischen verschiedenen heterologen Antikörpern bestehen.

α) Bestimmung von Faktor VIII:INA mit Kaninchenantikörpern. MULLER et al. (1982) fanden mit dem Inhibitorneutralisationstest bei Verwendung eines Kaninchenantikörpers deutlich unterschiedliche F-VIII:INA-Werte im Vergleich zur Bestimmung des F VIII:INA mit homologem Antikörper. Während bei Verwendung homologer Antikörper alle Patienten mit schwerer Hämophilie A CRM-negativ waren, ließ sich bei Verwendung des Kaninchenantikörpers bei einem Drittel der Patienten Antigen nachweisen (Tabelle 2).

β) Bestimmung von Faktor VIII:CAg mit Hilfe monoklonaler Antikörper. Die Entwicklung monoklonaler Antikörper gegen den niedermolekularen Anteil

Tabelle 2. Varianten der Hämophilie A

Antikörper	Methode	Schwere Hämophilie (VIII:C <1%)			Mittelschwere/leichte Hämophilie (VIII:C >1%)			VIII:CAg > VIII:C		Autor
		n	VIII:CAg <1%	VIII:CAg >1%	n	VIII:CAg <1%	VIII:CAg VIII:C	VIII:CAg vermindert	VIII:CAg normal	
				vermindert / normal						
Human	INA[a]	19	0	0 / 0	30	0	22	22	8	Meyer u. Larrieu (1971)
	INA[a]	48	0	0 / 0	53	–	33	14	6	Lechner (1972)
	INA[a]	18	18	0 / 0	41	–	33	7	2	Muller et al. (1982)
	RID	23	23	0 / 0	20	–	15	4	1	McLellan et al. (1981)
	IRMA[a,b,d]	38	0	13 / 0	–	–	–	–	–	Reisner et al. (1980)
	IRMA[a,c]	16	12	4 / 0	21	12	8	0	1	Peake u. Bloom (1978)
	IRMA[b,c]	13	13	0 / 0	8	3	5	0	0	Holmberg et al. (1979)
	IRMA[b,c]	–	–	– / –	54	24	12	13	5	Ljung u. Holmberg (1981)
		–	–	– / –	28	13	7	5	3	Ljung u. Holmberg (1981)
	IRMA[b,c]	18	17	1 / 0	9	2	3	0	4	Girma et al. (1981)
	IRMA[a,d]	18	18	0 / 0	39	5	29	2	3	Muller et al. (1982)
	IRMA[b,d]	7	6	1 / 0	–	–	–	–	–	Reisner et al. (1979)
	IRMA[b,d]	9	6	3 / 0	32	0	14	9	9	Lazarchick u. Hoyer (1978)
	IRMA[a,d]	28	24	4 / 1	19	–	–	16	3	Rotblat u. Tuddenham (1981)
Kaninchen	INA	18	12	6 / 0	41	0	17	10	14	Muller et al. (1982)

INA, Inhibitorneutralisationstest; RID, Radiale Immunodiffusion; IRMA, Immunoradiometric assay

[a] Hämophiler Antikörper; [b] Spontaner Antikörper; [c] Two site IRMA; [d] One site IRMA

des F-VIII-Komplexes (Muller et al. 1981) und die Bestimmung von F VIII: CAg mit Hilfe dieser Antikörper hat recht widersprüchliche und teilweise schwer erklärbare Ergebnisse erbracht. Solche monoklonale Antikörper können recht unterschiedliche Eigenschaften haben. Einige dieser Antikörper zeigen eine Reaktivität gegenüber F VIII im IRMA und inaktivieren F VIII:C, andere sind nur im IRMA reaktiv, aber nicht in der Lage F VIII:C zu inaktivieren. Diese Befunde sind wahrscheinlich dadurch zu erklären, daß monoklonale Antikörper sehr spezifische Bindungsstellen haben, die in verschiedenem Abstand vom aktiven Zentrum des Moleküls liegen können.

γ) Nachweis eines mit homologen Antikörpern nicht reagierenden niedermolekularen Faktor VIII. Rock et al. (1979a, b, 1981) konnten sowohl bei CRM-positiven, als auch bei CRM-negativen Hämophilen ein niedermolekulares, biologisch inaktives F-VIII:C-Protein gelchromatographisch nachweisen. Dieses niedermolekulare Protein wird bei der Gelchromatographie an der gleichen Stelle wie der niedermolekulare F VIII eluiert. Das niedermolekulare Protein ist bei der Polyacrylgelelektrophorese und der isoelektrischen Fokusierung heterogen und zeigt bei verschiedenen Patienten unterschiedlichen Kohlehydratgehalt. Die Autoren sind der Ansicht, daß der unterschiedliche Kohlehydratanteil für die mangelnde oder verminderte biologische Aktivität des F-VIII-ähnlichen Proteins verantwortlich sein könnte. Hinweise darauf, daß auch bei CRM-negativen Hämophilie A-Patienten der niedermolekulare Anteil von F VIII vorhanden ist, aber weder gerinnungsfördernde, noch inhibitorneutralisierende Wirkung haben kann, ergaben sich schon früher aus den Experimenten von Poon u. Ratnoff (1977).

3. Klassifizierung der Hämophilie A

a) Klassifizierung auf Basis der Faktor-VIII:C-Aktivität im Plasma

Die klinische Schwere der Hämophilie A korreliert ausschließlich mit der F-VIII:C-Aktivität im Plasma. Somit ist die Bestimmung der F-VIII:C-Aktivität der einzig klinisch relevante Labortest. Nach der Aktivität von F VIII:C unterscheidet man:

Schwere Hämophilie A Faktor VIII:C	<1% (<0.01 E/ml)
Mittelschwere Hämophilie A	1– 5% (0.01–0.05 E/ml)
Leichte Hämophilie A	5–15% (0.05–0.15 E/ml)
Subhämophilie A	15–50% (0.15–0.5 E/ml)

Der Begriff Subhämophilie wird nur im deutschen Sprachraum verwendet, während im angelsächsischen Schrifttum alle Patienten mit einer F-VIII:C-Aktivität über 5% als leichte Hämophilie (mild hemophilia) bezeichnet werden. Die Abgrenzung der Subhämophilie erscheint jedoch aus praktischen Gründen nützlich und daher gerechtfertigt. Bei Patienten mit einer F-VIII-Aktivität zwischen 30 und 50% ist jedoch die Abgrenzung gegenüber der Normalpopulation schwierig.

b) Klassifizierung der Hämophilie auf Basis der Faktor-VIII:C-Aktivität und des Faktor-VIII:CAg-Spiegels (Varianten der Hämophilie A, CRM-positive und CRM-negative Hämophilie A, Hämophilie A$^+$ und Hämophilie A$^-$)

Eine endgültige Klassifizierung der verschiedenen Varianten der Hämophilie A ist derzeit nicht möglich, da unsere Kenntnisse über die strukturellen Abnormalitäten des kleinmolekularen Anteils von F VIII noch zu gering sind und im wesentlichen auf der Reaktivität des kleinmolekularen F-VIII-Anteils mit homologen Antikörpern beruhen. Wie vorher ausgeführt wurde, dürfte aber bei allen Patienten mit Hämophilie A zumindestens ein Teil des kleinmolekularen Anteils von F-VIII vorhanden sein, auch wenn dieser mit den bisher verwendeten Antikörpern nicht immer reagiert.

Eine weitere praktische Schwierigkeit bei der Klassifizierung der Varianten ergibt sich dadurch, daß es in vielen Fällen sehr von der Empfindlichkeit der verwendeten Methode zum Nachweis von F-VIII:C-Antigen abhängt, ob ein Antigenüberschuß nachweisbar ist oder nicht. Bei Verwendung von unempfindlichen Methoden, wie dem Inhibitorneutralisationstest, ist verständlicherweise der Anteil von Patienten mit Antigenüberschuß geringer als bei Verwendung von empfindlichen Methoden, wie dem IRMA. Ferner besteht keine Übereinkunft darüber, welche Differenz zwischen F VIII:C und F-VIII:C-Antigen vorhanden sein muß, daß man von einem Antigenüberschuß sprechen kann.

Auch in der Nomenklatur bestehen beträchtliche Differenzen. So wird von den meisten Autoren von einer Hämophilie A$^+$ dann gesprochen, wenn F VIII:CAg normal oder fast normal ist. MULLER et al. (1982) sprechen hingegen bereits von einer Hämophilie A$^+$ wenn die Relation F VIII:C/F VIII:CAg unter 0.4 ist und F VIII:CAg über 0.25 E/ml.

Aufgrund der vorliegenden Daten läßt sich folgende vorläufige Einteilung der Hämophilie A treffen (Tabelle 2):

1. Schwere CRM-negative Hämophilie A
Bei Patienten mit schwerer Hämophilie A (Faktor VIII:C <1% läßt sich in der Regel kein Antigenüberschuß nachweisen. Bei Verwendung nicht sehr empfindlicher Methoden (Inhibitorneutralisationstest) wurden bisher alle Patienten mit schwerer Hämophilie als CRM-negativ klassifiziert. Auch bei Verwendung empfindlicherer Methoden, wie dem IRMA, ist bei Patienten mit schwerer Hämophilie A F VIII:CAg bei 90% unterhalb der Nachweisbarkeitsgrenze. Allerdings läßt sich bei etwa 10% der Patienten ein geringer Antigenüberschuß zwischen 1 und 8% nachweisen. F-VIII:CAg-Werte über 10% wurden bei Patienten mit schwerer Hämophilie nur einmal gemessen (ROTBLAT u. TUDDENHAM 1981). Ein normales Antigen bei einer Aktivität unter 1%, wie bei der Hämophilie B, dürfte bei der Hämophilie A entweder überhaupt nicht vorkommen oder eine extreme Rarität sein.

Die schwere Hämophilie A$^-$ dürfte daher als eine Störung anzusehen sein, bei der entweder überhaupt kein kleinmolekularer Faktor VIII gebildet wird, oder ein Protein, dem die Bindungsstelle für homologe F-VIII-Antikörper und der gerinnungsaktive Teil fehlen.

2. Mittelschwere bis leichte Hämophilie mit fehlendem F VIII: CAg

Bei Verwendung des two site IRMA (Peake u. Bloom 1978; Holmberg et al. 1979; Ljung u. Holmberg 1981; Girma et al. 1981) läßt sich bei knapp der Hälfte der Patienten mit nicht schwerer Hämophilie trotz nachweisbarer F-VIII:C-Aktivität kein F-VIII-Antigen nachweisen. Eine derartige Konstellation findet sich nicht, wenn der one site IRMA verwendet wird (Muller et al. 1982; Reisner et al. 1979; Lazarchik u. Hoyer 1978; Rotblat u. Tuddenham 1981). Die Erklärung für diese Diskrepanz dürfte darin zu suchen sein, daß für den two site IRMA 2 Bindungsstellen für das IgG am Faktor-VIII-Molekül vorhanden sein müssen und offenbar der niedermolekulare Anteil von F VIII bei manchen Patienten diese Eigenschaft nicht hat.

3. Hämophilie A^R

Bei etwa einem Viertel der Patienten mit schwerer Hämophilie entspricht die F-VIII:CAg-Konzentration etwa der F-VIII:C-Aktivität. Bei weiteren 25% ist die F-VIII:CAg-Konzentration höher als F VIII:C, es besteht also ein Antigenüberschuß, F VIII:CAg ist aber subnormal. In Analogie zur Klassifikation der Hämophilie B kann man diese Variante somit als Hämophilie A^R bezeichnen, wobei noch Patienten mit und ohne Antigenüberschuß unterschieden werden können.

4. Hämophilie A^+

Bei etwa 10% der Patienten ist F VIII:CAg normal, wobei F VIII:C mehr oder weniger stark vermindert, aber immer >1% ist. Das F VIII:CAg bei diesen Patienten unterscheidet sich in seinem Verhalten im Test nicht vom F VIII:CAg bei Normalen. Es besteht keine Beziehung zwischen F VIII:C und F VIII:CAg, da Patienten mit normalem F VIII:CAg sehr niedrige F-VIII:C-Spiegel knapp >1%, aber auch eine relativ geringfügige Verminderung von F VIII:C haben können.

So unterschiedlich die Beziehung zwischen F VIII:CAg und F VIII:C bei verschiedenen Hämophilie-A-Patienten sein kann, so ist das Muster innerhalb einer Familie relativ konstant. Diese Tatsache ist besonders im Hinblick auf die pränatale Diagnostik der Hämophilie sehr bedeutsam. Allerdings finden sich bei Mitgliedern der gleichen Familie bei gleicher F-VIII:C-Aktivität doch nicht unerhebliche Unterschiede in der F-VIII:CAg-Konzentration (Lechner 1972; Muller et al. 1982).

5. Eine Familie mit Hämophilie A, bei der es analog zur Hämophilie B Leyden, mit zunehmendem Alter zu einem Anstieg von Faktor VIII kommt, wurde vom Ljung u. Nilsson (1982) beschrieben. Die Mitglieder der Familie hatten im jugendlichen Alter eine CRM^+ leichte Hämophilie A (F VIII:C 17–22%), 20 Jahre später war der F-VIII-Spiegel 44–100%. Entsprechend dem Anstieg von F VIII besserte sich auch die Blutungsneigung.

6. Als Heckathorn's disease wird ein F-VIII-Mangelzustand mit wechselnd hohen F-VIII:C-Spiegeln bezeichnet (Ratnoff u. Lewis 1975; Muntean 1981).

II. Pathophysiologie der Hämophilie B

Das Krankheitsbild der Hämophilie B entsteht durch eine genetisch bedingte verminderte Synthese eines normalen Faktor-IX-Moleküls oder durch die genetisch bedingte Bildung eines abnormalen F-IX-Moleküls (in normaler oder verminderter Menge), dessen Fähigkeit, die spezifischen prokoagulatorischen Fähigkeiten von F IX (F IX:C) auszuüben, herabgesetzt ist. Durch DNA-Analysen konnten HASSAN et al. (1985) bei Patienten mit verschiedenen Varianten der Hämophilie B (Hämophilie B^+, B^R, B^- und B_M) keine strukturellen Genveränderungen feststellen. Hingegen wurden bei Patienten mit F-IX-Inhibitoren und Konduktorinnen aus diesen Familien partielle Gendeletionen festgestellt (GIANELLI et al. 1983, PEAKE et al. 1984).

Die Hämophilie B ist pathophysiologisch eine sehr heterogene Erkrankung. Für ihre pathophysiologische Klassifizierung müssen neben der Aktivität von F IX:C auch die Konzentration von F IX:Ag und eine eventuelle Hemmwirkung des F-IX-Moleküls auf die Aktivierung von F X herangezogen werden.

1. Veränderungen von F IX:C, F IX:Ag und der Prothrombinzeit (mit Rinderthromboplastin) bei Hämophilie B

a) Verminderung von F IX:C

Für klinische Belange am wichtigsten ist die Tatsache, daß bei der Hämophilie B die prokoagulatorische Aktivität von F IX (F IX:C) vermindert ist. Ähnlich wie bei der Hämophilie A ist das Ausmaß der Aktivitätsverminderung unterschiedlich, und man unterscheidet dementsprechend eine schwere (F IX:C < 1%), eine mittelschwere (F IX:C zwischen 1 und 5%) und eine leichte Hämophilie B (F IX:C zwischen 5 und 15%), sowie eine Subhämophilie B (F IX:C 15–50%). Das Ausmaß der Blutungsneigung hängt allein vom Ausmaß der Verminderung von F IX:C ab und zeigt keine Beziehung zum Vorhandensein oder Fehlen von F IX:Ag oder eines Inhibitors der Prothrombinzeit.

Im Gegensatz zur Hämophilie A, wo in der Regel F VIII isoliert vermindert ist, findet man bei der Hämophilie B neben der Verminderung von F IX:C häufig auch eine leichte Verminderung der F-VII-Aktivität (GIROLAMI et al. 1977; MAZZUCCONI et al. 1980), die bei einem Teil der Patienten die Ursache dafür ist, daß die Prothrombinzeit bei Verwendung von menschlichem Thromboplastin leicht verlängert ist. F VII:Ag ist bei diesen Patienten normal, die Ratio F VIII:C/F VII:Ag ist daher vermindert. MAZZUCCONI et al. (1980) fanden eine F-VII-Verminderung fast ausschließlich bei solchen Patienten, bei denen auch die Prothrombinzeit mit Rinderthrombokinase verlängert war. Die F-VII:C-Verminderung korrelierte nicht mit der F-IX:Ag-Konzentration: F VII:C war bei einem von 11 Patienten mit Hämophilie B^-, bei 2 von 5 Patienten mit Hämophilie B^R und 4 von 7 Patienten mit Hämophilie B^+ vermindert. Zumindestens bei einem Teil der Patienten dürfte die F-VII:C-Verminderung auf einen Inhibitor zurückzuführen sein, da eine höhere F-VII-Aktivität gefunden wurde, wenn das Patientenplasma in hoher Verdünnung getestet wurde (MAZZUCCONI et al. 1980). KASPER et al. (1977) fanden hingegen bei einem Teil

Tabelle 3. Methoden zur immunologischen Bestimmung von F IX (F IX:CAg)

Testmethoden	Antikörper	Empfind-lichkeit	Autor
Inhibitorneutralisationstest	Human (Hämophilie) (nicht präzipitierend)	bis 10%	Denson et al. (1968) Meyer et al. (1971) Elödi u. Puskas (1972)
Laurell	Kaninchen (Enzyme amplification)	bis 10% bis 2%	Orstavik et al. (1975) Orstavik (1979)
RIA	Kaninchen Kaninchen, Ziege, human Kaninchen	bis 2% bis 0.6%	Thompson (1977) Lewis et al. (1980) Suzuki u. Thompson (1982)
IRMA (solid phase, two site)	Kaninchen Human	bis 0.4% 0.1%	Yang (1978) Holmberg et al. (1980)
Solid phase enzyme immunoassay	Kaninchen	0.01%	Takamutsu et al. (1983)

der Hämophilie-B-Patienten eine leichte Verminderung aller Vitamin-K-abhängigen Gerinnungsfaktoren.

b) Veränderungen von F IX: Ag

Für die Bestimmung des F-IX-Antigen (F IX:Ag) wurden eine Reihe von Methoden entwickelt (Tabelle 3), die im Prinzip zu gleichen Ergebnissen führen, sich aber in ihrer Empfindlichkeit voneinander unterscheiden.

Je nach dem Verhältnis zwischen F IX:C und F IX:Ag lassen sich verschiedene Varianten der Hämophilie B unterscheiden:

α) *Hämophilie B⁻ (CRM-negativ)*. Es handelt sich in der Regel um Patienten mit einer F-IX-Aktivität unter 1%, bei denen sich kein Antigen nachweisen läßt. Die Klassifizierung einer Hämophilie B als CRM-negativ hängt allerdings sehr von der Empfindlichkeit der verwendeten Methode für die F-IX:Ag-Bestimmung ab, da mit dem Inhibitorneutralisationstest oder der Laurell-Methode F-IX-Antigenkonzentrationen unter 10% nicht mehr gemessen werden können, während mit dem Radioimmunoassay oder IRMA noch wesentlich tiefere Werte erfaßt werden können (Tabelle 3). So konnte Thompson (1977a) bei Patienten mit F IX:C unter 1%, F-IX:Ag-Mengen zwischen 2 und 6% nachweisen.

β) *Als Hämophilie Bᴿ* werden solche Varianten bezeichnet, bei denen die F-IX-Aktivität mehr oder weniger stark vermindert ist und F-IX-Antigen nachweisbar ist. Letzteres kann entweder in etwa der gleichen Menge wie F IX:C oder im Überschuß vorhanden sein. Im Gegensatz zur Hämophilie B⁺ ist F IX:Ag jedoch immer subnormal. Patienten mit F-IX-Aktivität über 1%, aber fehlendem Antigen, wurden bei Hämophilie B nicht beobachtet.

γ) *Hämophilie B⁺*. Bei dieser Variante ist die F-IX-Aktivität ebenfalls mehr oder weniger stark vermindert, F-IX-Antigen jedoch normal. Der Anteil der Patienten mit Hämophilie B⁺ schwankt bei verschiedenen Untersuchern erheb-

Tabelle 4. Häufigkeit (in %) von Hämophilie B$^+$ und Hämophilie B^R mit Antigenüberschuß bei verschiedenen Schweregraden der Hämophilie B (die Zahlen beziehen sich auf Familien). (Nach BERTINA 1981, ergänzt)

	Schwere der Hämophilie B		
	schwer	mittelschwer	leicht
ORSTAVIK et al. (1975)	33	60	–
GIROLAMI et al. (1977)	7	85	–
KASPER et al. (1977)[a]	36	36	
THOMPSON (1977)[a]	50	90	83
PAREKH et al. (1978)	33	35	42
BERTINA u. VELTKAMP (1978)	33	36	50
YANG (1978)	37	40	–
PECHET et al. (1978)	33	35	42
TAKAMUTSU et al. (1983)	11	–	–

[a] Auch Familien mit nur geringem Antigenüberschuß mitgerechnet

lich (Tabelle 4), was zum Teil auf Unterschiede in der Definition zurückzuführen ist.

c) Inhibitorische Wirkung des F IX auf die Aktivierung von F X

Eine weitere Besonderheit bei der Hämophilie B ist die Tatsache, daß manche Hämophilie-B-Patienten eine verlängerte Prothrombinzeit haben, die bei Verwendung von Rinderthrombokinase besonders ausgeprägt ist. Diese Variante der Hämophilie B wird als Hämophilie B$_M$ bezeichnet (HOUGIE u. TWOMEY 1967). Als einfacher Suchtest für diese Variante hat sich die Thrombotestbestimmung erwiesen, da in diesem Reagens Rinderthrombokinase enthalten ist. Charakteristischerweise wird der Thrombotest durch Zusatz von Normalplasma nicht normalisiert, während die APTT normalisiert werden kann (GIROLAMI et al. 1982). Die verlängerte Rinderthromboplastinzeit wird hingegen durch Zusatz eines Antikörpers gegen F IX normalisiert (DENSON et al. 1968; ORSTAVIK u. LAAKE 1978). Die Verlängerung der Rinderthromboplastinzeit geht auf eine inhibitorische Wirkung des abnormalen F-IX-Moleküls auf die Aktivierung von F X durch Rinderthrombokinase und F VII zurück (ØSTERUD et al. 1981). Der Unterschied zwischen normalem F IX und F-IX-B$_M$ ist allerdings nur quantitativ, da auch normaler F IX diese Reaktion hemmt. F-IX-B$_M$ ist in dieser Hinsicht jedoch 4–6-mal stärker inhibitorisch. Der Grund für die stärkere Hemmwirkung von F-IX-B$_M$ ist nicht bekannt.

Das Ausmaß der Thrombotestverlängerung bei Patienten mit Hämophilie B$_M$ ist variabel. Dementsprechend hat man 2 Gruppen von Hämophilie B$_M$ unterschieden (KASPER et al. 1977; GIROLAMI et al. 1982; BERTINA u. VAN DER LINDEN 1982a). Bei Gruppe 1 ist der Thrombotest nur um etwa 50% verlängert, während bei der zweiten Gruppe die Thrombotestverlängerung 2–4-fach ist.

Patienten mit Hämophilie B$_M$ haben immer einen sehr niedrigen F IX:C, meistens <1%. F IX:Ag ist immer nachweisbar und in den meisten Fällen im Normalbereich (KASPER et al. 1977; GIROLAMI et al. 1982). Es besteht eine

Tabelle 5. Häufigkeit von Hämophilie B_M. (Nach Bertina 1981, ergänzt)

Autor	Patienten			Familien		
	n(HB)	n(HB$_M$)	%	n(HB)	n(HB$_M$)	%
Elödi u. Puskas (1972)	14	0	0			
Meyer et al. (1972)	22	3	13,6			
Orstavik et al. (1975)	13	1	7,6			
Kasper et al. (1977)	80	24	30,0	71	15	21,1
Thompson (1977)	28	0	0			
Parekh et al. (1978)	117	8	6,7	98	5	5,1
Pechet et al. (1978)	160	3	1,9			
Girolami et al. (1982)	66	11	16,6	43	6	13,9
Takamutsu et al. (1983)	37	4	11	27	2	7,4

grobe Korrelation zwischen dem Ausmaß der Verlängerung des Thrombotests und der Menge von F IC:Ag. F-IX-B_M hat das gleiche Molekulargewicht (Øste-rud et al. 1981) und die gleiche elektrophoretische Mobilität wie normaler F IX (Østerud et al. 1981; Girolami et al. 1982). In einem biochemisch eingehend untersuchten Fall (Østerud et al. 1981) wurde F-IX-B_M durch F XIa und Calcium, sowie Thromboplastin + F VII wie normaler F IX gespalten, das Aktivierungsprodukt war jedoch inaktiv. In einem zweiten biochemisch untersuchten Fall von Hämophilie B_M (Bertina u. van der Linden 1982c) ließ sich jedoch ein Defekt in der Spaltung von F-IX-B_M nachweisen.

Die Angaben über die Häufigkeit der Hämophilie B_M (bezogen auf Familien) schwanken zwischen 5 und 21% (Tabelle 5). Diese unterschiedlichen Häufigkeitsangaben gehen zum Teil wahrscheinlich darauf zurück, daß eine verschieden starke Verlängerung des Thrombotests als diagnostisch für Hämophilie B_M angenommen wurde. Nach Bertina u. van der Linden (1982a) soll nur dann eine Hämophilie B_M diagnostiziert werden, wenn der Thrombotest stark verlängert ist und diese Verlängerung durch ein F-IX-Antiserum aufgehoben wird. Dies ist bei etwa 5% der Hämophilie-B-Familien der Fall (Bertina u. van der Linden 1982a).

2. Klassifizierung der Hämophilie B

Die Tatsache, daß 3 Variable, F IX:C, F IX:Ag und die Hemmung der Rinderthromboplastinzeit in verschiedenen Konstellationen zusammentreffen können, macht eine Klassifizierung der Hämophilie B außerordentlich schwierig. Diese Schwierigkeit wird noch dadurch erhöht, daß keine Übereinstimmung darüber besteht, was als Hämophilie B^+ bezeichnet wird. Während Parekh et al. (1978) als Hämophilie B^+ nur solche Fälle klassifizieren, die ein normales Antigen haben, haben andere Autoren (Bertina 1981) alle Fälle mit nachweisbarem F-IX-Antigen, gleichgültig, ob normal oder subnormal, als Hämophilie B^+ bezeichnet. Die Klassifizierung wird auch wesentlich durch die Empfindlichkeit der angewendeten Methode zur Bestimmung von F-IX-Antigen beeinflußt.

2 Klassifizierungssysteme, die aufgrund großer Patientenzahlen entwickelt wurden, sind in Tabelle 6 und 7 angegeben.

Tabelle 6. Klassifikation der Hämophilie B. (Nach Kasper et al. 1977)

Gruppe	% (Fam)	F IX:C	F IX:Ag	Thrombotest	entspricht
I	7	<1.4%	normal	stark verlängert	Häm. B_M
II	14	<3%	27–145%	leicht verlängert	
III	10	<3%	20–90%	normal	Häm. B^+, Häm. B^R
IV	53	<3%	<10%	normal	Häm. B^-
V	5,6	7–22%	67–92%	normal	Häm. B^+
VI	10	4–12%	<10%	normal	Häm. B^R

Tabelle 7. Varianten der Hämophilie B (Nach Parekh et al. (1978)

	Häufigkeit	F IX:C	F IX:Ag	Beziehung zwischen F IX:C und F IX:Ag	Thrombotest
Hämophilie B^-	52%	<1%–3%	stark vermindert (unter der Nachweisbarkeitsgrenze = 12%)	Mittels Radioimmunoassay lassen sich auch bei schwerer Hämophilie B geringe Mengen von Antigen (2–6%) nachweisen (Thompson 1977)	normal
Hämophilie B^R	31%	<1%–67%	vermindert (12–73%)	Bei einem Teil der Patienten proportionale Reduktion von F IX:Ag und C, bei den meisten Patienten Antigenüberschuß	normal
Hämophilie B^+	11%	1%–10%	normal (>65%)	Starker Antigenüberschuß	normal
Hämophilie B_M	5%	<1%	normal (>65%)	Starker Antigenüberschuß	verlängert

3. Biochemische Charakterisierung einzelner abnormaler F-IX-Moleküle (Tabelle 8)

Durch die Entwicklung von Methoden, mit denen menschlicher F IX auch aus relativ kleinen Plasmamengen in hochgereinigter Form hergestellt werden kann, ist es gelungen, verschiedene biochemische Abnormalitäten von F IX bei Hämophilie-B-Varianten näher zu charakterisieren. Eine der am besten charakterisierten Hämophilie-B-Varianten ist die Hämophilie B Chapel Hill (Chung et al. 1978a; Braunstein et al. 1981). Der hochgereinigte F IX dieses Patienten zeigte eine um die Hälfte verminderte Aktivierbarkeit durch F XIa und Calcium. Der Hauptdefekt dürfte jedoch darin liegen, daß der aktivierte F IX (F-IX-β) eine stark verminderte (30%) prokoagulatorische Aktivität hat. Noyes et al. 1983 konnten zeigen, daß der Defekt auf den Austausch einer Aminosäure zurückgeht (Histidin statt Arginin). Bei der Hämophilie B Deventer

Tabelle 8. Biochemisch charakteristische Varianten der Hämophilie B

Bezeichnung	IX:C	IX:Ag	TT	MG	Elektrophor. Mob. in Gegenwart von			Aktivierung durch			Autor
					EDTA	+Ca	+Hep	XIa Ca	VIIa TK Ca	Xa PL Ca	
Worcester	<1%	–	–	⊥	–	–	–				Yang (1977)
Chapel Hill	5%	100%		⊥	–	–	–	↓(50%)	–	–	Chung et al. (1978) Braunstein et al. (1981)
Alabama	10%	100%		⊥	–	–	–	⊥	–	–	Chung et al. (1978b)[a]
Deventer	<1%	100%	↑	⊥	⊥	⊥	⊥	↓		↓	Bertina u. van der Linden (1982c)[b]
–	<1%	⊥	↑	⊥	⊥	⊥	–	⊥	⊥		Østerud et al. (1981)
Zutphen	<1%	97–155%	–	↑	⊥	↑		↓↓		↓↓	Bertina u. van der Linden (1982b)[c]
Eindhofen	1%	90%						↓(50%)		–	Mertens et al. (1983)[d]

MG, Molekulargewicht; TT, Thrombotest

[a] Defekt korrigiert durch erhöhte Phospholipidmenge
[b] Aktivierung F:IX zu Faktor IX:β gestört
[c] Verminderte Adsorption von F IX durch Al (oH)$_3$
[d] Mangelnde Aktivierung von F IXa durch Thrombinakt. F VIII

(BERTINA u. VAN DER LINDEN 1982c), die als Hämophilie B_M zu klassifizieren ist, besteht der Defekt in einer fehlenden Spaltung der Bindung 2, wodurch F-IX-α nicht in F-IX-β umgewandelt werden kann. F IX-α hat im Gegensatz zu F-IX-β keine prokoagulatorische Aktivität. Bei einem ähnlichen Fall einer Hämophilie B_M fanden ØSTERUD et al. (1981) keine Störung der Aktivierung des Moleküls durch F XIa und Calcium, sowie F VII und Thromboplastin. Diese Befunde zeigen, daß Patienten mit gleicher Befundkonstellation unterschiedliche molekulare Defekte haben können. Bei der Hämophilie B Alabama (CHUNG et al. 1978b) kann der Defekt durch eine erhöhte Phospholipidmenge korrigiert werden. Schließlich haben BERTINA u. VAN DER LINDEN (1982b) eine Hämophilie B-Variante beschrieben (F-IX-Zutphen), bei der F IX ein höheres Molekulargewicht als normaler F IX hat, offenbar durch Bindung an ein anderes Protein mit einem Molekulargewicht von 30000. Dieses Polypeptid ist an F IX durch eine Disulfidbrücke in der Weise gebunden, daß sowohl die Bindung von Calcium, als auch von F XIa gestört wird, wodurch sehr tiefe F IX:C resultieren. Dieses Faktor-IX-Molekül hat eine verminderte Calciumbindungsfähigkeit und daher eine erhöhte elektrophoretische Mobilität in Gegenwart von Calcium (BERTINA u. VELTKAMP 1979).

Biochemische Untersuchungen bei anderen Patienten mit F-IX-Mangel (ØSTERUD et al. 1979; BERTINA u. VELTKAMP 1978; BERTINA 1981) haben gezeigt, daß viele verschiedene Störungen des F-IX-Moleküls für eine verminderte biologische Aktivität von F IX verantwortlich sein können. Die zweidimensionale Immunelektrophorese mit und ohne Calcium oder Heparin-Zusatz im ersten Lauf, dürfte eine vielversprechende Methode zur Aufdeckung von Varianten sein. Allerdings ist eine sorgfältige Standardisierung der Methode erforderlich, um eindeutige Ergebnisse zu bekommen, da offenbar auch normaler F IX verschiedener Personen eine unterschiedliche Wanderungsgeschwindigkeit hat. Bei Berücksichtigung dieser methodischen Kriterien konnten TIARKS und PECHET (1981) bei 4 von 72 Patienten eine abnormale elektrophoretische Mobilität nachweisen.

4. Hämophilie B Leyden

Eine unikale Form der Hämophilie B ist die Hämophilie B Leyden (VELTKAMP et al. 1970; BRIET et al. (1982a), die dadurch charakterisiert ist, daß F IX:C und F IX:Ag nach der Pubertät ansteigen. Diese Patienten haben am Beginn ihres Lebens eine schwere Hämophilie. Entsprechend dem Anstieg von F IX wird auch die klinische Blutungsneigung im Alter wesentlich geringer. Diese Abnormalität dürfte allerdings sehr selten sein, da bisher kein weiterer derartiger Fall in der Weltliteratur beschrieben wurde.

III. Kombinierte Gerinnungsdefekte

Mangel an Faktor VIII oder IX kombiniert mit Mangel eines oder mehrerer anderer Gerinnungsfaktoren

Ein angeborener kombinierter Defekt von 2 oder mehreren Gerinnungsfaktoren kann entweder zufällig dadurch zustandekommen, daß in einer Familie

2 verschiedene Gerinnungsstörungen vorhanden sind und auf ein Individuum zufällig gleichzeitig vererbt werden. Ein kombinierter Gerinnungsdefekt aus dieser Ursache ist wiederholt beschrieben worden, ist aber außerordentlich selten, da schon angeborene Einzeldefekte sehr selten sind und die kombinierte Wahrscheinlichkeit eines gemeinsamen Vorkommens beider Defekte bei einer Person extrem gering ist.

Echte kombinierte angeborene Defekte sind Defekte, bei denen der kombinierte Defekt als Entität vererbt wird. Die Ursache solcher Defekte kann entweder in einem Defekt eines Precursormoleküls liegen, aus dem beide Gerinnungsfaktoren hervorgehen oder in dem Mangel eines Regulatorproteins, das die Synthese oder den Abbau von 2 oder mehreren Gerinnungsfaktoren reguliert.

Eine eingehende Übersicht über kombinierte angeborene Gerinnungsdefekte findet sich bei SOFF und LEVIN (1981) und SOFF et al. (1981). In diesem Kapitel sollen nur die echten angeborenen kombinierten Defekte und nicht das zufällige Zusammentreffen zweier Gerinnungsstörungen besprochen werden.

1. Angeborener kombinierter Faktor-V- und -VIII-Mangel

Diese Störung ist zwar selten – es wurden bisher 23 Familien beschrieben –, ist unter den kombinierten Defekten relativ jedoch am häufigsten und auch am besten charakterisiert.

a) Vererbung

Der kombinierte Faktor-V- und -VIII-Mangel wird autosomal rezessiv vererbt. Konsanguinität ist in den betroffenen Familien häufig. In der Übersicht von SOFF und LEVIN (1981) war bei 8 von 20 Familien eine Konsuanguinität nachweisbar, unter den 7 Fällen von SELIGSOHN et al. (1982) war bei 4 Familien eine enge Konsanguinität und bei 2 weiteren Familien eine entfernte Konsanguinität nachweisbar.

Bei den Heterozygoten ist die Ausprägung des Defektes sehr variabel. SELIGSOHN et al. (1982) fanden nur bei einem Drittel der obligaten Überträger(-innen) eine Verminderung von Faktor V:C. Eltern von Homozygoten hatten eine signifikant verminderte Aktivität von F V:C, der Spiegel vom F VIII:C war jedoch signifikant erhöht. Hingegen war bei Kindern von Homozygoten der F-VIII-Spiegel signifikant vermindert. Im Mittel betrug bei allen obligaten Überträgern(-innen) der F-V:C-Spiegel 89%, der F-VIII:C-Spiegel 102%. Durch zusätzliche Bestimmung von F VIIIR:Ag kann die Diagnostik von Heterozygoten nicht verbessert werden, da die Ratio praktisch identisch wie bei Normalen ist (SELIGSOHN et al. 1982). Es ist möglich, daß 2 verschiedene genetische Varianten des kombinierten F-V- und -VIII-Mangels existieren, wobei bei der ersten F V und F VIII im heterozygoten Zustand vermindert sind, bei einer zweiten Variante keine Penetranz bei den Heterozygoten nachweisbar ist.

b) Klinik

Die Patienten zeigen meist eine ausgeprägte Blutungsneigung, die sich vor allem in starken Blutungen nach operativen Eingriffen und Zahnextraktionen äußert. Etwa die Hälfte der Patienten hat Epistaxis, ein Drittel eine Hämatomneigung. Bei einzelnen Patienten wurden auch Hämarthrosen beobachtet. Weitere seltenere Blutungsmanifestationen sind Hämaturie und gastrointestinale Blutungen (SELIGSOHN et al. 1982).

c) Laboratoriumsbefunde

Unter den Globaltesten sind die auffälligsten Befunde eine Verlängerung der Prothrombinzeit und der partiellen Thromboplastinzeit. Die Gerinnungszeit ist leicht verlängert, die Blutungszeit war bei allen Fällen normal. Die F-V:C-Spiegel sind in der Regel stark vermindert (0–18%), die F-VIII-Spiegel zwischen 1 und 32%. F-VIII-Antigen ist normal, F VIII:CAg jedoch vermindert (GIDDINGS et al. 1977, 1982). F-V-Antigen unter Verwendung eines F-V-Antikörpers ist ebenfalls vermindert.

Einen wesentlichen Befund, der möglicherweise auch pathogenetisch von Bedeutung ist, ist der Nachweis eines verminderten Spiegels von Protein-C-Inhibitor (MARLAR u. GRIFFIN 1980) – Protein C ist ein Vitamin-K-abhängiges Protein, das durch Thrombin zu aktiviertem Protein C aktiviert wird, das seinerseits F V und VIII inaktiviert. Eine Verminderung des Protein-C-Inhibitors könnte daher sehr gut die F-V- und -VIII-Verminderung erklären, wobei ursächlich eine verstärkte Degradation von F V und VIII anzunehmen wäre. Obwohl die Verminderung des Protein-C-Inhibitors bei Patienten mit angeborenem F-V- und -VIII-Mangel bestätigt werden konnte (GIDDINGS et al. 1982), sprechen in vitro-Experimente (GIDDINGS et al. 1982) und das Verhalten von F VIII und V nach DDAVP-Infusion gegen die Protein-C-Inhibitormangeltheorie (VINCENTE et al. 1983; HILL et al. 1983).

d) Therapie

Die Verabreichung von fresh frozen Plasma führt zu einem Anstieg von F VIII und F V, wobei bei einem Teil der Patienten der F-VIII-Anstieg verzögert und stärker als errechnet war. Ein verzögerter Anstieg von F V konnte jedoch nicht beobachtet werden (SAITO et al. 1969). Die gleichen Autoren konnten nach Verabreichung von Hämophilieplasma einen deutlichen Anstieg von F VIII nachweisen, während F V unverändert blieb. In anderen Fällen wurde allerdings kein überproportionaler oder verzögerter Anstieg von F VIII beobachtet. Der überproportionale oder verzögerte Anstieg von F VIII nach Verabreichung von normalem oder hämophilem Plasma könnte dadurch erklärt werden, daß durch die Infusion Inhibitor zugeführt wird und dadurch die Inaktivierung von F VIII verringert wird. Unerklärt ist allerdings, daß es zu keinem Anstieg von F V kommt.

2. Kombinierter Faktor-VIII- und Faktor-IX-Mangel

Eine kleine Zahl von Patienten wurde beschrieben, bei denen es wahrscheinlich ist, daß eine Verminderung von F VIII und F IX als Ausdruck einer einzigen genetischen Abnormalität aufgetreten ist (Übersicht bei SOFF u. LEVIN 1981). Die Vererbung ist autosomal, klinisch stehen im Vordergrund Hämatomneigung, Purpura und Schleimhautblutungen. Bei der Laboratoriumsuntersuchung findet sich zusätzlich zur Verminderung von F VIII und IX eine Verlängerung der Blutungszeit und eine verminderte Adhäsivität.

3. Kombinierter Faktor-VIII- und Faktor-VII-Mangel (SOFF et al. 1981)

Ein kombinierter F-VIII- und -VII-Mangel wurde bisher bei zwei Fällen beschrieben (GIROLAMI et al. 1976; MACHIN u. MILLER 1980). Die Vererbung ist autosomal dominant. Klinisch wurden Nachblutungen nach Zahnextraktionen und gastrointestinale Blutungen beschrieben. Es ist sowohl die F-VII-Aktivität (16–51%), als auch F VIII:C (18–39%) vermindert. Die Blutungszeit, F VIIIR:Ag und F VIII:RCF waren normal. Es ließ sich ein Überschuß von F-VII-Antigen nachweisen, das in einem Fall sogar normal war. Bei Verabreichung von F-VIII-Konzentraten läßt sich keine überschießende Plasma-F-VIII-Aktivität wie beim Willebrand Syndrom nachweisen.

4. Kombination von F-VIII-Mangel und Dysfibrinogenämie

Ein wahrscheinlich zufälliges Zusammentreffen einer Hämophilie A und einer Dysfibrinogenämie wurde von SHERMAN et al. (1972) beschrieben. Das Fibrinogen wurde als Fibrinogen St. Louis bezeichnet.

5. Kombinierter Faktor-VIII-, -IX und -XI-Mangel (SOFF et al. 1981)

Dieser Defekt ist laboratoriumsmäßig charakterisiert durch eine verlängerte APTT und eine normale Prothrombinzeit. Die Aktivität von F VIII, IX und XI ist mittelgradig vermindert. F VIII:CAg und F XI:Ag waren in ähnlicher Weise vermindert wie F VIII:C und F XI:C, so daß hier ein echter Mangel an F XI und F VIII anzunehmen ist. F IX-Antigen war hingegen normal. F VIIIR:Ag kann vermindert oder normal sein. Immunelektrophoretisch findet sich ein Mangel an langsam wandernden Formen von F VIII. Auch F VIII:RCF war bei einem Teil der Patienten normal, bei einem Teil vermindert. Ein auffallendes Charakteristikum dieser Störung war die Tatsache, daß sowohl die APTT als auch die Aktivität der Faktoren VIII, IX und XI bei wiederholten Untersuchungen erheblich schwankten.

Die Vererbung ist autosomal, wobei die beschriebenen Patienten offenbar Heterozygote darstellen. Bei Transfusion war der Anstieg der entsprechenden Faktoren nicht größer als erwartet.

6. Kombinierter Faktor-IX- und Faktor-XI-Mangel (SOFF et al. 1982)

Bei diesen Patienten findet sich eine deutlich verlängerte APTT. Die F-IX-Spiegel schwanken zwischen 30 und 36% und die Faktor XI-Spiegel zwischen 1 und 3%. F XI:Ag war in gleicher Weise vermindert wie F XI:C, F IX:Ag hingegen normal. Im Gegensatz zu der vorher beschriebenen Störung waren die Spiegel von F IX und F XI während der Beobachtungszeit relativ konstant.

Die Vererbung ist autosomal dominant. Bei Transfusion von Plasma findet sich ein Faktorenanstieg, der der zugeführten Menge entspricht.

C. Vererbung der Hämophilie

I. Vererbungsmodus

Die Vererbung der Hämophilie ist geschlechtsgebunden rezessiv. Die Ursache liegt in einer Mutation im X-Chromosom, die dazu führt, daß F VIII:C oder F IX:C nicht in normaler Weise gebildet und/oder freigesetzt werden kann.

Der genetische Locus am X-Chromosom, der für die F-VIII-Synthese verantwortlich ist, liegt nahe den Loci für eine Variante der Glukose-6-Phosphat-Dehydrogenase (BOYER u. GRAHAM 1965), für Rot-Grün-Farbenblindheit (WHITTAKER et al. 1962) und möglicherweise für die X-Chromosom-abhängige hereditäre Persistenz von fetalem Hämoglobin (MIYOSHI et al. 1978). Der Locus, der die F-IX:C-Synthese reguliert, liegt dem Locus für F-VIII:C-Synthese und Farbenblindheit nicht benachbart (WALL et al. 1967).

Genetisch gesehen sind Hämophile hemizygot, da sie nur ein X-Chromosom haben, das mutiert ist. Überträgerinnen der Hämophilie (Konduktorinnen) sind heterozygot. Ein homozygoter Zustand ist theoretisch möglich und wurde auch schon mehrfach beschrieben, ist aber extrem selten (1 auf 100 Mio.).

Die verschiedenen Konstellationen bei der Vererbung der Hämophilie sind in Abb. 1 dargestellt. Die wichtigsten genetischen Konstellationen sind folgende:

- Die Söhne eines Bluters und einer normalen Frau sind gesund und können auch die Erkrankung nicht weiter vererben. Alle Töchter sind sichere Konduktorinnen der Hämophilie, unabhängig von der F-VIII- oder -IX-Aktivität ihres Blutes.
- Unter den Kindern einer Konduktorin und eines normalen Mannes wird statistisch gesehen die Hälfte der Söhne Bluter sein, die andere Hälfte normal sein. Die Hälfte der Töchter sind Konduktorinnen, die andere Hälfte ist normal. Während die Feststellung einer Hämophilie bei den Söhnen in der Regel sehr leicht ist, ist die Feststellung, welche der Töchter eine Konduktorin ist und welche nicht, schwierig, und es lassen sich aufgrund der Kombination genetischer Daten und von Laboratoriumsbefunden nur Wahrscheinlichkeiten errechnen.
- Bei der seltenen Konstellation, daß ein Hämophiler und eine Konduktorin Kinder haben, wird die Hälfte der Söhne Bluter sein, die Hälfte der Töchter werden homozygot sein und somit eine echte weibliche Hämophilie haben. Die Hälfte der Töchter werden Konduktorinnen sein.

Liegt bei einer Frau ein F-VIII- oder -IX-Mangel vor, so kommen außer dem Konduktorinnenstatus und einer echten weiblichen Hämophilie noch folgende Ursachen in Frage (BARROW u. GRAHAM 1974):

1. von Willebrand-Syndrom
2. Eine genetische Abnormalität bei einer phänotypischen Frau mit einem X-Chromosom, das das hämophile Gen trägt
   a) Testikuläre Feminisierung (46 XY) (HOLMBERG 1972)
   b) Turner-Syndrom (45 XO) (BITHELL et al. 1970)
   c) Mosaik (46 XX-XO) (GILCHRIST et al. 1965; LUSHER et al. 1978)
   d) Isochromosom X (46, X, i (Xq) (MORI et al. 1979)

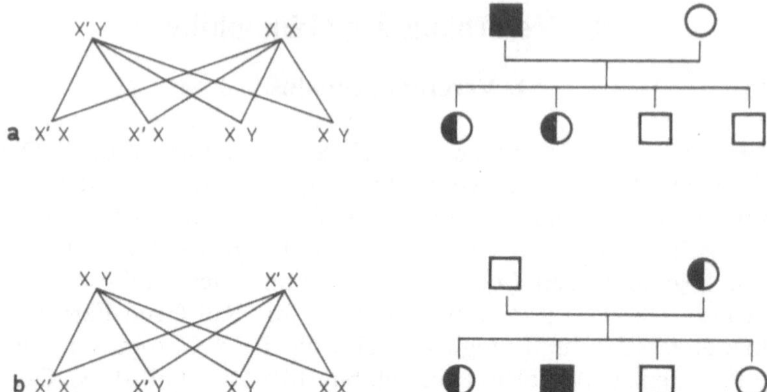

Abb. 1a, b. Vererbung der Hämophilie. **a** Kinder eines Bluters und einer gesunden Frau. Alle Töchter sind Überträgerinnen der Hämophilie, alle Söhne gesund. ■ X′Y Hämophiler, □ XY gesunder Mann, ◑ X′X Konduktorin, ○ XX gesunde Frau. **b** Kinder eines gesunden Mannes und einer Überträgerin der Hämophilie. Die Hälfte der Söhne sind Bluter, die Hälfte der Töchter sind Überträgerinnen. Symbole wie in **a**

3. Extreme Lyonisierung bei Heterozygoten (Eyster et al. 1978; Mannucci et al. 1978a; Lusher et al. 1978; Holmberg et al. 1978; Orstavik u. Stor-morken 1983)
4. Deletionen, Inversionen, Translokationen, die das X-Chromosom betreffen (Samama et al. 1977)
5. Andere Ursachen (Jarczok et al. 1981; Dvilansky et al. 1979; Kamiya et al. 1977).

Bei einem Viertel bis einem Drittel der Hämophilen läßt sich keine Familienanamnese einer Hämophilie erheben (sporadische Fälle) (Biggs u. Rizza 1976). Die Ursache kann entweder darin liegen, daß das hämophile Gen über viele Generationen über Konduktorinnen weitergegeben wurde, ohne daß hämophile Söhne gezeugt wurden, oder daß eine Neumutation vorliegt. Die Mutationsrate wird auf $1{,}3–5{,}67 \times 10^5$ geschätzt (Bitter et al. 1963; Kerr 1965).

Eine außergewöhnliche Familie mit Hämophilie A und dominanter Vererbung wurde von Graham et al. (1975) beschrieben. Die betroffenen Mitglieder der Familien (Frauen) in 3 Generationen hatten F-VIII:C-Werte zwischen 2 und 4,5%. F VIII:INA, F VIIIR:Ag und F VIII:RCF waren normal. Die Blutungsneigung ist trotz niedriger F-VIII:C-Spiegel sehr gering. Ähnliche Familien wurden von Lusher et al. (1978) beschrieben.

Bei den Hämophilen einer Familie ist der Spiegel von F VIII:C und F VIII:CAg (bzw. F VIII:INA) konstant. Das gleiche gilt auch für die Hämophilie B, wo die Schwere des F-IX:C-Defektes innerhalb einer Familie konstant ist. Auch das Ausmaß eines eventuell vorhandenen F-IX-Antigenüberschusses oder einer Hemmwirkung auf die Aktivierung von F X ist innerhalb einer Familie in gleicher Weise nachweisbar.

II. Diagnostik der Überträgerin (Konduktorin) der Hämophilie A

Im Rahmen der genetischen Beratung von Frauen aus Hämophilie-Familien kommt der Feststellung, ob eine bestimmte Frau Überträgerin der Hämophilie ist, größte Bedeutung zu. Eine genaue Kenntnis der genetischen und Laboratoriumsmethoden, mit denen die Wahrscheinlichkeit, ob eine bestimmte Frau Überträgerin ist oder nicht, festgestellt werden kann, ist daher von größter praktischer Wichtigkeit.

Bei einem Teil der genetische Beratung suchenden Frauen läßt sich aufgrund genetischer Informationen bereits die sichere Diagnose einer Überträgerin der Hämophilie stellen (obligatorische oder sichere Konduktorin). In anderen Fällen ist aufgrund der genetischen Information eine sichere Feststellung des Überträgerinnenstatus nicht möglich (wahrscheinliche oder mögliche Konduktorinnen). In diesen Fällen läßt sich durch die Kombination von genetischen Daten und Laboratoriumsuntersuchungen eine Wahrscheinlichkeit errechnen, ob die betreffende Person eine Überträgerin ist oder nicht. Eine absolute diagnostische Sicherheit ist jedoch niemals zu erreichen.

1. Diagnostik des Konduktorinnenstatus durch Stammbaumanalyse

a) Obligatorische Überträgerinnen der Hämophilie A

Die sichere Diagnose, daß eine Frau Überträgerin der Hämophilie A ist, ist bei folgenden genetischen Konstellationen möglich:

- Tochter eines gesicherten Hämophilen
- Mutter von 2 Söhnen mit gesicherter Hämophilie A
- Mutter eines Sohnes mit gesicherter Hämophilie A und in der Verwandtschaft ein weiterer Patient mit gesicherter Hämophilie A

Frauen mit nur einem hämophilen Sohn, aber ohne einen weiteren Patienten mit Hämophilie A in der Verwandtschaft, sind nicht als sichere Konduktorinnen anzusehen. Die genetische Wahrscheinlichkeit, des Überträgerinnenstatus wird mit 0,67 angegeben. BIGGS und RIZZA (1976) und GRAHAM (1979) sind jedoch der Ansicht, daß nahezu alle Mütter eines hämophilen Sohnes als Konduktorinnen anzusehen sind.

b) Mögliche Konduktorinnen der Hämophilie A

Mögliche Konduktorinnen sind Mütter von nur einem hämophilen Sohn oder Töchter von sicheren oder möglichen Konduktorinnen. In diesen Fällen läßt sich durch eine Kombination von genetischen und Laboratoriumsdaten eine Wahrscheinlichkeit berechnen, daß die betreffende Person Überträgerin oder Nichtüberträgerin der Hämophilie A ist. Ein sicherer Ausschluß des Konduktorinnenstatus ist auch bei optimaler Anwendung dieser Methoden jedoch nicht möglich.

*c) Bedeutung der genetischen Information zur Berechnung
der Wahrscheinlichkeit eines Konduktorinnenstatus*

Für die Berechnung der genetischen Wahrscheinlichkeit, daß eine Frau Überträgerin der Hämophilie ist, muß die genetische Information über das Auftreten einer Hämophilie in der Ascendenz und in der Descendenz verwendet werden.

Die genetische Wahrscheinlichkeit aufgrund der Informationen über hämophile Vorfahren der zu beratenden Frau sind wie folgt:

Tochter einer Überträgerin	0,5
Enkelin einer Überträgerin	0,25
Urenkelin einer Überträgerin	0,125

Diese genetische Wahrscheinlichkeit aufgrund der Familiensituation in der Ascendenz wird durch eventuell vorhandene Informationen über die Kinder der möglichen Konduktorinnen weiter modifiziert. So hat die Tochter einer Überträgerin, die einen normalen Sohn hat, nur mehr die genetische Wahrscheinlichkeit von 0,33. Bei einer Enkelin einer Überträgerin, die an und für sich eine Wahrscheinlichkeit von 0,25 für einen Konduktorinnenstatus hat, reduziert sich die Wahrscheinlichkeit bei einem gesunden Sohn auf 0,14, bei 2 gesunden Söhnen auf 0,08 und bei 3 gesunden Söhnen auf 0,04 (Akhmeteli et al. 1977).

2. Anwendung von Laboratoriumsmethoden für die Diagnostik des Überträgerinnenstatus

a) Gerinnungsveränderungen bei Überträgerinnen der Hämophilie A

α) *Faktor VIII:C.* Überträgerinnen der Hämophilie A haben im Vergleich zu normalen Frauen im Mittel etwa die Hälfte der Aktivität von F VIII:C. Infolge der zufälligen Elimination des X-Chromosoms bei der Lyonisation ist die Variation der F-VIII:C-Werte doch sehr groß. Bei sicheren Konduktorinnen können F-VIII:C-Werte von 10% bis über 100% gefunden werden, so daß eine große Überlappung zwischen einem Kollektiv von normalen Frauen und Konduktorinnen gegeben ist. Chediak et al. (1980) haben gefunden, daß Töchter von Hämophilen einen signifikant niedrigeren F VIII (Mittelwert 40%) im Vergleich zu maternalen Überträgerinnen (Mittelwert 66%) haben. Dieser Befund konnte von jedoch nicht bestätigt werden (Jones u. Ratnoff 1981).

β) *Faktor VIII:CAg.* F VIII:CAg ist bei Überträgerinnen aus CRM-negativen Hämophilie-A-Familien ebenfalls auf etwa die Hälfte vermindert. Die F-VIII:CAg-Konzentration entspricht sehr genau F VIII:C (Peake et al. 1981). In Familien mit Hämophilie A mit Antigenexzeß ist allerdings zu erwarten, daß F VIII:CAg auch bei den Überträgerinnen der Hämophilie höher ist. Bei Überträgerinnen der Hämophilie A^+ wurde gefunden, daß F VIII:INA deutlich höher als F VIII:C ist (Lechner 1973).

γ) *Faktor VIIIR:Ag.* F VIIIR:Ag ist bei Konduktorinnen der Hämophilie A im Vergleich zu normalen Frauen um etwa 20–30% höher (Ratnoff u. Jones 1977; Seligsohn et al. 1979b; Peake et al. 1981). Bei Überträgerinnen der schweren Hämophilie A ist F VIIIR:Ag höher als bei Überträgerinnen der leichten Hämophilie A (RATNOFF u. JONES 1977).

δ) Faktor VIII:RCF. F VIII:RCF ist bei Konduktorinnen der Hämophilie A normal oder geringgradig erhöht (REISNER et al. 1978).

ε) APTT. Die APTT ist im Durchschnitt bei Konduktorinnen der Hämophilie A geringgradig verlängert, der Unterschied gegenüber Normalen ist jedoch sehr gering und erlaubt keine Diskriminierung (WAHLBERG et al. 1982).

b) Anwendung von Gerinnungstesten zur Unterscheidung zwischen Konduktorinnen und normalen Frauen

α) Bestimmung von Faktor VIII:C allein. Die Bestimmung von F VIII:C allein erlaubt nur eine sehr schlechte Diskriminierung zwischen normalen Frauen und Konduktorinnen der Hämophilie. Nur etwa bei der Hälfte der obligaten Konduktorinnen der Hämophilie A liegt die F-VIII:C-Aktivität unterhalb der 95% Konfidenzgrenzen einer normalen weiblichen Population. Die F-VIII:C-Bestimmung allein ist daher nicht gut geeignet, zwischen normalen Frauen und Konduktorinnen zu unterscheiden.

β) Bestimmung von Faktor VIII:C und Faktor VIIIR:Ag. Die gleichzeitige Bestimmung von F VIII:C und F VIIIR:Ag erlaubt eine wesentlich bessere Diskriminierung zwischen Konduktorinnen und normalen Frauen. 1971(a) wurde erstmals von ZIMMERMAN et al. gezeigt, daß bei gleichzeitiger Bestimmung von F VIII:C und F VIIIR:Ag unter Anwendung einer Regressionsanalyse 95% der obligaten Konduktorinnen richtig klassifiziert werden können. Diese Beobachtung stellte einen wesentlichen Fortschritt in der Konduktorinnendiagnostik dar und ist in etwas veränderter Form auch heute noch die Basis der Laboratoriumsdiagnostik der Konduktorinnen. Spätere Untersucher (HOYER u. RICK 1975; MEYER et al. 1975; RIZZA et al. 1975; REISNER et al. 1978; GRAHAM et al. 1980; PEAKE et al. 1981; SELIGSOHN et al. 1979b) haben die Befunde von ZIMMERMAN et al. bestätigt, wobei die Trefferquote allerdings nicht immer ganz so hoch war, wie bei der Untersuchung von ZIMMERMAN et al. (1971a). Während ZIMMERMAN et al. nur eine Fehlerquote von 5% hatten, fanden spätere Untersucher mit einer Ausnahme (SHEN 1982) eine Mißklassifikationsrate von etwa 10–14% (Tabelle 9). Die Rate der falsch-positiven Befunde beträgt 1–7,7%, während die Rate der falsch-negativen Befunde (Überträgerin als normal klassifiziert) deutlich höher liegt und mit einer Ausnahme (SHEN 1982) zwischen 16 und 20% anzusetzen ist.

Das Vorgehen bei der Laboratoriumsdiagnostik der Konduktorinnen mit Hilfe der Bestimmung von F VIII:C und F VIIIR:Ag ist eingehend in einer Publikation der World Health Organization (AKHMETELI et al. 1977) dargestellt. Die Details können in dieser ausführlichen Publikation nachgelesen werden. Kurz zusammengefaßt ist das Verfahren folgendermaßen: Bei 30–50 Normalpersonen und 30 obligaten Überträgerinnen der Hämophilie A wird F VIII:C und F VIIIR:Ag etwa zur selben Zeit bestimmt. Die Bestimmung von F VIII:C kann mit einer Ein- oder Zweistufenmethode erfolgen, die Bestimmung von F VIIIR:Ag mit Hilfe eines heterologen Antiserums mit der Laurell-Methode

Tabelle 9. Treffsicherheit der Labordiagnostik des Konduktorinnenstatus (Hämophilie A)

n	Schwere-grad	Statistisches Verfahren	Falsche Klassifi-kation gesamt	Falsch positiv	Falsch negativ	Autor
F VIII:C allein						
87	s+1	Konf. Lim.	52%	–	–	RATNOFF u. JONES (1977)
37	–	Konf. Lim.	51,4%	0	51,4%	SHEN (1982)
		Lin. Diskr.	11,8%	12,9%	10,8%	SHEN (1982)
F VIII:C + F VIIIR:Ag						
25	–	Lin. Regr.	–	–	5%	ZIMMERMAN et al. (1971)
22	–	Log. Diskr.	–	–	12%	BOUMA et al. (1975)
17	–	Lin. Diskr.	–	–	6%	ELSTON et al. (1976)
49	–	Log. Diskr.	–	–	18%	MEYER et al. (1975)
26	–	Lin. Regr.	–	–	12%	PRENTICE et al. (1975)
	–	Lin. Diskr.	13,7%	7,7%	20%	REISNER et al. (1978)
37	–	Lin. Diskr.	10%	4%	16%	SELIGSOHN et al. (1979)
	schwer (s)	Lin. Diskr.	13%	–	–	GRAHAM et al. (1980)
	leicht (l)	Lin. Diskr.	32–36%	–	–	GRAHAM et al. (1980)
23	s+1	Odds Ratio	–	–	17%	PEAKE et al. (1981)
37	–	Lin. Diskr.	2,9%	0	5,4%	SHEN (1982)
F VIII:C + F VIII:RCF						
	–	Lin. Diskr.	13,7%	7,7%	20%	REISNER et al. (1978)
	s	Lin. Diskr.	13%	–	–	GRAHAM et al. (1980)
	l	Lin. Diskr.	32%	–	–	GRAHAM et al. (1980)
	–	Lin. Diskr.	4,4%	3,2%	5,4%	SHEN (1982)
F VIII:CAg + F VIIIR:Ag						
23	s+1	Odds Ratio	–	–	17%	PEAKE et al. (1981)

(andere Bestimmungen zur F-VIIIR:Ag-Bestimmung sind ebenfalls möglich). Diese Daten werden dazu benützt, um jene Grenze zu bestimmen, die Normale und Konduktorinnen optimal voneinander trennt. Zur Bestimmung dieser Grenze wurden verschiedene statistische Verfahren herangezogen. Es besteht Übereinstimmung darüber, daß die lineare Regression, wie sie ursprünglich von ZIMMERMAN et al. (1971a) verwendet wurde, nicht geeignet ist, sondern daß eine Art Diskriminanzanalyse die optimale Methode ist, wobei die meisten Autoren eine lineare Diskrimination (BOUMA et al. 1975; ELSTON et al. 1976), andere eine quadratische Diskriminanzanalyse (RATNOFF u. JONES 1977) bevorzugen. Eine kooperative Studie (KLEIN et al. 1977) hat jedoch gezeigt, daß für die Qualität der Ergebnisse nicht so sehr die statistische Methode, sondern die Qualität der Bestimmung verantwortlich ist. Mehrere Untersuchungen (RAPAPORT et al. 1960; SELIGSOHN et al. 1979b) weisen darauf hin, daß wiederholte Bestimmungen von F VIII:C und F VIIIR:Ag zu zuverlässigeren Ergebnissen führen, als eine einzelne Bestimmung. FISHMAN et al. (1982) konnten durch Bestimmung von F VIIIR:Ag mit der ELISA-Technik die Trefferquote deutlich steigern.

Nach Etablierung der Diskriminanzfunktion kann nun durch Bestimmung von F VIII:C und F VIIIR:Ag bei der zu untersuchenden Person festgestellt werden, ob es wahrscheinlicher ist, daß sie normal ist oder eine Überträgerin ist, wobei auf mathematischem Wege festgestellt werden kann, wie groß die Wahrscheinlichkeit der Normalität oder des Konduktorinnenstatus ist.

γ) Bestimmung von Faktor VIII:CAg und Faktor VIIIR:Ag. PEAKE et al. (1981) konnten zeigen, daß durch Bestimmung von F VIII:CAg statt F VIII:C die Genauigkeit der Diskriminierung zwischen Normalen und Konduktorinnen noch erhöht werden kann. Obwohl die Ratio zwischen F VIIIR:Ag und F VIII:C, bzw. F VIII:CAg etwa gleich ist, erlaubt die bessere Reproduzierbarkeit von F VIII:CAg doch eine bessere Diskriminierung zwischen Normalen und Konduktorinnen.

δ) Bestimmung von Faktor VIII:C und Faktor VIII:RCF. REISNER et al. (1978) konnten zeigen, daß die Bestimmung von F VIII:RCF statt F VIIIR:Ag eine gleich gute Diskriminierung zwischen Normalen und Konduktorinnen erlaubt wie die Bestimmung von F VIII:C und F VIIIR:Ag. Die kombinierte Bestimmung von F VIII:C, F VIIIR:Ag und F VIII:RCF ist jedoch nicht besser als die Bestimmung von F VIII:C und F VIIIR:Ag oder F VIII:RCF.

c) Einige spezielle Probleme bei einer Konduktorinnendiagnostik

α) Die Diskriminierung zwischen Konduktorinnen und normalen Frauen ist schwieriger bei Patienten mit milder Hämophilie. Während bei Konduktorinnen der schweren Hämophilie die Mißklassifikationsrate zwischen 10 und 15% liegt, liegt sie bei Konduktorinnen der milden Hämophilie bei 30–35%, gleichgültig, ob man zur Erstellung der Diskriminanzfunktion obligate Konduktorinnen der schweren oder leichten Hämophilie verwendet (GRAHAM et al. 1980).

β) Bei schwangeren Konduktorinnen steigt F VIII:C und F VIIIR:Ag an, so daß die Ratio zwischen diesen beiden Variablen auch bei Schwangeren erhöht ist. Daher ist die Treffsicherheit gleich wie bei nichtschwangeren Konduktorinnen (MIBASHAN et al. 1981 b; HOYER et al. 1982).

γ) Die Verwendung von oralen Kontrazeptiva oder der Zyklus dürften keinen wesentlichen Einfluß auf die Treffsicherheit der Konduktorinnendiagnostik haben.

δ) Die Bestimmung von F VIII:C zur Konduktorinnendiagnostik kann auch aus gefrorenem Plasma durchgeführt werden. Durch das Schnellfrieren und Auftauen kommt es zwar zu einer Veränderung der F-VIII-Aktivität, die Überlappung zwischen Normalkollektiv und Konduktorinnen ist bei Verwendung von gefrorenem Plasma jedoch eher geringer.

d) Kombination von genetischen Daten und Laboratoriumsdaten zur Berechnung der Wahrscheinlichkeit des Konduktorinnenstatus

Auf mathematischem Wege (WHO-Report 1977) können die Wahrscheinlichkeiten, die sich aus der genetischen Information und den Laboratoriumsuntersuchungen ergeben, kombiniert werden, so daß die endgültige Wahrscheinlichkeit des Konduktorinnenstatus berechnet werden kann. Die durch Laboratoriumsuntersuchungen erhobene Wahrscheinlichkeit wird durch die genetische Wahrscheinlichkeit in unterschiedlicher Weise beeinflußt. Der Einfluß ist gering bei einer sehr geringen oder sehr hohen durch Laboratoriumsbefunde erhobenen Wahrscheinlichkeit. Die auf genetischem Wege erhobene Wahrscheinlichkeit wirkt sich am stärksten aus, wenn die durch Laboratoriumsbefunde erhobene Wahrscheinlichkeit zwischen 1:20 und 20:1 liegt.

Es muß nochmals betont werden, daß bei nicht-obligaten Konduktorinnen niemals eine sichere Diagnose oder Ausschluß des Konduktorinnenstatus erreicht werden kann, sondern nur Wahrscheinlichkeiten angegeben werden können. Bei dem oben beschriebenen Verfahren sind falsch-positive Befunde (Normalpersonen als Überträgerinnen klassifiziert) sehr selten, während falsch-negative Befunde (Überträgerin fälschlich als normal klassifiziert) bei 15–20% der Konduktorinnen zu erwarten sind. Aus diesem Grund haben SELIGSOHN et al. (1979b) vorgeschlagen, eine zusätzliche Grenze in der Diskriminanzanalyse zu setzen, die die Rate der falsch-negativen Befunde herabsetzt. Bei diesem Verfahren ist zwar die Rate der falsch-positiven Befunde (4,2%) erhöht, die Rate der falsch-negativen Befunde mit 2,7% jedoch verringert. Die Begründung für dieses Verfahren liegt darin, daß es wesentlich gefährlicher ist, eine Konduktorin fälschlicherweise als normal, als eine Normalperson fälschlicherweise als Konduktorin zu klassifizieren.

Eine weitere Verbesserung der Diagnostik des Konduktorinnenstatus ist durch DNA-Analysen zu erwarten. OBERLE et al. (1985) haben ein DNA-Fragment (St 14) isoliert, das einen polymorphen Locus in der q28-Region des X-Chromosoms erkennt, die nahe dem Hämophilie A-Locus liegt. Durch Segregationsanalysen konnten diese Autoren zeigen, daß diese beiden Loci knapp nebeneinander liegen (am distalen Ende des langen Arms des X-Chromosoms). Mit Hilfe der St-14-Probe konnten in menschlicher DNA, die mit dem Restriktionsenzym TAQ I gespalten wurde, 10 Allelefragmente festgestellt und gezeigt werden, daß bestimmte Allele gemeinsam mit dem Hämophilie-Gen vererbt werden. Durch Analyse des St-14-Polymorphismus kann bei 93% der Konduktorinnen eine richtige Zuordnung getroffen werden. Durch Kombination mit Gerinnungsdaten kann der Konduktorinnenstatus wahrscheinlich bei mindestens 96% der Frauen richtig erkannt werden. Eine ähnliche enge Assoziation wurde auch mit einer anderen DNA-Probe (DX 13) und dem Hämophilie-Gen gefunden (HARPER et al. 1984). Die DNA-Analyse könnte auch an Chorion-Biopsieproben (die in der 10. Woche der Schwangerschaft gewonnen werden könnten) durchgeführt werden und dadurch auch die pränatale Diagnose der Hämophilie A verbessert werden.

III. Diagnostik der Konduktorin der Hämophilie B

1. Diagnostik durch Stammbaumanalyse

Wie bei der Hämophilie A kann eine sichere Diagnose des Konduktorinnenstatus nur dann gestellt werden, wenn eine Frau genetisch eine sichere (obligatorische, definitive) Überträgerin der Hämophilie B ist. Die Voraussetzungen für die Klassifikation einer sicheren Konduktorin entsprechen denen bei der Hämophilie A. In allen anderen Fällen kann nur eine Wahrscheinlichkeit angegeben werden, die sich aus der genetischen Wahrscheinlichkeit und aus der Wahrscheinlichkeit, die aus Laboratoriumstesten abgeleitet werden kann, zusammensetzt.

2. Anwendung von Laboratoriumsmethoden für die Konduktorinnendiagnostik

Für die Laboratoriumsdiagnostik des Konduktorinnenstatus bei Hämophilie B sind die Bestimmung von F IX:C, F IX:Ag, sowie in speziellen Fällen bestimmte Eigenschaften eines pathologischen F-IX-Moleküls, wie Inhibition der F-X-Aktivierung und abnormale elektrophoretische Mobilität von Nutzen. Im Gegensatz zur Hämophilie A, wo es für die Konduktorinnendiagnostik gleichgültig ist, ob ein Patient CRM-positiv oder CRM-negativ ist, spielt das Fehlen oder das Vorhandensein eines F-IX-Antigenüberschusses für die Diagnostik der Konduktorin bei Hämophilie B eine gewisse Rolle.

a) Diagnostik des Konduktorinnenstatus durch Bestimmung von F IX:C allein

Bei obligaten Konduktorinnen der Hämophilie B ist F IX:C etwa auf die Hälfte vermindert. Konkret fanden KASPER et al. (1977) bei 51 sicheren Konduktorinnen einen Mittelwert von 42% mit einem Bereich von 12–119%, PECHET et al. (1978) einen Mittelwert von 62%, ORSTAVIK et al. (1979) bei Überträgerinnen der Hämophilie B$^-$ einen Mittelwert von 63% (38–112%) und bei Überträgerinnen der Hämophilie B$^+$ von 53% (20–91%, ELÖDI (1975) und MATSUOKA et al. (1976) fanden hingegen viel niedrigere Werte (34%, bzw. 33$\pm$18%). Die F-IX-Werte bei Überträgerinnen zeigen eine Gauss'sche Verteilung wie bei Normalpersonen (KASPER et al. 1977). Obwohl in früheren Untersuchungen (NILSSON et al. 1962) in einem hohen Prozentsatz (bei 15 von 18 obligatorischen Konduktorinnen) der Konduktorinnenstatus durch die Bestimmung von F IX:C allein festgestellt werden konnte, haben spätere Untersuchungen gezeigt, daß die Bestimmung von F IX:C allein ein schlechter Diskriminator ist. So war in der Untersuchung von PECHET et al. (1978) nur bei 12 von 22 obligatorischen Konduktorinnen der Hämophilie B$^-$ der F IX:C unter 60%. GRAHAM et al. (1979) konnten mit der F-IX:C-Bestimmung allein nur 22 von 29 obligaten Konduktorinnen der Hämophilie B$^-$ richtig klassifizieren (bei 2 von 20 falschpositiven Befunden bei Normalen).

b) Feststellung des Konduktorinnenstatus durch Bestimmung von F IX:Ag allein

GRAHAM et al. (1979) fanden, daß bei obligaten Konduktorinnen der Hämophilie B$^-$ die Bestimmung von F IX:Ag allein 27 von 29 Konduktorinnen richtig identifizierte. In dieser Untersuchung war die kombinierte Bestimmung von F IX:C + F IX:Ag nicht besser als die Bestimmung von F IX:Ag allein. Dieses Ergebnis wurde durch die größere Präzision der F-IX:Ag-Bestimmung erklärt. Für die Feststellung des Konduktorinnenstatus bei Überträgerinnen aus Familien mit Antigenüberschuß ist die F-IX:Ag-Bestimmung allein zum Konduktorinnennachweis nicht geeignet.

c) Bestimmung von F IX:C und F IX:Ag

Bei Überträgerinnen der Hämophilie B⁻ ist die kombinierte Bestimmung von F IX:C und F IX:Ag der Bestimmung von F IX:C oder F IX:Ag allein nicht überlegen. So konnten Orstavik et al. (1979) durch die kombinierte Bestimmung nur 12 von 18 obligaten Konduktorinnen der Hämophilie B⁻ bei Verwendung einer Diskriminanzanalyse sicher identifizieren. Hingegen läßt sich bei Konduktorinnen der Hämophilie B mit Antigenüberschuß durch die kombinierte Bestimmung eine bessere Diskriminierung erreichen. So konnten Graham et al. (1979) 15 von 18 obligatorischen Konduktorinnen durch die kombinierte Bestimmung richtig klassifizieren (im Gegensatz zu 13 von 18 bei Bestimmung von F IX:C allein). Orstavik et al. (1979) klassifizierten 9 von 10 B⁺-Überträgerinnen durch die kombinierte Analyse richtig. Kasper et al. (1977) fanden bei 6 von 10 obligaten Überträgerinnen der Hämophilie B⁺, die eine F-IX:C-Aktivität zwischen 50 und 80% hatten, eine Antigenüberschuß und konnten sie somit richtig klassifizieren. Je höher allerdings F-IX:C-Aktivität ist, desto geringer ist die Chance, einen Antigenüberschuß bei Hämophilie B⁺-Überträgerinnen zu finden und bei einer F-IX:C-Aktivität über 90% ist nicht zu erwarten, daß durch zusätzliche Bestimmung von F-IX-Antigen eine bessere Diskriminierung erreicht wird (Kasper et al. 1977).

Es muß erwähnt werden, daß auch bei den Untersuchungen der Konduktorinnen der Begriff der Hämophilie B⁺ nicht einheitlich verwendet wurde und auch solche Hämophilie B-Familien als Hämophilie B⁺ klassifiziert wurden, die zwar einen Überschuß von Antigen, aber subnormale Werte von F IX:Ag hatten. Bei Heterozygoten aus Hämophilie B-Familien mit nur geringem Antigenüberschuß, insbesondere bei solchen mit milder Hämophilie, läßt sich häufig kein Antigenüberschuß nachweisen (Thompson 1977b).

d) Bestimmung der Prothrombinzeit mit Rinderthromboplastin

In Familien mit Hämophilie B_M zeigt ein Teil der Konduktorinnen ebenfalls eine Verlängerung des Thrombotests, die allerdings immer geringer ausgeprägt ist als bei den Hämophilen (Girolami et al. 1982). Der Nachweis eines wenn auch leicht verlängerten, Thrombotestwertes kann somit ein nützlicher Marker für die Feststellung des Konduktorinnenstatus sein, auch wenn die F-IX:C-Aktivität normal oder fast normal ist. Girolami et al. (1982) konnten allerdings zeigen, daß es eine zweite Gruppe von Hämophilie B_M-Familien gibt, bei denen der Thrombotest bei den Konduktorinnen normal ist.

e) Nachweis von speziellen Eigenschaften eines abnormalen F-IX-Moleküls bei Konduktorinnen

Bei einer von Bertina und Veltkamp (1979) beschriebenen Variante des F-IX-Mangels mit verminderter Calcium-Bindungsfähigkeit ließ sich auch bei Konduktorinnen eine höhere elektrophoretische Mobilität des F-IX-Moleküls feststellen. Der Nachweis einer solchen qualitativen Abnormalität erlaubt somit, unabhängig vom F-IX:C- oder F-IX:Ag-Spiegel die Feststellung, daß eine Frau eine Überträgerin dieser Variante ist.

*f) Spezielle Probleme bei der Laboratoriumsdiagnostik
der Konduktorinnen der Hämophilie B*

α) Einfluß des Alters auf F IX:C und F IX:Ag. GRAHAM et al. (1979) fanden keinen Einfluß des Alters auf F IX:C und F IX:Ag bei Normalen und Überträgerinnen der Hämophilie B.

β) Einfluß von Geschlechtshormonen. F-IX:C- und F-IX-Ag-Spiegel werden durch den Menstruationszyklus nicht beeinflußt, hingegen kommt es zu einem Anstieg von F IX:C und F IX:Ag um etwa 30% bei Normalen und Überträgerinnen der Hämophilie B (BRIET et al. 1978) bei Verabreichung von kontrazeptiven Hormonen. Bei der Feststellung des Konduktorinnenstatus müßte somit darauf geachtet werden, daß die zu untersuchende, potentielle Konduktorin während der Untersuchung keine oralen Kontrazeptive nimmt.

γ) Einfluß der Schwangerschaft. BRIET et al. (1982b) haben bei einer Konduktorin mit sehr niedrigem F-IX-Spiegel während der Schwangerschaft keinen Anstieg von F IX:C und F IX:Ag beobachten können.

δ) Über die Treffsicherheit der Konduktorinnendiagnostik bei Familien mit leichter Hämophilie B sind noch keine verläßlichen Daten verfügbar.

IV. Pränatale Diagnostik der Hämophilie

Die Geburt eines hämophilen Kindes, insbesondere eines solchen mit einer schweren Hämophilie, bringt zunächst für die Eltern des Kindes, später für den Patienten selbst und schließlich auch für die Allgemeinheit eine enorme Belastung mit sich, die es wünschenswert erscheinen läßt, eine genetische Kontrolle auszuüben. Die Problematik bei der Voraussage, ob ein Kind ein Bluter sein wird, ergibt sich aus zwei Tatsachen:

- Nur bei den aus genetischen Gründen obligaten Überträgerinnen der Hämophilie kann mit Sicherheit angenommen werden, daß sie Überträgerinnen der Hämophilie sind. Durch die Fortschritte in der Laboratoriumsdiagnostik ist es zwar möglich, die Wahrscheinlichkeit, daß eine Frau Konduktorin ist, besser abschätzen, die Fehlerquote ist auch bei optimaler Diagnostik jedoch mindestens 10%.
- Auch bei gesichertem Konduktorinnenstatus ist die Wahrscheinlichkeit, daß eine Schwangere ein hämophiles Kind bekommen wird, nur 25%.

Eine sichere Feststellung, ob ein Kind ein Bluter werden wird oder nicht, ist daher nur durch die Untersuchung des Fötus möglich. NOSSEL et al. (1966) und HOLMBERG et al. (1974) haben gezeigt, daß die Aktivität der Gerinnungsfaktoren im Blut von Neugeborenen und älteren Feten unabhängig vom mütterlichen Blutspiegel ist. Durch die Entwicklung einer Technik zur Gewinnung von reinem fötalen Blut durch Fötoskopie (RODECK u. CAMPBELL 1978) und durch die Entwicklung zuverlässiger Methoden zur Bestimmung von F VIII und IX im fötalen Blut wurde es möglich, beim Fötus bereits vor der Geburt mit sehr großer Sicherheit eine Hämophilie zu beweisen oder auszuschließen.

1. Voraussetzungen für die Durchführung der Fötoskopie
(MIBASHAN et al. 1982)

Die pränatale Diagnostik erfordert ein schrittweises Vorgehen in folgender Weise:

a) Durch eine sorgfältige genetische Stammbaumanalyse und eine Untersuchung der Mutter ist zunächst die Wahrscheinlichkeit, daß diese Überträgerin der Hämophilie ist, festzustellen.

b) Ein oder mehrere Mitglieder der Familie, die an Hämophilie leiden, müssen untersucht werden, um die Schwere der Hämophilie und das eventuelle Vorhandensein von kreuzreagierendem Material festzustellen.

c) In einem ausführlichen Gespräch muß die Mutter auf die Risiken der Fötoskopie hingewiesen werden und ihre Einstellung zur Unterbrechung der Schwangerschaft im Falle der Diagnose der Hämophilie beim Fötus diskutiert werden.

d) Das Schwangerschaftsalter muß möglichst genau bestimmt werden, einerseits durch die Anamnese, aber zur Sicherung auf jeden Fall durch eine Ultraschalluntersuchung. Die Feststellung der Schwangerschaftsdauer ist deswegen sehr wichtig, da Amniozentese und Fötoskopie in optimaler Weise nur in einem bestimmten Abschnitt der Schwangerschaft durchgeführt werden können. Die Ultraschalluntersuchung sollte zwischen der 10. und 14. Woche, eventuell mehrmals, vorgenommen werden.

e) In der 15.–16. Schwangerschaftswoche wird eine Amniozentese durchgeführt, um das Geschlecht zu bestimmen. Handelt es sich um ein Mädchen, wird keine weitere Untersuchung durchgeführt. Handelt es sich um einen Knaben, wird eine fötale Blutuntersuchung durchgeführt.

f) Die fötale Blutgewinnung durch Fötoskopie soll am besten zwischen der 18. und 20. Schwangerschaftswoche durchgeführt werden. Bei früherer Untersuchung kann nicht genügend Blut gewonnen werden, bei späterer Untersuchung wird die Amnioflüssigkeit zunehmend trüb und dadurch die Sichtverhältnisse für die Fötoskopie schlechter.

2. Durchführung der Fötoskopie

Unter Ultraschallkontrolle wird unter hochsterilen Bedingungen das Fötoskop eingeführt und mit einer dünnen Nadel ein Nabelschnurgefäß punktiert (RODECK 1980). Mit Hilfe einer Tuberkulinspritze werden Blutmengen zwischen 100 und 400 µl durch mehrfaches Aspirieren gewonnen und das gewonnene Blut mit 0,03 mol Zitrat im Verhältnis 1:1 und in einem 2. Röhrchen im Verhältnis 1:9 mit 0,14 mol Zitrat gemischt. Zusätzlich wird zur Analyse des Nabelschnurblutes eine kleine Menge Blut zu Heparin zugesetzt. Mit Hilfe dieses Heparinblutes wird eine Volumsverteilungskurve der Erythrozyten unmittelbar durchgeführt, um mit Sicherheit feststellen zu können, daß es sich um reines fötales Nabelschnurblut handelt. Fötales Blut unterscheidet sich vom mütterlichen Blut durch das größere Zellvolumen. Bei einer Kontamination des fötalen Blutes durch mütterliches Blut würden die Gerinnungsteste verfälscht werden. Das Zitratblut wird zentrifugiert und aus dem Plasma mit Hilfe der Einstufenmethode F VIII:C (MIBASHAN et al. 1979) und zusätzlich ein F VIII:CAg mit dem IRMA bestimmt (PEAKE et al. 1979; FIRSHEIN et al. 1979; MIBASHAN et al. 1980). Im Falle der Hämophilie-B-Diagnostik wird F IX:C (MIBASHAN et al. 1979) und F IX:Ag (HOLMBERG et al. 1980; MIBASHAN et al. 1981) bestimmt.

3. Treffsicherheit der pränatalen Diagnostik

Bei entsprechender Übung bei der Gewinnung des fötalen Blutes und bei Berücksichtigung möglicher Fehlerquellen bei der Interpretation der Gerinnungsbefunde ist die Treffsicherheit der Hämophiliediagnostik im fötalen Blut außerordentlich hoch. MIBASHAN et al. (1982) fanden bei 74 männlichen Feten von möglichen oder sicheren Überträgerinnen der Hämophilie A 27mal eine Hämophilie. Bei allen Müttern solcher Feten wurde die Schwangerschaft abgebrochen und bei 16 abortierten Feten, die nach dem Abortus untersucht werden konnten, wurde die Diagnose bestätigt. Bei 47 Feten wurde eine Hämophilie A ausgeschlossen und alle Kinder erwiesen sich bei der Geburt als nicht-hämophil. FIRSHEIN et al. (1979) konnten bei 6 Feten von Konduktorinnen durch Bestimmung von F-VIII:CAg eine richtige Zuordnung (Hämophilie A – normal) treffen.

Die Bestimmung von F VIII:C dürfte im Prinzip die verläßlicheren Werte ergeben, da bei Verwendung eines F-VIII:CAg-Testes die Möglichkeit des Vorhandenseins von kreuzreagierendem Material in Betracht gezogen werden muß und in solchen Fällen ein für dieses Schwangerschaftsalter scheinbar normales F VIII:CAg eine Hämophilie nicht mit Sicherheit ausschließt. Fälschlich tiefe Werte können durch starke Verdünnung des fetalen Blutes mit Amnionsflüssigkeit zustandekommen. Das Problem der Einstufenbestimmung von F VIII:C besteht in der Möglichkeit fälschlich hoher Werte durch Beimischung von Thromboplastin aus der Amnionflüssigkeit zum Blut. Die Beimischung von Amnionflüssigkeit kann nur durch eine saubere Punktion eines größeren Nabelschnurgefäßes (nahe der Insertion an der Placenta) vermieden werden (RODECK 1980).

Bei der pränatalen Diagnostik der Hämophilie B soll ein Aktivitätstest (F IX:C) und ein immunologischer Test kombiniert werden. Da bei der Hämophilie B Varianten mit Überschuß von Antigen oder normalem Antigen häufiger sind als bei der Hämophilie A, ist eine sichere Zuordnung durch Antigenbestimmung allein nicht immer ohne weiteres möglich. Außerdem enthält Amnionflüssigkeit kleine Mengen von F IX:Ag (HOLMBERG et al. 1980).

4. Komplikationen

Die Komplikationsrate bei der Fötoskopie hängt von der Übung des Untersuchers ab. In der Arbeitsgruppe von MIBASHAN et al. (1982) traten bei 41 Frauen, die nach der Fötoskopie die Schwangerschaft fortgesetzt hatten, bei 5 eine vorzeitige Geburt, jedoch keinerlei Komplikationen von Seiten der Mutter und keine höhere Abortusrate auf. Kleinere Komplikationen waren eine vorübergehender vaginaler Verlust von Amnionflüssigkeit, bei einer Patientin eine Wehentätigkeit über mehrere Wochen. Bei Berücksichtigung größerer Fallzahlen dürfte das Risiko der fötalen Mortalität bei etwa 2% liegen, andere Zentren haben allerdings eine höhere Komplikationsrate gefunden (HOYER u. MAHONEY 1981).

D. Klinik der Hämophilie

I. Allgemeines

1. Beziehung zwischen der Schwere des Gerinnungsdefektes und der klinischen Symptomatik

Die klinische Symptomatik der Hämophilie ist charakterisiert durch das Auftreten von Spontanblutungen und/oder posttraumatischen oder postoperativen Blutungen. Die Art und Häufigkeit der Blutungen hängt weitgehend von der Schwere des Gerinnungsdefektes ab, ist aber unabhängig davon, ob die Hämophilie durch einen Mangel an F VIII (Hämophilie A) oder einen Mangel an F IX (Hämophilie B) hervorgerufen wird.

Die schwere und mittelschwere Hämophilie A oder B ist klinisch charakterisiert durch rezidivierende Gelenks- und Muskelblutungen, subcutane Hämatome, Hämaturie sowie durch seltenere Blutungskomplikationen wie gastrointestinale Blutungen, cerebrale Blutungen, Blutungen in den Nasen-Rachenraum. Traumen sowie chirurgische Eingriffe können, wenn unbehandelt, zu tage- bis wochenlanger Blutung nach innen oder außen führen und waren in der Vorkonzentratära die häufigste Todesursache.

Patienten mit leichter Hämophilie und ein Teil der Patienten mit mittelschwerer Hämophilie haben kaum eine Spontanblutungsneigung, zeigen aber eine mehr oder weniger starke Nachblutungstendenz nach Traumen und chirurgischen Eingriffen, insbesondere nach Zahnextraktionen. Gelenksblutungen treten bei Patienten mit leichter Hämophilie sehr selten auf, können jedoch dann vorkommen, wenn eine Gelenksblutung als Folge eines starken Traumas auftritt (insbesondere im Kniegelenk). In einem solchen vorgeschädigten Gelenk können dann im Anschluß an das Initialtrauma auch Gelenksblutungen nach geringeren Traumen auftreten.

2. Beziehung zwischen Lebensalter und klinischer Symptomatik bei schwerer Hämophilie

Während die Gerinnungsstörung bei leichter und mittelschwerer Hämophilie häufig erst im Erwachsenenalter anläßlich einer Nachblutung nach einem chirurgischen Eingriff oder bei einer Zahnextraktion klinisch manifest wird, manifestiert sich die schwere Hämophilie in der Regel schon im Kindesalter.

Obwohl der Gerinnungsdefekt schon beim Neugeborenen voll ausgeprägt ist (Baehner u. Strauss 1966), sind Blutungsmanifestationen in der Neugeborenenperiode selten. Die ersten klinischen Symptome einer erhöhten Blutungsneigung können jedoch schon beim Neugeborenen auftreten, z.B. in Form einer intracerebralen Blutung, einer gastrointestinalen Blutung oder einer Muskelblutung nach intramuskulärer Injektion (z.B. von Vitamin K). Auch subgaleale Blutungen wurden beschrieben (Rohyans et al. 1982). Die Häufigkeit von schwereren Blutungen in der Neugeborenenperiode wird unterschiedlich angegeben. Baehner und Strauss (1966) fanden nur bei 3 von 114 Neugeborenen mit schwerer Hämophilie eine schwere Spontanblutung innerhalb der ersten

Tabelle 10. Erstmanifestationen der schweren Hämophilie A
und B

Spontanblutungen	36 (67%)
Hämatome	18 (33%)
Gelenksblutungen	20 (37%)
Muskelblutungen	2
Epistaxis	2
Hämaturie	1
Posttraumatische oder postoperative Blutungen	18 (33%)
Lippen-Zungen-Biß	7
Traum. Hämatome	7
Postop. Blutungen	4

7 Lebenstage. Am häufigsten traten in dieser Studie beim Neugeborenen Blutungen nach Circumcision auf, wobei jedoch interessanterweise nur bei der Hälfte der Patienten mit schwerer Hämophilie eine klinisch bedeutsame Blutung zu beobachten war. Hingegen fanden KRAUS et al. (1980) bei 8 von 75 Neugeborenen mit schwerer Hämophilie schwere Blutungen.

Innerhalb des ersten Lebensjahres tritt bei einem Viertel (FASCHING et al. 1982) bis zu einem Drittel der Patienten (RAMGREN 1962; BAEHNER u. STRAUSS 1966) die erste Blutung auf. Nach RAMGREN (1962) hatten innerhalb der ersten 3 Jahre 95%, nach unseren Untersuchungen 79% der Patienten mit schwerer Hämophilie zumindestens eine Blutungsmanifestation.

Subcutane Hämatome waren in der Untersuchung von RAMGREN (1962) bei der Hälfte, Gelenksblutungen bei einem Viertel der Patienten die erste größere Blutungsmanifestation. Die klinische Erstmanifestation von 54 Patienten mit schwerer Hämophilie A und B des Wiener Hämophiliezentrums sind in Tab. 10 dargestellt. Gelenksblutungen treten auch bei schwerer Hämophilie selten vor Ablauf des ersten Lebensjahres auf (nach LANDBECK u. KURME 1970 nur bei 4%). In der Regel ist die erste Gelenksblutung zwischen dem 2. und 6. Lebensjahr zu erwarten. Bei Erreichung des 7. Lebensjahres haben nahezu alle Patienten mit schwerer Hämophilie zumindest eine Gelenksblutung mitgemacht (LANDBECK u. KURME 1970). Bei mittelschwerer Hämophilie treten Gelenksblutungen nach den Untersuchungen von LANDBECK und KURME (1970) nicht vor dem 3. Lebensjahr auf. Bei der Mehrzahl der Patienten erfolgt die erste Blutung in das Sprunggelenk, später werden Knie- und Ellbogengelenke betroffen.

Obwohl die Schwere des Gerinnungsdefekts (abgesehen von seltenen Ausnahmen) während des ganzen Lebens konstant bleibt, ist die klinische Schwere der Blutungsneigung, vor allem die Häufigkeit von Gelenks- und Muskelblutungen, in verschiedenen Lebensabschnitten unterschiedlich. Gelenks- und Muskelblutungen sind am häufigsten zwischen dem 6. und 18. Lebensjahr und nehmen in ihrer Frequenz nach dem 18. Lebensjahr deutlich ab (VELTKAMP et al. 1974), vorausgesetzt, daß keine schweren bewegungseinschränkenden Gelenksdeformitäten oder Muskelkontrakturen vorhanden sind. Wieso die Blutungsfrequenz bei Kindern und Jugendlichen besonders hoch ist, ist nicht geklärt. Bei kleineren

Kindern liegt die Ursache zum Teil sicherlich darin, daß sie einen größeren Bewegungsdrang haben, das Risiko eines Traumas daher größer ist und die Kinder auch häufig die Probleme ihrer Erkrankung noch nicht voll verstehen. Inwieweit hormonelle Einflüsse für die klinische Blutungsneigung von Bedeutung sind, ist nicht bekannt, eine solche Beziehung wird aber vermutet. Bem et al. (1979) fanden eine deutlich höhere Blutungsinzidenz bei hochgewachsenen jugendlichen Hämophilen.

Neben der unterschiedlichen Schwere der klinischen Blutungsneigung in Abhängigkeit vom Lebensalter, zeigen Patienten mit schwerer Hämophilie häufig Schwankungen der Blutungsbereitschaft, indem sie zu bestimmten Zeiten besonders viele Spontanblutungen haben. Die Gründe für die Häufung von Blutungen können offensichtlich sein, z.B. im Falle einer Beugekontraktur im Kniegelenk mit Verkürzung des Beines, die zur unphysiologischen Belastung anderer Gelenke führt. In anderen Fällen lassen sich Schwankungen der Blutungsinzidenz jedoch nicht ohne weiteres erklären. In diesen Fällen werden psychische Faktoren, wie Überanstrengung im Beruf, Prüfungsangst, Wettereinflüsse angeschuldigt, ohne daß solche Zusammenhänge wissenschaftlich eindeutig zu beweisen sind. Während Veltkamp et al. (1974) aufgrund retrospektiver Daten eine erhöhte Blutungsinzidenz im Frühjahr und Herbst fanden, konnten Barthels und Sens (1982) keine jahrezeitliche Häufung feststellen.

3. Häufigkeit und Lokalisation von Blutungen bei schwerer Hämophilie

Exakte Angaben über die Blutungsinzidenz liegen bei jugendlichen Hämophilen im Alter von 10–19 Jahren vor, die in speziellen Schulen betreut werden und daher genau beobachtet werden konnten. Man muß aber annehmen, daß es sich um eine selektierte Patientengruppe handelt, die eine besonders schwere Blutungsneigung hat. Bei diesen Patienten wurden ca. 10 Blutungsepisoden/100 Beobachtungstage registriert (Aronstam et al. 1979 b). Dies stimmt gut mit den Angaben von Schimpf et al. (1977) (35 Blutungen pro Jahr) und unseren eigenen Beobachtungen (28,8 behandlungsbedürftige Blutungen pro Jahr bei Heimtherapie) überein. Aufgeschlüsselt nach dem Alter, war die Blutungshäufigkeit in unserem Zentrum wie folgt:

<10 Jahren: 16,6 Blutungen/Jahr
10–20 Jahre: 32,6 Blutungen/Jahr
>20 Jahren: 28,8 Blutungen/Jahr

Gelenksblutungen sind weitaus häufigste Blutungsmanifestation. Etwa 80% der Blutungen erfolgen in die Gelenke, ca. 10% in die Muskulatur und 10% in verschiedene andere Lokalisationen (Tabelle 11).

II. Gelenksblutung

Die Gelenksblutung ist die häufigste Blutungsmanifestation bei schwerer Hämophilie A und B und für diese Erkrankung relativ charakteristisch. Gelenksblutungen kommen allerdings auch bei anderen schweren Koagulopathien, wie der Afibrinogenämie, dem schweren F-X-, F-VII- und F-XIII-Mangel vor.

1. Pathophysiologie

Die Kenntnisse über Entstehung und Entwicklung der Gelenksblutung sind immer noch relativ spärlich. Auch heute gilt noch die von KÖNIG (1982) getroffene Einteilung der Entwicklungsstadien der hämophilen Athropathie:

- Die erste Gelenksblutung
- Das Stadium der Panarthritis des Gelenks (Synovitis)
- Die regressiven Veränderungen, die zu dauernder Deformität führen

Während das erste Stadium in der Regel gut definierbar ist, sind das Stadium 2 und 3 schlecht voneinander abzugrenzen, wobei die Situation durch immer wiederkehrende neue Blutungen weiter kompliziert wird. Der im folgenden geschilderte Ablauf der Ereignisse, der im wesentlichen den Vorstellungen von ARNOLD und HILGARTNER (1977) entspricht, ist daher stark vereinfacht und schematisiert.

a) Die akute Gelenksblutung

Die Quelle der Blutung bei der akuten Gelenksblutung ist, wie tierexperimentell gezeigt wurde (SWANTON 1959), die Synovia. Die auslösende Ursache ist nur selten ein anamnestisch eindeutig erhebbares Trauma. Die Ursache dafür, daß bei der Hämophilie Gelenksblutungen besonders leicht auftreten, wird darin gesehen, daß Synovialgewebe kein Gewebsthromboplastin enthält (ASTRUP u. SJOLIN 1958), so daß bei Ausfall des endogenen Systems das exogene System nicht kompensatorisch einspringen kann. Bei rascher adäquater Behandlung kann sich die Gelenksblutung rasch zurückbilden und ohne weitere Folgen bleiben. Bei längerem Verweilen von Blut in der Gelenkskapsel, entweder bei sehr massiver Blutung oder bei nicht adäquater Behandlung oder immer wiederkehrenden Blutungen, kommt es jedoch zu einer entzündlichen Reaktion der Synovia (Synovitis, Panarthritis), die das weitere Schicksal des Gelenks wesentlich bestimmt.

b) Panarthritis (Synovitis)

Verbleibt Blut längere Zeit im Gelenk, kommt es zu einer entzündlichen Reaktion der Synovia. Die Synovia wird hyperämisch, es kommt zu einer fokalen perivaskulären Entzündung der Synovia, zur Einlagerung von Hämosiderin und schließlich zu einer Hyperplasie der Gefäße und der Oberflächenzellen der Synovia, die Hämosiderin und entzündliche Infiltrate aus Lymphozyten, Plasmazellen und Riesenzellen enthalten (LINDNER 1979). Die vaskuläre Hyperplasie kann erhebliche Ausmaße annehmen, so daß die Synovia angiomatös imponieren kann. Zusätzlich kann es schon in diesem Stadium zu einer Fibrose des subsynovialen Gewebes kommen. Eine derartige Synovitis kann sich schon nach einer oder wenigen Blutungen in das Gelenk entwickeln (WOOD et al. 1969). Die Hyperämie und die besondere Verletzlichkeit der angiomatös veränderten Synovia kann einerseits zu wiederholten akuten Blutungen, aber auch zu einem chronischen Bluterguß im Gelenk führen. Geronnenes Blut, das zwischen den Villi der Synovia oder zwischen den Synovialblättern liegt und organisiert wird, kann zu einer weiteren Verdickung der Synovia und zu fibrösen Adhäsionen

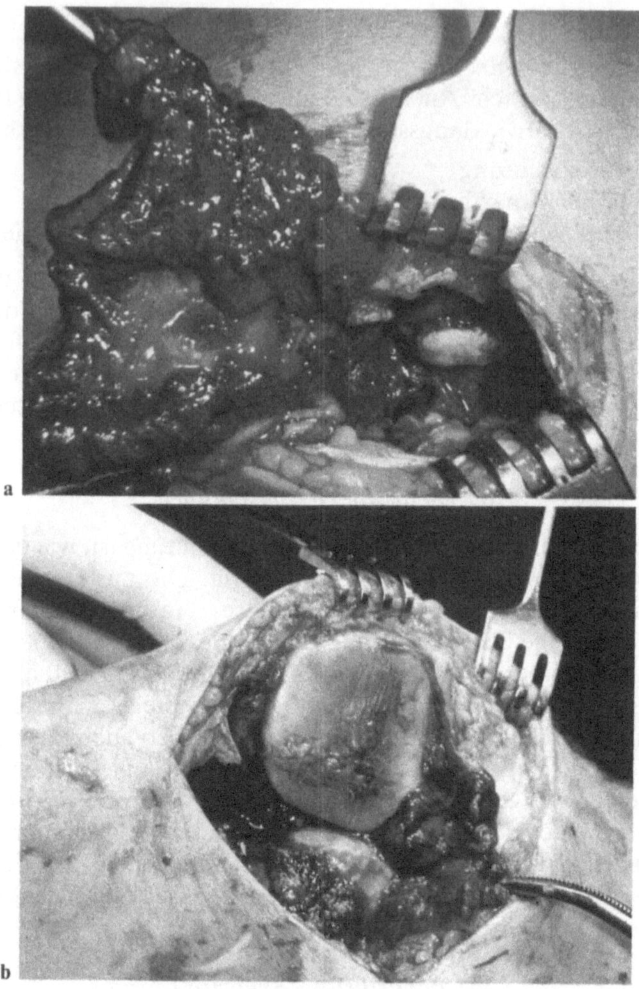

Abb. 2. **a** Fortgeschrittenes Blutergelenk mit hyperplasierender Synovitis (Synovektomie). **b** Gleiches
Gelenk, ausgedehnte Destruktionen des Knorpels

führen. Schließlich kann sich, ähnlich wie bei der primär chronischen Polyarthritis, wenn auch meist in geringerem Ausmaß, ein Pannus entwickeln (Abb. 2a,
b).

Die Ursachen für die entzündlichen Reaktionen der Synovia, sowie der proliferativen Veränderungen der Synovia sind nicht genau bekannt. Als mögliche
Ursachen kommen Antigen-Antikörperkomplexe in Frage, wobei die Bildung
von Antikörpern gegen Erythrozytenantigene diskutiert werden. Ferner wurde
in hämophilen Gelenken, ähnlich wie in Gelenken von Patienten mit primär
chronischer Polyarthritis, Cathepsin D und proteolytische Fermente (saure
Phosphatase) nachgewiesen, die möglicherweise ebenfalls für die entzündlichen
Reaktionen, sowie für die Zerstörung des Knorpels verantwortlich sein könnten

(ARNOLD u. HILGARTNER 1977; MAINARDI et al. 1978). Hinweise auf eine immunologische Genese der Entzündung konnten nicht gefunden werden (ANDES et al. 1983).

Im weiteren Verlauf der Synovitis kommt es zu einer langsamen Zerstörung des Knorpels. Es kommt zur Zerfaserung des Knorpels, möglicherweise durch die vorher erwähnten Enzyme, wahrscheinlich sind jedoch auch andere Faktoren, wie der erhöhte Gelenksinnendruck bei der akuten Blutung, sowie die Einlagerung von Eisen in den Knorpel (STEIN 1981) für die Zerstörung maßgeblich. Die Hyperämie in der Gelenkskapsel und in den Epiphysengefäßen führt zu einem vermehrten Wachstum der Epiphysen. Die häufig schon früh zu beobachtende Osteoporose ist in erster Linie auf die durch Gelenksblutungen auftretende Immobilisierung zurückzuführen.

c) Stadium der Regression

In diesem Stadium ist die schon im zweiten Stadium nachweisbare Zerstörung des Knorpels und die Osteoporose in vermehrtem Ausmaß nachweisbar. Es entsteht eine erhebliche epiphysäre Osteoporose, durch die Zerstörung des Knorpels ist der Gelenksspalt verschmälert. Schließlich kann es zu einer ossären Ankylose kommen, ein Ereignis, das bei der hämophilen Arthropathie jedoch eher selten ist.

2. Stadieneinteilung der hämophilen Arthropathie

Der sehr variable Verlauf der hämophilen Athropathie macht eine Stadieneinteilung sehr schwierig. Von verschiedenen Autoren wurde eine derartige Stadieneinteilung versucht, wobei entweder mehr klinische Parameter oder ausschließlich radiologische Parameter oder beide Parameter gleichzeitig als Kriterien herangezogen wurden.

Bei der sehr häufig gebrauchten Einteilung nach DE PALMA und COTLER (1956) und PETTERSSON et al. (1980) werden vor allem radiologische Kriterien für die Einteilung herangezogen (s. radiologischer Teil).

ARNOLD u. HILGARTNER (1977) haben 5 Stadien unterschieden:

- Stadium I: Weichteilschwellung als Folge der Hämarthrose, keine Skelettabnormalitäten.
- Stadium II (entsprechend der subakuten Hämarthrose): Osteoporose, vermehrtes Wachstum der Epiphysen, speziell im Knie- und Ellbogengelenk, der Gelenksspalt ist jedoch unverändert und es finden sich keine Knochenzysten.
- Stadium III: Verdichtung der Synovia infolge Hämosiderineinlagerung, Erweiterung der Fossa interkondylica und Fossa trochlaris, eventuell Vorhandensein von subchondralen Zysten, die mit dem Gelenksraum kommunizieren. Eventuell Veränderungen der Patella. Es findet sich jedoch keine Verschmälerung des Gelenksspalts.
- Stadium IV: Ist charakterisiert durch eine Verschmälerung des Gelenksspalts und weitere Knorpeldestruktion. Die im Stadium III beschriebenen Veränderungen nehmen zu.

- Stadium V (Endstadium): Fibröse Gelenkskontraktur, Verlust des Gelenksspalts, extensive Vergrößerung der Epiphysen und allgemeine Desintegration
  der Gelenksstrukturen.

HOFMANN et al. (1982 b) gebrauchen eine hauptsächlich auf klinischen Parametern basierende Einteilung:

Stadium I   Akute hämophile Arthropathie
          A. Subsynoviale Blutung (Aura)
          B. Intraartikuläre Blutung
            a) Akute Synovitis (Exsudation)
            b) Reflektorische Imbalance der Muskulatur
            c) Schonhaltung
Stadium II   Chronische hämophile Arthropathie
            a) Chronische Synovitis (mono- bzw. lymphozytäre Phase)
            b) Muskulo-ligamentäre Instabilität
            c) Reflektorische Kontraktur
Stadium III   Verschleppte hämophile Arthropathie
            a) Synovialhyperplasie
            b) Muskelatrophie, Bandinsuffizienz
            c) Myogene Kontraktur
Stadium IV   Degenerative hämophile Arthropathie
            a) Fibröse Transformation der Synovialis
            b) Weitgehender Muskelschwund
            c) Ligamentär fixierte Kontraktur

3. Lokalisation

Gelenksblutungen können im Prinzip in allen Gelenken auftreten, sie sind
jedoch am häufigsten in solchen Gelenken, die relativ wenig geschützt sind
und den stärksten statischen Belastungen ausgesetzt sind. Die Häufigkeit des
Befalls der einzelnen Gelenke ist in Tabelle 11 dargestellt. Weit an der Spitze
liegen Kniegelenks-, Ellbogengelenks- und Sprunggelenksblutungen, während
Hüftgelenks- und Schultergelenksblutungen sowie Blutungen in die Hand- und
Fingergelenke wesentlich seltener sind. Im Alter von 16 Jahren ist die Wahrscheinlichkeit, daß ein schwerer Hämophiler eine Blutung im Knie-, Sprung-
oder Ellbogengelenk hatte, ca. 90% (Tabelle 12). Die Lokalisation von Gelenksblutungen zeigt eine gewisse Altersabhängigkeit. So konnten ARONSTAM et al.
(1979 b) zeigen, daß Blutungen in die Beingelenke (Knie- und Sprunggelenke)
vom 10.–17. Lebensjahr von 60% auf 39% abnehmen, während Blutungen in
die Ellbogen- und Schultergelenke zunehmen (von 32 auf 50%). Sehr seltene
Blutungslokalisationen sind das Temporomandibulargelenk (KANEDA et al.
1979) und die kleinen Gelenke der Wirbel.

4. Symptome

Die meisten Gelenksblutungen treten „spontan" auf, in dem Sinne, daß
der Patient kein auslösendes Trauma angeben kann. In anderen Fällen, insbesondere bei den Knie- und Knöchelgelenken, ist ein geringes Trauma, wie z.B.

Tabelle 11. Blutungslokalisationen bei Hämophilie (Angabe in % der Gesamtblutungen)

	Ramsay u. Khoo (1975)[a]	Rizza et al. (1977)[b]	Aronstam et al. (1979b)[c]	Barthels u. Sens (1982)[d]	Hofmann et al. (1982)[e]	Wien (1981–82)[f] < 10a	10–20a	> 20a
Gelenke								
Knie	33,7	32,8	22	25,3	27,7	19,3	13,3	22,2
Ellbogen	16,7	19,8	24	23,2	19,6	8,4	19,5	31,1
Sprunggelenk	24,0	10,2	15	16,1	21,7	21,7	31,0	19,0
Hüfte	7,5	2,7	–		1,7			
Schulter	3,3	10,4	6		4,5			
Hand	1,2	1,8	3		2,7 } 79,9			
Finger	3,8	1,7	–		0,8			
Fußgelenk		2,3	3		1,2			
Muskel								
Oberschenkel		2,4	4		3,8			
Unterschenkel		1,2	2		2,5			
Oberarm	8,6		3		2,4 } 13,6			
Unterarm			4		2,4			
Psoas					1,2			
Andere								
Weichteilblutung								
Retroperitoneal	1,2							
Lippe, Zunge, Rachen	3,3				1,34			
Epistaxis	0	0,2 } 11						
GI-Blutung	0,8	0,4						
Hämaturie	1,6	0,5						
Cerebrale Blut.	0							
Andere		9,2			4,8			

[a] Alle Schweregrade der Hämophilie A und B ($^1/_3$ schwer), ambulant und stationär behandelte Blutungen (n = 82)
[b] Schwere Hämophilie A, nur durch Heimtherapie behandelte Blutungen erfaßt (n = 56) alle Altersstufen
[c] Schwere Hämophilie A, 10–17jährige, Hämophiliecollege, n = 82
[d] Schwere Hämophilie A, alle Altersstufen, n = 119
[e] Selbstbehandlung
[f] Schwere Hämophilie, Heimtherapie, n = 72

Tabelle 12. Wahrscheinlichkeiten, mit denen bei schwerer Hämophilie A in den einzelnen Altersstufen damit zu rechnen ist, daß eine Blutung in verschiedenen Gelenken oder Muskeln stattgefunden hat. (Aus HOFMANN et al. (1982)

Altersklasse (Jahre)	0–5 (%)	6–10 (%)	11–15 (%)	–16 (%)
Kniegelenksblutung	57,5 (50)	77,6 (73)	88,4 (83)	91,6 (90)
Sprunggelenksblutung	52,2 (37)	69,5 (67)	74,8 (73)	85,6 (85)
Ellenbogengelenksblutung	32,5 (307)	56,5 (55)	71,5 (71)	90,6 (83)
Schultergelenksblutung	12,5 (10)	10,6 (10)	34,8 (27)	45,4 (38)
Hüftgelenksblutung	1 (1)	3,5 (1)	16,8 (12)	18,2 (15)
Beinmuskelblutung	25 (12)	44,7 (36)	40 (30)	47,3 (44)
Armmuskelblutung	20 (12)	35,3 (22)	57,9 (55)	47,3 (43)
Blutung in den M. iliopsoas	5 (5)	10,6 (8)	25,2 (17)	30,2 (27)

( ) = Der Wert in Klammern gibt die Wahrscheinlichkeit an, mit der das Blutungsereignis bilateral eingetreten war

eine ungeschickte Bewegung (Verknöcheln) oder eine Überbelastung des Gelenks beim Gehen oder bei einer manuellen Tätigkeit, z.B. ungewohnte Arbeiten, eruierbar. Richtige Traumen sind nur selten Ursache von Gelenksblutungen. Solche traumatisch bedingte Gelenksblutungen (z.B. nach Sturz) sind in der Regel jedoch besonders schwerwiegend und bedürfen einer intensiven längeren Behandlung.

Die Symptomatik einer Gelenksblutung entwickelt sich in der Regel relativ langsam innerhalb von Stunden. Viele Patienten haben vor Beginn der eigentlichen Symptomatik eine Art „Aura", indem sie ein eigentümlich unbestimmtes Gefühl in dem betreffenden Gelenk verspüren, das manchmal mit einem Kribbeln einhergeht. In den meisten Fällen beginnt die Gelenksblutung mit einem langsam zunehmenden Schmerz und Bewegungseinschränkung in dem betreffenden Gelenk, ohne daß zunächst eine Schwellung des Gelenks sichtbar ist. In seltenen Fällen entwickelt sich die Gelenksblutung akut, indem schlagartig eine massive Schwellung des betreffenden Gelenks, in der Regel des Kniegelenks, auftritt, die mit heftigsten Schmerzen und vollkommener Bewegungsunfähigkeit verbunden ist (Ballonknie). Solche Blutungen können sich in voller Stärke aus dem Schlaf heraus entwickeln. Bei Patienten, die schon viele Kniegelenksblutungen hinter sich haben und bereits einen chronischen Gelenkserguß haben, kann die Blutung sich nur in einer Zunahme des Gelenkergusses äußern, ohne daß wesentliche Schmerzen oder eine Verschlechterung der Bewegungseinschränkung nachweisbar wären.

Die Symptome einer voll entwickelten Gelenksblutung bestehen in mäßigen bis sehr heftigen Schmerzen in dem betreffenden Gelenk, in einer Schwellung des Gelenks, wobei die Haut über dem Gelenk in der Regel warm und manchmal sogar gerötet ist, und in einer mehr oder weniger starken Bewegungseinschränkung, die von einer geringen Reduktion des Bewegungsumfanges bis zur vollkommenen Bewegungsunfähigkeit reichen kann. Die hier beschriebene Symptomatik ist besonders charakteristisch für Blutungen in das Kniegelenk.

Tabelle 13. Beurteilung des Schweregrads einer Gelenksblutung (BRACKMANN et al. 1980)

Symptome	Blutung		
	leicht	mittelschwer	schwer
Kribbelgefühl (o.a. frühe Blutungsymptome)	ja	nein	nein
Schmerz	nein	leicht	stark
Schwellung	nein	leicht	stark
Bewegungseinschränkung	möglich	leicht	stark
Hitzewallung	möglich	ja	ja

Bei Blutungen in das Ellbogengelenk und die Knöchelgelenke, sowie die Handgelenke, ist die Schwellung meist nicht so ausgeprägt und der Nachweis eines Ergusses ist häufig nicht möglich. Bei Blutungen in das Schultergelenk und in das Hüftgelenk steht vor allem der Schmerz und die Bewegungseinschränkung im Vordergrund, während eine Schwellung in der Regel nicht nachweisbar ist.

5. Beurteilung des Schweregrads einer Blutung

Eine objektive Klassifizierung des Schweregrads einer Gelenksblutung ist wegen der variablen Ausprägung der verschiedenen Symptome der Gelenksblutung schwierig. Andererseits ist eine grobe Abschätzung des Schweregrads wichtig, da Dosis und Dauer der Substitutionstherapie der Schwere angepaßt werden sollten. In Tabelle 13 sind die im Bonner Hämophilie-Zentrum verwendeten Kriterien zur Beurteilung der Schwere einer Gelenks- und Muskelblutung dargestellt (BRACKMANN et al. 1980). Nach den Untersuchungen von ARONSTAM et al. (1981) bei Ellbogenblutungen ist dann eine Blutung als schwer zu klassifizieren, wenn die Gelenksmobilität um mehr als 50% eingeschränkt ist, ein deutlicher Schmerz und Spannungsgefühl besteht und der Blutungsbeginn mehr als 3 Stunden zurückliegt.

6. Klinische Folgezustände rezidivierender Gelenksblutungen

Wenn es auch durch die Verabreichung von Konzentraten meistens schnell gelingt, die klinischen Symptome einer Gelenksblutung zu bessern oder zu beseitigen, führt doch jede Gelenksblutung zu einer mehr oder weniger starken Schädigung des Gelenks. Wiederholte Gelenksblutungen führen zu einer Reihe von chronischen Veränderungen an Gelenken, Knochen und der Muskulatur.

a) Als Folge großer Gelenksergüsse, insbesondere im Kniegelenk kommt es zu einer Dehnung des Bandapparates. Dadurch und durch das übermäßige Wachstum der Femurepiphyse kommt es zu Fehlstellungen im Kniegelenk, wie Genu valgum, Außenrotation und posteriore Subluxation der Tibia.

b) Nach wiederholten Blutungen in ein Gelenk (insbesondere Knie- und Ellbogengelenk), insbesondere bei nicht ausreichender Behandlung, kann es zur Ausbildung eines chronischen Gelenksergusses als Ausdruck einer chronischen Synovitis kommen.

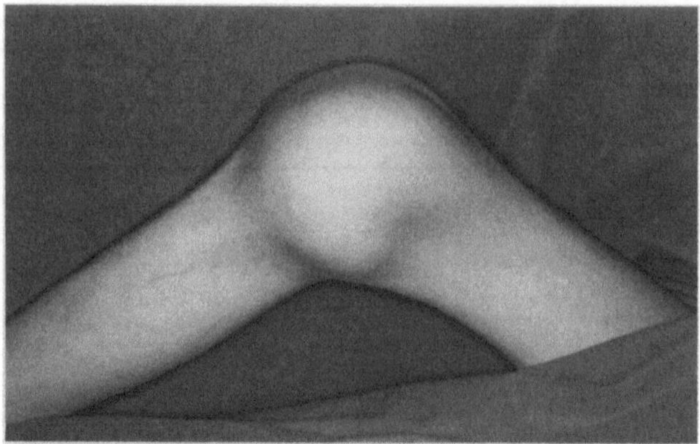

Abb. 3. Fortgeschrittenes Blutergelenk mit chronischem Gelenkserguß und Deformierung des Gelenkes. Man beachte die schwere Muskelatrophie, insbesondere des Musculus quadriceps

c) Als Folge der Ruhigstellung der betroffenen Extremität während der akuten Blutung oder durch Schonhaltung auch im blutungsfreien Intervall, kommt es häufig zur Muskelatrophie. Am deutlichsten und folgenschwersten ist die Atrophie des M. quadrizeps im Fall von Kniegelenksblutungen (Abb. 3). Neben der Immobilisierung spielt auch eine Unterinnervierung des M. quadrizeps für die Atrophie eine Rolle, die bei chronischer Synovitis eintritt (Andrade et al. 1965; Bittscheid et al. 1978). Infolge der Muskelatrophie ist das Gelenk gegenüber externen Traumen weniger geschützt, wodurch wiederum die Blutungsanfälligkeit erhöht wird.

d) Als Folge wiederholter, eventuell auch schon *einer* ungenügend behandelten, Blutung kann es besonders im Knie- und Ellbogengelenk zur Einschränkung der Beweglichkeit des Gelenks kommen. Diese ist zumindestens anfangs durch eine Muskelkontraktur bedingt und durch entsprechende Physikotherapie noch behebbar. Besonders ungünstig, da sie die Gehfähigkeit des Patienten einschränkt und zu einer Überbelastung anderer Gelenke führt, ist die Beugekontraktur im Kniegelenk.

e) Die Osteoporose im distalen Femurabschnitt (als Folge einer Hyperämie) kann selten zu suprakondylären Frakturen führen.

Trotz der Fortschritte der Substitutionstherapie lassen sich hämophile Gelenksveränderungen nicht mit Sicherheit verhüten. Hofmann et al. (1981, 1982a, b) fanden, daß im Alter von 10 Jahren 10% und mit dem 20. Lebensjahr alle Patienten mit schwerer Hämophilie Gelenksveränderungen hatten (Tabelle 14). Im Alter von 15 Jahren waren die Hälfte der von ihnen untersuchten Gelenke (Ellbogen-, Schulter-, Hüft-, Knie- und Sprunggelenke) geschädigt. Ahlberg u. Pettersson (1981) konnten unter Verwendung eines Punktesystems zur Bewertung der radiologischen Veränderungen zeigen, daß vom 5. bis zum 25. Lebensjahr die Gelenksschädigung progressiv zunimmt. Helske et al. (1982) fanden bei 86% der Patienten mit schwerer Hämophilie Gelenksveränderungen. Die Häufigkeit von Gelenksveränderungen war bei den in den Jahren 1978/79

Tabelle 14. Häufigkeit und Schwere der hämophilen Arthropathie in Abhängigkeit vom Lebensalter (n = 400 Patienten mit schwerer Hämophilie A; ohne intensive Präventivbehandlung bis zur Erhebung der zugrundeliegenden Befunde). (Aus HOFMANN et al. 1982 b)

Alter (Jahre)	% Patienten mit mindestens einem destruierten Gelenk	Destruierte Gelenke/ Patient	n	Destruktionsgrad der befallenen Gelenke (%)		
				II (= deutlich)	III (= schwer)	IV (= sehr schwer)
1–5	10	0,1	20	100	0	0
6–10	66	1,7	60	82	13	5
11–15	97	2,9	83	51	41	8
16–20	100	3,9	71	31	52	17
21–25	100	4,4	63	34	49	17
26–30	100	5,9	38	21	50	29
> 30	100	4,9	65	15	29	56

(Einteilung der Schweregrade nach DE PALMA und COTLER, 1958, modifiziert nach AHLBERG, 1965)

untersuchten Patienten, die intensiver behandelt wurden, gleich wie in den Jahren 1957/59, nur in der jüngsten Patientengruppe war die Gelenksschädigung geringer. Diese Befunde zeigen, daß die Intensivierung der Substitutionstherapie nur zu einer Verzögerung, aber nicht zur Verhütung von dauernden Gelenksschäden führt.

III. Muskelblutungen

Muskelblutungen sind die zweithäufigste Blutungsmanifestation bei schwerer Hämophilie, sie sind im Vergleich zu den Gelenksblutungen jedoch wesentlich seltener. Muskelblutungen treten in der Regel im Gefolge von mehr oder weniger schweren Traumen oder Überanstrengung der Muskulatur bei ungewohnter Tätigkeit auf.

Die häufigsten Lokalisationen von Muskelblutungen sind Blutungen in den M. iliopsoas, die Muskulatur des Unterarms, des Oberschenkels und in die Bauchwandmuskulatur. Im Prinzip kann nach einem entsprechenden Trauma jedoch eine Blutung in jeden Muskel auftreten.

1. Iliopsoasblutung

Die Iliospoasblutung ist eine seltene, aber sehr charakteristische Lokalisation einer Muskelblutung bei Hämophilie. Die Pathogenese und klinische Symptomatik der Iliopsoasblutung wurde von GOODFELLOW et al. (1967) eingehend dargestellt. Diese Autoren konnten zeigen, daß es sich in erster Linie um eine Blutung in den Musculus iliacus handelt. Der Iliacusmuskel befindet sich in einem geschlossenen Kompartment, das nach dorsal von der Darmbeinschaufel und nach vorne durch eine Faszie begrenzt wird. Diese Faszie ist im oberen Teil dünn, so daß eine gewisse Ausdehnung möglich ist und ein tastbarer Tumor entstehen kann. Im unteren Teil ist die bedeckende Faszie sehr dicht und eine Ausdehnung schwer möglich, so daß der unter der Faszie verlaufende N. femoralis geschädigt wird. Nur bei sehr ausgedehnter Blutung kommt es auch zu einer Blutdurchtränkung des M. psoas. Der N. cutaneus femoris lateralis und der N. genito femoralis verlaufen auch nahe dem M. iliopsoas, liegen jedoch außerhalb der Faszie und sind daher selten betroffen.

Ein schweres Trauma als auslösende Ursache läßt sich in der Regel nicht erheben, gelegentlich geht der Blutung eine Überanstrengung in dem Bein der betreffenden Seite voran. Der Altersgipfel liegt zwischen dem 10. und 20. Lebensjahr, vor dem 5. Lebensjahr treten Iliopsoasblutungen nicht auf.

a) Symptome (Goodfellow et al. 1967; Heim et al. 1982)

Schmerzen in der Hüftgegend oder im Unterbauch, die in die Lumbalregion oder in den Oberschenkel ausstrahlen, sind das konstanteste Symptom. Rückenschmerzen waren bei 2 von 6 Patienten der Studie von Heim et al. (1982) das Erstsymptom. Der Schmerz kann plötzlich beginnen und ein akutes Abdomen vortäuschen, häufiger beginnt er langsam und nimmt progressiv an Stärke zu.

Ein weiteres charakteristisches Symptom ist die Flexionshaltung – gewöhnlich in Außenrotation – des Hüftgelenks. Typischerweise liegt der Patient auf der betroffenen Seite mit gebeugtem Hüftgelenk und Kniegelenk. Jeder Versuch einer Streckung des Hüftgelenks führt zu heftigen Schmerzen.

Eine mehr oder weniger starke Läsion des N. femoralis läßt sich fast immer nachweisen, manchmal erst nach einer Latenzzeit von einigen Tagen. In manchen Fällen kommt es zu einer Lähmung des M. quadriceps und zum Verlust des Patellarsehnenreflexes. Besonders charakteristisch ist die Sensibilitätsstörung im Ausbreitungsgebiet des N. femoralis. Bei voller Ausprägung ist die Sensibilität von der Mitte des Oberschenkels bis zur Medialseite des Unterschenkels gestört. In leichteren Fällen kann die Sensibilitätsstörung nur ein kleines Areal oberhalb der Patella betreffen. Eine Läsion des N. cutaneus femoris lateralis kann vorkommen, ist aber aus den oben beschriebenen Gründen selten.

Die Gegend im Bereich des Ligamentum inguinale oder oberhalb des Leistenbandes ist stark druckempfindlich und es läßt sich im klassischen Fall ein Tumor oberhalb des Leistenbandes palpieren. Durch die verbesserte und frühzeitig einsetzende Therapie sind jedoch Iliospoasblutungen größerer Ausdehnung, die auch palpabel sind, in den letzten Jahren wesentlich seltener geworden.

Ein wichtiges Zeichen bei der Differentialdiagnose gegenüber einem intraabdominellen Prozeß (Appendizitis) oder einer Hüftgelenksblutung ist die Entwicklung einer Anämie durch den Blutverlust in den Muskel.

Weitere Zeichen sind Obstipation (häufig), Fieber, Leukozytose und selten auch Miktionsstörungen.

Ein Durchtreten des Hämatoms durch die Faszie, so daß es unter der Haut sichtbar ist, kann vorkommen, ist selten.

Langzeitfolgen einer Iliopsoasblutung können eine schwere Quadricepsatrophie und eine langdauernde oder sogar permanente Femoralisschädigung sein.

Das Risiko einer Rezidivblutung ist bei einem Patienten, der eine Iliopsoasblutung durchgemacht hat, hoch.

b) Diagnose und Differentialdiagnose

Iliopsoasblutungen wurden vor Einführung einer modernen Diagnostik häufig als Hüftgelenksblutungen mißdeutet. Weiters muß differentialdiagnostisch eine Arthritis des Hüftgelenks, bei rechtsseitiger Iliopsoasblutung die Appendizitis und schließlich eine retroperitoneale Blutung abgegrenzt werden.

Die Diagnose einer Iliopsoasblutung gelingt am besten durch die Sonographie (NOWOTNY et al. 1976; MCVERRY et al. 1979c; KUMARI et al. 1979; WALLIS et al. 1981). Die Details der Diagnostik sind im röntgenologischen Kapitel dargestellt. Ein weiteres nützliches, aber aufwendigeres Verfahren ist die Computertomographie (SIMEONE et al. 1977; DANZA et al. 1981). Auch eine Darstellung mit radioaktivem Technetium 99m (GREEN et al. 1979) ist möglich. Der Nachweis eines verwischten Psoasschattens oder eine Verdrängung des Ureters bei der i.v. Pyelographie, die früher die einzigen diagnostischen Möglichkeiten waren, sind äußerst unzuverlässig.

2. Blutung in die Unterarmmuskulatur

Blutungen in die Unterarmmuskulatur sind eine sehr seltene, aber besonders gravierende Form der Blutung, die einer raschen Erkennung und intensiven Behandlung bedarf. In unserem Hämophilie-Zentrum (EHRMANN et al. 1981) haben wir 6 Blutungen in die Muskulatur des Vorderarms beobachtet (eine Blutung in 251 Patientenjahren bezogen auf alle Schweregrade der Hämophilie A und B). Die Blutung erfolgt ausschließlich in die Muskeln der Volarseite des Unterarms, kann durch ein Trauma ausgelöst sein, aber auch spontan auftreten (LANCOURT et al. 1977; EHRMANN et al. 1981). Das Hauptsymptom ist ein heftiger Schmerz, der zur vollkommenen Immobilisierung des Unterarms führt. Die Volarseite des Unterarms ist leicht geschwollen, gespannt und äußerst druckempfindlich. Die Finger und eventuell das Handgelenk werden in Flexionsstellung gehalten. Die gravierendsten Komplikationen sind eine Läsion des N. medianus, eventuell auch des N. radialis oder ulnaris. Bei weiterer Extension der Blutung nach distal kann sich ein Carpaltunnel Syndrom entwickeln (LANCOURT et al. 1977). Bei nicht adäquater Behandlung kann sich sogar eine Gangrän entwickeln. Langzeitkomplikationen sind: Kontraktur der Finger, sowie eine lang anhaltende oder permanente Läsion des N. medianus und radialis.

3. Blutungen in die Oberarmmuskulatur

Sie sind sehr selten, meistens traumatisch ausgelöst und führen zu einer allgemeinen Verdickung des Oberarms. Dauerschäden nach Oberarmmuskulaturblutungen sind nicht bekannt.

4. Blutungen in die Muskulatur des Oberschenkels

Sie sind sehr selten und treten meistens nach massiven Traumen auf. Bei nicht rechtzeitiger Erkennung und Behandlung können sehr große Mengen von

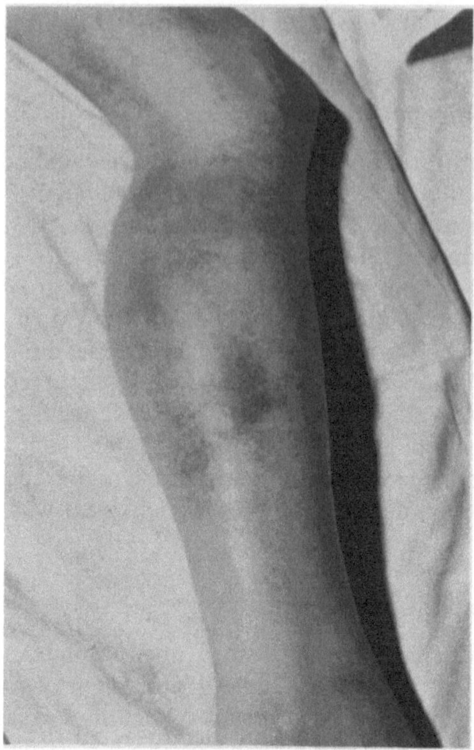

Abb. 4. Schwere Hämophilie A. Blutung
in die Unterschenkelmuskulatur

Blut sich in der Oberschenkelmuskulatur ansammeln und zu einer schweren Anämie führen. Der Oberschenkel ist geschwollen, bretthart und druckempfindlich. Bei sehr massiver Blutung kann es sogar zur Nekrose der Haut kommen.

5. Blutungen in die Unterschenkelmuskulatur

Sie sind ebenfalls sehr selten und betreffen immer die dorsal gelegene Muskulatur (Abb. 4). Der Unterschenkel ist in der Regel nur leicht geschwollen, jedoch bretthart und außerordentlich empfindlich. Der Fuß wird in Spitzfußstellung gehalten. Eine Verfärbung der Haut läßt sich zumindestens am Beginn der Blutung nicht nachweisen. Bei nicht rechtzeitiger Erkennung und Behandlung kann es zu einer permanenten Spitzfußstellung und zu einer Läsion des N. tibialis kommen. Auch bei intensiver und rechtzeitiger Behandlung verlaufen Blutungen in die Unterschenkelmuskulatur äußerst protrahiert.

6. Blutungen in den Musculus glutaeus

Sie sind entweder traumatisch bedingt oder Folge von intramuskulären Injektionen. Sie entwickeln sich in der Regel langsam und werden vom Patienten häufig zunächst ignoriert (Abb. 5). Schließlich kommt es zu einer zunehmenden Schwellung der Gesäßbacke und einer Einschränkung der Beugungsfähigkeit im Hüftgelenk. Der Blutverlust in die Glutaealmuskulatur kann sehr groß sein,

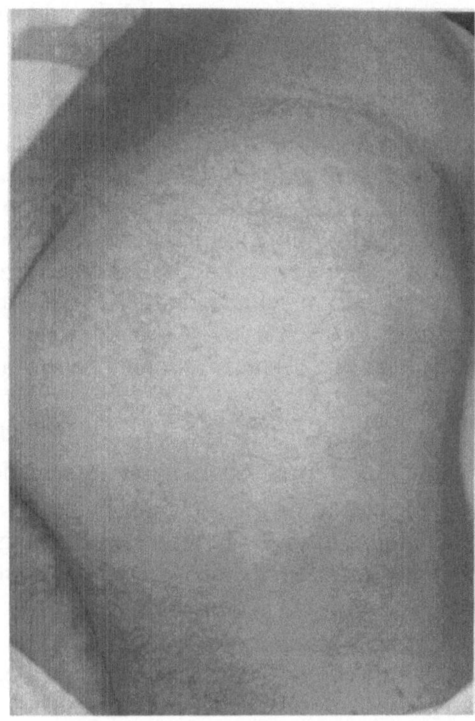

Abb. 5. Blutung in die Glutäalmuskulatur
nach Trauma

so daß eine Anämie resultiert. Eine Läsion des N. ischiadicus ist eine häufige
Folge der Glutaealmuskulaturblutung (EHRMANN et al. 1981).

7. Blutungen in die Bauchmuskulatur (insbesondere in den M. rectus)

Sie treten im allgemeinen nach stumpfen Bauchtraumen auf und können
das Bild eines akuten Abdomens, z.B. einer akuten Appendizitis, vortäuschen.
Sie können von intraabdominellen Prozessen dadurch abgegrenzt werden, daß
bei Anspannung der Bauchmuskulatur der Druckschmerz zunimmt und nicht
wie bei intraabdominellen Prozessen abnimmt. Der scharf lokalisierte Charakter
des Schmerzes erlaubt in der Regel ebenfalls eine Differenzierung von einem
intraabdominellen Prozeß.

8. Blutungen in die Thoraxwand

Sie sind in der Regel mit großflächigen subkutanen Hämatomen vergesellschaftet und daher leicht zu erkennen.

IV. Hämophiler Pseudotumor (s. auch Beitrag BÖSCH, S. 176)

Als hämophiler Pseudotumor wird nach VALDERRAMA und MATTHEWS (1965)
eine progressive zystische Schwellung im Muskel bezeichnet, die durch wiederholte Blutungen hervorgerufen wird und bei der radiologisch Zeichen einer Knochenbeteiligung nachweisbar sind. Wenn man dieser Definition folgt, können

reine Muskelblutungen ohne Mitreaktion des Knochens nicht als hämophiler Pseudotumor bezeichnet werden.

1. Häufigkeit

Der Pseudotumor ist eine seltene Komplikation der Hämophilie. Gilbert (1975) konnte nur 60 Fälle in der Literatur finden. Gunning (1966) schätzte die Frequenz auf 1% der schweren Hämophilen, Ahlberg (1975) und Hofmann et al. (1982a) fanden eine höhere Inzidenz (von ca. 5–8%). Seit Einführung einer konsequenteren und höher dosierten Substitutionstherapie dürften Pseudotumoren extrem selten geworden sein. Ahlberg (1975) fand keinen neudiagnostizierten Fall seit 1964. Auch in unserem Hämophiliezentrum wurde seit 1970 kein neuer klassischer Fall mehr beobachtet.

2. Pathogenese

Pseudotumoren können auf verschiedene Weise entstehen (Witwoet 1978).

a) Die Blutung kann primär in den Muskel erfolgen. Durch Größenzunahme des Tumors infolge wiederholter Blutungen und Druck auf den Knochen wird die Gefäßversorgung des Knochens gestört, so daß der Knochen geschädigt wird.

b) Die Blutung kann primär zwischen dem Periost und dem Knochen auftreten. Dadurch wird der Knochen von der Gefäßversorgung abgeschnitten und geschädigt.

c) Die Blutung kann im Knochen selbst erfolgen, z.B. nach einer Fraktur, aber auch in kleinen Knochen der Extremitäten oder der Mandibula.

Pseudotumoren treten überwiegend bei Patienten mit schwerer Hämophilie auf, aber auch Patienten mit mittelschwerer oder sogar leichter Hämophilie können betroffen sein. Wir beobachteten einen Pseudotumor sogar bei einem Patienten mit Subhämophilie (F VIII:C 30%). Die Inzidenz bei Hämophilie A und B ist nicht verschieden (Ahlberg 1975).

3. Lokalisation

Nach der Lokalisation kann man 2 Typen von Pseudotumoren unterscheiden (Gilbert 1975), die sich auch in anderen Eigenschaften voneinander unterscheiden.

a) Pseudotumoren in den großen Knochen (proximaler Typ)

Diese Pseudotumoren finden sich vorwiegend in der unteren Körperhälfte. 68% sind im Becken und im Femur lokalisiert. Relativ häufig (11%) ist auch ein Befall der Tibia (Schwägerl et al. 1979). Der Entwicklung von proximalen Pseudotumoren geht häufig ein Trauma voraus. Sie sind fast immer solitär und es läßt sich neben den Knochenveränderungen immer ein Weichteiltumor nachweisen. Man findet sie vorwiegend bei Erwachsenen. Das Durchschnittsalter bei der Diagnose der publizierten Fälle war 36 Jahre bei Darmbein-, 29 Jahre bei Femur- und 26 Jahre bei Tibia-Pseudotumoren (Witwoet 1978). Eine Substitutionstherapie führt in der Regel zu keinem Rückgang des Tumors, doch kann mit Bestrahlung bei einem Teil der Fälle eine Regression erreicht werden (Hilgartner u. Arnold 1975).

b) Pseudotumoren in kleinen Knochen (distaler Typ)

Diese sind wesentlich seltener als die proximalen Pseudotumoren, treten ausschließlich bei Kindern auf und sind oft multipel. Sie finden sich vorwiegend in den proximalen Enden der Metakarpalknochen oder Metatarsalknochen oder der distalen Phalanx des Daumens. Ein Weichteiltumor ist in der Regel nicht vorhanden. Substitutionstherapie oder Bestrahlung kann zur Rückbildung dieser Veränderungen führen.

4. Klinische Symptome

Klinisch äußern sich die Pseudotumoren in den großen Knochen in einer langsam zunehmenden Schwellung, die meist nur von geringen Schmerzen begleitet ist. Die Schwellung kann über lange Zeit stationär bleiben und dann ohne ersichtlichen Grund zunehmen. Im Frühstadium können Pseudotumoren überhaupt asymptomatisch sein und werden nur zufällig bei einer Röntgenuntersuchung entdeckt. Bei starker Größenzunahme kann der Pseudotumor nach außen oder nach innen perforieren. Probepunktionen sollten vermieden werden, da es zur Fistelbildung und zur Infektion kommen kann (AHLBERG 1975).

5. Diagnose

Die Diagnose kann nativradiologisch fast immer eindeutig gestellt werden. Differentialdiagnostisch kann die Abgrenzung von einer reinen Muskelblutung oder einer angimatösen Knochencyste unter Umständen Schwierigkeiten bereiten. Als zusätzliche Untersuchungen sind Sonographie und Computertomographie wertvoll (KITCHENS 1982), insbesondere deswegen, weil dadurch der Weichteiltumor sehr gut dargestellt werden kann.

V. Blutungen in den Urogenitaltrakt

1. Makrohämaturie

Die Makrohämaturie ist eine relativ häufige klinische Manifestation der Hämophilie und kommt bei schwerer, aber auch bei mittelschwerer Hämophilie vor. Aus älteren Statistiken geht hervor, daß 90% der schweren und mittelschweren Hämophilen mindestens einmal eine Hämaturie hatten. Bei einem Viertel der Hämophilen war eine Makrohämaturie das Erstsymptom. Der Altershäufigkeitsgipfel liegt zwischen 12 und 21 Jahren, in diesem Zeitabschnitt hatten 2/3 der schweren Hämophilen eine Hämaturie (Übersicht bei FORBES u. PRENTICE 1977). Mit Einführung einer intensiveren Therapie von Gelenksblutungen haben offenbar Makrohämaturien an Häufigkeit abgenommen.

Der Ausgangspunkt der Blutung ist in der Regel nicht feststellbar, die Blutungsquelle dürfte in den meisten Fällen jedoch die Schleimhaut des Nierenbeckens sein. Eine auslösende Ursache läßt sich meist nicht feststellen, ein Trauma kann dem Auftreten der Makrohämaturie jedoch vorangehen (FORBES u. PRENTICE 1977).

Die Hämaturie äußert sich klinisch in einer plötzlich mehr oder weniger starken Rotfärbung des Harns. Sonstige Symptome sind meistens nicht vorhanden, insbesondere treten zumindestens am Beginn keine Schmerzen oder Zeichen einer Entzündung des Harntrakts auf. Bei einer effektiven Behandlung, manchmal aber auch ohne Behandlung, entstehen im Harntrakt Gerinnsel, die im Harn ausgeschieden werden. Der Harn selbst kann zu diesem Zeitpunkt schon klar, aber auch noch blutig sein. In dieser Phase können kolikartige Schmerzen auftreten. Gerinnsel können in den harnableitenden Wegen retiniert werden und zur Obstruktion führen. Diese Komplikation ist besonders häufig, wenn zur Behandlung der Hämaturie Fibrinolysehemmer verabreicht werden. In seltenen Fällen kann es durch Gerinnselretention sogar zu einer Anurie durch bilaterale Obstruktion oder durch Blasentamponade kommen. In der älteren Literatur wurden mehrmals solche Komplikationen beschrieben (Übersicht bei PRENTICE et al. 1971).

Eine lokale Ursache, wie ein Stein, ein Tumor oder eine Infektion läßt sich nur selten nachweisen, doch müssen insbesondere bei älteren Menschen bei rezidivierender Hämaturie lokale Ursachen in Betracht gezogen werden.

2. Mikrohämaturie

Bei etwa 20% der Hämophilen besteht eine Mikrohämaturie (PRENTICE et al. 1971).

3. Morphologische und funktionelle Abnormalitäten im Bereich der harnableitenden Wege

Bei Hämophilen mit einmaliger oder mehrmaliger Makrohämaturie, aber auch ohne anamnestisch erhebbare Makrohämaturie, lassen sich bei genauer Untersuchung mehr oder weniger deutliche morphologische und funktionelle Abnormalitäten in den harnableitenden Wegen nachweisen. PRENTICE et al. (1971) haben bei 35 Patienten mit schwerer Hämophilie A oder B, die zum Zeitpunkt der Untersuchung keine Makrohämaturie hatten, Nierenfunktionsprüfung, i.v. Pyelographie und Isotopennephrographie durchgeführt und bei 77% der Patienten zumindestens eine Abnormalität festgestellt. Etwa 1/3 der Patienten hatten bei der i.v. Pyelographie entweder einen Füllungsdefekt oder eine obstruktive Läsion (Dilatation des Ureters oder Nierenbeckens, Verplumpung der Kelche, Füllungsdefekt oder Verkalkung des Ureters, bilaterale Hydronephrose). Etwa 20% zeigten eine verzögerte Ausscheidung auf einer Seite im Isotopennephrogramm. Eine Einschränkung der Nierenfunktion (in allen Fällen leicht) war bei 10% der Patienten nachweisbar. Bei 10% der Patienten bestand eine leichte Proteinurie. Interessanterweise zeigten auch 5 von 12 Patienten, die anamnestisch nie eine Makrohämaturie hatten, Füllungsdefekte und obstruktive Veränderungen in den oberen harnableitenden Wegen. Patienten, die anamnestisch ein- oder mehrmals eine Makrohämaturie gehabt hatten, hatten jedoch häufiger eine der genannten Abnormalitäten. Interessanterweise fand sich bei 4 von 35 Patienten eine Doppelniere.

Die gleiche Arbeitsgruppe (SMALL et al. 1982b) hat bei einer Nachuntersuchung ihrer 11 Jahre vorher untersuchten Patienten gefunden, daß der gleiche Prozentsatz der Patienten (37%) Abnormalitäten der oben genannten Art hatten, wobei bei einem Teil der Patienten früher beschriebene anatomische Abnormalitäten nicht mehr nachweisbar waren. Dies bestätigt, daß Nierenblutungen bei Hämophilen offenbar zu keinen schweren Spätschäden führen. Hypertonie war bei Hämophilen nicht häufiger als in der Normalpopulation.

Neben der Blutung in die harnableitenden Wege mit ihren akuten und chronischen Folgen, können auch andere Mechanismen bei Hämophilen zu Nierenschäden führen. Der häufige Gebrauch von Analgetika macht es wahrscheinlich, daß auch tubuläre Schäden (z.B. durch Einnahme von Phenacetin) (WRIGHT et al. 1971) auftreten können. Die Untersuchung von SMALL et al. (1982b) hat jedoch gezeigt, daß eine Analgetikanephropathie trotz häufiger Einnahme von Analgetika anscheinend selten ist. Ferner wurden unter Substitutionstherapie von verschiedenen Autoren zirkulierende Immunkomplexe nachgewiesen, die für die gelegentlich unter einer Substitutionstherapie auftretende Hämaturie verantwortlich sein könnten. Seltene Abnormalitäten sind eine Amyloidose (PRENTICE et al. 1971) und eine inkomplette renale tubuläre Azidose (ZAZGORNIK u. PILGERSTORFER 1974). Von einer Arbeitsgruppe (DALINKA et al. 1975) wurde auch das Vorkommen einer Nephromegalie bei Hämophilie hingewiesen.

4. Intramurale Blutungen in den Ureter

Sie wurden beschrieben (PATRIAVIN 1980), gehören aber zu den Seltenheiten.

5. Dialyse und Transplantation bei Hämophilen

Bei vereinzelten Patienten mit Hämophilie mußte eine Dialyse oder sogar eine Nierentransplantation vorgenommen werden (GOMPERTS et al. 1981a; KOENE et al. 1977). Das zusätzliche Auftreten der urämischen Hämostasestörung sowie die Verabreichung von Heparin bei der Hämodialyse führten zu einer Verstärkung der Blutungsneigung.

Bei 2 Fällen, bei denen bei Hämophilen Nieren transplantiert wurden, kam es zu einer wiederholten schweren Hämaturie. Nach erfolgreicher Transplantation zeigte der F-VIII:C-Spiegel keine Veränderung gegenüber den Werten vor der Transplantation (GOMPERTS et al. 1981a).

6. Blutungen aus dem Genitaltrakt

Hämatospermie oder Blutungen in den Hoden dürften extreme Raritäten sein. Systematische Untersuchungen darüber wurden bisher nicht durchgeführt.

7. Perirenale Blutungen

Retroperitoneale Blutungen erfolgen zwar meist in den Musculus iliopsoas, können aber selten auch in das Bindegewebe des retroperitonealen Raums, insbesondere in das perirenale Gewebe erfolgen. Solche Blutungen können nach Traumen, aber auch spontan auftreten, sie können ein- oder beidseitig sein.

Klinisch imponieren derartige Blutungen als akutes Abdomen, wobei der Hämatokritabfall die Aufmerksamkeit auf die Möglichkeit einer Blutung lenkt. Bei beidseitiger perirenaler Blutung kann es zur Einschränkung der Nierenfunktion kommen. Die Diagnose kann sonographisch gestellt werden, wobei meistens sich auch freie Flüssigkeit im Bauchraum nachweisen läßt. Therapeutisch am wichtigsten ist die rasche Erkennung des Zustandsbildes und der sofortige Beginn einer intensiven Substitutionstherapie. Eine Laparatomie sollte vermieden werden, wird aber immer wieder wegen der Dramatik des klinischen Zustandsbildes, die ein akutes Abdomen vortäuscht, durchgeführt.

VI. Blutungen in den Gastrointestinaltrakt

1. Blutungen aus Schleimhautläsionen in das Innere des Magen-Darmtrakts

a) Häufigkeit

Blutungen in den Magen-Darmkanal sind nicht selten. Forbes et al. (1973) beobachteten innerhalb von 10 Jahren bei 25% der Hämophilen eine Hämatemesis und/oder Meläna und Tsukada et al. (1976) bei 28,9% der Erwachsenen und bei 5,8% von Hämophilen unter 18 Jahren eine Gastrointestinalblutung. Die Blutungsinzidenz ist bei schwerer und leichter Hämophilie etwa gleich groß. Ist bei einem Patienten mit Hämophilie einmal eine Blutung (meist aus dem oberen Gastrointestinaltrakt) aufgetreten, ist die Wahrscheinlichkeit eines Rezidivs groß. Im Mittel hatten die Patienten von Forbes et al. (1973) 3,3 Blutungen, solche mit nachgewiesenem Ulcus eine noch höhere Blutungsfrequenz.

b) Altersverteilung

Gastrointestinalblutungen können schon beim neugeborenen Hämophilen auftreten (Kraus et al. 1980). Am häufigsten treten Gastrointestinalblutungen jedoch beim Erwachsenen auf. In einer englischen Studie (Forbes et al. 1973) war das mediane Alter der Patienten mit Gastrointestinalblutung 31,5 Jahre (Bereich 5–50 Jahre). Japanische Autoren (Tsukada et al. 1976) fanden einen Altersmedian von 26,5 Jahren. Patienten mit schwerer Hämophilie und Gastrointestinalblutung waren im Durchschnitt jünger (Median 16,5 Jahre).

c) Lokalisation der Blutung und klinische Symptome

Die Blutung erfolgt in der Regel aus Läsionen im oberen Gastrointestinaltrakt. Bei etwa der Hälfte der Patienten (Forbes et al. 1973) oder einem noch höheren Prozentsatz (Carron et al. 1965) findet sich als Blutungsquelle ein Ulcus duodeni oder ventriculi. Nach den Untersuchungen dieser beiden Autoren sind Ulcera bei Hämophilen etwa doppelt so häufig wie in der Normalpopulation (13,2% Forbes et al. 1973, 14,9% Carron et al. 1965). In den beiden genannten Untersuchungen wurde der Ulcusnachweis jedoch ausschließlich röntgenologisch geführt. Neuere Untersuchungen über die Häufigkeit von Ulcera als Blutungsquelle unter Verwendung endoskopischer Techniken liegen nicht vor, doch ist anzunehmen, daß bei verbesserter Diagnostik der Anteil der Ulcera als Blutungsquelle noch höher ist. Ulcera als Ausgangspunkt einer Gastrointestinalblutung fanden sich häufiger bei Patienten mit leichter Hämophilie, diese Patienten hatten meistens eine schon längere Anamnese von gastrointestinalen Beschwerden. Das Durchschnittsalter von Patienten mit leichter Hämophilie und Gastrointestinalblutung war höher als das von Patienten mit schwerer Hämophilie ohne Ulcusnachweis (FORBES et al. 1973). Bei etwa 15% der Patienten trat die Gastrointestinalblutung im Anschluß an Einnahme von Aspirin, antiinflammatorischen Substanzen oder Alkohol auf. In seltenen Fällen kann eine Blutung aus Schleimhauteinrissen im unteren Oesophagus (Mallory-Weiss-Syndrom) erfolgen (BRUNSWIG 1979). Auch Oesophagusvarizen sind als Blutungsquelle stets in Betracht zu ziehen, obwohl Oesophagusvarizenblutungen trotz der Häufigkeit einer chronischen Lebererkrankung bei diesen Patienten jedenfalls bisher selten waren.

Die Klinik der Blutung aus dem oberen Gastrointestinaltrakt unterscheidet sich nicht von der bei Nichthämophilen. Bei 3/4 der Patienten trat nur eine Meläna auf (FORBES et al. 1973), bei 1/4 Hämatemesis und Meläna. Bei Patienten mit schwerer Hämophilie kommen nicht selten sehr milde Gastrointestinalblutungen vor, die sich nur in einer passageren Meläna äußern und vom Patienten oft nicht beachtet werden. Bei Patienten mit Ulcus ist Hämatemesis und Meläna häufiger als Meläna allein.

2. Blutungen vorwiegend in die Wand des Gastrointestinaltrakts

Blutungen in die Wand des Gastrointestinaltrakts sind zwar außerordentlich selten, für die Hämophilie jedoch relativ charakteristisch. Wegen ihrer ungewöhnlichen Symptomatik, dem oft dramatischen Verlauf und ihres guten Ansprechens auf Substitutionstherapie ist die rasche Stellung der richtigen Diagnose außerordentlich wichtig.

Ein intramurales Hämatom im distalen Oesophagus nach Einnahme großer Mengen von Aspirin wurde von OLDENBURGER et al. (1977) beschrieben. Der Patient hatte wiederholte Hämatemesis aber keine Schmerzen. Eine intramurale Blutung im Magen wurde von mehreren Autoren beschrieben (MAHONEY 1974; GORDON et al. 1981). Diese Blutung führt zu heftigen Schmerzen im Oberbauch mit oder ohne gleichzeitige Hämatemesis oder Meläna. Die Diagnose kann mit Hilfe des Ultraschalls oder Magenröntgens gestellt werden. Eine intramurale Blutung im Duodenum wurde von KAHN et al. (1977) bei einem Patienten mit Inhibitor beschrieben. Der Patient verstarb nach Ruptur der Blutung in das Retroperitoneum. Als Folge einer Blutung in den Dünndarm kann es zur Invagination kommen (FRIPP et al. 1977; DONALDSON et al. 1968).

Relativ am häufigsten scheint die intramurale Blutung in die Wand des Dickdarms zu sein (HARRISON et al. 1972). Diese Blutung ist in der Regel am Übergang des Colon descendens in das Sigmoid lokalisiert. Die klinische Symptomatik besteht in Schmerzen im linken Unterbauch, Zeichen des Ileus oder Subileus und einer massiven Blutung aus dem Rektum, die den abdominellen Symptomen vorangehen kann oder auch erst später auftreten kann. Differentialdiagnostisch muß diese Blutung von einem Dickdarmtumor und einer Diverticulitis abgegrenzt werden. Die Diagnose kann röntgenologisch durch Irrigoskopie gestellt werden (siehe radiologischer Teil).

3. Intramesenterische Blutungen

Eine intramesenterische Blutung bei einem Patienten mit schwerer Hämophilie wurde von ADELMAN et al. (1979) beobachtet. Die Charakteristika waren

Auftreten nach reichlichem Essen und Erbrechen, akuter epigastrischer Schmerz mit Ausstrahlung in den linken Unterbauch und tastbarer abdomineller Tumor. Die Blutung konnte in diesem Fall durch Computertomographie nachgewiesen werden. Eine Mesenterialblutung wurde auch nach stumpfen Bauchtrauma beobachtet (Barthels 1979).

4. Blutungen in Milz und Leber

In der Literatur wurden einige Fälle von traumatischer oder spontaner Milzruptur bei Hämophilie beschrieben (Brook u. Newman 1965; Baron et al. 1970; Ziemski et al. 1971; Stout 1973; Gowda et al. 1968). Bei protrahiertem Verlauf (zweizeitige Milzruptur) kann das Milzhämatom sonographisch nachgewiesen werden. Bei stumpfen Bauchtraumen ist zum Ausschluß einer zweizeitigen Milzruptur eine Sonographie des Abdomens daher wünschenswert.

Spontane Hämatome der Leber oder der Leberkapsel sind bei Hämophilen meines Wissens bisher nicht beschrieben worden, eine Blutung aus einem traumatischen Lebereinriß wurde von English et al. (1976) beobachtet.

VII. Blutungen in das Zentralnervensystem

Blutungen in das zentrale Nervensystem sind zwar nicht häufig, wegen ihrer hohen Letalität und der hohen Inzidenz neurologischer Folgeerscheinungen jedoch klinisch von größter Bedeutung. Cerebrale Blutungen waren in der Vorkonzentratära Ursache von 70% der Todesfälle bei Hämophilen und stellen auch heute mit 20–30% die häufigste Todesursache bei Hämophilen dar.

1. Häufigkeit

Die Angaben über die Häufigkeit zentralnervöser Blutungen bei Hämophilie schwanken zwischen 0,6 und 13,8% (Literaturübersicht bei Mamoli et al. 1976 u. Eyster et al. 1978). Die Prozentangaben sind jedoch wenig aufschlußreich, da sie wesentlich von der Beobachtungszeit abhängen. Nach den Untersuchungen von Mamoli et al. (1976) und Eyster et al. (1978) ist eine Inzidenz von etwa einer zentralnervösen Blutung auf 350 Patientenjahre anzunehmen. Auch diese Angaben dürften für die gegenwärtigen Verhältnisse jedoch nicht repräsentativ sein, da sich diese Zahlen auf den Zeitraum zwischen 1955 und 1975 beziehen, als Konzentrate zum Teil noch nicht in ausreichender Menge vorhanden waren. Durch eine rasche und intensive vorbeugende Substitutionstherapie bei Schädeltraumen dürfte zumindestens ein Teil der früher beobachteten cerebralen Blutungen verhütet werden. Die Inzidenz ist bei Patienten mit Hämophilie A und B gleich (Eyster et al. 1978) und bei Patienten mit Inhibitoren nicht höher als bei solchen ohne Inhibitoren (Eyster et al. 1978). Zentralnervöse Blutungen kommen bei allen Schweregraden der Hämophilie vor und waren in der Untersuchung von Mamoli et al. (1976) bei schwerer und mittelschwerer Hämophilie etwa gleich (7,0, bzw. 12,9%), bei leichter Hämophilie mit 2,41% jedoch deutlich weniger häufig.

2. Alter

Die zentralnervöse Blutung tritt am häufigsten bei jugendlichen Hämophilen auf. In der Untersuchung von MAMOLI et al. (1976) betrug das Durchschnittsalter der Patienten mit schwerer Hämophilie zum Zeitpunkt der Blutung 17 Jahre, in der Analyse von EYSTER et al. (1978) unter Berücksichtigung aller Schweregrade 14 Jahre (Median 10 Jahre) und bei TEZANOS-PINTO et al. (1983) 11 Jahre. Der Häufigkeitsgipfel bei mittelschwerer und leichter Hämophilie liegt im höheren Lebensalter (KERR 1964; MAMOLI et al. 1976). Ein Drittel der von EYSTER et al. (1978) analysierten Patienten war unter 3 Jahren, 54% weniger als 10 Jahre alt. Cerebrale Blutungen können auch schon beim Neugeborenen auftreten.

3. Auslösende Ursachen und prädisponierende Faktoren

Bei 26–60% der Patienten (KERR 1964 26%, MAMOLI et al. 1976 47%, EYSTER et al. 1978 54%, VAN TROTSENBURG 1975 60%) ging der zentralnervösen Blutung ein mehr oder weniger adäquates Trauma voraus. Weitere mögliche auslösende Ursachen sind eine akute Erhöhung des intracerebralen Drucks (MAMOLI et al. 1976), sowie Infektionen (KERR 1964). Bei jeweils etwa 5% der Patienten finden sich als prädisponierende Faktoren entweder kongenitale Abnormalitäten im Bereich des Zentralnervensystems (Angiome, Dermoidzysten) oder insbesondere bei älteren Patienten eine Hypertension (EYSTER et al. 1978). Bei etwa einem Drittel der Patienten läßt sich jedoch weder eine auslösende Ursache noch ein prädisponierender Faktor finden.

4. Klinische Symptome

Das häufigste hinweisende Symptom, das bei etwa der Hälfte der Patienten vorhanden ist, sind anhaltende, meist lokalisierte Kopfschmerzen mit oder ohne Erbrechen. Weitere Symptome, die auf eine zentralnervöse Blutung hinweisen, sind Krämpfe, Trübung des Bewußtseins, Verwirrtheitszustände bis zur Bewußtlosigkeit, Lähmungen, Sensibilitätsstörungen, Sehstörungen und bei intraspinalen Blutungen Lähmungen und Rückenschmerzen.

Ein Charakteristikum der traumatisch bedingten intracerebralen Blutung bei Hämophilen ist eine relativ lange Latenzzeit zwischen dem Trauma und dem Auftreten von Symptomen. Eine derartige Latenzzeit wurde bei der Hälfte der Patienten von EYSTER et al. (1978) festgestellt, wobei bei diesen Patienten die Latenzzeit $4 \pm 2{,}2$ Tage betrug. Eine solche lange Latenzzeit wurde nicht nur bei subduralen Hämatomen, die auch bei Nichthämophilen eine Latenzzeit haben können, sondern auch bei intracerebralen Hämatomen beobachtet.

5. Lokalisation der zentralnervösen Blutung

Mehr als 90% der zentralnervösen Blutungen bei Hämophilen waren intracraniell (CROMWELL et al. 1977; HARVIE et al. 1977), intraspinale Blutungen sind ausgesprochen selten (MAMOLI et al. 1976; EYSTER et al. 1978). Während SILVERSTEIN (1960) und EYSTER et al. (1978) etwa eine gleich große Häufigkeit intracerebraler, subduraler und subarachnoidaler Blutungen fanden, fanden wir (MAMOLI et al. 1976), wie IMHOF (1951) ein Überwiegen (ca. 50%) intracerebraler Blutungen. Die Schwere der Hämophilie hat keinen Einfluß auf die Lokalisation der Blutung.

6. Diagnostik

Das überlegene Verfahren zum Nachweis von intracerebralen Blutungen ist die Computertomographie, mit der die Diagnose in der Regel eindeutig gestellt werden kann und auch der Verlauf der Blutung gut dokumentiert werden kann (KINNEY et al. 1977; GORE et al. 1981). Andere Verfahren zum Nachweis einer Blutung, die in der Vorcomputertomographieära häufig angewendet wurden, sind die Angiographie und Serienszintigraphie. Bei Verdacht auf Subarachnoidalblutung oder intraspinale Blutung kann die Diagnose durch Lumbalpunktion gestellt werden. Nach unserer Erfahrung kann die Lumbalpunktion bei entsprechender Substitutionstherapie ohne Risiko durchgeführt werden. Die radiologische Diagnostik der ZNS-Blutung bei Hämophilen ist im radiologischen Teil eingehender dargestellt.

7. Prognose

Die Prognose der zentralnervösen Blutung beim Hämophilen ist trotz verbesserter Therapie immer noch sehr ernst. Die Gesamtletalität betrug übereinstimmend in den Untersuchungen von KERR (1964), MAMOLI et al. (1976), EYSTER et al. (1978) und TEZANOS-PINTO et al. (1983) ca. 33%. Obwohl ein Teil der in diesen Studien erfaßten Patienten sicherlich nicht ausreichend substituiert war, und einige Patienten ein so schweres Schädel-Hirntrauma erlitten hatten, daß auch bei Nichtbestehen einer Gerinnungsstörung der Tod eingetreten wäre, ist zu betonen, daß eine Reihe von Patienten auch nach intensiver und ausreichender Substitutionstherapie verstorben sind. Die schlechteste Prognose haben Patienten mit intracerebraler Blutung mit 64% Letalität (EYSTER et al. 1978), während die Letalität bei subduraler, subarachnoidaler und intraspinaler Blutung nur bei etwa 10% liegt. Interessanterweise haben Patienten mit Inhibitoren keine höhere Letalität als Nichtinhibitorpatienten.

Das Risiko einer neuerlichen Blutung wird verschieden hoch angegeben, EYSTER et al. (1978) fanden bei 26% der Patienten eine neuerliche Blutung, zum Teil an anderen Stellen des Gehirns.

Auch wenn der Patient die Blutung überlebt, sind bei etwa 50% der Patienten neurologische Folgeerscheinungen, wie geistige Retardierung, Krampfanfälle oder Lähmungen nachweisbar (EYSTER et al. 1978).

VIII. Subkutane Hämatome

Subkutane Hämatome gehören zu den frühesten Symptomen der Hämophilie. Sie treten häufig schon im 1. Lebensjahr auf und lenken die Aufmerksamkeit auf die Möglichkeit einer Gerinnungsstörung. Im Gegensatz zur Thrombozytopenie, wo die Hämatome disseminiert über den ganzen Körper auftreten und ein Trauma nur selten ermittelt werden kann, sind subkutane Hämatome bei Hämophilie in der Regel lokalisiert und es läßt sich ein, wenn auch meistens geringes, Trauma eruieren. Im Kindesalter finden sich allerdings bei schwerer

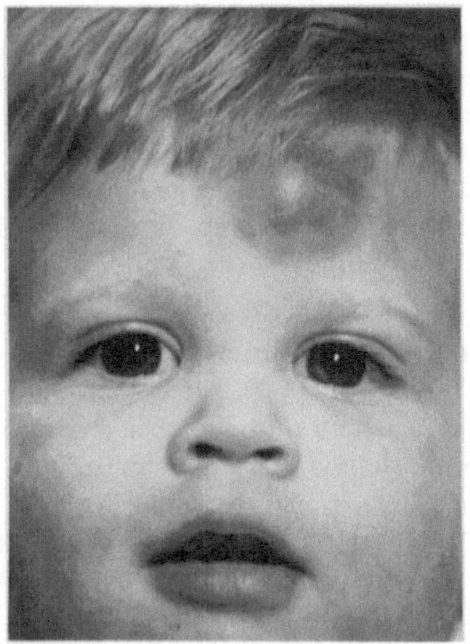

Abb. 6. Schwere Hämophilie A, Hämatom an der Stirn

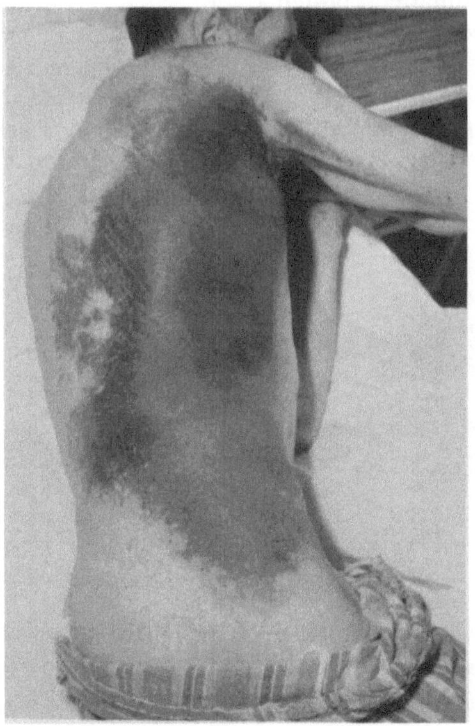

Abb. 7. Ausgedehntes Thoraxwandhämatom

Hämophilie meist multiple Hämatome an den Beinen, da sich diese Kinder im Rahmen ihrer großen körperlichen Aktivität fast immer leicht traumatisieren. Charakteristisch bei Kindern sind Hämatome an der Stirne (Abb. 6), über denen die Haut meistens stark gespannt ist, so daß eine Substitutionstherapie erforderlich ist. Ein charakteristisches Aussehen können Hämatome der Thoraxwand annehmen, da sich hier die Blutung häufig weit ausbreitet (Abb. 7). Derartig stark ausgebreitete Blutungen sieht man vor allem bei Patienten mit Inhibitoren, die nicht rasch und effektiv genug behandelt werden können.

IX. Blutungen in den Mund- und Rachenraum

Blutungen in den Mund- und Rachenraum sind bei Kindern und Jugendlichen nicht so selten und treten meistens in Zusammenhang mit Traumen und Infektionen auf.

Mundbodenblutungen gehören zu den gefährlichsten Blutungen bei Hämophilie und erfordern eine rasche und intensive Therapie. Sie äußern sich in einer Vorwölbung und bläulichen Verfärbung des Mundbodens. Die Blutung setzt sich bei Nichtbehandlung rasch in das weiche Bindegewebe des Halses fort und kann zur Atemwegsobstruktion führen.

Blutungen aus der Zunge treten hauptsächlich bei Kindern nach Zungenbiß auf. Wegen des Blutreichtums der Zunge kommt es zu einer heftigen anhaltenden Blutung und häufig zur Bildung eines pilzförmigen Hämatoms (Abb. 8), aus dem es bei Nichtbehandlung anhaltend bluten kann.

Blutungen aus den Tonsillen treten meistens in Zusammenhang mit Halsentzündungen auf. Die Blutung ist meist einseitig. Eine Blutung in die Tonsillen tritt in der Regel nicht auf.

Retropharyngeale Blutungen können zur Vorwölbung der Rachenhinterwand und eventuell zur Atemwegsobstruktion führen (Markowitz et al. 1981).

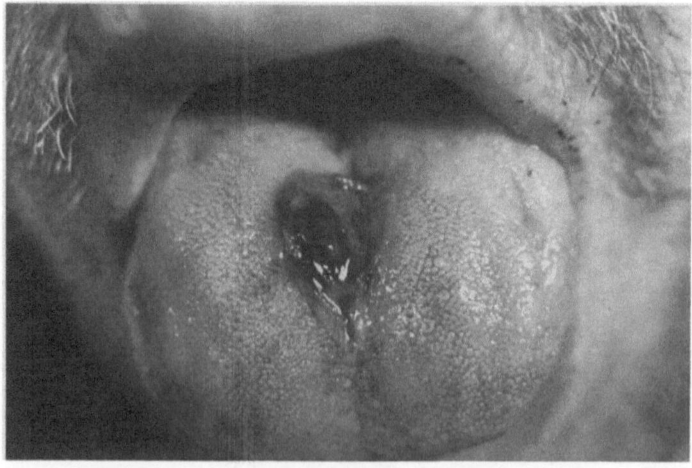

Abb. 8. Pilzförmiges Zungenhämatom nach Zungenbiß

X. Blutungen in den Respirationstrakt

1. Epistaxis

Nasenbluten gehört nicht zu den häufigen Blutungsmanifestationen der Hämophilie, sondern ist eher charakteristisch für das Willebrand-Syndrom. Nasenbluten kann bei Hämophilen jedoch als sogenannte paradoxe Blutung bei intensiver Substitutionstherapie als Folge von Plättchenfunktionsstörungen auftreten (SUTOR 1980).

2. Larynxblutungen

Blutungen in den Larynx sind selten, können jedoch nach Traumen oder bei Infektionen auftreten. Die Blutungen sind subglottisch im Sinus piriformis lokalisiert und können bei nicht rechtzeitiger Behandlung zu gefährlicher Atemwegsobstruktion führen (STANIEVICH 1980).

3. Blutungen in der Lunge und Pleura

Blutungen in das Lungenparenchym sind bei Hämophilie extrem selten. TAKEDA und MABUCHI (1974) beobachteten eine intrapulmonale Blutung, die zur Cavernenbildung führte.

Ein Hämatothorax ist eine ebenfalls seltene, aber doch gelegentlich vorkommende Blutungsmanifestation (BARRETT u. ISRAELS 1965).

XI. Blutungen in das Auge

Blutungen im Bereich des Auges treten meistens nach Traumen, gelegentlich aber auch spontan auf. Am auffälligsten, aber harmlos, sind Lidhämatome. Gefahr für das Sehvermögen droht von retroorbitalen Blutungen, die durch Druck auf den Optikus zur Amaurose führen können (HERDE u. WELLER 1979). Fundusblutungen ohne Trauma gehören nicht zum klinischen Bild der Hämophilie.

E. Diagnose der Hämophilie

I. Klinische Diagnose

Nur die schwere Hämophilie bietet ein relativ charakteristisches klinisches Bild (Gelenksblutungen, Muskelblutungen, Hämaturie, lokalisierte Hämatome), das die Vermutungsdiagnose einer Hämophilie erlaubt. Derartige Blutungsmanifestationen können jedoch auch beim schweren Faktor-X-Mangel, schwerem Faktor-XIII-Mangel und Willebrand-Syndrom vorkommen, so daß zur Etablierung der Diagnose immer eine Laboratoriumsuntersuchung erforderlich ist. Bei der leichten Hämophilie, die sich in der Regel nur in Nachblutungen nach operativen Eingriffen äußert, ist die klinische Symptomatik uncharakteristisch, so daß die Diagnose nur durch die Laboratoriumsuntersuchung gestellt werden kann.

II. Laboratoriumsdiagnostik der Hämophilie A

1. Globalteste

Die typische Befundkonstellation, bei der das Vorliegen einer Hämophilie vermutet werden kann, ist eine verlängerte aktivierte partielle Thromboplastinzeit (APTT) bei normaler Prothrombinzeit, Thrombinzeit, Thrombozytenzahl und Blutungszeit. Weitere Laboratoriumsbefunde, die bei der Hämophilie A pathologisch sein können, sind die Vollblutgerinnungszeit, die Reaktionszeit in Thrombelastogramm und der Prothrombinverbrauchstest. Die Sensitivität der letztgenannten Methoden ist jedoch relativ gering, da nur bei einer Faktor-VIII-Aktivität unter 10% das Ergebnis pathologisch ist (Lechner 1982b).

a) Verlängerung der APTT

Die Verlängerung der APTT ist der wichtigste und sensitivste Suchtest zur Aufdeckung eines Faktor-VIII-Mangels. Verschiedene Untersuchungen (Hoffmann u. Meulendijk 1978; Hathaway et al. 1979) haben gezeigt, daß die Empfindlichkeit verschiedener APTT-Reagenzien auf eine Verminderung von Faktor VIII (und Faktor IX) unterschiedlich ist. Die Unterschiede in der Empfindlichkeit dürften vor allem von der Art des Lipids, das im Reagens enthalten ist, möglicherweise auch von der Art des Aktivators (Hathaway et al. 1979) abhängen.

Obwohl die APTT der empfindlichste Suchtest für Faktor-VIII-Mangel ist, ist auch seine Sensitivität begrenzt, da nur eine Faktor-VIII-Verminderung unter 25% mit Sicherheit erfaßt werden kann. Die Empfindlichkeit der APTT zur Aufdeckung eines Faktor-VIII-Mangels wurde in mehreren Studien getestet. Poller et al. (1976) gaben an, daß in einem Plasma mit F VIII:C von 30% die APTT, bestimmt mit dem Manchester-Reagens, bei 97% der Teilnehmer ein pathologisches Ergebnis anzeigte, aber nur 63% der kommerziellen Reagenzien. Ein ähnliches Ergebnis erbrachte eine italienische Studie (1980). Eine weitere internationale Studie (O'Brien et al. 1981) fand das Manchester-Reagens anderen Methoden nicht überlegen. Bei Faktor-VIII-Werten zwischen 25 und 50% (unterer Normalbereich) kann die APTT verlängert oder normal sein. Daraus ergibt sich, daß eine normale APTT, insbesondere wenn der Wert im oberen Normalbereich ist, eine Faktor-VIII-Verminderung nicht ausschließt. Im Bereich von 1% bis 25% F VIII:C besteht eine gute Korrelation zwischen der Faktor-VIII:C-Aktivität und der Verlängerung der APTT. Die Bestimmung der APTT ist daher bedingt geeignet zur Kontrolle der Wirksamkeit einer Substitutionstherapie. Zur Kontrolle der Wirksamkeit einer Substitutionstherapie bei Operationen, wo Faktor-VIII-Spiegel über 30–50% angestrebt werden, ist die APTT-Bestimmung jedoch nicht ausreichend, da bei postoperativen Patienten trotz Normalisierung des Faktor-VIII-Spiegels häufig die APTT nicht normalisiert wird. Dies wird auf die hohe postoperative Fibrinogenkonzentration oder Inhibitoren zurückgeführt (Bark u. Orloff 1972).

b) Vollblutgerinnungszeit und Thrombelastographie

Die Vollblutgerinnungszeit und die Reaktionszeit im Thrombelastogramm sind bei der schweren Hämophilie verlängert. Die Sensitivität dieser Methoden ist jedoch gering, da nur Faktor-VIII-Spiegel unter 10% mit Sicherheit erfaßt werden.

Bei Patienten mit schwerer Hämophilie (Faktor VIII:C unter 1%) kann das Ausmaß der Verlängerung der Gerinnungszeit und der Reaktionszeit im Thrombelastogramm stark variieren. In dieser speziellen Situation erlaubt die Bestimmung der Gerinnungszeit und der Reaktionszeit im Thrombelastogramm eine bessere Abschätzung der Schwere des Gerinnungsdefektes als die APTT oder die quantitative Faktor-VIII:C-Bestimmung.

c) Prothrombinverbrauchstest

Auch der Prothrombinverbrauchstest hat eine geringere Sensitivität als die APTT. Als Routinemethode ist er wenig geeignet, da er aufwendig und schwer standardisierbar ist. Bei Patienten mit schwerer Hämophilie ist das Serumprothrombin nach 1 Stunde häufig höher als das Plasmaprothrombin.

2. Bestimmung von Faktor-VIII:C

Die Bestimmung von Faktor VIII:C kann im Prinzip im Einstufen- oder im Zweistufen-Test erfolgen.

a) Einstufentest zur Bestimmung von Faktor VIII:C

Die Bestimmung von Faktor VIII:C im Einstufentest wird im APTT-System durchgeführt, wobei als Substratplasma in der Regel das Plasma des Patienten mit schwerer Hämophilie ohne Inhibitor verwendet wird und das zu testende Plasma verdünnt zugesetzt wird. Es wurden auch verschiedene Methoden angegeben, künstliche Faktor-VIII-Mangelplasmen herzustellen (CHANTARANGKUL et al. 1978; FURLAN et al. 1979; TRAN u. DUCKERT 1983).

b) Bestimmung von Faktor VIII:C mit der Zweistufenmethode

Die Bestimmung von Faktor VIII:C mit der Zweistufenmethode erfolgt nach dem Prinzip des Thromboplastinbildungstestes (AUSTEN u. RHYMES 1975). Ein Testkit ist kommerziell erhältlich (Immuno, Wien).

Bei Testung von Plasmen gegen einen Plasmastandard ergeben 1- und 2-Stufenteste etwa die gleichen Ergebnisse. Die Präzision des Zweistufentestes ist jedoch größer (KIRKWOOD et al. 1977). Diskrepanzen können sich bei Testung von Faktor-VIII-Konzentraten ergeben, wenn diese mit Plasmastandards verglichen werden. Mit der Zweistufenmethode werden bei dieser Testanordnung in Konzentraten um etwa 20% höhere Werte im Vergleich zur Einstufenmethode gefunden (BARROWCLIFFE u. KIRKWOOD 1978). Bei der Ermittlung der Faktor-VIII:C-Aktivität in Konzentraten soll die Faktor-VIII-Aktivität daher nur von Eichkurven abgelesen werden, die mit Konzentratstandards erstellt wurden. Von

Hathaway et al. (1983) wurde eine Variante der Hämophilie A beschrieben, bei der die Faktor-VIII-Aktivität bei Testung mit der Einstufenmethode etwa 8mal höher ist als mit der Zweistufenmethode.

c) Endpunktbestimmung

Die Endpunktbestimmung bei der Faktor-VIII-Bestimmung kann auch mit Hilfe von chromogenen (Rosen 1983) oder Fluoreszenzsubstraten (Mitchell et al. 1981) erfolgen.

3. Weitere Differenzierung der Hämophilie A durch Bestimmung von Faktor VIII:INA und Faktor VIII:CAg

Die Bestimmung von Faktor VIII:CAg entweder mit dem Inhibitorneutralisationstest (INA) oder dem IRMA erlaubt eine weitere Differenzierung in Hämophilie A$^-$, Hämophilie A^R und Hämophilie A$^+$ (s. Abschn. B.I.). Diese Differenzierung ist derzeit nur von wissenschaftlichem Interesse und für praktische Belange wenig bedeutsam.

4. Differentialdiagnose des Faktor-VIII-Mangels

Bei Vorliegen einer Faktor-VIII-Verminderung muß neben einer Hämophilie A auch die Möglichkeit eines Willebrand-Syndroms, eines kombinierten Faktor-VIII- und -V-Mangels und eines spontanen Faktor-VIII-Inhibitors in Betracht gezogen werden. Die Differenzierung dieser Faktor-VIII-Mangelzustände ist durch zusätzliche Laboratoriumsuntersuchungen wie Bestimmung der Blutungszeit mit einer empfindlichen Methode, des Ristocetincofaktors, von Faktor VIIIR:Ag und Faktor V möglich. Die Laboratoriumsbefunde bei den verschiedenen Faktor-VIII-Mangelzuständen sind in Tabelle 15 dargestellt. Die Differenzierung eines spontanen Faktor-VIII-Inhibitors bei einem Nichthämophilen von einer Hämophilie mit einem erworbenen Inhibitor kann nur durch die Anamnese erfolgen.

Problematisch kann auch die Abgrenzung einer Subhämophilie A von einem tiefen Normalwert von Faktor VIII bereiten. Ein Faktor-VIII-Wert von 30–40% kann statistisch gesehen noch ein tiefer Normalwert sein, es kann sich aber auch um eine Subhämophilie A handeln. Die Diagnose einer Subhämophilie kann nur dann gestellt werden, wenn durch Familienuntersuchungen gesichert ist, daß sich in der betreffenden Familie weitere Mitglieder mit leicht verminderten Faktor-VIII-Werten finden. Unabhängig von der Zuordnung muß ein solcher Patient jedoch bei Operationen mit hohem Blutungsrisiko wie Tonsillektomie als blutungsgefährdet angesehen werden.

III. Laboratoriumsdiagnose der Hämophilie B

1. Globalteste

Die Globalteste bei Hämophilie B verhalten sich im Prinzip gleich wie bei der Hämophilie A mit dem Unterschied, daß relativ häufig auch eine leichte Verlängerung der Prothrombinzeit gefunden werden kann.

Tabelle 15. Laborbefunde bei angeborenen und erworbenen Zuständen mit F-VIII:C-Verminderung

	Hämophilie A	Konduktorin der Häm. A	F-VIII+ -V-Mangel	vWS	Spontane F-VIII-Inhibitoren
APTT	verlängert	normal – verlängert	verlängert	normal – verlängert	verlängert
Gerinnungszeit u. Reaktionszeit im TEG	verlängert (evtl. normal)	normal (evtl. verlängert)	meist verlängert	verlängert – normal	verlängert
Prothrombinzeit	normal	normal	verlängert	normal	normal
Thrombinzeit	normal	normal	normal	normal	normal
F VIII:C	vermindert (1–60%)	vermindert – normal	vermindert	vermindert	vermindert (1–50%)
F VIII:Cag	vermindert	vermindert	–	vermindert	–
F VIII R:Ag	normal – erhöht	normal – erhöht	normal	vermindert oder normal	normal oder erhöht
F VIII:INA	vermindert bei 10% normal	vermindert (evtl. normal)	vermindert	vermindert	–
F VIII R:RCF	normal – erhöht	normal – erhöht	normal	vermindert	normal – erhöht
Blutungszeit	normal	normal	normal	verlängert	normal
Plättchen-retention	normal	normal	normal	vermindert	normal
Inhibitor gegen F VIII:C	bei 10% vorhanden	nicht vorhanden	nicht vorhanden	nicht vorhanden	obligat vorhanden
Inhibitor gegen F VIII R:RCF	negativ	negativ	negativ	selten vorhanden	negativ
Sonstiges			F V vermindert		

2. Bestimmung von Faktor IX:C

Die Diagnose der Hämophilie B kann nur durch die Bestimmung von Faktor IX:C erfolgen. Die Bestimmung erfolgt in der Regel durch den Einstufentest, der im Prinzip in gleicher Weise wie der Einstufentest bei der Faktor-VIII-Bestimmung durchgeführt wird, mit dem Unterschied, daß als Substratplasma das Plasma eines Patienten mit schwerer Hämophilie B in das Testsystem eingesetzt wird.

Zweistufentests zur Bestimmung von Faktor IX haben sich als nicht praktikabel erwiesen.

3. Weitere Differenzierung der Hämophilie B durch zusätzliche Teste

Durch Bestimmung durch Faktor IX:Ag entweder mit der Immunelektrophorese oder Radioimmunassay kann die Hämophilie A noch weiter als Hämophilie B⁻, Hämophilie B^R und Hämophilie B⁺ klassifiziert werden (s. Abschn. B.II.).

Diese Differenzierung ist jedoch zumindest bisher noch von keinem praktischen Wert.

Thrombotest. Bei einem Teil der Patienten ist die Prothrombinzeit unter Verwendung von Rinderhirnthrombokinase mehr oder weniger stark verlängert. Rinderhirnthrombokinase ist in dem Reagens Thrombotest enthalten. Die Bestimmung des Thrombotests erlaubt somit eine Identifizierung von Patienten mit dieser Variante der Hämophilie B, die als Hämophilie B_M bezeichnet wird (s. Abschn. B.II.). Die Bestimmung des Thrombotest sollte bei der Aufarbeitung einer Hämophilie B durchgeführt werden, da es sich um einen einfachen und wenig zeitraubenden Test handelt.

Praktische Konsequenzen ergeben sich aus der Feststellung einer Hämophilie B_M jedoch nicht.

Bei Bestimmung der Prothrombinzeit mit menschlichen Thromboplastinen findet sich bei einem Teil der Patienten eine leicht verlängerte Prothrombinzeit. Bei solchen Patienten befindet sich häufig eine leichte Verminderung von Faktor-VII, aber auch anderer Vitamin K-abhängiger Gerinnungsfaktoren.

4. Differentialdiagnose der Hämophilie B

Die Hämophilie B muß von einem spontanen Inhibitor-gegen-Faktor-IX abgegrenzt werden. Bei diesen Patienten ist die Faktor-IX:C-Aktivität meist unter 1%, und es läßt sich ein gegen Faktor IX gerichteter Inhibitor nachweisen. Die Differenzierung einer schweren Hämophilie B mit Antikörper von einem spontanen Faktor-IX-Inhibitor kann nur durch die Anamnese erfolgen. Eine isolierte Faktor-IX-Verminderung wird auch bei Konduktorinnen der Hämophilie B und in sehr seltenen Fällen bei Morbus Gaucher gefunden (BOLKAN u. SAWITSKY 1976).

IV. Faktor-VIII- und -IX-Standards

Eine wesentliche Voraussetzung für die Richtigkeit von Faktor-VIII- und -IX-Bestimmungen ist die Benützung eines Standards, auf den die im Plasma oder Konzentrat gemessene Aktivität bezogen wird. Als Plasmastandards eignen sich am besten lyophilisierte Plasmapools. Bei der Testung in Konzentraten sollen nur Konzentratstandards verwendet werden. Solche von der WHO anerkannte Standards werden vom National Institute for Biological Standards and Controls, London hergestellt.

F. Therapie der Hämophilie

I. Faktor-VIII-Konzentrate aus menschlichem Plasma

1. Herstellung von humanen Faktor-VIII-Konzentraten

Obwohl schon die Infusion von kleinen Plasmamengen bei Patienten mit schwerer Hämophilie die Gerinnungszeit verkürzt, sind einer wirkungsvollen Substitutionstherapie durch Plasma dadurch Grenzen gesetzt, daß die zur Erreichung eines blutstillend wirkenden Faktor-VIII-Spiegels erforderlichen Plasmamengen zur Kreislaufüberlastung führen würden. Daraus ergab sich die Notwendigkeit, durch entsprechende Fraktionierungsverfahren Faktor VIII:C anzureichern. Das erste in größerem Umfang klinisch angewendete Faktor-VIII-Konzentrat war die Cohn-Fraktion I, die aus Plasma durch Fällung mit 8% Alkohol gewonnen wurde. Wegen der schlechten Löslichkeit infolge des hohen Fibrinogengehalts, der Instabilität von Faktor VIII im Konzentrat und der schlechten klinischen Verträglichkeit wurde diese Präparationsmethode jedoch verlassen.

Der große Durchbruch bei der Herstellung von Faktor-VIII-Konzentraten gelang durch die Beobachtung von POOL u. ROBINSON (1959), daß Faktor VIII durch Kryopräzipitation des Plasmas angereichert werden kann. Diese Methode ist wegen ihrer relativen Einfachkeit, der guten Ausbeute von Faktor VIII und der Möglichkeit, den Überstand für weitere Plasmafraktionierung zu verwenden, die Basis für alle späteren Methoden zur Herstellung von Faktor-VIII-Konzentraten geworden.

Die meisten in der Hämophilie-Therapie verwendeten Faktor-VIII-Präparate sind lyophilisierte Konzentrate, die kommerziell hergestellt werden. Während über die verschiedenen Methoden zur Herstellung von Kryopräzipitat viele publizierte Daten verfügbar sind, sind genaue Angaben über die Herstellung von kommerziellen Faktor-VIII-Konzentraten nicht erhältlich. Es können daher nur die prinzipiellen Methoden und Möglichkeiten der Herstellung von Faktor-VIII-Konzentraten besprochen werden.

a) Gewinnung von Spenderplasmen als Ausgangsmaterial zur Erzeugung von Faktor-VIII-Konzentraten

Da die Herstellung eines synthetischen Faktor VIII bisher nicht möglich ist, müssen F-VIII-Konzentrate aus menschlichem Plasma gewonnen werden. Dieses Plasma wird entweder aus Vollblut (von meist freiwilligen Spendern im Rahmen von Blutspendeaktionen) oder von bezahlten Spendern durch Plasmapherese gewonnen. Vor kurzem ist allerdings gelungen, die Struktur von humanem Faktor VIII aufzuklären (VEHAR et al. 1984) und das Gen für humanen Faktor VIII zu isolieren und zu sequenzieren (GITSCHIER et al. 1984, TOOLE et al. 1984). Durch Einbringen von Faktor-VIII-DNA in Hamster- und Affennierenzellen konnte in der Zellkultur biologisch aktiver Faktor VIII, wenn auch in kleinen Mengen gewonnen werden (WOOD et al. 1984).

Bei der Auswahl der Plasmaspender müssen bestimmte Kriterien beachtet werden, die zum Teil gesetzlich festgelegt sind (WHO 1978)

- Zum Schutz des Spenders dürfen nur gesunde Personen zur Plasmaspende zugelassen werden, die einen normalen Eiweißgehalt des Blutes und ein normales Hämoglobin haben.
- Das Plasma jedes Spenders muß einzeln mit einem Test der dritten Generation Hb_sAg negativ sein. Um auch die Möglichkeit einer Übertragung einer non A-non B-Hepatitis zu vermindern, die durch serologische Tests nicht erfaßt werden kann, wird gefordert, daß nur Spender mit einem GPT-Wert unter 40 E/l zur Spende zugelassen werden. Einige Firmen lassen nur Spender zu, die einen GPT-Wert unter 25 E/l haben.
- Die serologischen Tests für Syphilis müssen negativ sein.
- Seit kurzem ist auch die Testung des Spenders auf HTLV-III-Antikörper obligat.

Zur Antikoagulierung des Blutes wird Zitrat verwendet. Bei Verwendung von Zitratphosphat-Dextrosegemisch soll die Ausbeute von Faktor VIII bei der Kryopräzipitation besser sein als bei Verwendung von Zitronensäure-Dextrose. Der Zusatz von kleinen Mengen Heparin zum Vollblut stabilisiert Faktor VIII und ermöglicht eine größere Ausbeute im Kryopräzipitat (Rock et al. 1979b).

Da Faktor VIII:C im Vollblut labil ist, muß das Blut nach der Gewinnung gekühlt werden und möglichst rasch, spätestens innerhalb von 4–6 Stunden zentrifugiert werden. Die Zentrifugation muß ausreichend hoch sein, um ein möglichst plättchenarmes Plasma zu gewinnen, da sonst Plättchenbestandteile mit der Reinigungsprozedur mitgeschleppt werden. Das Plasma wird schnell gefroren und muß bei einer Temperatur unter $-30°$ gelagert werden, da bei höheren Temperaturen Faktor VIII:C lagerungsinstabil ist.

b) Herstellung des Kryopräzipitats

Die Gewinnung des Kryopräzipitats erfolgt im Prinzip so, daß das Plasma soweit aufgetaut wird, daß gerade noch ein Stückchen Eis im Beutel vorhanden ist. Für das Auftauen und Abtrennen des Kryopräzipitats wurden verschiedene Methoden angegeben:

- In der Originalmethode von Pool u. Robinson (1959) wird das gefrorene Plasma langsam aufgetaut. Bei Verwendung dieser Methode ist die Recovery von Faktor VIII jedoch schlecht, so daß sie heute nicht mehr angewendet wird.
- Das gefrorene Plasma kann relativ schnell in einem Wasserbad aufgetaut werden.
- Die Tau-Siphonmethode (Mason et al. 1981)
- Bei der Tau-Zentrifugationsmethode wird bei 0° das Plasma während der Zentrifugation unter sorgfältiger Kontrolle der Temperatur aufgetaut.

Bei optimaler Durchführung der Kryopräzipitation werden etwa die Hälfte bis zwei Drittel des im Ausgangsplasma vorhandenen Faktor VIII im Kryopräzipitat wiedergewonnen. Die Ausbeute kann durch Zusatz von kleinen Mengen Alkohol beim Auftauen verbessert werden.

Das Kryopräzipitationsverfahren kann entweder im Kleinverfahren mit Einzelplasma (Einzelspender), im Small-pool-Verfahren (Kombination von 5–8 Plasmen) oder im Großverfahren (Large-pool) hergestellt werden, wobei 100–5000 l Plasma auf einmal fraktioniert werden.

Das Kryopräzipitat kann in folgender Weise weiter verwendet werden:

- Es kann als Einzelspenderkryopräzipitat wieder tiefgefroren werden und bis zum Gebrauch bei $-20°$ aufbewahrt werden. Bei Verwendung zur Substitution wird das Kryopräzipitat aufgetaut, in der „Plasma-Mutterlauge" gelöst und dem Patienten infundiert. Der Vorteil dieses Verfahrens besteht darin, daß die Herstellung relativ einfach und billig ist und in jedem Blutspendezentrum durchgeführt werden kann. Es besteht eine geringe Gefahr einer Hepatitisinfektion und möglicherweise auch ein geringeres Risiko eines Aquired Immune Deficieny Syndroms (Menitove et al. 1983). Der Nachteil des tiefgefrorenen Kryopräzipitats besteht darin, daß der Gehalt an Faktor VIII nicht genau bekannt ist und zwischen 60 und 150 E schwanken kann. Nach einer allgemein akzeptierten Vorschrift darf ein Kryopräzipitat nicht weniger als 80 E Faktor VIII enthalten. Tiefgefrorenes Kryopräzipitat ist in der Regel für die Durchführung der Heimtherapie nicht verwendbar.

- Das Kryopräzipitat kann in Puffer gelöst und lyophilisiert werden, wobei wiederum entweder Einzelspenderpräparationen oder Small-pool-Konzentrate hergestellt werden können. Bei diesem Vorgehen ist eine Qualitätskontrolle mit Angabe der Faktor-VIII:C-Aktivität möglich.
- Das Kryopräzipitat kann zu Faktor-VIII-Konzentraten von mittlerer oder hoher Reinheit weiterverarbeitet werden.

c) Herstellung von Faktor-VIII-Konzentraten von mittlerer oder hoher Reinheit

Faktor-VIII-Konzentrate mittlerer Reinheit werden hergestellt, indem Faktor VIII aus dem Kryopräzipitat durch Puffer mit niederer Jonenstärke extrahiert wird und anschließend im Extrakt die Faktoren des Prothrombinkomplexes durch Adsorption mit Aluminiumhydroxyd entfernt werden. Nach Adjustierung der Salzkonzentration und Sterilfiltration wird die Lösung gefriergetrocknet (SMITH u. BIDWELL 1979). Solche Konzentrate sind um den Faktor 2–4 höher gereinigt als Kryopräzipitat und wegen ihres geringeren Gehalts an Fibrinogen besser löslich, so daß sie in einem kleineren Volumen gelöst werden können.

Für die Herstellung von Hochkonzentraten wird als Ausgangsmaterial ein Faktor-VIII-Konzentrat mittlerer Reinheit verwendet und durch fraktionierte Fällung mit Alkohol, Glycin (BRINKHOUS et al. 1968), Polyäthylenglycol (JOHNSON et al. 1979) oder einer Kombination dieser Methoden Faktor VIII weiter angereichert. Auf diese Weise können Konzentrate hergestellt werden, die bis zu 50 E Faktor VIII/ml enthalten.

2. Charakteristika von Faktor-VIII-Konzentraten mit niedriger, mittlerer und hoher Reinheit

Die Eigenschaften von Konzentraten verschiedener Reinheitsgrade sind in Tabelle 16 wiedergegeben. Hochkonzentrate enthalten weniger Albumin, Fibrinogen und Gammaglobulin. Durch den niedrigen Fibrinogengehalt ist ihre Löslichkeit besser. Einen relativ geringen Einfluß hat der Grad der Reinigung auf den Gehalt der Konzentrate an Fibronektin. Alle Konzentrate enthalten Isoagglutinine. Ihr Titer ist in den Konzentraten fast gleich hoch wie im Plasma, bezogen auf den Faktor-VIII-Gehalt ist der Isoagglutiningehalt in den Hochkonzentraten jedoch deutlich geringer. Ein wesentlicher Nachteil der Hochkonzentrate liegt darin, daß durch die Reinigung erhebliche Mengen an Faktor VIII verloren gehen, so daß die Ausbeute an Faktor VIII in der Regel unter 20% liegt.

Obwohl das Ziel aller Herstellungsmethoden von Faktor-VIII-Konzentraten in der Anreicherung von Faktor VIII:C liegt und die Faktor-VIII-Konzentrate auch nach dem Faktor-VIII:C-Gehalt standardisiert werden, werden auch die anderen Eigenschaften des Faktor-VIII-Komplexes gleichzeitig angereichert.

Tabelle 16. Charakteristika von Faktor-VIII-Konzentraten verschiedenen Reinheitsgrades (Brinkhaus 1982)

	Kryopräzipitat	Konzentrate mittlerer Reinheit	Hochkonzentrate
Faktor VIII:C/mg-Protein	<0,2	0,2–0,5	>0,5
Löslichkeit	bis 5 E/ml	5–20 E/ml	>20 E/ml (bis 50 E/ml)
Fibrinogengehalt %	50–80%	40–60%	50%
mg/100 E F VIII	320 mg	120 mg	32 mg
Albumin mg/100 E F VIII:C	350 mg	200 mg	60 mg
Fibronektin mg/100 E F VIII:C	68 mg	35 mg	25 mg
Gammaglobulin/100 E F VIII:C	77	10	5
Anti A-Titer		1:16	1:16
Anti B-Titer		1:16–32	1:16
Ausbeute (bezogen auf F VIII:C des Ausgangsplasmas)	30%	20–30%	20%

Die verschiedenen Faktor-VIII-Qualitäten werden durch die Reinigungsprozedur jedoch in unterschiedlicher Weise beeinflußt. Eine wesentliche Verschiebung tritt schon bei der Kryopräzipitation ein, da nur die hochaggregierten Anteile von Faktor VIII präzipitiert werden, während niedermolekulare Anteile im Überstand bleiben. Durch die weitere Reinigung des Kryopräzipitates werden auch die hochaggregierten Formen von Faktor VIII abgetrennt, so daß in den Konzentraten von hoher Reinheit nur Faktor-VIII-Multimere von mittlerer Größe vorhanden sind.

Neben der Abtrennung bestimmter Faktor-VIII-Qualitäten durch die Reinigungsprozedur kann es bei der Reinigung auch zu einer Denaturierung des Faktor-VIII-Moleküls kommen. Eine hohe Ratio von Faktor VIIIR:Ag/Faktor VIII:C wird als Ausdruck einer solchen Denaturierung angesehen. Aus Tabelle 17 geht hervor, daß die Ratio von Faktor VIIIR:Ag zu Faktor VIII:C zwischen 2 und 5 liegt. Hingegen ist die Ratio Faktor VIII:CAg zu Faktor VIII:C meist nicht höher als 2. Auch die Aktivität von Ristocetincofaktor ist um einen Faktor von 2–6 geringer als die Konzentration von Faktor VIIIR:Ag. Nur in Fraktion I-O ist etwa gleichviel Ristocetincofaktor wie Faktor VIIIR:Ag vorhanden. Diese Fraktion wird daher als besonders geeignet zur Behandlung des Willebrand-Syndroms angesehen. Inwieweit der unterschiedliche Gehalt der Konzentrate an Faktor VIIIR:Ag, Faktor VIII:CAg und Faktor VIII:RCF im Vergleich zu Faktor VIII:C bei der Hämophilietherapie eine Rolle spielt, ist unklar. Derzeit gibt es keinen Hinweis dafür, daß ein höherer oder niedrigerer Gehalt anderer Faktor-VIII-Qualitäten für Wirkungen und Nebenwirkungen eine Rolle spielt. Kryopräzipitate haben einen relativ hohen Fibrinogengehalt (Tabelle 16). Kommerzielle F-VIII-Konzentrate mittlerer und hoher Reinheit enthalten 8,7–22,5 mg/ml oder 0,56–1,88 mg Fibrinogen/E F-VIII (Nilsson et al. 1977; Allain et al. 1980). Neue Hochkonzentrate sind noch fibrinogenärmer. So enthält PE-E5 (Speywood) nur 0,16 mg Fibrinogen auf 1 E Faktor VIII (Tuddenham et al. 1982) und das Faktor-VIII-Konzentrat HS (Behringwerke) überhaupt kein Fibrinogen mehr (Heimburger et al. 1981).

Tabelle 17. Faktor-VIII-Qualitäten in verschiedenen Faktor-VIII-Konzentraten

Präparat	Hersteller	F VIII:C E/mg Prot	F VIII:CAg F VIII:C	F VIIIR:Ag[a] F VIII:C	F VIIIR:Ag[b] F VIII:C	F VIII:RCF[c] F VIII:C	F VIIIR:Ag F VIII:RCF	F VIIIR:Ag F VIII:CAg	Autor
Kryopräzipitat	Blutspende-dienste	0,2–0,4	1,2	1,7	–	1,1–1,8	0,9	–	1, 5
Factorate	Armour	0,7–1,8	0,9–1,4	2,1–2,3	2,1–2,8	0,6–1,0	1,9–2,0	1,8	1, 4, 5, 6, 7
Faktor VIII HS	Behring	2,2–6,1	–	1,9–3,0	–	21,0	–	–	4, 9
Fraction I–O	Kabi	2,3	–	2,3–3,1	–	–	0,7–1,2	–	1, 2
Hemofil	Hyland	0,9–1,4	1,4–1,6	1,6–4,5	3,9	0,6–1,3	1,2–3,2	2,3	1, 2, 4–7
Koate	Cutter	0,8–1,7	1,2	3,1	1,6–3,7	0,3–1,4	1,8–6,2	2,8	1, 3–5
Kryobulin	Immuno	0,5–0,8	0,9	2,3–3,8	2,0–3,6	0,6–1,4	1,8–5,4	3,8	1, 2, 4, 5
PE-E5	Speywood	3,5	1,1	–	0,1	–	–	0,1	8
Profilate	Alpha-Ther	0,4–1,7	1,9	2,0–3,0	2,2	1,0–1,6	1,2–2,6	1,5	1, 2, 4

[a] Laurell
[b] IRMA
[c] Aggregationstest

1 BARROWCLIFFE et al. (1981)
2 NILSSON u. HEDNER (1977)
3 MOZEN (1980)
4 HARTMANN u. HENNING (1982)
5 ALLAIN et al. (1980)
6 McLELLAN et al. (1982)
7 HOLMBERG et al. (1981)
8 TUDDENHAM et al. (1982)
9 HEIMBURGER et al. (1981)

F XIII ist in variablen Mengen in den Konzentraten enthalten (Nilsson et al. 1980a).

Der Gehalt an Immunglobulin G schwankt in den verschiedenen Konzentraten zwischen 1,0–3,7 mg/ml und an Immunglobulin M zwischen 0,3 und 0,73 mg/ml (Allain et al. 1980). Faktor-VIII-Konzentrat HS (Behringwerke) enthält keine Immunglobuline.

3. Probleme der Standardisierung des Faktor-VIII:C-Gehaltes von Konzentraten

Die Bestimmung der Aktivität von Faktor VIII:C in Faktor-VIII-Konzentraten, nach der die Dosierung (und auch der Preis) ausgerichtet ist, ist ein keineswegs vollkommen gelöstes Problem. Im gleichen Konzentrat können bei Anwendung verschiedener Faktor-VIII-Bestimmungsmethoden recht unterschiedliche Werte gefunden werden. Insbesondere mit dem Einstufentest können bei bestimmten Konzentraten fälschlich hohe oder tiefe Werte gemessen werden (Schimpf et al. 1981a). Generell gelten 2-Stufentests zur Erfassung der Faktor-VIII:C-Aktivität in Konzentraten als verläßlicher. Wichtig für die Richtigkeit der Faktor-VIII-Bestimmung in Konzentraten ist die Einhaltung der Empfehlung, die Testung nur gegen einen Konzentratstandard und nicht gegen einen Plasmastandard durchzuführen. Als Konzentratstandard ist der von der WHO akzeptierte Faktor-VIII-Standard des National Institute of Biological Standards in London zu empfehlen. Diskrepante Ergebnisse hinsichtlich der Faktor-VIII-Aktivität in verschiedenen Konzentraten (Kasper 1981b; Austen et al. 1981; Schimpf u. Rothmann 1981; Schimpf et al. 1983) dürften auf die Benützung verschiedener Standards zurückzuführen sein.

4. Recovery und biologische Halbwertszeit von Faktor VIII:C nach Verabreichung von Faktor-VIII-Konzentraten bei Patienten mit Hämophilie A

a) Recovery

Die Injektion oder Infusion eines Faktor-VIII-Konzentrates bei einem Patienten mit Hämophilie A ohne Inhibitor führt zu einem relativ gut voraussagbaren Anstieg der Faktor-VIII-Aktivität im Plasma des Patienten. Der Faktor-VIII-Anstieg beginnt unmittelbar nach Beginn der Infusion und erreicht in der Regel etwa 15 Minuten nach Ende der Infusion das Maximum. Bei der Annahme, daß der gesamte zugeführte Faktor VIII im Plasma des Patienten wiedergefunden wird, wäre zu erwarten, daß die Verabreichung von 1 Einheit F VIII:C/kg zu einem Anstieg des Plasma-Faktor-VIII-Spiegels um 2,44% führt (Rizza et al. 1977). Dieser theoretisch zu erwartende Wert der Wiederfindung (Recovery) wird jedoch in der Regel nicht erreicht. Verschiedene Untersucher haben einen Recovery zwischen 70 und 100% gefunden, entsprechend einem Faktor-VIII-Anstieg von 1,5–2% pro zugeführte Einheit/kg.

Das Ausmaß der Recovery wird von folgenden Faktoren beeinflußt:

α) Patientenabhängige Faktoren

Gewicht und Größe haben einen deutlichen Einfluß auf die Recovery. Die Recovery ist bei Kindern geringer als bei Erwachsenen (Biggs u. Matthews

1966; LURIE 1972; ARONSTAM et al. 1982b). Bei Verwendung des gleichen Präparates erreicht die Recovery erst ab einer Körperoberfläche von 1,7 m² oder einem Gewicht über 70 kg einen Wert von 2%/E/kg, während Patienten mit einer Körperoberfläche unter 1,7 m² eine geringere Recovery haben (ARONSTAM et al. 1982b).

Bei Vorhandensein eines Inhibitors gegen Faktor VIII im Patientenplasma ist die Recovery vermindert und kann bei entsprechender Stärke des Inhibitors (über 10–20 Bethesda-Einheiten/ml) 0 sein. Bei sehr geringen Inhibitoraktivitäten, die mit den üblichen Tests nicht erfaßt werden, kann die Recovery deutlich vermindert sein.

Beim gleichen Patienten kann bei wiederholter Konzentratgabe die Recovery aus unbekannten Gründen erheblich schwanken (ARONSTAM et al. 1982b).

Keinen gesicherten Einfluß auf die Recovery haben die Hämoglobinkonzentration (ARONSTAM et al. 1982b) und das Bestehen oder Fehlen einer Blutung bei Konzentratgabe (MOZEN 1980).

β) Präparatabhängige Faktoren

Die Art des infundierten Faktor-VIII-Präparates hat insofern Bedeutung, als bei Verwendung von Plasma die Recovery deutlich geringer ist als nach Verabreichung von Konzentraten. Bei den Faktor-VIII-Konzentraten haben die meisten Untersucher keine erheblichen Unterschiede zwischen den einzelnen Konzentraten gefunden (Tabelle 18). Die relativ kleinen Unterschiede zwischen einzelnen Konzentraten müssen nicht unbedingt auf das Präparat zurückzuführen sein, da Unterschiede in der Infusionsgeschwindigkeit, im Zeitpunkt der Bestimmung der Faktor-VIII-Aktivität im Plasma des Patienten (10, 15, 30, 60 min) und in den Methoden zur Bestimmung der Plasma-Faktor-VIII-Aktivität (Ein- oder Zweistufenmethode) durchaus für diese Unterschiede verantwortlich gemacht werden können (NILSSON et al. 1979c; ALLAIN et al. 1980; MCLELLAN et al. 1982). In einer multizentrischen Studie fanden LUSHER et al. (1983) keinen Unterschied in der Recovery bei Testung von 6 Konzentraten.

Die Dosis hat keinen erkennbaren Einfluß auf die Recovery.

Interessanterweise wurden von verschiedenen Untersuchern Recoveries über 100% gefunden (VERSTRAETE u. VERMYLEN 1975; LUSHER et al. 1983), dies könnte zum Teil dadurch erklärt werden, daß die Faktor-VIII-Aktivität im Konzentrat manchmal etwas höher ist als von der Herstellerfirma deklariert (BRINKHOUS 1982).

b) Biologische Halbwertszeit von Faktor VIII: C nach Verabreichung von Faktor-VIII-Konzentraten

Nach Erreichung des Maximalspiegels fällt die Faktor-VIII-Aktivität im Plasma in einer biexponentiellen Kurve ab. In einer ersten Phase kommt es zu einem relativ schnellen Abfall der Faktor-VIII-Aktivität mit einer biologischen Halbwertszeit von 3–6 Stunden. Dieser schnelle initiale Abfalls ist wahrscheinlich durch den Verlust von Faktor VIII:C in den extravasculären Raum zu erklären. Sie könnte aber auch auf die selektive Entfernung (degradierter?) Subpopulationen von Faktor VIII aus dem Plasma zurückzuführen sein.

Tabelle 18. Recovery von Faktor VIII:C nach Verabreichung verschiedener Faktor-VIII-Präparationen bei Patienten mit schwerer Hämophilie A

	Recovery %		F-VIII-Anstieg in %/E verabreichter F VIII/kg KG	
Plasma	54	[5]		
Kryopräzipitat	97 ± 8,6	[1]	1,83	[4]
	87	[4]		
	77	[6]		
Faktorate	83	[1]	1,84 ± 0,17	[3a]
			2,04 ± 0,24	[3b]
Fraktion I–O	89,6 (57–140)	[2]		
	101 (82–112)	[9a]		
	79 (75–81)	[9b]		
Hemofil	76	[1]	2,04 ± 0,24	[3a]
	75,9 (31–132)	[2]	1,77 ± 0,34	[3b]
	100 (79–112)	[9a]		
Koate	84 (70–106)	[9b]	2,3 ± 1,0	[7]
	107 ± 5	[7]		
Kryobulin	84	[1]	2,03	[6]
	145	[6]		
Profilate	83 ± 4	[1]		
	81,8 (46–155)	[2]		
PE-E 5	70–119	[8]		

[1]   ALLAIN et al. (1980) (1-Stufentest, 15–60 min)
[2]   NILSSON et al. (1977) (1-Stufentest, 10–20 min)
[3a] McLELLAN et al. (1982) (2-Stufentest, 15 min)
[3b] McLELLAN et al. (1982) (1-Stufentest, 15 min)
[4]   INGRAM (1981) (1-Stufentest)
[5]   HOLMBERG et al. (1981) (1-Stufentest)
[6]   VERSTRAETE u. VERMYLEN (1975) (2-Stufentest, 10 min)
[7]   MOZEN (1980) (10–15 min)
[8]   TUDDENHAM et al. (1982)
[9a] NILSSON et al. (1979) (1-Stufentest, 30 min)
[9b] NILSSON et al. (1979) (2-Stufentest, 30 min)

Die zweite Phase des Abfalls stellt die echte metabolische biologische Halbwertszeit von Faktor VIII:C dar und beträgt durchschnittlich 9–14 Stunden (Tabelle 19). Es ist nicht bekannt, auf welche Weise Faktor VIII:C in vivo abgebaut, bzw. inaktiviert wird. Eine Hemmung der Gerinnung oder der Fibrinolyse verlängert die biologische Halbwertszeit nicht (WEISS et al. 1976).

Bei länger dauernder Substitutionstherapie ist kein zweiphasiger Abfall der Faktor-VIII-Aktivität mehr zu beobachten, sondern es fällt die Faktor-VIII-Aktivität exponentiell mit einer Halbwertszeit von etwa 12 Stunden ab. Dieses Phänomen wird durch die Sättigung des extravasculären Raums bei längerer Therapie erklärt.

Für die praktische Durchführung der Therapie ist die 50% Verschwinderate (half-disappearance time) wichtiger. Sie gibt an, in welcher Zeit ein durch Kon-

Tabelle 19. Halbwertszeit von infundiertem Faktor VIII:C und Faktor VIII:CAg

	Faktor VIII:C			Faktor VIII:CAg		
	Halbwertszeit (St)		Half disappearance time (St)	Halbwertszeit (St)		Half disappearance time (St)
	Phase 1	Phase 2		Phase 1	Phase 2	
Plasma						
Kryopräzipitat		13,0±2.0				
Faktorate	5,7±1,1 [2]	9,4 [1] 16,5±3,1 [2]		5,1±0,8 [2]	14,9±3,7 [2]	
Fraktion I–O		13,5 [8a] 10,9 [8b]	16–26 [5] 11,8 [8a] 10,4 [8b]			
Hemofil	6,0±1,2 [2]	10,6 [1] 15,1±2,9 [2] 11,3 [8a] 10,5 [8b]	8–16 [5] 9,5 [8a] 9,5 [8b]	5,5±1,1 [2]	15,8±3,9 [2]	3 [4]
Koate		9,8 [1]				
Kryobulin		8,5 [1]	8,5 [3] 13–16 [5]			
Profilate		10,8 [1]	12–16 [5]			
PE-E5		8,1–13,9 [7]			8,2–12,3 [7]	

[1]   ALLAIN et al. (1980)
[2]   McLELLAN et al. (1982) (1-Stufentest, Agarose-Gel-Technik)
[3]   VERSTRAETE u. VERMYLEN (1975) (1-Stufentest)
[4]   HOLMBERG et al. (1981) (1-Stufentest, IRMA-two site)
[5]   NILSSON u. HEDNER (1977)
[6]   WEISS et al. (1976)
[7]   TUDDENHAM et al. (1982) (1-Stufentest, one site IRMA)
[8a] NILSSON et al. (1979) (1-Stufentest)
[8b] NILSSON et al. (1979) (2-Stufentest)

zentratgabe erhaltener Faktor-VIII-Spiegel auf die Hälfte absinkt. Die Half-disappearance time ist länger als die biologische Halbwertszeit der ersten Phase und kürzer als die biologische Halbwertszeit in der zweiten Phase (Tabelle 19).

Untersuchungen der biologischen Halbwertszeit und der Half-disappearance time in verschiedenen Zentren unter Verwendung verschiedener Präparate haben eine erstaunliche Übereinstimmung der Befunde ergeben (Tabelle 19). Kleine vorhandene Unterschiede dürften weniger auf das Präparat, sondern eher auf Ungenauigkeiten in der Faktor-VIII-Bestimmung zurückzuführen sein. Die Tatsache, daß die biologische Halbwertszeit von Präparaten von unterschiedlichem Reinheitsgrad nahezu identisch ist, spricht dafür, daß eine bei der Präparation stattfindende Degradierung von Faktor VIII:C keinen Einfluß auf die biologische Halbwertszeit hat. Faktor VIII von Kryopräzipitat (EWING et al. 1983) und Fraktion I–O (Nilsson u. Hedner 1977) dürften jedoch im Vergleich zu anderen Konzentraten eine längere Halbwertszeit haben.

Zusammenfassend kann man sagen, daß Recovery und biologische Halbwertszeit offenbar unabhängig von der Methode der Herstellung des Konzentrats und der Reinheit des Konzentrats sind, und daß die verschiedenen am Markt befindlichen in Tabelle 17 angeführten Präparate in dieser Hinsicht gleichwertig sind.

5. Recovery und biologische Halbwertszeit von Faktor VIII:CAg nach Infusion von Faktor-VIII-Konzentraten bei Patienten mit schwerer Hämophilie A

Der Gehalt verschiedener Faktor-VIII-Konzentrate an Faktor VIII:CAg im Vergleich zu Faktor VIII:C ist unterschiedlich, die Ratio von Faktor VIII:CAg zu Faktor VIII:C schwankt zwischen 1,0 und 1,93 (Tabelle 12). Die Recovery von Faktor VIII:CAg ist erstaunlicherweise deutlich geringer als die von Faktor VIII:C (Holmberg et al. 1981; McLellan et al. 1982) und beträgt nur etwa 50%. Holmberg et al. (1981) fanden bei Verwendung eines two site IRMA eine sehr kurze biologische Halbwertszeit von Faktor VIII:CAg (3 Stunden), hingegen fanden McLellan et al. (1982) unter Verwendung einer Agarosegeltechnik zur Bestimmung von Faktor VIII:CAg, daß Faktor VIII:CAg wie Faktor VIII:C einen biexponentiellen Abfall zeigt und die biologische Halbwertszeit von Faktor VIII:Cag und Faktor VIII:C nahezu identisch ist. Diese Unterschiede können auf die unterschiedlichen Bestimmungsmethoden von Faktor VIII:CAg zurückzuführen sein und müßten so interpretiert werden, daß Faktor-VIII:CAg-Moleküle mit 2 Bindungsstellen (reaktiv im IRMA) rasch aus der Zirkulation eliminiert werden.

6. Berechnung der zur Erzielung eines bestimmten Faktor-VIII-Spiegels erforderlichen Faktor-VIII-Dosis

Die für die Erreichung eines bestimmten Faktor-VIII-Spiegels erforderliche Dosis eines Faktor-VIII-Konzentrats kann nach folgender Formel errechnet werden:

$$(\text{Gewünschter Faktor VIII:C} - \text{initialer F VIII:C im Plasma}) \times \text{Plasmavolumen}$$

Das Plasmavolumen kann vereinfacht mit der Formel 0,41 × Gewicht in kg berechnet werden.

Ingram (1981) hat zur Berechnung der Faktor-VIII-Dosis eine vereinfachte Formel angegeben:

$$\text{Dosis (E)} = 0,5 \times \text{Gewicht (kg)} \times \text{gewünschter Faktor-VIII-Anstieg (E/ml)}.$$

Wegen der geringeren Recovery bei niedrigem Körpergewicht muß bei Patienten mit einem Gewicht unter 60 kg statt 0,5 der Faktor 0,7 und bei einem Körpergewicht unter 30 kg der Faktor 1,0 eingesetzt werden.

II. Tierische Faktor-VIII-Konzentrate

1. Ältere Konzentrate aus Schweine- und Rinderblut

Die ersten Versuche, F-VIII-Konzentrate aus tierischem Blut herzustellen, wurden schon von MacFarlane et al. (1957) durchgeführt. Diese Autoren testeten eine Reihe von Tierspezies und fanden, daß Rinder- und Schweineplasma als Ausgangsmaterial für F-VIII-Konzentrate besonders geeignet sind. Insbesondere im Rinderplasma ist F VIII:C in hoher Konzentration vorhanden. Die Tatsache, daß Rinder- und Schweine-F VIII stabiler als menschlicher F VIII ist, das Ausgangsmaterial in großen Mengen bei geringen Kosten verfügbar ist und das geringe Hepatitisrisiko bei Verabreichung solcher Konzentrate machte die Herstellung von Konzentraten aus Rinderplasma oder Schweineplasma sehr attraktiv. Allerdings zeigten aus Rinder- oder Schweineplasma hergestellte Konzentrate einige entscheidende Nachteile, die ihre praktische Verwendbarkeit auf spezielle Fälle beschränkte. Der Hauptnachteil bestand darin, daß es in der Regel nach einwöchiger Therapie zur Resistenzentwicklung und dadurch zum Wirkungsverlust kam. Weitere Nachteile waren eine relativ schlechte Verträglichkeit (Fieberreaktionen, allergische Reaktionen anderer Art) und das Auftreten einer Thrombozytopenie, die insbesondere nach Verabreichung von bovinem F VIII sehr ausgeprägt war, aber auch nach Verabreichung von Schweine-F-VIII-Konzentrat ein Problem darstellte. Als Ursache der thrombozytopenischen Wirkung von Rinder- und Schweine-F-VIII-Konzentraten konnten Forbes et al. (1972) in diesen Konzentraten einen plättchenaggregierenden Faktor identifizieren.

Die Erfahrungen mit den ersten tierischen F-VIII-Konzentraten (Rinder- und Schweine-F-VIII-Konzentrat) wurden von Biggs und MacFarlane (1967) und Rizza und Biggs (1969) zusammengefaßt. Immerhin erwiesen sich diese Konzentrate zu einer Zeit, als menschliche Hochkonzentrate nicht zur Verfügung standen, bei operativen Eingriffen als wertvoll. Ferner konnten Rubin et al. (1975) zeigen, daß tierische Konzentrate sich besonders gut zur Behandlung von Patienten mit F-VIII-Hemmstoffen eignen, da der humane Antikörper gegen tierischen F VIII wesentlich weniger wirksam ist als gegen menschlichen.

2. Neuere Konzentrate aus Schweineplasma (Jones 1982)

In den letzten Jahren ist es gelungen, durch Einführung neuer Plasmafraktionierungsmethoden (Johnson et al. 1978) ein wesentlich verbessertes Faktor-VIII-Konzentrat aus Schweineplasma herzustellen. Dieses Konzentrat (Hyate:C, Speywood Laboratories Ltd. Cancel House Eaststreet, Bingham, Nottingham) hat gegenüber den früheren tierischen Konzentraten einige entscheidende Vorteile:

- Der Reinigungsgrad ist wesentlich höher, das neue Konzentrat enthält nur 1/60 der Proteinmenge bezogen auf F VIII:C im Vergleich zu den ursprünglichen Konzentraten (Heath 1981).
- Infolge Abtrennung des plättchenaggregierenden Faktors durch die Reinigungsprozedur ist die Gefahr eines Abfalls der Thrombozyten nicht oder nur in geringem Ausmaß gegeben.

– Die Immunogenität des neuen Präparates ist geringer, so daß wiederholte Dosen gegeben werden können, ohne daß anaphylaktische Nebenwirkungen auftreten oder eine Verminderung der Wirksamkeit nachweisbar wäre.

Ebenso wie die früheren, noch weniger gereinigten tierischen F-VIII-Konzentrate, hat das neue Konzentrat den Vorteil einer geringeren Kreuzreaktivität gegenüber menschlichen Antikörpern und ein fehlendes Risiko einer Hepatitisinfektion.

3. Klinische Anwendung von hochgereinigtem Schweine-F-VIII

Die bisherigen Erfahrungen mit der klinischen Anwendung dieses Präparates sind noch verhältnismäßig gering, aber erfolgversprechend.

Die Indikation für den Einsatz von hochgereinigtem Schweine-F-VIII wird heute *ausschließlich in der Behandlung von Patienten mit Antikörpern gegen F VIII* gesehen. Der Nutzen dieser Therapie bei diesen Patienten liegt darin, daß die Wirkung des humanen Antikörpers gegen Schweine-F-VIII um etwa eine Zehnerpotenz geringer ist als gegenüber menschlichem F VIII.

Kernoff u. Tuddenham (1981) und Kernoff et al. (1981) behandelten 4 Patienten mit Antikörpern gegen F VIII 22mal mit verschiedenen Dosen von hochgereinigtem Schweine-F-VIII. Als Vorteile des neuen Präparates erwiesen sich eine geringe Inzidenz von allergischen Reaktionen (einmal bei 246 Infusionen), das Fehlen einer Thrombozytopenie und das Ausbleiben eines refraktären Zustandes, der bei den früheren Präparaten ein wesentliches Behandlungslimit darstellte. Kernoff et al. (1984) fanden einen Anstieg von F VIII:C von 1,29%/E/kg nach Verabreichung von Hyate:C, wenn kein Antikörper gegen Schweinefaktor VIII vorhanden war. Kein Anstieg konnte mehr erzielt werden, wenn ein Antikörper gegen Schweine-AHG von mehr als 13 alten Oxford-Einheiten oder von 48 Bethesda-Einheiten gegen menschlichen Faktor VIII vorhanden war. Die Nützlichkeit von hochgereinigtem Schweine-F-VIII bei einem operativen Eingriff (Zahnextraktion) wurde von Hewitt et al. (1982) bestätigt. Im Gegensatz zu den bisher genannten Autoren, die praktisch keine gravierenden Nebenwirkungen beobachteten, berichteten Erskine u. Davidson (1981) über eine schwere allergische Reaktion mit Bronchospasmus, peripherer Vasokonstriktion und Lungenödem nach Verabreichung von 2000 E Hyate:C.

Eine wesentliche Frage, bei der noch keine übereinstimmende Meinung besteht, ist die Immunogenität des hochgereinigten Schweine-AHG. Während Kernoff et al. (1981) bei den von ihnen behandelten Patienten keinen Anstieg des Antikörpertiters gegen humanen F VIII nach Behandlung mit Schweine-AHG feststellten, fanden Hewitt et al. (1982) nach Behandlung mit hochgereinigtem Schweine-F-VIII einen Anstieg des Antikörpertiters gegen menschlichen F VIII von 112 neuen Oxford Einheiten auf 2162 E/ml und des Anti-Schweine-F-VIII:C-Titers von 2,05 E/ml auf 786 E/ml am 7. Tag nach Beginn der Therapie. Dieser Patient war somit gegen eine weitere Therapie mit Schweine-F-VIII resistent. Verroust und Allain (1982) fanden bei 3 Behandlungen bei 2 Patienten einen mäßigen Anstieg des Antikörpertiters gegen humanen F VIII bei alleiniger Behandlung mit Schweine-AHG. Dieser Anstieg war jedoch geringer als nach vorhergehender Behandlung mit humanem F VIII:C. Gatti und Man-

NUCCI (1983) beobachteten nach 7 von 17 Behandlungen mit Schweine-AHG einen Anstieg des Anti-Schweine-AHG-Titers, aber nur bei 3 Behandlungen einen Anstieg des Anti-Human-F-VIII-Titers.

Die Tatsache, daß zumindest bei einem Teil der Patienten nach Verabreichung von Schweine-AHG ein Anstieg des Antikörpertiters gegen humanen F VIII, aber auch gegen Schweine-AHG zu beobachten war, sollte Anlaß dazu sein, hochgereinigten Schweine-F-VIII nur unter sorgfältiger Kontrolle des Inhibitortiters des Patienten einzusetzen und bei der Behandlung trivialer Blutungen (z.B. Gelenksblutungen geringer oder mittlerer Schwere) zurückhaltend zu sein. Bei der Behandlung schwerer Blutungen, sowie bei Operationen bei Hämophilen mit Antikörpern gegen F VIII ist dieses Präparat zweifellos von großem Nutzen.

III. Faktor-IX-Konzentrate

(Übersichten ARONSON 1979; SMITH u. BIDWELL 1979; LECHLER 1982)

1. Herstellungsmethoden

Wie bei der Hämophilie A, ist auch zur Behandlung der Hämophilie B im Prinzip Normalplasma geeignet. Wegen der Gefahr der kardiovaskulären Belastung durch große Volumen- und Eiweißmengen sind einer effektiven Therapie durch Plasmainfusionen jedoch Grenzen gesetzt. Das erste Konzentrat, das zur Behandlung der Hämophilie B geeignet war, wurde von DIDISHEIM et al. (1959) hergestellt. Diese später „PPSB" genannte Präparation enthielt neben Faktor IX auch die Faktoren II, VII und X. Die Reinigungsmethode bestand in einer Adsorption dieser Faktoren an Calciumphosphat aus EDTA oder Dowexplasma und deren Elution durch Zitrat. Dieses Konzentrat erwies sich klinisch als sehr wirksam und nebenwirkungsfrei (LOELIGER et al. 1967), wird aus ökonomischen Gründen jedoch nur mehr in wenigen Zentren (PROWSE u. CASH 1981) hergestellt, da das als Ausgangsmaterial dienende ETDA-Plasma für weitere Fraktionierungsschritte nicht mehr geeignet ist und auch die bei der Blutspende gewonnenen Erythrozyten nicht für Transfusionszwecke verwendet werden können.

Die meisten derzeit am Markt befindlichen Konzentrate werden mit der DEAE-Zellulose (TULLIS et al. 1965) oder DEAE-Sephadex-Methode (SUOMELA et al. 1977) hergestellt (Tabelle 20). DEAE-Zellulose adsorbiert nahezu vollständig die Faktoren II, IX und X, während Faktor VII nur wenig gebunden wird. DEAE-Sephadex hat eine noch höhere Bindungsfähigkeit für diese Faktoren, zur Elution sind jedoch Puffer höherer Ionenstärke erforderlich, so daß das Konzentrat noch entsalzt werden muß. Als Ausgangsmaterial für die Adsorption an DEAE-Zellulose oder DEAE-Sephadex wird meist der Überstand nach Kryopräzipitation des Plasmas verwendet. Die Adsorption kann mit Hilfe der Säulenchromatographie (DEAE-Zellulose) erfolgen, wobei das Ausgangsmaterial zunächst verdünnt werden muß. Bei Verwendung von DEAE-Sephadex wird wegen der Quellungsfähigkeit des Adsorbens üblicherweise im Batch-Verfahren gearbeitet. Das durch Elution von DEAE-Zellulose oder DEAE-Sephadex gewonnene Konzentrat kann entweder nach Entsalzung direkt lyophilisiert oder durch Alkoholpräzipitation weiter gereinigt werden.

Tabelle 20. Faktor-IX-Konzentrate. (Nach Smith u. Bidwell 1979)

Land	Hersteller	Reinigungsmethode	Heparin-zusatz	Bezeichnung
BRD	Blutspendedienst Baden-Baden	DEAE-Zellulose Alkoholfällung	ja	
	Blutspendedienst Hagen	DEAE-Sephadex Diafiltration	ja	
	Behringwerke, Marburg		ja	
	Biotest-Serum-institut, Frankfurt	β-Propiolacton/UV beh. Plasma DEAE-Sephadex	nein	PPSB
Österreich	Immuno, Wien		< 1 E/ml	Bebulin
Schweiz	Zentrallabor des Schweizer Roten Kreuz, Bern	DEAE-Sephadex	ja	
Schweden	Kabi, Stockholm	DEAE-Sephadex	nein	Preconativ
USA	Cutter Lab., Berkeley	DEAE-Sephadex	nein	Konyne
	Hyland, Travenol Costa Mesa	Ca-phosphat PEG-präzipitation	ja	Proplex

Auch Aluminiumhydroxyd wurde erfolgreich zur Herstellung von Faktor-IX-Konzentraten verwendet. Auf diese Weise hergestellte Faktor-IX-Konzentrate sollen eine relativ hohen Antithrombin-III-Gehalt haben.

2. Zusammensetzung

Faktor-IX-Konzentrate sind generell Hochkonzentrate. Die Reinigung bezogen auf Protein gegenüber Plasma ist etwa 50–300fach. Neben Faktor IX enthalten die Konzentrate noch erhebliche Aktivitäten der Faktoren II und X, sowie variable Faktor-VII-Aktivität. Die Relation der anderen Vitamin-K-abhängigen Gerinnungsfaktoren zu Faktor IX in den Konzentraten variiert nach der Art der Herstellungsmethode, wobei der größte Unterschied im Faktor-VII-Gehalt besteht, der in den mittels DEAE-Zellulose-Methode gewonnenen Präparaten relativ niedrig ist (Tabelle 21).

Faktor-IX-Konzentrate enthalten im Vergleich zu Plasma etwa 1,5- bis 3mal mehr F IX:Ag als F IX:C (Menache u. Aronson 1978), ein Hinweis darauf, daß es während der Präparation zu einer Inaktivierung oder Degradierung von F IX kommt. Immunelektrophoretisch läßt sich in Gegenwart und Abwesenheit von Calcium bei allen nicht-aktivierten Konzentraten nur ein Peak nachweisen (Menache u. Aronson 1978).

Daneben enthalten nicht aktivierte und aktivierte Prothrombinkomplexpräparate Proteine des Komplementsystems, HMW-Kininogen und Protein C (Steinbuch et al. 1983).

Tabelle 21. Relative Konzentrationen von Faktor II, VII und X in Faktor-IX-Konzentraten

Adsorption mittels	$\dfrac{\text{II}}{\text{IX}}$	$\dfrac{\text{VII}}{\text{IX}}$	$\dfrac{\text{X}}{\text{IX}}$	
DEAE	0,7	0,07	0,85	DIKE et al. (1972)
DEAE-Sephadex	0,83	0,01	0,70	SCHIMPF u. WESTPHAL (1981)
CaPO$_4$	1,7	2,1	1,5	DIDISHEIN et al. (1959)
Betapropiolacton-PPSB	1,5	0,54	1,2	SCHIMPF u. WESTPHAL (1981)
Al (OH)$_3$	0,77	2,2	0,6	BARROWCLIFFE et al. (1973)

Der Antithrombin-III-Gehalt von Faktor-IX-Konzentraten ist sehr niedrig, mit Ausnahme der durch Aluminiumhydroxyd-Adsorption hergestellten Präparate. Faktor-IX-Konzentrate enthalten auch erhebliche Mengen anderer Vitamin-K-abhängiger Gerinnungsfaktoren, wie Protein C und Protein S.

Manche der früher hergestellten Faktor-IX-Konzentrate enthielten noch Zwischenprodukte der Gerinnung, die in vitro zu einer Gerinnungszeitverkürzung führten und in vivo thrombogen wirkten. Diese Aktivierungsprodukte waren wahrscheinlich Ursache der mehrfach bei Hämophilie-B- und F-VIII-Inhibitor-Patienten beobachteten thromboembolischen Komplikationen (KASPER 1973, 1974b; BLATT et al. 1974; SCHIMPF et al. 1976b; AGRAWAL et al. 1981). Um eine mögliche thrombogene Wirkung der Konzentrate zu erfassen, wurden in vitro-Teste, wie die NAPTT (Non activated partial thromboplastin time) (KINGDON et al. 1975) and TGt$_{50}$ (Thrombin generation time) (SAS et al. 1975) eingeführt. PEPPER et al. (1977) zeigten, daß die NAPTT und TGt$_{50}$-Aktivität mit 2 verschiedenen Proteinen assoziiert ist, die sich im Molekulargewicht und durch die Hemmbarkeit durch AT III unterscheiden. Beide Aktivitäten sind distinkt von der FEIBA-Aktivität. Zwischen der NAPTT und der TGt$_{50}$-Aktivität besteht keine Korrelation. Präparate mit kurzer TGt$_{50}$ haben eine kurze NAPTT, aber nicht umgekehrt. Die Testung von Faktorkonzentraten auf Thrombogenizität in vivo wurde mit der WESSLER-Technik (PROWSE u. WILLIAMS 1980; GILES et al. 1980) beim Kaninchen und durch Studium von Gerinnungsveränderungen nach Infusion der Konzentrate beim Kaninchen (PROWSE u. WILLIAMS 1980), Hund (HEDNER et al. 1976, 1979) und Affen (KOTITSCHKE et al. 1983) vorgenommen. PROWSE u. WILLIAMS (1980) fanden eine gute Übereinstimmung zwischen in vitro- und in vivo-Testen, GILES et al. (1980) beobachteten hingegen bei einem Präparat eine in vivo-Thrombogenizität trotz negativer in vitro-Teste. Die Ursache der thrombogenen Wirkung von F-IX-Konzentraten ist immer noch unklar. Aus den in vitro- und in vivo-Experimenten muß man schließen, daß mehrere Substanzen oder Mechanismen in variablem Ausmaß dafür verantwortlich sind. Diskutiert werden aktivierte Oberflächenfaktoren (CHANDRA u. WICKERHAUSER 1979), aktivierter F IX und X (ELÖDI u. VARADI 1978; WHITE et al. 1977), aktivierter F VII (SELIGSOHN et al. 1979a). Längerer Kontakt des Plasmas mit Blutzellen wurde mit der Thrombogenizität in Zusammenhang gebracht (GILES et al. 1980).

Zur Vermeidung thromboembolischer Komplikationen setzen verschiedene Hersteller kleine Mengen von Heparin (PRESTON et al. 1977) den Konzentraten zu (Tabelle 20). Es ist allerdings fraglich, ob dieser Heparinzusatz tatsächlich im gewünschten Sinne wirksam ist, da der Antithrombin-III-Gehalt der Konzentrate sehr gering ist.

Faktor-IX-Konzentrate enthalten mehr oder weniger große Mengen von F VIII:CAg und F VIII:C (Onder u. Hoyer 1979). Dieses F VIII:CAg könnte möglicherweise für die limitierte Wirksamkeit nicht aktivierter Prothrombinkomplexpräparate bei Patienten mit Inhibitoren gegen F VIII (Lusher et al. 1980) verantwortlich sein.

3. Recovery von Faktor IX nach Injektion von Faktor-IX-Konzentraten

Übereinstimmende Ergebnisse verschiedener Untersucher haben gezeigt, daß die Recovery von Faktor IX nach Infusion von Faktor-IX-Konzentraten bei Patienten mit Hämophilie B deutlich geringer ist, als die von Faktor VIII. Sie beträgt in den verschiedenen Untersuchungen zwischen 30 und 50% (Hoag et al. 1969; Ludwig u. Lechner 1974; Zauber u. Levine 1979; Schimpf u. Westphal 1981). Die Ursache der niedrigen Recovery liegt wahrscheinlich darin, daß ein erheblicher Teil des infundierten Faktor IX sehr schnell in das extravaskuläre Kompartment übergeht. Die Recovery von Faktor IX ist deutlich niedriger als die der anderen in diesen Konzentrat enthaltenen Faktoren (II und X) (Schimpf u. Westphal 1981).

4. Biologische Halbwertszeit von Faktor IX

Nach Infusion eines Konzentrats und Erreichung des Maximalspiegels fällt die Faktor-IX-Aktivität in einer bioexponentiellen Kurve ab (Aronson 1979). Die erste Phase der Kurve hat eine biologische Halbwertszeit von 5 Stunden, die zweite Phase, die die echte metabolisch biologische Halbwertszeit repräsentiert, von 24 Stunden (Schimpf u. Westphal 1981). Die durch Konzentratinfusionen und Messung der biologischen Aktivität erhaltenen pharmakonetischen Daten von Faktor IX stimmen gut mit Ergebnissen mit markierten Faktor IX überein (Smith u. Thomson 1981). Die Halbwertszeit von Faktor IX ist nicht von der Art der Herstellung des Faktor-IX-Konzentrats abhängig.

Bei der Therapie mit Faktor-IX-Konzentraten ist zu berücksichtigen, daß die biologische Halbwertszeit von Faktor X und insbesondere von Faktor II länger ist als die von Faktor IX. Man muß daher damit rechnen, daß es zu einer starken, unter Umständen vielfachen, Erhöhung der Faktor-X- und -II-Aktivität im Plasma behandelter Patienten kommt. Dies trifft jedoch nicht für Faktor VII zu, da dieser eine sehr kurze Halbwertszeit hat.

IV. Aktivierte Prothrombinkomplexkonzentrate (APKK)
(Übersichten: Bloom 1978, 1981; Roberts 1981; Lechner 1982a)

Aktivierte Prothrombinkomplexkonzentrate (APKK) sind Konzentrate, die mit den für die Produktion von Prothrombinkomplexkonzentraten üblichen Verfahren hergestellt werden, bei denen jedoch während der Präparation eine gezielte limitierte Aktivierung vorgenommen wird.

Die Entwicklung von APKK ging von der Beobachtung aus, daß die üblicherweise zur Behandlung der Hämophilie B verwendeten Prothrombinkomplexpräparate auch bei Patienten mit Hämophilie A eine gewisse Wirkung haben (BREEN u. TULLIS 1969). 1972 berichteten dann FEKETE et al. über den blutstillenden Effekt eines spontan-aktivierten Prothrombinkomplexkonzentrats (Autofaktor IX, Hyland) bei Patienten mit Antikörper gegen Faktor VIII. Die Beobachtung wurde 1974 durch KURCZYNSKI u. PENNER bei einer größeren Patientenzahl bestätigt. Ausgehend von diesen Beobachtungen wurden schließlich zwei APKK entwickelt, bei denen während der Präparation absichtlich eine limitierte Aktivierung vorgenommen wurde: FEIBA (Immuno, Wien) und AUTOPLEX (Hyland, USA).

Während die konventionellen Prothrombinkomplexkonzentrate oder F-IX-Konzentrate in den ersten Jahren ihrer Herstellung noch mehr oder weniger stark aktiviert waren und daher eine Wirkung auch bei Hämophilie A mit Antikörpern gegen F VIII zeigten, hat die Verbesserung der Präparationsmethoden dazu geführt, daß diese Konzentrate weitgehend ihre Wirksamkeit bei Inhibitorpatienten verloren haben (PENNER u. ABILDGAARD 1979).

1. In vitro-Aktivität von APKK

APKK führen in vitro bei Zusatz zu einem Plasma eines Patienten mit einem Inhibitor zu einer dosisabhängigen Verkürzung der APTT (NOWOTNY et al. 1979; ARONSON u. BAGLEY 1981; THOMAS u. McDONALD 1981). Diese Eigenschaft wurde als F-VIII-bypassing-Aktivität bezeichnet. Obwohl derzeit davon ausgegangen wird, daß diese APTT-verkürzende Aktivität für die blutstillende Wirkung dieser Präparationen in vitro verantwortlich ist, sprechen Beobachtungen von KINGDON u. HASSEL (1980) gegen diese Annahme. Diese Autoren beobachteten, daß ein Konzentrat aus menschlichem Serum (ARONSON u. BAGLEY 1981) zwar die APTT in vitro verkürzte, in vivo an einem Hundemodell jedoch nicht blutstillend wirkte. Obwohl somit nicht klar ist, welche in vitro-Wirkung tatsächlich für die blutstillende Wirkung von APKK verantwortlich ist, wird in Ermangelung eines besseren Parameters die Verkürzung der APTT eines Inhibitorplasmas noch immer zur Standardisierung dieser Präparationen verwendet. Die Einheiten von FEIBA und AUTOPLEX sind unterschiedlich definiert. Als eine FEIBA-Einheit wird jene Aktivität des Präparats bezeichnet, die die APTT eines Inhibitorplasmas auf die Hälfte verkürzt (ELSINGER 1982). Als eine correctional Einheit von AUTOPLEX wird jene Aktivität des Präparats bezeichnet, die die APTT eines Inhibitorplasmas unter Verwendung des Reagens von Dade auf 35 Sekunden (oberer Normalbereich) verkürzt (THOMAS u. McDoNALD 1981). Eine AUTOPLEX-Einheit dürfte in vitro etwa 1,5–2 FEIBA-Einheiten entsprechen. Aus in vivo-Untersuchungen muß man jedoch ableiten, daß trotz der Unterschiede in vitro die in vivo-Wirkung der beiden Präparationen bezogen auf die Einheit etwa gleich ist. Neben der F-VIII-bypassing-Aktivität enthalten beide Präparationen eine Reihe nicht-aktivierter oder aktivierter Gerinnungsfaktoren, sowie weitere Zusatzstoffe (Tabelle 22). Wie aus der Tabelle ersichtlich ist, ist die Zusammensetzung der Präparationen trotz ähnlicher in vivo-Wirkung recht unterschiedlich. AUTOPLEX enthält z.B. eine wesentlich

Tabelle 22. Sonstige in FEIBA und AUTOPLEX enthaltene gerinnungsaktive Substanzen (Aktivität jeweils auf 1 Feiba-Einheit oder eine „Correctional unit" von Autoplex bezogen). (Nach Lechner 1982a)

	FEIBA	AUTOPLEX[d]
Prothrombin	~1 E	0,36 E
Faktor VII:C (+VIIa)	~1 E[a]	12,7 E[a]
Faktor IX:C (+IXa)	~1 E[b]	0,6 E[b]
Faktor X:C	~1 E	4,3 E
Faktor V:C	0,02 E	
Faktor VIII:C	0,06 E[c]	
Faktor VIII:CAg	0,04–0,1 E	~0,008
Faktor VIIIR:Ag	Spuren	Spuren
Thrombin	Spuren	Spuren
Faktor Xa	Spuren	0,18
Präkallikreinakt.	0	vorhanden
Kallikrein	0	
Heparin	0	bis max. 0,1 E

[a] >90% als F VIIa (Seligsohn et al. 1979)

[b] eine exakte Messung von Faktor IX:C ist in Gegenwart einer Faktor-VIII-by-passing-Aktivität nicht möglich

[c] F-VIII-Aktivität im Zweistufentest in hoher Verdünnung der Präparation

[d] Große Schwankungen von Lot zu Lot

Die in der Tabelle angeführten Daten wurden folgenden Arbeiten entnommen: Barrowcliffe et al. 1981; Elsinger 1981; Penner 1981; Beipackzettel im Autoplex

höhere F-VII-Aktivität. Ein weiterer Unterschied zwischen den beiden Präparationen liegt darin, daß die Aktivität von FEIBA in Gegenwart von Plasma oder AT III erhalten bleibt, während die Aktivität von AUTOPLEX bei Inkubation mit Plasma progressiv abnimmt (Kazama u. Abe 1981). Fareed et al. (1983) und Bajaj et al. (1983) fanden eine hohe Protein-C-Konzentration in AUTOPLEX und konnten mit einem funktionellen Test aktiviertes Protein C nachweisen.

2. Wirkungsmechanismus

Aufgrund verschiedener Untersuchungen muß man annehmen, daß das wirksame Prinzip von FEIBA und AUTOPLEX nicht identisch ist. Neben der unterschiedlichen Zusammensetzung und der verschiedenen Stabilität im Plasma haben vor allem biochemische Untersuchungen mit Auftrennung der Aktivitäten mit verschiedenen Methoden deutliche Unterschiede zwischen den Präparationen gezeigt. Die Wirksamkeit von FEIBA wird auf F-X-artige Substanz zurückgeführt, die sich vom Faktor X durch ein höheres Molekulargewicht und eine geringere Inaktivierbarkeit durch physiologische Inhibitoren unterscheidet (EL-SINGER 1982). Die Wirksamkeit von AUTOPLEX wird zumindest zum Teil auf den Gehalt von aktiviertem F IX (HULTIN 1979) oder aktiviertem F VII (SELIGSOHN et al. 1979 a) zurückgeführt. Andere Autoren haben die Wirksamkeit von FEIBA auf die Bildung einer F-X-aktivierenden Aktivität von Plättchen (VERMYLEN et al. 1978) oder auf den Gehalt an niedermolekularem F VIII in diesen Präparationen (BARROWCLIFFE et al. 1981 a) zurückgeführt. Es wäre auch denkbar, daß mehrere Mechanismen für die F-VIII-bypassing-Aktivität verantwortlich sind. Die F-VIII-bypassing-Aktivität dürfte nicht mit der thrombogenen Wirkung von Prothrombinkomplexkonzentraten assoziiert sein.

3. Wirkung von APKK in vivo bei Patienten mit F-VIII-Antikörpern

a) Veränderungen von Gerinnungstesten nach Verabreichung von APKK in vivo

Nach Injektion von APKK (FEIBA oder AUTOPLEX) kommt es zu einer deutlichen Verkürzung der Gerinnungszeit, der Reaktionszeit im Thrombelastogramm und der APTT (STENBJERG u. JÖRGENSON 1978; NOWOTNY et al. 1979; PENNER 1981). Die Verkürzung der APTT nach in vivo-Verabreichung von FEIBA zeigt eine leichte, aber doch signifikante Dosisabhängigkeit bis zu einer Dosis von 100 E/kg (NOWOTNY et al. 1979). Nach Injektion von FEIBA ist das Maximum der Wirkung auf in vitro-Teste nach etwa einer halben bis 2 Stunden erreicht. Die Wirkung hält interessanterweise über viele Stunden an und ist in geringem Ausmaß auch noch nach 12 bis 24 Stunden nach Injektion nachweisbar. Die APTT-verkürzende Wirkung ist unabhängig vom Inhibitortiter.

Nach Injektion beider Präparate kommt es zu einem deutlichen Anstieg der Aktivität von Prothrombin, F VII, IX und X im Patientenplasma und dementsprechend zu einer Verkürzung der Prothrombinzeit (ABILDGAARD et al. 1980).

b) Klinische Wirksamkeit bei Gelenks- und Muskelblutungen

Es kann heute als gesichert gelten, daß APKK bei Patienten mit Hämophilie und Antikörper gegen F VIII eine klinisch relevante blutstillende Wirkung haben. SJAMSOEDIN et al. (1981) haben gezeigt, daß die Verabreichung von FEIBA in einer Dosis von 88 E/kg bei 64% der Gelenks- und Muskelblutungen hämostatisch wirksam ist, während das nichtaktivierte Prothrombin nur bei 52% wirksam war. Der Wirkungsunterschied zwischen den beiden Präparaten kommt besonders beim paarweisen Vergleich bei Blutungen in das gleiche Gelenk oder den gleichen Muskel zum Ausdruck. Unsere Arbeitsgruppe hat nach Verabreichung von FEIBA in einer Dosis von 25–50 E/kg bei Gelenks- und Muskelblutungen bei 2/3 der Gelenks- und Muskelblutungen eine befriedigende Blutstillung erreicht (NOWOTNY et al. 1979). HILGARTNER et al. (1983) konnten bei Verabreichung von Einzeldosen von 50 E/kg im Abstand von 12 Stunden bei 96% der Gelenksblutungen eine Besserung innerhalb von 72 Stunden erreichen. 40% zeigten schon nach einer Infusion (d.h. innerhalb von 12 Stunden), weitere

43% nach 36 Stunden eine Besserung. Ähnlich gute Ergebnisse, allerdings mit einem zeitlich verzögerten Ansprechen, wurde bei Muskel- und Weichteilblutungen erzielt. Bei Schleimhautblutungen war die Ansprechrate etwas geringer (75% innerhalb von 72 Stunden).

Für AUTOPLEX fanden ABILDGAARD et al. (1980) eine blutstillende Wirkung bei 21 von 25 kleineren Blutungsepisoden (meist Gelenksblutungen), wobei Dosen über 50 E/kg deutlich wirksamer waren als Dosen unter 50 E/kg.

Aus den bisher vorliegenden Daten über die Behandlung von Gelenks- und Muskelblutungen sowie anderer kleinerer Blutungsmanifestationen lassen sich folgende Schlußfolgerungen ableiten:

- APKK sind bei Verabreichung einer Initialdosis von 50–90 E/kg bei 65–90% der Blutungen wirksam. Dies entspricht interessanterweise den meisten Angaben über die Wirksamkeit der Verabreichung von F-VIII-Konzentraten bei Nichtinhibitorpatienten.
- Obwohl nicht statistisch belegt, dürfte die Qualität und Schnelligkeit der Blutstillung, die durch Anwendung von aktivierten Prothrombinkomplexpräparaten erreicht wird, jedoch geringer sein, als bei Verwendung von F VIII bei Nichtinhibitorpatienten.
- Bezogen auf die jeweilige Einheit dürften FEIBA und AUTOPLEX in vivo etwa gleich wirksam sein.
- Eine Beziehung zwischen den Ergebnissen von Labortests (ex vivo-Teste) und dem klinischen Erfolg war bisher nicht nachweisbar.

c) Klinische Wirksamkeit bei schweren lebensbedrohlichen Spontanblutungen, Zahnextraktionen und Operationen

Über die Anwendung von APKK bei schwerwiegenden Blutungen bei Patienten mit Hämophilie A und Antikörpern gegen F VIII liegen eine Reihe günstiger Erfahrungsberichte vor (KURCZYNSKI u. PENNER 1974; SULTAN et al. 1974; BUCHANAN u. KEVY 1978; ABILDGARD et al. 1980; PENNER 1981; HILGARTNER et al. 1983). Mehrere Autoren haben berichtet, daß Serienzahnextraktionen unter Behandlung mit AUTOPLEX (MANNUCCI et al. 1979; HANNA et al. 1981) oder FEIBA (STENBJERG et al. 1980) ohne größere Blutungskomplikationen durchgeführt werden konnten, und es gibt auch einzelne Berichte über erfolgreich durchgeführte größere chirurgische Eingriffe (ABILDGARD et al. 1980; HANNA et al. 1981; GAZENGEL et al. 1983b; HILGARTNER et al. 1983). Trotz dieser Berichte ist es schwierig, die Wirksamkeit von APKK bei chirurgischen Eingriffen und großen Blutungen zu beurteilen, da in der Regel bei diesen Patienten eine Vielzahl von Präparaten angewandt wurden. So erhielten eine Reihe von Patienten während der ersten 5–6 Tage zunächst F-VIII-Konzentrate und erst nach Ansteigen des Antikörpertiters aktivierte Prothrombinkomplexpräparate. Insbesondere bei Zahnextraktionen ist oft eine gute lokale Therapie für eine Hämostase schon ausreichend. Solange nicht größere Erfahrungen vorliegen, soll daher bei Patienten mit Inhibitoren gegen F VIII die Indikation zu größeren Operationen nach wie vor mit größter Zurückhaltung gestellt werden. Man sollte nicht darauf vertrauen, daß bei solchen Patienten durch Anwendung von APKK eine Blutung mit Sicherheit verhütet werden kann.

4. Dosierung

Die Erfahrungen mit verschiedenen Dosierungen von APKK sind derzeit noch zu gering, um endgültige Dosierungsrichtlinien geben zu können. Aufgrund der bisherigen Erfahrungen lassen sich jedoch folgende vorläufige Dosisrichtlinien für beide Präparate ableiten:

- Gelenks- und Muskelblutungen: 50–70 (–90) E/kg als Einzeldosis, bei nicht ausreichender Wirkung Wiederholung nach jeweils 12 Stunden. Bei einem sehr frühen Stadium einer Gelenksblutung sind möglicherweise 25–50 E/kg ausreichend.
- Größere lebensbedrohliche Blutungen oder Operationen: 100 E/kg. Wiederholung alle 6–24 Stunden, je nach der Schwere der Situation.

5. Nebenwirkungen

a) Thrombotische Komplikationen und disseminierte intravasale Gerinnung

Das Auftreten von thrombotischen Komplikationen bei Patienten mit Hämophilie B, die mit „nichtaktivierten" Prothrombinkomplexpräparaten behandelt wurden (KASPER 1975b, c) ließ befürchten, daß dieses Risiko bei Behandlung mit APKK besonders hoch sein könnte. Diese Befürchtung hat sich bisher nicht bestätigt, vermutlich deswegen, weil bei Verabreichung auch größerer Dosen von APKK der Gerinnungsdefekt niemals vollständig über längere Zeit korrigiert wird. Allerdings müssen Angaben über das Auftreten eines Myokardinfarkts bei Behandlung mit APKK (SCHIMPF et al. 1982) und auch bei Behandlung mit nicht-aktivierten, bzw. wenig aktivierten Prothrombinkomplexpräparaten (LUSHER et al. 1981) zur Vorsicht mahnen.

Es besteht Übereinstimmung darüber, daß bei Verabreichung von Einzeldosen bis 100 E/kg es zu keinen Gerinnungsveränderungen im Sinne einer klassischen disseminierten intravasalen Gerinnung kommt. Fibrinogen, Plättchenzahl, Fibrinogenspaltprodukte, Äthanoltest und Antithrombin III bleiben nach Verabreichung von APKK unverändert. Allerdings konnten VIGANO et al. (1980) einen signifikanten Anstieg von Fibrinopeptid A nach Infusion von FEIBA und AUTO-IX beobachten, ein eindeutiges Zeichen für die intravasale Entstehung von Thrombin.

Bei wiederholter Verabreichung höherer Dosen von APKK wurde hingegen von mehreren Autoren (RASCHE et al. 1977; FUKUI et al. 1981; ABILDGAARD et al. 1980) eine disseminierte intravasale Gerinnung beobachtet. Gemeinsam ist allen diesen Fällen, daß Dosen von mehr als 100 E/kg und Tag verabreicht wurden. Präsdisponierende Faktoren, wie Lebererkrankungen, vorangegangene Operationen, ließen sich nicht nachweisen. Die Gerinnungszeit und APTT war während der Entwicklung der DIG nicht normalisiert. Der Schweregrad der disseminierten intravasalen Gerinnung war jeweils relativ gering. Auffallend war, daß der Fibrinogenabfall deutlicher und anhaltender als der Thrombozytenabfall war. Die Thrombozytenzahl sank in 2 Fällen nur geringfügig ab und war auch nach Abfall noch im Normalbereich. In 2 Fällen (nach AUTOPLEX) änderte sich die Thrombozytenzahl trotz Hypofibrinogenämie überhaupt nicht. Somit unterscheidet sich die DIG nach APKK von der klassischen DIG erheblich und hat eher eine gewisse Ähnlichkeit mit Gerinnungsveränderungen nach Verabreichung von ARWIN und Defibrase. Als praktische Konsequenz ergibt sich, daß bei Verabreichung von mehr als 100 E/kg und Tag über mehrere Tage Fibrinogen, Thrombozytenzahl und Äthanoltest kontrolliert werden sollten.

b) Antikörperanstieg nach Therapie mit APKK

Bei einem kleinen Teil von Patienten, die mit APKK behandelt wurden, wurde ein Anstieg des Antikörpertiters festgestellt (MANNUCCI et al. 1976; LECHNER et al. 1978; KASPER et al. 1979; ARONSTAM et al. 1980a; SJAMSOEDIN et al. 1981). Obwohl eine direkte Vergleichsstudie bisher nicht durchgeführt wurde, ist es wahrscheinlich, daß das Risiko eines Antikörperanstiegs nach Therapie mit FEIBA größer ist, als nach Verabreichung von AUTOPLEX, was möglicherweise auf den höheren Gehalt an F VIII:CAg in FEIBA zurückgeht (BARROW-CLIFFE et al. 1981b). Wir (LECHNER et al. 1978) fanden nach FEIBA bei 5 von 10 Patienten und bei 19,4% der Behandlungen einen Antikörperanstieg. Ein Antikörperanstieg trat bei Patienten ein, die einen hohen Antikörperanstieg mit F-VIII-Konzentraten gezeigt hatten und bei denen die Behandlung mit FEIBA bei niedrigem Antikörpertiter erfolgte. HILGARTNER et al. (1983) fanden einen Antikörperanstieg bei 10 von 49 Patienten. LAURIAN et al. (1983) beobachteten nach einmaliger AUTOPLEX-Infusion nur bei 1/95 Behandlungen einen Antikörperanstieg, jedoch 4mal bei 7 Behandlungen mit mehr als einer Dosis. Es ließ sich keine Korrelation zwischen VIII:CAg-Gehalt der Präparation und dem Antikörperanstieg nachweisen.

Der Antikörperanstieg ist in der Regel jedoch nur geringfügig und wesentlich geringer als nach F-VIII-Konzentraten. Wird der Patient behandelt, wenn der Antikörpertiter hoch ist, ist ein Anstieg nicht zu erwarten, sondern der Antikörpertiter sinkt in der Regel weiter ab.

c) Hepatitisrisiko

Das Risiko der Hepatitis ist wie bei allen Plasmakonzentraten auch bei APKK gegeben. Da Patienten, die mit diesen Präparaten behandelt wurden, in der Regel schon zahlreiche Vorbehandlungen durchgemacht haben, ist das aktuelle Hepatitisrisiko kaum abzuschätzen. In der Studie von SJAMSOEDIN et al. (1981) wurde bei 3 von 15 Patienten eine Hepatitis, bei 9 von 15 Patienten eine vorübergehende Störung der Leberfunktion gefunden.

d) Akute Nebenwirkungen während oder kurz nach der Infusion

Bei einem kleinen Teil der Patienten (3,7% bei HILGARTNER et al. 1983) wurde unmittelbar nach der Infusion Fieber, Übelkeit, Schwindel, Blutdruckabfall, aber auch Blutdruckanstieg beschrieben. Gravierende akute Nebenwirkungen scheinen bisher jedoch nicht vorgekommen zu sein.

e) Resistenzentwicklung gegenüber APKK

In einigen Fällen (STENBJERG et al. 1977; PANICUCCI et al. 1981; POLLMANN u. SUTOR 1983) wurde eine Resistenzentwicklung gegenüber FEIBA beschrieben. Praktisch dürfte dieses Problem nur eine geringe Rolle spielen.

V. 1-Deamino-8-D-Argininvasopressin (DDAVP)

Es war schon lange bekannt, daß bestimmte Substanzen, wie Katecholamine, Vasopressin und seine Derivate, sowie Insulin die F-VIII-Aktivität erhöhen. Diese Substanzen konnten wegen ihrer anderen biologischen Wirkungen jedoch nicht für die Hämophilie-Therapie eingesetzt werden. 1975 konnten MANNUCCI et al. (1975a) zeigen, daß ein synthetisches Analog des antidiuretischen Hormons, 1-Deamino-8-D-Argininvasopressin (DDAVP) nach intravenöser Injektion zu einer deutlichen Erhöhung aller F-VIII-Qualitäten führt, aber keine oder nur sehr geringe sonstige biologische Wirkungen, wie Blutdruckerhöhung, Wasserretention und Wirkung auf die Coronargefäße hat. Dieses Vasopressinanalog hat sich für bestimmte Situationen als nützliches Mittel in der Hämophilie-Therapie erwiesen und ist bereits kommerziell erhältlich (in Deutschland unter dem Namen Minirin registriert).

1. Gerinnungs- und Fibrinolyseveränderungen nach Verabreichung von DDAVP

a) Effekt einer intravenösen oder intranasalen Verabreichung von DDAVP auf die Faktor-VIII-Qualitäten

In einer Dosis von 0,3–0,4 µg/kg führt die intravenöse Verabreichung von DDAVP zu einem 2- bis 6fachen Anstieg von F-VIII:C und einem 1,6–3fachen Anstieg von F VIIIR:Ag und F VIII:RCF. Die Höhe des durch DDAVP-Verabreichung erzielbaren F-VIII:C-Spiegels hängt vom Ausgangswert ab. Bei Patienten mit einer F-VIII:C-Aktivität <1% (schwere Hämophilie oder schweres Willebrand-Syndrom) ist kein meßbarer Anstieg von F VIII:C und damit auch keine klinische Wirkung zu erwarten. Verschiedene Untersucher haben etwas unterschiedliche Befunde über das Ausmaß des relativen Anstiegs von F VIII:C, F VIIIR:Ag und F VIII:RCF gefunden. Während MANNUCCI et al. (1981) einen 3- bis 6fachen Anstieg von F VIII:C und einen 2- bis 4fachen Anstieg von F VIIIR:Ag und F VIII:RCF fanden, beobachteten NIESSNER u. KORNINGER (1983) bei Normalpersonen nur einen durchschnittlichen Anstieg von F VIII:C um das 2,3fache und von F VIIIR:Ag und F VIII:RCF um das 1,6fache, bei Patienten mit mittelschwerer und leichter Hämophilie, sowie Patienten mit Willebrand-Syndrom einen F-VIII:C-Anstieg um das 2,9- bis 4,1fache. Andere Untersucher fanden bei Hämophilen einen durchschnittlichen F-VIII:C-Anstieg um das 2,18fache (SCHIMPF u. ROTHMANN 1980), das 3,55fache (BLÄTTLER et al. 1979) und um das 4,4fache (BOULTON u. SMITH 1979).

Das Maximum der Wirkung auf F VIII:C wird bei intravenöser Gabe nach 30–120 Minuten erreicht.

Bei intranasaler Applikation von DDAVP (2 µg/kg) ist der F-VIII:C- und F-VIIIR:Ag-Anstieg bei Normalen deutlich geringer. MANNUCCI et al. (1981) fanden einen Anstieg von F VIII:C um das 1,67fache und bei Hämophilen um das 1,92fache. NILSSON et al. (1982) fanden bei intranasaler Verabreichung von 325 µg bei Gesunden eine F-VIII:C-Steigerung um das 3fache.

b) In vivo- und in vitro-Eigenschaften von DDAVP-Faktor VIII

Der durch DDAVP-Verabreichung stimulierte F VIII hat nach allen bisherigen Untersuchungen das gleiche in vivo-Verhalten wie durch Konzentrate zugeführter F VIII. F-VIII-Konzentrate, die aus Plasmen DDAVP-vorbehandelter Spender hergestellt werden, enthalten eine höhere Aktivität von F VIII:C. Die Recovery von F VIII nach Verabreichung solcher Konzentrate ist gleich wie die bei den üblichen Konzentraten und die biologische Halbwertszeit von F VIII:C ist ebenfalls unverändert (NILSSON et al. 1979a, b). Die Verschwinderate von DDAVP-stimuliertem F VIII:C ist bei Normalen 266 ± 29 min, bei Patienten mit milder Hämophilie jedoch länger (671 ± 50 min) (MANNUCCI et al. 1981). Nach BLÄTTLER et al. (1979) ist bei Hämophilie die Halbwertszeit von F VIII um so länger, je stärker der Anstieg ist.

Der F-VIII-Komplex im Plasma von DDAVP-behandelten Patienten hat bei Gelfiltration das gleiche Molekulargewicht wie normaler F VIII, die elektrophoretische Mobilität von F VIIIR:Ag ist unverändert und F VIII:C hat die gleiche Temperaturstabilität wie normaler F VIII (PROWSE et al. 1979). RUGGERI et al. (1982) konnten jedoch zeigen, daß bei Normalen (und auch beim Typ I des vWD) eine Stunde nach Infusion von DDAVP F VIII Multimere auftreten, die größer sind als im Vorinfusionsplasma.

c) Wirkung wiederholter Verabreichung von DDAVP auf F VIII:C

Eine der Besonderheiten der Wirkung von DDAVP in vivo ist die Tatsache, daß bei wiederholter Anwendung in kürzeren Abständen bei den meisten Patienten eine Verminderung des Effekts auf F VIII:C eintritt. So fanden BLÄTTLER et al. (1979) nach erstmaliger Gabe von DDAVP einen durchschnittlichen Anstieg um das 3,55fache, bei Wiederholung nach 8–10 Stunden einen Anstieg nur um das 1,6fache, bei Gabe nach 20–24 Stunden um das zweifache. Ähnliche Beobachtungen wurden auch von LOWE et al. (1977), THEISS u. SCHMIDT (1978), BOULTON u. SMITH (1979) mitgeteilt. MANNUCCI et al. (1981) konnten bei 15 Patienten mit leichter Hämophilie und vWD bei wiederholter Anwendung von DDAVP im Abstand von 24 Stunden 3 Reaktionstypen finden. Bei 6 Patienten war der F-VIII:C-Anstieg bei wiederholter Infusion identisch. Bei weiteren 6 Patienten kam es zu einer allmählichen Abnahme der Wirkung und bei 3 Patienten war schon die zweite Infusion wirkungslos.

Ob die Abnahme der Wirkung auf eine Entleerung der F-VIII-Speicher oder eine Abnahme des Freisetzungsmechanismus zurückgeht, ist vorläufig unklar.

d) Veränderung der Fibrinolyse nach intravenöser Verabreichung von DDAVP

Neben der Wirkung auf F VIII führt die Verabreichung von DDAVP bei Normalpersonen, Patienten mit Hämophilie und leichtem Willebrand-Syndrom zu einer deutlichen Zunahme der fibrinolytischen Aktivität (MANNUCCI u. ROTHA 1980; NILSSON et al. 1980b; KORNINGER et al. 1981). Bei Patienten mit schwerem Willebrand-Syndrom und einem kleinen Teil von Patienten mit leichtem Willebrand-Syndrom bleibt jedoch eine Aktivierung der Fibrinolyse durch DDAVP aus (LUDLAM et al. 1980; NILSSON et al. 1980b; KORNINGER et al. 1981). Die erhöhte fibrinolytische Aktivität nach DDAVP-Verabreichung wird auf die Freisetzung von Plasminogenaktivator zurückgeführt (NILSSON et al. 1980b). Sie äußert sich nur in einer Verkürzung der Euglobulinlysiszeit, während Fibrinogen, F V, F VIII und Fibrinspaltprodukte unverändert bleiben. Es ist daher nicht zu erwarten, daß es durch diese Fibrinolyseaktivierung zu einer Zunahme der Blutungsneigung kommt. Trotzdem wurde empfohlen, bei therapeutischer Anwendung von DDAVP gleichzeitig Fibrinolysehemmer zu verabreichen.

2. Wirkungsmechanismus

Der genaue Wirkungsmechanismus von DDAVP ist noch nicht geklärt. Viele Befunde sprechen dafür, daß die Erhöhung der F-VIII-Aktivitäten nach Verabreichung von DDAVP durch eine Freisetzung aus Depots zustande kommt. Die Freisetzung dürfte jedoch nicht durch DDAVP selbst zustande kommen, sondern über eine Substanz, die unter der Wirkung von DDAVP aus dem zentralen Nervensystem freigesetzt wird.

3. Klinische Anwendung von DDAVP zur Behandlung und Prophylaxe von Blutungen

DDAVP ist geeignet zur Behandlung von leichten und mittelschweren Spontanblutungen und zur Blutungsprophylaxe bei kleinen und mittleren Operationen bei Patienten mit einer Basal-F-VIII-Aktivität von >10%. Besonders häufig wurde DDAVP bei solchen Patienten zur Vorbehandlung bei Zahnextraktion verwendet. Bei Patienten mit F VIII:C unter 10% ist die Nachblutungsrate trotz DDAVP-Gabe nicht zu vernachlässigen (NIESSNER u. KORNINGER 1983). Bei größeren Operationen dürfte eine Basal-F-VIII-Aktivität von >20% erforderlich sein, damit durch DDAVP-Verabreichung ausreichend hohe F-VIII-Spiegel erreicht werden können. Wenn, wie z.B. bei mittleren Operationen, zur Blutungsprophylaxe der F-VIII-Spiegel über mehrere Tage oder sogar 1–2 Wochen angehoben werden muß, muß damit gerechnet werden, daß der DDAVP-Effekt auf F VIII:C abnimmt. Eine laufende Kontrolle der F-VIII-Aktivität während der Therapie ist daher unbedingt erforderlich, um sicher zu sein, daß der F-VIII-Spiegel oberhalb des gewünschten Minimalwertes liegt. Die Tatsache, daß bei Verabreichung von DDAVP in kurzen Intervallen (z.B. 12 Stunden) die Wirkung abnimmt (BLÄTTLER et al. 1979), hat zur Folge, daß während einer DDAVP-Therapie der F-VIII-Spiegel vor der jeweils nächsten Infusion auf Präinfusionswerte absinken kann. Daher kann bei DDAVP-Therapie nicht immer sichergestellt werden, daß ein notwendiger Minimalspiegel aufrechterhalten wird. Außerdem dürfte es Patienten geben, die überhaupt keinen oder nur einen sehr geringen Anstieg von F VIII:C nach DDAVP zeigen oder rasch eine Resistenz entwickeln (MANNUCCI et al. 1981). Diese beiden Tatsachen dürften die Ursache dafür sein, daß es bei einem nicht unbeträchtlichen Teil DDAVP-behandelter Patienten auch mit leichter Hämophilie doch zu Nachblutungen gekommen ist, die die Verabreichung von F-VIII-Konzentraten erforderlich machten

(Mannucci et al. 1977; Schimpf u. Rothmann 1980; Ludlam et al. 1980; Scharrer 1981; Niessner u. Korninger 1983). Das Blutungsrisiko bei operativen Eingriffen bei DDAVP-behandelten Patienten dürfte also etwas größer sein als bei solchen, die mit Konzentraten behandelt werden. Dieses Risiko ist gegen die Vorteile dieser Therapie, verringerte Kosten und fehlendes Hepatitisrisiko abzuwägen.

4. Nebenwirkungen

Die wichtigste Nebenwirkung von DDAVP, die aber selten ein klinisch relevantes Ausmaß annimmt, ist die Wasserretention durch eine noch geringe antidiuretische Wirkung. Dies äußert sich in einer Abnahme der Serumosmolarität. Eine gefährliche Überwässerung (Lowe et al. 1977) dürfte jedoch nur sehr selten vorkommen (Warrier u. Lusher 1983). Andere, weniger bedeutende, Nebenwirkungen sind eine leichte, kurz dauernde Gesichtsrötung, Zunahme der Herzfrequenz, leichtes Absinken des Blutdrucks und Müdigkeit. Diese Nebenwirkungen können gemildert werden, wenn DDAVP als Infusion innerhalb von 25–30 Minuten infundiert wird.

VI. Oral wirksame Medikamente, die die Faktor-VIII- und/oder -IX-Aktivität steigern

Die orale Verabreichung von F-VIII- oder -IX-Konzentraten führt zu keinem Anstieg von F VIII oder IX im Blut, da die Proteine im Darm durch Proteasen zerstört werden. Durch Bindung von F VIII an Chylomikronen (Paulssen u. van Pelt 1981) kann möglicherweise Faktor VIII stabilisiert werden, und es wurde nach Verabreichung von F-VIII-beladenen Chylomikronen ein leichter Anstieg von F VIII beobachtet. Die Wirksamkeit einer solchen Therapie ist aber sicher sehr fraglich (Austen u. Rizza 1981). Gralnick u. Rick (1983), berichteten, daß ein Androgenabkömmling (Danazol, 17α-pregna-2, 4-dien-20 yno [2,3-d] Isoxazol-17 ol) in einer Dosis von 600 mg täglich bei 4 Patienten mit Hämophilie A den F-VIII-Spiegel von 1–3% auf 3–8% steigerte. Bei einem Patienten mit Hämophilie B stieg der F-IX-Spiegel nach Behandlung von 5 auf 14%. Das Maximum des Anstiegs der Faktoren VIII und IX war zwischen dem 7. und 13. Tag nach Beginn der Behandlung erreicht. Nach Absetzen des Medikaments fiel der F-VIII- oder -IX-Spiegel innerhalb von wenigen Tagen auch den Ausgangswert ab. Das Medikament hatte während der kurzen Behandlungszeit (14 Tage) keine Nebenwirkungen, insbesondere kam es zu keinem Anstieg von GOT oder GPT. Kasper u. Boylen (1985) konnten diese günstigen Befunde nicht bestätigen. Sie fanden nur bei einem von 8 Patienten mit leichter Hämophilie nach Danazolbehandlung einen leichten Anstieg von Faktor VIII, hingegen erhebliche Nebenwirkungen schon nach kurzer Behandlungsdauer.

Eine interessante Beobachtung wurde durch einen japanischen Autor (Adachihara 1983) gemacht, der nach Verabreichung von einem Extrakt verschiedener japanischer Pflanzen bei einem Patienten mit Hämophilie A einen Anstieg des F VIII auf über 40% fand. Dieser Befund bedarf noch der Bestätigung.

VII. Andere bei der Hämophilietherapie verwendete Medikamente ohne Einfluß auf den Faktor-VIII- oder -IX-Spiegel

1. Fibrinolysehemmer

Hemmstoffe der Fibrinolyse, wie Epsilonaminocapronsäure oder seine Derivate, haben sich als wirksam zur Verhütung von Blutungen im Bereich des Mundes erwiesen, da sie die Andauung von Wunden durch fibrinolytische Enzyme im Speichel verhindern. Fibrinolysehemmer gehören daher zur Standardtherapie bei Zahnextraktionen und ermöglichen dadurch die Einsparung teurer Substitutionsmittel. Sie sind hingegen unwirksam bei der Prophylaxe von Gelenksblutungen (STRAUSS et al 1965).

2. Steroide

a) Anwendung zur Behandlung der Makrohämaturie

Die Makrohämaturie wird häufig durch eine Substitutionstherapie nicht beeinflußt, sogar dann nicht, wenn F-VIII-Spiegel über 50% erreicht werden. ABILDGAARD et al. (1965) beschrieben erstmals bei 3 Hämophilen einen raschen blutstillenden Effekt von Hydrocortison (mit oder ohne gleichzeitiger Substitutionstherapie). HARTMANN (1965) konnte in einer Doppelblindstudie zeigen, daß die Verabreichung von 2 mg/kg Prednisolon durch 2 Tage gefolgt von 1 mg/kg durch weitere 2 Tage 9 von 11 Makrohämaturien innerhalb von 2 Tagen zum Stillstand brachte, während dies nur bei 2 von 12 Patienten der Placebogruppe der Fall war. In dieser Studie wurden keine Konzentrate verabreicht. GOURDEAU u. DENTON (1968) verabreichten bei Makrohämaturie am 1. Tag 30 mg Prednisolon mit Reduktion der Dosis jeden Tag um 5 mg. Gleichzeitig wurde eine Substitutionstherapie durchgeführt. Unter dieser Therapie konnte die Makrohämaturie bei allen Patienten innerhalb von 48 Stunden gestoppt werden. RIZZA et al. (1977) hingegen fanden in einer Doppelblindstudie keinen signifikanten Effekt von Steroiden auf die Dauer der Makrohämaturie. Sie verabreichten Prednisolon in der gleichen Dosis wie GOURDEAU u. DENTON (1968) jedoch zusätzlich eine einmalige Dosis von F VIII oder IX, die den Spiegel dieser Faktoren auf 25–30% anhob. In der mit Steroiden behandelten Gruppe konnte die Blutung bei 44% der Episoden nach dem 1. Tag und bei 69% nach dem 2. Tag gestoppt werden, während bei der mit Placebo behandelten Patientengruppe die Blutung bei 30% nach dem 1. Tag und bei 50% nach dem 2. Tag aufhörte. Diese Unterschiede waren nicht signifikant.

Aufgrund dieser divergierenden Ergebnisse ist es schwierig, eine Empfehlung zu geben. Wir verabreichen unseren Patienten im Falle einer Makrohämaturie (bei Erwachsenen) eine Initialdosis von 50 mg Prednisolon durch 2 Tage mit Reduktion der Dosis um 10 mg jeden zweiten Tag. Wenn nach 4–5 Tagen die Makrohämaturie nicht aufgehört hat, wird zusätzlich eine Substitutionstherapie (2 × täglich ca. 15 E/kg) verabreicht. Bei diesem Vorgehen führt die Substitutionstherapie innerhalb von 1–2 Tagen zum Blutungsstopp.

Die Verabreichung von Steroiden ist ferner indiziert bei solchen Patienten, die (selten) unter einer Substitutionstherapie eine Makrohämaturie oder Epistaxis bekommen, da man annimmt, daß in diesen Fällen immunologische Mechanismen ursächlich an dem Zustandekommen der Blutungsmanifestationen beteiligt sind.

b) Anwendung bei Gelenksblutungen

Bei der Behandlung von Gelenksblutungen hat die zusätzliche Verabreichung von Steroiden nur einen marginalen Effekt (Kisker u. Burke 1970). Für die routinemäßige Anwendung von Steroiden bei der Behandlung von Gelenksblutungen besteht daher keine Indikation.

Bei der chronischen hämophilen Arthropathie mit ausgeprägten Arthrosebeschwerden kann die intraartikuläre Applikation von Steroiden zu einer subjektiven Besserung der Beschwerden führen.

c) Anwendung zur Behandlung allergischer Nebenwirkungen

Steroide sind wirksame Gegenmaßnahmen bei schweren allergischen Reaktionen, die sehr selten in Zusammenhang mit der Verabreichung von F-VIII- oder -IX-Konzentraten auftreten können, insbesondere bei Asthma und Laryngospasmus.

3. Analgetika

Der Schmerz als Symptom spielt im Leben eines Hämophilen eine dominierende Rolle. Die klinischen Hauptmanifestationen bei der schweren Hämophilie, Gelenks- und Muskelblutungen gehen mit mehr oder weniger starken Schmerzen einher, die durch die Substitutionstherapie nur mit einer gewissen Latenzzeit behoben werden können. Beim älteren Hämophilen ist die chronische hämophile Arthropathie mit Schmerzen verbunden. Besonders heftige, ohne Analgetika nicht tolerierbare Schmerzen treten bei der akuten Gelenksblutung mit massivem Gelenkserguß (Ballonknie), bei Muskelblutungen und insbesondere nach orthopädischen Rehabilitationsmaßnahmen (z.B. bei der Mobilisierung nach Synovektomie) auf. Nahezu jeder Patient mit schwerer Hämophilie ist daher gezwungen, mehr oder weniger häufig Analgetika aufzunehmen. In einer Untersuchung von Small et al. (1982b) gaben 70% der schweren Hämophilen an, daß sie regelmäßig Analgetika einnehmen.

Die richtige Wahl des Analgetikums beim Hämophilen ist von außerordentlicher Bedeutung, da eine Reihe von Gefahren zu beachten sind:

a) Zunahme der Blutungsneigung

Eine eindeutige Zunahme der Blutungsneigung ist bei Einnahme von Aspirin bei Hämophilen zu erwarten. Aspirin führt bei Patienten mit F-VIII- und -IX-Mangel zu einer Verlängerung der Blutungszeit (Kasper u. Rapaport 1972; Kaneshiro et al. 1969). Diese Autoren beobachteten auch das vereinzelte Auftreten von Blutungen unter Aspirineinnahme. Aspirin und aspirinhaltige Medikamente sind bei Hämophilen daher streng kontraindiziert. Hingegen führen Ibrufen, Azetamine und Propoxyphen zu keiner Verlängerung der Blutungszeit. In Doppelblindstudien beobachteten Hasiba et al. (1980) und Thomas et al.

(1982) bei Verabreichung von Cholin-Magnesiumtrisilikat und THOMAS et al. (1982) bei Verabreichung von 4 × 400 mg Ibrufen keine Zunahme der Blutungsneigung und keine Veränderung der Plättchenfunktion bei ausgezeichneter klinischer Wirkung. McINTYRE et al. (1978) fanden hingegen 2 Stunden nach 600 mg Ibrufen eine vorübergehende Störung der Plättchenaggregation.

b) Gastrointestinale Störungen

Viele nicht steroidale antiinflammatorische Substanzen, wie Phenylbutazon, Indomethazin, Ibrufen, führen zu verschiedensten gastrointestinalen Störungen. Insbesondere ist das Risiko einer erosiven Gastritis und einer Ulcusbildung deutlich erhöht. Solche Substanzen sind daher bei Patienten mit Ulcus oder einer abgelaufenen gastrointestinalen Blutung kontraindiziert. Wegen der relativ starken ulcerogenen Wirkung sollte bei Hämophilen Phenylbutazon und Oxyphenylbutazon grundsätzlich nicht verwendet werden. Hingegen hat sich bei Beachtung der Kontraindikationen die Verwendung von Indomethazin und Diclofenac, sowie Ibrufen insbesondere bei chronischer hämophiler Arthropathie als wirksam und relativ gefahrlos erwiesen.

c) Nephropathie

Die langdauernde Anwendung von phenazetinhältigen Präparaten birgt das Risiko einer Analgetikanephropathie in sich. Allerdings dürfte die tatsächliche Gefahr relativ gering sein. Jedenfalls fanden SMALL et al. (1982) nur bei einem Patienten einen Hinweis auf eine Analgetikanephropathie.

d) Suchtgefahr

Suchtmachende Analgetika sollten bei Hämophilen in der Regel nicht verwendet werden. Bei äußerst schmerzhaften Gelenks- oder Muskelblutungen ist ihre ein- oder mehrmalige Anwendung jedoch manchmal nicht zu umgehen. Die offenbar in allen Zentren geübte Zurückhaltung mit derartigen Medikamenten hat dazu geführt, daß Suchtprobleme bei Hämophilen bisher relativ geringfügig sind.

G. Praktische Durchführung der Hämophilietherapie

Die Hämophilietherapie basiert auch heute noch im wesentlichen auf dem temporären Ersatz des fehlenden Gerinnungsfaktors durch Verabreichung eines entsprechenden Konzentrats. Die Behandlung kann entweder nur bei Bedarf (on demand) im Falle von Blutungen oder vorbeugend (prophylaktisch) erfolgen. Bei der prophylaktischen Behandlung muß man wiederum zwischen einer zeitlich begrenzten Behandlung zur Verhütung von Blutungskomplikationen bei operativen Eingriffen und einer (meist länger dauernden) Prophylaxe zur Verhütung rezidivierender Spontanblutungen unterscheiden. Obwohl als optimale Lösung anzustreben wäre, daß zumindestens jeder Patient mit schwerer Hämophilie

Tabelle 23. Konzentratverbrauch von Patienten mit Hämophilie A

Land Zentrum	Jahr	Patienten	E/Jahr	E/kg/Jahr	Autor
BRD (Hannover)	1976	E + K	–	423	BARTHELS u. POLIWODA (1978)
BRD (Heidelberg)	1976	E + K, schwer	55360	–	SCHIMPF (1981)
BRD (Bonn)	1980	E + K, schwer, Heimtherapie	244300	4370	EGLI (1983)
Österreich (Wien)	1980/81	E + K, schwer	42500	671	LECHNER et al. (1983b)
		E + K, schwer, Heimtherapie	45000	746	
Großbritannien	1981	E + K, schwer, Heimtherapie	33120	–	SAVIDGE (1983)
Schweden (Stockholm)	1981	E Heimtherapie	83000	1200	BLOMBÄCK et al. (1983)
		K Heimtherapie, Prophylaxe	127000	3000	
Canada	1980/81	E + K alle Schweregrade	37000	–	INWOOD u. VAUGH (1983)
		E + K Heimtherapie	40000	–	
USA (Coop Studie)	1975 bis 1979	E + K (<10%)	40000	732	ALEDORT u. GOODNIGHT (1981)
		E + K schwer	52000	–	
		E + K schwer, Heimtherapie	64884	–	

E = Erwachsene;   K = Kinder

vorbeugend mit solchen Dosen Faktor VIII oder IX behandelt wird, daß überhaupt keine Spontanblutungen mehr auftreten, ist gegenwärtig ein derartiges Vorgehen aus Gründen der limitierten Verfügbarkeit der Konzentrate, aus ökonomischen Gründen und gelegentlich auch wegen Nebenwirkungen praktisch nicht durchführbar. Die Kunst des Therapeuten besteht darin, eine rationale Therapie durchzuführen, die das beste Nutzen-Kosten-Nebenwirkungen-Verhältnis repräsentiert.

Die Ansichten darüber, welche Mengen an Faktor-VIII- oder -IX-Konzentraten erforderlich sind, um eine derart optimale Therapie durchzuführen, sind sehr verschieden, wie ein Vergleich des Faktor-VIII-Verbrauchs von Patienten mit Hämophilie in verschiedenen Ländern zeigt (Tabelle 23). Obwohl es offensichtlich ist, daß die Intensität der Behandlung in verschiedenen Zentren unterschiedlich ist, muß vor einem direkten Vergleich der Zahlen in Tabelle 23 gewarnt werden, da die Art der Berechnung des jährlichen Faktor-VIII-Verbrauchs nicht standardisiert ist. Es ist z.B. entscheidend, ob der Faktor-VIII-Verbrauch auf alle Patienten mit Hämophilie A in einem bestimmten Zentrum, nur auf die Patienten mit schwerer und mittelschwerer Hämophilie, oder nur auf Patienten mit schwerer Hämophilie unter Heimtherapie bezogen wird.

Obwohl vernünftigerweise anzunehmen ist, daß die Lebenserwartung, Morbidität und Lebensqualität der Hämophilen bei Verabreichung höherer Faktor-

VIII- (oder -IX-)Dosen besser sind, liegen diesbezügliche Vergleichsstudien noch nicht vor. Insbesondere bedarf noch die Frage der Klärung, welche Dosen von Faktor VIII oder IX erforderlich sind, um die Entwicklung einer hämophilen Arthropathie gänzlich oder zumindest weitgehend zu verhüten.

Aus den folgenden Ausführungen wird hervorgehen, daß trotz jahrzehntelanger Erfahrung mit der Substitutionstherapie unsere Kenntnisse über die Beziehung von Dosis und klinischer Wirkung noch sehr verbesserungsbedürftig sind. Die Schwierigkeit bei der Erarbeitung diesbezüglicher Daten resultiert einerseits aus der Tatsache, daß in den meisten Zentren der größte Teil der Therapie nicht mehr unter der direkten Beobachtung des Arztes erfolgt, andererseits aus der Schwierigkeit der Quantifizierung des Therapieeffekts, der im wesentlichen auf subjektiven Angaben des Patienten beruht.

I. Dosierung von Faktor-VIII- und -IX-Konzentraten bei Behandlung einzelner Blutungsmanifestationen

1. Gelenksblutung

Das Ziel der Therapie bei einer Gelenksblutung besteht darin, die Blutung möglichst rasch und komplett zum Stillstand zu bringen, um

- den Schmerz rasch zu beseitigen,
- eine rasche Wiederherstellung der Gelenksfunktion zu ermöglichen, dadurch die Inaktivitätsatrophie der Muskulatur zu verhindern und die Arbeits- und Schulfähigkeit des Patienten in kürzester Zeit wiederherzustellen,
- eine rasche Resorption der Blutung zu erreichen, um die Entwicklung einer Synovitis mit ihren Folgen zu verhüten.

Die wichtigste Maßnahme bei der Behandlung der Gelenksblutung ist die möglichst rasche Zufuhr des fehlenden Gerinnungsfaktors in Form des entsprechenden Konzentrats. Um das Intervall zwischen dem Auftreten der Symptome und der Therapie möglichst zu verkürzen, wurde das Konzept der Heimtherapie entwickelt (s. später). Als Ergänzung der Substitutionstherapie sind verschiedene physikalische Maßnahmen wertvoll (s. Orthopädischer Teil).

Gerade bei der Behandlung von Gelenksblutungen bestehen über die optimale Dosierung noch sehr divergierende Meinungen. Die Schwierigkeit bei der Festlegung einer Standarddosis bei Gelenksblutungen resultiert daraus, daß viele Variable das Ansprechen einer Gelenksblutung auf eine bestimmte Dosis eines Faktor-VIII- oder -IX-Konzentrates beeinflussen:

- Intervall zwischen Beginn der Blutung und Verabreichung des Konzentrates: Je kürzer die Latenzzeit vom Auftreten der ersten Symptome bis zum Behandlungsbeginn ist, desto geringer ist die für die Blutstillung erforderliche Dosis bzw. desto effektiver ist eine bestimmte festgelegte Standarddosis.
- Schwere der Blutung: Die klinische Schwere der Blutung ist meist von der Dauer der Nichtbehandlung von Symptombeginn abhängig. Die Beurteilung der Schwere einer Blutung ist jedoch sehr subjektiv und eine Quantifizierung nur schwer möglich.

- „Spontane" Blutungen benötigen in der Regel eine geringere Dosis als traumatisch bedingte Blutungen.
- Die Lokalisation der Blutung spielt insofern eine Rolle, als Sprunggelenksblutungen in der Regel geringere Mengen an Substitutionsmitteln zur Blutstillung erfordern, als Kniegelenks- und Ellbogengelenksblutungen (Aronstam et al. 1982a).
- Blutungen in ein bereits vorgeschädigtes Gelenk benötigen höhere Dosen als solche in ein nicht oder nur wenig vorgeschädigtes Gelenk.
- Das Alter des Patienten spielt für die Dosierung insofern eine Rolle, als die Recovery bei Kindern geringer ist und man bei Kindern bemüht ist, eine möglichst schnelle Blutstillung mit nur einer Infusion zu erreichen.
- Die Recovery von Faktor VIII und IX zeigt große individuelle Schwankungen, so daß bei manchen Patienten höhere Dosen von Substitutionsmitteln erforderlich sind, um einen gewünschten Faktor-VIII- oder -IX-Spiegel zu erreichen.
- Eindeutige Unterschiede zwischen verschiedenen Konzentraten bezüglich ihrer blutstillenden Wirkung konnten bisher nicht gefunden werden.

Wie auch bei Behandlung anderer Blutungen muß man bei der Behandlung der Gelenksblutung zwischen einer Initialdosis und einer Erhaltungsdosis unterscheiden, die solange verabreicht wird, bis die Blutung vollkommen zum Stillstand gekommen ist. Im Falle einer Gelenksblutung ist es aus vielen Gründen wünschenswert, die Blutung durch *eine* Dosis, nämlich die Initialdosis, zum Stillstand zu bringen.

a) Initialdosis

Auch unter Berücksichtigung aller vorher genannter Variablen ist es erstaunlich, daß die Angaben über die Wirksamkeit verschiedener Initialdosen von Faktor VIII zur Behandlung von Gelenksblutungen und dementsprechend die Empfehlungen für die Initialdosis außerordentlich variieren. In den meisten Untersuchungen wurde als Maß für die Wirksamkeit einer Initialdosis der Prozentsatz der Retransfusionsrate angegeben, also der Anteil jener Patienten, die eine 2. oder 3. Dosis benötigen. Einigkeit dürfte darüber bestehen, daß mindestens eine Dosis von 5 E/kg verabreicht werden muß, damit mit ausreichender Wahrscheinlichkeit ein Blutungsstillstand erreicht wird.

Stirling u. Prescott (1979) fanden bei Behandlung von Gelenksblutungen aller Lokalisationen bei 5,7 E/kg eine Retransfusionsrate von 15% bei Verabreichung von 3 E/kg jedoch eine Retransfusionsrate von 29%. Nach Allain (1979) ist eine Initialdosis von 26 E/kg erforderlich, um alle Gelenksblutungen durch eine Infusion zu stillen. Wenn man diese Zahlen als Bezugspunkte nimmt, ist es ganz offensichtlich, daß die Dosiswirkungskurve in einem Bereich zwischen 5,7 und 26 E/kg Initialdosis außerordentlich flach verläuft. Es ist daher zu erwarten, daß bei Studien Wirkungsunterschiede zwischen verschiedenen Initialdosen in diesem Bereich nur sehr schwer herausgearbeitet werden können. In Tabelle 24 ist die Wirksamkeit verschiedener Dosen (gemessen an der Retransfusionsrate) in verschiedenen Studien angeführt. Hervorgehoben seien die Angaben von Rizza u. Spooner (1977), die bei Verabreichung von 250 E Faktor VIII

Tabelle 24. Initialdosis bei Gelenksblutungen

Lokalisation der Blutung	Dosis	Retrans- fusionsrate	
Alle Gelenke	5.7 E/kg 3.0 E/kg	15% 29%	STIRLING u. PRESCOTT (1979)
Sprunggelenk (leicht) (schwer)	7.0 E/kg 14.0 E/kg	10% 20%	ARONSTAM et al. (1982)
Gelenke + Muskel	7.3 E/kg 5.5 E/kg	16,8% 19,6%	HARRIS u. STUART (1979)
Alle Blutungen (85% Gelenke)	250 E (4 E/kg)	16%	RIZZA u. SPOONER (1977)
Ellbogen	11–16 E/kg	21,5%	ARONSTAM et al. (1981)
Alle Gelenke	7,5–12 E/kg 12–20 E/kg	11% 6%	WEISS (1979)

(unabhängig vom Körpergewicht) nur eine Retransfusionsrate von 16% angeben.

Bei retrospektiver Analyse der vom Patienten oder vom Arzt tatsächlich verabreichten Initialdosis für Gelenksblutungen bei Heimtherapieprogrammen ergibt sich jedoch, daß in der Regel deutlich höhere Dosen als die Minimaldosis von 5 E/kg verabreicht wurden. EVENSEN et al. (1979) gaben an, daß im Durchschnitt zur Behandlung von Gelenksblutungen 14,4 E/kg als Initialdosis verabreicht wurden. In der nordwestdeutschen Hämophiliestudie (BARTHELS u. SENS 1982) betrug die mittlere Initialdosis bei Kniegelenksblutungen 17 E/kg und in unserem Hämophilizentrum (LECHNER et al. 1983) war die mittlere Initialdosis zur Behandlung aller Gelenksblutungen 15,4 E/kg. LORENZ (1977) empfiehlt bei Kindern eine noch höhere Dosis (20–25 E/kg), wobei er trotz der relativ hohen Dosis bei einem 1/4 der Patienten eine nicht ausreichende Wirkung fand.

Bei einer kürzlich durchgeführten internationalen Rundfrage bei 27 Hämophiliezentren in der ganzen Welt wurde als mittlere Initialdosis bei schweren Gelenksblutungen 20–26 E/kg und 12–16 E/kg bei leichteren Gelenksblutungen ermittelt (ABE u. KAZAMA 1983).

b) Erhaltungstherapie

Bei mehr als 3/4 der Blutungen reicht die Initialdosis aus, um die Blutung zum Stillstand zu bringen. Im Falle eines Nichtansprechens wird nach 12 oder 24 Stunden nochmals die gleiche Dosis des Konzentrates verabreicht. Die durchschnittliche Behandlungsdauer (1 oder 2 tägliche Dosen) betrug nach ABE und KAZAMA (1983) bei schweren Blutungen 2 Tage, bei leichten Blutungen einen Tag. In nur wenigen Studien wurde die mittlere Gesamtdosis zur Behandlung von Gelenksblutungen ermittelt (ARONSTAM et al. 1979a) fanden eine mittlere erforderliche Gesamtdosis von 21 E/kg zur Behandlung von Gelenks- und Muskelblutungen. Dies kontrastiert zu den Angaben von RIZZA u. SPOONER (1977) die zur Behandlung von Gelenks- und Muskelblutungen im Durchschnitt nur eine Dosis von 290 E benötigen.

c) Dosisadjustierung nach der Lokalisation und Schwere der Blutung

Verschiedene Autoren haben versucht, aufgrund verschiedener klinischer Befunde in der Dosierung differenziert vorzugehen. So fanden Aronstam et al. (1981) bei Ellbogenblutungen bei einer Initialdosis von 11–16 E/kg, daß 21,5% der Patienten nicht ausreichend ansprachen und retransfundiert werden mußten. Die Wahrscheinlichkeit eines schlechten Ansprechens war dann hoch, wenn die Patienten einen Schmerz angaben, die Bewegung im Gelenk um mehr als 50% eingeschränkt war, ein Spannungsgefühl bestand und die Latenzzeit zwischen Blutungsbeginn und Therapiebeginn mehr als 3 Stunden betrug. Für diese Patienten wäre somit eine höhere Dosis erforderlich. Die gleichen Autoren (Aronstam et al. 1982a) gaben an, daß Sprunggelenksblutungen auch mit kleineren Dosen erfolgreich behandelt werden können. 90% der Sprunggelenksblutungen konnten mit einer Dosis von 7 E/kg gestoppt werden. Eine höhere Dosis von 14 E/kg wurde nur bei solchen Patienten für erforderlich gehalten, bei denen die Gelenksmobilität sehr stark eingeschränkt war. Diese Patienten hatten allerdings auch bei einer Dosis von 14 E/kg eine Retransfusionsrate von 20%.

Vom praktischen Standpunkt wäre zur Frage der Dosierung zu sagen, daß eine sehr exakte Dosierung bei Behandlung von Gelenksblutungen schon deshalb nicht möglich ist, da die meisten Konzentrate nur in einer Dosis von 500 und 1000 E zur Verfügung gestellt werden, so daß z.B. bei einem Erwachsenen von 70 kg nur entschieden werden muß, ob eine Dosis von ca. 15 oder 7 E/kg verabreicht werden soll.

Systematische Studien über die Dosierung von Faktor-IX-Konzentraten bei Patienten mit Hämophilie B liegen nicht vor. Wegen der schlechten Recovery von Faktor IX muß bei gleicher klinischer Situation fast eine doppelt so hohe Dosis von Faktor IX gewählt werden.

2. Muskelblutungen

Muskelblutungen insbesondere die Blutungen im Musculus psoas bedürfen einer intensiven Therapie. Gemäß der internationalen Rundfrage (Abe u. Kazama 1983) werden im Durchschnitt in den Hämophiliezentren 2 × täglich 30–40 E/kg über mehrere Tage verabreicht. Das gleiche gilt auch für Muskelblutungen anderer Lokalisation.

3. Lebensbedrohliche Blutungen (Gastrointestinalblutung, zerebrale Blutung und retroperitoneale Blutung)

In diesen Fällen soll eine Normalisierung des Faktor-VIII-Spiegels angestrebt werden, wobei der minimale Faktor-VIII-Spiegel bis zum Blutungsstillstand nicht unter 50% absinken sollte.

Bei der zerebralen Blutung ist man heute durch die Computertomographie in der Lage, die Entwicklung der Blutung genau zu verfolgen. Die hochdosierte Therapie sollte fortgesetzt werden, bis sämtliche klinische Zeichen der zerebralen Blutung verschwunden sind und sich in der Computertomographie eine Verkleinerung der Blutung zeigt. Im Anschluß führen wir eine prophylaktische Behandlung durch, bis computertomographisch die Blutung nicht mehr nachweisbar ist.

Bei der Gastrointestinalblutung gibt es keine allgemeinen Regeln, bis zu welchem Zeitpunkt die Therapie durchgeführt werden muß. Man sollte die Substitutionstherapie jedoch 1–2 Tage über den sicheren Blutungstillstand hinaus fortsetzen.

4. Hämaturie

Die Hämaturie kann auch durch eine hochdosierte Substitutionstherapie nicht immer gestoppt werden. Von einigen Autoren wird angegeben, daß die alleinige oder zusätzliche Verabreichung von Steroiden die Blutung schneller zum Stillstand bringt (s. Abschn. F. VII. 2.).

II. Prophylaktische Behandlung

Das Prinzip einer prophylaktischen Behandlung besteht darin, auch ohne das Vorliegen einer Blutungsmanifestation Konzentrate zu verabreichen mit dem Ziel, das Auftreten von Spontanblutungen zu vermeiden.

1. Indikation

Die Indikation zur prophylaktischen Behandlung wird heute in verschiedenen Zentren noch sehr uneinheitlich gestellt. In einzelnen Zentren (BLOMBÄCK et al. 1983; EGLI 1983) wird generell bei Kindern bis zum Alter von 15 Jahren während der Wachstumsphase eine prophylaktische Behandlung durchgeführt. Die dafür erforderliche Menge an Konzentraten ist etwa 100 000–200 000 E/Jahr. Wie kürzlich gezeigt wurde (HEJNEN et al. 1983) kann ein günstiger Effekt einer Prophylaxe auf die Arthropathie nur dann erwartet werden, wenn mit der Prophylaxe vor dem 10. Lebensjahr und bei einem Petterson score von weniger als 4 begonnen wird.

In den meisten Zentren wird derzeit noch keine generelle Prophylaxe durchgeführt, sondern nur unter den folgenden besonderen Umständen (SCHIMPF 1981):
- Häufige Gelenks- oder Muskelblutungen (mehr als 4/Monat).
- Intensive physikotherapeutische Rehabilitation (z.B. nach Synovektomie oder bei physikalischer Korrektur von Gelenksabnormalitäten).
- Chronische Synovitis.
- Bei besonderer beruflicher oder psychischer Belastung.

2. Dosierung bei der prophylaktischen Behandlung der Hämophilie A

Infolge der kurzen Halbwertszeit von F VIII ist die prophylaktische Therapie bei Patienten mit schwerer Hämophilie A nur mit hohem Aufwand an Konzentraten durchzuführen. KASPER et al. haben schon 1970 gezeigt, daß sich durch die Verabreichung von 20–25 E/kg F VIII dreimal wöchentlich eine deutliche Blutungsreduktion erzielt werden kann. SCHIMPF et al. (1976a, c) haben verschiedene Dosierungsschemata verglichen und als optimales Dosisschema die Verabreichung von 3 × 12 E/kg und Woche herausgearbeitet. Die Verabreichung von 1 × 36 E/kg oder 2 × 18 E/kg pro Woche war deutlich weniger wirksam. Eine Dosis von 3 × 8 oder 3 × 4 E/kg und Woche ist zur Prophylaxe nicht ausreichend

(SCHIMPF et al. 1976a). ARONSTAM et al. (1977) fanden bei Verabreichung von 2 Dosen Faktor VIII/Woche, die den F-VIII-Spiegel auf 15 oder 30% steigerten, zwar eine signifikante Reduktion der Blutungsfrequenz, errechneten jedoch, daß zur Reduktion der Blutungshäufigkeit um 90% neunmal höhere Mengen an Konzentrat erforderlich sind als bei Behandlung bei Bedarf. SCHIMPF et al. (1976b) benötigten zur Reduktion der Blutungen um 90% allerdings nur die doppelte Dosis. Was die ökonomische Seite der prophylaktischen Behandlung betrifft, muß man allerdings berücksichtigen, daß eine gute Erhaltung der Gelenksfunktion während der Wachstumsphase das Risiko der Blutungen zu einem späteren Zeitpunkt wesentlich herabsetzen dürfte und der Mehrbedarf bei einer Prophylaxe während des Wachstumsalter durch einen geringeren Bedarf im späteren Leben möglicherweise mehr als ausgeglichen wird.

3. Dosierung bei der prophylaktischen Behandlung der Hämophilie B

Die Voraussetzungen für eine prophylaktische Behandlung sind bei der Hämophilie B wegen der längeren Halbwertszeit von Faktor IX wesentlich günstiger. LUDWIG u. LECHNER (1974) verabreichten zur Prophylaxe einmal wöchentlich 18–19 E/kg F-IX-Konzentrat bei 6 Patienten mit schwerer Hämophilie B und konnten dadurch die Zahl der Spontanblutungen um 90%, die Zahl der Krankenhaustage sowie die Tage von Schul- oder Berufsunfähigkeit um etwa 80% verringern. SCHIMPF u. BAUMANN (1976) verabreichten zweimal wöchentlich 9 E/kg F-IX-Konzentrat und konnten dadurch Spontanblutungen nahezu vollständig verhindern. Der Konzentratbedarf der prophylaktisch behandelten Patienten war in der Studie von LUDWIG u. LECHNER (1974) im Durchschnitt fünfmal größer als bei der Behandlung bei Bedarf, bei Kindern jedoch nur doppelt so groß.

III. Therapeutisches Vorgehen bei chirurgischen Eingriffen und Traumen

1. Therapeutisches Vorgehen bei Operationen

a) Substitutionstherapie

Die Entscheidung, ob bei einem chirurgischen Eingriff eine Substitutionstherapie (oder eine andere Maßnahme, die den F-VIII- oder -IX-Spiegel anhebt) durchgeführt werden muß, hängt einerseits vom basalen F-VIII- oder -IX-Spiegel, andererseits von der Größe des Eingriffs ab. Die meisten Autoren sind der Ansicht, daß zumindest bei mittleren und größeren Operationen ein F-VIII- oder -IX-Spiegel über 30% vorhanden sein muß, damit eine gute Hämostase gewährleistet ist. Ist der basale F-VIII-Spiegel zwischen 10 und 30%, kann erwogen werden, statt einer Substitutionstherapie DDAVP zu verabreichen. Liegt der F-VIII- oder -IX-Spiegel unter 10%, muß auf jeden Fall eine Substitutionstherapie durchgeführt werden, deren Intensität und Dauer von einer Reihe von Faktoren abhängt:

– Von der Größe der Operation.

- Von der Möglichkeit einer optimalen lokalen Blutstillung (bei Tonsillektomien, Adenotomien und Operationen am Knochen ist die Möglichkeit der
  lokalen Blutstillung in der Regel schlecht).
- Von der Sichtbarkeit der Wundflächen. Bei Operationen, bei denen die
  Wundfläche nicht sichtbar ist (z.B. intraabdominale, intrathoracale und ein
  Teil von orthopädischen Operationen) muß der Sicherheitsfaktor bei der
  Substitutionstherapie größer sein als bei solchen Wunden, die leicht inspiziert
  werden können (z.B. Operationen mit nur einer Hautwunde, wie Lymphkno-
  tenexstirpation).

Als allgemeine Regel bei der Substitutionstherapie bei Hämophilen ist akzeptiert, daß zum Zeitpunkt der Operation der F-VIII- oder -IX-Spiegel normalisiert sein sollte und zumindestens in den ersten Tagen nach der Operation der
F-VIII- oder -IX-Spiegel nicht unter 50% absinken sollte. Die Substitutionstherapie muß fortgesetzt werden, bis die vollkommene Wundheilung mit Entfernung der Nähte erreicht ist. Bei mittleren und großen Operationen ist es unsere
Strategie, den F-VIII- oder -IX-Spiegel eine Woche über 50% zu halten und
bis zur vollkommenen Wundheilung einen Minimalspiegel von 20–30% aufrechtzuerhalten. Je nach der speziellen Situation (siehe oben) kann die Intensität
der Therapie verringert werden, manchmal ist es jedoch erforderlich, F-VIII-
oder -IX-Spiegel von 40–50% länger als eine Woche aufrechtzuerhalten.

Um einen möglichst gleichmäßigen Spiegel zu erreichen, sollen die Konzentrate anfangs in 8stündlichem Abstand, später in 12stündlichem Abstand verabreicht werden. Eine Bestimmung der F-VIII- oder -IX-Aktivität sollte zumindestens einmal täglich vor und nach der Konzentratgabe durchgeführt werden
und nach dem Ergebnis dieser Bestimmung die Dosis adjustiert werden.

Bei der Wahl des Substitutionsmittels sind folgende Punkte zu beachten:

- Bei Operationen sollten generell nur Hochkonzentrate verwendet werden.
- Bei Patienten der Blutgruppe A, B und AB muß die Möglichkeit einer isoimmunhämolytischen Anämie in Betracht gezogen werden und eventuell während der Phase der intensiven Therapie isoagglutininfreies Konzentrat verwendet werden.
- Bei Patienten mit mittelschwerer oder leichter Hämophilie, die bisher keine
  oder wenig Substitutionstherapie erhalten haben, sollten nur Präparate mit
  geringem Hepatitisrisiko verwendet werden.

b) DDAVP

Bei Patienten mit leichter Hämophilie kann bei operativen Eingriffen als
Ersatz der Substitutionstherapie DDAVP verwendet werden. Ein Vorteil der
DDAVP-Therapie liegt in den geringeren Kosten und dem fehlenden Hepatitisri-
siko. Größere Operationen sollten jedoch nur dann unter DDAVP-Behandlung
durchgeführt werden, wenn der basale Faktor-VIII-Spiegel über 20% liegt (s.
Abschn. F.V.).

c) Lokale Maßnahmen

Zur Erreichung einer optimalen Hämostase sind lokale Maßnahmen zur
Blutstillung von größter Wichtigkeit. Dies inkludiert eine möglichst schonende

Präparation bei der Operation und die sorgfältige Ligierung aller blutenden Gefäße im Operationsgebiet. Als nützliche Maßnahme zur lokalen Blutstillung insbesondere bei Knochenoperationen und Tonsillektomien hat sich der Fibrinkleber erwiesen. Eine weitere, sehr erfolgversprechende, Methode zur lokalen Blutstillung ist die Verwendung eines Laser-Skalpells.

2. Therapeutisches Vorgehen bei Knochenbrüchen

Bei operativen Eingriffen am Knochen gelten die gleichen therapeutischen Grundsätze wie in der Allgemeinchirurgie. Bei Knochenbrüchen, bei denen keine Operation durchgeführt wird, ist jedoch ebenfalls eine intensive Substitutionstherapie erforderlich. Dadurch wird einerseits die Entwicklung eines größeren Wundhämatoms verhindert, andererseits ist ein minimaler F-VIII- oder -IX-Spiegel (vermutlich 10–20%) erforderlich, um die Knochenheilung zu ermöglichen. Eine Substitutionstherapie ist daher nicht nur in den ersten Tagen nach dem Trauma erforderlich, sondern muß mindestens über 2 Wochen fortgeführt werden.

3. Therapeutisches Vorgehen bei Zahnextraktionen

Eine regelmäßige Pflege der Zähne und eine sorgfältige konservative Therapie eventuell auftretender Zahnschäden ist bei Patienten mit Hämophilie von größter Wichtigkeit. Zahnextraktionen, die doch mit einem gewissen Risiko und vor allem Kosten verbunden sind, sind nach Möglichkeit zu vermeiden, häufig aber nicht zu umgehen.

a) Zahnextraktionen bei Patienten mit schwerer Hämophilie

Eine Zahnextraktion bei einem Patienten mit schwerer Hämophilie ist als chirurgischer Eingriff zu betrachten, der eine adäquate Therapie und sorgfältige Beobachtung erfordert. Die Heranziehung eines Zahnarztes, der mit den speziellen Problemen von Patienten mit hämorrhagischen Diathesen vertraut ist, ist anzustreben. Das therapeutische Vorgehen bei einer Zahnextraktion umfaßt drei Maßnahmen:

Lokale Maßnahmen zur Wundstillung und Schutz der Extraktionswunde. Voraussetzung für einen komplikationslosen Verlauf ist zunächst eine möglichst schonende Extraktion. Die Methoden der lokalen Blutstillung und zum Schutz der Extraktionswunde sind in verschiedenen Zentren unterschiedlich und haben sich im Lauf der Jahre durch Einführung neuer Techniken verändert. In den meisten Zentren wird die Alveole des extrahierten Zahnes mit einem resorbierbaren Material gefüllt und eine Plastikprothese zum Schutz der Wunde angefertigt. Die Vernähung der Extraktionswunde, die früher häufig geübt wurde, wird jetzt seltener angewendet. Als sehr wirksame lokale blutstillende Maßnahme hat sich in den letzten Jahren die Anwendung des Fibrinklebers (kommerziell erhältlich, Fa. Immuno Wien) erwiesen. Konzentriertes Fibrinogen wird nach der Extraktion in die Alveole eingebracht und durch Zusatz von Thrombin und Trasylol zur Gerinnung gebracht. Bei einiger Erfahrung des Operateurs kann auf diese Weise ein sehr fester Wundverschluß erreicht werden. Ein weiteres, offenbar sehr wirksames lokal blutstillendes Verfahren ist die Verwendung eines Lasers (SCHRAMM et al. 1976) oder Infrakoagulators (SCHRAMM et al. 1977).

Substitutionstherapie. Auch bei Anwendung der genannten lokalen blutstillenden Maßnahmen ist bei Patienten mit schwerer Hämophilie, insbesondere wenn mehr als ein Zahn extrahiert wird, eine Substitutionstherapie in der Regel erforderlich. Über die Intensität und Dauer der Substitutionstherapie besteht keine ganz einheitliche Auffassung. WALSH et al. (1975), die die Erfahrungen von amerikanischen und englischen Hämophiliezentren zusammenfaßt, stellten fest, daß im Durchschnitt 20–30 E/kg F VIII oder F IX vor der Extraktion verabreicht wurden. Der Durchschnittsgesamtverbrauch an F-VIII-Konzentraten betrug ohne Fibrinolysehemmer 186 E/kg F VIII (bei durchschnittlich 3 gezogenen Zähnen), mit Fibrinolysehemmern 69–92 E/kg (bei durchschnittlich ca. 5 gezogenen Zähnen). In der Studie von WALSH et al. (1975) hatten allerdings nicht alle Patienten eine schwere Hämophilie (mittlerer F-VIII-Spiegel ca. 3%). NOWOTNY u. WUTKA (1980) gaben bei Patienten mit schwerer Hämophilie A oder B (im Durchschnitt 2,3 gezogene Zähne) unter Verwendung von Fibrinolysehemmern und Fibrinkleber einen Gesamtverbrauch von 110 E/kg an. Der Durchschnittsverbrauch bei Patienten mit leichter Hämophilie war 25 E/kg. Wir verabreichen bei Patienten mit schwerer Hämophilie vor der Zahnextraktion eine Dosis von 40 E/kg F-VIII- oder -IX-Konzentrat und eine zweite Dosis von 25 E/kg nach 12 oder 24 Stunden. Anschließend wird keine Substitutionstherapie verabreicht, die Extraktionswunde jedoch sorgfältig kontrolliert. SCHRAMM et al. (1976) führten Zahnextraktionen unter Verwendung eines Neodymlasers zur lokalen Blutstillung ohne jede Substitutionstherapie durch.

Verabreichung von Fibrinolysehemmern. Die Verabreichung von Fibrinolysehemmern ist, falls keine Kontraindikation besteht (schwere Lebererkrankung) bei Zahnextraktionen bei Hämophilen obligat, da dadurch Substitutionsmittel eingespart werden können. WALSH et al. (1971) haben gezeigt, daß durch zusätzliche Verabreichung von Epsilonaminocapronsäure (4 × 6 g/Tag) ca. 60% an Substitutionsmitteln eingespart werden können. Dieser günstige Effekt der Verabreichung von Fibrinolysehemmern wird dadurch erklärt, daß die fibrinolytische Aktivität des Speichels durch diese Therapie gehemmt wird und dadurch eine Andauung der Extraktionswunde verhindert wird. Die Therapie mit Fibrinolysehemmern wird vor der Zahnextraktion begonnen und muß mindestens eine Woche durchgeführt werden.

b) Zahnextraktionen bei Patienten mit mittelschwerer und leichter Hämophilie

Bei Patienten mit leichter Hämophilie (F VIII:C über 5%) können nach unserer Erfahrung (NOWOTNY u. WUTKA 1980) durch alleinige Anwendung des Fibrinklebers zusammen mit den Fibrinolysehemmern Zahnextraktionen ohne Substitutionstherapie durchgeführt werden. Bei schwierigen Extraktionen oder der Extraktion mehrerer Zähne empfiehlt sich die präoperative Verabreichung von DDAVP (0,4 µg/kg) und eine eventuelle Wiederholung dieser Dosis nach 24 Stunden. Im Falle einer Nachblutung sollten bei solchen Patienten hepatitissichere Präparate verabreicht werden, da die Gefahr einer Hepatitis bei diesen Patienten, die nur wenig behandelt werden, besonders hoch ist.

c) Blutungsrisiko nach Zahnextraktionen

Das Blutungsrisiko nach Zahnextraktionen hängt von einer Vielzahl von patientenabhängigen Faktoren (Schwere der Hämophilie, Zahl der extrahierten Zähne, Art des extrahierten Zahnes), der Erfahrung des Zahnarztes und der Qualität der Therapie (Intensität und Dauer der Substitutionstherapie, Verabreichung von Fibrinolysehemmern, Qualität der lokalen Blutstillung) ab. Trotz der verschiedenen oben genannten therapeutischen Maßnahmen ist die Blutungshäufigkeit nach Zahnextraktionen erstaunlich hoch. In der Untersuchung von Walsh et al. (1975) trat bei 50% der nur mit Konzentrat behandelten Patienten eine Nachblutung auf (1,78 Blutungsepisoden pro Patient), bei den mit Epsilonaminocapronsäure (und geringen Konzentratdosen) behandelten Patienten war die Blutungsinzidenz immerhin noch 35,9% (0,5–0,68 Blutungsepisóden pro Patient). Nowotny u. Wutka (1980) beobachteten bei schwerer Hämophilie bei Anwendung von Substitutionstherapie, Fibrinolysehemmern und Fibrinkleber bei 5 von 17 (29,4%) der Patienten und bei leichter Hämophilie (nur Fibrinkleber und Fibrinolysehemmer) bei 3 von 14 (21,4%) eine Nachblutung.

Während bei den ohne Fibrinolysehemmer behandelten Patienten die Nachblutung innerhalb einer Woche (Maximum nach 3 Tagen) auftrat, verteilte sich der Zeitpunkt der Nachblutung der mit Fibrinolysehemmern behandelten Patienten gleichmäßig über 2 Wochen (Walsh et al. 1975).

IV. Therapeutisches Vorgehen bei Patienten mit Inhibitoren gegen Faktor-VIII oder IX

Die Entwicklung eines Inhibitors bei einem Patienten mit Hämophilie stellt ein gravierendes Ereignis dar, das an das therapeutische Können des behandelnden Arztes große Anforderungen stellt. Die therapeutischen Maßnahmen bei einem Inhibitorpatienten sind prinzipiell in zwei Gruppen einzuteilen:

– Therapeutische Maßnahmen, die geeignet sind, den Inhibitor wieder zu beseitigen und damit den Patienten wieder normal behandelbar zu machen.
– Therapeutische Maßnahmen, mit denen Blutungen gestillt werden können, solange der Inhibitor noch vorhanden ist.

1. Therapeutisches Vorgehen bei Patienten mit Faktor-VIII-Inhibitoren
(Übersicht Kasper 1981a; Lechner 1982a)

a) Möglichkeiten der Elimination des Antikörpers oder der Unterdrückung des anamnestischen Anstiegs des Antikörpertiters

Zur Erreichung dieses therapeutischen Ziels wurden immunsuppressive Substanzen und eine kontinuierliche Therapie mit niedrigen oder hohen Dosen von Faktor-VIII angewendet.

α) Elimination des Antikörpers durch immunsuppressive Substanzen (GREEN 1975; HULTIN 1981). Im Gegensatz zu den spontanen Antikörpern gegen Faktor-VIII, bei denen eine immunsuppressive Therapie mit Cyclophosphamid zumindest bei einem Teil der Patienten sich als wirksam erwiesen hat (GREEN u. LECHNER 1981), gelang die Elimination eines Faktor-VIII-Inhibitors bei Hämophilie durch Verabreichung von Immunsuppressiva nur selten (STEIN u. COLMAN 1973; HULTIN et al. 1976). In allen beschriebenen Fällen war die Kombination Prednisolon, Cyclophosphamid und Faktor VIII erfolgreich. Am ehesten dürfte eine solche Therapie dann erfolgreich sein, wenn ein Inhibitor neu entstanden ist, was auch durch experimentelle Untersuchungen belegt ist (DORMANDY et al. 1971).

β) Elimination des Antikörpers durch hochdosierte Faktor-VIII-Therapie (Erzeugung einer Immuntoleranz). BRACKMAN und GORMSEN (1977) beschrieben erstmals die Elimination eines hochtitrigen Antikörpers durch langdauernde Verabreichung hoher Dosen von Faktor VIII. Die Autoren verabreichten anfangs 2 × täglich 100 E Faktor VIII/kg, zusammen mit 40–60 E/kg FEIBA. Nach anfänglichem (erwarteten) Anstieg des Faktor-VIII-Inhibitors kam es zu einem raschen Abfall des Inhibitortiters und schließlich zur vollkommenen Elimination des Inhibitors. Bei nachfolgender Behandlung mit kleineren Dosen von Faktor VIII als Prophylaxe oder auch nach Bedarf kam es zu keinem Wiederanstieg des Inhibitortiters. Mit diesem Protokoll konnte die Bonner Arbeitsgruppe (BRACKMANN 1982) bei 16 von 20 Patienten eine komplette Elimination des Antikörpers erreichen. Andere Untersucher, die ein ähnliches Protokoll, oder etwas geringere Dosen (50–100 E/kg/Tag) verwendeten, fanden zwar bei fast allen Patienten eine deutliche Reduktion des Antikörpertiters unter dieser Therapie, konnten jedoch nicht immer eine komplette Elimination des Antikörpers erreichen (Tabelle 25). Bemerkenswert bei allen diesen Behandlungsversuchen ist die Tatsache, daß das Verhalten der Antikörper unter einer solchen Therapie sehr variabel ist. Bei manchen Patienten kommt es nach initialem Anstieg zu einem raschen Abfall des Antikörpertiters, bei einzelnen Patienten blieb der Antikörpertiter unbeeinflußbar hoch (SCHARRER 1982; FASCHING et al. 1983). Die Gründe für dieses unterschiedliche Verhalten sind nicht bekannt. Nach unseren Erfahrungen (LECHNER et al. 1980) ist die Wahrscheinlichkeit einer Elimination des Antikörpers höher, wenn die Behandlung beim ersten Auftreten des Antikörpers erfolgt. Aus den Daten von BRACKMANN (1982) ist zu schließen, daß Patienten mit maximalem Titer unter 50 BU/ml eine größere Wahrscheinlichkeit einer kompletten Elimination des Antikörpers haben und auch die Dauer der Behandlung bis zum Verschwinden des Inhibitors kürzer ist. Beunruhigend ist die Tatsache, daß 2 Patienten aus der Serie von BRACKMANN an zerebralen Blutungen gestorben sind. Ob ein Zusammenhang mit der hochdosierten Therapie besteht, ist ungeklärt.

γ) Verhütung oder Abschwächung des anamnestischen Anstiegs des Faktor-VIII-Antikörpers nach Faktor-VIII-Gabe und immunsuppressiver Therapie. Eine Unterdrückung der Antikörperantwort nach Verabreichung von Faktor-VIII-Konzentrat wurde wiederholt durch gleichzeitige Behandlung mit immunsuppressiven Substanzen beschrieben. HEDNER et al. (1982) gaben an, daß durch

Tabelle 25. Elimination von Faktor-VIII-Inhibitoren durch hochdosierte Faktor-VIII-Therapie

Autor	n	Initial Dosis (F VIII) pro Tag	FEIBA	Therapieeffekt Elimination			Therapie nicht beendet	Bemerkungen
				kompl.	in-kompl.	keine		
Brackmann u. Gormsen (1977) Brackmann u. Egli (1981) Brackmann (1982)	20	150–200 E/kg	+	16		1	3	2 Todesfälle durch cerebrale Blutung
Lechner et al. (1982) Fasching et al. (1983)	5	50–100 E/kg	+ (1 Pat.)	2	1	1	1	1 Pat. mit Schweine AHG behandelt, alle Pat. mit Titer >80 BE/ml
Scharrer (1982)	3	50–200 E/kg	+	1	1	1		
Mariani et al. (1983)	1	100 E/kg		1	0	0		
Leeuven et al. (1983)	3	2000 E/kg (1. Wo) 500–700 E/kg (2. u. 3. Wo) abklingende Dosis		3	0	0		max. Titer von Therapie 30 BE/ml
	3	20–40 E/kg		3	0	0		max. Titer vor Therapie bis 11 BE/ml
Aznar et al. (1983)	6	50 E/kg		5	1 (?)	0		zusätzlich Steroide
Gomperts et al. (1983)	1	200 E/kg		1	0	0		

gleichzeitige Verabreichung von massiven Dosen von Faktor VIII und Cyclophosphamid (10–15 mg/kg i.v., anschließend 2–3 mg/kg per os durch 10 Tage) der Antikörperanstieg unterdrückt oder verzögert wird. Auch DORMANDY u. SULTAN (1975) verminderten durch Verabreichung von Prednisolon, Cyclophosphamid oder Azathioprin den erwarteten Anstieg des Antikörpers nach Faktor-VIII-Gabe. In einer Zusammenfassung der Erfahrungen verschiedener Hämophiliezentren berichtete DORMANDY (1975), daß bei 18 von 45 Patienten, die mit Cyclophosphamid behandelt wurden, die Antikörperantwort nach Faktor-VIII-Gabe vermindert oder verhütet werden konnte. Die Verwendung von immunsuppressiven Substanzen in dieser Indikation hat sich allerdings nicht durchgesetzt, wahrscheinlich wegen der Besorgnis über mögliche Langzeitnebenwirkungen dieser Substanzen.

ε) *Erzeugung einer partiellen Immuntoleranz durch häufige Verabreichung konventioneller Faktor-VIII-Dosen.* Neuere Untersuchungen haben gezeigt, daß ein Zustand einer partiellen Immuntoleranz durch häufige Verabreichung von Faktor-VIII-Konzentraten erreicht werden kann. Durch häufige Verabreichung von relativ niedrigen Dosen von Faktor VIII kann der Inhibitor zwar nicht eliminiert werden, es gelingt jedoch in vielen Fällen, eine Konversion von einem high-responder zu einem low-responder zu erzielen (STENBJERG et al. 1982; RIZZA u. MATTHWES 1982; FASCHING et al. 1983; WENSLEY u. BURN 1983). Diese Patienten zeigen auf übliche Dosen von Faktor-VIII einen nur mehr geringen anamnestischen Anstieg. Es ist jedoch noch zu wenig bekannt, wie sich der Inhibitor bei solchen Patienten verhält, wenn z.B. bei Operationen große Dosen von Faktor-VIII verabreicht werden müssen.

b) Behandlung von Blutungskomplikationen bei Patienten mit Faktor-VIII-Inhibitor

Die Strategie der Therapie von Blutungskomplikationen bei Patienten mit Faktor-VIII-Inhibitoren hängt von einer Vielzahl von Faktoren ab, von denen die wichtigsten die Höhe des Antikörpertiters zum Zeitpunkt der Blutung, der zu erwartende Anstieg des Antikörpertiters nach der Faktor-VIII-Therapie (guter oder schlechter Antikörperbildner) und die Schwere der Blutung sind. Das wichtigste Entscheidungskriterium für die Wahl der Therapie ist, ob der Patient ein guter oder schlechter Antikörperbildner ist.

α) *Behandlung von low-responder-Patienten.* Bei Patienten, bei denen erfahrungsgemäß der Faktor-VIII-Antikörperspiegel nicht über 5 BE/ml ansteigt, kann die Behandlung im wesentlichen wie bei Nicht-Inhibitor-Patienten durchgeführt werden, mit dem Unterschied, daß höhere Dosen von Faktor VIII verabreicht werden müssen. Ist es z.B. bei Operationen erforderlich, höhere Faktor-VIII-Spiegel über längere Zeit zu erreichen, kann der Inhibitor durch initiale Verabreichung hoher Faktor-VIII-Dosen komplett oder teilweise neutralisiert werden, so daß durch nachfolgende Faktor-VIII-Verabreichung ausreichende Faktor-VIII-Spiegel erreicht werden können. Gegebenenfalls kann im Falle einer Operation und einem Inhibitortiter zwischen 3 und 5 Bethesda-Einheiten vor Beginn der Faktor-VIII-Therapie eine Plasmapherese durchgeführt werden. Die

Tabelle 26. Behandlungsstrategie bei Hämophilie mit Faktor-VIII-Antikörper

Aktueller Antikörpertiter	Antikörperanstieg nach F-VIII-Gabe	Kleine bis mittlere Blutungen	Schwere bis lebensbedrohende Blutungen
< 5 BE/ml	low responder (< 5 BE/ml)	Humaner F VIII (höhere Dosis)	Humaner F VIII (höhere Dosis) ev. Plasmapherese bei 3–5 BE/ml
< 10–20 BE/ml	high responder (< 1000 BE/ml)	APKK (NAPKK)	Humaner Faktor (hohe Dosis) ev. vorher Plasmapherese. n. Antikörperanstieg: < 50 BE/ml Schweine AHG > 50 BE/ml APKK
< 10–20 BE/ml	high responder (> 1000 BE/ml)	APKK (Vorsicht wegen Titeranstieg (NAPKK)	detto
10–100 BE/ml	high responder	APKK (NAPKK)	Schweine AHG (ev. Plasmapherese) oder APKK
> 100 BE/ml	high responder	APKK (NAPKK)	APKK

APKK, Aktivierte Prothrombinkomplexpräparate; BE, Bethesda-Einheiten; NAPKK, nicht aktivierte Prothrombinkomplexpräparate

Indikation zur Therapie soll bei diesem Antikörpertyp wie bei Patienten ohne Antikörper gestellt werden, indem auch konsequent alle nichtlebensbedrohenden Blutungen behandelt werden.

β) Therapeutisches Vorgehen bei guten Antikörperbildnern (high-respondern). Hier hängt das therapeutische Vorgehen im wesentlichen von dem aktuellen Antikörpertiter und der Schwere der Blutungsmanifestation ab. Als therapeutische Möglichkeit stehen zur Verfügung:

- Hohe Dosen von humanem Faktor VIII
- tierischer Faktor VIII (Schweine-Faktor VIII)
- nichtaktivierte und aktivierte Prothrombinkomplexpräparate
- Plasmapherese in Kombination mit humanem Faktor VIII oder tierischem Faktor VIII

Ein therapeutisches Schema der Anwendung dieser Maßnahmen in verschiedenen Situationen ist in Tabelle 26 angegeben.

Die Dosierung, Wirksamkeit und Nebenwirkungen der tierischen Faktor-VIII-Konzentrate oder aktivierten Prothrombinkomplexpräparate sind in den entsprechenden Kapiteln dargestellt. Reguläre F-IX- oder Prothrombinkomplexkonzentrate haben sich in beschränktem Ausmaß auch wirksam zur Behandlung von Patienten mit Antikörpern gegen Faktor VIII erwiesen (ABILDGAARD et al. 1976; BLATT et al. 1980; LUSHER et al. 1980). LUSHER et al. (1980) stellten in einer Doppelblindstudie fest, daß nichtaktivierte Prothrombinkomplexkonzentrate (Konyne und Proplex) bei etwa 50% von akuten Gelenksblutungen bei Patienten mit Inhibitoren gegen F VIII wirksam waren, während das Placebo (Albumin) nur bei 28% zu einer Besserung führte. PENNER u. ABILDGAARD (1979) fanden allerdings, daß offenbar infolge Veränderung des Produktionsverfahrens die nichtaktivierten Prothrombinkomplexpräparate zur Behandlung von Inhibitorpatienten weniger wirksam geworden sind.

Die Plasmapherese hat sich als eine Maßnahme zur raschen Senkung des Inhibitortiters bei nachfolgender Therapie mit menschlichem oder tierischem Faktor-VIII-Konzentrat sehr bewährt. Prinzipiell können zur Plasmapherese kontinuierliche (AMINKO-Zentrifuge) oder diskontinuierliche Systeme (HAE-MONETICS) verwendet werden. Da Faktor-VIII-Antikörper Immunglobuline G sind, kommt es nach der Plasmapherese zu einem raschen Einstrom von Inhibitor aus dem extravaskulären Raum. FRANCESCONI et al. (1982), fanden, daß der Austausch von 42 ml/kg zu einer Reduktion des Antikörpertiters um 50% führt. BLOOM (1978) gab an, daß beim Erwachsenen mehr als 5 l ausgetauscht werden müssen, damit der Antikörperspiegel um 80% reduziert werden kann. Über eine erfolgreiche Behandlung lebensgefährlicher Blutungen durch Faktor-VIII-Therapie in Kombination mit Plasmapherese wurde mehrfach berichtet (EDSON et al. 1973; CROBCROFT et al. 1977; FRANCESCONI et al. 1982; WENZEL et al. 1982; SULTAN et al. 1982).

2. Therapeutisches Vorgehen bei Patienten mit Faktor-IX-Inhibitoren

a) Möglichkeiten der Elimination des Antikörpers oder der Unterdrückung des anamnestischen Anstiegs des Antikörpertiters

α) Immunsuppressive Therapie. NILSSON et al. (1973) und HEDNER et al. (1982) haben gezeigt, daß nach hochdosierter Therapie mit Faktor-IX-Konzentrat durch gleichzeitige Gabe von Cyclophosphamid der Anstieg des Antikörpertiters reduziert oder sogar verhütet werden kann. Diese Therapie kann jedoch nur dann erfolgreich durchgeführt werden, wenn der Inhibitortiter zum Zeitpunkt der Behandlung niedrig ist und soviel Faktor-IX-Konzentrat verabreicht werden kann, daß hämostatisch wirksame Faktor-IX-Spiegel erreicht werden. Wenn der Inhibitortiter hoch ist und der Inhibitor durch Faktor-IX-Verabreichung nicht neutralisiert werden kann, muß der Antikörpertiter zuerst durch eine der nachfolgend genannten Methoden gesenkt werden.

β) Methoden zur raschen Senkung des Antikörperspiegels. Die Plasmapherese ist auch bei Faktor-IX-Inhibitoren eine geeignete Maßnahme, den Antikörpertiter zu senken. Wie schon bei den Faktor-VIII-Antikörpern ausgeführt, müssen sehr große Mengen an Plasma ausgetauscht werden, um eine ausreichende Senkung des Antikörperspiegels bei hohen Titern zu erreichen.

Elimination des Antikörpers durch extrakorporale Protein-A-Sepharoseabsorption: NILSSON et al. (1981), verwendeten eine Protein-A-Sepharosesäule in einem extrakorporalen Kreislauf, um IgG aus dem Plasma zu eliminieren. Mit diesem Verfahren können rasch große Mengen von IgG inklusive des IgG mit Anti-IX:C-Wirkung eliminiert werden. Der Nachteil dieser Methode liegt darin, daß neben dem spezifisch gegen Faktor IX wirkenden IgG auch das nicht gerinnungsaktive IgG (mit Ausnahme von IgG 3) entfernt wird, so daß ein Immunglobulin-G-Mangel resultiert.

Elimination von Faktor-IX-Antikörpern durch Faktor-IX-CH-Sepharose: THEODORSSON et al. (1983) haben gereinigten humanen Faktor IX an aktivierte

CH-Sepharose 4 B gebunden und konnten zeigen, daß dieses Gel selektiv Anti-Faktor-IX:C-IgG eliminiert. Mit 25 ml eines Faktor-IX-CH-Sepharosegels lassen sich in einem Lauf 120000 BE Faktor-IX-Inhibitor entfernen, ohne daß nicht-gerinnungsaktive IgG Moleküle entfernt werden. Mit dieser Methode ist es möglich, so große Mengen von Faktor-IX-Inhibitor zu entfernen, daß auch bei hohen Inhibitortiter der Faktor-IX-Inhibitorspiegel so weit gesenkt werden kann, daß eine effektive Behandlung möglich wird.

γ) Behandlung von akuten Blutungen bei Patienten mit hohem Faktor-IX-Inhibitortiter. Nach den Untersuchungen von HILGARTNER et al. (1983), PEREZ-BIANCO et al. (1983) und NAGAO et al. (1983) ist FEIBA auch bei Patienten mit Faktor-IX-Inhibitoren wirksam.

V. Organisation der Hämophilietherapie

Die besondere Art der Symptomatologie der Hämophilie mit dem episodenhaften Auftreten von Blutungen bei vollkommener oder weitgehender Beschwerdefreiheit im Intervall, die Tatsache, daß der Großteil der Blutungen ohne Probleme behandelt werden kann, eine kleine, aber doch bedeutsame Zahl von Blutungen aber spezielle diagnostische und therapeutische Probleme mit sich bringt, deren Bewältigung einer speziellen Erfahrung bedürfen, hat weltweit zu einer in der Medizin unikalen Art der medizinischen Versorgung geführt, die sich auf zwei Säulen stützt: Das Hämophiliezentrum und die Heimtherapie.

1. Das Hämophiliezentrum

Die Etablierung von Hämophiliezentren hat sich aus der Notwendigkeit ergeben, zentrale Institutionen zu schaffen, die mit allen Möglichkeiten der Diagnostik und Therapie der Hämophilie ausgestattet sind. Infolge der relativen Seltenheit der Hämophilie und der speziellen diagnostischen und therapeutischen Problematik konnte nicht erwartet werden, daß auch sonst hochqualifizierte Ärzte mit allen Problemen der Erkrankung vertraut sind. Die Anforderungen, die an ein Hämophiliezentrum, gestellt werden, sind folgende:

- Ein oder mehrere Ärzte, die mit den speziellen diagnostischen und therapeutischen Problemen der Hämophilie vertraut sind.
- Ein Gerinnungslaboratorium, das zumindestens in der Lage ist, quantitative Bestimmungen von Faktor VIII und IX sowie Inhibitorbestimmungen durchzuführen.
- Technische Möglichkeiten zur raschen Diagnostik aller Arten von Blutungen insbesondere Verfügbarkeit der Endoskopie, Sonographie und Computertomographie.
- Verfügbarkeit eines Teams von Spezialisten, die mit speziellen Aspekten der Hämophiliekrankheit vertraut sind, wie Zahnärzte, entsprechend geschulte Chirurgen, Orthopäden, Neurologen und Psychiater.

Die speziellen Aufgaben des Hämophiliezentrums können wie folgt definiert werden:

- Überwachung der Therapie der Hämophilen, insbesondere Anlernung zur Heimtherapie und Überwachung der Heimtherapie. Dies umfaßt unter anderem die Erkennung von Unter- und Überdosierung, die rechtzeitige Erkennung orthopädischer Probleme, die einer zusätzlichen orthopädischen Therapie bedürfen, Anleitung zur Physikotherapie und allgemeine psychische Führung des Patienten.
- Überwachung der Patienten im Hinblick auf Nebenwirkungen der Therapie wie Inhibitorentwicklung, Lebererkrankungen und andere Nebenwirkungen.
- Stationäre Betreuung von Patienten mit gravierenden Blutungen oder während operativer Eingriffe.
- Hilfestellung bei sozialen, beruflichen und psychologischen Problemen der Hämophilen.
- Genetische Beratung.

2. Heimtherapie

Die Heimtherapie wird besser als überwachte Selbstinfusionstherapie bezeichnet (supervised self infusion, home care). Der Anstoß zur Einführung der Heimtherapie ergab sich aus der Tatsache, daß bei der Behandlung im Spital oder beim praktischen Arzt oft viele Stunden vom Beginn der Blutung bis zum Einsetzen der Therapie vergingen, was zur Folge hatte, daß zum Zeitpunkt des Behandlungsbeginns bereits die Blutung ein größeres Ausmaß angenommen hatte, was einerseits einen erhöhten Konzentratsbedarf, häufige stationäre Aufnahme und längere Berufs- oder Schulabsenz zur Folge hatte. Die ersten Versuche der Heimtherapie wurden Anfang der 70iger Jahre durch RABINER u. TELFER (1970), FRANKLIN (1971), LEVINE u. BRITTEN (1973) und KASPER (1975a) initiiert. Die prinzipielle Möglichkeit der Heimtherapie ergab sich aus der Entwicklung von Konzentraten, die wenig Nebenwirkungen hatten, so daß eine Infusion zu Hause gefahrlos durchgeführt werden konnte.

Die Heimtherapie ist nun eine in allen Ländern allgemein akzeptierte Form der Therapie der Hämophilie, und es hat sich gezeigt, daß ein erheblicher Teil der erwarteten Vorteile durch diese Therapieform tatsächlich eingetreten ist (LEVINE 1974; ALLAIN 1977; BLOMBÄCK 1977; BLOMBÄCK et al. 1983; BRACKMANN 1977; MANNUCCI 1977; HILGARTNER u. SERGIS 1977; VERSTRAETE 1977; JONES et al. 1978; SCHIMPF 1981; ALEDORT 1982; LECHNER et al. 1983b):

- die Latenzzeit zwischen Beginn der Symptome und der Beginn der Behandlung konnte wesentlich verkürzt werden, dadurch sind massive Gelenks- und Muskelblutungen wesentlich seltener geworden und auch bei großen, lebensgefährlichen Blutungen, die einer Spitalsbehandlung bedürfen, ist der frühzeitige Behandlungsbeginn zu Hause von großem Vorteil.
- Die Abhängigkeit des Patienten vom Arzt und Spital wurde wesentlich gemildert, so daß die Patienten ein fast normales Leben führen können und dadurch die Zahl der Tage der Schul- und Berufsabsenz wesentlich gemindert werden konnte.
- Die anfänglichen Hoffnungen, daß auch dadurch der Konzentratbedarf vermindert werden könnte, haben sich nur teilweise erfüllt. In den meisten Zentren ist durch Einführung der Heimtherapie der Konzentratbedarf der

Patienten langsam gestiegen, was aber hauptsächlich dadurch zu erklären ist, daß die meisten dieser Patienten vor Einführung der Heimtherapie nicht ausreichend therapiert wurden, da die Patienten bei vielen kleineren Blutungen den langen Weg in das Spital gescheut haben. Berechnungen in manchen Zentren haben jedoch gezeigt, daß ökonomisch gesehen die Heimtherapie trotz größeren Konzentratsbedarfs sich günstiger auswirkt, da hohe Spitalskosten durch längere Spitalsaufenthalte, aber auch die Vermeidung größerer orthopädischer Abnormalitäten, die Operationen erfordern, hintangehalten wurden.

– Nicht ganz erfüllt hat sich auch die Hoffnung, daß die hämophile Arthropathie durch die Heimtherapie verhindert werden kann. Es ist zwar offensichtlich, daß die Entwicklung der hämophilen Arthropathie durch eine konsequente Heimtherapie verzögert werden kann, eine vollkommene Prävention ist mit dieser Therapieform jedoch nicht möglich.

Mit zunehmender Erfahrung sind auch einige negative Auswirkungen der Heimtherapie zutage gekommen:

– Ein Teil der Patienten hat versucht, auf die Hilfe des Hämophiliezentrums und der behandelnden Ärzte vollkommen zu verzichten und die Behandlung allein ihrem eigenen Urteil zu überlassen. Dies kann zu orthopädisch oft nur schwer oder mit großen Kosten zu korrigierenden Abnormalitäten führen oder zum Nichterkennen wichtiger Nebenwirkungen, wie z.B. eines Inhibitors.

– Ein weiteres Problem ist die manchmal nicht korrekte Klassifizierung von Blutungskomplikationen z.B. die Mißdeutung arthrotischer, nicht blutungsbedingter Gelenksschmerzen und die nicht gerechtfertigte Behandlung mit steigenden Dosen Faktor-VIII- oder -IX-Konzentraten. Diese Komplikation läßt sich durch eine entsprechende Führung des Patienten wesentlich vermeiden.

Technische Durchführung der Heimtherapie

Die Voraussetzung für die Durchführung der Heimtherapie sind folgende:

– Klinisch schwere Hämophilie A oder B mit hoher Blutungsfrequenz.
– Bereitschaft des Patienten, eine Heimtherapie durchzuführen.
– Ein Minimalalter des Patienten, das eine gefahrlose und sichere Venenpunktion möglich macht. In der Regel kann mit der Heimtherapie ab dem 4. Lebensjahr begonnen werden.
– Geistige Fähigkeit des Patienten selbst oder seiner Eltern, Blutungsmanifestationen korrekt einzuschätzen und die Therapie nach den Anordnungen des Hämophiliezentrum durchzuführen.
– Fehlen eines Inhibitors.

Vor Beginn der Heimtherapie muß ein entsprechendes Trainingsprogramm mit dem Patienten selbst oder seinen Angehörigen durchgeführt werden, in dem eine Unterweisung über die Symptomatologie der einzelnen Blutungskomplikationen und die dafür notwendige Therapie erfolgt. Besonders wichtig ist die Unterweisung des Patienten in den Symptomen lebensgefährlicher Blutungen, die eine sofortige Kontaktnahme mit dem Hämophiliezentrum erforderlich machen. Die Patienten müssen in die Technik der Venenpunktion und der Präparation der Konzentrate sorgfältigst eingewiesen werden.

Die Erfahrungen in vielen Hämophiliezentren in allen Ländern haben gezeigt, daß die technische Durchführung der Heimtherapie bei den meisten Patienten keine Probleme verursacht.

Die Eltern kleiner Kinder sind in der Regel nach kurzer Anlernzeit in der Lage, korrekt die Venenpunktion durchzuführen und die Patienten selbst haben ab dem Alter von 8–10 Jahren eine erstaunliche Fertigkeit in der Selbstpunktion. Anfängliche Befürchtungen, daß durch die Heimtherapie lebensbedrohliche, gravierende Blutungen verschleppt oder übersehen werden, haben sich nicht bewahrheitet. Es hat sich auch gezeigt, daß die Nebenwirkungsrate nach Verabreichung von Konzentraten außerordentlich gering ist.

H. Nebenwirkungen der Substitutionstherapie

I. Nebenwirkungen der Substitutionstherapie mit Faktor-VIII-Konzentraten

1. Akute Nebenwirkungen

a) Klinisch manifeste Nebenwirkungen

Akute klinische Symptome, die in Zusammenhang mit der Verabreichung von Faktor-VIII-Konzentraten auftreten, sind außerordentlich selten. Sie können entweder allergischer Natur sein (Urticaria, Juckreiz, verstärkter Tränenfluß, periorbitales Ödem, Rhinitis oder Bronchopasmus) oder in unspezifischen Reaktionen wie Schwindel, Kältegefühl, Kopfschmerzen, Kreuzschmerzen, Tachycardie und Übelkeit bestehen. HELMER et al. (1980) beschrieben bei einem Patienten eine schwere anaphylatische Reaktion nach Verabreichung verschiedener Faktor-VIII-Konzentrate und konnten einen IgE-Antikörper gegen Faktor VIII nachweisen. Nach Kryopräzipitatinfusion waren derartige Reaktionen mit einer Frequenz von 1,6% der Behandlungen noch relativ häufig (SCHIMPF et al. 1976a), bei Verwendung von Hochkonzentraten traten in deutschen Hämophiliezentren nur eine Reaktion auf 10 Behandlungsjahre auf (SCHIMPF 1981). Dies entspricht den Erfahrungen in unserem Hämophiliezentrum (1 Reaktion auf 9,3 Patientenjahre, LECHNER et al. 1983b). PRAGER et al. (1979) fanden 9 Reaktionen bei Verabreichung von 15,9 Mio. Einheiten Faktor-VIII-Konzentrat bei Verwendung von 6 verschiedenen kommerziellen Konzentraten.

b) Laboratoriums- oder Funktionsveränderungen ohne klinische Symptomatik

BOESE et al. (1979) konnten nach Verabreichung von Faktor-VIII-Konzentraten eine Diffusionsstörung der Lunge nachweisen, die höchstwahrscheinlich auf die Infusion von größeren ungelösten Partikeln des Konzentrats zurückging, da diese Lungenfunktionsstörungen bei Verwendung eines engmaschigen Filters nicht mehr nachweisbar waren. Telfer et al. (1983) fanden hingegen nach Infusion eines Hochkonzentrats (Hemofil) keine Lungenfunktionsstörung.

Gomperts et al. (1981 b) fanden bei einzelnen Hämophilen zirkulierende Immunkomplexe nach Infusion von Faktor-VIII-Konzentraten. Im Durchschnitt waren zirkulierende Immunkomplexe jedoch vor und nach der Infusion etwa gleich häufig nachweisbar. Grignani et al. (1979) beschrieben das Auftreten von Plättchenaggregaten nach Faktor-VIII-Therapie. Die klinische Bedeutung dieses Laboratoriumsbefundes ist ungewiß.

2. Isoimmunisierung

Bei regelmäßig behandelten Hämophilen kann es zur Bildung von Isoantikörpern gegen Blutzellen oder Plasmafaktoren kommen.

a) Isoantikörper gegen Blutzellen

Isoantikörper gegen Erythrozyten. Louizou et al. (1977) fanden bei 12,7% von regelmäßig behandelten Patienten mit Hämophilie A, B und Willebrand-Syndrom Erythrozytenantikörper. Die Häufigkeit solcher Antikörper war bei Hämophilie B (28,5%) höher als bei Hämophilie A. Am häufigsten waren Anti-D-Antikörper (bei 7 von 134 Patienten), 35,3% der D-negativen Patienten hatten einen Anti-D-Antikörper. Anti-Kell-Antikörper wurden bei 4 von 134 Patienten gefunden, bei 4 Patienten war mehr als 1 Antikörper vorhanden. Die Patienten dieser Untersuchungsserie waren vorwiegend mit Fresh frozen Plasma behandelt worden. Hingegen fanden McVerry et al. (1979a) bei mit Kryopräzipitat oder lyophilisiertem Faktor-VIII-Konzentrat behandelten Patienten nur bei einem von 38 Hämophilen einen Erythrozytenantikörper.

HLA-Antikörper. McVerry et al. (1979a) fanden bei 21% und Müller u. Brackmann (1983) bei 27,8% behandelter Hämophiler HLA-Antikörper. Eine Beziehung zwischen dem Auftreten allergischer Reaktionen und dem Vorhandensein oder Fehlen derartiger Antikörper ließ sich nicht herstellen (McVerry et al. 1979a).

b) Antikörper gegen Plasmafaktoren

McVerry et al. (1979a) fanden bei 20 von 38 Hämophilen Anti-Gm-Antikörper und bei 3 von 38 Anti-ENV-Antikörper. Die klinische Bedeutung dieser Antikörper ist unklar.

3. Hämolyse

Als Folge der Therapie von Hämophilie A-Patienten mit Faktor-VIII-Konzentraten kann es selten zu einer schweren klinisch relevanten hämolytischen Anämie mit allen typischen Zeichen kommen, häufiger lassen sich Zeichen einer leichten subklinischen Hämolyse nachweisen.

Eine während einer Faktor-VIII-Konzentrattherapie auftretende Hämolyse kann auf eine der drei folgenden Ursachen zurückgeführt werden.

a) Isoimmunhämolytische Anämie durch Zufuhr von Isoagglutininen

Durch jene Präparationsschritte, durch die eine Anreicherung von Faktor VIII erzielt wird (Kryopräzipitation) werden auch Isoagglutinine angereichert. In Kryopräzipitaten ist die Konzentration von Isoagglutininen durchschnittlich um eine Titerstufe höher als im Ausgangsplasma (bezogen auf die Faktor-VIII-Aktivität allerdings geringer). Bei weiteren Reinigungssschritten wird zwar die Faktor-VIII-Aktivität stärker angereichert als die Isoagglutinine, trotzdem enthalten alle Konzentrate Isoagglutinine mit einem Titer zwischen 1:8–1:32 (SEELER et al. 1976). Durch die Poolbildung bei der Herstellung der Konzentrate wird durch lösliche Blutgruppensubstanzen allerdings ein Teil der Isoagglutinine neutralisiert.

Bei der Verabreichung üblicher Dosen über kurze Zeit spielt der Gehalt dieser Isoagglutinine klinisch eine relativ geringe Rolle. Allerdings konnten EGBERG u. BLOMBÄCK (1981) bei 9 von 14 Patienten, die als Prophylaxe zwischen 4–16 E/kg und Tag erhalten hatten, verminderte Haptoglobinspiegel und zeitweise erhöhte LDH-Werte finden, obwohl ein größerer Teil dieser Patienten mit Hochkonzentraten (Hemofil) behandelt wurde. Auch bei selektiver Verwendung von Präparaten mit niedrigem Isoagglutinintiter waren noch bei der Hälfte der Patienten (4 von 8) niedrige Haptoglobinspiegel zu finden.

Schwere Hämolysen sind jedoch nur dann zu erwarten, wenn zwei Voraussetzungen gegeben sind:

- Verabreichung von größeren Mengen von Faktor-VIII-Konzentraten über längere Zeit.
- Blutgruppe A_1B, A_1, A_2B oder B des Empfängers. Naturgemäß ist bei einem Empfänger mit der Blutgruppe 0 eine isoimmunhämolytische Anämie durch Zufuhr von Isoagglutininen nicht zu befürchten, auch Empfänger der Blutgruppe A_2 dürften kein Risiko einer isoimmunhämolytischen Anämie haben.

Anti-A- oder -B-Antikörper können auf 3 Wegen zu einer Isoimmunhämolyse führen (KLUGE u. SCHIMPF 1980):

- Über eine Antigen-Antikörper-Reaktion an der Erythrozytenoberfläche mit nachfolgender vollständiger Komplementaktivierung von C 1–9. In diesem Fall kommt es zu einer akuten intravasalen Hämolyse mit Hämoglobinämie und Hämoglobinurie. Eine derartige Komplikation ist allem Anschein nach bei der Faktor-VIII-Konzentrattherapie bisher nicht beobachtet worden.
- Antigen-Antikörper-Reaktion an der Erythrozytenoberfläche mit Aktivierung des Komplementsystems bis C 3. In diesem Fall kommt es zu einer extravasalen Hämolyse durch Zerstörung der C 3-beladenen Erythrozyten durch Makrophagen in der Leber und der Milz.
- Beladung der Erythrozyten durch IgG mit nachfolgender extravasaler Lyse der IgG-beladenen Erythrozyten in den Milzsinusoiden.

Wie häufig tatsächlich eine schwere Hämolyse unter den oben genannten Bedingungen vorkommt, ist nicht genau bekannt, da systematische Untersuchungen darüber nicht vorliegen. Es scheint allerdings so zu sein, daß auch die Zufuhr großer Mengen von Isoagglutininen nicht zwangsläufig zu einer schweren Hämolyse führen muß, da bisher relativ wenig Berichte über schwere Hämolysen bei hochdosierter Substitutionstherapie bei Operationen vorliegen. Auch eine langdauernde hochdosierte Faktor-VIII-Gabe bei Inhibitorpatienten führte offenbar nur selten zu einer schweren Hämolyse. Wir selbst fanden bei einem Inhibitorpatienten mit Blutgruppe A, der über längere Zeit 50–100 E/kg/Tag erhalten hatte, nur eine leichte Anämie, mäßig verminderte Haptoglobinspiegel und nur eine gelegentlich erhöhte LDH. Dies zeigt, daß für das Auftreten einer schweren akuten Hämolyse noch andere Faktoren als die Isoagglutinine maßgebend sind. Allerdings wurden in der Literatur einige sehr gut belegte Beispiele einer durch Isoagglutinine hervorgerufenen hämolytischen Anämie dokumentiert (Oringer et al. 1976; Kluge u. Schimpf 1978; Schimpf 1977).

Die Laborbefunde bei isoimmunhämolytischer Anämie durch Faktor-VIII-Konzentrate sind: Eine durch Blutung nicht erklärte Anämie, Erhöhung des indirekten Bilirubins, der Laktathydrogenase, Retikulozytose und niedrige Haptoglobinwerte. Der direkte Coombstest ist mit IgG, C 3 oder beiden positiv. Bei der Kreuzprobe läßt sich eine Autoagglutination im Blut des Patienten nachweisen.

Die Behandlung im Falle einer schweren Immunhämolyse besteht in der Verwendung von isoagglutininfreien Konzentraten (gewonnen von den Spendern der Blutgruppe AB) (Bartholome et al. 1976).

Wesentlich ist jedoch eine Vorbeugung solcher Komplikationen, indem bei einer hochdosierten Substitutionstherapie bei Patienten der Blutgruppe A, B oder AB während der Zeit der hochdosierten Therapie isoagglutininfreie Konzentrate verwendet werden.

Eine Immunhämolyse kann auch durch Transfusion von hochtitrigen Rhesusantikörpern oder irregulären Antikörpern (z.B. anti-Kell) hervorgerufen sein. Anti-D ist ein nicht nichtkomplementaktivierender Antikörper vom IgG-Typ. Die durch Anti-D hervorgerufene Hämolyse findet somit ebenfalls extravasculär statt und führt zum Bild einer schweren hämolytischen Anämie, jedoch ohne Hämoglobinämie und Hämoglobinurie. Eine durch Anti-D hervorgerufene Immunhämolyse ist offenbar eine sehr seltene Komplikation, die nur dann auftritt, wenn zufällig ein sehr hochtitriges anti-D-Plasma dem Pool zugemischt wird (Ashenhorst et al. 1976; Schellong u. Sutor 1980). Eine durch andere Antikörper im Blutgruppensystem bedingte Hämolyse durch Konzentrattherapie ist zwar denkbar, wurde bisher jedoch noch nicht beschrieben.

Neben einer immunologisch bedingten Hämolyse könnten jedoch auch Toxine, die während des Präparationsvorganges in das Konzentrat gelangen, Ursache einer leichten chronischen Hämolyse sein. So wurden Substanzen, die aus dem Plastikmaterial, das bei der Präparation verwendet wird, stammen, ursächlich mit der Hämolyse nach Konzentratgabe in Zusammenhang gebracht. Für die Tatsache, daß auch andere Mechanismen als Antikörper gegen Blutgruppensubstanzen für eine chronische Hämolyse eine Rolle spielen könnten, spricht auch die Beobachtung von Egberg u. Blombäck (1981) daß auch zwei Hämophile mit der Blutgruppe 0 unter einer prophylaktischen Therapie verminderte Haptoglobinwerte hatten.

4. Hämostatische Nebenwirkungen (Paradoxe Blutungsneigung)
(Übersicht SUTOR 1980)

Bei der Therapie der Hämophilie A mit F-VIII-Konzentraten kann es zu Störungen der primären Hämostase kommen. Diese Komplikation äußert sich klinisch in einer nicht ausreichenden Besserung der Blutungssymptomatik trotz intensiver Substitutionstherapie und dem Auftreten von Blutungen vom thrombozytopathischen Typ, wie Nasenbluten, Hautblutungen und Nachblutung aus Operationswunden. Diese Symptome treten einige Tage nach Beginn einer meist hochdosierten Therapie auf (LANDBECK u. MARSMANN 1976) und können auch nach Absetzen noch einige Zeit fortbestehen.

Laboranalytisch findet man eine verlängerte Blutungszeit (SUTOR u. JESDINSKY-BUSCHER 1976) und verschiedene Thrombozytenfunktionsstörungen, wie verminderte Retention, Retraktion und Verminderung der ADP-, Ristocetin- und Kollagen-induzierten Plättchenaggregation.

Von SUTOR (1980) wird aufgrund der Daten verschiedener Untersucher angenommen, daß klinische Störungen dieser Art bei einem Viertel und Laborabnormalitäten bei einem Drittel der behandelten Patienten auftreten. Diese Angabe dürfte jedoch nur für intensiv behandelte Patienten gelten.

Als Ursache werden Fibrin(ogen)-Spaltprodukte in den Konzentraten (HATHAWAY et al. 1973), Beladung der Thrombozytenoberfläche mit verschiedenen Proteinen, wie Fibrinogen, F VIIIR:Ag und Immunglobulinen (GADNER et al. 1977) und eine Antigen-Antikörper-Reaktion (SUTOR u. JESDINSKY-BUSCHER 1975) diskutiert.

5. Faktor-VIII-Inhibitoren

Die Bildung eines Antikörpers gegen F VIII stellt eine der gravierendsten Komplikationen der Hämophilietherapie dar, die eine weitere erfolgreiche Behandlung oder Verhütung von Blutungen erschwert und manchmal sogar unmöglich macht.

a) Häufigkeit

Die Angaben über die Häufigkeit von Inhibitoren bei Patienten mit Hämophilie A reichen von 5–20% (SHAPIRO u. HULTIN 1975). Aufgrund neuerer Statistiken dürfte die Inzidenz von Inhibitoren bezogen auf alle Schweregrade der Hämophilie bei etwa 5% und bezogen auf Patienten mit schwerer und mittelschwerer Hämophilie ($<3\%$ F VIII:C) bei 15% liegen (Tabelle 27). Die aus Tabelle 27 ersichtlichen kleinen Unterschiede in den verschiedenen Serien dürften auf Unterschiede im Krankengut zurückzuführen sein. So wurden in einigen Statistiken nur Patienten mit schwerer Hämophilie einbezogen, in anderen Statistiken auch Patienten mit mittelschwerer Hämophilie. Auch die Altersstruktur der Patienten dürfte eine Rolle spielen. Die höchste Inzidenz von Inhibitoren wurde bei einem rein pädriatrischen Krankengut beschrieben (STRAUSS 1970).

Die Inzidenz neuer Inhibitoren betrug in der amerikanischen kooperativen Inhibitorstudie (MCMILLAN 1984) 5 pro 1000 Patientenbeobachtungsjahre.

Tabelle 27. Prävalenz von Inhibitoren bei Hämophilie A und B

Land	n	Schweregrad	%	Autor
Hämophilie A				
International	1486	alle Schweregrade	6,5	Brinkhous et al. (1972)
Finnland	90		12	Ikkala u. Simonen (1971)
Frankreich	1353	schwer	8,13	Sultan u. Maisonneuve (1977)
BRD	636	alle Schweregrade (?)	5,5	Brackmann u. Egli (1981)
USA	1438	s, m (l)	13,8	Shapiro (1979)
		s (3%)	16,5	
USA	1549	s, m (l)	16	McMillan et al. (zit. nach White et al. 1982a)
England	4321	alle Schweregrade (44% s)	6	Rizza u. Spooner (1983)
Österreich	93	s	15	
(Wien)	253	alle Schweregrade	6	
Hämophilie B				
International	338	alle Schweregrade (?)	3,3	Brinkhous et al. (1972)
BRD	66	alle Schweregrade	4,5	Brackmann u. Egli (1981)
International		alle Schweregrade schwer	3 7–10	Shapiro (1979)
England	777	alle Schweregrade (36% s)	0,9	Rizza u. Spooner (1983)

s, schwer; m, mittelschwer

b) Pathogenese

Es besteht Übereinstimmung darüber, daß die Entstehung der F-VIII-Antikörper mit der Substitutionstherapie in Zusammenhang steht. Inhibitoren bei Hämophilen, die vorher keine Substitutionstherapie erhalten hatten, wurden bisher nicht beschrieben. Die Ursache dafür, daß infolge der Substitutionstherapie überhaupt Antikörper auftreten, ist unklar. Es wäre aber denkbar, daß therapeutisch zugeführter F VIII teilweise denaturiert ist (eine kleine Veränderung könnte genügen) und daher immunogen wirkt. Beweise für diese Theorie fehlen derzeit jedoch noch.

Die Gründe dafür, daß nur ein Teil der behandelten Patienten einen Inhibitor entwickelt, sind nur teilweise bekannt. Folgende Faktoren könnte eine Rolle spielen:

α) *Rasse*. Inhibitoren sind bei Angehörigen der schwarzen Rasse häufiger als bei Weißen. In der amerikanischen kooperativen Studie betrug die Prävalenz von Inhibitoren bei Negern 20,9%, bei Weißen 13,8% (McMillan 1984).

β) *Alter*. 2/3 der F-VIII-Inhibitoren entstehen vor dem 20. Lebensjahr (McMillan 1984).

γ) Genetische Faktoren. In früheren Untersuchungen (BRINKHOUS et al. 1972) konnte keine erhöhte Häufigkeit von Inhibitoren bei Verwandten von Inhibitorpatienten festgestellt werden. FROMMEL u. ALLAIN (1977) fanden hingegen bei Brüderpaaren eine erhöhte Inzidenz an Antikörpern gegen F VIII. WHITE et al. (1982a), die Beobachtungen an Brüderpaaren ihres eigenen Zentrums mit den Daten von FROMMEL u. ALLAIN (1977) und SHAPIRO u. HOLBURN (1970) kombinierten, fanden bei Brüderpaaren eine fast zehnmal höhere Inzidenz an Inhibitoren als erwartet.

Eine Beziehung zwischen Blutgruppe und Antikörperbildung scheint nicht zu bestehen (McMILLAN 1984). Auch eine Beziehung zwischen HLA-Typ und Antikörperbildung konnte nicht gesichert werden. Während in früheren Untersuchungen (FROMMEL et al. 1977) eine mögliche Beziehung postuliert wurde, konnte bei späteren Untersuchungen (SHAPIRO 1979; FROMMEL et al. 1981) keine Beziehung zwischen einem bestimmten HLA-Typ und der Entwicklung von Antikörpern gegen F VIII bei Patienten mit schwerer Hämophilie festgestellt werden. Auch zwischen HLA DR-Typ und Antikörperbildung besteht keine Beziehung (MAYR et al. 1983). Auch Beobachtungen an 2 Paaren von eineiigen Zwillingen (FROMMEL 1979) sprechen gegen eine Bedeutung des HLA-Typs.

δ) Schwere der Hämophilie. Ein niedriger F-VIII:C-Spiegel (< 3%) ist sicherlich ein wesentlicher Risikofaktor für die Entstehung eines F-VIII-Antikörpers. 97% der F-VIII-Antikörper entstehen bei Patienten mit einer F-VIII-Aktivität < 3% (SHAPIRO 1979). Bei Patienten mit milder Hämophilie wurden Antikörper nur selten beobachtet. Bei solchen Patienten entstehen Antikörper nur nach massiver Substitutionstherapie, der Antikörper erreicht nie einen hohen Titer und verschwindet meistens wieder spontan (SHAPIRO u. HULTIN 1975).

ε) Art der verabreichten Faktor-VIII-Konzentrats. Eine eindeutige Abhängigkeit zwischen der Art des F-VIII-Konzentrats, insbesondere dem Reinigungsgrad des F VIII und dem Risiko der Entwicklung eines Antikörpers konnte bisher nicht gezeigt werden (BRINKHOUS et al. 1972).

ζ) Dauer und Intensität der Therapie. Es ist eine alte Erfahrung, daß Patienten, die schon lange Zeit mit F-VIII-Konzentraten behandelt wurden und keinen Inhibitor entwickelt haben, kein oder nur mehr ein sehr geringes Risiko zur Inhibitorentwicklung haben. Schon STRAUSS (1970) hat gezeigt, daß die Entwicklung eines F-VIII-Antikörpers nach 90 Behandlungstagen nur mehr sehr selten zu beobachten ist. In dieser Untersuchung wurden allerdings wahrscheinlich niedrigtitrige Antikörper nicht mit ausreichender Sicherheit erfaßt. Die amerikanische kooperative Inhibitorstudie (McMILLAN et al. 1984) zeigte, daß alle Patienten, die einen Inhibitor entwickeln, diesen innerhalb der ersten 250 Behandlungstage bekamen. Hochtitrige Antikörper gegen F VIII entstehen in der Regel schon nach relativ kurzer Behandlungsdauer. So entwickelten in der amerikanischen kooperativen Inhibitorstudie 3/4 der Patienten mit einem Antikörpertiter über 5 Bethesda-Einheiten den Antikörper innerhalb der ersten 50 Behandlungstage. Das Risiko, einen low-titer-Antikörper zu entwickeln, steigt allerdings linear mit der Behandlungsdauer an. Insgesamt dürfte die Intensivierung der Hämophilie-Therapie zu keiner erhöhten Inzidenz an Inhibitoren geführt haben.

So konnten Rizza u. Spooner (1983) zwischen 1976 und 1980 trotz zunehmender Intensität der Therapie keine Zunahme der Inhibitorfrequenz finden.

c) Biologische Eigenschaften

Die biologisch relevante Eigenschaft der F-VIII-Antikörper ist die irreversible Inaktivierung von F VIII:C. Die Reaktion zwischen dem Antikörper und F VIII:C ist temperatur- und zeitabhängig. Besonders der zeitliche Ablauf der Inaktivierung von F VIII durch den Antikörper ist für eine Antigen-Antikörperreaktion ungewöhnlich, da ein Equilibrium der Reaktion erst nach 2 Stunden oder mehr erreicht wird.

α) *Charakteristika der Inaktivierung von F VIII durch den Antikörper.* Biggs et al. (1972a, b) und Allain u. Frommel (1974) haben gezeigt, daß die Kinetik der Inaktivierung von F VIII durch den Antikörper unterschiedlich sein kann. Wenn in der Reaktionsmischung ein Antigenüberschuß besteht, kann der zeitliche Ablauf der Inaktivierung von F VIII durch den Inhibitor nach 2 Mustern erfolgen:

Bei den meisten hämophilen Antikörpern erfolgt die Inaktiverung von F VIII in einer Reaktion zweiter Ordnung (second order kinetics). Nach rascher Inaktivierung von F VIII innerhalb der ersten 1–2 Stunden kommt es zur Bildung eines Plateaus als Ausdruck der Tatsache, daß kein weiterer F VIII mehr inaktiviert wird. Wird in dieser Plateauphase weiterer F VIII zugegeben, erfolgt keine oder nur mehr eine geringe Inaktivierung. Läßt man verschiedene Mengen des Antikörpers mit F VIII reagieren, so kommt es bei ausreichend hoher Antikörperkonzentration zu einer kompletten Inaktivierung von F VIII. Zwischen der Antikörperkonzentration und dem Logarithmus des residualen (oder inaktivierten) F VIII besteht eine lineare Beziehung. Diesen Typ von F-VIII-Antikörpern findet man vor allem bei Hämophilen, vereinzelt jedoch auch bei „spontanen" F-VIII-Antikörpern.

Andere Antikörper zeigen eine komplexe Reaktionskinetik. Wie bei den Antikörpern des ersten Typs erfolgt initial eine rasche Inaktivierung, es wird jedoch kein Plateau erreicht und bei Zusatz von neuem F VIII wird dieser inaktiviert. Bei diesem Typ des Antikörpers wird auch bei hochtitrigem Antikörper (unverdünntes Plasma) F VIII in der Reaktionsmischung nicht komplett inaktiviert. Dies ist der Grund dafür, daß bei diesen Patienten häufig eine F-VIII-Aktivität in Gegenwart des Inhibitors gemessen werden kann. Zwischen dem Logarithmus des residualen F VIII und der Antikörperkonzentration besteht keine lineare Beziehung (Biggs et al. 1972b; Allain u. Frommel 1974; Lechner u. Korninger 1981). Diesen Typ von Antikörpern findet man vor allem bei spontanen Antikörpern, selten auch bei Hämophilen (Martinowitz et al. 1983). Bei hämophilen Antikörpern ist eine solche Reaktionskinetik nachweisbar, wenn man den Antikörper mit einem Antigen reagieren läßt (Schwein- oder Rinder-F-VIII), gegen das der Patient nicht sensibilisiert wurde (Allain u. Frommel 1974). Dies mag zum Teil die Wirksamkeit von tierischen F-VIII-Konzentraten bei Inhibitorpatienten erklären. Wurden die Patienten mit tierischem F-VIII-Konzentrat behandelt, zeigt der Antikörper auch mit tierischem F VIII eine Reaktion des ersten Typs.

Antikörper des ersten Typs bilden stabile Komplexe mit F VIII, die auch durch Erhitzen oder Senken des pH's nicht dissoziiert werden können (ALLAIN u. FROMMEL 1973). Die Komplexe zwischen Antikörpern des zweiten Typs und F VIII können hingegen durch die genannten Maßnahmen dissoziiert werden (ALLAIN u. FROMMEL 1973). GAWRYL u. HOYER (1982) haben gezeigt, daß Typ 1-Antikörper offenbar mit einer Stelle des F VIII:C reagieren, die nahe dem aktiven Zentrum liegt. Typ 2-Antikörper haben eine Bindungsstelle, die vom aktiven Zentrum entfernt ist und die Bindung des Antikörpers an F VIII:C kann teilweise durch F VIIIR:Ag inhibiert werden.

F-VIII-Antikörper inaktivieren auch F VIII:CAg in etwa demselben Ausmaß wie F VIII:C. Die Bestimmung der Inaktivierung von F VIII:CAg durch den Inhibitor kann daher ebenfalls zur quantitativen Messung der Inhibitorkonzentration verwendet werden (FURLONG et al. 1981).

β) Biochemische Untersuchungen über die Reaktion zwischen dem Antikörper und F VIII:C oder F VIII:CAg. Hämophilie F-VIII-Antikörper bilden stabile Komplexe mit dem kleinmolekularen Anteil des F-VIII-Komplexes, die durch Präzipitation oder Gelfiltration nachgewiesen werden können (LAVERGNE et al. 1976; LAZARCHIK u. HOYER 1977). Durch die Reaktion des Antikörpers mit F VIII:CAg wird F VIII:CAg vom großmolekularen Anteil des F VIII abgetrennt. Diese Eigenschaft wird zur Isolierung des spezifischen anti-F-VIII:CAg-IgG benützt. Trotz Komplexbildung geben F-VIII-Antikörper allerdings gewöhnlich keine Präzipitationsreaktion mit dem Antigen. Der Grund könnte darin liegen, daß die F-VIII-Antikörper monovalent sind oder die Menge des Antigens zu klein ist, um eine Präzipitation zu ermöglichen. Allerdings konnten erst kürzlich LAVERGNE et al. (1982) zeigen, daß radioaktiv markierte Farbfragmente von F-VIII-Antikörpern mit F VIII:CAg eine Präzipitationsreaktion eingehen. Ob dies für alle F-VIII-Antikörper gilt, ist derzeit noch unklar.

γ) Spezifität der F-VIII-Antikörper. Die Spezifität der F-VIII-Antikörper ist sehr hoch. In der Regel wird durch den F-VIII-Antikörper nur F VIII:C inaktiviert, während die Aktivität von Ristocetincofaktor nicht beeinflußt wird. Von dieser Regel gibt es allerdings einige bemerkenswerte Ausnahmen. THOMSON et al. (1973) und KOUTTS et al. (1975) haben neben der Wirkung auf F VIII:C auch eine Inhibition von Ristocetincofaktor gefunden. F-VIII-Antikörper haben auch eine ausgeprägte Speciesspezifität. Antikörper gegen humanen F VIII sind 5- bis 10mal schwächer gegen Schweine-AHG wirksam, so daß Schweine-AHG-Präparationen erfolgreich auch bei höherem Antikörpertiter gegen humanen F VIII therapeutisch eingesetzt werden können (siehe Abschn. F.II.). Interessante Beobachtungen konnten auch bei den seltenen Fällen von F-VIII-Antikörpern bei Patienten mit milder Hämophilie gemacht werden. Bei diesen Patienten ist der Antikörper nicht nur gegen den durch Substitution zugeführten normalen F VIII gerichtet, sondern inaktiviert auch den noch vorhandenen patienteneigenen F VIII (LECHNER et al. 1972).

d) Immunologische Eigenschaften

Zahlreiche Untersuchungen haben gezeigt, daß F-VIII-Antikörper bei Hämophilen ausschließlich Immunglobuline vom IgG-Typ sind (SHAPIRO u. HUL-

TIN 1975). Sie gehören in der Regel der Subklasse IgG4 an, wobei entweder IgG4 allein (ALLAIN et al. 1981), IgG4 + IgG1 (HULTIN et al. 1977) oder IgG4 + IgG3 (LAVERGNE et al. 1976) gefunden wurden. In den meisten Fällen wurden als leichte Ketten überwiegend Kappa-Ketten gefunden, nur in einem Fall Lambda-Ketten. F-VIII-Antikörper bei Hämophilen zeigen somit eine relative Homogenität, indem jeweils nur ein Typ von schweren oder leichten Ketten vorherrschend ist. Es lassen sich jedoch auch meistens kleinere Mengen eines anderen Subtyps der schweren Kette oder der leichten Kette erkennen. Die Heterogenität der hämophilen Antikörper läßt sich auch durch isoelektrische Fokusierung (HULTIN et al. 1977) nachweisen. Es wird angenommen, daß unmittelbar nach antigener Stimulierung hauptsächlich IgG4 vorhanden ist, der Anteil von IgG4 nach antigener Stimulierung jedoch wegen der kurzen Halbwertszeit von IgG4 abnimmt (HULTIN et al. 1977).

e) Quantitative und qualitative Bestimmung von F-VIII-Inhibitoren

Zur quantitativen Bestimmung der F-VIII-Inhibitoren wird ihre Eigenschaft, F VIII:C zu inaktivieren herangezogen. Es wurde eine große Anzahl verschiedener Methoden entwickelt, die sich im wesentlichen durch die Quelle von F VIII, die Länge der Inkubationszeit und die Definition der Einheit unterscheiden (LECHNER 1977). In den letzten Jahren haben sich 2 Methoden als allgemein akzeptierte Methoden durchgesetzt.

α) Bethesda-Methode (KASPER et al. 1975a). Bei dieser Methode werden gleiche Teile Normalplasma mit einer Verdünnung des zu testenden Patientenplasmas 2 Stunden bei 37° inkubiert und der residuale F VIII:C am Ende der Inkubation bestimmt (Testprobe). Gleichzeitig wird Normalplasma mit der gleichen Menge Puffer inkubiert und ebenfalls nach 2 Stunden F VIII bestimmt (Kontrollprobe). Die Menge des residualen F VIII wird in Prozent des nach 2 Stunden verbleibenden F VIII in der Testprobe im Vergleich zur Kontrollprobe angegeben. Es wird eine Eichkurve erstellt, indem die Antikörperkonzentration auf der X-Achse linear gegen den Logarithmus des residualen F VIII auf der Y-Achse aufgetragen wird. Bei diesem Vorgehen erhält man zwischen 75 und 25% residualen F VIII eine gerade Linie, die als Eichkurve verwendet werden kann.

β) New Oxford-Methode (AUSTEN u. RHYMES 1975). Bei der New Oxford Methode wird aus F-VIII-Quelle ein Konzentrat verwendet und verschiedene Verdünnungen des Testplasmas mit diesem Konzentrat 4 Stunden bei 37° inkubiert.

Ein kürzlich durchgeführter Rundversuch hat gezeigt, daß die mit der Bethesda- und New Oxford-Methode erhaltenen Einheiten einander etwa entsprechen (AUSTEN et al. 1982). Allerdings hat diese Untersuchung, wie schon eine frühere (LECHNER 1977) gezeigt, daß die Reproduzierbarkeit des F-VIII-Inhibitortests auch in erfahrenen Laboratorien relativ schlecht ist und bis zu zehnfache Unterschiede bei Verwendung der gleichen Reagenzien erhalten werden, wenn ein definiertes Inhibitorplasma getestet wird.

Zum qualitativen Inhibitornachweis kann ebenfalls die Bethesda- oder New Oxford-Methode verwendet werden, indem Patientenplasma unverdünnt mit Normalplasma gemischt wird und der residuale F VIII nach 2 Stunden bestimmt wird. Mit diesen Methoden können sehr niedrigtitrige Antikörper jedoch nicht mit Sicherheit erfaßt werden, wobei offenbar die New Oxford-Methode noch weniger empfindlich ist wie die Bethesda-Methode (AUSTEN et al. 1982). Einen einfachen, aber sensitiven Test haben LOSSING et al. 1977) beschrieben. Das Prinzip des Testes besteht darin, daß Patientenplasma und Normalplasma im Verhältnis 4:1 mit dem Kaolinlipidreagens inkubiert werden und nach 2 Stunden Inkubation die Gerinnungszeit durch Recalcifikation bestimmt wird. Als Kontrollprobe werden Patienten- und Normalplasma getrennt mit dem Kaolinlipidreagens inkubiert und erst nach 2 Stunden Inkubation unmittelbar vor Recalcifikation gemischt.

f) Verhalten von Faktor-VIII-Inhibitoren in vivo

F-VIII-Inhibitoren zeigen in vivo ein sehr heterogenes Verhalten, es lassen sich jedoch gewisse Gesetzmäßigkeiten feststellen.

Nach der Reaktion des Antikörpers nach Verabreichung des Antigens (Plasma oder F-VIII-Konzentrat) kann man 2 Typen von F-VIII-Antikörpern unterscheiden (ALLAIN u. FROMMEL 1976):

1. Bei 3/4 Patienten kommt es 5–7 Tage nach Verabreichung des F VIII zu einem Anstieg des Antikörpertiters (anamnestic response). Wenn der Antikörpertiter nach Antigenverabreichung über 5 Bethesda-Einheiten ansteigt, spricht man von einem guten Antikörperbildner (high responder typ). Auch bei den high respondern kann die Höhe des Antikörperanstiegs von Patient zu Patient verschieden sein. Antikörperanstiege auf über 10000 Bethesda-Einheiten können in Einzelfällen beobachtet werden.
2. Bei etwa einem Viertel der Patienten kommt es nach Verabreichung von F-VIII-Konzentraten zu keinem oder zu einem geringen (unter 5 Bethesda-Einheiten) Anstieg des Antikörpertiters. Diese Patienten werden als low responder bezeichnet. Da bei entsprechend hoher Dosis von F-VIII-Konzentraten bis zu einer Höhe von 5 Bethesda-Einheiten noch hämostatisch wirksame F-VIII-Spiegel in vivo erreicht werden können, können diese Patienten mit höheren Dosen F VIII erfolgreich behandelt werden. Ein Patient vom low responder-Typ behält in der Regel die niedrige Antikörperbildungsfähigkeit bei. Ein Übergang zu einem high responder-Typ ist zwar im Prinzip möglich, sehr hohe Antikörpertiter werden jedoch niemals erreicht.

Bei Patienten, die nach Verabreichung von F-VIII-Konzentraten mit einem starken Antikörperanstieg reagieren (high responder) wird das Maximum des Antikörpertiters in der Regel zwischen 8 und 14 Tagen erreicht. Wenn keine weitere Therapie verabreicht wird, sinkt der Antikörpertiter mit einer biologischen Verschwinderate von 30–60 Tagen ab. In den ersten 3 Monaten nach Stimulierung fällt der Antikörpertiter relativ schnell ab, in den meisten Fällen mit einer biologischen "Half disappearance time" von 30 Tagen. Im Anschluß

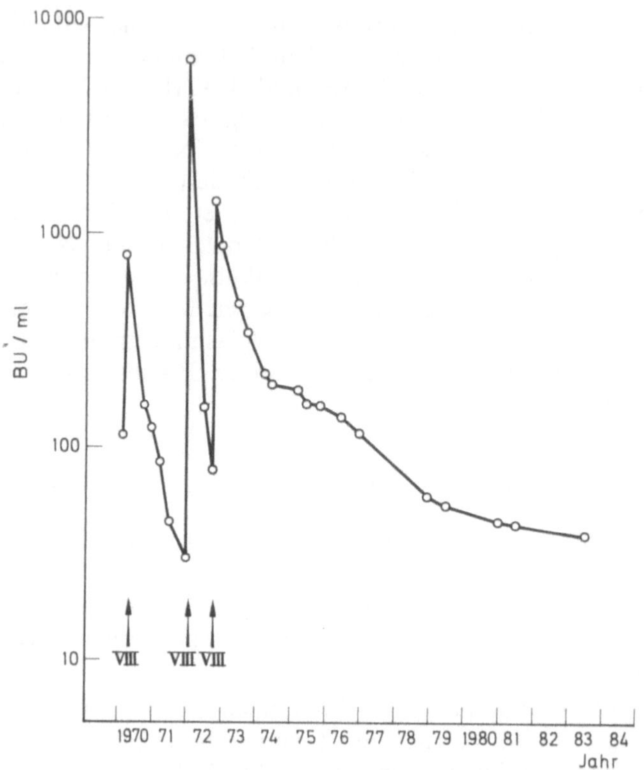

Abb. 9. Verhalten des Antikörpertiters bei einem Patienten (L.W.) mit F-VIII-Antikörper nach wiederholter Verabreichung von F-VIII-Konzentrat. *Abszisse*, Jahr; *Ordinate*, Bethesda-Units/ml

daran ist die biologische Verschwinderate langsamer und es kann schließlich ein Plateau erreicht werden. Dies ist vor allem bei solchen Patienten der Fall, die einen sehr hohen Antikörpertiter erreichen (Abb. 9).

Die Reaktion des Antikörpertiters in vivo nach Verabreichung von F-VIII-Konzentraten bei high respondern ist jedoch wesentlich komplexer als bisher dargestellt. BRACKMAN und GORMSEN (1977) haben gezeigt, daß die tägliche Verabreichung hoher F-VIII-Dosen (100–200 E/kg) zwar initial zu einem Anstieg des Antikörpertiters führt, trotz Weiterführung der Therapie es jedoch zu einem Absinken des Antikörpertiters auf sehr niedrige Werte kommt und häufig zur vollkommenen Elimination (BRACKMAN 1982). RIZZA u. MATTHEWS (1982) und STENBJERG et al. (1982) haben gezeigt, daß auch durch die intermittierende Verabreichung kleinerer Dosen von F VIII über längere Zeit die Immunreaktivität des Antikörpers reduziert werden kann, so daß durch eine längerdauernde derartige Therapie aus einem high responder ein low responder werden kann.

Bei high respondern kann nicht nur die Verabreichung von F-VIII-Konzentraten, sondern auch die Verabreichung von sehr kleinen Antigenmengen zu einer Antikörperantwort führen. So wurde gezeigt, daß die Verabreichung von

Vollblutkonserven zu einem Antikörper-Anstieg führt. Nur wenn Blutprodukte 3–4mal gewaschen werden und somit F VIII:CAg weitgehend entfernt wurde, bleibt eine Antikörperantwort auf (Laurian et al. 1982). Die Verabreichung bestimmter Prothrombinkomplexpräparate, die noch kleine Mengen von F VIII:CAg enthalten, kann ebenfalls bei Patienten mit starker Immunreaktivität zu einem Antikörperanstieg führen, wenn der Titer des Antikörpers niedrig ist (Lechner et al. 1978; Hilgartner et al. 1983).

g) Antiidiotypische Antikörper gegen F-VIII-Antikörper

De la Fuente u. Hoyer (1984) konnten durch Immunisierung mit gereinigtem F-VIII-Antikörper bei Kaninchen einen gegen den F-VIII-Antikörper gerichteten Antikörper (antiidiotypischer Antikörper) erzeugen. Dieser Antikörper hatte eine deutliche Hemmwirkung auf den F-VIII-Antikörper, mit dem die Immunisierung durchgeführt wurde. Eine teilweise Hemmung konnte jedoch auch bei 10 von 25 anderen humanen F-VIII-Hemmstoffen erzielt werden. Die Herstellung solcher antiidiotypischer Antikörper könnte ein erfolgversprechender Weg bei der Behandlung von Patienten mit Hemmstoffen werden.

II. Nebenwirkungen der Substitutionstherapie mit Faktor-IX-Konzentraten

1. Akute Nebenwirkungen

unmittelbar nach Injektion des Konzentrates sind extrem selten.

2. Thrombotische Komplikationen und Verbrauchskoagulopathie

Kasper (1973) berichtete erstmals über eine hohe Inzidenz an thromboembolischen Komplikationen bei Hämophilie B-Patienten, die wegen operativer Eingriffe mit hohen Dosen von F-IX-Konzentraten behandelt wurden. In der Folgezeit wurden auch von anderen Zentren derartige Komplikationen berichtet. Neben venösen Thrombosen (Kasper 1973) wurden auch Herzinfarkte (Lusher et al. 1980; Agrawal et al. 1981; Fürth u. Mahrer 1981) beobachtet. Alle Patienten mit Herzinfarkt waren jung und hatten hohe Dosen (3–4mal tgl. 150 E/kg) F-IX-Konzentrate über mehrere Tage erhalten. Schließlich wurden unter einer intensiven Therapie auch Fälle von Verbrauchskoagulopathie beobachtet (Schimpf et al. 1976b; Small et al. 1982a).

Diese Komplikationen waren vor allem bei amerikanischen Präparaten relativ häufig und wurden auf thrombogenes Material in den Konzentraten zurückgeführt. Durch Entwicklung entsprechender in vitro- und in vivo-Teste (s. Abschn. F.III.) konnte die thrombogene Wirkung der Konzentrate weitgehend, aber nicht vollständig, eliminiert werden.

3. Faktor-IX-Inhibitoren

a) Häufigkeit

Über die Häufigkeit von Faktor-IX-Inhibitoren bei Patienten mit Hämophilie B liegen nur wenige systematische Untersuchungen vor. Es hat jedoch den

Anschein, daß die Entwicklung von Inhibitoren bei Hämophilie B eine wesentlich seltenere Komplikation ist als bei der Hämophilie A. Brinkhous et al. (1972) fanden bei einer internationalen Rundfrage bei 14 Zentren eine Prävalenz von 3,3% und Rizza u. Spooner (1983) in englischen Hämophiliezentren eine Prävalenz von 0,9% (bei einer Prävalenz von 6% Faktor-VIII-Inhibitoren). Der Grund für die geringere Neigung von Hämophilie-B-Patienten, Inhibitoren zu entwickeln könnte darin liegen, daß bei der Hämophilie B CRM-negative Patienten weniger häufig sind als bei der Hämophilie A.

b) Pathogenese

Auch über die Pathogenese von Faktor-IX-Inhibitoren liegen nur wenige Daten vor. Es scheint, daß fast alle Faktor-IX-Inhibitoren bei Patienten mit schwerer Hämophilie B entstanden sind. Systematische Untersuchungen über die Neigung von Hämophilie-B$^-$- und Hämophilie-B$^+$-Patienten einen Inhibitor zu entwickeln ist, sind nicht verfügbar.

c) Biologische Eigenschaften

Die biologische Eigenschaft von Faktor-IX-Inhibitoren besteht darin, Faktor IX zu inaktivieren. Im Gegensatz zu den Faktor-VIII-Inhibitoren, die eine relativ langsame Wirkung haben, erfolgt die Inaktivierung von Faktor IX durch den entsprechenden Inhibitor nahezu augenblicklich (Lechner 1971). Die Reaktion ist auch nur wenig temperaturabhängig.

Der Antikörper bildet mit dem Faktor-IX-Molekül einen Immunkomplex, es kommt jedoch zu keiner Präzipitationsreaktion. Der Komplex aus Faktor IX und dem Inhibitor kann durch Ammonsulfat oder Polyäthylenglykose präzipitiert werden (Lewis et al. 1980). Der Immunkomplex kann mit einem Heteroantikörper noch eine Präzipitationsreaktion eingehen. Er zeigt in der Immunelektrophorese eine verminderte elektrophoretische Geschwindigkeit und kann dadurch immunelektrophoretisch nachgewiesen werden (Orstavik u. Nilsson 1978). Immunkomplexe zwischen dem IX-Inhibitor und Faktor IX konnten auch in vivo nach Verabreichung von Faktor-IX-Konzentraten bei Patienten mit Faktor-IX-Inhibitoren nachgewiesen werden (Goodnight et al. 1979). Manche Faktor-IX-Antikörper zeigen eine spezielle Reaktivität mit jenen Teil des Faktor-IX-Moleküls, der die Gammacarboxybuttersäurereste trägt. Dies äußert sich in einer Zunahme des Antikörpertiters in Gegenwart von Kalzium (Lewis et al. 1980).

d) Immunologische Eigenschaften

Faktor-IX-Inhibitoren sind wie die Faktor-VIII-Inhibitoren Immunglobuline der G-Klasse (Pike et al. 1972; Lechner 1971; Reisner et al. 1977; Orstavik 1981). Als Subtypen wurden meisten IgG$_4$ gefunden (Reisner et al. 1977; Iizuka u. Nagao 1983). Mit einer Ausnahme (Reisner et al. 1977), bei der nur Lambdaketten gefunden wurden, wurde bei allen anderen Untersuchungen beide Typen von gleichen Ketten gefunden (Lechner 1971; Orstavik 1981; Iizuka u. Nagao 1983). Die Polyklonalität von Faktor-IX-Inhibitoren wurde auch durch isoelektrische Focusierung demonstriert (Reisner 1983).

e) Die Bestimmung von Faktor-IX-Inhibitoren

Die Bestimmung von Faktor-IX-Inhibitoren kann im Prinzip in gleicher Weise wie bei Faktor-VIII-Inhibitoren mit der Bethesda-Methode erfolgen. Eine Übereinstimmung über die Definierung der Faktor-IX-Inhibitoreinheiten besteht jedoch nicht.

Eine quantitative Bestimmung von Faktor-IX-Inhibitoren kann auch mit der Agarosegelmethode (REISNER et al. 1980b) auf immunelektrophoretischem Wege (ORSTAVIK 1981) oder mit Hilfe des Radioimmunoassays erfolgen (LEWIS et al. 1980).

f) Verhalten von Faktor-IX-Inhibitoren in vivo

Zufuhr des Antigens, nämlich von Faktor IX, bei Patienten mit Faktor-IX-Inhibitoren führt wie bei den Faktor-VIII-Inhibitoren zu einem anamnestischen Anstieg, der unterschiedliches Ausmaß erreichen kann. Bei fehlender weiterer Zufuhr von Antigen fällt der Antikörpertiter bei diesen Patienten wiederum ab und kann bei fehlender Stimulierung sehr niedrige Werte erreichen.

III. Akute und chronische Lebererkrankungen als Folge der Substitutionstherapie mit Faktor-VIII- und -IX-Konzentraten

1. Virusbedingte Lebererkrankungen

Virusbedingte Lebererkrankungen sind die häufigste Nebenwirkung der Substitutionstherapie, die bis vor kurzem als unvermeidbar in Kauf genommen werden mußte, aber als relativ harmlos galt. Erst Mitte der 70er Jahre wurde erkannt, daß sich bei einem erheblichen Teil regelmäßig behandelter Hämophiler eine chronische Lebererkrankung entwickelt, die für die Langzeitprognose dieser Patienten wahrscheinlich von großer Bedeutung ist.

a) Kontaminierung von Faktor-VIII- und -IX-Konzentraten
mit Hepatitisvirus

Durch die Fraktionierungsmethoden, die zur Herstellung von F-VIII- und -IX-Konzentraten verwendet werden, werden Hepatitisviren nicht eliminiert. Bei der Fraktionierung von HB_sAG positivem Plasma findet sich 0,3–1,2% HB_sAG in der F-VIII-hältigen Fraktion und 0,1% in der F-IX-Fraktion (GERETY et al. 1980). Obwohl die Food and Drug Administration seit 1972 vorschreibt, daß jedes Einzelplasma des Spenderpools, aus dem die Konzentrate hergestellt werden, auf die Gegenwart von HB_sAG getestet werden muß und HB_sAG-positive Plasmen ausgeschieden werden müssen, und obwohl durch Einführung der hochempfindlichen Teste der dritten Generation wesentlich kleinere Mengen von HB_sAG entdeckt werden können, ist das Risiko einer Hepatitisübertragung durch F-VIII- oder -IX-Konzentrate nach wie vor sehr hoch. 2 Gründe dürften für die relative Ineffektivität der bisherigen Maßnahmen zur Hepatitisverhütung maßgeblich sein:

– Auch die hochempfindlichsten Methoden zum Nachweis von HB_sAG sind nicht in der Lage, sehr kleine Mengen von HB_sAG nachzuweisen, die durch-

aus noch eine Hepatitis-B-Infektion hervorrufen können (Sandler et al. 1973; Hollinger et al. 1973; Goldfield 1977).
– Die Erreger der Non A-Non B-Hepatitis können durch Laboratoriumsmethoden überhaupt nicht erfaßt werden.

Bei den gegenwärtig hergestellten Konzentraten dürfte das Risiko der Übertragung einer Non A-Non B-Hepatitis größer sein als der Übertragung der B-Hepatitis. Das Risiko einer Hepatitis-B-Übertragung durch das Plasma einer Einzelspende wird mit 0,05%, das für Non A-Non B-Hepatitis mit 3% angegeben (Aach et al. 1978). Bei Verwendung eines Plasmapools zur Herstellung eines Konzentrats wächst das Infektionsrisiko bei Verabreichung einer einzelnen Infusion nach der Poolgröße wie folgt (Wood u. Horowitz 1980):

Poolgröße (Spender)	Hepatitis B-Risiko	Non A-Non B-Hepatitis-Risiko
10	0,5%	29%
100	5%	97%
500	22%	100%
2000	63%	100%
5000	92%	100%

b) Akute Hepatitis

Obwohl anzunehmen ist, daß es bei fast allen wiederholt behandelten Hämophilen zu einer Infektion mit Hepatitisvirus(en) kommt, ist die Häufigkeit von ikterischen Hepatitiden verhältnismäßig gering. Aufgrund der Daten verschiedener Zentren wird geschätzt, daß etwa 15% (Schimpf 1980) bis 22% (Bütler 1978; Bütler u. Stampeli 1979) der Hämophilen in ihrem Leben eine ikterische Hepatitis durchmachen. Rizza u. Spooner (1983) fanden zwischen 1976 und 1980 eine Inzidenz von 1,7–3,5% ikterischer Hepatitiden pro Jahr (berechnet auf behandelte Hämophile). Diese Inzidenz war ähnlich wie in den Jahren 1969–1974, als noch nicht-kommerzielle Präparate verwendet wurden. Mit Einführung kommerzieller Produkte aus großen Spenderpools stieg die Hepatitisrate vorübergehend auf 5,2% in den Jahren 1974 und 1975. Schon früher hatten Kasper u. Kipnis (1972) auf die hohe Hepatitisrate bei wenig vorbehandelten Hämophilen nach Einführung kommerzieller Präparate hingewiesen. 4 von 13 Hämophilen, die weniger als 10 Plasmainfusionen erhalten hatten und älter als 4 Jahre waren, bekamen eine ikterische Hepatitis, während die Inzidenz bei jüngeren und öfter vorbehandelten Patienten nur bei 2% lag. Klose (1982) beobachtete zwischen 1972 und 1978 bei 46,4% von hämophilen Kindern und Jugendlichen (meist Hämophilie A) nach Behandlung mit kommerziellen Konzentraten ikterische Hepatitiden, von denen mehr als die Hälfte B-Hepatitiden waren. 9,4% der Patienten hatten Mehrfachhepatitiden. Craske et al. (1975) beobachteten bei 9 von 20 vorher vorwiegend mit Kryopräzipitat behandelten Hämophilen 4 B- und 7 Non B-Hepatitiden innerhalb von 6 Monaten. Ikterische Hepatitiden traten nur bei wenig vorbehandelten Patienten auf.

Aus neueren Untersuchungen geht hervor, daß – offenbar als Folge eines besseren Screenings auf HB_sAG – der relative Anteil an Non A-Non B-Hepatitiden zunimmt. Norkrans et al. (1981) fanden bei 8 von 20 mit kommerziellen

F-VIII-Konzentraten behandelten Patienten mit leichter Hämophilie oder Willebrand-Syndrom 9 Episoden von Non A-Non B-Hepatitis und 2 Fälle von B-Hepatitis. Schramm et al. (1979) beobachteten Non A-Non B-Hepatitiden bei Erwachsenen und Andes (1983) berichtete über das Auftreten von 4 ikterischen Non A-Non B-Hepatitiden bei 6 nicht vorbehandelten Hämophilen nach Verabreichung von kommerziellen F-VIII-Konzentraten.

Studien über Non A-Non B-Hepatitis sind durch Fehlen entsprechender Marker schwierig. Die Ergebnisse verschiedener Untersucher weisen jedoch darauf hin, daß es zumindestens 2 Typen von Non A-Non B-Hepatitis gibt, die sich durch eine verschieden lange Inkubationszeit unterscheiden. Eine Form der Non A-Non B-Hepatitis hat eine kurze Inkubationszeit von 1–4 Wochen (Craske et al. 1975; Hruby u. Schauf 1978; Wyke et al. 1979; Bamber et al. 1981), eine zweite Variante eine lange Inkubationszeit (bis 12 Wochen) (Craske et al. 1975; Wyke et al. 1979; Norkrans et al. 1981; Andes 1983). Non A-Non B-Hepatitiden haben meistens einen milden Verlauf und sind häufig anikterisch. Ein Übergang in eine chronische Verlaufsform ist jedoch häufig (Hadziyannis 1981), wobei offenbar bei bestimmten Stämmen das Risiko einer chronischen Verlaufsform besonders groß ist (Bamberg et al. 1981).

Über die Beziehung zwischen dem Risiko einer akuten Hepatitis einerseits und der Art des verabreichten Konzentrats und Patienten-abhängigen Faktoren andererseits, gibt es eine Fülle von Daten, aber wenige systematische Untersuchungen. Aus den vorliegenden Daten lassen sich folgende Vermutungen ableiten:

– Das Risiko einer Non A-Non B-Hepatitis dürfte bei den derzeit gebräuchlichen Konzentraten höher sein als das einer B-Hepatitis.
– Auch die Verabreichung von F-IX-Konzentraten ist mit einem Hepatitisrisiko verbunden (Hoofnagle et al. 1975; Iwarson et al. 1976; Bütler u. Stampfli 1979).
– Bei Verabreichung von Einzelspenderpräparationen (Kryopräzipitat) dürfte bei einmaliger oder kurzdauernder Behandlung das Hepatitisrisiko geringer sein als bei Verwendung kommerzieller Konzentrate. Bei Umstellung von Einzelspenderpräparationen auf kommerzielle Konzentrate steigt das Hepatitisrisiko an. Bei Verabreichung größerer Mengen von Präparaten dürfte die Hepatitisinzidenz bei Verwendung von Kryopräzipitat jedoch nicht wesentlich niedriger sein, wie die Daten von Rizza u. Spooner (1983) zeigen.
– Nicht vorbehandelte Patienten haben das höchste Risiko, eine Hepatitis zu bekommen, wobei dieses Risiko bei Verwendung von Konzentraten größer ist als bei Verwendung von Kryopräzipitat.
– Bei Erstbehandlung ist das Risiko einer akuten (ikterischen) Hepatitis bei Kindern unter 4 Jahren relativ am geringsten (Kasper u. Kipnis 1972; Bütler u. Stampfli 1979). Jenseits des 4. Lebensjahres ist das Hepatitisrisiko anscheinend altersunabhängig.

2. Klinisch inapparente Infektionen mit Hepatitisvirus

Beim Großteil der behandelten Hämophilen dürfte die Infektion mit Hepatitisvirus inapparent verlaufen, entweder deswegen, weil die Hepatitis anikterisch

Tabelle 28. Hepatitis-B-Marker bei Patienten mit Hämophilie A und B. Der Anteil an Patienten mit Hämophilie A oder B, leichter oder schwerer Hämophilie und von wenig behandelten Patienten ist in den verschiedenen Studien unterschiedlich

Jahr	Land	Pat. n	Hb_s Ag pos. %	Hb_e Ag pos. %	Anti-Hb_c pos. %	Anti-Hb_s pos. %	Anti-Hb_e pos. %	Anti-δ pos. %	Autor
1976	BRD	114	10	–	–	78	–	–	SCHIMPF et al. (1976)
1977	USA	118	9	–	–	85,6	–	–	HASIBA et al. (1977)
1977	USA	95	2,1	–	–	87	–	–	HILGARTNER u. GIARDINA (1977)
1977	USA	100	4	–	–	18[b]	–	–	LEVINE et al. (1977)
1977	England[a]	33	0	–	–	46	–	–	LEVINE et al. (1977)
1978	USA	120	11	–	86	88	–	–	SPERO et al. (1978)
1979	England	41	0	–	–	83	–	–	McVERRY et al. (1979)
1979	Schweiz	108	6	–	72	71	–	–	BÜTLER u. STAMPFLI (1979)
1979	BRD	89	7	–	94	78	53	–	SCHRAMM et al. (1979)
1982	Italien	208	6	0,4	–	77	5,7	6,1	RIZETTO et al. (1982)
1982	USA	69	27	0,4	–	77	5,7	6,1	RIZETTO et al. (1982)
1982	BRD	57	5,3	3,6	93	–	49	–	KLOSE (1982)
1982	Wien	91	6,9	–	90,3	85,5	–	–	unpubliziert

[a] nur mit Kryoprezipitat von Hb_s Ag negativen Spendern behandelt
[b] Insensitive Methode (Elektrophorese)

Tabelle 29. Häufigkeit von Antikörpern gegen CMV und EBV bei Patienten mit Hämophilie A und B

Jahr	Land	CMV-Antikörper vorhanden (%)	EBV-Antikörper vorhanden (%)	Autor
1977	USA	84 (IFT)	–	Levine et al. (1977)
1980	DBR	40	90	Klose et al. (1980)
1979	England	62 (KBR)	71 (IFT)	McVerry et al. (1979)

verläuft und daher klinisch nicht bemerkt wird, wenn nicht systematische Kontrollen durchgeführt werden oder daß überhaupt bei der Infektion keine erfaßbare Leberfunktionsstörung auftritt. Untersuchungen von Hepatitis-B-Markern bei behandelten Hämophilen zeigen, daß mehr als 90% der Hämophilen eine Hepatitis-B-Infektion durchgemacht haben müssen. Im Durchschnitt sind etwa 5–10% dieser Patienten HB_sAG positiv (Tabelle 28). Bei etwa 70–90% der Patienten ist ein Antikörper gegen HB_c und/oder HB_s nachweisbar. Von Rizzetto et al. (1982) wurde gefunden, daß bei einem Teil von HB_sAG positiven Patienten Deltaantigen (defective antigen) nachgewiesen werden können. Es wird von diesen Autoren angenommen, daß es sich um eine Coinfektion handelt.

3. Infektionen mit anderen hepatotropen Viren

Verschiedene Untersuchungen (Tabelle 29) sprechen dafür, daß Hämophile häufiger Infektionen mit Epstein-Barr-Virus (EBV) und Cytomegalievirus (CMV) durchmachen. Jenseits des 40. Lebensjahres finden sich bei über 90% der Patienten mit Hämophilie Antikörper gegen EBV und/oder CMV (McVerry et al. 1979 b). Im Gegensatz zu den Hepatitismarkern, die bei Kindern und erwachsenen Hämophilen in gleicher Häufigkeit vorhanden sind (McVerry et al. 1979 b; Bütler u. Stampfli 1979) nimmt die Häufigkeit von Antikörpern gegen EBV und CMV mit dem Alter zu. Rezente Infektionen mit EBV und CMV (Nachweis von IgM-Antikörpern) werden jedoch relativ selten beobachtet. Inwieweit Infektionen mit diesen Viren zu akuten Hepatitiden oder chronischen Leberschädigungen führen, ist nicht geklärt. Es besteht jedenfalls keine eindeutige Beziehung zwischen dem Nachweis eines hohen Antikörpertiters gegen diese Viren und dem Grad der Leberfunktionsschädigung (Levine et al. 1977).

4. Allergische Hepatitis

Myers et al. (1980) beschrieben einen Patienten mit Hämophilie A, der 5 × innerhalb von 7–16 Tagen nach Verabreichung von Faktor-VIII-Konzentraten eine ikterische Hepatitis bekam. Die Autoren konnten in vitro eine Lymphozytenstimulation nach Zugabe des Faktor-VIII-Konzentrates beobachten und diskutieren die Möglichkeit, daß bei diesen Patienten eine Hypersensitivitätshepatitis bestand.

Tabelle 30. Häufigkeit pathologischer Leberbefunde bei Patienten mit Hämophilie A und B

Jahr	Land	Therapie	SGOT. SGPT erhöht (%)	Alk. Phosph. erhöht (%)	Bili-rubin erhöht (%)	Albu-min ver-min-dert	Pro-throm-bin-zeit ver-min-dert (%)	Autor
1977	USA	Konz.[a] Konz.[b] Konz.[c] Kryo	51 43 37 8		0,8%			Hasiba et al. (1977)
1977	USA	Konz.[a, b, c]	55	–	–	–	2,1	Hilgartner u. Giardina (1977)
1977	USA	Konz.[a, b, c] Kryo	69,5 48,5	9,2 27,3	0 23,9	–	–	Levine et al. (1977)
1978	England	Konz.	76	–	25,5	–	–	Preston et al. (1978)
1979	England	Konz. Kryo[a, b, c]	50	–	7	0	–	McVerry et al. (1979)
1979	Schweiz		39	–	–	–	–	Bütler u. Stampfli (1979)
1982	USA	Konz.	78	–	–	–	–	White et al. (1982)
1982	USA	Konz.	76	–	–	–	–	Cederbaum (1982)
1983	Wien	Konz.[a, b, c]	70				3	Lechner et al. (1983)

[a] Hämophilie A, hohe Dosis
[b] Hämophilie A, niedere Dosis
[c] Hämophilie B

5. Chronische Lebererkrankung

a) Pathologische Leberfunktionsproben (Tabelle 30)

Die Tatsache, daß bei einem hohen Prozentsatz häufig behandelter Hämophiler im Serum eine Erhöhung der leberspezifischen Enzyme nachweisbar ist, wurde erst Mitte der 70er Jahre erkannt (Mannucci et al. 1975b; Hasiba et al. 1977; Hilgartner u. Giardina 1977; Levine et al. 1977). Die Untersuchungen dieser Autoren haben gezeigt, daß mehr als die Hälfte der behandelten Patienten mit Hämophilie A oder B eine persistierende, meist mäßige Erhöhung der Transaminasen GOT und GPT haben. Eine längerdauernde Bilirubinerhöhung, sowie Veränderungen der Stauungsenzyme (alkalische Phosphatase) findet sich hingegen bei weniger als 10% der Patienten. Die Parameter der Eiweißsynthesekapazität der Leber, wie Serumalbumin und Prothrombinzeit sind nur selten pathologisch. Die Immunglobuline sind häufig erhöht.

Tabelle 31. Leberbiopsiebefunde bei Hämophilen

| | Nicht selektiert | | Selektierte Patienten | | | | | Intermittierend erhöhte Transaminasen | |
| | | | Ständig erhöhte Transaminasen | | | | | | |
Autor (Jahr)	SCHIMPF et al. (1981)	%	LESESNE et al. (1977)	PRESTON et al. (1978)	MANNUCCI et al. (1978b)	SPERO et al. (1978)	%	WHITE et al. (1982)	%
Zahl der Patienten	32		13	8	6	11		15	
Normal	0		0	0	0	0		0	
Abgeklungene Hepatitis	9		0	0	0	0		0	
Fettleber, Alkoholische Leber	1		1	0	0	1		0	
Geringe periportale entzündliche Veränderungen	0		0	0	0	0		3	
Cholangitis	1								
Chronisch persistierende Hepatitis	10	31	8	4	3	4	50	11	73
Chronisch aktive Hepatitis	9	31	3	2	3	5	45	1	7
Lebercirrhose	1		1	2	0	1		0	
Akute Dystrophie	1		0	0	0	0		0	

b) Klinische Befunde

Vom klinischen Standpunkt ist die Tatsache bemerkenswert, daß die meisten Patienten, auch wenn sie deutlich pathologische Leberbefunde haben, völlig asymptomatisch sind. Nur bei einem kleinen Teil der Patienten findet sich eine mäßige Hepatomegalie oder Splenomegalie, nur in einer Untersuchung (SPERO et al. 1978a) wurde eine Splenomegalie bei 1/4 der Patienten gefunden. Klinische Zeichen einer Leberzirrhose, wie portale Hypertension und Ascites lassen sich nur bei einem sehr kleinen Prozentsatz der Patienten feststellen.

c) Leberbioptische Untersuchungen

Über die Natur der relativ milden asymptomatischen chronischen Lebererkrankung war bisher bis vor wenigen Jahren wenig bekannt, da man es nicht gewagt hatte, bei diesen Patienten Leberbiopsien durchzuführen. In den letzten Jahren wurden jedoch von 5 Arbeitsgruppen bei einer beschränkten Anzahl von Patienten unter dem Schutze einer entsprechenden Substitutionstherapie

Leberbiopsien durchgeführt (Tabelle 31). Bei 38 Patienten, die wegen anhaltender pathologischer Leberbefunde biopsiert worden waren, fand sich bei 95% eine abnormale Leberhistologie, wobei die histologische Diagnose bei einem Drittel der Patienten chronisch aktive Hepatitis und bei 11% Leberzirrhose war. Bei 32 nicht selektierten Hämophilen fanden Schimpf et al. (1981 b) bei 1/3 eine chronisch aktive Hepatitis, bei 1/3 eine chronisch persistierende Hepatitis und bei einem weiteren Drittel leichte Veränderungen im Sinne einer abgelaufenen Hepatitis oder einer Fettleber. Diese Untersuchungen zeigen, daß die nach bisheriger Ansicht als eher harmlos angesehene „Transaminitis" der Hämophilen in einem hohen Prozentsatz Ausdruck einer chronischen Lebererkrankung ist. Die Tendenz zur Progression dieser bei den Hämophilen beobachteten chronischen Lebererkrankung dürfte nach Untersuchungen von Mannucci et al. (1982) relativ gering sein. Diese Autoren führten eine prospektive Studie über 6 Jahre bei 11 Hämophilen mit bioptisch gesicherter chronischer Lebererkrankung durch und konnten zeigen, daß zumindest bei Patienten ohne Nachweis von intrahepatischen Hepatitis-B-Markern keine wesentliche Progression feststellbar war und bei 4 der 11 Patienten sich der Befund sogar besserte.

6. Maßnahmen zur Verminderung des Hepatitisrisikos

Zur Verminderung des Hepatitisrisikos infolge Übertragung von Hepatitisviren durch die Konzentrate wurden im Prinzip 3 Wege gegangen:

- Elimination von potentiellen infektiösen Spendern aus dem Spenderpool. Dies geschieht durch Testung der Einzelspenderplasmen auf Hepatitis-B-Marker mit einem Radioimmunassay der dritten Generation, um das Risiko der Übertragung einer Hepatitis B zu vermindern und durch Bestimmung der GPT im Spenderplasma um das Risiko der Non A-Non B-Hepatitis zu vermindern. Beide Maßnahmen haben sich nicht als ausreichend wirksam erwiesen, um Large-pool-Konzentrate hepatitissicher zu machen.
- Verwendung von Einzelspenderpräparationen. Das Risiko der Übertragung einer Hepatitis kann durch Verwendung von Einzelspenderpräparationen (lyophilisiertes oder nicht lyophilisiertes Kryopräzipitat) deutlich gesenkt werden, wenn nur eine geringe Menge von Konzentraten verabreicht wird, wie das bei der leichten Hämophilie A oder B der Fall ist. Bei Behandlung von schweren Hämophilen mit hohen Konzentratbedarf ist auch bei Verwendung von Kryopräzipitat von selektierten Spendern mit einer relativ hohen Inzidenz an Hepatitisinfektionen zu rechnen. So fanden Levine et al. (1977) bei nur mit Kryopräzipitat behandelten Patienten bei fast 50% eine Erhöhung der GOT, GPT und bei 1/4 eine Erhöhung der alkalischen Phosphatase. Anti-HB$_s$ war bei der Hälfte der Patienten positiv.
- Es wurden Fraktionierungsverfahren entwickelt, mit denen der Gehalt an HB$_s$-AG in den Konzentraten reduziert werden kann (Middleton et al. 1983).
- Eine wesentliche Verminderung des Hepatitisrisikos ist von Verfahren zu erwarten, mit denen im Spenderplasma oder Konzentrat Hepatitisviren inaktiviert werden. Für Faktor IX und F-VIII-Konzentrate wurde ein Verfahren zur Kaltsterilisierung (Lo Grippo u. Hayaski 1973) (Behandlung mit Betapropiolacton und UV-Bestrahlung) entwickelt (Stephan u. Kotitsche 1977;

Heinrich et al. 1982; Stephan et al. 1982) oder versucht, die Infektiösität durch Hepatitis-B-Immunglobulin zu verringern (Tabor et al. 1980). Bei Faktor-VIII-Konzentraten wurde durch Hitzeinaktivierung versucht, das Hepatitis B und die Non A- und B-Hepatitisviren zu inaktivieren (Heimburger 1982). Durch die Entwicklung eines Tiermodells (Schimpansen) an denen die Infektiosität von Konzentraten getestet werden kann (Wyke et al. 1979; Bradley et al. 1979), konnte das Fehlen oder sehr geringe Hepatitisrisiko nach Verabreichung solcher Konzentrate demonstriert werden. Studien bei Hämophilen sind derzeit erst im Gange.

– Versuche einer Impfung mit Hepatitis-B-Vaccinen erwiesen sich ersten Berichten (Gazengel et al. 1983 b; Hedner et al. 1983) als wirksam.

IV. Acquired Immune Deficiency Syndrome (AIDS)

Bis vor kurzem galten Patienten mit Hämophilie als nicht infektionsgefährdet. In der Todesursachenstatistik spielten Infektionen praktisch keine Rolle.

1982 wurden erstmals bei einigen Hämophilen schwere Infektionen mit opportunistischen Keimen beschrieben. Ein ähnliches Krankheitsbild war schon vorher bei Homosexuellen und Drogensüchtigen beobachtet worden (Gottlieb et al. 1981). Als Ursache der schweren Infektionsneigung wurde ähnlich wie bei Homosexuellen ein schwerer T-Zelldefekt gefunden und dem Krankheitsbild der Name „Acquired Immune Deficiency Syndrom" (AIDS) gegeben.

AIDS bei Homosexuellen und Drogensüchtigen manifestiert sich in verschiedenen klinischen Symptomen, die entweder einzeln oder in Kombination vorkommen können:

– Schwere Infektionsneigung, insbesondere Infektionen mit opportunistischen Erregern (Gottlieb et al. 1981).
– Auftreten von Tumoren, insbesondere des Kaposi-Syndroms (Friedman-Kien et al. 1982) und von Lymphomen.
– Autoimmunerkrankungen, insbesondere Autoimmunthrombozytopenie und Autoimmunhämolyse.

Bei Hämophilen wurden bisher Fälle mit erhöhter Infektionsneigung und Autoimmunerkrankungen, aber keine Patienten mit Kaposi-Syndrom beobachtet.

1. Opportunistische Infektionen bei Hämophilen

Bei etwa 60 Patienten mit schwerer Hämophilie A und einem Patienten mit schwerer Hämophilie B, die längere Zeit mit Konzentraten behandelt worden waren, wurden gehäufte Infektionen mit opportunistischen Keimen beobachtet. Die am häufigsten gefundenen Erreger waren Pneumocystis carinii, Mycobacterium avium und verschiedene Pilze, wie Cryptococcus und Candida albicans (Eyster et al. 1982; Elliot et al. 1983; Poon et al. 1983; Davis et al. 1983; Lechner et al. 1983a). Weitere Symptome sind Fieber, Gewichtsverlust ungeklärter Genese und Lymphknotenschwellungen. Alle Patienten hatten eine schwere Lymphopenie, wobei die Zahl der T-helper-Zellen (Leu 3a-Zellen, OKT 4-Zellen) absolut und relativ stark vermindert war, die T-Suppressor-Zellen (Leu 2a-, OKT 8-Zellen) absolut vermindert, relativ (zu den T-helper-Zellen) jedoch vermehrt waren. Daraus resultiert eine umgekehrte (inverse) Ratio von T-helper-T-Suppressor-Zellen. Die Zahl der B-Zellen war normal, die Zahl der Natural Killer cells leicht vermindert. Als Folge des schweren T-Zelldefekts war die Hautreaktivität gegenüber verschiedenen Recall-Antigenen vermindert oder fehlte. Die Stimulierbarkeit der Lymphozyten durch Mitogene in vitro war vermindert (Davis et al. 1983; Poon et al. 1983). In den meisten Fällen bestand eine polyklonale Hypergammaglobulinaemie (Poon et al. 1983; Lechner et al. 1983a). Die Prognose der Patienten mit diesem Zustandsbild ist äußerst ernst und es gilt derzeit als unsicher, ob eine klinische Heilung oder eine Normalisierung des Immunsystems möglich ist.

2. Autoimmunthrombozytopenie

Bei einigen lang behandelten Patienten mit Hämophilie wurde eine schwere Thrombozytopenie beobachtet (Ratnoff u. Menitove 1983; Harris et al. 1983). Die meisten dieser Patienten hatten keine erhöhte Infektionsneigung. Die Thrombozytopenie entwickelt sich in der Regel langsam und wird häufig vom Patienten nicht bemerkt. Hinweise auf die immunologische Genese der Thrombozytopenie ergaben sich aus der Tatsache, daß Plättchen IgG erhöht war, die Thrombozytenzahl nach Therapie mit Steroiden anstieg und komplette Remissionen nach Splenektomie beobachtet wurden.

Bei den meisten Patienten mit Autoimmunthrombozytopenie fand sich eine inverse Ratio von T-helper- zu T-suppressor-Lymphozyten (Ratnoff u. Menitove 1983). Die Lymphozytenzahl ist in der Regel jedoch normal oder subnormal.

3. T-Zell-Abnormalitäten bei asymptomatischen Hämophilen

Untersuchungen an asymptomatischen Hämophilen, die über längere Zeit mit kommerziellen Faktor-VIII-Konzentraten behandelt worden waren, ergaben, daß bei etwa der Hälfte der Patienten T-Zell-Abnormalitäten nachweisbar waren. Es fand sich eine leichte relative und absolute Verminderung der T-helper-Zellen und eine deutliche relative und absolute Vermehrung der T-Suppressorzellen. Die inverse Ratio ist bei diesen Patienten somit hauptsächlich durch eine Erhöhung der Suppressorzellzahl bedingt (Menitove et al. 1983; Lederman et al. 1983; Goldsmith et al. 1983; Lechner et al. 1983; Luban et al. 1983; Jones et al. 1983; Lee et al. 1983).

Bei Patienten mit inverser Ratio fand sich eine polyklonale Hypergammaglobulinaemie, wobei insbesondere IgG und IgM vermehrt ist (Lechner et al. 1983a). Die Lymphozytenstimulierbarkeit in vitro durch mitogene Substanzen kann normal oder vermindert sein.

Bei der körperlichen Untersuchung findet sich bei Patienten mit inverser Ratio häufig eine Lymphadenopathie (Lechner et al. 1983).

4. Pathogenese der immunologischen Abnormalitäten und des AIDS bei Hämophilen

Es besteht wenig Zweifel daran, daß die immunologischen Abnormalitäten, die bei Hämophilen gefunden werden, eine Nebenwirkung der Substitutionstherapie sind. Es ist wahrscheinlich, daß das Agens, das diese Abnormalitäten hervorruft in den Konzentraten vorhanden ist und durch die Infusion auf die Patienten übertragen wird. Als wahrscheinlicher Erreger des AIDS wird derzeit ein Retrovirus, HTLV III, angesehen (BRODER u. GALLO 1984). Das Virus wurde aus Blut, Lymphknoten, Samenflüssigkeit und Speichel von Patienten mit AIDS isoliert. Bei etwa 90% der Patienten mit AIDS konnten zirkulierende Antikörper gegen HTLV III nachgewiesen werden. 60–80% von Hämophilen, die häufig mit kommerziellem, nicht virusinaktivierten F-VIII-Konzentraten behandelt wurden, haben einen Antikörper gegen HTLV III.

Interessanterweise scheinen Abnormalitäten der T-Zellen bei Patienten mit Hämophilie B wesentlich seltener zu sein (LECHNER et al. 1983 a; LEE et al. 1983). Dies weist darauf hin, daß möglicherweise auch andere im Faktor-VIII-Konzentrat enthaltene Substanzen zur Entwicklung der immunologischen Abnormalitäten beitragen. Eine Abhängigkeit des Risikos, T-Zellabnormalitäten zu entwikkeln, von der Art des Konzentrates konnte bisher nicht nachgewiesen werden. Eine Abhängigkeit von der Menge der Konzentratzufuhr besteht insofern, als offenbar eine bestimmte Schwellendosis erforderlich ist, um diese Abnormalitäten auszulösen. Oberhalb der Schwellendosis besteht jedoch keine Beziehung zwischen der Menge des verabreichten Konzentrats und der Wahrscheinlichkeit von T-Zellabnormalitäten oder eines AIDS. Patienten, die nur mit Kryopräzipitat behandelt wurden, haben seltener T-Zellabnormalitäten (MENITOVE et al. 1983; BREEDERVELD 1983). Diese Patienten haben in der Regel allerdings auch einen geringen Konzentratbedarf.

I. Prognose und Lebenserwartung

Die Lebenserwartung von Hämophilen in der Vorkonzentratära war sehr schlecht. IKKALA et al. (1982) gaben an, daß die jährliche Todesrate der Hämophilen zwischen 1930 und 1949 5% betrug. Etwa die Hälfte der Patienten starben vor 1950 vor dem Alter von 10 Jahren. Das mittlere Alter der verstorbenen Patienten lag bis 1959 bei etwa 10 Jahren.

Durch die Einführung der Substitutionstherapie hat sich die Lebenserwartung vor allem der Patienten mit schwerer Hämophilie entscheidend gebessert. In Finnland (IKKALA et al. 1982) betrug die jährliche Todesrate bei Patienten ohne Inhibitoren 0,12% in den Jahren 1970–1979, bei Einschluß der Inhibitorpatienten jedoch immer noch 0,48%. Untersuchungen in unserem Hämophiliezentrum (VELIKAY et al. 1981) haben gezeigt, daß die Lebenserwartung von schweren Hämophilen, deren Krankheit nach dem Jahre 1950 entdeckt wurde, sich zwar der Lebenserwartung normaler Männer annähert, aber immer noch deutlich geringer ist als die einer normalen männlichen Population. Dies geht vor allem auf die höhere Absterberate von Patienten mit Inhibitoren zurück. Im Gegensatz dazu dürften Patienten mit leichter Hämophilie gegenüber einer normalen männlichen Population sogar eine bessere Überlebensrate haben, möglicherweise infolge einer verringerten Inzidenz an cardiovasculären Todesfällen (MÖRZ et al. 1983).

Die Haupttodesursachen (bei einem Drittel der Patienten) sind immer noch Blutungen, wobei cerebrale Blutungen an der Spitze stehen (LARSSON u. WIECHEL 1983). 15% versterben an Lebererkrankungen und ca. 10% an AIDS. Bei einem Drittel der Patienten steht die Todesursache in keinem Zusammenhang mit der Hämophilie.

Eine Heilung der Hämophilie wäre aufgrund von Experimenten am Hund durch eine Lebertransplantation zu erwarten. Tatsächlich wurde vor kurzem bei einem jungen Hämophilen, dem wegen einer schweren chronisch-aktiven Hepatitis die Leber eines normalen Spenders transplantiert wurde, gezeigt, daß es nach der Lebertransplantation zu einer Normalisierung der F-VIII-Aktivität kam (LEWIS et al. 1985).

Literatur

Aach RD, Lander JJ, Sherman LA et al. (1978) Transfusion transmitted viruses: interim analysis of hepatitis among transfused and nontransfused patients. In: Girish, Vyas, Cohen, Schmid (eds) Viral hepatitis. Franklin, Philadelphia, pp 383–396

Abe T, Kazama M (1982) An international survey on the appropriate dosage of hemophilias and related congenital coagulopathies. In: Abe T (ed) Hemophilic treatment, Proc 3rd Int Symp. Kyoritsu Printings, Tokio, pp 273–304

Abildgaard CF (1981) Hazards of prothrombin-complex concentrates in treatment of hemophilia. N Engl J Med 304:670–671

Abildgaard CF, Simone JV, Schulman I (1965) Steroid treatment of hemophilic hematuria. J Pediatr 66:117

Abildgaard CF, Britton M, Harrison J (1976) Prothrombin complex concentrate (Konyne) in the treatment of hemophilic patients with factor VIII inhibitor. J Pediatr 88:200

Abildgaard CF, Penner J, Watson-Williams E (1980) Anti-inhibitor coagulant complex (autoplex) for treatment of factor VIII inhibitors in hemophilia. Blood 56:978

Adachihara A (1983) Oral treatment of hemophilia A using traditional kanpo medicine, Huang-lien-chieh-tu-tang (plant extract). Haemostasis 132:78

Addis T (1910) Hereditary haemophilia: deficiency in the coagulability of the blood the only immediate cause of the condition. Q J Med 4:14

Adelman MI, Gishen P, Dubbins P et al. (1979) Localized intramesenteric hemorrhage – recognizable syndrome in hemophilia (Technical Note). Br Med J 2:642–643

Aggeler PM, White SG, Glendening MB et al. (1952) Plasma thromboplastin component (PCT) deficiency: a new disease resembling hemophilia. Proc Soc Exp Biol Med 79:692

Agrawal BL, Zelkowitz L, Hletko P (1981) Acute myocardial infarction in a young hemophilic patient during therapy with factor IX concentrate and epsilon aminocaproic acid. J Pediatr 98:931

Ahlberg AKM (1975) On the natural history of hemophilic pseudotumor. J Bone Joint Surg [Am] 57:1133

Ahlberg AKM, Pettersson H (1981) Radiologic method for follow-up of hemophilic arthropathy. In: Seligsohn U, Rimon A, Horoszowski H (eds) Hemophilia. Castle House Publ, London, p 175

Akhmeteli MA, Aledort LM, Alexaniants S et al. (1977) Methods for the detection of haemophilia carriers: a memorandum. Bull WHO 55:675

Aledort LM (1982) Lessons from Hemophilia. N Engl J Med 306:605–608

Aledort LM, Goodnight SH (1981) Hemophilia treatment: Its relationship to blood products. Prog Hematol 12:125–141

Allain JP (1977) Home treatment of hemophiliacs in France. Scand J Haematol 31:5–8

Allain JP (1979) Dose requirements for replacement therapy in haemophilia A. Thromb Haemost 42:825–831

Allain JP, Frommel D (1973) Antibodies to factor VIII. I. Variations in stability of antigen-antibody complexes in hemophilia A. Blood 42:437–444

Allain JP, Frommel D (1974) Antibodies to factor VIII: specificity and kinetics of iso and hetero-antibodies in hemophilia A. Blood 44:313–322

Allain JP, Frommel D (1976) Antibodies to factor VIII. V. Patterns of immune response to factor VIII in hemophilia A. Blood 47:973–982

Allain JP, Verroust F, Soulier JP (1980) In vitro and in vivo characterization of factor VIII preparations. Vox Sang 38:68–80

Allain JP, Gaillandre A, Lee H (1981) Immunochemical characterization of antibodies to factor VIII in hemophilic and non-hemophilic patients. J Lab Clin Med 97:791

Andes WA (1983) Factor VIII concentrate-hepatitis. JAMA 249:2331

Andes WA, Edmunds JO, Walker PD et al. (1983) Hemophilic arthropathy – an immunologic study of the synovium. In: Blombäck (ed) Proc Congr WFH, Stockholm. Karger, Basel, p 127

Andrade JR de, Grant C, Dixon ASJ (1965) Joint distension and reflex muscle inhibition in the knee. J Bone Joint Surg [Am] 47:313–322

Arnold WD, Hilgartner MW (1977) Hemophilic arthropathy. Current concepts of pathogenesis and management. J Bone Joint Surg [Am] 59:287

Aronson DL (1979) Factor IX complex. Sem Thromb Hemost 6:28

Aronson DL, Bagley J (1981) Preliminary characterisation of factor VIII bypassing coagulant. Ann NY Acad Sci 370:291

Aronstam A, Kirk JP, McHardy J et al. (1977) Twice weekly prophylactic therapy in haemophilia A. J Clin Pathol 30:65–67

Aronstam A, McLellan DS, Türk P (1979a) Transfusion requirements of adolescents with severe haemophilia A. J Clin Pathol 32:927–930

Aronstam A, Rainsford SG, Painter MJ (1979b) Patterns of bleeding in adolescents with severe haemophilia A. Br Med J [Clin Res] 1:469–470

Aronstam A, Aston L, Wassef M et al. (1980a) New activated factor IX product in haemophilia. Lancet 1294

Aronstam A, Wassef M, Choudhury DP et al. (1980b) Double-blind controlled trial of three dosage regiments in treatment of haemarthroses in haemophilia. A. Lancet 169–171

Aronstam A, Wassef M, Hamad Z et al. (1981) The identification of high-risk elbow hemorrhages in adolescents with severe hemophilia A. J Pediatr 99:776–778

Aronstam A, Wassef M, Hamad Z (1982a) Low doses of factor VIII for selected ankle bleeds in severe haemophilia A. Br Med [Clin Res] 284:790

Aronstam A, McLellan DS, Wassef M et al. (1982b) Effect of height and weight in the in vivo recovery of transfused factor VIII C. J Clin Pathol 35:289–291

Ashenhorst JB, Langehennig PL, Seeler RA et al. (1976) Hemolytic anemia due to anti-B in antihemophiliac factor concentrates. J Pediatr 88:257

Astrup T, Sjolin K (1958) Thromboplastic and fibrinolytic activity of human synovial membrane and fibrous capsular tissue. Proc Soc Exp Biol Med 97:852

Austen DEG, Rhymes IL (1975) A laboratory manual of blood coagulation. Blackwell Scientific, Oxford

Austen DEG, Rizza CR (1981) Oral treatment of hemophilia. Lancet II:359

Austen DEG, Rhymes IL, Rizza CR (1981) Factor VIII concentrates: what the label says. Lancet II:1167

Austen DEG, Lechner K, Rizza CR et al. (1982) A comparison of the Bethesda and New Oxford methods of factor VIII antibody assay. Thromb Haemost 471:72–75

Aznar JA, Jorquera JL, Peiro A (1983) A protocol for the eradication of F-VIII antibodies applied to 6 hemophilia a patients with inhibitors. In: Blombäck M (ed) Proc Congr WFH, Stockholm. Carger, Basel, p 45

Baehner RL, Strauss HS (1966) Hemophilia in the first year of life. N Engl J Med 275:524

Bajaj SP, Fierer DS, Epstein DJ (1983) Activated protein C (APC) in factor IX concentrates: An inhibitory effect of APC on the nonactivated partial thromboplastin time (NAPTT) of the concentrates. Thromb Hemostas 50:349

Bamber M, Murray A, Kernoff PBA et al. (1981) Short incubation non-A, non-B hepatitis transmitted by factor VIII concentrates in patients with congenital coagulation disorders: a preliminary report of an antigen/antibody system. Med Lab Sci 38:373–378

Bark CJ, Orloff MJ (1972) The partial thromboplastin time and factor VIII therapy. Am J Clin Pathol 57:478

Baron JM et al. (1970) Splenectomy in a hemophiliac. Diagnosis of occult rupture. Preoperative evaluation, and postoperative support. Surg Clin North Am 50:205–211

Barrett KE, Israels MCG (1965) Haemothorax in haemophilia. Thorax 20:416

Barrow EM, Graham JB (1974) Blood coagulation factor VIII (antihemophilic factor): with comments on von Willebrands disease and Christmas disease. Physiol Rev 54:23–74

Barrowcliffe TW, Kirkwood TBL (1978) An international collaborative assay of factor VIII clotting activity. Thromb Hemost 40:260–271

Barrowcliffe TW, Stableforth R, Dormandy KM (1973) Small scale preparation and clinical use of factor IX prothrombin complex. Vox Sang 25:426–441

Barrowcliffe TW, Kemball-Cook G, Gray E (1981a) Factor VIII inhibitor bypassing activity: A suggested mechanism of action. Thromb Res 21:181

Barrowcliffe TW, Kemball-Cook G, Morris G et al. (1981b) Factor VIII-related activities in therapeutic concentrates. J Lab Clin Med 97:429–438

Barthels M (1981) Hämophilie: abdominelle Blutung, Blutungsort und lokale Ursachen. In: Landbeck G, Marx R (Hrsg) 10. Hämophilie-Symp, Hamburg 1979. Pharm Verlagsgesellschaft, München, S 124

Barthels M, Poliwoda H (1978) Ambulante Früh- und Selbstbehandlung nach Bedarf. In: Landbeck G, Marx R (eds) 8. Hämophiliesymposien. Global, Heidelberg

Barthels M, Sens B (1982) Die nordwestdeutsche Therapieverlaufsstudie zur Ermittlung einer rationalen Hämophilietherapie. Hämophilieblätter 16:20

Bartholome K, Geiger H, Schimpf K (1976) Therapie von Hemmkörperhämophilie mit isoagglutinfreiem Faktor VIII Konzentrat. Dtsch Med Wochenschr 101:1252–1254

Bem JL, Painter MJ, Aronstam A et al. (1979) The frequency of bleeding and height of adolescent haemophiliacs. Thromb Hemost 41:286–290

Bertina RM (1981) Genetic variants of factor IX. In: Seligsohn U, Rimon A, Horoszowski H (eds) Haemophilia. Castle House Publ, London, p 19

Bertina RM, Linden IK van der (1982a) Detection and classification of molecular variants of factor IX. Methods in Hematology 5:137–155

Bertina RM, Linden IK van der (1982b) Factor IX Zutphen. A genetic variant of blood coagulation factor IX with an abnormally high molecular weight. J Lab Clin Med 100:695

Bertina R, Linden IK van der (1982c) Factor IX Deventer. Evidence for the heterogeneity of hemophilia B_M. Thromb Hemost 47:136

Bertina RM, Veltkamp JJ (1978) The abnormal factor IX of hemophilia B^+ variants. Thromb Hemost 40:335–349

Bertina RM, Veltkamp JJ (1979) A genetic variant of factor IX with decreased capacity for Ca^{2+} binding. Br J Haematol 42:623

Biggs R (1977) Haemophilia treatment in the United Kingdom from 1969 to 1974. Br J Haematol 35:481–504

Biggs R, MacFarlane RG (1966) Treatment of haemophilia and other coagulation disorders. Blackwell, Oxford, pp 49–50

Biggs R, Matthews JM (1966) Treatment of haemophilia and other coagulation disorders. Blackwell, Oxford, pp 107–128

Biggs R, Rizza CR (1976) The sporadic case of haemophilia A. Lancet II:431

Biggs R, Douglas AS, MacFarlane RG et al. (1952) Christmas disease: a condition previously mistaken for hemophilia. Br Med J 2:1378

Biggs R, Austen DEG, Denson KWE et al. (1972a) The mode of action of antibodies which destroy factor VIII. I. Antibodies which have second-order concentration graphs. Br J Haematol 23:125

Biggs R, Austen DEG, Denson KWE et al. (1972b) The mode of action of antibodies which destroy factor VIII. II. Antibodies which give complex concentration graphs. Br J Haematol 23:137–155

Bithell TC, Pizzaro A, MacDiarmid WD (1970) Variant of factor IX deficiency in female with 45, X Turner Syndrome. Blood 36:169–179

Bitter K, Goedeke L, Landbeck G et al. (1963) Die Vererbung der Hämophilie A. Der Internist 4:397–400

Bittscheid W, Hofmann P, Schumpe G (1978) Elektromyographische Untersuchungen an der Oberschenkelmuskulatur des Hämophilen beim Kniegelenkserguß. Z Orthop 116:56–60

Blatt PM, Lundblad RL, Kingdon HS et al. (1974) Thrombogenic materials in prothrombin complex concentrates. Ann Intern Med 81:766–770

Blatt PM, Menache D, Roberts HR (1980) A survey of the effectiveness of prothrombin complex concentrates in controlling hemorrhage in patients with hemophilia and anti-factor VIII antibodies. Thromb Hemost 44:39

Blättler W, Jacky E, Müller M et al. (1979) Der Einfluß von 1-Desamino-8-D-Arginine-Vasopressin (DDAVP) auf Blutgerinnung bei Patienten mit Hämophilie A und gesunden Männern. Schweiz Med Wochenschr 109:1367

Blombäck M (1977) Home treatment of hemophilias in Sweden. Scand J Haematol 31:9

Blombäck M, Larsson A, Wallinder U et al. (1983) Current situation of home care therapy in Sweden. In: Abe T (ed) Proc 3rd Int Symp Kyoritsu Printings, Tokyo, pp 177–186

Bloom AL (1978) Clotting factor concentrates for resistant haemophilia. J Haematol 40:21–27

Bloom AL (1981) Factor VIII inhibitors revisited. Br J Haematol 49:319

Bösch P, Nowotny C, Schwägerl W (1979) Zur orthopädischen Anwendung des Fibrinklebesystems bei Hämophilen. Blut 38:68

Boese EC, Tantum KR, Eyster ME (1979) Pulmonary function abnormalities after infusion of antihemophilic factor (AHF) concentrates. Am J Med 67:474–476

Bolkan B, Sawitsky A (1976) Factor IX deficiency in Gaucher's disease. Arch Intern Med 136:489–492

Boulton FE, Smith A (1979) DDAVP and cryoprecipitate in mild hemophilia (Letter). Lancet 2:535

Bouma BN, Klaauw MM van der, Veltkamp JJ et al. (1975) Evaluation of the detection rate of hemophilia carriers. Thromb Res 7:339–350

Boyer SH, Graham JB (1965) Linkage between the X-chromosome loci for glucose-6-phosphate dehydrogenase electrophoretic variation and hemophilia A. Am J Hum Genet 17:320–324

Brackmann HH (1977) Hemophilia home treatment in West Germany. Scand J Haematol 31:11–15

Brackmann HH (1982) The treatment of inhibitors against factor VIII by continuous treatment of factor VIII and activated prothrombin complex concentrates. In: Mariani G, Russo MA, Mandelli F (eds) Activated prothrombin complex concentrates. Praeger Publ, New York, p 194

Brackmann HH, Egli H (1981) Treatment of haemophilia patients with inhibitors. In: Seligsohn U, Rimon A, Horoszowski H (eds) Haemophilia. Castle House Publ, London, pp 113–119

Brackmann HH, Gormsen J (1977) Massive factor VIII infusion in hemophiliac with factor VIII inhibitor, high responser (letter). Lancet 2:933

Brackmann HH, Hofmann P, Egli H (1980) Die kontrollierte Selbstbehandlung bei Hämophilen. Die gelben Hefte 20:151

Bradley DW, Cook EH, Maynard JE et al. (1979) Experimental infection of chimpanzees with antihemophilic (Factor VIII) materials – recovery of virus – like particles associated with non-A, non-B hepatitis. J Med Virol 3:253–269

Braunstein KM, Griffith MJ, Briet E et al. (1981) The molecular defect of factor IX Chapel Hill. Thromb Haemost 46:256

Breederveld C (1983) Quantitative T-lymphocyte subpopulations in 190 Dutch hemophiliacs: a comparative study. In: Blomböck M (ed) Proc Congr WFH, Stockholm. Karger, Basel, p 264

Breen FA, Tullis JL (1969) Use of chromatographic prothrombin complex as an hemostatic agent. JAMA 208:1848

Briet E, Tilburg N van, Veltkamp JJ (1978) Oral contraception and the detection of carriers in haemophilia B. Thromb Res 13:379–388

Briet E, Bertina RM, Tilburg N van et al. (1982a) Hemophilia B. Leyden: A sex-linked hereditary disorder that improves after puberty. N Engl J Med 306:788

Briet E, Reisner HM, Blatt PM (1982b) Factor IX levels during pregnancy in a woman with hemophilia B. Haemostasis 11:87–89

Brinkhous KM (1947) Clotting defect in hemophilia deficiency is a plasma factor required for platelet utilization. Proc Soc Exp Biol Med 66:117–120

Brinkhous KM (1982) Faktor-VIII-Konzentrate. Ihre Verwendung bei Hämophilie A und von Willebrandscher Erkrankung. Hämostaseologie 2:91

Brinkhous KM, Shanbrom E, Roberts HR et al. (1968) A new high-potency glycine-precipitated antihemophilic factor (AHF) concentrate. Treatment of classical hemophilia and hemophilia with inhibitors. JAMA 205:613–617

Brinkhous KM, Roberts HR, Weiss AE (1972) Prevalence of inhibitors in hemophilia A and B. Thromb Diath Haemorrh [Suppl] 51:315–320

Broder S, Gallo RC (1984) A pathogenic retrovirus (HTLV III) linked to AIDS. N Engl J Med 311:1292

Brook J, Newnam PE (1965) Spontaneous rupture of the spleen in hemophilia. Arch Intern Med 115:595–597

Brunswig D (1981) Diskussionsbemerkung. In: Landbeck G, Marx R (eds) 10. Hämophilie Symposion, Hamburg 1979. Pharm Verlagsgesellschaft, München, S 127

Buchanan G, Kevy S (1978) Use of prothrombin complex concentrates in hemophiliacs with inhibitors: Clinical and laboratory studies. Pediatrics 62:767

Bütler R (1978) L'hepatite virale chez les hémophiles. Ned et Hyg (Geneve) 36:1289

Bütler R, Stampfli K (1979) Hepatitis epidemiology in Swiss hemophiliacs. Schweiz Med Wochenschr 109:1449–1453

Carron DB, Boon TH, Walker FC (1965) Peptic ulcer in hemophiliacs and its relation to gastrointestinal bleeding. Lancet II:1036

Cederbaum AL (1982) Abnormal serum transaminase levels in patients with hemophilia A. Arch Intern Med 142:337

Chandra S, Wickerhauser M (1979) Contact factors are responsible for the thrombogenicity of prothrombin complex. Thromb Res 14:189

Chantarangkul V, Ingram GIC, Thorn MB et al. (1978) An artificial „haemophiliac" plasma for one-stage factor VIII assay. Br J Haematol 40:471–488

Chediak J, Telfer MC, Joajaroenkul T et al. (1980) Lower factor VIII coagulant activity in daughters of subjects with hemophilia as compared to other obligate carriers. Blood 55:552

Chung KS et al. (1978a) Purification and characterization of an abnormal factor IX (Christmas factor) molecule. J Clin Invest 62:1078–1086

Chung KS et al. (1978b) Purification and characterisation of an abnormal factor IX Alabama (F IXAla). Abstr. XVII. Congr Int Soc Hematology, Paris, International Society of Blood Transfusion, Book of Abstracts. p 859

Cotter SM et al. (1978) Hemophilia A in three unrelated cats. J Am Vet Med Assoc 172/2:166–168

Craske J, Dilling N, Stern D (1975) An outbreak of hepatitis associated with intravenous injection of factor VIII concentrate. Lancet 2:221–223

Crobcroft R, Tamagnini G, Dormandy KM (1977) Serial plasmapheresis in a haemophiliac with antibodies to factor VIII. J Clin Pathol 30:763–765

Cromwell LD, Kerber L, Ferry PC (1977) Spinal cord compression and hematoma: an unusual complication in a hemophiliac infant. Am J Roentgenol 128/5:847–849

Dalinka MK, Lally JF, Rancier LF et al. (1975) Nephromegaly in haemophilia. Radiology 115:337–340

Danza FM, Falappa P, Uncini A et al. (1981) Iliac hematoma with femoral neuropathy: Computerized tomography demonstration. Thromb Haemost 45:99

Davis KC, Horsburgh CR, Hasiba U et al. (1983) Acquired immunodeficiency syndrome in a patient with hemophilia. Ann Intern Med 98:284–286

De La Fuente B, Hoyer LW (1984) The idiotypic characteristics of human antibodies to factor VIII. Blood 64:672

Denson KWE, Biggs R, Mannucci PM (1968) An investigation of three patients with Christmas disease due to an abnormal type of factor IX. J Clin Pathol 21:160

Denson KWE, Biggs R, Haddon ME (1969) Two types of haemophilia (A^+ and A^-): A study of 48 cases. Br J Haematol 17:163

Didisheim P, Loeb J, Blatrix C et al. (1959) Preparation of a human plasma fraction rich in prothrombin, proconvertin, Stuart factor and PTC and a study of its activity and toxicity in rabbits and in man. J Lab Clin Med 53:322

Dike GWR, Bidwell E, Rizza CR (1972) The preparation and clinical use of a new concentrate containing factor IX, prothrombin and factor X and of a separate concentrate containing factor VII. Br J Haematol 22:469–489

Donaldson MH, Clark RE (1968) Successful operation for intussusception in the classic hemophiliac. Ann Surg 168:1043–1047

Dormandy KM (1975) Immunosuppression in the treatment of hemophiliacs with antibodies to factor VIII. Proceedings of the IXth congress of the World Federation of hemophilia (Istanbul). Excerpta Med Int Congr Series 356:225

Dormandy KM, Sultan Y (1975) The suppression of factor VIII antibodies in haemophilia. Pathol Biol (Paris) 23:17–23

Dormandy KM, Hawkey C, Churchill WGL et al. (1971) Immunosuppression of inhibitors to human factors VIII in the patas monkey. Thrombos Diath Haemorr 43:355–364

Dvilansky A, Nathan I, Eldor A (1979) Classical haemophilia in a girl. Blut 39:47–50

Edson JR, McArthur JR, Branda RF et al. (1973) Successful management of a subdural hematoma in a hemophiliac with an anti-factor 8 antibody. Blood 41:113–122

Egberg N, Blombäck M (1981) High frequency of low plasma haptoglobin values found in hemophilia A patients on prophylactic treatment with factor VIII concentrates – A sign of hemolysis? Thromb Haemost 46:554–557

Egli H (1983) Diskussionsbemerkungen. In: Abe T (ed) Proc 3rd Int Symp. Kyoritsu Printings, Tokyo, p 306

Ehrmann L, Lechner K, Mamoli B et al. (1981) Peripheral nerve lesions in haemophilia. J Neurol 225:175–182

Elödi S (1975) Factor IX activity and factor IX antigen in haemophilia B carriers. Thromb Res 6:39

Elödi S, Puskas E (1972) Variants of haemophilia B. Thromb Diath Haemorr 28:489

Elödi S, Varadi K (1978) Activation of clotting factors in prothrombin complex concentrates as demonstrated by clotting assays for factors IXa and Xa. Thromb Res 12:797–807

Elliot JL, Hoppes WL, Platt MS et al. (1983) The acquired immunodeficiency syndrome and mycobacterium avium intracellulare bacteremia in a patient with hemophilia. Ann Intern Med 98:290–293

Elsinger F (1982) Laboratory tests of activated prothrombin complex preparations. In: Mariani G, Russo MA, Mandelli F (eds) Activated prothrombin complex concentrates. Managing hemophilia with factor VIII inhibitor. Praeger Publ, New York, p 77

Elston RC, Graham JB, Miller CH et al. (1976) Probabilistic classification of hemophilia A carriers by disdriminant analysis. Thromb Res 8:683

English PJ, Sheppard EM, Wensley RT (1976) Traumatic rupture of the liver in a haemophiliac patient with factor VIII inhibitors. Lancet I:1299

Erskine JG, Davidson JF (1981) Anaphylactic reaction to low-molecular weight porcine factor VIII concentrates. Br Med J 282:2011

Evenson SA, Thaule R, Groan K (1979) Selftherapy for haemophilia in Norway. Acta Med Scand 205:395–399

Ewing NP, Dietrich SL, Kasper CK (1983) In vivo factor VIII survival after infusion of cryoprecipitate or lyophilized concentrate in hemophilia A. Thromb Haemost 50:209

Eyster ME, Ladda RL, Bowman HS (1977) Carriers with excessively low factor VIII procoagulant activity (VIII AHF): A study of two unrelated families with mild hemophilia A. Blood 49:607

Eyster ME, Gill FM, Blatt PM et al. (1978) Central nervous system bleeding in hemophiliacs. Blood 51:1179

Eyster ME, Koch KL, Abt AB et al. (1982) Cryptosporidiosis in a hemophiliac with acquired immunodeficiency. Blood [Suppl] 60:1:211a

Fareed J, Mariani G, Parvez Z et al. (1983) Quantitation of protein C in anti-inhibitor complexes. Implication in the management of hemophiliacs. In: Blombäck M (ed) Proc Congr WFH, Stockholm. Larger, Basel, p 175

Fasching I, Lechner K, Niessner H et al. (1982) Klinische Erstmanifestation der schweren Hämophilia A und B. 13. Hamburger Hämophilie Symposium (im Druck)

Fasching I, Lechner K, Bettelheim P et al. (1983) Variable response to high dose factor VIII treatment in hemophiliacs with antibody to factor VIII. In: Blombäck M (ed) Proc Congr WFH, Stockholm. Karger, Basel

Feinstein D, Chong MNY, Kasper CK et al. (1969) Haemophilia A: polymorphism detectable by a factor VIII antibody. Science 163:1071

Fekete LF, Holst SL, Peetom F et al. (1972) Auto factor IX concentrate: a new therapeutic approach to treatment of haemophilia A patients with inhibitors. 14th Int Congr of Hematology, Brazil, Abstr 295

Firshein SI, Hoyer LW, Lazarchick J et al. (1979) Prenatal diagnosis of classic hemophilia. N Engl J Med 300:937–941

Fishman DJ, Jones PK, Menitove JE et al. (1982) Detection of the carrier state for classic hemophilia using an enzyme-linked immunosorbent assay (ELISA). Blood 59:1163

Forbes CD, Prentice CRM (1977) Renal disorders in haemophilie A and B. Scand J Haematol 30:43–50

Forbes CD, Barr RD, McNicol GP et al. (1972) Aggregation of human platelets by commercial preparations of bovine and porcine AHF. J Clin Pathol 25:210–217

Forbes CD, Hughes JT, Oppenheimer DR (1973) Gastrointestinal bleeding in haemophilia. Q J Med 42:503

Francesconi M, Korninger C, Thaler E et al. (1982) Plasmapheresis: Its value in the management of patients with antibodies to factor VIII. Haemostasis 11:79–86

Franklin FI (1971) Trends in the treatment of hemophilia A: patient-administered clotting factor program. Thromb Diath Haemorr [Suppl] 43:467–470

Friedman-Kien AE, Laubenstein LJ, Rubinstein P et al. (1982) Disseminated Kaposi's sarcoma in homosexual men. Ann Intern Med 96:693–699

Fripp RR et al. (1977) Intussusception in haemophilia: a case report. S Afr Med J 52:52/15:617

Frommel D (1979) Development of factor VIII antibody in hemophilic monozygotic twins. Scand J Haematol 23:64–68

Frommel D, Allain JP (1977) Genetic predisposition to develop factor VIII antibody in classic hemophilia. Clin Immunol Immunopathol 8:34–38

Frommel D, Muller JY, Prou-Wartelle O et al. (1977) Possible linkage between the major histocompatibility complex and the immune response to factor VIII in classic hemophilia. Vox Sang 33:270–272

Frommel D, Allain JP, Saint-Paul E et al. (1981) HLA Antigens and factor VIII antibody in classic hemophilia. Thromb Haemost 46:687–689

Fuerth JH, Mahrer P (1981) Myocardial infarction as a complication of therapy with factor IX concentrate. JAMA zit nach Abildgaard

Fukui H, Fujimura Y, Takamashi Y et al. (1981) Laboratory evidence of DIC unter FEIBA treatment of a haemophilia patient with intracranial bleeding and high titre factor VIII inhibitor. Thromb Res 22:177

Furlan M, Feliz R, Beck EA (1979) Preparation of factor VIII deficient plasma by immunoadsorption. Vox Sang 36:342

Furlong RA, Peake IR, Bloom AL (1981) Factor VIII clotting antigen (VIIICAg) in haemophilia measured by two immunoradiometric assays (IRMA) using different antibodies, and the measurement of inhibitors to procoagulant factor VIII (VIIIC) by IRMA. Br J Haematol 48:643–650

Gadner H, Odenwald E, Jarofke R et al. (1977) Thrombozytenfunktionsstörung während der hochdosierten Substitutionstherapie bei Hämophilie A. Klin Wochenschr 55:1165

Gatti L, Mannucci PM (1983) Dose-response relationship and immunogenicity of porcine factor VIII. In: Blombäck M (ed) Proc Congr WFH, Stockholm. [Karger, Basel], p 160 (abstr)

Gawryl MS, Hoyer LW (1982) Inactivation of factor VIII coagulant activity by two different types of human antibodies. Blood 60:1103–1109

Gazengel C, Torchet MF, Bare L et al. (1983a) Use of activated PCC in surgery for 5 hemophiliacs A with inhibitor. In: Blombäck M (ed) Proc Congr WFH, Stockholm. Karger, Basel, p 174

Gazengel C, Torchet MF, Courrouce AM et al. (1983b) Results of hepatitis B surface antigen vaccine associated to seroprophylaxis in hemophiliacs and patients with other constitutional coagulation defects. In: Blombäck M (ed) Proc Congr WFH, Stockholm. Karger, Basel, p 208

Gerety RJ, Hoofnagle JH, Barker LF (1980) Hepatitis associated with haemophilia treatment. In: Mammen EF, Barnhart MJ, Lusher JM, Walsh RT (eds) Treatment of bleeding disorders, PJD Publications Limited, Westbury/NY, pp 199–216

Gianelli F, Choo KH, Rees DJG et al. (1983) Gene delections in patients with haemophilia B and anti-factor IX antibodies. Nature 303:181

Giddings JC, Seligsohn U, Bloom AL (1977) Immunological studies in combined factor V and factor VIII deficiency. Br J Haematol 37:257–264

Giddings JC, Sugrue A, Bloom AL (1982) Quantitation of coagulant antigens and inhibition of activated protein C in combined factor V and VIII deficiency. Br J Haematol 52:495–502

Gilbert M (1975) Hemophilic pseudo-tumor. In: Brinkhous KM, Hemker HC (eds) Handbook of Hemophilia. Excerpta Medica, Amsterdam

Gilchrist GS, Hammond D, Mecnyk J (1965) Hemophilia A in a phenotypically normal female with XX/XO mosaicism. N Engl J Med 273:1402–1406

Giles AR, Johnston M, Hoogendoorn H et al. (1980) The thrombogenicity of prothrombin complex concentrates. The relationship between in vitro characteristics and in vivo thrombogenicity in rabbits. Thromb Res 17:353–366

Girma JP, Lavergne JM, Meyer D et al. (1981) Immunoradiometric assay of factor VIII: coagulant antigen using four human antibodies. Study of 26 cases of hemophilia A. Br J Haematol 47: 269

Girolami A, Venturelli R, Cella G et al. (1976) Combined hereditary deficiency of factors VII and VIII. A distinct coagulation disorder due to the „lack" of an autosomal gene controlling factor VII and VIII activation? Acta Haematol 55:181–191

Girolami A, Sticci A, Burul A et al. (1977) An immunological investigation of hemophilia B with a tentative classification of the disease into five variants. Vox Sang 32:230

Girolami A, Dal Bo Zanon R, Saltarin P et al. (1982) Incidence, significance and subtypes of hemophilia B_M in a large population of hemophilia B patients. Blut 44:41–49

Gitschier J, Wood WI, Goralka TM et al. (1984) Characterization of the human factor VIII gene. Nature (Lond) 312:326

Goldfield M (1977) quoted by Parker L: How frequent is posttransfusion hepatitis after the introduction of 3rd generation donor screening for hepatitis B? What is its probable nature? Vox Sang 32:346

Goldsmith JC, Moseley PL, Monick M et al. (1983) T-lymphocyte subpopulation abnormalities in apparently healthy patients with hemophilia. Ann Intern Med 98:294–296

Gomperts ED, Mohammed H, Malekzadeh MH, Fine RN (1981a) Dialysis and renal transplant in a hemophiliac. Thromb Haemost 46/3:626–628

Gomperts ED, Jordan S, Berg D et al. (1981b) Circulating immune complexes pre and post clotting factor infusion in hemophilia. Thromb Haemost 46/4:694–698

Gomperts ED, Jordan S, Church JA et al. (1983) High dose factor VIII infusion in a child with high titer inhibitor: Immune tolerance induction. In: Blombäck M (ed) Proc Congr WFH, Stockholm. Karger, Basel, p 267 (abstr)

Goodfellow J, Fearn CB da, Matthews JM (1967) Iliacus hematoma. A common complication of hemophilia. J Bone Joint Surg [Br] 49:748

Goodnight SH, Britell CW, Wuepper KD et al. (1979) Circulating factor IX antigen-inhibitor complexes in hemophilia B following infusion of a factor IX concentrate. Blood 53:93

Gordon RA, Avignon MB, Storch AE et al. (1981) Intramural gastric hematoma in a hemophiliac with an inhibitor. Pediatr 67:417

Gore RM, Weinberg PE, Anandappa E (1981) Intracranial complications of pediatric hematologic disorders: computed tomographic assessment. Invest Radiol 16/3:175

Gottlieb MS, Schroff R, Schanker HM et al. (1981) Pneumocystis carinii pneumonia and mucosal candidiasis in previously healthy homosexual men. N Engl J Med 305:1425–1431

Gourdeau R, Denton RL (1968) Steroids and hemophilia in the hemophiliac and his world. Proc 5th Congr World Federation of Hemophilia, Montreal. Bibl Haematologica 34:65

Gowda M, Vietti T, Ternberg JL (1968) The use of cryoprecipitate in the surgical treatment of spontaneous rupture of the spleen in a hemophilia patient. Surg 64:1119

Graham JB (1979) Genotype assignment (carrier detection) in the haemophilias. Clin Haematol 8:115–145

Graham JB, Buckwalter JA, Hartley LJ et al. (1949) Canine hemophilia. J Exp Med 90:97

Graham JB, Barrow ES, Roberts HR et al. (1975) Dominant inheritance of hemophilia A in three generations of women. Blood 46:175–188

Graham JB, Flyer P, Elston RC et al. (1979) Statistical study of genotype assignment (carrier detection) in hemophilia B. Thromb Res 15:69–78

Graham JB, Barrow ES, Flyer P et al. (1980) Identifying carriers of mild haemophilia. Br J Haematol 44:671

Gralnik HR, Rick ME (1983) Danazol increases factor VIII and factor IX in classic hemophilia and Christmas disease. N Engl J Med 308:1393–1395

Green D (1975) Factor VIII antibodies. Immunosuppressive therapy. Recent Advances in Hemophilia 240:389

Green D, Lechner K (1981) A survey of 215 non-hemophilic patients with inhibitors to factor VIII. Thromb Haemost 45:200

Green D, Rana N, Spies S (1979) Hemophilic bleeding evaluated by blood pool scanning. Abstract XIII Intern Congr WFH, Tel Aviv, U. Seligsohn, Tel Aviv, p 61

Grignani G, Gamba G, Ascari E (1979) In vivo platelet aggregates after replacement therapy in patients with hemophilia A (Letter). Thromb Haemost 42:813–814

Gunning AJ (1966) The surgery of haemophilic cysts. In: Biggs R, McFarlane (eds) Treatment of haemophilia and other coagulation disorders. Blackwell Scientific Publ, Oxford, p 262

Hadziyannis SJ (1981) Chronic sequelae of hepatitis. In: Seligsohn U, Rimon A, Horoszowski H (eds) Hemophilia. Castle House Publ, London, p 141

Hanna WT, Madigan RR, Miles MA et al. (1981) Activated factor IX complex in treatment of surgical cases of hemophilia A with inhibitor. Thromb Haemost 46/3:638–641

Harris PJ, Kessler CM, Lessin LS (1983) Acquired hemolytic anemia and thrombocytopenia (Evans syndrome) in hemophilia. N Engl J Med 309:50

Harris RI, Stuart J (1979) Treatment at home. Low-dose factor VIII in adults with haemophilic arthropathy. Lancet I:93–94

Harrison HC et al. (1972) Spontaneous intramural hematoma in the sigmoid colon of a haemophiliac. Aust J Surg 42:69

Hartmann JR (1965) More on steroid treatment of hemophilic hematuria. J Pediatr 66:1107

Hartmann W, Henning J (1982) Die Qualität von Faktor VIII-Konzentraten auf dem deutschen Arzneimittelmarkt. Die Ortskrankenkasse 64:1–13

Harvie A, Lowe DO, Forbes CD et al. (1977) Intraspinal bleeding in haemophilia Successful treatment with factor VIII concentrate. J Neurol Neurosurg Psychiatry 40/12:1220

Hasiba VW, Spero JA, Lewis JH (1977) Chronic liver dysfunction in multitransfused hemophiliacs. Transfusion 17:490

Hasiba U, Seranton PE, Lewis JH et al. (1980) Efficacy and safety of ibuprofen for hemophilic arthropathy. Arch Intern Med 140/12:1583

Hassan HJ, Orlando M, Leonardi A et al. (1985) Intragenic factor IX restriction site polymorphism in hemophilia B variants. Blood 65:441

Hathaway WE, Mahasandana C, Clarke S et al. (1973) Paradoxical bleeding in intensively transfused hemophiliacs. Alteration of platelet function. Transfusion 13:6

Hathaway WE, Assmus SL, Montgomery RR et al. (1979) Activated partial thromboplastin time and minor coagulopathies. Am J Clin Pathol 71:22

Hathaway WE, Christian MJ, Jacobson LJ (1983) Variant mild hemophilia. Discrepancy in one stage and two stage factor VIII assays. Thromb Haemost 50:357

Heath D (1981) Highly purified porcine factor VIII in hemophilia A with inhibitors to factor VIII. Br Med J 282:654

Hedner U, Kisiel W (1983) Hemostatic effect of factor VIIa in two patients with hemophilia A with anti-VIII:C. In: Blombäck M (ed) Proc Congr WFH, Stockholm. Karger, Basel, p 157

Hedner U, Nilsson IM, Bergentz SE (1976) Various prothrombin complex concentrates and their effects on coagulation and fibrinolysis in vivo. Thromb Haemost 35:386

Hedner U, Nilsson IM, Bergentz SE (1979) Studies on the thrombogenic activities in two prothrombin complex concentrates. Thromb Haemost 42:1022

Hedner U, Sundqvist SB, Nilsson IM (1982) Immunosuppressive treatment in hemophiliacs with inhibitors. In: Mariani G, Russo MA, Mandelli F (eds) Activated prothrombin complex concentrates. Praeger Publ, New York, p 45

Hedner U, Hansson BG, Vermylen J et al. (1983) Hepatitis B vaccination in hemophiliacs. A joint study between the hemophilia center in Leuven, Belgium and Malmö, Sweden. In: Blombäck M (ed) Proc Congr WFH, Stockholm. Karger, Basel, p 207

Heijnen L, de Groot C, Prevo A et al. (1983) Arthropathy in haemophiliacs, comparing long-term prophylaxis with treatment on demand. In: Blombäck M (ed) Proc Congr WFH, Stockholm. Karger, Basel, p 194

Heim M, Horoszowski H, Seligsohn U et al. (1982) Ilio-psoas hematoma – its detection, and treatment with special reference to hemophilia. Arch Orthop Trauma Surg 99:195

Heimburger N (1982) Fortschritte in der Behandlung der Haemophilie A: ein hepatitissicheres Faktor VIII-Konzentrat. Blut 44:249–251

Heimburger N, Schwinn H, Gratz P et al. (1981) Faktor VIII-Konzentrat, hochgereinigt und in Lösung erhitzt. Arzneimittelforsch 31/1:619

Heinrich D, Kotitschke R, Berthold H (1982) Clinical evaluation of the hepatitis safety of a β-propiolactone/ultraviolet treated factor IX concentrate (PPSB). Thromb Res 28:75

Helmer RE, Alperin JA, Yunginger JW et al. (1980) Anaphylactic reactions following infusion of factor VIII in a patient with classic hemophilia. Am J Med 69/6:953

Helske T, Ikkala E, Myllylä G et al. (1982) Joint involvement in patients with severe haemophilia A in 1957–59 and 1978–79. Br J Haematol 51:643

Hemker HC et al. (1980) Oral treatment of haemophilia A by gastrointestinal absorption of factor VIII entrapped in liposomes. Lancet 1:70

Herde J, Weller P (1979) Hemophilia – from the point of view of the ophthalmologist. Deut Gesund 34:1091

Hewitt P, Mackie IJ, Machin SJ (1982) Highly purified porcine factor VIII in haemophilia A. Lancet I:741

Hilgartner MW, Arnold WD (1975) Hemophilic pseudotumor treated with replacement therapy and radiation. J Bone Joint Surg [Am] 57:1145

Hilgartner MW, Giardina P (1977) Liver dysfunction in patients with hemophilia Scand J Hematol [Suppl] 30:6–10

Hilgartner MW, Sergis E (1977) Current therapy for hemophiliacs: home care and therapeutic complications. Mt Sinai J Med (NY) 44:316

Hilgartner MW, Knatterud GL, FEIBA study group (1983) The use of factor VIII inhibitor bypassing activity (FEIBA Immuno) product for treatment of bleeding episodes in hemophiliacs with inhibitors. Blood 61:36

Hill FGH, Gidding JC, Williams CE et al. (1983) Combined deficiency of factors V and VIII: Study of a family and response to cryoprecipitate and DDAVP infusions including protein C inhibitor measurement. Thromb Haemost 50:210

Hoag MS, Johnsson FF, Robinson JA et al. (1969) Treatment of hemophilia B with a new clotting-factor concentrate. N Engl J Med 280:581

Hoffmann JJ, Meulendijk PN (1978) Comparison of reagents for determining the activated partial thromboplastin time. Thromb Haemost 39:640

Hofmann P, Schumpe G, Brackmann HH et al. (1981) Clinical and radiological evaluation of hemophilic arthropathy in 494 patients. In: Seligsohn U, Rimon A, Horoszowski H (eds) Hemophilia. Castle House Publ, London, p 167

Hofmann P, Döhring S, Schumpe G et al. (1982a) Hämophile Pseudotumoren. Z Orthop 120:91–214

Hofmann P, Schumpe G, Brackmann HH et al. (1982b) Die hämophile Arthropathie als Beispiel einer chronisch rezidivierenden Kniegelenksarthritis. Therapiewoche 32:201

Hollinger FB, Aach RD, Gitnick GL et al. (1973) Limitations of solid-phase radioimmunoassay for HB Ag in reducing frequency of post-transfusion hepatitis. N Engl J Med 289:385

Holmberg L (1972) Genetic studies in a family with testicular feminization, haemophilia and colour blindness. Clin Genet 3:253

Holmberg L, Henriksson P, Ekelund H et al. (1974) Coagulation in the human fetus. J Pediatr 85:860

Holmberg L, Nilsson IM, Henriksson P et al. (1978) Homozygous expression of haemophilia B in a heterozygote. Acta Med Scand 204:231

Holmberg L, Borge L, Ljung R et al. (1979) Measurement of antihaemophilic factor A antigen (VIII:CAg) with a solid phase immunoradiometric method based on homologous non-haemophilic antibodies. Scand J Haematol 23:17

Holmberg L, Gustavii B, Cordesius E et al. (1980) Prenatal diagnosis of hemophilia B by an immunoradiometric assay of factor IX. Blood 56:397

Holmberg L, Borge L, Nilsson IM (1981) Factor VIII:C and VIII CAg response in a patient with haemophilia A and von Willebrands disease after administration of different factor VIII concentrates or plasma. Br J Haematol 47:587

Hoofnagle JH, Aronson D, Roberts H (1975) Serologic evidence for hepatitis B virus infection in patients with hemophilia B. Thromb Diath Haemorr 33:606

Hopff F (1928) Cited by united states surgeon generals catalogue, 1st series. Haemophilia

Hougie C, Twomey JJ (1967) Hemophilia B_M: A new type of factor IX deficiency. Lancet 1:198

Hoyer LW, Mahoney MJ (1981) Prenatal diagnosis of classic hemophilia. XIV Intern Congr. of the World Federation of Hemophilia, Costa Rica. In: Hemophilia care in developing countries, Oficina de Publicaciones de la Universidad de Costa Rica

Hoyer LW, Rick ME (1975) Implications of immunologic methods for measuring antihemophilic factor (factor VIII). Ann NY Acad Sci 240:97–108

Hoyer LW, Carta CA, Mahoney MJ (1982) Detection of hemophilia carriers during pregnancy. Blood 60:1407

Hruby MA, Schauf V (1978) Transfusion related short-incubation hepatitis in hemophilic patients. J Am Med Wom Assoc 240:1355

Hultin M (1979) Activated clotting factors in factor IX concentrates. Blood 54:1028

Hultin M (1981) Management of inhibitors by immunosuppression. In: Seligsohn U, Rimon A, Horoszowski H (eds) Hemophilia. Castle House Publ., London, p 107

Hultin MB, Shapiro SS, Bowman HS et al. (1976) Immunosuppressive therapy of factor VIII inhibitors. Blood 48:95

Hultin MB, London FS, Shapiro SS et al. (1977) Heterogeneity of factor VIII antibodies: further immunochemical and biologic studies. Blood 49:807

Iizuka A, Nagao T (1983) Analysis of IgG heavy chain sublcasses of alloantibodies to factor IX by crossed immunoelectrophoresis of factor IX using the intermediate gel technique. Br J Haematol 53:687

Ikkala E, Simonen O (1971) Factor VIII inhibitors and the use of blood products in patients with haemophilia A. Scand J Haematol 8:16

Ikkala E, Helske T, Myllylä G et al. (1982) Changes in the life expectancy of patients with severe haemophilia A in Finland in 1930–79. Br J Haematol 52:7

Imhof H (1951) Über das Vorkommen von haemophilen Blutungen am und im Zentralnervensystem. Z menschl Vererb- und Konstitlehre 30:466

Ingram GIC (1976) The history of haemophilia. J Clin Pathol 29:3–13

Ingram GIC (1981) Calculating the dose of factor VIII in the management of haemophilia. Br J Haematol 48:355

Inwood MJ, Vaugh E (1982) The current status of home care for hemophiliacs in Canada. In: Abe T (ed) Proc 3rd Int Symp HT. Kyoritsu Printers, Tokyo, p 171

Italian CISMEL study group (1980) Activated partial thromboplastin time: a multicenter evaluation of commercial reagents in the diagnosis of mild hemophilia A and other coagulation defects. Scand J Haematol 25:308

Iwarson S, Kjellman H, Teger-Nilsson AC (1976) Incidence of viral hepatitis after administration of factor IX concentrates. Vox Sang 31:136

Jarczok K, Krawczyk-Kulis M, Molowiedin J et al. (1981) Hemophilia A in a female with gonadal dysgenesis and XX karyotype. Folia Haematol 108/1:136

Johnson AJ, MacDonald VE, Semar M et al. (1978) Preparation of the major plasma fractions by solid-phase polyelectrolytes. J Lab Clin Med 92:194

Johnson AJ, MacDonald VE, Brind J (1979) Enhanced yield of antihemophilic factor and von Willebrand factor by cryoprecipitation with polyethylene glycol. Vox Sang 36:72

Jones P (1982) Faktor VIII:C aus Tiermaterial. Hämostaseologie 2:105

Jones P, Fearns M, Forbes C et al. (1978) Haemophilia A-home therapy in the United Kingdom 1975–76. Br Med J 1:1447

Jones P, Proctor S, Dickinson A et al. (1983) Altered immunology in haemophilia. Lancet I:120

Jones PK, Ratnoff OD (1981) Sources of variability in antihemophilic factor (factor VIII) procoagulant titers and precipitating antigen levels among obligate carriers of classic hemophilia. Blood 57:928

Kahn A, Van den Bogaert N, Cremer N et al. (1977) Intramural hematoma of the alimentary tract in the hemophilic children. Helv Paediatr Acta 31/6:503

Kamiya T, Koie K, Ismiguro J et al. (1977) Classical haemophilia in girl with 46 XX karyotype and no family history of bleeding disorders (letter). Lancet 1/8014:756

Kaneda T, Nagayama M, Ohmori M et al. (1979) Hemarthrosis of the temporomandibular-joint in a patient with hemophilia B – report of case. J Oral Surg 37:513

Kaneshiro M, Mielke C, Kasper C et al. (1969) Bleeding time after aspirin in disorders of intrinsic clotting. N Engl J Med 281:1039

Kasper CK (1972) Hepatitis and clotting-factor concentrates. JAMA 221:5

Kasper CK (1973) Postoperative thrombosis in hemophilia B. N Engl J Med 289:160

Kasper CK (1975a) Self-infusion treatment program. In: Brinkhous KM, Hemker HC (eds) Handbook of Hemophilia. Excerpta Medica, Amsterdam, pp 597–603

Kasper CK (1975b) Thromboembolic complications. Thromb Diath Haemorr 33:640

Kasper CK (1975c) Thromboembolic complications following the use of prothrombin complex concentrates. Thromb Diath Haemorr 33:640

Kasper CK (1981a) Management of inhibitors to factor VIII. Prog Haematol 12:143

Kasper CK (1981b) Problems with the potency of factor VIII concentrate. N Engl J Med 50–51

Kasper CK, Rapaport S (1972) Bleeding times and platelet aggregation after analgesics in hemophilia. Ann Intern Med 77:189

Kasper CK, Kipnis SA (1972) Hepatitis and clotting-factor concentrates. JAMA 221:510

Kasper CK, Dietrich SL, Rapaport SI (1970) Hemophilia prophylaxis with factor VIII concentrate. Arch Intern Med 125:1004

Kasper CK, Aledort LM, Counts RB et al. (1975a) A more uniform measurement of factor VIII inhibitors. Thromb Diath Haemorr 34:869

Kasper CK et al. (1975b) Determinants of factor VIII recovery in cryoprecipitate. Transfusion 15:312

Kasper CK, Boylen AL (1985) Poor response to danazol in hemophilia. Blood 65:211–213

Kasper CK, Osterud B, Minami JY et al. (1977) Hemophilia B: characterization of genetic variants and detection of carriers. Blood 50:351

Kasper CK and the Hemophilia study group (1979) Effect of prothrombin complex concentrates on factor VIII inhibitors levels. Blood 54:1358

Kazama M, Abe T (1981) Analysis of the corrective effect of activated prothrombin complexes. Haemostasis 10:215

Kernoff PBA, Tuddenham EGD (1981) Reactions to low-molecular-weight porcine factor VIII concentrates. Br Med J 283:281

Kernoff PBA, Thomas ND, Lilley PA et al. (1981) Clinical experience with polyelectrolyte-fractionated porcine factor VIII concentrate in the treatment of haemophiliacs with antibodies to factor VIII. Br J Haematol 49:131

Kernoff PBA, Thomas ND, Lilley PA et al. (1984) Clinical experience with polyelectrocyte-fractionated porcine factor VIII concentrate in the treatment of hemophiliacs with antibodies to factor VIII. Blood 63:31

Kerr CB (1964) Intracranial haemorrhage in Haemophilia. J Neurol Neurosurg Psychiatry 27:166

Kerr CB (1965) Genetics of human blood coagulation. J Med Genet 2:254

Kingdon HS, Hassel TM (1980) An animal model for evaluating the haemostatic effectiveness of factor VIII inhibitor bypassing materials. Clin Res 28:769

Kingdon HS, Lundblad RL, Veltkamp JJ et al. (1975) Potentially thrombogenetic material in factor IX concentrates. Thromb Diath Haemorr 33:617

Kinney TR, Zimmermann RA, Butler RB et al. (1977) Computerized tomography in the management of intracranial bleeding in hemophilia. J Pediatr 91/1:31

Kirkwood TB, Rizza CR, Snape TJ et al. (1977) Identification of sources of inter-laboratory variation in factor VIII assay. Br J Haematol 37:559

Kisker CT, Burke C (1970) Double-blind studies on the use of steroids in the treatment of acute hemarthrosis in patients with hemophilia. N Engl J Med 282:639

Kitchens CS (1982) Computed tomography in two cases of hemophilic pseudotumors. Am J Haematol 12:277

Klein HG, Aledort LM, Bouma BN et al. (1977) A co-operative study for the detection of the carrier state of classic hemophilia. N Engl J Med 296:959

Klose HJ (1982) Hepatitis als Schicksal des Hämophiliepatienten. In: Frösner G, Lasch HJ, Lechler E (Hrsg) Plasmaproteine und Virushepatitis. Springer, Berlin Heidelberg New York, S 24

Klose HJ, Goetz O, Peller P et al. (1980) Cytomegalie-, Epstein-Barr-, Hepatitis A-, Hepatitis B-Virus-Antikörper und Hepatitis B-Antigene bei kindlichen und jugendlichen Hämophilie-Patienten. In: Schimpf K (Hrsg) Fibrinogen, Fibrin und Fibrinkleber. Schattauer, Stuttgart New York, S 309

Kluge A, Schimpf KL (1978) Immunhämolyse durch Anti-A/B als Nebenwirkung von Gerinnungspräparaten aus Humanplasma. Forschungsergebnisse Transfusionsmed. Immunhämatol 4:38

Kluge A, Schimpf KL (1980) Immunhämatologische Nebenwirkungen von Gerinnungspräparaten aus Humanplasma. In: Schimpf K (Hrsg) Fibrinogen, Fibrin und Fibrinkleber. Schattauer, Stuttgart New York, S 327

Koene RAP, Gerlag PGG, Jansen JLF et al. (1977) Successful haemodialysis and renal transplantation in a patient with haemophilia A. Proc Eur Dial Transplant Assoc 14:401

König F (1892) Die Gelenkserkrankungen bei Blutern, mit besonderer Berücksichtigung der Diagnose. Klin Vorträge 36:233

Korninger C, Niessner H, Lechner K (1981) Impaired fibrinolytic response to DDAVP and venous occlusion in a sub-group of patients with von Willebrand disease. Thromb Res 23:365

Kotitschke R, Stephan W, Prince AM et al. (1983) Evaluation of thrombogenicity of β-propiolactone/ultraviolet (β-PL/UV) treated PPSB in chimpanzees. Thromb Res 30:235

Koutts J, Meyer D, Rickard K et al. (1975) Heterogeneity in biological activity of human factor VIII antibodies. Br J Haematol 29:99

Kraus B, Klose HJ, Riegel K et al. (1982) Schwere Blutungen bei neugeborenen Kindern mit Hämophilie. In: Landbeck G, Marx R, Stolte HP (Hrsg) Hamburg. Pharmazeutische Verlagsges.mbH, München, Hämophilie Symposion, S 266

Kumari S, Fulco JD, Karayalcin G et al. (1979) Gray scale ultrasound: Evaluation of iliopsoas hematomas in hemophiliacs. AJR 133:103

Kurczynski EM, Penner JA (1974) Activated prothrombin concentrate for patients with factor VIII inhibitors. N Engl J Med 291:164

Lancourt JE, Gilbert MS, Posner MA (1977) Management of bleeding and associated complications of hemophilia in the hand and forearm. J Bone Joint Surg [Am] 59:451

Landbeck G, Kurme A (1970) Die hämophile Kniegelenksarthropathie. Monatsschr Kinderheilk 118:29

Landbeck G, Marsmann G (1976) Nebenwirkungen langzeitiger kontinuierlicher Substitutionsprophylaxe bei Patienten mit schwerer Hämophilie A. In: Landbeck G, Marx R (Hrsg) 6. Häm Symp Hamburg 1975. Immuno, Heidelberg

Lane S (1940) Successful transfusion of blood. Lancet I:185

Larsson SA, Wiechel B (1983) Deaths in swedish hemophiliacs 1957–1980. In: Blombäck M (ed) Proc Congr WFH, Stockholm. Karger Basel, p 23

Larsson SA, Nilsson IM, Blombäck M (1983) Vital statistics of swedish hemophiliacs 1830–1980. In: Blombäck M (ed) Proc Congr WFH, Stockholm. Karger, Basel, p 260

Laurian Y, Girma JP, Allain JP et al. (1982) Absence of anamnestic response after transfusion of washed red blood cells in haemophilia A patients with antibody to factor VIII. Scand J Haematol 28:233

Laurian Y, Girma JP, Lambert T et al. (1984) Incidence of immune responses following 102 infusions of autoplex in 18 hemophilic patients with antibody to factor VIII. Blood 63:457

Lavergne JM, Meyer D, Reisner H (1976) Characterization of human anti-factor VIII antibodies purified by immune complex formation. Blood 48:931

Lavergne JM, Meyer D, Koutts J et al. (1978) Isolation of human antibodies to factor VIII. Br J Haematol 40:631

Lavergne JM, Meyer D, Girma JP et al. (1982) Precipitating anti-VIII:C antibodies in two patients with haemophilia A. Br J Haematol 50:135

Lazarchick J, Hoyer LW (1977) The properties of immune complexes formed by human antibodies to factor VIII. J Clin Invest 60:1070

Lazarchick J, Hoyer LW (1978) Immunoradiometric measurement of the factor VIII procoagulant antigen. J Clin Invest 62:1048

Lechler E (1982) Prothrombinkomplexkonzentrate (Faktor II–VII–IX–X-Komplex). Eigenschaften und klinische Anwendung. Hämostaseologie 2:116

Lechner K (1971) Factor IX inhibitors: Report of two cases and a study of the biological, chemical and immunological properties of the inhibitor. Thromb Diath Haemorr 25:447

Lechner K (1972) Inactive factor VIII in haemophilia A and Willebrands disease. Acta Haematol 48:257

Lechner K (1973) Immunoreactive factor VIII in carriers of hemophilia A^+ and A^-. Thromb Diath Haemorr 29:240

Lechner K (1977) Collaborative study on factor VIII inhibitor assay. Workshop on inhibitors of factors VIII and IX. Facultas, Wien, p 32

Lechner K (1982a) Aktivierte Prothrombinkomplexkonzentrate. Hämostaseologie 2:110

Lechner K (1982b) Blutgerinnungsstörungen. Laboratoriumsdiagnose hämatologischer Erkrankungen. Springer, Berlin Heidelberg New York

Lechner K, Korninger C (1981) Structure, characteristics and natural history of factor VIII- and IX-inhibitors in non-hemophiliacs. In: Seligsohn U, Rimon A, Horoszowski (eds) Haemophilia. Castle House Publ, London, p 87

Lechner K, Ludwig E, Niessner H et al. (1972) Factor VIII-inhibitor in a patient with mild hemophilia A. Haemostasis 1:261

Lechner K, Nowotny C, Krinninger B et al. (1978) The effect of treatment with activated prothrombin complex concentrate (FEIBA) on factor VIII antibody level. Thromb Haemost 40:478

Lechner K, Korninger C, Niessner H et al. (1980) Suppression of hemophilic antibodies by continuous treatment with factor VIII concentrate and prothrombin complex preparation. In: 18th Congr Int Soc Hematology, Montreal, (Abstr. number 1047) International Society of Blood Transfusion, Book of Abstracts

Lechner K, Bettelheim P, Nowotny C et al. (1982) Suppression of hemophilic factor VIII antibodies by treatment with intermediate doses of factor VIII combined with FEIBA. In: Mariani G, Russo MA, Mandelli F (eds) Activated prothrombin complex concentrates. Praeger Publ, New York, p 223

Lechner K, Bettelheim P, Deutsch E et al. (1983a) Acquired immune deficiency syndrom (AIDS): A serious complication of hemophilia treatment. Thromb Haemost 50:410

Lechner K, Fasching I, Niessner H et al. (1983b) Current situation of home care in Austria. In: Abe T (ed) Proc 3rd Int Symp H T. Kyoritsu Printings, Tokyo, p 205

Lederman MM, Ratnoff OD, Scillian JJ et al. (1983) Impaired cell-mediated immunity in patients with classic hemophilia. N Engl J Med 308:79

Lee CA, Janossy G, Ashley D et al. (1983) Plasma fraction methods and T-cell subsets in haemophilia. Lancet II:158

Leeuwen EF v, Geijlswijk JL v, Mauser-Bunschoten EP et al. (1983) Disappearance of factor VIII antibodies in hemophiliacs on factor VIII replacement therapy. In: Blombäck M (ed) Proc Congr WFH, Stockholm. Karger, Basel, p 42 (abstr)

Lesesne HR, Morgan JE, Blatt PM et al. (1977) Liver biopsy in hemophilia A. Ann Intern Med 86:703

Levine PH (1974) Efficacy of self-therapy in hemophilia: a study of 72 patients with hemophilia A and B. N Engl J Med 291:1381

Levine PH, Britten AFH (1973) Supervised patient-management of hemophilia. Ann Intern Med 78:195

Levine PH, McVerry BA, Attock B et al. (1977) Health of the intensively treated hemophiliac, with special reference to abnormal liver chemistries and splenomegaly. Blood 50:1–9

Lewis JH (1970) Causes of death in hemophilia. JAMA 214:1707

Lewis JH, Bontempo FA, Spero JA et al. (1985) Liver transplantation in a hemophiliac. New Engl J Med 312:1189

Lewis RM, Reisner HM, Chung KS et al. (1980) Detection of factor IX antibodies by radioimmunoassay: effect of calcium on antibody factor IX interaction. Blood 56:608

Lindner J (1981) Bindegewebs-Grundlagen der Synositis und Arthrose (unter besonderer Berücksichtigung der Gefäße bei posthämorrhagischer Arthritis und Arthrose. In: Landbeck G (Hrsg) 10. Hämophilie Symp, Hamburg 1979. Pharm. Verlagsgesellschaft, München, S 153

Loeliger EA, Hensen A, Mattern MJ et al. (1967) Treatment of haemophilia B with purified factor IX (PPSB). Folia Medica Neerlandica 10:4

Ljung R, Holmberg L (1981) F VIII:CAg in haemophilia A comparison between IRMA:s using haemophilic and spontaneous antibodies. Thromb Res 24:45

Ljung R, Nilsson IM (1982) Hemophilia B Leyden and a similar variant of hemophilia A. N Engl J Med 14:897

Lo Grippo GA, Hayaski H (1973) Efficacy of netaprone with ultraviolet irradiation in hepatitis antigen in human plasma pools. Henry Ford Hosp Med J 21:2

Lorenz HM (1978) Therapieschema der akuten Blutung bei Patienten mit Hämophilie A. In: Landbeck G, Marx R (Hrsg) 8. Hämophilie Symp Hamburg 1977. Global, Heidelberg, S 63

Lossing TS, Kaspar C, Feinstein DI (1977) Detection of factor VIII inhibitors with the partial thromboplastin time. Blood 49:793

Louizou C, Panaiotopoulou C, Anatopoulou A et al. (1977) Isoimmunization in haemophiliacs. Scand J Haematol 30:51

Lowe G, Pettigrew A, Middleton J et al. (1977) DDAVP in hemophilia (letter). Lancet II:614

Luban NLC, Kelleher JF, Reaman GH (1983) Altered distribution of T-lymphocyte subpopulations in children and adolescents with haemophilia. Lancet I:503

Ludlam CA, Peake IR, Allen N et al. (1980) Factor VIII and fibrinolytic response to deamine-8-D-argenine vasopressin in normal subjects and dissociate response in some patients with haemophilia and von Willebrand disease. Br J Haematol 45:449

Ludwig E, Lechner K (1974) Prophylaktische Behandlung bei schwerer Hämophilie B mit einem Faktor-IX-Konzentrat. Dtsch Med Wochenschr 99:1355

Lurie A (1972) The laboratory assessment of the efficacy of antihaemophilic therapy. S Afr Med J 46:844

Lusher JM, McMillan CW and the hemophilia study group (1978) Severe factor VIII and factor IX deficiency in females. Am J Med 65:637

Lusher JM, Shapiro SS, Palascak JP et al. (1980) Efficacy of prothrombin complex concentrates in hemophiliacs with antibodies to factor VIII: a multicenter therapeutic trial. N Engl J Med 303:421

Lusher JM, Shapiro SS, Palascak JE et al. (1981) Hazards of prothrombin complex concentrates in treatment of hemophilia. N Engl J Med 304:671

Lusher JM, Ofosu FA, Edson JR et al. (1983) North American study of factor VIII concentrate potency. In: Blombäck M (ed) Proc Congr WFH, Stockholm. Karger, Basel, p 27

MacFarlane RG, Mallmam PC, Witts LJ et al. (1957) Surgery in haemophilia. The use of animal AHG and human plasma in 13 cases. Lancet II:251–259

Machin SJ, Miller BR (1980) Congenital combined factor VII and factor VIII deficiency. Acta Haematol 63:167–169

Mackie IJ, Seghatchian MJ (1982) Analysis of the procoagulant activities of factor IX concentrates. Thromb Res 28:499–507

Mahoney DH (1974) Intramural gastric lesion with sudden abdominal pain. JAMA 230:603

Mainardi CL, Levine PH, Werb Z et al. (1978) Proliferative synositis in hemophilia: Biochemical and morphologic observations. Arthritis Rheum 21:137–144

Mamoli B, Sonneck G, Lechner K (1976) Intrakranielle und spinale Blutungen bei Hämophilie. J Neurol 211:143–154

Mannucci PM (1977) Home care of haemophilia in Italy. Scand J Haematol 30:74–75

Mannucci PM, Rota L (1980) Plasminogen activator response after DDAVP: A clinicopharmacological study. Thromb Res 20:69

Mannucci PM, Aaberg M, Nilsson IM et al. (1975a) Mechanism of plasminogen activator and factor VIII increase after vasoactive drugs. Br J Haematol 30:81–93

Mannucci PM, Capitanio A, Del Ninno E et al. (1975b) Asymptomatic liver disease in hemophiliacs. J Clin Pathol 28:620–624

Mannucci PM, Ruggeri ZM, Capitanio A et al. (1976) Clinical experience with a prothrombin complex concentrate in the management of factor VIII inhibitors. Workshop on inhibitor of factors VIII and IX, Jan. 26th and 27th, 1976, Vienna. Facultas, Wien, p 136

Mannucci PM, Ruggeri ZM, Pareti FI et al. (1977) 1-deamino-8-d-arginine vasopressin: A new pharmacological approach to the management of haemophilia and von Willebrand's disease. Lancet 1:869–872

Mannucci PM, Coppala R, Lombardi R et al. (1978a) Direct proof of extreme lyonization as a cause of low factor VIII levels in females (letter). Thromb Haemost 39/2:544–545

Mannucci PM, Ronchi G, Rota L et al. (1978b) A clinicopathological study of liver disease in hemophiliacs. J Clin Pathol 31:779–783

Mannucci PM, Federici A, Vigano S et al. (1979) Multiple dental extractions with a new prothrombin complex concentrate in two patients with factor VIII inhibitors. Thromb Res 15:359

Mannucci PM, Canciani MT, Rota L et al. (1981) Response of factor VIII/von Willebrand factor to DDAVP in healthy subjects and patients with haemophilia A and von Willebrands disease. Br J Haematol 47:283–293

Mannucci PM, Colombo M, Rizzetto M (1982) Nonprogressive course of Non-A, Non-B chronic hepatitis in multitransfused hemophiliacs. Blood 60:655–658

Mariani G, Mazzucconi MG, Chistolini R et al. (1983) Preliminary immunological study in an inhibitor patient treated with long-term-high-dose-factor VIII concentrates. In: Blombäck M (ed) Proc Congr WFH, Stockholm. Karger, Basel, p 40 (abstr)

Markowitz RI, Mendel JB (1981) Retropharyngeal bleeding in haemophilia. Br J Radiol 54/642:521–523

Marlar RA, Griffin JH (1980) Deficiency of protein C inhibitor in combined factor V/VIII deficiency disease. J Clin Invest 66:1186–1189

Martinowitz U, Heim H, Horoszowsky H et al. (1983) Low affinity factor VIII inhibitor in a hemophiliac patient. In: Blombäck M (ed) Proc Congr WFH, Stockholm. Karger, Basel, p 214

Marx F, Lechner K (1973) Zur Prognose der Haemophilie. Lebensversicherungsmedizin 25:1–7

Mason EC, Pepper DS, Griffin B (1981) Production of cryoprecipitate of intermediate purity in a closed system thaw-siphon process. Thromb Haemost 46/2:543–546

Matsuoka M, Ito M, Takahashi K et al. (1976) An immunological method for detection of the carrier of hemophilia B. Thromb Haemost 36:441–450

Mayr W, Lechner K, Niessner H, Pabinger-Fasching J (1984) HLA-DR and factor VIII-antibodies in hemophilia A. Thromb Haemost 51:293

Mazzucconi MG, Bertina RM, Romoli D et al. (1980) Factor VII activity and antigen in haemophilia B variants. Thromb Haemost 43:16

McIntyre B, Philip R, Inwood M (1978) Effect of ibuprofen on platelet function in normal subjects and hemophiliac patients. Clin Pharmacol Ther 24:616–621

McLellan DS, Devlin JD, Groom P et al. (1981) A radial immunodiffusion method for the assay of factor VIII:C antigen (VIII:C Ag) in plasma. Br J Haematol 47:295

McLellan DS, Pelly C, McLellan HG et al. (1982) The "in vivo" survival characteristics of factor VIII procoagulant antigen (VIII:V Ag) in haemophilia A subjects. Thromb Res 25:33

McMillan CW (1984) Clinical patterns of hemophilic patients who develop inhibitors. In: Hoyer LW (ed) Factor VIII inhibitors. Alan R Riss Inc, New York

McVerry BA, Machin SJ (1979a) Incidence of allo-immunization and allergic reactions to cryoprecipitate in haemophilia. Vox Sang 36/2:77–80

McVerry BA, Ross MGR, Knowles WA et al. (1979b) Viral exposure and abnormal liver function in haemophilia. J Clin Pathol 32:377–381

McVerry BA, Voke J, Vicary FW et al. (1979c) Ultrasonography in the management of hemophilia. Lancet II:872–874

Menache D, Aronson DL (1978) Heterogeneity of factor IX in therapeutic factor IX concentrates. Thromb Res 13:821–828

Menitove JE, Aster RH, Casper JT et al. (1983) T-Lymphocyte subpopulations in patients with classic hemophilia treated with cryoprecipitate and lyophilized concentrates. N Engl J Med 308:83

Mertens K, Cupers R, Linden IK van der et al. (1983) The functional defect of factor IX Eindhoven, a genetic variant of factor IX. Thromb Haemost 50:249

Meyer D, Larrieu MJ (1971) Factor VIII and IX variants. Relationship between haemophilia B_M and haemophilia B^-. Eur J Clin Invest 1:425

Meyer D, Bidwell E, Larrieu MJ (1972) Crossreacting material in genetic variants of haemophilia B. J Clin Pathol 25:433

Meyer D, Plas A, Allain JP et al. (1975) Problems in the detection of carriers of haemophilia A. J Clin Pathol 28:690

Mibashan RS, Rodeck CH, Thumpston JK et al. (1979) Plasma assay of fetal factors VIII and IX for prenatal diagnosis of hemophilia. Lancet I:1309–1311

Mibashan RS, Peake IR, Rodeck CH et al. (1980) Dual diagnosis of prenatal hemophilia by measurement of fetal factor VIII C and VIII C antigen. Lancet II:994–997

Mibashan RS, Rodeck CH, Holmberg L et al. (1981a) Prenatal diagnosis of hemophilia B by assay of fetal factor IXC and IXAg (IRMA). Thromb Haemost 46:167

Mibashan RS, Peake IR, Newcombe RG et al. (1981b) Carrier detection of hemophilia A in pregnancy by measurement of factor VIIIC/RAg and VIIICAg/RAg ratios. Thromb Haemost 46:187

Mibashan RS, Rodeck CH, Thumpston JK (1982) Prenatal diagnosis of the hemophilias. Methods in Haematology 5:197

Middleton SM, Robinson PN, Morton A et al. (1983) The use of a solid phase polyelectrolyte for the reduction of hepatitis B surface antigen and blood group isoagglutinins from a concentrate of human factor VIII. Thromb Haemost 50:209

Mitchell GA, Abdullahad CM, Ruiz JA et al. (1981) Fluorogenic substrate assays for factors VIII and IX: Introduction of a new solid phase fluorescent detection method. Thromb Res 21:573–584

Miyoshi K, Sasaki N, Shirakami A et al. (1978) Hereditary persistence of fetal hemoglobin and Xg blood group in hemophilia and von Willebrands disease. Jap J Hum Gen 23:268

Mori PG, Pasino M, Vadala CR et al. (1979) Hemophilia A in a 46,X,I (XQ) female. Br J Haematol 43:143

Mörz R, Lechner K, Kundi M (1983) Low incidence of cardiovascular deaths in patients with mild and moderate hemophilia A. Thromb Haemost 50:209

Mozen MM (1980) The development and use of the coagulation concentrates factor IX (Konyne) and factor VIII (Koate). In: Mammen EF, Barnhart MJ, Lusher JM, Walsh RT (eds) Treatment of bleeding disorders. PJD Publications, Westbury/NY

Muller HP, Tilburg NH van, Bertina RM et al. (1980) Immunologic studies on the relationship between FVIII related antigen and FVIII procoagulant activity. Thromb Res 20:85

Muller HP, Tilburg NH van, Derks J et al. (1981) A monoclonal antibody to VIII:C produced by a mouse hybridoma. Blood 58:1000–1006

Muller HP, Tilburg NH van, Bertina RM et al. (1982) Heterogeneity of haemophilia A: a study with three different antisera. Br J Haematol 52:485–494

Müller N, Brackmann HH (1983) Lymphocytotoxic antibodies in haemophiliacs. In: Blombäck M (ed) Proc Congr WFH, Stockholm. Karger, Basel, p 183

Muntean W (1981) Hemorrhagic diathesis from transiently acquired factor VIII complex deficiency. J Pediatr 98:262–264

Myers TJ, Tenbrevilla Zubiri CL, Klatsky AU et al. (1980) Recurrent acute hepatitis following the use of factor VIII concentrates. Blood 55:748–751

Nagao T, Iizuka A, Hanada R (1983) Treatment with FEIBA of bleeding episodes in hemophilia B patients with inhibitor. In: Blombäck M (ed) Proc Congr WFH, Stockholm. Karger, Basel, p 179

National Blood Resouce Program (1972) Pilot study of hemophilia in the U.S. National institutes of health, department of health, education and welfare. Bethesda, Md

Niessner H, Korninger C (1983) DDAVP – an alternative in the management of mild haemophilia A and von Willebrands disease. Wien Klin Wochenschr 21:753–757

Nilsson IM, Hedner U (1977) Characteristics of various factor VIII concentrates used in treatment of hemophilia A. Br J Haematol 37:543–557

Nilsson IM, Blombäck M, Thilen A et al. (1959) Carriers of hemophilia A. A laboratory study. Acta Med Scand 165:357–370

Nilsson IM, Blombäck M, Ramgran O et al. (1962) Heamophilia in Sweden. II. Carriers of hemophilia A and B. Acta Med Scand 171:223–235

Nilsson IM, Hedner V, Björlin G (1973) Suppression of factor IX antibody in hemophilia B by factor IX and cyclophosphamide. Ann Intern Med 78:91–95

Nilsson IM, Hedner U, Ahlberg A et al. (1977) Surgery of hemophiliacs – 20 years experience. World J Surg 1:55–68

Nilsson IM, Mikaelsson M, Vilhardt H et al. (1979a) DDAVP factor VIII concentrate and its properties in vivo and in vitro. Thromb Res 15:263–271

Nilsson IM, Walter H, Mikaelsson M et al. (1979b) Factor VIII concentrate prepared from DDAVP stimulated blood donor plasma. Scand J Haematol 22:42–46

Nilsson IM, Kirkwood TBL, Barrowcliffe TW (1979c) In vivo recovery of factor VIII: A comparison of one-stage and two-stage assay methods. Thromb Haemost 42:1230–1239

Nilsson IM, Holmberg L, Stenbjerg P et al. (1980a) Characteristics of factor VIII protein and factor XIII in various factor VIII concentrates. Scand J Haematol 24:340

Nilsson IM, Holmberg L, Aberg M et al. (1980b) The release of plasminogen activator and factor VIII after injection of DDAVP in healthy volunteers and in patients with von Willebrands disease. Scand J Haematol 24:351–359

Nilsson IM, Jonsson S, Sundquist SB (1981) A procedure for removing high titer antibodies by extracorporeal protein A. Sepharose adsorption in hemophilia: Substitution therapy and surgery in a patient with hemophilie B and antibodies. Blood 58:38

Nilsson IM, Mikaelsson M, Vilhardt H (1982) The effect of intranasal DDAVP on coagulation and fibrinolytic activity in normal persons. Scand J Haematol 29:70–74

Nordfang O, Ezban M, Dinesen B (1983) Development of a simple and sensitive ELISA for factor VIII:CAg. Thromb Haemost 50:111

Norkrans G, Widell A, Teger-Nilsson AC et al. (1981) Acute hepatitis Non-A, Non-B following administration of factor VIII concentrates. Vox Sang 41:129–133

Nossel HL, Archer RK, MacFarlane RG (1962) Equine haemophilia: report of a case and its response to multiple infusions of heterospecific AHG. Br J Haematol 8:335

Nossel HL, Lanzkowsky P, Levy S et al. (1966) A study of coagulation factor levels in women during labour and in their newborn infants. Thromb Diath Haemorr 16:185–197

Nowotny C, Wutka P (1980) Anwendung von Fibrinkleber zur Blutstillung nach Zahnextraktionen bei Patienten mit angeborenen und erworbenen Gerinnungsstörungen. In: Schimpf K (Hrsg) Fibrinogen, Fibrin und Fibrinkleber. Schattauer, Stuttgart New York

Nowotny C, Niessner H, Thaler E et al. (1976) Sonography: A method for localization of hematomas in hemophiliacs. Haemostasis 5:129

Nowotny C, Lechner K, Niessner H et al. (1979) Effect of in vivo administration of FEIBA on clotting tests. Dose-response relationship. Thromb Haemost 42:199

Noyes CM, Griffith MJ, Roberts HR, Lundblod RL (1983) Identification of the molecular defect in factor IX Chapel Hill, substitution of histidine for arginine at position 145. Proc Natl Acad Sci USA 80:4200

O'Brien PF, North WRS, Ingram GIC (1981) The diagnosis of mild haemophilia by the partial thromboplastin time test. WFH/ICTH study of the Manchester method. Thromb Hemost 45/2:162–168

Oldenburger D, Gundlach W (1977) Intramural esophageal hematoma in a hemophiliac. An unusual cause of gastrointestinal bleeding. JAMA 237/8:800

Onder O, Hoyer LW (1979) Factor VIII coagulant antigen in factor IX complex concentrates. Thromb Res 15:569–572

Orringer EP, Koury MJ, Blatt PM et al. (1976) Hemolysis caused by factor VIII concentrates. Arch Intern Med 136:1018–1020

Orstavik KH (1979) Electroimmunoassay of factor IX antigen: Increased sensitivity by enzyme amplification of immunoprecipitates. Thromb Res 15:721–726

Orstavik KH (1981) Alloantibodies to factor IX in haemophilia B characterized by crossed immuno-electrophoresis and enzymeconjugated antisera to human immunoglobulins. Br J Haematol 48:15

Orstavik KH, Laake K (1978) Antiserum against factor IX shortens the bovine thromboplastin coagulation time of human plasma. Thromb Res 12:455–466

Orstavik KH, Nilsson IM (1978) A study of acquired inhibitors of factor IX by means of precipitating rabbit antisera against factor IX. Thromb Res 12:863–874

Orstavik KH, Osterud B, Prydz H et al. (1975) Electroimmunoassay of factor IX in hemophilia B. Thromb Res 7:373

Orstavik KH, Stormorken H (1983) Hemophilia B+ in a woman. In: Blombäck M (ed) Proc Congr WFH, Stockholm. Karger, Basel, p 118

Orstavik KH, Veltkamp JJ, Bertina RM et al. (1979) Detection of carriers of haemophilia B. Br J Haematol 42:293

Østerud B, Kasper CK, Prodanos C (1979) Factor IX variants of hemophilia B. The effect of activated factor XI and the reaction product of factor VII and tissue factor on the abnormal factor IX molecules. Thromb Res 15:235–243

Østerud B, Kasper CK, Lavine KK et al. (1981) Purification and properties of an abnormal blood coagulation factor IX (Factor IX B_M)/Kinetics of its inhibition of factor X activation by factor VII and bovine tissue factor. Thromb Haemost 45(1):55–59

Otto JC (1803) An account of an hemorrhagic disposition existing in certain families. Med Repos 6:1

Palma AF de, Cotler J (1956) Hemophilic arthropathy. Clin Orthop 8:163–190

Panicucci F, Sagripanti A, Conte B et al. (1981) Inhibitor to factor IX following activated prothrombin-complex concentrate treatment. Thromb Haemost 45:96

Parekh VR, Mannucci PM, Ruggeri ZM (1978) Immunological heterogeneity of haemophilia B: a multicentre study of 98 kindreds. Br J Haematol 40:643–655

Patek AJ, Taylor FHL (1937) Hemophilia. Some properties of a substance obtained from normal human plasma effective in accelerating the coagulation of hemophilic blood. J Clin Invest 16:113

Patriavin HJ (1980) Ureteric hemorrhage in hemophilia with rapid healthy. J Can Assoc Radiol 31:265

Paulssen MMP, Pelt BC van (1981) Oral treatment of haemophilia A by factor VIII bound to chylomicra. Lancet 1310

Peake IR, Bloom AL (1978) Immunoradiometric assay of procoagulant factor VIII antigen in plasma and serum and its reduction in hemophilia. Preliminary studies on adult and fetal blood. Lancet 1:473

Peake IR, Bloom AL, Giddings JC et al. (1979) An immunoradiometric assay for procoagulant factor VIII antigen. Results in haemophilia, von Willebrands disease and fetal plasma and serum. Br J Haematol 42:269–281

Peake IR, Furlong BL, Bloom AL (1984) Carrier detection by direct gene analysis in a family with haemophilia B (factor IX deficiency). Lancet I:242

Peake IR, Newcombe RG, Davies BL et al. (1981) Carrier detection in haemophilia A by immunological measurement of factor VIII related (VIIIRAg) and factor VIII clotting antigen (VIIICAg). Br J Haematol 48:651–660

Pechet L, Tiarks CY, Stevens J et al. (1978) Relationship of factor IX antigen and coagulant in hemophilia B patients and carriers. Thromb Haemost 40:465–477

Penner JA (1981) Therapeutic approaches to inhibitors: Vitamin K-dependent factor concentrates. In: Seligsohn U, Rimon A, Horoszowski H (eds) Haemophilia. Castle House Publ, London, p 97

Penner JA, Abildgaard CF (1979) Ineffectiveness of certain commercial prothrombin complex concentrates in treatment of patients with inhibitors of factors VIII and IX. N Engl J Med 300:565–566

Pepper DS, Banhegyi D, Howie A et al. (1977) In vitro thrombogenicity tests of factor IX concentrates. Br J Haematol 36:573–583

Perez-Bianco BR, Schachter S, Elgue G et al. (1983) Successful effect of FEIBA plus factor IX in a patient with inhibitor to factor IX. In: Blombäck M (ed) Proc Congr WFH, Stockholm. Karger, Basel, p 180

Pettersson H, Ahlberg A, Nilsson IM (1980) A radiologic classification of hemophilic arthropathy. Clin Orthop 149:153–159

Pike IM, Yount WJ, Puritz EM et al. (1972) Immunochemical characterization of a monoclonal γG4 human antibody to factor IX. Blood 40:1–10

Poller L, Thomson JM, Palmer MK (1976) Measuring partial thromboplastin time. An international collaborative study. Lancet II:842–846

Pollmann H, Sutor AH (1983) Anti-factor IX-antibody after treatment with FEIBA. In: Blombäck M (ed) Proc Congr WFH, Stockholm. Karger, Basel, p 181

Pool JG, Robinson J (1959) Observations on plasma banking and transfusion procedures for haemophilic patients. Using a quantitative assay for antihaemophilic globulin (AHG). Br J Haematol 5:24–30

Pool JG, Shannon AE (1965) Production of high purity concentrates of anti-hemophilic globulin in a closed bag system. N Engl J Med 273:1443–1447

Poon MC, Ratnoff OD (1977) Immunologic evidence that the antihemophilic plasma possesses a nonfunctional low molecular weight subcomponent. Blood 50:367

Poon MC, Landay A, Prasthofer EF et al. (1983) Acquired immunodeficiency syndrome with pneumocystis carinii pneumonia and mycobacterium avium-intracellulare infection in a previously healthy patient with classic hemophilia. Ann Intern Med 98:287–290

Prager D, Djerassi I, Eyster E et al. (1979) Pennsylvania state-wide hemophilia program: Summary of immediate reactions with the use of factor VIII and factor IX concentrate. Blood 53:1012–1013

Prentice CRM, Lindsay RM, Barr RD et al. (1971) Renal complications in haemophilia and Christmas disease. Q J Med 40:47

Prentice CRM, Forbes CD, Morrice S et al. (1975) Calculation of predictive odds for possible carriers of haemophilia. Thromb Diath Haemorr 34:740

Preston FE, Malia RG, Lilleyman JS et al. (1977) Heparinised clotting factor concentrates in patients with Christmas disease and liver disease. Thromb Haemost 38:504–509

Preston FE, Triger DR, Underwood JCE et al. (1978) Percutaneous liver biopsy and chronic liver disease in hemophiliacs. Lancet 2:592–594

Prowse CV, Cash JD (1981) The use of factor IX concentrates in man: a 9-year experience of scottish concentrates in the southeast of Scotland. Br J Haematol 47:91

Prowse CV, Williams AE (1979) A non-stasis rabbit model for the detection of factor IX concentrate thrombogenicity. Thromb Haemost 42:199

Prowse CV, Williams AE (1980) A comparison of the in vitro and in vivo thrombogenic activity of factor IX concentrates using stasis (Wessler) and non-stasis rabbit models. Thromb Haemost 44:81

Prowse CV, Sas G, Gader AMA et al. (1979) Specificity in the factor VIII response to vasopressin infusion in man. Br J Haematol 41:437–447

Quick AJ (1935) The prothrombin in hemophilia and in obstructive jaundice. J Biol Chem 109:23

Rabiner SF, Telfer MC (1970) Home transfusion for patients with hemophilia A. N Engl J Med 283:1011–1015

Ramgren O (1962) Haemophilia in Sweden. Acta Med Scand 171:237

Ramsay DM, Khoo KK (1975) A five-year study of a hemophilia reference center. J Clin Pathol 28:696

Rapaport SI, Patch MJ, Moore FJ (1960) Antihemophilic globulin levels in carriers of hemophilia. J Clin Invest 39:1619

Rasche H, Bindewald H, Köhle W et al. (1977) Notfallbehandlung von Blutungskomplikationen bei Hemmkörper-Hämophilie mit aktivierten Prothrombinkomplex-Konzentraten. Dtsch Med Wochenschr 102:319–323

Ratnoff OD, Jones PK (1977) The laboratory diagnosis of the carrier state for classic haemophilia. Ann Intern Med 36:521

Ratnoff OD, Lewis JH (1975) Heckathorns disease: variable functional deficiency of antihemophilic factor (factor VIII$_c$). Blood 46:161

Ratnoff OD, Menitove J (1983) Coincident classic hemophilia and "idiopathic" thrombocytopenic purpura in patients under treatment with concentrates of antihemophilic factor (factor VIII). N Engl J Med 308:439

Reisner HM (1983) Immunological approaches to the study of the hemophilias. In: Abe T (ed) Proc 3rd Int Symp HT, Tokio. Kyoritsu Printings, Tokyo, pp 19–29

Reisner HM, Roberts HR, Krumholz S et al. (1977) Immunochemical characterization of a polyclonal human antibody to factor IX. Blood 50:11–19

Reisner HM, Katz HJ, Goldin LR et al. (1978) Use of a simple visual assay of Willebrand factor for diagnosis and carrier identification. Br J Haematol 40:339

Reisner HM, Barrow ES, Graham JB (1979) Radioimmunoassay for coagulant factor VIII-related antigen. Thromb Res 14:235–239

Reisner HM, Price WA, Blatt PM et al. (1980a) Factor VIII coagulant antigen in hemophilic plasma: a comparison of five alloantibodies. Blood 56:615–619

Reisner HM, Strand EA, Chung KS et al. (1980b) An agarose plate method for detecting alloantisera to coagulant factor IX and factor IX antigen. Br J Haematol 44:313

Rizza CR, Biggs R (1969) Blood products in the management of haemophilia and Christmas disease. In: Poller L (ed) Recent advances in blood coagulation. Churchill Livingstone, London Edinburgh New York, pp 179–195

Rizza CR, Matthews JM (1982) Effect of frequent factor VIII replacement on the level of factor VIII antibodies in hemophiliacs. Br J Haematol 52:13–24

Rizza CR, Spooner JRD (1977) Home treatment of hemophilia and Christmas disease. Five years experience. Br J Haematol 37:53

Rizza CR, Spooner JRD (1983) Treatment of hemophilia and related disorders in Britain and Northern Ireland during 1976–1980, report on behalf of the directors of hemophilia centres in the United Kingdom. Br Med J 286:929

Rizza CR, Rhymes IL, Austen DEG et al. (1975) Detection of carriers of haemophilia: a "blind" study. Br J Haematol 30:44

Rizza CR, Kernoff PBA, Matthews JM (1977) A comparison of coagulation factor replacement with and without prednisolone in the treatment of haematuria in haemophilia and Christmas disease. Thromb Haemost 37:86

Rizzetto M, Morello C, Mannucci PM et al. (1982) Delta infection and liver disease in hemophilic carriers of hepatitis B surface antigen. J Infect Dis 145:18–22

Roberts HR (1981) Hemophiliacs with inhibitor. Therapeutic options. N Engl J Med 305:757

Rock GA, Palmer DS, Cruickshank WH (1979a) Visualization of VIII:C-like material in a CRM negative hemophiliac. Thromb Res 16:747–757

Rock GA, Cruickshank WH, Tackaber ES et al. (1979b) Improved yields of factor VIII from heparinized plasma. Vox Sang 36:294–300

Rock GA, Cruickshank WH, Palmer DS (1981) Variant forms of procoagulant-like factor VIII in hemophiliacs. Thromb Res 21:53–63

Rodeck CH (1980) Fetoscopy guided by real-time ultrasound for pure fetal blood samples, fetal skin samples and examination of the fetus in utero. Br J Obstet Gynaecol 87:449–456

Rodeck CH, Campbell S (1978) Sampling pure fetal blood by fetoscopy in second trimester of pregnancy. Br Med J 2:728–730

Rohyans JA, Miser AW, Miser JS (1982) Subgaleal hemorrhage in infants with hemophilia: report of two cases and review of the literature. Pediatrics 70:306–307

Rosen S (1983) Assay of FVIII:C with the chromogenic substrate S-2222. In: Blombäck M (ed) Proc Congr WFH, Stockholm. Karger, Basel, p 25

Rosner F (1969) Hemophilia in the Talmud and Rabbinic writings. Ann Intern Med 70:833

Rotblat F, Tuddenham EGD (1981) Immunologic studies of factor VIII coagulant activity (VIII:C) 1. Assays based on a haemophilic and an acquired antibody to VIII:C. Thromb Res 21:431–445

Rubin R, Niemetz J, Estren S (1975) Use of animal AHG concentrates (factor VIII) in the treatment of life-threatneing hemorrhage in patients with factor VIII antibodies. Recent advances in hemophilia 240:362

Ruggeri ZM, Mannucci PM, Lombardi R et al. (1982) Multimeric composition of factor VIII/von Willebrand factor following administration of DDAVP: Implications for pathophysiology and therapy of von Willebrands disease subtypes. Blood 59:1272–1278

Saito H, Shioya M, Kamiya T et al. (1969) Congenital combined deficiency of factor V and factor VIII. A case report and the effect of transfusion of normal plasma and hemophilic blood. Thromb Diath Haemorr 22:316–325

Samama M et al. (1977) Haemophilia A in a girl with deletion of a part of the long arm of one X chromosome. Pathol Biol 25:10–17

Sandler SG, Rath CE, Wickerhauser M et al. (1973) Post-Konyne hepatitis: The ineffectiveness of screening for the hepatitis B antigen (HBAg). Transfusion 13:221

Sas G, Owens RE, Smith JK et al. (1975) In vitro spontaneous thrombin generation in human factor IX concentrates. Brit J Haematol 31:25–35

Savidge GF (1983) Current situation of home care in the United States. Proc 3rd Int Symp HT, Tokio, p 191

Scharrer I (1979) Klinische Erfahrungen und gerinnungsanalytische Untersuchungen nach Gabe von DDAVP bei Patienten mit von Willebrand Syndrom, milder und Subhamophilie sowie bei einer blutenden Konduktorin der Hämophilie. In: Sutor AH (Hrsg) DDAVP in bleeding disorders. 1st Int Symp on DDAVP in bleeding disorders, Münster 1979. Schattauer, Stuttgart New York

Scharrer I (1982) Comparison between combined treatment and treatment with activated prothrombin complex preparations alone. In: Mariani G, Russo MA, Mandelli F (eds) Activated prothrombin complex concentrates. Praeger Publ, New York, p 216

Schellong G, Sutor AH (1980) Hämolytische Anämie durch ein Anti-D-haltiges AHG-Präparat. In: Schimpf K (Hrsg) Fibrinogen, Fibrin und Fibrinkleber. Schattauer, Stuttgart New York, S 335–337

Schimpf K (1977) Substitutionsbehandlung bei Hämophilie. Akute Maßnahmen und Komplikationen. Wien Med Wochenschr 127:329–337

Schimpf K (1980) Hämophilie und Hepatitis. Die gelben Hefte, XX. Jahrgang 4:159

Schimpf K (1981) The status of supervised selftreatment in hemophilia management. In: Abe T (ed) Proc 2nd Int Symp HT, Tokyo, Kyoritsu Printings, Tokyo, pp 41–57

Schimpf K, Baumann P (1976) Die ambulante Dauerbehandlung der Hämophilie B. Eine kontrollierte Studie. Dtsch Med Wochenschr 101:233–238

Schimpf K, Rothmann P (1980) Behandlung mit DDAVP während 18 Zahnextraktionen, 2 Muskelblutungen, 1 Bisswunde und einer Kieferhöhlenspülung bei insgesamt 8 Patienten mit milder Hämophilie A. In: Sutor AH (ed) DDAVP in bleeding disorders. 1st Int Symp on DDAVP in bleeding disorders, Münster 1979. Schattauer, Stuttgart New York, S 131

Schimpf K, Rothmann P (1971) In vitro- und in vivo-Vergleich von Faktor VIII Konzentraten. Blut 42:129–130

Schimpf K, Westphal B (1981) In vitro activities and in vivo recovery of coagulation factor IX concentrates with a hepatitis-safe concentrate. Haemostasis 10/1:214

Schimpf K, Fischer B, Rothmann P (1976a) Die ambulante Dauerbehandlung der Hämophilie A. Dtsch Med Wochenschr 101:141–148

Schimpf K, Hellstern P, Scharrer I et al. (1983) Qualität von Faktor-VIII-Konzentraten. Dtsch Med Wochenschr 14:560–561

Schimpf K, Zimmermann K, Köpf B (1976b) DIC and postoperative wound bleeding under factor IX substitution therapy in a case of hemophilia B, successful treatment with heparin. Thromb Res 8:65–70

Schimpf K, Rothmann P, Zimmermann K (1976c) Factor VIII dosis in prophylaxis of hemophilia A, a further controlled study. In: Abe T (ed) Proc XI. Congr WFH. Academia Press, Tokyo, pp 365–366

Schimpf K, Zimmermann K, Thamer G et al. (1976d) Hepatitishäufigkeit, HB-Antigen-Frequenz bei Patienten des Hämophiliezentrums Heidelberg. Verh Dtsch Ges Inn Med 82:414–417

Schimpf K et al. (1977) Hemophilia A prophylaxis with factor VIII concentrate in a home-treatment programm: a controlled study. Scand J Haematol 30:79–80

Schimpf K, Schumacher K, Zeltsch C et al. (1981a) Faktor VIII-Standards und ihre Anwendung auf klinisch eingesetzte Faktor VIII-Konzentrate. 12. Hämophilie Symp, Hamburg, S 1–11

Schimpf K, Zimmermann K, Bleyl U et al. (1981b) Liver biopsy findings in hemophilia. In: Seligsohn U, Rimon A, Horoszowski H (eds) Hemophilia. Castle House Publ, London, p 149

Schimpf K, Zeltsch C, Zeltsch P (1982) Myocardial infarction complicating activated prothrombin complex concentrate substitution in patient with haemophilia A. Lancet II:1043

Schramm W, Marx R, Ackermann et al. (1976) Derzeitiger Stand der Lokalblutstillung mit dem Neodym-Yag-Laser bei blutungsgefährdeten Patienten. In: Landbeck G, Marx R (Hrsg) 7. Hämophilie Symp, Hamburg 1976. Global, Heidelberg

Schramm W, Marx R, Ackermann K (1978) Infrarot-Koagulation zur Lokalblutstillung blutungsgefährdeter Patienten. In: Landbeck G, Marx R (Hrsg) 8. Hämophilie Symp, Hamburg. 1977. Global, Heidelberg, S 239–240

Schramm W, Frösner GG, Scheid R et al. (1979) Hepatitis B und Nicht-A-Nicht B-Hepatitis bei Hämophilen. Blut 38:72

Schwägerl W, Bösch P, Niessner H et al. (1981) Der hämophile Pseudotumor und seine orthopädisch-chirurgische Behandlung. In: Landbeck G, Marx R, Stolte HP (Hrsg) 10. Hämophilie Symp, Hamburg, 1979. Pharm. Verlagsgesellschaft, München, S 248–253

Seeler RA, Telischi M, Lengehennig PL et al. (1976) Comparison of anti-A and anti-B titers in factor VIII and IX concentrates. J Pediatr 89:87

Seligsohn U (1973) Hemophilia and other clotting disorders. Isr J Med Sci 9:1338

Seligsohn U, Kasper CK, Østerud B et al. (1979a) Activated factor VII:Presence in factor IX concentrates and persistence in the circulation after infusion. Blood 53:828

Seligsohn U, Zivelin A, Perez C et al. (1979b) Detection of hemophilia A carriers by replicate factor VIII activity and factor VIII antigenicity determination. Br J Haematol 42:433–439

Seligsohn U, Zivelin A, Zwang E (1982) Combined factor V and factor VIII deficiency among non-Ashkenazi jews. N Engl J Med 307:1191

Shapiro SS (1979) Antibodies to blood coagulation factors. Clin Haematol 8:207

Shapiro SS, Holburn RR (1970) Pathophysiology of anticoagulants in hemophilia A and B. In: Brinkhous KM (ed) Hemophilia and new hemorrhagic states. University of North Carolina Press, Chapel Hill, pp 141–151

Shapiro SS, Hultin M (1975) Acquired inhibitors to the blood coagulation factors. Sem Thromb Haemostas 1:336–385

Shen MC (1982) A comparative study of carrier detection in haemophilia A by linear discriminant function. Br J Haematol 52:283–293

Sherman LA, Gaston LW, Kaplan ME et al. (1972) Fibrinogen St. Louis: A new inherited fibrinogen variant, coincidentally associated with hemophilia A. J Clin Invest 51:590–597

Simeone JF, Robinson F, Rothman SLG et al. (1977) Computerized tomographic demonstration of a retroperitoneal haematoma causing femoral neuropathy. Report of two cases. J Neurosurg 47:946

Silverstein A (1960) Intracranial bleeding in hemophilia. Arch Neurol 3:141

Sjamsoedin LJM, Heijnen L, Mauser-Bunschoten EP et al. (1981) The effect of activated prothrombin-complex concentrate (FEIBA) on joint and muscle bleeding in patients with hemophilia A and antibodies to factor VIII: a double-blind clinical trial. N Engl J Med 305:717–721

Small M, Lowe GDO, Douglas JT et al. (1982a) Factor IX thrombogenicity: In vivo effects on coagulation activation and a case report of disseminated intravascular coagulation. Thromb Haemost 48:76–77

Small M, Rose PE, McMillan N et al. (1982b) Haemophilia and the kidney. Br Med J 285:1609

Smith JK, Bidwell E (1979) Therapeutic material used in the treatment of coagulation defects. Clin Haematol 8:185

Smith KJ, Thompson AR (1981) Labeled factor IX kinetics in patients with hemophilia B. Blood 58:625–629

Smith PS, Keyes NC, Forman EN (1982) Socioeconomic evaluation of a state-funded comprehensive hemophilia-care program. N Engl J Med 306:575–579

Soff GA, Levin J (1981) Familial multiple coagulation factor deficiencies: 1. Review of the literature: differentiation of single hereditary disorders associated with multiple factor deficiencies from coincidental concurrence of single factor deficiency states. Semin Thromb Hemost 7:112

Soff GA, Levin J, Bell WR (1981) Familial multiple coagulation factor deficiencies: II. Combined factor VIII, IX and XI deficiency and combined factor IX and XI deficiency: Two previously uncharacterized familial multiple factor deficiency syndromes. Semin Thromb Hemost 7:149

Spero JA, Lewis JH, Thiel DH van et al. (1978a) Asymptomatic structural liver disease in hemophilia. N Engl J Med 298:1373–1378

Spero JA, Lewis JH, Thiel DH van et al. (1978b) Liver disease in haemophiliacs. Lancet II:937

Stanievich JF et al. (1980) Airway obstruction in a hemophilic child. Am Obl Blinol Laryng 89: 572

Stein H (1981) Intracellular iron deposits and cell necrosis in haemophilic synovium and articular cartilage. In: Seligsohn U, Rimon A, Horoszowski H (eds) Haemophilia. Castle House Publ, London, p 159

Stein RS, Colman RW (1973) Hemophilia with factor VIII inhibitor. Elimination of anamnestic response. Ann Intern Med 79:84–87

Steinbuch M, Boffa MC, Pejaudier L et al. (1983) Protein composition of prothrombin complex concentrates. In: Blombäck M (ed) Proc Congr WFH, Stockholm. Karger, Basel, p 215

Stenbjerg S, Jörgensen J (1978) Activated F IX concentrate (FEIBA) used in the treatment of haemophilic patients with antibody to F VIII. Acta Med Scand 203:471–477

Stenbjerg S, Jørgensen J (1977) Resistance to activated F IX concentrate (FEIBA). Scand J Haematol 18/5:421–426

Stenbjerg S, Tauris P, Skottun T et al. (1980) Total dental extraction in a patient with F VIII inhibitor. Thromb Res 18:889

Stenbjerg S, Jorgensen J, Tauris P et al. (1982) Low dose factor VIII for the treatment of hemophilia with inhibitors. In: Mariani G, Russo MA, Mandelli F (eds) Activated prothrombin complex concentrates. Praeger Publ, New York, p 206

Stephan WU, Kotitschke R (1977) Prothrombinkomplex (PPSB) aus kaltsterilisiertem Plasma. Forsch Transfusion Immunohäm 4:72

Stephan WU, Prince AM, Kotitschke R (1982) Faktor VIII-Konzentrat aus kaltsterilisiertem Humanplasma. In: Loo J van de, Asbeck F (eds) Hämostase, Thrombophilie und Arteriosklerose. Schattauer, Stuttgart New York, p 774

Stevenson AC, Kerr CB (1967) On the distribution of frequencies of mutation to genes determining harmful traits in man. Mutat Res 4:339–352

Stirling M, Prescott RJ (1979) Minimum effective dose of intermediate factor VIII concentrate in haemophilics on home therapy. Lancet I:813–814

Stout C et al. (1973) Fatal nontraumatic splenic rupture in hemophilia and the Kasabach-Merrit-Syndrome. South Med J 66:791–795

Strauss HS (1970) Problems related to anticoagulants in hemophiliacs. Bibl Haematol 34:149–153

Strauss HS, Kevy SV, Diamond LK (1965) Ineffectiviness of prophylactic epsilon aminocaproic acid in severe hemophilia. N Engl J Med 229:116–122

Sultan Y, Maisonneuve P (1977) Incidence des inhibiteurs du facteur VIII dans la population des hemophiles francaise. Nouv Rev Fr Hematol 18:671–673

Sultan Y, Brouet JC, Debre P (1974) Treatment of inhibitors to factor VIII with activated prothrombin concentrate. N Engl J Med 291:1087

Sultan Y, Maisonneuve P, Sylvestre R (1982) Plasma exchange in the treatment of hemophiliacs with antibodies to factor VIII. In: Mariani G, Russo MA, Mandelli F (eds) Activated prothrombin complex concentrates. Praeger Publ, New York, p 55

Suomela H, Myllyä G, Raaska E (1977) Preparation and properties of a therapeutic factor IX concentrate. Vox Sang 33:37

Sutor AH (1980) Hämostatische Nebenwirkungen der Substitutions-Therapie mit Plasma und Plasmakonzentration. In: Schimpf K (Hrsg) Fibrinogen, Fibrin und Fibrinkleber. Schattauer, Stuttgart New York, S 339–345

Sutor AH, Jesdinsky-Buscher C (1975) Blutung bei Hämophilie unter massiver Therapie mit antihämophilem Globulin. Dtsch Med Wochenschr 100:1183

Sutor AH, Jesdinsky-Buscher C (1976) Blutungszeitveränderungen bei Hämophilie-Behandlung mit lyophilisiertem antihämophilem Globulin (AHG). Dtsch Med Wochenschr 101:1715

Suzuki LA, Thompson AR (1982) Factor IX antigen by a rapid staphylococcal protein A-membrane binding radioimmunoassay: results in haemophilia B patients and carriers and in fetal samples. Br J Haematol 50:673

Swanton M (1959) Hemophilic arthropathy in dogs. Lab Invest 8:1269

Tabor E, Aronson DL, Gerety RJ (1980) Removal of hepatitis B-virus infectivity from factor IX complex by hepatitis B immune-globulin. Lancet II:68

Takamatsu J, Kamiye T, Ogata K et al. (1983) Sensitive solid phase enzyme immunoassay for factor IX antigen and classification of hemophilia B. Haemostasis 13:9–16

Takeda R, Mabuchi H (1974) A massive pulmonary hemorrhage resulting in cavitation occurring in a case of hemophilia A associated with diabetes mellitus. South Med J 67:869

Telfer MC, Chediak J, Solarksi A et al. (1983) Pulmonary function in hemophiliacs receiving commercial factor VIII concentrates. In: Blombäck M (ed) Proc Congr WFH, Stockholm. Karger, Basel, p 190 (abstr)

Tezanos PM, Fernandez J, Zirulnik J et al. (1983) Central nervous system hemorrhages (CNSH) in hemophilic patients. Analysis of 101 episodes. In: Blombäck M (ed) Proc Congr WFH, Stockholm. Karger, Basel, p 17

Theiss W, Schmidt G (1978) DDAVP in von Willebrands disease: repeated administration and the behaviour of the bleeding time. Thromb Res 13:1119

Theodorsson B, Hedner U, Nilsson IM et al. (1983) A technique for specific removal of factor IX alloantibodies from human plasma: partial characterization of the alloantibodies. Blood 61:973–981

Thomas P, Hepburn B, Kimand HC et al. (1982) Nonsteroidal antiinflammatory drugs in the treatment of hemophilic arthropathy. Am J Haematol 12:131–137

Thomas W, McDonald DI (1981) Potency determination of antiinhibitor coagulant complex – Autoplex. Haemostasis 10:216

Thompson AR (1977a) Factor IX antigen by radioimmunoassay. Abnormal factor IX protein in patients on warfarin therapy and with hemophilia B. J Clin Invest 59:900

Thompson AR (1977b) Factor IX antigen by radioimmunoassay in heterozygotes for hemophilia B. Thromb Res 11:193–203

Thomson C, Forbes CD, Prentice CRM (1973) Relationship of factor VIII to ristocetin-induced platelet aggregation. Effect of heterologous and acquired factor VIII antibodies. Thromb Res 3:363–372

Tiarks CY, Pechet L (1981) Immunologic survey of the factor IX molecule in hemophilia B+ patients, carriers and cord blood. Thromb Res 21:391–398

Toole JJ, Knopf JL, Wozney JM et al. (1984) Molecular cloning of a cDNA encoding human antihaemophilic factor. Nature (Lond) 312:342

Tran TH, Duckert F (1983) Preparation of factor VIII-free plasma by immunoaffinity chromatography on insolubilized antibodies against factor VIII-related antigen. Haemostasis 13:73

Tran TH, Marbet GA, Duckert F (1981) Rabbit antibodies against the procoagulant activity (VIII:C) of human factor VIII. Thromb Haemost 46:699–705

Trotsenburg L van (1975) Neurological complications of haemophilia. In: Brinkhous KM, Hemker HC (eds) Handbook of Haemophilia. Excerpta Medica, Amsterdam

Tsukada T, Ito M, Toida K, Matsuoka M (1976) Gastrointestinal bleeding in Hemophilia: Clinical study. In: Abe T (ed) Proc XIth Congr WFH, Kyoto. Academia Press, Tokyo, pp 367–371

Tuddenham EGD, Lane RS, Rotblat F et al. (1982) Response to infusions of polyelectrolyte fractionated human factor VIII concentrate in human haemophilia A and von Willebrands disease. Br J Haematol 52:259–267

Tullis JL, Melin M, Jurigian P (1965) Clinical use of human prothrombin complexes. N Engl J Med 273:667–674

Valderrama JA, Matthews JM (1965) The haemophilic pseudotumor or hemophilic subperiosteal haematoma. J Bone Joint Surg [Br] 47:256–265

Vehar GA, Keyt B, Eaton D et al. (1984) Structure of human factor VIII. Nature (Lond) 313:337

Velikay M, Kundi M, Nowotny C et al. (1981) Epidemologische Untersuchungen über die Lebenserwartung von Hämophilen. 12. Hämophilie Symposium Hamburg

Veltkamp JJ, Meilof J, Remmelts HG et al. (1970) Another genetic variant of haemophilia B: Haemophilia B Leyden. Scand J Haematol 7:82

Veltkamp JJ, Schrijver G, Willeumier W et al. (1974) Hemophilia in the Netherlands. Acta Med Scand [Suppl] 572:1

Vermylen J, Schetz J, Semeraro N et al. (1978) Evidence that activated prothrombin concentrates enhance platelet coagulant activity. Br J Haematol 38:235

Verroust F, Allain JP (1982) Immune response induced by porcine factor VIII in severe hemophiliacs with antibody to factor VIII. Thromb Res 48:238

Verstraete M (1977) Hemophilia home treatment in Belgium. Scand J Haematol 31:29–33

Verstraete M, Vermylen J (1975) Laboratory and clinical evaluation of concentrates for treatment of hemophilia A and B. Acta Clin Belg 30:5

Vigano S, Cattaneo M, Gervasoni W et al. (1980) Increased fibrinopeptide A after prothrombin complex concentrates. Thromb Haemost 44:72

Vincente V, Alberca I, Borrasca AL (1983) Inhibitor of protein C and combined deficiency of factors V and VIII. Br J Haematol 53:686

Wahlberg T, Blombäck M, Brodin U (1982) Carriers and noncarriers of haemophilia A: I. Multivariate analysis of pedigree data, screening blood coagulation tests and factor VIII variables. Thromb Res 25:401

Wall RL, McConnell J, Moore D et al. (1967) Christmas disease, color-blindness and blood group Xg^a. Am J Med 43:214

Wallis J, Kaick G van, Schimpf K et al. (1981) Ultraschalldiagnostik von Muskelhämatomen bei Hämophiliepatienten. RÖFO 2:153–156

Walsh PN, Rizza CR, Matthews JM et al. (1971) Epsilon-aminocaproic acid therapy for dental extractions in haemophilia and Christmas disease: a double blind controlled trial. Br J Haematol 20:463

Walsh PN, Rizza CR, Evans BE et al. (1975) The therapeutic role of epsilon-aminocaproic acid (EACA) for dental extractions in hemophiliacs. Ann NY Acad Sci 240:267

Warrier AI, Lusher JM (1983) DDAVP: A useful alternative to blood components in moderate hemophilia A and von Willebrand disease. J Pediatr 102:228

Weiss AE (1977) Doses of factor VIII for hemophilic bleeding (letter). N Engl J Med 297:1238–1238

Weiss AE, Webster WP, Strike LE et al. (1976) Survival of transfused factor VIII in hemophilic patients treated with epsilon aminocaproic acid. Transfusion 16:209

Wensley RT, Burn AM (1983) Induction of tolerance to factor VIII in haemophilia A with factor VIII inhibitors using moderate doses of factor VIII. Thromb Haemost 50:271

Wenzel E, Encica M, Nienhaus K et al. (1982) Prophylactic plasmapheresis and combined treatment with factor VIII in hemophiliacs with antibodies to factor VIII. In: Mariani G, Russo MA, Mandelli F (eds) Activated prothrombin complex concentrates. Praeger Publ, New York, p 60

White GC, Roberts HR, Kingdon HS et al. (1977) Prothrombin complex concentrates: potentially thrombogenic materials and clues to the mechanism of thrombosis in vivo. Blood 49:159–170

White GC, McMillan CW, Blatt PM et al. (1982a) Factor VIII inhibitors: A clinical overview. Am J Haematol 335–342

White GC, Zeitler KD, Lesesne HR et al. (1982b) Chronic hepatitis in patients with hemophilia A: Histologic studies in patients with intermittently abnormal liver function tests. Blood 60:1259–1262

Whittaker DL, Copeland DL, Graham JB (1962) Linkage of colour blindness to hemophilias A and B. Am J Hum Genet 14:149–158

Witwoet J (1978) Les pseudo-tumeurs hemophiliques (mise au point a propos de 7 cas). Rev Chir Orthop 64:141–154

WHO (1977) Methods for the detection of haemophilia carriers: a memorandum. Bull WHO 55:675–702

WHO (1978) Expert committee on biological standardization. 29th report. Technical Report Series 626, WHO, Geneva 1978

Wood K, Omer A, Shaw MT (1969) Haemophilic arthropathy. Br J Radiol 42:498–505

Wood KR, Horowitz B (1980) International Forum: What is the importance of the "small pool concept" in the preparation of fraction I and cryoprecipitates for the prevention of post-transfusion hepatitis. Vox Sang 38:113

Wood WI, Capon DJ, Simonsen C et al. (1984) Expression of active human factor VIII from recombinant DNA clones. Nature (Lond) 312:330

Wright FW, Matthews JM, Brock LG et al. (1971) Complications of hemophilic disorders affecting the renal tract. Radiology 98:571–576

Wyke RJ, Tsiquaye KN, Thornton A et al. (1979) Transmission of non-A non-B hepatitis to chimpanzees by factor IX concentrates after fatal complications in patients with chronic liver disease. Lancet I:520–524

Yang HC (1977) Purification and immunological studies of factor IX-Worcester. Blood 50:289

Yang HC (1978) Immunologic studies of factor IX (Christmas factor). II. Immunoradiometric assay of factor IX antigen. Br J Haematol 39:215–244

Zauber NP, Levin J (1977) Factor IX levels in patients with hemophilia B (Christmas disease) following transfusion with concentrates of factor IX or fresh frozen plasma (FFP). Medicine (Baltimore) 56:213

Zazgornig J, Pilgerstorfer HW (1974) Inkomplette renale tubuläre Azidose bei einem Hämophilen. Wien Klin Wochenschr 86:590–593

Ziemski JM, Lopaciuk S, Rudowski W (1971) 2 cases of surgical treatment of splenic rupture in patients with haemophilia type A. Acta Hepatogastroenterol 2:87–90

Zimmerman TS, Ratnoff OD, Littell AS (1971a) Detection of carriers of classic hemophilia using an immunologic assay for antihemophilic factor (factor VIII). J Clin Invest 50:255

Zimmerman TS, Ratnoff OD, Powell AE (1971b) Immunologic differentiation of classic hemophilia (factor VIII deficiency) and von Willebrands disease: with observations on combined deficiencies of antihemophilic factor and proaccelerin (factor V) and on an acquired circulating anticoagulant against antihemophilic factor. J Clin Invest 50:244

Die orthopädische Therapie bei der Hämophilie

P. Bösch

Mit 2 Abbildungen und 4 Tabellen

A. Physikalische Therapie

Physikalische Maßnahmen und Heilgymnastik werden zur Prophylaxe und Behandlung des Blutergelenkes allgemein empfohlen. Wissenschaftliche Untersuchungen über den Nutzen dieser Maßnahmen fehlen fast vollständig. Die Therapieempfehlungen richten sich nach der Empirie bzw. stammen aus den Erkenntnissen, die in der Traumatologie und Orthopädie bei nicht hämophilen Patienten gewonnen worden waren. Die Schutzfunktion einer kräftigen Muskulatur für das zugehörige Gelenk ist unbestritten. Eine voll funktionsfähige Muskulatur erhöht die Stabilität eines Gelenkes, die reflektorische Hemmung von Maximalausschlägen wird verbessert (Bittscheidt et al. 1978). Umgekehrt wird das Blutungsrisiko durch eine Muskelatrophie erhöht, diese kommt zustande durch Inaktivität, sei es durch die Schmerzhemmung beim akuten Hämarthros oder bei der schmerzhaften Arthropathie.

De Andrade et al. (1965) sowie Bittscheidt et al. (1978) konnten nachweisen, daß es durch die starke intraartikuläre Drucksteigerung beim Hämarthros auch zu einer reflektorischen Blockierung der Innervation der zugehörigen Muskelpartien kommt. Bei der Kniegelenksblutung ist dies die Hauptursache für die Quadrizepsatrophie (Ahlberg 1965; Bittscheidt et al. 1978; Boone u. Spence 1977; Arnold u. Hilgartner 1977; Hofmann et al. 1982a; Hoskinson u. Duthie 1978; Houghton u. Duthie 1979; Koch et al. 1982; Post u. Telfer 1975).

I. Physikalische Therapie beim akuten und chronischen Hämarthros

Bei dem derzeit geübten Therapiekonzept einer möglichst frühzeitigen und intensiven Substitution ist nur noch in Ausnahmefällen bei der akuten Gelenksblutung eine längere Ruhigstellung notwendig. Bei Behandlung einer beginnenden Blutung („Aura") und Fehlen von Schmerz und Bewegungseinschränkung ist die Immobilisierung meist nicht nötig. Bei der schmerzhaften Gelenksschwellung empfehlen schon Trueta (1965) bzw. Houghton und Duthie (1979) eine Ruhigstellung von 2 Tagen, wobei allerdings sofort mit isometrischen Übungen begonnen wird. Auch Kasper (1982) sieht bei der akuten Blutung noch manchmal die Indikation zu einer Ruhigstellung des Gelenkes für 1 bis 2 Tage. Beim chronisch rezidivierenden Hämarthros kann eine Schienenfixation bis zu 2 bis 3 Wochen indiziert sein (Arnold u. Hilgartner 1977; Schwägerl 1975;

Tabelle 1. Mögliche Behandlungsverfahren in der Physikalischen Therapie zur:[a]

Analgesie	*Elektrotherapie*	
	N.F. 0–100 Hz	stabile Galvanisation
		Iontophorese
		Hydroelektrische Bäder
		Impulsströme
		Diadynamische Ströme
	M.F. 1 000–300 000 Hz	Interferenzströme
	Kryotherapie	Eispackungen
		Eisabreibungen
Th. Trophischer Störungen am Knorpel, Synovialis, G-Kapsel	*Wärmetherapie*	
	Konvektionswärme	Packungen
	H.F.-Diathermie	Dezimeterwelle, UKW, Mikrowelle, (Ultraschall)
	Hydrotherapie	Thermen, Sole
	Krankengym. Übg.	U.W.-Bewegungsbad
		G-Mob. in Entlastung
Entzündungsdepression	*Thermotherapie*	
	akut	Eistherapie
	chronisch	Wärmetherapie
Oedemrückbildung	*E-Therapie*	Diadynamische-CP-Ströme
	Thermo-Therapie	Eispackungen
	KG-Übg.	M-Anspannungsübg. mit Pausen, Lagerung
Muskeldetonisierung	*E-Therapie*	Stangerbäder, Vierzellenbäder
	Thermo-Therapie	Packungen
	Massage	(Schmerzpunktmassage), Streichmassage
	KG-Übg.	Dehnübungen bei Indifferenztemp. u. Schwerkraftentlastung in U.W.B.
Durchblutungssteigerung	*Hydrotherapie*	CO_2-Bäder
	E-Therapie	Stangerbäder, Diadynamische-DF-Ströme
	Massage	Bürstenmassage, Reflexzonenmassage
	Krankengymn.	akt. dynamische Bewegungsübg.

[a] Zusammenstellung von Mucha et al. (1978)

Trueta 1966). Gilbert (1977) empfiehlt die Ruhigstellung nur bei schweren Blutungen, wenn dabei Muskelkrämpfe bzw. eine fixierte Fehlstellung besteht. In der Vorsubstitutionsära sah Jordan (1965) in der Ruhigstellung eine Möglichkeit zur Verhinderung einer chronischen hämophilen Arthropathie. Noch 1973 hat MacKay eine Ruhigstellung für mindestens 1 Jahr empfohlen, wenn Anzeichen einer chronischen hämophilen Arthropathie offensichtlich waren. Als Begründung wurde die stets vorhandene Quadrizepsatrophie und die damit verbundene Knieinstabilität genannt, welche immer wieder erneut zu Blutungen und zu weiterer Gelenkszerstörung führen würden. Die Indikation für eine derart lange Ruhigstellung wird heute kaum mehr zu finden sein.

Kisker u. Burke (1970) fanden in einer Vergleichsstudie eine deutliche Verbesserung der Gelenkssituation durch Immobilisierung, betonen aber auch den Wert der aktiven Heilgymnastik.

Im Handbuch der physikalischen Therapie (Grober u. Stieve 1968), wird bei der frischen Blutung vor einer Wärmeanwendung gewarnt, da dadurch das Risiko des Weiterblutens erhöht werden könne. Nach Mucha et al. (1978) führen hyperämisierende Maßnahmen nicht zu einem erhöhten Blutungsrisiko und können daher in ihrem vollem Umfang genutzt werden (Tabelle 1). Ebenso kann der aus der Sportmedizin bekannte analgetische Effekt der Kryotherapie mit Vorteil angewandt werden (Jordan 1965; Mucha et al. 1978).

Die physikalische Therapie wird stets mit einer gezielten Heilgymnastik kombiniert. Immer wieder wird die beschleunigte Resorption eines Hämarthros und die Verminderung von Spontanblutungen als günstiger Effekt der aktiven Heilgymnastik erwähnt, jedoch fehlen hier vergleichende Studien beim Hämophilen (Ahlberg 1965; Anders et al. 1978; Arnold u. Hilgartner 1977; Fricke 1978; Hoskinson u. Duthie 1978; Kisker u. Burke 1970; Scharrer u. Vollmer 1978; Schwägerl 1975). Stevenson et al. (1973) konnten bei Blutgesunden mittels radioaktiver Substanzen nachweisen, daß die Resorption durch Ruhigstellung eines Gelenkes signifikant verzögert wird. Allerdings kann beim ruhiggestellten Kniegelenk durch kurzes (isometrisches) Anspannen der Quadrizepsmuskulatur durch die assoziierte Innervation der Kapselspanner die Resorption aus dem Gelenk gefördert werden. Mit den isometrischen Übungen wird daher unmittelbar nach der Ruhigstellung begonnen.

II. Physikalische Therapie bei bestehender hämophiler Arthropathie (chronische Synovitis) und Gelenkskontraktur

Die physikalischen Therapieempfehlungen sind meist wenig präzise. Ein Schwerpunkt der Maßnahmen liegt in der Verhütung der Progredienz einer Muskelatrophie und Kontraktur (Hoskinson u. Duthie 1978). Scharrer u. Vollmer (1978) beschreiben als Effekt einer konsequenten Heilgymnastik bei gleichzeitiger Substitution (Faktor-VIII-Spiegel bei 30%), eine Verbesserung des Bewegungsumfanges, der Schmerzen und der Gehstrecke. Allerdings kann der Anteil der Substitutionstherapie am Erfolg nicht differenziert werden. Die Autoren fanden jedoch keine Verbesserung der Gelenkssituation, wenn Kontrakturen mehr als 1 Jahr bestanden haben. Fricke (1978) betont, daß vor der heilgymnastischen Behandlung ein genauer Muskel- und Gelenksstatus erstellt werden muß, so daß beim Bewegungsablauf den pathologischen Bewegungsebenen Rechnung getragen wird. Ein Bewegungsmuster darf niemals aktiv erzwungen werden. Zur Aufdehnung von Kontrakturen werden neben den aktiven auch passive heilgymnastische Therapieformen eingesetzt. Dabei soll jedoch die Schmerzgrenze nicht überschritten werden, eine milde lokale Wärme wird hier am besten vertragen (Grober u. Stieve 1978).

Durch Kälteanwendung kann die Schmerzgrenze hinaufgesetzt werden (Bittscheidt et al. 1978; Mucha et al. 1978; Jordan 1965). Der jeweils erreichte

Bewegungsgewinn kann durch Lagerungsschienen (s. Abschn. B.) gesichert werden. Erst nach Ausschöpfen aller physikalischer Maßnahmen erfolgt die Korrektur einer Kontraktur durch weitere orthopädische Maßnahmen (s. Abschn. C.).

III. Prophylaxe der Muskelatrophie (Heilgymnastik und Sport)

Im blutungsfreien Intervall bzw. ohne vorgeschädigte Muskulatur sind die Aktivitäten des täglichen Lebens zur Verhinderung einer Muskelatrophie bei der hämophilen Arthropathie ausreichend. Eine maßvolle Sportausübung kann empfohlen werden, wobei vor verletzungsanfälligeren Sportarten (sogenannten „Contact-sports"), wie z.B. Fußball, aber auch Skifahren etc. abgeraten wird (ARNOLD u. HILGARTNER 1977; KOCH et al. 1982; MENGE et al. 1978).

Bei einer bestehenden Arthropathie mit Muskelatrophie wird ein aktiver heilgymnastischer Behandlungsplan erstellt. Das Übungsprogramm muß so abwechslungsreich wie möglich sein und als Langzeitbehandlung konzipiert werden. BOONE u. SPENCE (1977) sehen die Monotonie von Übungen als die größte Gefahr für die regelmäßige Durchführung an. Ein schmerzhafter Muskelhypertonus kann durch Analgetika, eventuell bei Ergußbildung durch Punktion oder physikalische Maßnahmen wie Kryotherapie oder Elektrotherapie unterbrochen werden (BITTSCHEIDT et al. 1978; MUCHA et al. 1978). Schon eine Betätigung der Muskulatur mit 20 bis 30% der Maximalkraft ist in der Lage, eine Muskelatrophie zu verhindern (MENGE et al. 1978).

B. Konservative orthopädische Maßnahmen zur Prophylaxe und Therapie rezidivierender Gelenksblutungen

I. Immobilisierung durch Behelfe

Zur Unterstützung der physikalischen Therapie (Abschn. A., I–III) werden Schienen aus Gips oder Kunststoffmaterialien angefertigt. Zur vorübergehenden Ruhigstellung eines akuten Hämarthros oder bei chronisch rezidivierenden Gelenksblutungen werden Schienen in verschiedenen Gelenksstellungen angepaßt, so daß nach der anfänglichen schmerzhaften Schonhaltung in der Mittelstellung allmählich die normale Streckstellung des betroffenen Gelenkes erreicht werden kann. Vorteilhaft sind dafür Gelenke, welche in jeder Stellung einfach zu sperren sind (KASPER 1982). Zur temporären Ruhigstellung des Kniegelenkes hat sich uns eine abnehmbare Hülse aus Polyurethanschaum (Neofract) bewährt. Für die oberen Extremitäten können in kurzer Zeit Schienen aus thermoplastischem Material in der gewünschten Gelenksstellung angelegt werden (KASPER 1982).

II. Protektive, dynamische Behelfe

Mit Behelfen, welche unkontrollierte blutungsgefährdete Bewegungsabläufe verhindern, kann die Blutungsneigung reduziert und damit die Heilungstendenz einer hämophilen Arthropathie begünstigt werden (BARTHELS u. MUHR 1980;

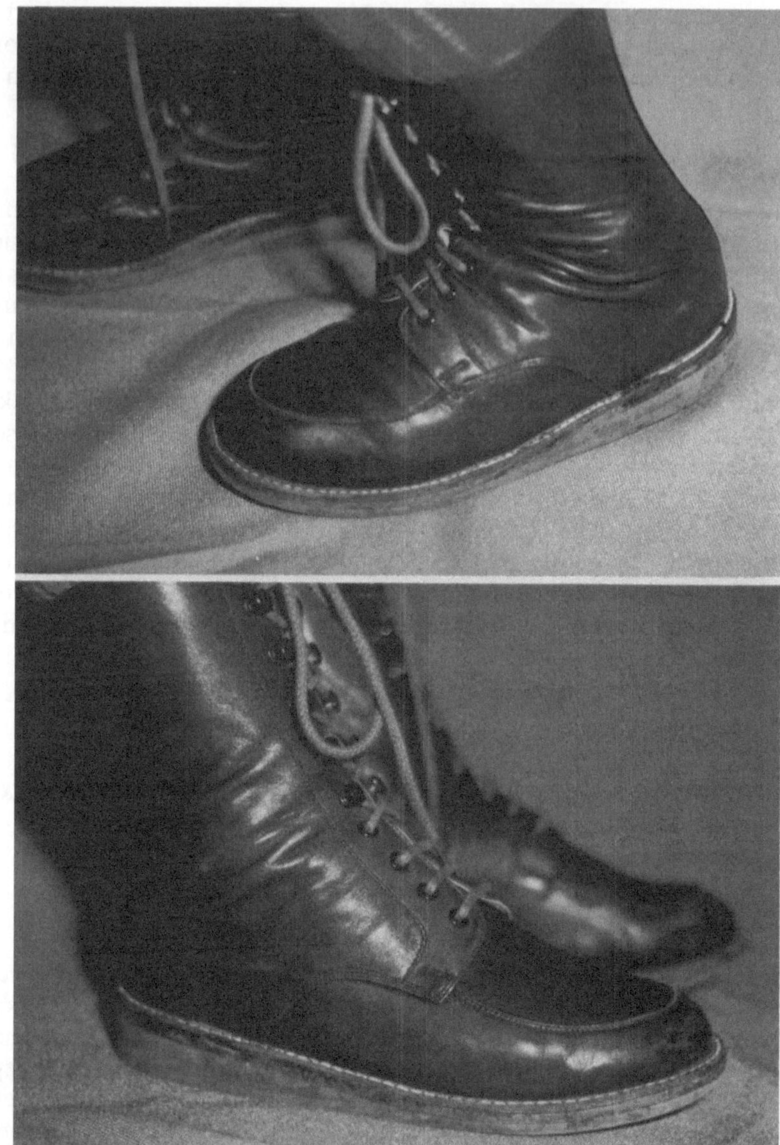

a

b

Abb. 1a, b. Orthopädischer Gelenksschuh bei rezidivierenden Blutungen in das Sprunggelenk. Es handelt sich hier um einen orthopädischen Maßschuh mit erhöhtem, versteiftem Schaft. Der Schaft hat in Höhe des ungefähren Drehpunktes des oberen Sprunggelenkes ein eingebautes Gelenk, welches eine Bewegung in der Flexion und Extension erlaubt, jedoch das untere Sprunggelenk, also Pro- und Supinationsbewegungen, blockiert. Dadurch wird der Auslösemechanismus der meisten Spontanblutungen des oberen Sprunggelenkes blockiert. Das Gangbild ist kaum gestört, eine Muskelatrophie der Unterschenkelmuskulatur wird verhindert

HOSKINSON u. DUTHIE 1978; JORDAN 1965). Von BARTHELS et al. (1980) wird die aus der Kniechirurgie bekannte Muhr'sche Derotationsschiene für das Kniegelenk empfohlen. Nach dem gleichen Prinzip arbeitet die Extensions-Derotationsschiene, welche ebenfalls einen „geschützten Bewegungsablauf" des Kniegelenkes erlaubt (KASPER 1982). Die Indikation für die Versorgung mit einem derartigen protektiven, dynamischen Behelf waren Blutungsserien bei chronischer Synovitis. Als wesentlicher Erfolg konnte eine Rückbildung der pastösen Gelenksschwellung und die Ausbildung der normalen Gelenkskonturen, sowie ein Rückgang der Serienblutungen beobachtet werden. Als besonderer Vorteil wird auch die Verhinderung einer Muskelatrophie beschrieben.

Zur Reduktion der ebenfalls häufigen Blutungen des oberen Sprunggelenkes wurde ein orthopädischer Gelenksschuh entwickelt. Dieser Schuh ermöglicht lediglich Bewegungen des Fußes in der Sagittalebene. Die oft als blutungsauslösende Ursache angegebene Supination bzw. auch Pronation werden gesperrt. Durch die Beweglichkeit des oberen Sprunggelenkes ist das Gangbild nicht gestört, eine Muskelatrophie wird vermieden (BÖSCH et al. 1981 b) (Abb. 1). Durch einfache orthopädische Zurichtungen am Serienschuh kann das Gangbild verbessert und ein blutungsauslösendes Moment auf die Gelenke der unteren Extremität vermindert werden (KASPER 1982). Empfohlen wird ein exakter Beinlängenausgleich (BOONE u. SPENCE 1977; HOFMANN et al. 1977), da es bei der hämophilen Arthropathie oft zu einem unterschiedlichen Epiphysenwachstum kommt (DE PALMA 1967; HOFMANN et al. 1977; TRUETA 1965). Weitere kleine Hilfen sind eine exakte Fußbettung durch Modelleinlagen, Pufferabsätze bei der Arthropathie, eine Abrollwiege bei Bewegungseinschränkungen im oberen Sprunggelenk etc. (KASPER 1982; RÖSSLER 1976). Zur Vermeidung einer Blutungsauslösung durch die bei Buben unvermeidlichen Prellungen des Kniegelenkes empfiehlt KASPER (1982) am Hosenbein über dem Knie ein Schutzpolster einzunähen.

III. Gelenkspunktion

Durch die Gelenkspunktion und Absaugen des Hämarthros soll eine langdauernde Kapseldehnung vermieden und das für den Knorpel und die Synovialis schädliche Blut auf raschem Wege entfernt werden (JAFFE 1897; ROY 1968; SWANTON 1967; VOLZ 1966). Beim Hüftgelenk besteht durch die Kapseldehnung außerdem die Gefahr einer Hüftkopfnekrose (PUHL et al. 1971). In der Vorsubstitutionsära war die Punktion sicherlich der beste Weg ein Hämarthros zum Abschwellen zu bringen (KERR 1963). Nach VAN CREFELD et al. (1971), BRIGHTON et al. (1970), FABRY (1982), GHADIALLY et al. (1974), HOAGLUND (1967) stellt das im Blut befindliche Eisen, nach GUICCIARDI u. LITTLE (1967), HILGARTNER (1975), PUHL et al. (1971) bzw. STEIN u. DUTHIE (1981) die enzymatische Wirkung des Blutes die hauptschädigende Noxe dar. PUHL u. DUSTMANN (1972) konnten direkt experimentell zeigen, daß neben der Abpunktion des Blutes aus dem Gelenk auch die nachfolgende Injektion von Aprotinin eine weitere Knorpelschädigung zurückhält. CONYBEARE u. DUTHIE (1977) und PANDOLFI et al. (1972) empfehlen die Instillation von Epsilonaminocapronsäure. Mit diesen Fibrinolysehemmern soll der erhöhten fibrinolytischen Aktivität der Synovialis entgegengewirkt werden (STORTI et al. 1972).

Von manchen Autoren wird auf den guten antiphlogistischen, auch bei der hämophilen Arthropathie wirksamen, Effekt des Cortisons hingewiesen. Die Cortisoninstillation wurde erstmals von HOLLANDER (1961) bei der PCP bei über 10000 Fällen mit gutem Erfolg durchgeführt. Nach BINZUS (1972) wird dadurch die Zellatmung und die Syntheseleistung der Zellen gehemmt und damit der Metabolismus der Synovialzellen auf ein degeneratives Niveau eingestellt. JOSSO u. POULAIN (1964) fanden einen guten Effekt beim unblutigen Erguß der hämophilen Arthropathie, jedoch nicht bei der frischen Blutung. STORTI et al. (1969) war die anfänglich gute Wirkung des Cortisons zu kurz. Bei eigenen Untersuchungen (im Druck) fanden wir beim Reizerguß der h.A. eine länger anhaltende Wirkung als bei einer vergleichbaren Arthrose. KISKER u. BURKE (1970) sahen bei einer Doppelblindstudie an Hämophilen bei systemischer Cortisonapplikation einen guten abschwellenden Effekt, jedoch keine signifikant verbesserte Langzeitwirkung auf die Blutungsfrequenz.

VAN CREFELD et al. (1971) glaubt nicht, daß durch die Punktion des Hämarthros die h.A. verhütet werden könne.

INGRAM et al. (1972) fanden in einer prospektiven Vergleichsstudie (Punktion und Nichtpunktion, jeweils unter Substitution) nach 1 Tag in der Aspirationsgruppe eine verbesserte Beweglichkeit, aber nach 5 Tagen keinen Unterschied mehr. CONYBEARE u. DUTHIE (1977) punktieren große, schmerzhafte Gelenksblutungen innerhalb der ersten 24 Stunden unter voller Substitution. Neuerdings zeigte BENZ (1982) in einer großen Studie, daß durch die Punktion (fallweise auch Gelenksspülung und Arthrotomie) die Anzahl der Folgeblutungen vermindert werden kann. Bei 77 Punktionen traten keinerlei Komplikationen auf.

C. Konservative orthopädische Maßnahmen zur permanenten Gelenksruhigstellung und zur Korrektur von Gelenkskontrakturen

I. Permanente Ruhigstellung durch orthopädische Behelfe

Bei der hochgradig schmerzhaften, wackelsteifen und (intern) inoperablen hämophilen Arthropathie, muß mit orthopädischen Behelfen das destruierte Gelenk ruhiggestellt werden, um eine schmerzfreie Belastbarkeit zu erreichen. Seitens der schweren Gelenksdestruktion und der mangelnden Substituierbarkeit muß eine Rehabilitation des Gelenkes ausgeschlossen sein. Für das Hüftgelenk bietet sich die Hohmann-Bandage an, für das Kniegelenk eine Walklederhülse oder ein ähnlicher Behelf aus Plastikmaterial (GILBERT 1977; SCHWÄGERL 1975; TRUETA 1966).

Ein schmerzhaftes, wackelsteifes Sprunggelenk wird mit einem orthopädischen Schuh mit versteiftem Schaft und exakter Fußbettung versorgt, wobei das Gehen durch eine Abrollwiege und entsprechende Absatzzurichtung erleichtert wird (SCHWÄGERL 1975). Mit Walklederapparaten kann bei Bedarf auch das Ellbogen- und Handgelenk stabil gehalten werden, so daß eine schmerzfreie Belastbarkeit möglich ist.

II. Extension, Quengel

Die Kniebeugekontraktur stellt die häufigste Gelenksfehlstellung beim Hämophilen dar. Durch Schrumpfung der dorsalen Kapsel und Verkürzung der Kniebeuger kommt es beim Streckversuch zu einem Dorsalgleiten des Tibiakopfes (AHLBERG 1965; ARNOLD u. HILGARTNER 1977; BENZ 1978; HOFMANN et al. 1977; TRUETA 1965). Diese dorsale Subluxation wird als das Hauptproblem des kontrakten hämophilen Kniegelenkes beschrieben. JORDAN (1965) empfiehlt zur Aufdehnung einer hochgradigen Kniebeugekontraktur Quengelschienen bis zu einer Streckung von 40° und dann die Weiterbehandlung mit Keilgipsen. SCHWÄGERL (1975) erreicht die Streckung vor Anlegen der Keilgipse durch eine Dauerextension. Von CONYBEARE u. DUTHIE (1977) bzw. TRUETA (1965) wird eine Dauerextensionsbehandlung über eine Art Thomasschiene bevorzugt. GROBER u. STIEVE (1968) empfehlen ebenfalls die Dauerextension, wobei der Zug nur bis unter die Schmerzgrenze gehen darf. Wegen der Subluxationstendenz warnt ARNOLD u. HILGARTNER (1977) vor der Anwendung von Keilgipsen, die diese Autoren nur in Ausnahmsfällen für indiziert halten. Sie empfehlen das Anlegen von Gipshülsen an Ober- und Unterschenkel, welche durch ein daran befestigtes Gelenk in Höhe der Knieachse in Streckstellung gebracht werden. Mindestens alle 3 Tage muß dabei die Stellung des Tibiakopfes zum Femurcondyl röntgenologisch kontrolliert werden. Noch günstiger dürfte das von McDANIEL (1974) beschriebene modifizierte Extensions-Desubluxationsgelenk sein, welches ebenfalls an Gipshülsen befestigt wird und bei der Quengelung den Tibiakopf nach ventral zieht. Einen ähnlichen Effekt hat SCHWÄGERL mit einem zweifachen Torsionsquengel, ebenfalls über zwei Gipshülsen erreicht. Bei Versagen dieser Therapieform bzw. bei zunehmender Subluxation muß die dorsale Kapsulotomie und Kniebeugerverlängerung indiziert werden (SCHWUCHOW u. HOFMANN 1982).

D. Synoviorthese, Synovektomie

Bei gehäuft auftretenden, therapieresistenten Spontanblutungen mit deutlicher Schwellung der Synovialis (chronische hämophile Arthropathie) wird die Ausschaltung der hypertrophen und leicht vulnerablen Synovialis empfohlen (STORTI et al. 1968, 1969). An Methoden kommt

1. die Synoviorthese mit chemischen oder radioaktiven Substanzen oder
2. die Synovektomie in Frage.

Nach den derzeitigen Erfahrungen läßt sich mit beiden Methoden die Blutungsfrequenz in drastischer Weise senken (Tabelle 2, 3).

Tabelle 2. Ergebnisse nach Synovektomie bei hämophiler Arthropathie

Autoren	Jahr	Anzahl der Gelenke	NU-Zeit von–bis	Prozentsatz der Gelenke mit deutlicher Besserung	Beurteilung der Gelenksfunktion gegenüber präoperativ		Schwere Komplikationen bzw. Zweiteingriffe
					Flexion	Extension	
Storti et al.[a]	1969	16	1–2a	100%	↑	↓	2 × Nachblutung
Schwägerl et al.[b]	1970	4	–1a	100%	↓	↑	2 × Nachblutung u. Ausräumung 2 × Redressement
Pietrogrande et al.[c]	1972	23	$^1/_2$–3a	95%	↑	↓↓	3 × Nachblutung 2 × Redressement
Dyszy-Laube et al.	1974	14	–2a	100%		=	keine
Storti et al.[a]	1975b	63	$^1/_2$–5a	94%		↑	keine „größeren"
Ewald et al.	1975	18	–4a	100%	?	?	?
Manucci et al.[c]	1977	15	5–7a	93%		↓↓	?
Arnold et al.	1977	12	$^1/_2$–6a	84%	↓↓	↑↑	?
Clark (Sammelstatistik aus den USA)	1978	65	$^1/_2$–8a	100%	↓	↑	2 × Infektion 1 × Fraktur b. Redressement[d]
Schimpf et al.	1978 1980	13	–	–	–	–	1 × Nachblutung u. Ausräumung
Sneppen et al.	1978	19	$^1/_2$–9a	88%		=	8 × Nachblutung (2 × Ausräumung) 3 × Redressement
Bösch et al.[b]	1979 1981a	10	3–10a	100%	↑	↑	2 × Nachblutung u. Ausräumung 6 × Redressement, 1 × Infektion
McCollough et al.	1979	8	1–4a	100%	↓↓	↑	2 × Hämatomausräumung 1 × Redressement
Gamba et al.	1981	13	3–5a	100%		↑	? 3 × Redressement
Kay et al.	1981	23	1–6a	81%		↓↓	9 × Nachblutung 4 × Infektion

SCARPONI et al.	1982	11	>8a	100%		=	?
STORTI et al.[a]	1981	57	3–11a	95%		↑	1 × Infektion
WILLERT et al.	1983	7	3–8a	100%	↑	↑	1 × Nachblutung u. Ausräumung

Bei den angeführten behandelten Gelenken handelt es sich meist um Kniegelenke.

[a,b,c] Die jeweils gleichen Buchstaben bezeichnen jene Autoren, die über identische Patienten berichten

[d] Hier handelt es sich um Patienten aus 22 verschiedenen Kliniken der USA mit meist nur einem und maximal 7 Patienten. Die Nachbehandlung war sehr unterschiedlich. 4 Kliniken mobilisieren postoperativ prinzipiell durch Redressement nach 1–2 Wochen. Bei 5 Patienten wurde zusätzlich zur Synovektomie eine Patellektomie durchgeführt.

Bei der Spalte ‚Beurteilung der Gelenksfunktion‘ bei der Nachuntersuchung wurde der Gesamteindruck des Untersuchers, soweit beschrieben, wiedergegeben: ↑ bedeutet Besserung, ↓ bedeutet Verschlechterung, = bedeutet Zustand im wesentlichen unverändert gegenüber präoperativ

Tabelle 3. Ergebnisse nach Synoviorthese bei hämophiler Arthropathie

Autoren	Jahr	Anzahl der Gelenke	NU-Zeit von–bis	Ergebnis: Prozentsatz der Gelenke mit deutlicher Besserung	Beurteilung der Gelenksfunktion gegenüber präoperativ		Schwere Komplikationen bzw. Zweiteingriffe	Medikament
					Flexion	Extension		
MENKES et al.	1973	25	$^1/_2$–3a	60%	=	=	keine	Osmiumsre.
STORTI u. ASCARI	1975a, b	7	$^1/_6$–1a	84%	↑	=	keine	Osmiumsre.
AHLBERG	1977	27	$^1/_2$–5a	74%	=	=	keine	Au 198
ERKEN et al.	1979	18	$^3/_4$–1a	67%	?	?	?	Yt 90
FERNANDEZ-PALAZZI et al.	1979	20	$1^1/_2$–4a	85%	?	?	keine	Au 198
GAMBA et al.	1981	12	3–5a	67%	↓		?	Osmiumsre.
RIVARD et al.	1982	6	$^1/_2$–$^3/_4$a	100%	?	?	keine	P 32

Bei den behandelten Gelenken handelt es sich meist um Kniegelenke. ‚Beurteilung der Gelenksfunktion‘ siehe Zeichenerklärung Tabelle 2.
RIVARD et al. beschreiben ihre Ergebnisse global mit ‚bei allen Gelenken Blutungsfrequenz vermindert‘, es wurde daher in der Tabelle der Prozentsatz der gebesserten Gelenke mit 100% angenommen

I. Synoviorthese

Die chemische bzw. radioaktive Synoviorthese wurde zur Therapie der chronischen Polyarthritis eingeführt (ANSELL et al. 1963; DELBARRE et al. 1968; MAKIN et al. 1963).

Bei der chemischen „Synovektomie" wird meist Osmiumsäure instilliert, wobei eine zellgewebsdestruierende Wirkung auf die oberflächlichen Schichten der Synovialis ausgeübt werden soll. Durch zusätzliche Injektion eines Lokalanästhetikums und Corticosteroids, sollen schwere lokale Reizzustände vermindert werden (MÜLLER et al. 1974; MÜLLER 1979; STORTI u. ASCARI 1975a). Wegen der geringen Penetration ist allerdings die Wirkung bei der hypertrophen (rheumatischen) Synovialitis gering (MÜLLER 1979). Bei paraartikulären Injektionen kommt es zu ausgedehnten Nekrosen (MÜLLER 1979). Bei der PCP ist an den Langzeitresultaten kein eindeutiger Unterschied zwischen chemischer und radioaktiver Synovektomie zu erkennen, wobei erstere für jüngere Patienten bevorzugt wird (MÜLLER et al. 1974; SHEPPARD et al. 1981). Auch für die Anwendung bei der hämophilen Arthropathie (h.A.) läßt sich beim bisher überblickbaren Zeitraum von bis zu 5 Jahren ebenfalls kein eindeutiger Unterschied zwischen den Ergebnissen beider Methoden finden (Tabelle 3).

Auch bei der radioaktiven „Synovektomie" wurden die Grundlagen im Tierversuch oder bei Polyarthritikern erarbeitet.

Die Destruktion der erkrankten Synovialis erfolgt hier durch die Betastrahlung. Dabei ist auch ein Einfluß auf den Bandapparat und den Knorpel anzunehmen (MEIER-RUGE et al. 1976). Die injizierten Radiositotope lagern sich über Phagozytose in der Synovialis ein, wobei sich anfänglich eine transitorische Synovitis entwickelt (MÜLLER et al. 1974). Für ca. 3 bis 7 Tage kann es zum klinischen Bild einer Entzündung mit subfebrilen Temperaturen kommen. Anschließend erfolgt die Sklerosierung der Synovialis und ihrer Gefäße mit nachfolgender Regeneration. Für die radioaktive Synoviorthese werden derzeit Isotope wie Gold (Au 198), Yttrium (Yt 90), Phosphor (P 32), Rhenium (Re 186) oder Erbium (Er 169) verwendet.

Für die Behandlung großer Gelenke empfiehlt sich Yttrium wegen seiner hohen Strahlungsenergie mit großer Eindringtiefe und fehlender unerwünschter Gammastrahlung (ANSELL et al. 1963; ERKEN et al. 1979).

Für die Behandlung kleiner Gelenke ist das radioaktive Gold wegen seiner geringen Eindringtiefe günstiger (MÜLLER 1979). Die Dosierung hat jeweils individuell zu erfolgen, da nicht vorausgesehen werden kann, wieviel der radioaktiven Substanz tatsächlich von der synovialen Membran aufgenommen wird und wieviel über die Lymphbahnen in den Organismus abwandert. Durch Ruhigstellung des Gelenkes kann die Bestrahlungsdosis auf die zugehörigen Lymphknoten um fast 80% reduziert werden (STEVENSON 1973).

Nach der radioaktiven Synoviorthese wurde mehrfach eine Chromosomenschädigung der zirkulierenden Lymphozyten beschrieben, so daß an ein, wenn auch geringes Carcinomrisiko bei dieser Therapie gedacht werden muß (AHLBERG u. PETTERSSON 1979; ERKEN et al. 1979; FERNANDEZ-PALAZZI et al. 1979; STEVENSON 1973). Dieses Risiko, ebenso wie das einer Genmutation, steigt bei der wiederholten Behandlung desselben oder mehrerer Gelenke. Auch eine schädigende Wirkung auf die Wachstumsfugen des behandelten Gelenkes ist bei der relativ kurzen Erfahrung noch ungeklärt.

Die derzeit publizierten Kurzzeitergebnisse bei der hämophilen Arthropathie sind zufriedenstellend, bei rund $^2/_3$ der Gelenke konnte eine erhebliche Verminderung der Blutungsinzidenz erreicht werden (Tabelle 3). Diese Ergebnisse werden allerdings noch von der Synovektomie übertroffen (Tabelle 2). RIVARD et al. (1982) empfehlen jedenfalls die radioaktive Synoviorthese bei Hämophilen nicht vor dem 50. Lebensjahr durchzuführen. Da jedoch die Komplikationsrate hinsichtlich Nachblutung oder Infektion minimal ist, kann bei strenger Indikationstellung dieses Verfahren aber bei Hemmkörperpatienten empfohlen werden (AHLBERG 1977; AHLBERG u. PETTERSSON 1979). Durch die Komplikationsarmut dieses Verfahrens im Vergleich zur Synovektomie ist als weiterer Vorteil die weitaus niedrigeren Kosten für die Substitution während der Nachbehandlung anzuführen. STORTI u. ASCARI (1975a) sehen die Synoviorthese nur bei intaktem Knorpel als prophylaktische Maßnahme für indiziert an.

Für die Injektion im Knie- oder Hüftgelenke werden 4 bis 6 mCi Yt 90 in 10 bis 15 ml NaCl empfohlen. In das Sprung-, Ellebogen- oder Schultergelenk werden 2 bis 4 mCi Yt 90 in 5 ml NaCl und in die kleinen Hand- und Fingergelenke 3 mCi Au 198 infiltriert (FERNANDEZ-PALAZZI et al. 1979; MÜLLER 1979). Mittels Technetiumscan kann die (gewünschte) Abnahme der Durchblutung d.h. also der entzündlichen Reaktion nachgewiesen werden. Ein Therapieerfolg kann erst nach 6 Monaten beurteilt und die eventuell notwendige Durchführung einer 2. Injektion entschieden werden. Bei Therapieversagen kann die operative Synovektomie ohne chirurgische Probleme angeschlossen werden (AHLBERG u. PETTERSSON 1979; GAMBA et al. 1981; MÜLLER 1979).

II. Synovektomie
(SE, richtiger Synovialektomie)

Diese Operation wurde schon 1877 von VOLKMANN zur Behandlung der tuberkulösen Arthritis eingeführt (Literatur bei GEENS 1969). Aus Tierversuchen ist bekannt, daß sich nach der Entfernung der Synovialis schon innerhalb von 4 Wochen auf metaplastischem Wege eine vollständig neue Synovialis bildet, welche sich beim gesunden Tier histologisch von einer primären Synovialis kaum unterscheidet (WOLCOTT 1927).

Von STORTI et al. (1968) wurde die SE zur Behandlung von chronisch rezidivierenden Gelenksblutungen bei der hyperplastischen Hämophilie eingeführt. Nach den ersten Berichten dieser Autoren wird dieser Eingriff seit 1969 von SCHWÄGERL u. LECHNER ebenfalls mit großem Erfolg zur Therapie der hämophilen Synovitis angewandt. Nach der Literaturübersicht (Tabelle 2) wird die Indikation zur SE einheitlich bei chronisch rezidivierenden Spontanblutungen, verbunden mit einer deutlich palpablen Synovialitis und zunehmender Resorptionsverzögerung eines Hämarthros, trotz suffizienter Substitution und konservativer orthopädischer Therapie, gestellt. Die postoperative Ruhigstellung wird unterschiedlich mit 2 bis 17 Tagen angegeben. Von entscheidender Bedeutung ist die energische physikalische Nachbehandlung. Nach der Kniesynovektomie soll sofort die Anspannung des Quadrizeps geübt werden. Die anschließenden aktiven und passiven Bewegungsübungen erfolgen unter Substitution (s. Kapitel LECHNER, Hämophilie, S. 12ff). Kann ein postoperativ auftretendes Hämarthros nicht durch Punktion abgezogen werden, soll mit der Hämatomausräumung nicht zugewartet werden. In Tabelle 2 sind, soweit zitiert, die durchgeführten postoperativen Hämatomausräumungen und notwendigen Redressements in Narkose angegeben. Die Komplikationsrate der SE liegt deutlich über der der Synoviorthese, wobei diese Rate mit steigender Erfahrung absinkt. Die bisherigen kurz- und mittelfristigen Ergebnisse sind allerdings auch im direkten Vergleich besser als bei der Synoviorthese (GAMBA et al. 1981 bzw. Tabelle 2, 3). Die Blutungsneigung konnte bei fast allen Gelenken beinahe komplett reduziert werden. Die Gelenksfunktion war meist leicht gebessert oder unverändert. Allerdings wird fallweise eine Verminderung der Beugefähigkeit bei geringer Verbesserung der Streckfähigkeit des Kniegelenkes beschrieben, wobei sich die verbesserte Streckung günstig auf das Gangbild auswirkt. Lediglich KAY et al. (1981) beschreiben eine drastische Verschlechterung der gesamten Gelenksfunktion, was möglicherweise mit der mehr als 50%igen höchsten Komplikationsrate zusammenhängen könnte. Diese Autoren beurteilen auch als einzige die SE als für das Kniegelenk nicht unbedingt günstig.

Bei den rund 250 publizierten Fällen von SE bei Blutern, handelt es sich mit wenigen Ausnahmen um sogenannte Spätsynovektomien, mit ausgeprägten arthropathischen Gelenksveränderungen. Als Erfolg der Operation werden fast einhellig, neben der drastischen Reduktion der Blutungen auch die Verbesserung der subchondralen Knochenstruktur beschrieben. Ein Einfluß auf eine konsekutive Entwicklung einer Arthrose, bei der vorhandenen präarthrotischen Arthropathie, läßt sich jedoch nicht nachweisen. HILGARTNER (1975); STORTI u. ASCARII (1975b) und STORTI et al. (1981) erhoben die Forderung nach der Durchführung von Frühsynovektomien, da die hypertrophe Synovialis, abgesehen von ihrer hohen Vulnerabilität und Blutungsneigung, wegen ihrer hochgradigen fibrinolytischen Aktivität und Produktion proteolytischer Enzyme direkt eine Knorpeldestruktion bewirken kann.

E. Operative Verfahren zur Behandlung der hämophilen Arthropathie

I. Gelenkstoilette, Cheilotomie

Einklemmungserscheinungen der Scharniergelenke Knie und fallweise Ellbogen sind neben den Schmerzen auch mit Blutungsepisoden gepaart. Als Ursache der Einklemmung findet sich am Knie meist einer hypermobiler bzw. eingerissener Meniskus oder freie Gelenkskörper. Außer der Entfernung des Meniskus bzw. der freien Körper und bei Bedarf auch der Patella erfolgt eine Glättung allfällig vorhandener Osteophyten (CONYBEARE u. DUTHIE 1977), SCHWUCHOW u. HOFMANN 1982; TRUETA 1965). Malazische Knorpelherde werden excidiert und der subchondrale Knochen nach PRIDIE aufgebohrt, wodurch eine Faserknorpelregeneration angeregt wird. Zur Verhinderung einer Blutung können die spongiösen Flächen mit dem Fibrinklebesystem versiegelt werden, wodurch neben der Blutstillung auch eine Anregung der Granulationsgewebsbildung erreicht wird (BÖSCH et al. 1980; PUHL et al. 1982). Von HOSKINSON u. DUTHIE (1978) sowie neuerdings auch bon BENZ (1982) wird die Arthrotomie zur Ausräumung von nicht resorbierbaren Blutkoagula bei frustraner Punktion bei der chronischen Synovitis empfohlen.

II. Sehnenverlängerung, Kapsulotomie

Eine Gelenksfehlstellung stellt biomechanisch, einerseits durch die ungünstige Druckverteilung der artikulierenden Gelenksteile und andererseits durch den zum Gehen und Stehen notwendigen Anstieg der Muskelzugkräfte, eine ungünstige Situation dar. Dies kann sich für das arthropathische Gelenk besonders fatal auswirken. Bei Versagen der konservativen Maßnahmen wird zur Kontrakturbehandlung frühzeitig die operative Sehnenverlängerung empfohlen. In einem größeren Krankengut von HOFMANN et al. (1977), HOUGHTON u. DUTHIE (1979), SCHWUCHOW u. HOFMANN (1982) bzw. STEIN u. DUTHIE (1981) wurden meist Kniebeuger- oder Achillessehnenverlängerungen mit gutem Erfolg durchgeführt. Bei der Kniebeugerverlängerung ergibt sich manchmal auch zusätzlich die Indikation zur dorsalen Kapsulotomie, wenn bei der kontrakten dorsalen Gelenkskapsel der Tibiakopf nicht nach ventral wandert (ARNOLD u. HILGARTNER 1977; SCHWUCHOW u. HOFMANN 1982; TRUETA 1965). Durch die Streckung des Kniegelenkes wird insbesondere auch der Druck auf das retropatellare Gleitlager beim Gehen reduziert. Bei der schmerzhaften retropatellaren Arthropathie wird die Retinaculumspaltung oder die Ventralverlagerung der Tuberositas nach MAQUET-BANDI oder auch die Patellektomie empfohlen (HOFMANN et al. 1977; SCHWUCHOW u. HOFMANN 1982). Auch bei zunehmenden Fehlstellungen des Hüftgelenkes, insbesondere in die Adduktion bei einer schweren hämophilen Coxarthrose, kann durch eine Weichteilentspannungsoperation ein, in Bezug auf die gewöhnliche Coxarthrose, oft überraschender Erfolg erzielt werden (Abb. 2).

III. Knöcherne Korrektur einer Gelenksfehlstellung

Bei asymmetrischem arthropathischem Befall oder bei einseitiger Störung von Wachstumszonen, bilden sich am Kniegelenk biomechanisch schnell wirksame Fehlstellungen aus, welche die Progredienz der Gelenksdestruktion und auch der Schmerzen steigern (TRUETA 1965). Bei der Hämophilie wird häufig eine Längendifferenz der Beine und eine gehäufte Valgusdeviation (im Gegensatz zur bevorzugten Varusdeviation der Gonarthrose) beobachtet (GILBERT 1977; HOFMANN et al. 1977; TRUETA 1965). Beim Hüftgelenk kommt es bei fast 80% der Patienten zu einer Aufrichtung des Schenkelhalses (HOFMANN et al. 1977). Bei noch offenen Epiphysenfugen kann beim Fehlwuchs des Kniegelenkes durch

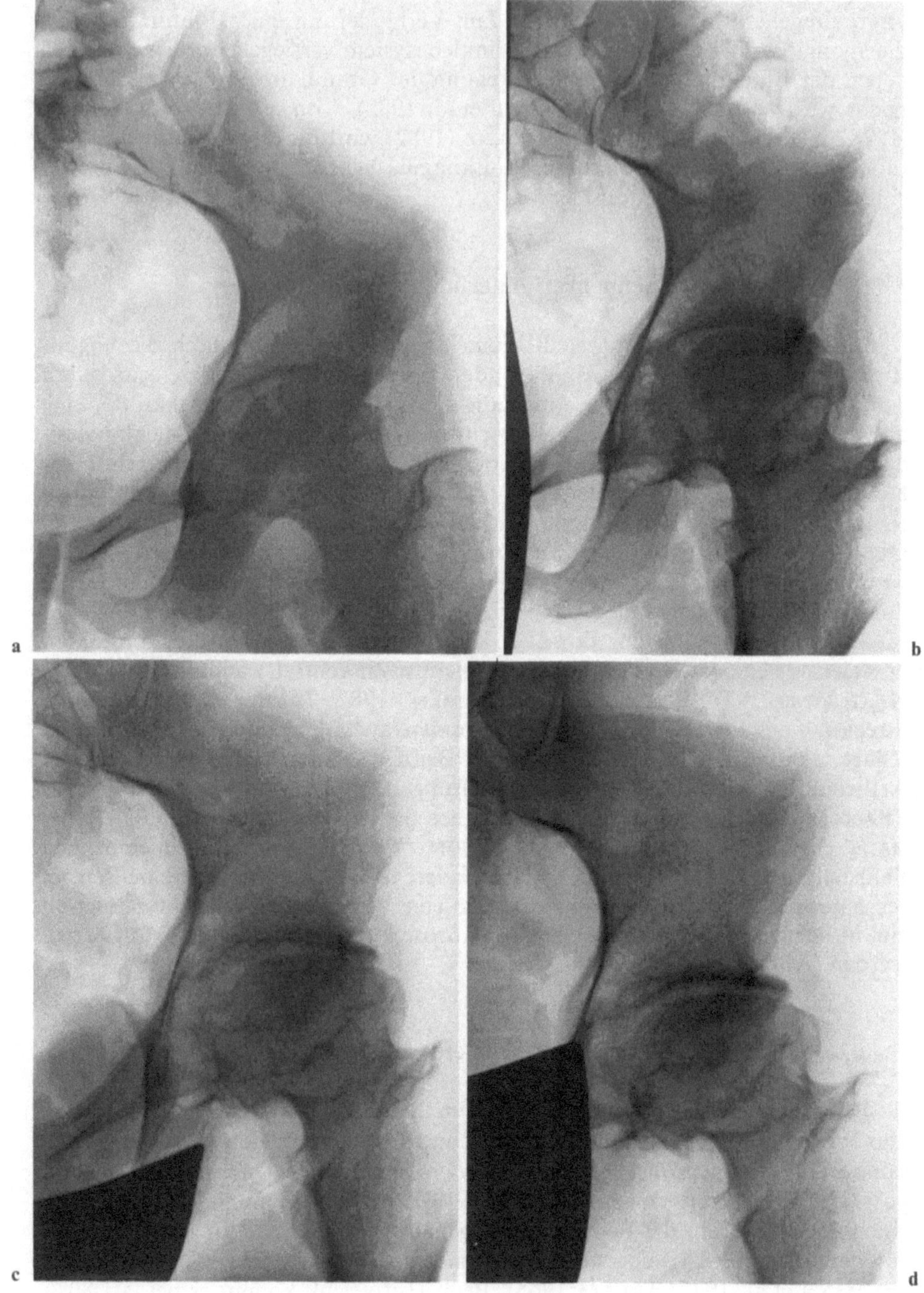

eine temporäre Epiphysiodese nach BLOUNT das Wachstum in die gewünschte Richtung gesteuert werden. Nach Abschluß des Wachstums erfolgt die Korrektur durch gelenknahe Osteotomien, wobei gute Ergebnisse nur durch Überkorrektur erwartet werden können (LEGAL u. RUDER 1979; MAQUET 1979). Über die größte Anzahl von Korrekturosteotomien bei schwerster Arthropathie berichtet HOFMANN et al. (1977) bzw. SCHWUCHOW u. HOFMANN (1982), wobei nach der Stellungskorrektur partiell die Wiederherstellung des vorher verödeten Gelenksspaltes zu beobachten war. Durch derartige Eingriffe kann die Indikation zur Versorgung mit Totalendoprothesen in einem für die normale Arthrose unbekannten Ausmaß hinausgeschoben werden.

Die ossäre Korrektur von Beugekontrakturen, die sich weichteilmäßig nicht mehr lösen lassen, wird durch gelenknahe Extensionsosteotomien durchgeführt. Beim meist betroffenen Kniegelenk kommen dabei allerdings dorsale Anteile des Femurcondyls mit ihrer stärkeren Krümmung in die Hauptbelastungszone und bieten somit eine kleinere Druckaufnahmefläche (HOFMANN et al. 1977). Bei der Planung einer derartigen Osteotomie muß auf die noch vorhandene Flexionsmöglichkeit und die Lebensumstände des Patienten Bedacht genommen werden, da bei dieser Operation die Beugefähigkeit entsprechend des Extensionszuwachses vermindert wird.

Nur ausnahmsweise stellt sich trotz der gehäuften Valgusfehlstellung des Hüftkopfes beim Hämophilen die Indikation zur Umstellungsosteotomie im Hüftbereich.

IV. Arthrodese

Durch die guten Ergebnisse mit den Umstellungsosteotomien und neuerdings auch mit der Arthroplastik wird die Indikation zur Versteifung des Hüft- oder Kniegelenkes im Gegensatz zur früher seltener gestellt (ARNOLD u. HILGARTNER 1977; CONYBEARE u. DUTHIE 1977; SCHWUCHOW u. HOFMANN 1982; STEIN u. DUTHIE 1981). Diese Zurückhaltung bei der Arthrodese ergibt sich daraus, daß bei der Hämophilie selten nur ein großes Gelenk befallen ist und dadurch die Kompensationsmöglichkeiten für den totalen Funktionsverlust des versteiften Gelenkes reduziert sind. Wegen des Mangels einer alloarthroplastischen Alternative und der ausgezeichneten funktionellen Ergebnisse, wird allerdings die Arthrodese als Ersteingriff praktisch nur noch am Sprunggelenk empfohlen. Am unteren Sprunggelenk erfolgt sie fallweise in Kombination mit einer Keilent-

---

Abb. 2a–d. Hämophile Arthropathie linke Hüfte. a Sch. G. 18a ♂; mit 18 Jahren cystische Deformierung des Hüftkopfes, der Gelenksspalt lateral ist fast vollständig verschwunden. b Prae OP; 2 Jahre später, zunehmende Sklerosierung von Kopf und Pfanne, Randwulstbildung, Adduktionsneigung, hochgradige schmerzhafte Bewegungseinschränkung. Die Indikation zur Cup-Arthroplastik wird gestellt. Aus technischen Gründen wird zunächst nur die subcutane Adduktorentenotomie durchgeführt. Postoperativ intensive Heilgymnastik mit Betonung der Abduktion und Einstellung des Beines mit einer Hohmannbandage in leichter Abduktion über 6 Wochen. c Sch. G. ♂ 1a p.OP; d 3a p.OP. Der postoperative Verlauf zeigt röntgenologisch eine deutliche Zunahme des Gelenksspaltes, der Patient ist beschwerdefrei, unbeschränkt gehfähig nahme zur Korrektur einer ungünstigen Fußstellung (STEIN u. DUTHIE 1981; HOUGHTON u. DICKSON 1978).

V. Alloarthroplastik

Die Indikation zum Totalersatz eines arthropathischen Gelenkes wird bei therapieresistenten hochgradigen Schmerzen bei einem destruierten und schlecht beweglichem Gelenk nach Ausschöpfen aller konservativer oder gelenkserhaltender operativer Maßnahmen gestellt. Die Anzahl der publizierten Implantationen ist deutlich ansteigend. Auffallend ist, daß fast gleichviel Hüft- wie Knieendoprothesen implantiert werden, obwohl die hämophile Coxarthrose gegenüber der hämophilen Gonarthrose zahlenmäßig weit im Hintergrund steht (ARNOLD u. HILGARTNER 1977; BARTHELS et al. 1980; CONYBEARE u. DUTHIE 1977; D'AMBROSIA et al. 1974; GOLDBERG et al. 1981; HOFMANN et al. 1977; HOSKINSON u. DUTHIE 1978; HOUGHTON u. DUTHIE 1979; LONDON 1977; MARMOR 1975; McCOLLOUGH et al. 1979; NEGRI 1973; POST u. TELFER 1975; SCHMUTZLER 1980; WESELOH 1980; WILLERT et al. 1980, 1983). Das Operationsrisiko soll gegenüber dem Blutgesunden nicht erhöht sein (CONYBEARE u. DUTHIE 1977; HOFMANN et al. 1977; POST u. TELFER 1975; SCHWUCHOW u. HOFMANN 1982; WILLERT et al. 1983). Die bisher publizierten Frühergebnisse sind ausgesprochen vielversprechend. Die verwendeten Modelle wurden durchwegs mit PMMA-Knochenzement, bei meist jüngeren Patienten fixiert (GOLDBERG et al. 1981; McCOLLOUTH et al. 1979). Da bei der Verwendung der herkömmlichen Knochenzemente nicht mit einer dauerhaften Verankerung zu rechnen ist (LINTNER et al. 1982), muß doch bei der normalen Lebenserwartung der Hämophilen nach einigen Jahren mit komplizierten Austauschoperationen der Kunstgelenke gerechnet werden. Da außerdem bei den herkömmlichen PMMA-Knochenzementen mit dem Dimethylparatoluidin als Startersubstanz ein potentiell carcinogenes Anilinderivat eingebracht wird, welches auch noch nach Jahren im Knochenzement nachweisbar ist (BÖSCH et al. 1982), sollte bei jüngeren Patienten die Implantation zementfreier Endoprothesen angestrebt werden.

F. Hämophiler Pseudotumor

Der hämophile Pseudotumor ist in der Regel der konservativen Therapie (Substitution und Ruhigstellung) gut zugänglich (GILBERT 1977; HOFMANN et al. 1977; HOUGHTON u. DUTHIE 1979; POST u. TELFER 1975). Eine Prognose hinsichtlich seiner Progredienz kann allerdings kaum von vornherein gestellt werden (AHLBERG 1975; GUNNING 1966).

Auch durch eine Röntgenbestrahlung soll das weitere Wachstum von hämophilen Pseudotumoren gebremst werden können, wobei auch reparative Vorgänge am Knochen beschrieben wurden (Tabelle 4). Die ersten Beschreibungen stammen von BECKER (1941) und MÜLLER (1943), wobei es sich eigentlich nur um knochennahe Muskelblutungen gehandelt hat. 1965 berichtet CHEN über die äußerst erfolgreiche Bestrahlung eines beidseitigen hämophilen Pseudotumors am Calcaneus der einen und am Cuboid der kontralateralen Seite bei einem Patienten. Ebenfalls eine knöcherne Wiederherstellung erreichten LAZAROVITS u. GRIEM (1968), BRANT u. JORDAN (1972) und HILGARTNER u. ARNOLD (1975), allerdings auch nur bei kleineren Defekten (Tabelle 4). Letztere Autoren empfehlen die Abdeckung der Epiphysenfugen. Die Wirkung der Röntgenstrahlen beruht auf der Obliteration („Endarteritis") zuführender und den Tumor vergrößender Gefäße. Auffallend ist die schnelle Schmerzfreiheit und das Abschwellen des Tumors auch bei vorher frustraner Substitutionsbehandlung (HILGARTNER u. ARNOLD 1975).

Einheitlich wird die Intikation zur radikalen Extirpation des größeren hömophilen Pseudotumors

1. bei drohender Spontanfraktur.
2. bei Gefahr der Ruptur mit nachfolgender Infektion
3. bei Schmerzen und Kompression von Nerven und Gefäßen

gestellt (AHLBERG 1975; ARNOLD u. HILGARTNER 1977; HOFMANN et al. 1982b; POST u. TELFER 1975; SCHWÄGERL 1975; SCHWÄGERL et al. 1981; WITTVOET 1978; WITZEL et al. 1973). HOFMANN et al. (1982b) empfehlen zur Operationsplanung Computertomographie und die Gefäßdarstellung. Eine relative chirurgische Indikation sehen sie zusätzlich dann gegeben, wenn der Pseudotumor zur Hinderung am weiteren Wachstum eine langandauernde Substitution erfordern würde. Bei Entdeckung eines hämophilen Pseudotumors muß durch Röntgenserien das progrediente Wachstum des Defektes nachgewiesen werden (HOUGHTON u. DUTHIE 1979).

Das Risiko der Operation eines hämophilen Pseudotumors hat sich mit Einführung der Therapie mit Hochkonzentraten drastisch gesenkt. In einer Literaturübersicht stellen HOFMANN et al. (1982b) dar, daß die Mortalität von Pseudotumoroperationen zwischen 1918 bis 1959 bei 75%, zwischen 1960 und 1969 bei 77% und seit 1970, mit Einführung der Hochkonzentrate, nur noch bei 20% lag. Das Risiko ist damit allerdings noch deutlich höher als bei vergleichbaren Operationen an Blutgesunden. Die Euphorie von WESSLER u. AVIOLI (1968), die wegen der Substitution eine prophylaktische Chirurgie empfehlen oder von POST u. TELFER (1975), welche die Heilungstendenz mit der von Blutgesunden vergleichen, kann nicht geteilt werden. Vor „kleinen Eingriffen" wie Aspiration, Drainage des Tumors oder auch vor der Probebiopsie warnt GUNNING (1966) wegen der großen Gefahr einer chronischen Fistelung und Infektion, eine Warnung die auch noch heute ihre Gültigkeit hat. Beim progredienten Wachstum eines Pseudotumors soll die Extirpation noch so rechtzeitig durchgeführt werden, daß eine funktionelle Wiederherstellung der betroffenen Extremität möglich ist. Eine ausgedehnte Druckschädigung der Haut kann die Amputation notwendig machen (HOUGHTON u. DUTHIE 1979). POST u. TELFER (1975) empfehlen eine möglichst frühzeitige Operation. Die Nachblutungsgefahr nach Extirpation des Pseudotumors kann durch Anwendung der Laserchirurgie (MORSCHER et al. 1979) oder bei Knochenblutungen durch Anwendung des Fibrinklebers (BÖSCH et al. 1978, 1979, 1980; GASTPAR et al. 1979; NOWOTNY u. WUTKA 1978; PUHL et al. 1982) vermindert werden.

Tabelle 4. Ergebnis nach Röntgen-Bestrahlung von hämophilen Pseudotumoren (h.Pt.)

Autor	Jahr	Nr.	Alter	Lokalisation	Rö-Dosis (gesamt)	NU Zeit	Art der Läsion; Ergebnis (→)
BECKER	1941	1	23a	Femur	7800 rOD (Sarkomdosis)	1a	ossifizierte Muskelbltg., kein echter h.Pt.! Rö-Therapie wegen Verdacht auf Sarkom → Verkleinerung
MÜLLER	1943	2	24a	Femur (Rezidiv) (Pat. Nr. 1)	1000 rOD	$^1/_2$a	wie Nr. 1; → neuerlich rasche Abschwellung
		3	30a	Femur	1000 rOD + 6 × 150 rOD	$^1/_2$a	Rö: Knochen o.B; Blutung im Sartoriusbereich, kein echter h.Pt. → Abschwellung n. 3 Sitzungen
GHORMLEY u. CLEGG	1948	4	51a	Femur	?	$^1/_4$a	h.Pt. nach Fraktur, schlechter AZ. → keine Besserung, Tod an Sepsis
		5	12a	Daumen	?	2a	→ progrediente Größenzunahme, Amputation
HORWITZ et al.	1959	6	63a	Pubis	2350 r, 1500 r	3a $^1/_4$a	→ Rö keine Progredienz, Schmerzen nach der Bestrahlung jeweils sofort gebessert (2 Serien)
SCHWARZ	1960	7	25a	Ilium	?	$^1/_4$a	primär Infektion, Perforation; → Tod an Sepsis
CHEN	1965	8	11a	Calcaneus	1672 r	$2^3/_4$a	→ Schmerz und Schwellung sofort besser, Knochenstruktur wiederhergestellt
		9	11	Naviculare (ped.) (Pat. Nr. 8)	1576 r	$2^3/_4$a	→ wie Nr. 8
LAZAROVITS et al.	1968	10	11a	Mandibula	800 r	10a	→ Schwellung sofort besser, kein Rezidiv
		11	15a	Metacarpus V (Pat. Nr. 10)	1000r	6a	→ knöcherne Wiederherstellung

BRANT u. JORDAN	1972	12	57a	Femur	2000 r	1a	→ Schmerz sofort besser, Röntgen u. Klinik keine Änderung; Fraktur nach 1 Jahr
		13	18a	Tibia re.	1600 r	5a	→ Sklerosierung des Knochens, Rezidiv und Operation nach 5 Jahren
		14	20a	Tibia li. (Pat. Nr. 13)	1800 r	3a	→ guter Knochenaufbau
		15	13a	Femur	2000 r	2a	patholog. Fraktur wegen h.Pt.; → anfangs keine Änderung; Versorgung mit Apparat; nach $^{1}/_{2}$a Sklerosierung, nach 2a Knochen o.B.
HILGARTNER u. ARNOLD	1975	16	2a	Femur	750 r	$4^{1}/_{2}$a	trotz Apparat und Substitution keine Besserung; → in 1 Mo Schmerz und Schwellung gebessert; NU: knöcherne Wiederherstellung, außer im Bereich der bei der Rad. abgedeckten Epiphyse
		17	?	Femur	?	?	gutes Ergebnis

Bei den Patienten Nr. 1 bis 3 handelt es sich um knochennahe Muskelblutungen, also nicht um eigentliche hämophile Pseudotumoren. Die Zitierung erfolgte, weil die beiden Autoren immer wieder als die Erstbeschreiber der Röntgentherapie des hämophilen Pseudotumors genannt werden.

Bei den Fällen mit schlechten Ergebnissen nach Röntgenbestrahlung (Nr. 4, 5 und 7) handelt es sich um sehr ausgedehnte Destruktionen, bei Nr. 7 sogar um einen infizierten, perforierten h.Pt.

Bei den Patienten Nr. 8 und 9 bzw. 10 und 11 bzw. 13 und 14 handelt es sich um eine multiple Lokalisation bei jeweils einem Patienten

G. Orthopädische Therapie von Muskelblutungen

Muskelblutungen werden meist im Iliopsoas bzw. im Oberschenkel und Wadenmuskel gesehen (ARNOLD u. HILGARTNER 1977; GILBERT 1977; HOFMANN et al. 1977; HOUGHTON u. DUTHIE 1979; TRUETA 1965).

Als Behandlung ist meist eine ausreichende Substitution und Ruhigstellung, anfangs in einer beschwerdefreien Mittelstellung mittels Gipsschienen ausreichend. Zur Vermeidung einer Fehlstellung wird möglichst bald die Neutralstellung des betroffenen Gelenkes angestrebt (ARNOLD u. HILGARTNER 1977; GILBERT 1977; HOFMANN et al. 1977; TRUETA 1965).

Die Punktion eines Muskelhämatomes ist absolut kontraindiziert, da das Blut sich in den Muskelfasern gleichsam wie in einem Schwamm befindet und niemals abgesaugt werden kann (HOUGHTON u. DUTHIE 1979). Eine operative Hämatomausräumung ist erst bei progressiver Nervenschädigung oder bei einer Gefäßunterbrechung durch den Druck des Hämatoms indiziert. GOODFELLOW et al. (1967) bzw. HOFMANN et al. (1977) geben an, daß sich die dem Iliopsoas zugeschriebene Blutung immer nur im Iliacus befindet. HUTCHESON (1973) fand bei 3 Patienten eine ektopische Knochenneubildung nach einem Iliacushämatom.

ARNOLD u. HILGARTNER (1977) beobachteten ebenfalls derartige Knochenneubildungen, jedoch jeweils ohne Beeinträchtigung der Beweglichkeit, eine Operation war niemals notwendig. EHRMANN et al. (1981), FRANGAKIS (1977), HOFMANN et al. (1977), sowie HOSKINSON u. DUTHIE (1978) zeigen, daß Iliacushämatome häufig eine progressive Femoralislähmung durch Druck des Nerven gegen das Leistenband verursachten.

Nach operativer Ausräumung 5, 6 und 7 Wochen nach der Blutung, erholten sich die Paresen schon zwischen dem 3. und 20. Tage postoperativ (HOFMANN et al. 1977). Bei progredienten Kompressionssymptomem (Gefäße bzw. Nerven) muß die straffe Fascie über dem Hämatom gespalten werden. TRUETA (1965) beschreibt 3 Patienten, welche durch eine Gangrän nach einer Muskelblutung zweimal den Unterschenkel und einmal den Unterarm verloren haben. Nach Resorption des Muskelhämatomes und schon während der darauffolgenden Vernarbung der zerstörten Muskelfasern, muß der Gefahr einer Gelenksfehlstellung durch Heilgymnastik bzw. zusätzlich durch operative Maßnahmen entgegengewirkt werden (ARNOLD u. HILGARTNER 1975; HOSKINSON u. DUTHIE 1978; TRUETA 1965). Wegen der Ausheilung mit ausgedehnten Narbenbildungen ist die Rezidivgefahr von Muskelblutungen meist gering, lediglich Iliacushämatome neigen zu einer gewissen Wiederholung (HOSKINSON u. DUTHIE 1978). Beim Auftreten massiver Kontrakturen (Spitzfuß) sind frühzeitig Sehnenverlängerungen angezeigt um eine Schädigung des unphysiologisch eingestellten Gelenkes zu vermeiden (HOFMANN et al. 1977; HOUGHTON u. DUTHIE 1979; SCHWUCHOW u. HOFMANN 1982; TRUETA 1965).

Literatur

Ahlberg A (1965) Haemophilia in Sweden. Acta Orthop Scand, Suppl 77

Ahlberg A (1975) On the natural history of haemophilic pseudotumor. J Bone Joint Surg [Am] 57A:1133

Ahlberg A (1977) Synoviorthese avec l'or radioactif dans l'hemophilie. Rev Rhum Mal Osteoartic 44:41

Ahlberg A, Pettersson H (1979) Synoviorthesis with radioactive gold in haemophiliacs. Acta Orthop Scand 50:513

Anders G, Rössler H, Hofmann P, Bittscheidt W, Brackmann HH (1978) Entwicklungswege, Früherkennung und Prophylaxe hämophiler Körperbehinderungen. In: Landbeck G, Marx R (Hrsg) 7. Hämophilie-Symposion, Hamburg 1976. Global, Heidelberg

Andrade J de, Curant C, St. Dixon A (1965) Joint distension and reflex muscle inhibition in the knee. J Bone Joint Surg [Am] 47:313

Ansell BM, Crook A, Mallard JR, Bywaters EGL (1963) Evaluation of intra-articular colloidal gold Au 198 in the treatment of persistent knee effusions. Ann Rheum Dis 22:435

Arnold WD, Hilgartner MW (1977) Haemophilic arthropathy. J Bone Joint Surg [Am] 59A:287

Barthels M, Muhr G (1980) Derotationsschiene nach Muhr zur Behandlung der chronischen Synovitis des Blutergelenkes. In: Landbeck G, Marx R (Hrsg) 9. Hämophilie-Symposion, Hamburg 1978. Global, Heidelberg

Barthels M, Oestern HJ, Behrens S (1980) Hüftgelenksendoprothesen bei Hämophilie A. In: Landbeck G, Marx R (Hrsg) 9. Hämophilie-Symposion, Hamburg 1978. Global, Heidelberg

Becker F (1941) Sarkomvortäuschende sogenannte Resorptionsgeschwulst bei Hämophilie. Zentralbl Chir 68:1133

Benz HJ (1978) Quadrizepsfeder und Quadrizepsquengel. In: Landbeck G, Marx R (Hrsg) 7. Hämophilie-Symposion, Hamburg 1976. Global, Heidelberg

Benz HJ (1982) Zur Therapie des hämophilen Hämarthros. Z Orthop 120:667

Binzus G (1972) Experimentelle Untersuchungen über die Wirkung von Corticosteroiden auf die Synovitis. Z Rheumaforsch 31:137

Bittscheidt W, Hofmann P, Schumpe G (1978) Elektrographische Untersuchung an der Oberschenkelmuskulatur bei hämophilem Kniegelenkserguß und bei Reizzuständen des Kniegelenkes. Z Orthop 116:56

Boone DC, Spence CD (1977) Physical therapy in hemophilia. The treatment of Hemophilia. Cutter, Berkeley

Bösch P, Lintner F, Nowotny CH, Schwägerl W, Thaler E (1978) Operation eines hämophilen Pseudotumors unter Verwendung des Fibrinspongiosaplastik. In: Landbeck G, Marx R (Hrsg) 8. Hämophilie-Symposion Hamburg 1977. Global, Heidelberg, S 289

Bösch P, Nowotny CH, Schwägerl W (1979) Zur orthopädischen Anwendung des Fibrinklebesystems bei Hämophilen. Blut 38:68

Bösch P, Nowotny CH, Schwägerl W, Leber H (1980) Über die Wirkung des Fibrinklebesystems bei orthopädischen Operationen an Hämophilen und bei anderen Blutgerinnungsstörungen. In: Schimpf K (Hrsg) Fibrinogen, Fibrin und Fibrinkleber. Schattauer, Stuttgart New York

Bösch P, Schwägerl W, Lechner K, Nowotny CH, Lintner F (1981a) Erfahrungen mit der Kniegelenks-Synovektomie bei Hämophilen. In: Landbeck G, Merx R (Hrsg) 10. Hämophilie-Symposion, Hamburg 1979. Pharm Verlagsgesellschaft, München

Bösch P, Nowotny CH, Schwägerl W, Vondrus L (1981b) Orthopädischer Gelenk-Maßschuh für Hämophilie mit rezidivierenden Sprunggelenksblutungen. In: Landbeck G, Marx R (Hrsg) 10. Hämophilie-Symposion, Hamburg 1979. Pharm Verlagsgesellschaft, München

Bösch P, Harms H, Lintner F (1982) Nachweis des Katalysatorbestandteiles Dimethylparatoluidin im Knochenzement, auch nach mehrjähriger Implantation. Arch Toxicol 51:157

Brant EE, Jordan HH (1972) Radiologic aspects of hemophilic pseudotumors in bone. Am J Roentgenol 115:525

Brighton CT, Bigley EC Jr, Smolenski BI (1970) Iron induced arthritis in immature rabbits. Arthritis Rheum 13:849

Chen YF (1965) Bilateral hemophilic pseudotumors of the calcaneus and cuboid treated by irradiation. J Bone Joint Surg [Am] 47:517

Clark MW (1978) Knee synovectomy in hemophilia. Orthopedics 1:285

Conybeare ME, Duthie RB (1977) Die Behandlung des hämophilen Gelenkes. Orthopäde 6:39

Creveld S van, Hoedemaker PH, Klingma MJ, Woogenvoort CA (1971) Degeneration of joints in hemophiliacs under treatment by modern methods. J Bone Joint Surg [Br] 53:296

D'Ambrosia RD, Niemann KMW, O'Grady L, Scott CW (1974) Total hip replacement for patients with hemophilia and hemorrhagic diathesis. Surg Gynecol Obstet 139:381

Delbarre F, Cayla J, Menkes C, Aignan M, Roucayrol JC, Ingrand J (1968) Lasynoviorthèse par les radioisotopes. Presse Med 76:1045

Dyszy-Laube B, Kaminski W, Gizycka I, Kaminska D, Sekowska-Zmuda I, Ludert E (1974) Synovectomy in the treatment of hemophilic arthropathy. J Pediatr Surg 9:123

Ehrmann L, Lechner K, Mamoli B, Nowotny CH, Koos K (1981) Peripheral nerve lesions in hemophilia. J Neurol 225:172

Erken EHW, Schepers A, Sweet MBE, Lurie A (1979) The use of radio-active colloids (yttrium-90) in the treatment of hemophilic arthropathy. J Bone Joint Surg [Br] 61:257

Ewald BE, Myers M, Crooks J (1975) Synovectomy in hemophilia – a preliminary report. J Bone Joint Surg [Am] 57:139

Fabry G (1982) Early biochemical and histological findings in experimental haemarthrosis in dog. Arch Orthop Trauma Surg 100:167

Fernandez-Palazzi F, Bosch NB, Vargas AF (1979) Chromosomal study after radioactive synoviorthesis for hemophilic haemarthrosis. Int Orthop (SICOT) 3:159

Frangakis EK (1977) Femoral neuropathy in hemophilia. Int Orthop (SICOT) 1:139

Fricke R (1978) Grundkonzept der Bewegungstherapie nach Gelenk- und Muskelblutungen. In: Landbeck G, Marx R (Hrsg) 7. Hämophilie-Symposion Hamburg 1976. Global, Heidelberg

Gamba G, Grignani G, Ascari E (1981) Synoviorthesis versus synovectomy in the treatment of recurrent hemophilic haemarthrosis: Long-term evaluation. Thromb Haemost 45:127

Gastpar H, Kastenbauer ER, Behbehani AA (1979) Erfahrungen mit einem humanen Fibrinkleber bei operativen Eingriffen im Kopf-Hals-Bereich. Laryng Rhinol Otol (Stuttg) 58:389

Geens S (1969) Synovectomy and debridement of the knee in rheumatoid arthritis. Historical review. J Bone Joint Surg [Am] 51:617

Ghadially FN, Oryschak AF, Ailsby RL, Mehta PN (1974) Elektronprobe x-ray analysis of siderosomes in haemarthrotic articular cartilage. Virchows Arch [Cell Pathol] 16:43

Ghormley RK, Clegg RS (1948) Bone and joint changes in hemophilia. J Bone Joint Surg [Am] 30:589

Gilbert MS (1977) Orthopedics. The treatment of hemophilia. Cutter, Berkeley/USA

Goldberg VM, Heiple KG, Ratnoff OD, Kurczynski E, Arvan G (1981) Total knee arthroplasty in classic hemophilia. J Bone Joint Surg [Am] 63:695

Goodfellow J, Fearn CBA, Matthews JN (1967) Iliacus haematoma. J Bone Joint Surg [Br] 49:748

Grober J, Stieve FE (Hrsg) (1968) Handbuch der physikalischen Therapie, Bd IV. Fischer, Stuttgart

Guicciardi E, Little K (1967) Some observations on the effects of blood and a fibrinolytic enzyme on articular cartilage in the rabbit. J Bone Joint Surg [Br] 49:342

Gunning AJ (1966) The summary of hemophilic cysts. Blackwell Scientific Publ, Oxford, p 262

Hilgarnter MW (1975) Hemophilic arthropathy. Adv Pediatr 21:139

Hilgartner MW, Arnold WD (1975) Hemophilic pseudotumor treated with replacement therapy and radiation. J Bone Joint Surg [Am] 57:1145

Hoaglund FT (1967) Experimental haemarthrosis. J Bone Joint Surg [Am] 49:285

Hofmann P, Rössler H, Brackmann HH (1977) Orthopädische Probleme bei der Hämophilie. Z Orthop 115:342

Hofmann P, Schumpe G, Brackmann HH, Bittscheidt W (1982a) Die hämophile Arthropathie als Beispiel einer chronisch rezidivierenden Kniegelenksarthritis. Therapiewoche 32:201

Hofmann P, Döhring S, Schumpe G, Lackner K, Brackmann HH (1982b) Hämophile Pseudotumoren. Z Orthop 120:125

Hollander JL (1961) Die Stellung der Corticosteroide in der Behandlung der chronischen Arthritis. Internist 2:435

Horwitz H, Simon N, Bassen FA (1959) Hemophilic pseudotumors of the pelvis. Br J Radiol 32:51

Hoskinson J, Duthie RB (1978) Managment of musculoskeletal problems in hemophilias. Orthop Clin North Am 9:455

Houghton GR, Dickson RA (1978) Lower limb arthrodesis in hemophilia. J Bone Joint Surg [Br] 60:387

Houghton GR, Duthie RB (1979) Orthopedic problems in hemophilia. Clin Orthop 138:197

Hutcheson J (1973) Peripelvic new bone formation in hemophilia. Report of three cases. Radiology 109:529

Ingram GIC, Mathews JA, Bennett AE (1972) A controlled trial of joint aspiration in acute hemophilic haemarthrosis. Br J Haematol 23:649

Jaffe A (1897) Über die Veränderungen der Synovialmembran bei Berührung mit Blut. Arch Clin Chir 54:69

Jordan HH (1965) Orthopedic aspects of hemophilia. Acta Orthop Belg 31:640

Josso F, Poulain M (1964) La ponction des hémarthroses du genou chéź l'hémophilie. Hémostase 4:363

Kasper CK (1982) Helpful devices and apparatus in hemophilia. Proc 3rd Int Symp HT Tokio, p 247

Kay L, Stainsby Buzzard B, Fearns M, Hamilton PJ, Owen P, Jones P (1981) The role of synovectomy in the managment of recurrent haemarthroses in hemophilia. Br J Haematol 49:53

Kerr CB (1963) The managment of hemophilia. Australasian Medical Publ, Glebe New S Wales

Kisker CT, Burke C (1970) Double-blind Studies on the use of steroids in the treatment of acute hemarthroses in patients with hemophilia. N Engl J Med 282:639

Koch B, Cohen S, Luban NC, Eng G (1982) Hemophiliac knee: Rehabilitation techniques. Arch Phys Med Rehabil 63:379

Lazarovits P, Griem ML (1968) Radiotherapy of hemophilia pseudotumors. Radiology 91:1026

Legal H, Ruder H (1979) Biomechanisch fundierte Planung gelenkserhaltender Operationen am Hüftgelenk. Orthopäde 8:224

Lintner F, Bösch P, Brand G (1982) Histological examinations of remodelling proceedings on the cement-less bone surface of endoprosthesis after implantation from 3–10 years. Pathol Res Pract 173:376

London JT (1977) Synovectomy and total joint arthroplasty for recurrent hemarthroses in the arthropatic joint in hemophilia. Arthritis Rheum 20:1543

MacKay (1973) zitiert bei Arnold u Hilgartner (1977)

Makin M, Robein GG, Stein JA (1963) Radioactive gold in treatment of persistent synovial effusions. Israel Med J 22:106

Manucci PM, De Franchis R, Torri G, Pietrogrande V (1977) Role of synovectomy in hemophilic arthropathy. Isr J Med Sci 13:983

Maquet P (1979) Korrekturosteotomien in der Behandlung der Kniearthrose. Orthopäde 8:296

Marmor L (1977) Total knee replacement in hemophilia. Clin Orthop 125:192

McCollough NC, Enis JE, Lovitt J, Chun-Yet E, Niemann KW, Loughlin EC (1979) Synovectomy or total replacement of the knee in hemophilia. J Bone Joint Surg [Am] 61:69

McDaniel WJ (1974) Modified subluxation hinge for use in hemophilic knee flexion contractures. Clin Orthop 103:50

Meier-Ruge W, Müller W, Pavelka K (1976) Effect of Yttrium-90 on experimental allergic arthritis in rabbits. Ann Rheum Dis 35:60

Menge M, Hofmann P, Anders G, Schumpe GH, Brackmann HH (1978) Gezielte krankengymnastische Behandlung von Störungen im Muskelspiel bei hämophilen Gelenkserkrankungen. In: Landbeck G, Marx R (Hrsg) 7. Hämophilie-Symposion, Hamburg 1976. Global, Heidelberg

Menkes CJ (1979) Radioisotope synoviorthesis in rheumatoid arthritis. Rheumatol Rehabil [Suppl] 18:45

Menkes GJ, Alain JP, Gentil G, Witvost J, Tak-Tak N, Simon F, Delbarre F (1973) La synoviorthèse á l'acide osmique chez l'hémophile. Rev Rhum Mal Osteoartic 40:255

Morscher E, Rittmann WW, Marbet GA, Koller F (1979) Die Anwendung von Laserstrahlen bei Operationen an Hämophilen. Ther Umsch 36:316

Mucha CH, Zysno EA, Barthels M (1978) Differenzierte Therapieformen bei hämophilen Arthropathien. In: Landbeck G, Marx R (Hrsg) 7. Hämophilie-Symposion, Hamburg 1976. Global, Heidelberg

Müller HJ (1943) Über die Röntgentherapie von sogenannten Resorptionsgeschwülsten bei Hämophilie. Strahlentherapie 72:281

Müller W (1979) Die Synoviorthese. Ciba-Geigy, Basel

Müller W, Fridrich R, Pavelka K (1974) Die Radiosynoviorthese. Ther Umsch 31:483

Negri M (1973) Treatment of hemophilic arthritis of the hip joint by cup arthroplasty. Hemophilia 24:351

Nowotny CH, Wutka W (1978) Anwendung von Fibrinklebern zur Blutstillung nach Zahnexatraktionen bei Patienten mit schwerer Hämophilie. In: Landbeck G, Marx R (Hrsg) 8. Hämophilie-Symposion, Hamburg 1977. Global, Heidelberg, S 233

Palma AF de (1967) Hemophilic arthropathy. Clin Orthop 52:145

Pandolfi M, Ahlberg A, Traldi A, Nilsson IM (1972) Fibrinolytic activity of human synovial membranes in health and in hemophilia. Scand J Haematol 9:572

Pietrogrande V, Dioguard N, Mannucci PM (1972) Short-term evaluation of synovectomy in hemophilia. Br J Med 2:378

Post M, Telfer MC (1975) Surgery in hemophilic patients. J Bone Joint Surg [Am] 57:1136

Puhl W, Dustmann HG (1972) Der Einfluß intraartikulärer Trasylolinjektionen beim Hämarthros. Z Orthop 110:42

Puhl W, Dustmann HG, Schulitz KP (1971) Knorpelveränderungen bei experimentellem Hämarthros. Z Orthop 109:475

Puhl W, Böhm B, Schimpf K, Braun A (1982) Fibrin zur Blutstillung am spongiösen Knochen bei Hämophilie. In: Cotta H, Braun A (Hrsg) Fibrinkleber in Orthopädie und Traumatologie. Thieme, Stuttgart New York

Rivard GE, Girad M, Cliche CL, Guay JP, Belanger R, Besner R (1982) Synoviorthesis in patients with hemophilia and inhibitors. Can Med Assoc J 127:41

Rössler H (1976) Chronische Gelenksbeschwerden älterer Bluter. Hämophilie-Blätter, S 10

Roy S (1968) Ultrastructure of articular cartilage in experimental hemarthrosis. Arch Pathol 86:69

Scarponi R, Silvello L, Landonio G, Baudo F, de Cataldo F (1982) Long-term evaluation of knee-joint function after synovectomy in hemophilia. Br J Haematol 52:337

Scharrer I, Vollmer M (1978) Krankengymnastische Übungsprogramme zur Prophylaxe und Behandlung von Beuge- und Streckkontrakturen des Kniegelenkes. In: Landbeck G, Marx R (Hrsg) 7. Hämophilie-Symposion, Hamburg 1976. Global, Heidelberg

Schimpf K, Zimmermann K, Vetter M (1980) Zur Substitutionstherapie bei 45 Operationen an Patienten des Hämophiliezentrums Heidelberg. In: Landbeck G, Marx R (Hrsg) 9. Hämophilie-Symposion, Hamburg 1978. Global, Heidelberg

Schmutzler R (1980) Therapie zur fortgeschrittenen hämophilen Arthropathie, insbesondere Endoprothetik. In: Landbeck G, Marx R (Hrsg) 9. Hämophilie-Symposion, Hamburg 1978. Global, Heidelberg

Schwägerl W (1975) Knochen-, Weichteile- und Gelenksveränderungen bei der Hämophilie A und B. Facultas, Wien

Schwägerl W, Lechner K, Pilgerstorfer HW, Stych H, Wenzel E (1971) Synovektomie bei hämophiler Gelenkserkrankung. Erfahrungen bei zwei Patienten. In: Deutsch E (Hrsg) IV. Congr World Feder Hemophilia, Baden (Austria) 1970. Schattauer, Stuttgart New York, S 345

Schwägerl W, Niessner H, Nowotny CH, Thaller E, Lechner K (1979) Synovektomie zur Prophylaxe rezidivierender hämophiler Gelenksblutungen. Dtsch Med Wochenschr 101:738

Schwägerl W, Bösch P, Niesner H, Nowotny CH, Korninger CH, Thaler E, Lechner K (1981) Der hämophile Pseudotumor und seine orthopädischchirurgische Behandlung. In: Landbeck G, Marx R (Hrsg) X. Hämophilie-Symposion, Hamburg 1979. Pharm Verlagsgesellschaft, München, S 248

Schwarz E (1960) Hemophilic pseudotumor of the ilium. Radiology 75:795

Schwuchow KP, Hofmann P (1982) Die operative Behandlung der hämophilen Kniegelenksarthropathie. Z Orthop 120:120

Sheppard H, Aldin A, Ward DJ (1981) Osmic acid versus Yttrium-90 in rheumatoid synovitis of the knee. Scand J Rheumatol 10:234

Sneppen O, Beck H, Holsteen E (1978) Synovectomy as a prophylactic measure in recurrent hemophilic haemarthrosis. Acta Paediatr Scand 67:491

Stein H, Duthie RB (1981) The pathogenesis of chronic hemophilic arthropathy. J Bone Joint Surg [Br] 63:601

Stevenson AC (1973) Chromosomal damage in human lyphocytes from radioisotope therapy. Ann Rheum Dis [Suppl] 32:19

Storti E, Ascari E (1975a) Surgical and chemical synovectomy. Ann NY Acad Sci 240:316

Storti E, Ascari E (1975b) Long-term evaluation of synovectomy in the treatment of recurrent hemophilic haemarthrosis. In: Brinkhous KM, Hemker HC (eds) Handbook of Hemophilia. Excerpta Medica, Amsterdam, p 735

Storti E, Traldi A, Tosatti E, Davoli PG (1968) Synovectomy for hemophilic haemarthrosis. Lancet II:572

Storti E, Traldi A, Tosatti E, Davoli PG (1969) Synovectomy, a new approach to hemophilic arthropathy. Acta Haematol 41:193

Storti E, Magrini U, Ascari E (1971) Synovial fibrinolysis and hemophilic haemarthrosis. Br Med J 4:812

Storti E, Acsari E, Gamba G (1981) Long-term evaluation of knee synovectomy. Schattauer, Stuttgart

Storti E, Ascari E, Gamba G (1982) Post-operative complications and joint function after knee synovectomy in hemopliliacs. Br J Haematol 50:544

Swanton MC (1957) Hemophilic arthropathy in dogs. Lab Invest 8:1269

Trueta J (1966) The orthopaedic managment of patients with hemophilia and christmas disease. Treatment of hemophilia and other coagulation disorders. Blackwell Scientific Publ, Oxford, p 279

Volz RG (1966) The response of synovial tissues to recurrent haemarthrosis. Clin Orthop 45:127

Weseloh G (1980) Alloarthroplastischer Ersatz bei der operativen Behandlung der hämophilen Arthropathie. In: Landbeck G, Marx R (Hrsg) 9. Hämophilie-Symposion, Hamburg 1978. Global, Heidelberg

Wessler SI, Avioli V (1968) Changes in surgical management of hemophiliacs. JAMA 206:2292

Willert HG, Horrig G, Scharrer I (1980) Orthopädische Behandlung der hämophilen Arthropathie des Hüftgelenkes mit Endoprothesen. In: Landbeck G, Marx R (Hrsg) 9. Hämophilie-Symposion, Hamburg 1978. Global, Heidelberg

Willert HG, Horrig CH, Ewald W, Scharrer I (1983) Orthopaedic surgery in hemophilic patients. Arch Orthop Trauma Surg 101:121

Wittvoet J (1978) Les pseudo-tumeurs hemophilitiques. Rev Chir Orthop 64:141

Witzel L, Becker F, Fuchs HF, Mockwitz J (1973) Pseudotumoren der Knochen bei Hämophilie. Dtsch Med Wochenschr 98:206

Wolcott WE (1927) Regeneration of the synovial membrane following typical synovectomy. J Bone Joint Surg 9:67

Bildgebende Verfahren bei Hämophilie

H. Czembirek und J. Haller

Mit 22 Abbildungen

Der Einsatz bildgebender Verfahren bei Komplikationen im Rahmen der Hämophilie kann einerseits ausschließlich diagnostisch sein, andererseits die Bestätigung eines klinischen Verdachtes oder die Dokumentation pathologischer Veränderungen zum Ziel haben. Bei der Diagnose einer Blutung oder Blutungsfolge geht es neben dem Nachweis pathologischer Veränderungen um die Bestimmung der exakten Lokalisation und des Ausmaßes. Bei klinisch gesicherter Blutung bedeutet die Anwendung bildgebender Verfahren nur mehr die Festlegung der genauen Lokalisation und deren Ausdehnung.

Eine Dokumentation der Veränderungen hat vor allem für die Verlaufsbeurteilung und damit für die Prognose Bedeutung.

Die Vielzahl möglicher diagnostischer Methoden erfordert deren gezielten Einsatz bei möglichst definierter klinischer Ausgangssituation. Im folgenden werden die Symptomatik und Aussagekraft bildgebender Systeme und die diagnostische Vorgangsweise an Hand typischer Situationen im Rahmen der Hämophilie besprochen.

A. Skelettsystem

I. Gelenke

Das Außerordentliche der hämophilen Arthropathie besteht in der Tatsache, daß der rezidivierende Hämarthros einen spezifischen Reiz auf Knorpel und Synovia ausübt und damit relativ typische Reaktionsmuster im Röntgenbild hervorruft (Benz 1980; Chlosta et al. 1975; Forrai 1979; Gilbert u. Cockin 1973; De Goldemberg 1969; Haage 1973; Heller et al. 1979; Meixner u. Pilgerstorfer 1973; Murray u. Jacobson 1972; De Palma 1967; Pilgerstorfer u. Meixner 1973; Weyers 1968; Wood et al. 1969).

Man nimmt an, daß Mikrotraumen, die bei normalem Gerinnungssystem keine Wirkung zeigen, Ursache der Gelenksblutungen sind. Am häufigsten betroffen ist das Kniegelenk, dessen Stabilität in hohem Maße von den umgebenden Weichteilen, wie Muskel, Bändern und Sehnen abhängt und welches statisch am exponiertesten ist. Die röntgenologischen Veränderungen sind typisch, keineswegs jedoch spezifisch. Die Gelenksveränderungen laufen phasenhaft ab und werden aus klinischen und prognostischen Gründen in 3 Stadien eingeteilt (Forrai 1979; De Palma 1967).

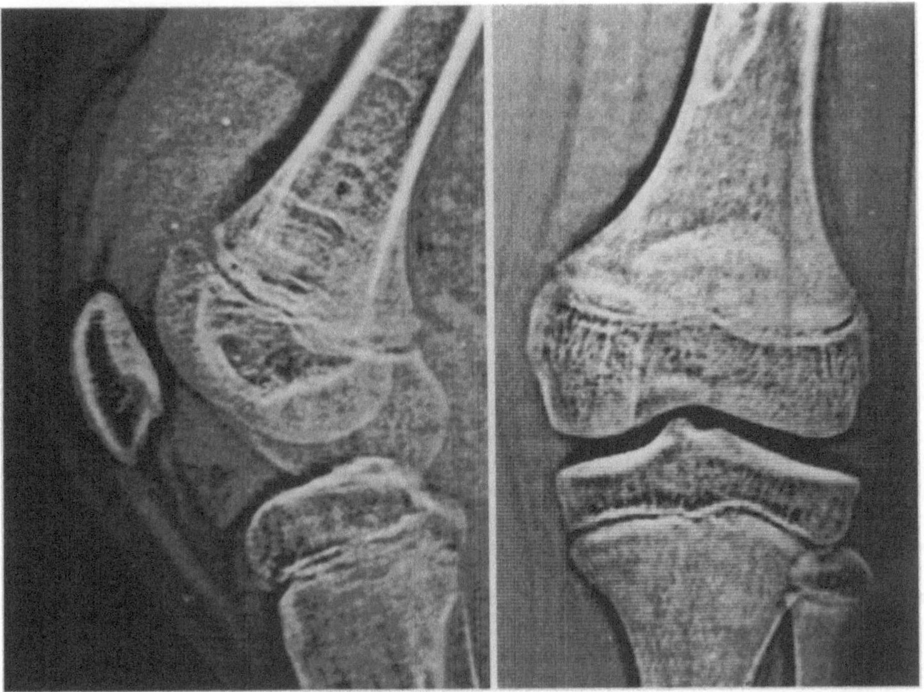

1   2

Abb. 1. Hämophilie Arthropathie des Kniegelenkes Stadium 1: Akute Kniegelenksblutung. Weichteildichte expansive Verschattung des Rezessus suprapatellaris. Weichteildichte Verschattung des Gelenksbinnenraumes unterhalb der Patella. Kompression des Hoffa'schen Fettkörpers

Abb. 2. Hämophile Kniegelenksarthropathie: Gelenksnahe Osteopenie

1. Stadium 1: Akuter Hämarthros

Die akute Gelenksblutung bewirkt eine Ausweitung der Gelenkskapsel und eine Verschattung der kommunizierenden Bursen in Abhängigkeit vom Ausmaß der Gelenksblutung. Bei Kniegelenksblutungen ist die Bursa suprapatellaris häufig befallen und leicht zu erkennen. Sie ist sphärisch weichteildicht verschattet. Dieses Symptom ist von einem Kniegelenkserguß anderer Genese nicht zu unterscheiden (Abb. 1). Ausdehnung und Intensität der Weichteilverschattung sind zudem von der Anzahl stattgehabter Blutungen und einer Synoviareaktion sowie einer möglichen Kapselfibrose abhängig. Die röntgenologische Objektivierung der Gelenksspalterweiterung ist in diesem Stadium nur im Seitenvergleich möglich. Gleichzeitig kann es zur gelenksnahen Osteopenie kommen (Abb. 2). Die Röntgenveränderungen sind reversibel und es kann zur Restitutio ad integrum kommen.

2. Stadium 2: Panarthritis

Die Röntgenmorphologie des Stadiums II ist irreversibel. Sie betrifft einerseits die Gelenkskapsel die eine Dichtezunahme erkennen läßt, andererseits die Gelenkskörper. Liegt im Stadium 1 eine Osteopenie vor, so kommt es im Sta-

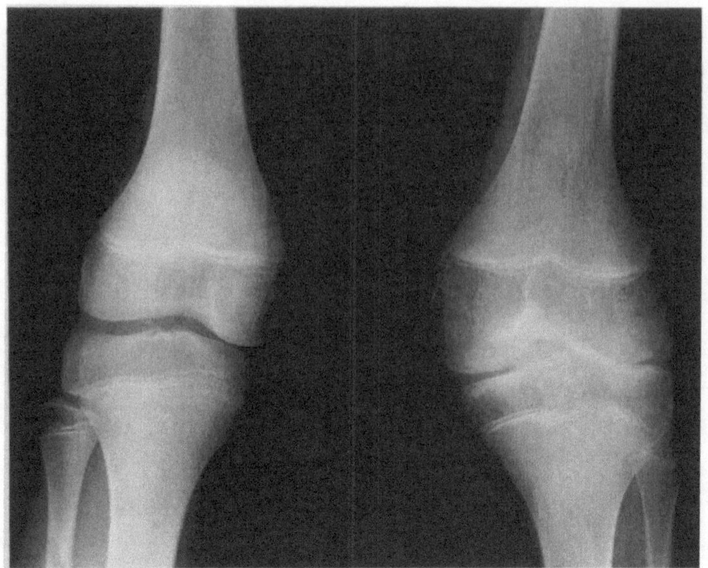

Abb. 3. Hämophile Arthropathie Stadium 2: Hypertrophie der Epiphysen. Gelenksnahe Osteoporose

dium 2 zur *Osteoporose*, die röntgenologisch in Form einer Strukturverminderung bei hypertrophen statisch wichtigen Trabekeln sichtbar wird.

Da die Gelenksblutungen nahezu immer zwischen dem zweiten und siebenten Lebensjahr beginnen, kommt es auf Grund der Hyperämie bei chronischer Synovitis zu einem Wachstumsreiz, der zur *einseitigen Hypertrophie* eines Gelenkskörpers führen kann, was wiederum zur Fehlstellung im Gelenk führt (Milikow u. Asch 1970) (Abb. 3).

In selteneren Fällen werden *Epiphysenatrophien* bei vorzeitigem Epiphysenfugenschluß beobachtet.

Die Fibrose des Kapsel-Band-Apparat und der Knorpelschwund mit Knorpeldestruktion führen zur *Gelenksspaltverschmälerung*. Weiters treten subchondral gelegene *Zysten* auf. Es handelt sich um Blutungszysten, die in einem hohen Prozentsatz mit dem Gelenksraum in Verbindung stehen. Gelegentlich sind auch gelenksferne Zysten nachzuweisen, die im Bereich der Epiphysenfugen lokalisiert sind.

Als Sonderform ist die morgensternartige Deformation der Epiphysen beschrieben (Abb. 4).

Die vom Knorpel entblößten Gelenksbereiche wie Fossa intercondylica und die Gelenksränder zeigen typische Veränderungen einer Arthritis. An diesen Stellen kommt es zu Usuren, die etwa im Kniegelenk einerseits zur Erweiterung der Fossa intercondylica, andererseits zur Ausbildung sogenannter *Pseudoosteophyten* führen (Abb. 5).

Somit bestehen nebeneinander arthritische und degenerative Veränderungen, wobei erstere die gut durchbluteten Gelenksanteile, letztere das bradytrophe Gewebe betreffen. In diesem Stadium sind auch reparative Vorgänge im Sinne einer *Sklerose* zu beobachten.

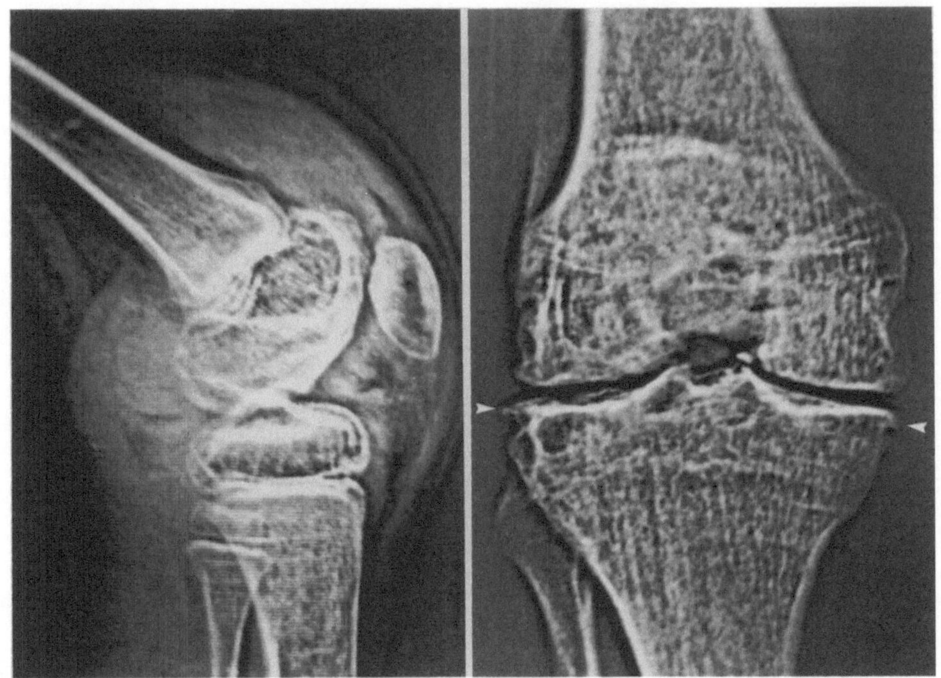

4   5

Abb. 4. Hämophile Arthropathie Stadium 2: Zerstörung der Knorpellagen, sogenanntes Morgenstern-bild. Osteoporose der Epiphysen und der Patella. Gleichzeitig besteht ein akuter Hämarthros mit weichteildichter Verschattung der Bursa suprapateallaris der Gelenksbinnenräume und des hinteren Gelenksrezessus

Abb. 5. Hämophile Arthropathie Stadium 2: Gelenksspaltverschmälerung, Pseudoosteophyten (weiße Pfeile) subchondrale Cysten

3. Stadium 3: Regression

Blutungen sind im Spätstadium selten, da die Gelenksbeweglichkeit abnimmt und fibröse Veränderungen im Kapsel-Bandapparat sowie degenerative Veränderungen am Gelenksbinnenraum eine Sicherung darstellen.

Bei verminderter Blutungsneigung überwiegen im Stadium 3 die Remodellierungsversuche am Gelenk. Die Röntgensymptomatik ist charakterisiert durch Verkleinerung und Verschwinden von Zysten, Abnahme der Sklerosierungstendenz, Abrundung der Pseudoosteophyten mit konsekutiver Verkleinerung der Gelenksflächen (Abb. 6).

Gleichzeitig nimmt die Gelenksspaltverschmälerung zu. Ankylosen sind selten (Abb. 7). Schließlich tritt eine weitere Akzentuierung (Hypertrophie) der statisch wichtigen Trabekel auf.

Die hämophile Arthropathie ist eine Gelenkserkrankung, die nahezu immer die beschriebenen Stadien bis zur Regression durchläuft. Durch die gute Überwachung dieser Patientengruppe und die adäquate Therapie verlaufen die genannten Stadien jedoch heute außerordentlich protrahiert.

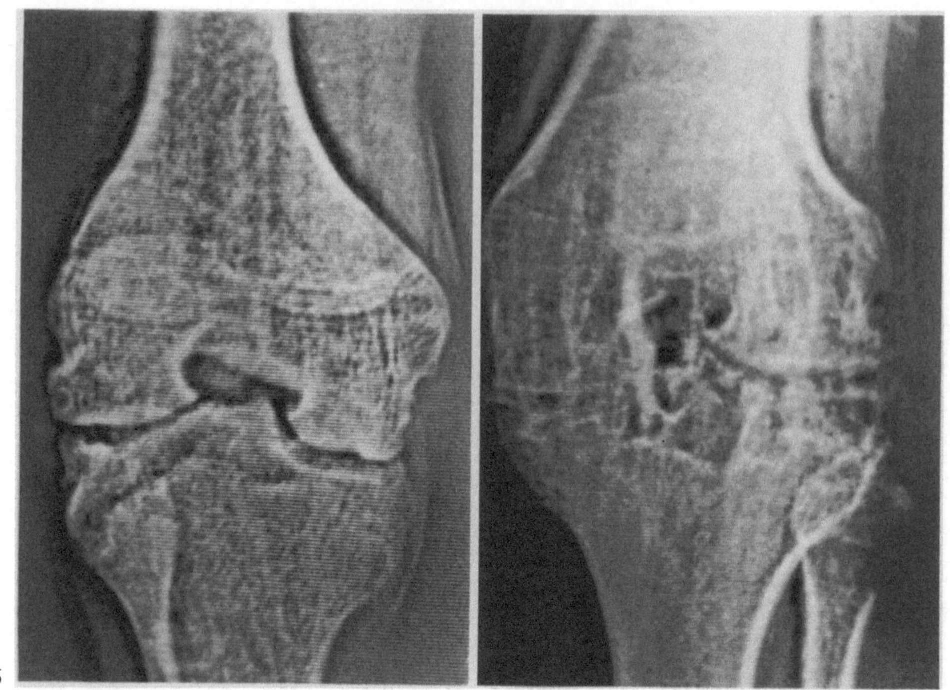

Abb. 6. Hämophile Arthropathie Stadium 3: Die Gelenksflächen sind verkleinert. Abrundung der Pseudoosteophyten Massive Osteoporose mit Betonung der statisch wichtigen Trabecel

Abb. 7. Hämophile Arthropathie Stadium 3: Tomographie des linken Kniegelenkes: Ankylose

Bei bekannter Anamnese ist die röntgenologische Differentialdiagnose problemlos. Im Stadium 1 ist eine röntgenmorphologische Unterscheidung zum Gelenkserguß anderer Genese prinzipiell nicht möglich. Im Stadium 2 und 3 sind differentialdiagnostische Überlegungen hinsichtlich entzündlicher Gelenkserkrankungen (Polyarthritis, septische Arthritis usw.) anzustellen. Der an die entsprechende Klinik gekoppelte Ablauf läßt jedoch auch hier die Diagnose nahezu immer stellen. Im Stadium 3 sind destruierende Arthropathien in die Differentialdiagnose miteinzubeziehen (Abb. 8a).

Diagnostisches Vorgehen bei hämophiler Arthropathie

Nativdiagnostik (Typische Gelenksaufnahmen in 2 Ebenen)
Tomographie
Szintigraphie (Thermographie, Ultraschall, CT)
Arthrographie, Arthroskopie
Röntgenologische Basisuntersuchung unabhängig vom Stadium der Arthropathie ist in jedem Falle die Nativaufnahme in mindestens 2 Ebenen. Bei fraglichem Gelenkserguß sind zusätzliche Weichteilaufnahmen zu fordern. Zum Nachweis der Flüssigkeit im Gelenksraum oder in den Bursen eignet sich die hochauflösende Sonographie besonders gut (Abb. 8b). Die frische Blutung ist

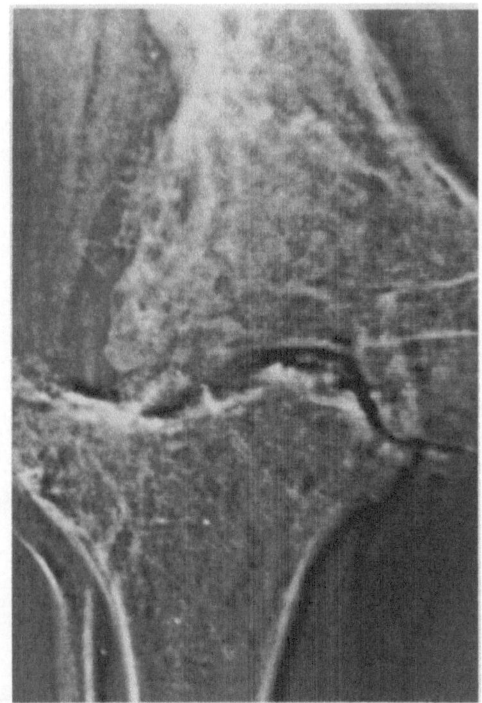

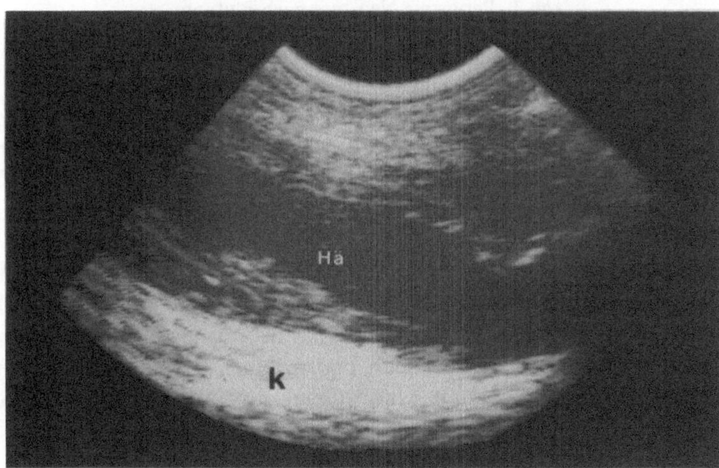

Abb. 8a. Hämophile Arthropathie Stadium 3: Destruierende Gelenksveränderungen mit Luxation

Abb. 8b. Frische Gelenksblutung im Ultraschall. Längsschnitt über der Bursa suprapatellaris: Nahezu echofreie längliche erhebliche Verbreiterung der Bursa, bedingt durch das frische Hämatom. *Hä*, Hämatom, *K*, Knochen

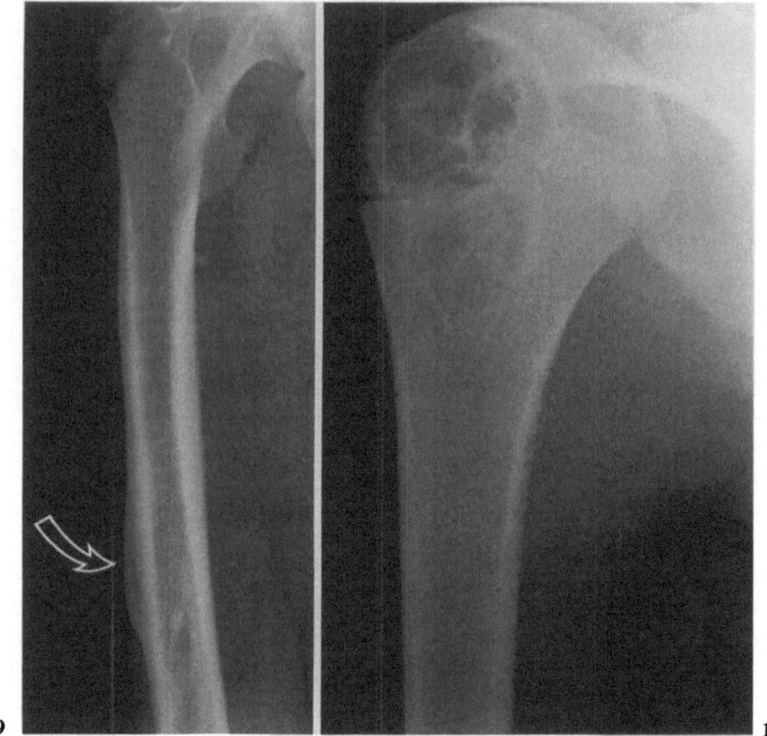

Abb. 9. Periostale Neostose nach Blutung

Abb. 10. Intraossärer Pseudotumor im Humeruskopf

dabei als echoreiche Struktur darstellbar. Sie endet im Verlaufe ihren Charakter von solide zu semisolide bis zystisch (Serom). Im Stadium der Panarthritis und im Stadium der Regression kommen neben den erwähnten Nativaufnahmen zur exakteren morphologischen Beurteilung die Tomographie zum Einsatz. Die Bedeutung der Gelenksszintigraphie liegt in der Beurteilung der Aktivität des entzündlichen Prozesses, wobei vor allem Verlaufskontrollen Aufschluß über den aktuellen Entzündungszustand geben können (Cambouroglou et al. 1976).

Die Arthrographie wird im Rahmen der Hämophilie selten angewandt, ihre Indikation ist der Nachweis traumatisch bedingter Knorpellaesionen sowie der freien Gelenkskörper im Rahmen einer Osteochondritis dissecans (Salerno et al. 1972).

Der Thermographie kommt bestenfalls unterstützende Bedeutung zu. Im Falle einer akuten Blutung kommt es zu Temperaturerhöhungen die im Seitenvergleich bestimmt werden können (Strassl u. Pilgerstorfer 1970).

II. Subperiostale Blutung

Wie beim Gesunden kommt es im Falle subperiostaler Blutungen nach der anfänglichen Osteopenie zur unspezifischen periostalen Neostose (Abb. 9) (Brant u. Jordan 1972).

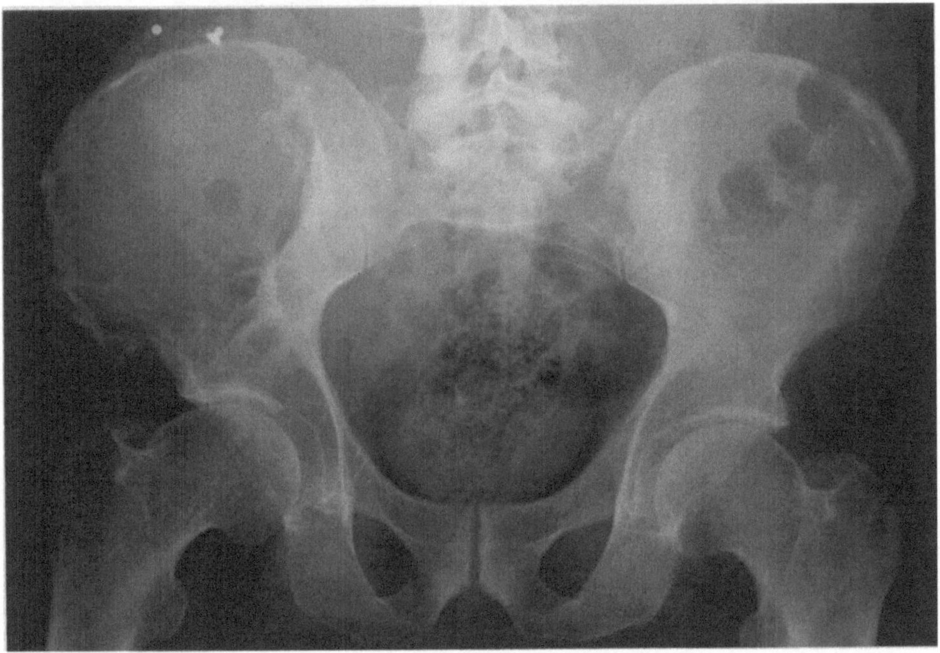

Abb. 11. Hämophiler Pseudotumor der rechten Beckenschaufel. Mächtige gekämmerte expansive Laesion

III. Pseudotumore

Der hämophile Pseudotumor kann seinen Ausgangspunkt in der Muskulatur, subperiostal oder intraossäre nehmen (Abb. 10). In jedem Fall liegt eine Knochenbeteiligung vor. Seine Entstehung kann Wochen bis Jahre dauern und ist unabhängig vom Alter. Stationäres Verhalten über Jahre ist bekannt (BRANT u. JORDAN 1972; BÜCHELER u. KLAMMER 1974; COON u. PENNER 1981; GRAUT-HOFF et al. 1978).

Nativradiologisch finden sich neben einer Weichteilschwellung und Verdichtung, periostale Neostosen und im weiteren Verlauf Osteolysen, Verkalkungen und Verknöcherungen, die gelegentlich septenartig angeordnet sein können (Abb. 11).

Der Sonographie kommt die Aufgabe zu, den Weichteilanteil exakt festzulegen und den Pseudotumoraufbau zu beschreiben. Sie vermag zwischen zystischen (Serom) und soliden (frische Blutung, Induration) Arealen unterscheiden (Abb. 12). Vor allem für die Verlaufsbeurteilung hinsichtlich eines eventuellen Tumorwachstums und für die Beurteilung von Strukturänderungen ist die Sonographie hervorragend geeignet, soferne keine limitierenden Faktoren wie Luftvorlagerungen oder Knochen bestehen.

Die Computertomographie vermag neben der Bestimmung des Weichteilanteiles und des Aufbaus des Pseudotumors zusätzlich den Umfang einer eventuellen Knochendestruktion exakt mitzuerfassen (KITCHENS 1982).

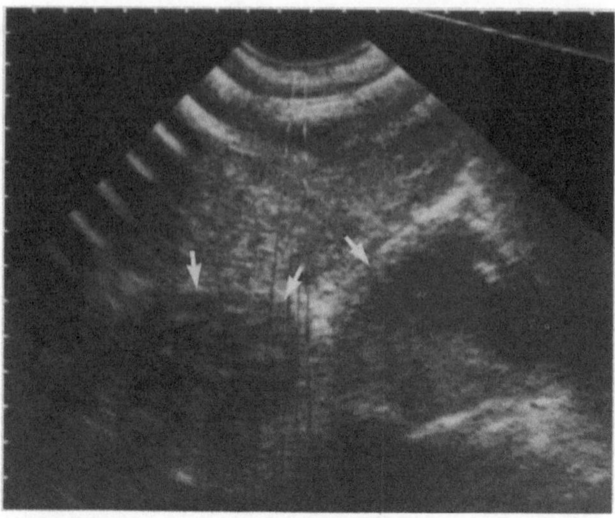

Abb. 12. Gleicher Patient wie Abb. 11. Ultraschallschrägschnitt über dem hämophilen Pseudotumor: Große solide gelappte Raumforderung mit inhomogenen Binnenechos. Die Pfeile markieren die ventrale Begrenzung

Die Angiographie kommt präoperativ zum Einsatz, wenn die Gefäßversorgung abgeklärt werden soll (Abb. 13A, B) (Gerlock et al. 1975).

Prädilektionsstelle für den hämophilen Pseudotumor ist die Ala ossis ilei. Er kommt jedoch an den übrigen Skelettabschnitten und an den Extremitäten vor. An den Händen sind vor allem die proximalen Endmetacarpalia und die distale Phalanx des Daumens betroffen. Daraus ergibt sich die Differentialdiagnose gegenüber der Spina ventosa. Die Differentialdiagnose umfaßt benigne blasige Knochenläsionen wie die aneurysmatische Knochenzyste, das Enchondrom, Echinococcuszysten sowie semimaligne Prozesse wie Riesenzelltumore und schließlich maligne Prozesse wie das Osteo- und Chondrosarkom. Weiters sind der Morbus Kahler sowie osteolytische Metastasen zu nennen.

IV. Weichteilblutung (oberflächlich)

Das diagnostische Vorgehen bei Weichteilblutungen beschränkt sich auf das Nativröntgen, welches Schwellung, Verdichtung und eventuell Verkalkungen nachweisen kann, sowie den Ultraschall (Vas et al. 1981). Die sonographische Information umfaßt die Bestimmung der Ausdehnung einer Blutung sowie ihre Abgrenzung gegenüber der Umgebung. Finden sich vorwiegend solide Strukturen so ist die Blutung entweder rezent oder aber es handelt sich um ein durchgebautes Hämatom. Zeigen sich jedoch zystische Areale so ist die Blutung bereits etwas älter und der Befund ist in Richtung Serom zu werten (Abb. 14) (Wallis et al. 1981; Shirkhoda et al. 1983).

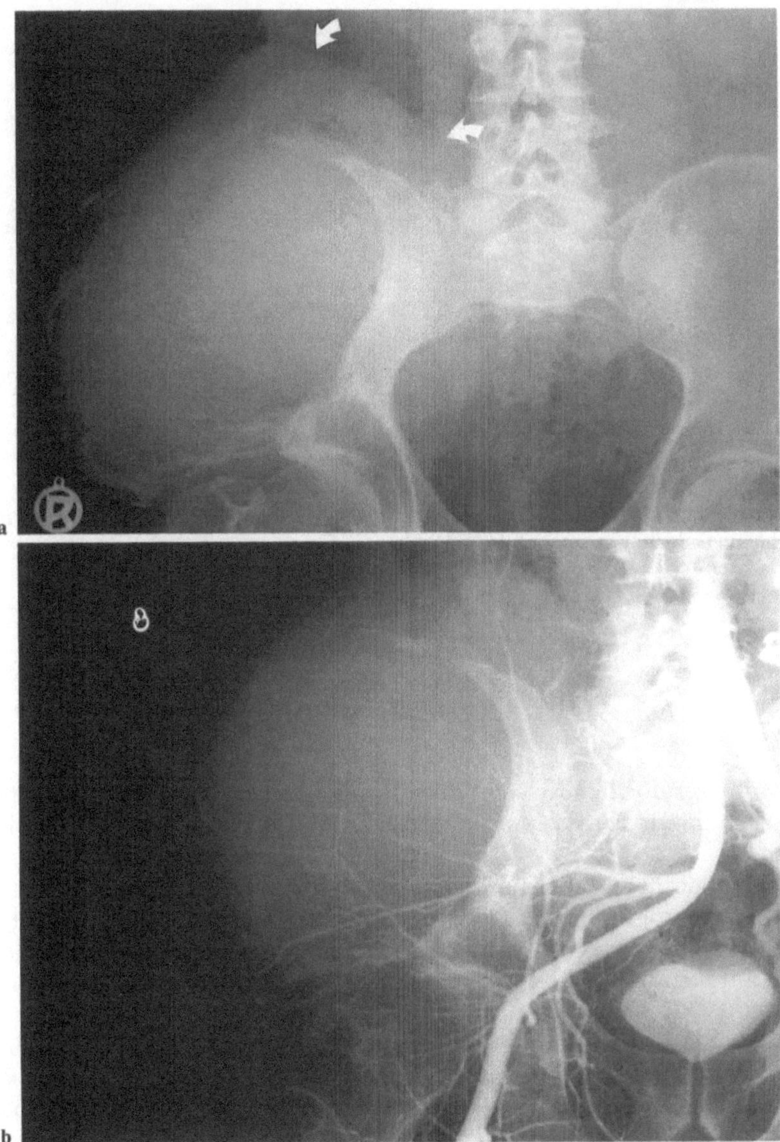

Abb. 13. a Rezidiv des Pseudotumors der rechten Beckenschaufel. Große zystische Laesion mit Bereich der re. Beckenschaufel. Deutliche Abgrenzbarkeit des Weichteilanteils (Pfeile). **b** Angiogramm zum selben Zeitpunkt wie **a**. Verdrängung der A. iliaca com. et externa durch den mächtigen Weichteilanteil des Pseudotumors. Ausgespannte Gefäße aus dem Versorgungsgebiet der A. iliaca int. umspannen den Pseudotumor

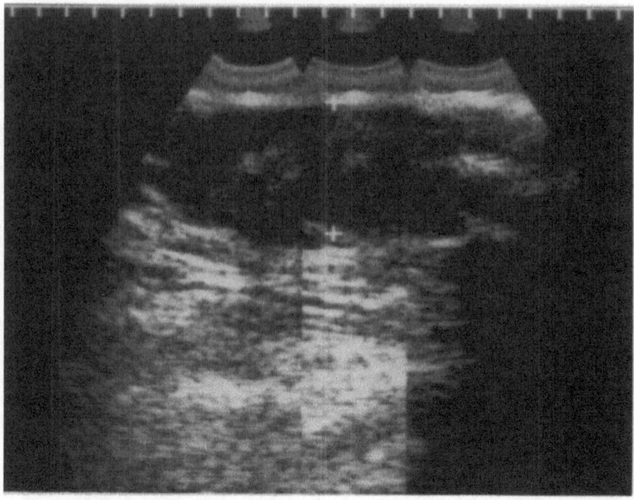

Abb. 14. Ältere Blutung am Unterschenkel. Ultraschallängsschnitt durch die palpable Raumforderung: Echoarme inhomogen aufgebaute, gegenüber der Umgebung gut abgesetzte Raumforderung

B. Cerebrale Blutung

Die verbesserte Prognose cerebraler Blutungen bei Hämophiliepatienten hat ihre Ursache in der verbesserten Diagnostik und der modernen Therapiemöglichkeiten.

Die Methode der Wahl zum Nachweis von cerebralen Blutungen ist heute die Computertomographie (CT) (Kinney et al. 1977). Das röntgenmorphologische Substrat der frischen Blutung ist der hyperdense Bezirk, dessen Charakter sich im Laufe der Zeit in hypodens bis zystisch ändern kann (Abb. 15) (Huk u. Schiefer 1976; Nadjmi et al. 1981; Radü et al. 1980).

Die Lokalisation der Blutung unterscheidet sich im Verteilungsmuster nicht von jenen Patienten die keine Gerinnungsstörung aufweisen. Der Anteil subduraler, subarachnoidaler und intracerebraler Blutungen ist etwa vergleichbar.

Die Überwachung dieser Patienten erfolgt im allgemeinen in Zentren, wo die Möglichkeit der Computertomographie vorhanden ist. Fehlt sie, so ist die Angiographie als Alternativverfahren mit der höchsten Aussagekraft. Unter entsprechender Substitutionstherapie ist der arterielle Zugang für die Katheterangiographie in diesen Fällen gefahrlos. Die vasographische Symptomatik des subduralen Hämatoms beschränkt auf Verlagerungszeichen, bei intercerebralen Blutungen kommt es neben den Verlagerungszeichen eventuell zur Extravasation und damit zu Kontrastmittelaustritt ins Gewebe.

Hämatome im Rückenmarkskanal sind nach diagnostischen Punktionen beschrieben (Cromwell et al. 1977).

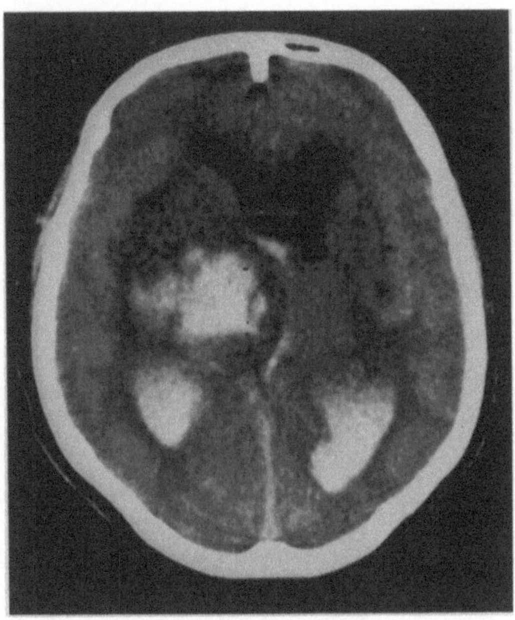

Abb. 15. Cerebrale Blutung mit Einbruch ins Ventrikelsystem im Computertomogramm

C. Gastrointestinaltrakt und parenchymatöse Oberbauchorgane

I. Blutung ins Darmlumen

Das diagnostische Vorgehen bei Gastrointestinalblutungen ist abhängig von der klinischen Ausgangssituation. Bei Verdacht auf *intraluminale Blutung* im oberen und unteren Gastrointestinaltrakt ist primär die Endoskopie einzusetzen. Röntgenologische Verfahren kommen bei endoskopisch negativem oder unklarem Befund sowie bei der Frage nach Dünndarmblutung zur Anwendung.

Unabhängig vom Blutungsort und Lokalisation sollte das Nativröntgen des Abdomens an die Spitze des diagnostischen Entscheidungsweges gestellt werden. Seine diagnostische Bedeutung liegt im Nachweis oder Ausschluß eines Ileus (HATTNER u. ENGELSTAD 1982).

Sind Endoskopie und Nativröntgen nicht konklusiv, so ist die Angiographie die Methode der Wahl zum direkten Nachweis der Blutungsquelle. Unter der Voraussetzung einer minimalen Blutungsmenge von 1,3 ml pro Minute und der subselektiven Sondierung des versorgenden Gefäßes, ist die Blutung lokalisierbar und zu verifizieren. Als vorübergehende therapeutische Maßnahme kann die selektive Perfusion mit Vasokonstriktoren angewandt werden.

Eine weitere Alternativmethode bei Risikopatienten ist die Erythrozyten-Szintigraphie. Die technetiummarkierten patienteneigenen Erythrozyten rei-

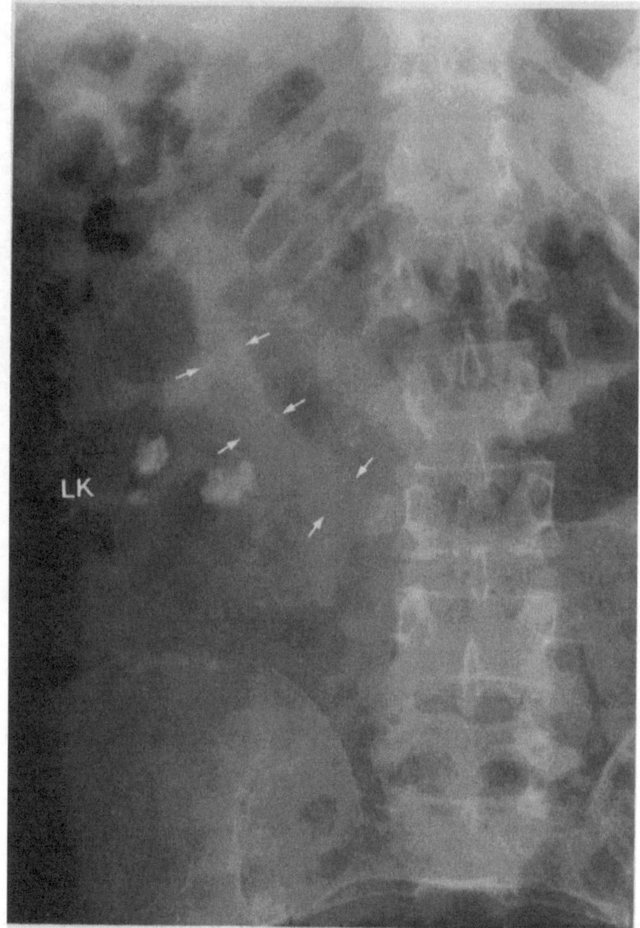

Abb. 16. Intramurale Darmblutung. Röntgennativaufnahme des Abdomens: Mächtige Schwellung der Darmwand, bedingt durch das Hämatom (Pfeile). *LK*, verkalkte Lymphknoten

chern sich im Blutungsbereich an und sind mit entsprechenden Detektoreinheiten faßbar (Markisz et al. 1982).

Bei negativem Blutungsnachweis (Hämokkult negativ) und Vorliegen abdomineller Symptome sowie Blutungsverdacht ist die Blutungsquelle extraluminal zu suchen.

II. Blutung in die Darmwand

Ausgangspunkt ist wieder das Nativröntgen. Typisch für die *intramurale Blutung* ist die segmentäre Wandverdickung und Faltenverplumpung sowie die Schlingendistanzierung (Abb. 16). Die Sonographie läßt in diesen Fällen die verdickte Wand als echoarme bis echofreie Zone zwischen den zentral gelegenen Schleimhautechos und den Serosaechos erkennen (Abb. 17). Die Symptome sind jedoch nicht spezifisch, weshalb differentialdiagnostisch an andere Erkrankungen wie etwa das Lymphom, die ischämische Enteritis oder der Morbus Crohn

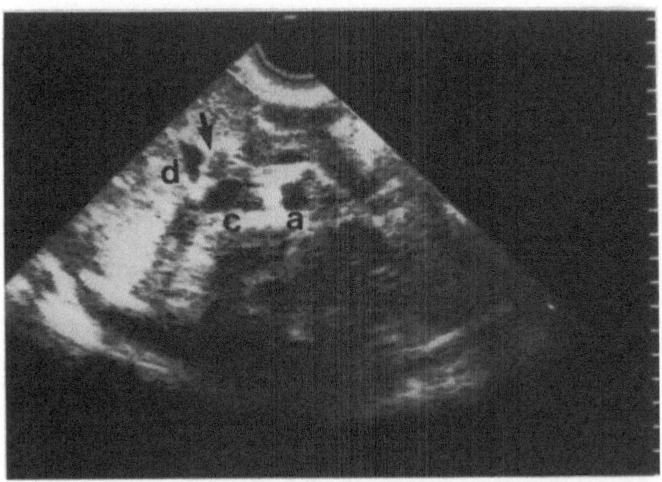

Abb. 17. Duodenalblutung im Ultraschall. Querschnitt in Höhe des Pankreas: Inhomogene solide Raumforderung im Bereiche des Duodenums (Pfeil). *d*, Duodenum, *c*, Vena cava inferior, *a*, Aorta

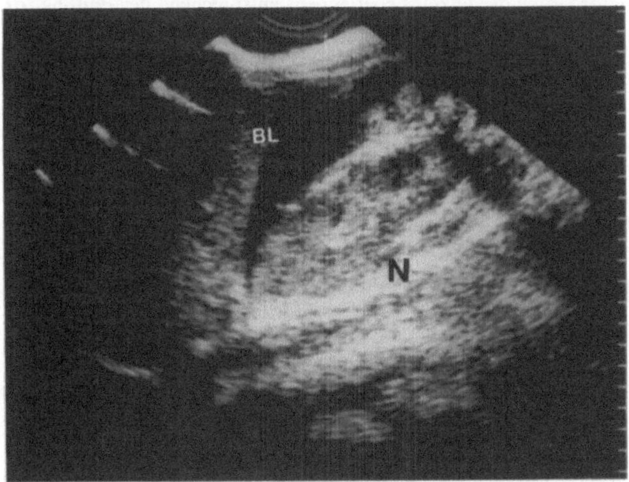

Abb. 18. Freies Blut im Abdomen. Ultraschallängsbild über der rechten Niere: Vor der rechten Niere echofreie Flüssigkeit entsprechend frischem Blut. *N*, Niere, *BL*, Blutung

gedacht werden muß. Die meist eindeutige Klinik klärt jedoch die Situation (GORDON et al. 1981).

III. Blutung in die Bauchhöhle

Die freie *Blutung in die Bauchhöhle* bietet im Nativbild das Symptom der weichteildichten Verschattung sowie das Abdrängen der Darmschlingen von der lateralen Abdominalwand. In jedem Fall ist die Sonographie als weiterführendes Verfahren indiziert. So können bereits 30 ml freier Flüssigkeit im Abdomen durch den Ultraschall nachgewiesen werden (Abb. 18).

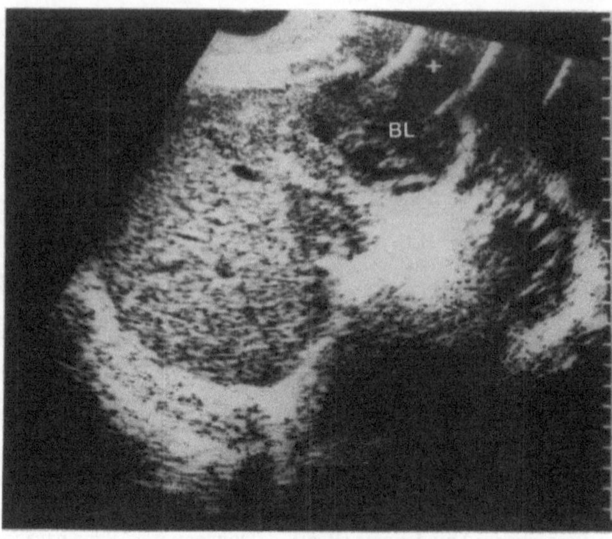

Abb. 19. Blutung in den linken Leberlappen. Ultraschallquerschnitt durch die Leber: Echoarme inhomogene Raumforderung des linken Leberlappens entsprechend der Blutung. *BL*, Blutung

IV. Blutung in parenchymatöse Oberbauchorgane

Da gleichzeitig eine sonographische Beurteilung der Oberbauchorgane möglich ist, und ausnahmslos auch erfolgen sollte, können *Parenchymblutungen* entdeckt werden (Abb. 19).

D. Nieren, ableitende Harnwege und Retroperitoneum

I. Nieren, ableitende Harnwege

Das klinische Leitsymptom Hämaturie weist auf eine Blutung in Niere oder ableitende Harnwege hin. Röntgenologische Basisuntersuchung ist in diesem Fall die Sonographie. Ihr sollte der Nachweis von Parenchymblutungen in Form von echoarmen Bezirken und/oder der Nachweis von Fremdinhalt im Nierenbecken oder/und in der Harnblase gelingen. Ergänzend kommt die Ausscheidungsurographie zum Einsatz, die die Beurteilung aller ableitender Harnwege gestattet (Patriquin 1980). Ihre Bedeutung liegt in der Erkennung möglicher Folgezustände wie etwa verkalkte Koagula, Konkremente und sekundär entzündliche Veränderungen usw. (Abb. 20). Als röntgenologisch aufwendigstes und kostenintensivstes Verfahren ist die Computertomographie dann einzusetzen, wenn die vorgenannten Methoden nicht aussagekräftig genug sind.

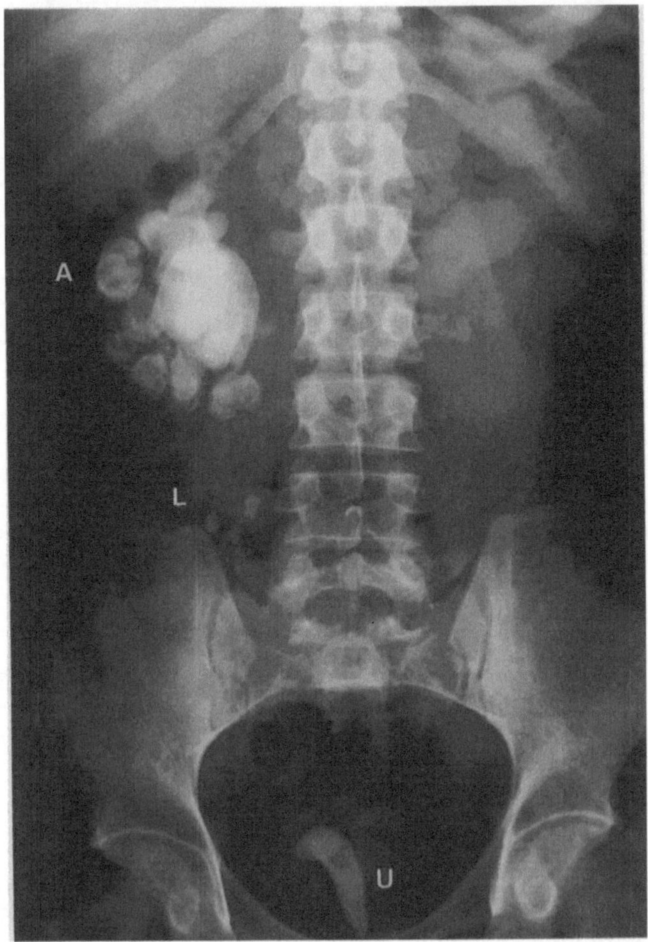

Abb. 20. Verkalkte Hämatome im Harntrakt. Nierenbeckenausgußstein rechts. Verkalkungen im distalen Ureter bei alter Blutung. *A*, Ausgußstein, *L*, Verkalkte Lymphknoten, *U*, Verkalkte Blutung im Ureter

II. Retroperitoneum

Entsprechende Schmerzsymptomatik und Anämie lenken den Verdacht auf eine retroperitoneale Blutung. Das Nativröntgen zeigt das Psoasauslöschungsphänomen welches inkonstant, unspezifisch aber hilfreich sein kann. In der Ausscheidungsurographie finden sich lediglich Verlagerungserscheinungen an Niere und Ureter; hingegen kann die Sonographie und Computertomographie den Blutungsherd direkt nachweisen und dessen Ausmaß und Alter bestimmen (Abb. 21) (KUMARI et al. 1979; NOWOTNY et al. 1976). Der Sonographie sind durch häufige Darmgasüberlagerungen, welche eine Totalreflexion der Schall-

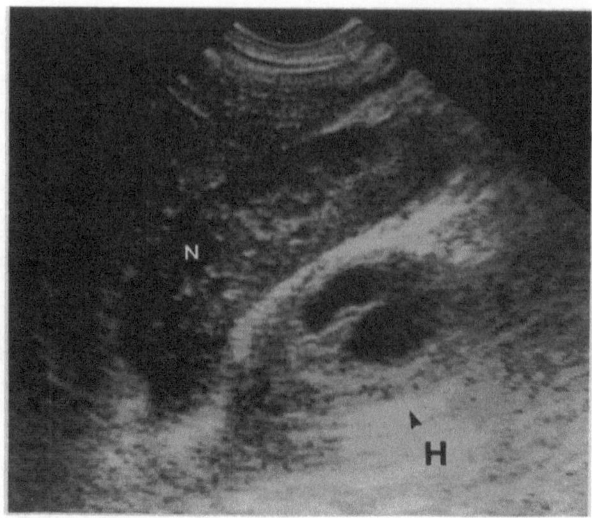

Abb. 21. Retroperitoneale Blutung im Ultraschall. Längsschnitt über der rechten Niere: Die rechte Niere ist durch ein Psoashämatom nach ventral abgedrängt. Das Hämatom ist zum Teil echofrei, zum Teil solide. *N*, Niere, *H*, Hämatom

energie bewirken, Grenzen gesetzt. Der Nierenszintigraphie kommt unseres Erachtens keine Bedeutung zu.

E. Lunge

Lungenveränderungen bei Hämophilien sind außerordentlich selten beschrieben. Lediglich Putman et al. (1976) zeigen in einer Studie an 34 Patienten, daß 75% ein pathologisches Lungenröntgen aufwiesen. Er hält die röntgenologisch nachweisbaren Narben, Fibrosen und Pleuraschwielen für Folgezustände nach Lungenblutungen und Hämatothoraces.

In unserem Krankengut haben wir einen Fall mit typischen Röntgenveränderungen einer akuten Lungenblutung beobachtet. Das Bild war charakterisiert durch ein akutes Auftreten einer nichtsegmentalen flächenhaften Verschattung, die sich innerhalb kurzer Zeit rückgebildet hat und mit einer Fibrose verheilt ist (Abb. 22 a–c).

Zu erwähnen ist die ebenfalls seltene Mediastinalblutung. Sie ist charakterisiert durch eine weichteildichte Verbreiterung des oberen Mediastinums und kann sich innerhalb von wenigen Tagen vollkommen zurückbilden (Fraser u. Pare 1970).

Abb. 22. a Lungenblutung. Inhomogene Verschattung im linken Mittelfeld. **b** Der gleiche Fall wie **a**. Tomographie: Nun homogene Verschattung mit glatter Begrenzung im linken äußeren Mittelfeld. **c** Derselbe Patient wie **a** und **b** 4 Tage nach der Erstuntersuchung. Rascher Rückgang des Hämatoms mit Restveränderungen im linken Mittelfeld

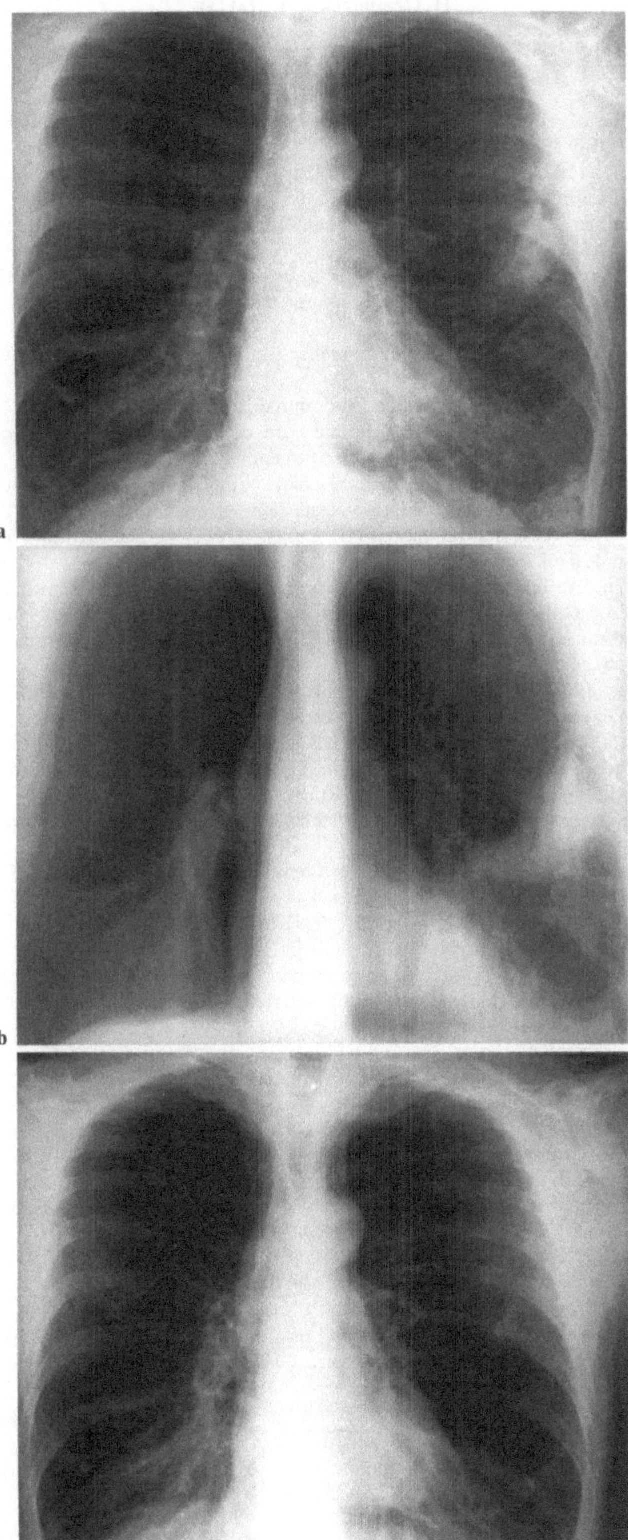

Literatur

Benz HJ (1980) The development of epiphysis and growth centers in hemophiliac arthropathy of the shoulder. ROFO 133:305–311

Brant E, Jordan HH (1972) Radiologic aspects of hemophilic pseudotumors in bone. Am Journal of Roentgenol, Radium Therapy and Nuclear Medicine, 115/3

Bücheler E, Klammer HHL (1974) Ossäre hämophile Pseudotumoren. Fortschr Röntgenstr 120/4:468–473

Cambouroglou B, Papathanassiou B, Koutoulidis C, Bossinakou I, Mandalaki T (1976) Haemophilic arthropathy surveyed with whole-body gamma-camera scintigraphy. Acta Orthop Scand 47:607–612

Chlosta EM, Kuhns LR, Holt JF (1975) The "Patellar Ratio" in hemophilia and juvenile rheumatoid arthritis. Radiology 116:137–138

Coon WW, Penner JA (1981) Management of abdominal hemophilic pseudotumor. Surgery 90/4

Cromwell LD, Kerber C, Ferry PC (1977) Spinal cord compression and hematoma: An unusual complication in a hemophiliac infant. Am J Roentgenol 128:847–849

Forrai J (1979) Radiology of haemophilic arthropathies. Nijhoff, The Hague Boston London

Fraser RG, Pare JA (1970) Diagnosis of disease of the chest. Saunders, Philadelphia London Toronto

Gerlock AJ, Heller RM, Kirchner SG, Green NE, Lukens JN (1979) Angiography of the hemophilic joint. Radiology 130:627–628

Gilbert MS, Cockin J (1973) An evaluation of the radiologic changes in hemophilic arthropathy on the knee. Proceedings of the VII Congress of the World Federation of Haemophilia, May 17–20, 1971, Tehran, Iran. In: Ala F, Denson KWE (eds) Haemophilia. Excerpta Medica, Amsterdam, pp 191–196

Goldemberg DD de (1969) Radiologic aspects of hemophilia. Rev Argent Radiol 32:85–91

Gordon RA, d'Avignon MD, Storch AE, Eyster ME (1981) Intramural gastric hematoma in a hemophiliac with an inhibitor. Pediatrics 67:417–419

Grauthoff H, Hofmann P, Lackner K, Brackmann HH (1978) Hemophilic pseudotumor and iliacus-hematoma: Radiologic and clinical findings. ROFO 129:614–620

Haage H (1973) Röntgendiagnostik der Gelenksschwellung des Ellenbogens. Fortschr Röntgenstr 118/1:45–51

Hattner R, Engelstad BL (1982) An advance in identification and localization of gastrointestinal hemorrhage. Gastroenterology 83:484–492

Heller RM, Roloff JS, Kirchner SG, Engel E (1979) Hemophilia and the female: Considerations for radiologist. Radiology 133:601–603

Huk W, Schiefer W (1976) Computerized tomography (Siretom) of acute cerebrovascular events. In: Lanksch W, Kazner E (eds) Cranial computerized tomography. Springer, Berlin Heidelberg New York

Kinney TR, Zimmerman RA, Butler RB, Gill FM (1977) Computerized tomography in the management of intracranial bleeding in hemophilia. J Pediatr 91:31–35

Kitchens CS (1982) Computed tomography in two cases of hemophilic pseudotumors. Am J Hematol 12:277–280

Kumari S, Fulco JD, Karayalcin G, Lipton R (1979) Gray scale ultrasound: Evaluation of iliopsoas hematomas in hemophiliacs. AJR 133:103–106

Lazarovits P, Griem ML (1968) Radiotherapy of hemophilia pseudotumors. Radiology 91/5:1026–1027

Markisz JA, Front D, Royal HD, Sacks B, Parker JA, Kolodny GM (1982) An evaluation of 99m Tc-labeled red blood cell scintigraphy for the detection and localization of gastrointestinal bleeding sites. Gastroenterology 83:394–398

Meixner MA, Pilgerstorfer HW (1973) Growth and ossification defects in hemophiliacs. Proceedings of the VII Congress of the World Federation of Hemophilia, May 17–20, 1971, Tehran. In: Ala F, Denson KWE (eds) Haemophilia. Excerpta Medica, Amsterdam, pp 197–203

Milikow E, Asch H (1970) Hemangiomatosis, localized growth disturbance, and intravascular coagulation disorder presenting with an unusual arthrits resembling hemophilia. Radiology 97:387–388

Murray OR, Jacobson HG (1972) Haemophiliac arthropathy. The radiology of skeletal disorders, vol 1. Churchill Livingstone, Edinburgh London New York, pp 288–289

Murray OR, Jacobson HG (1972) Chronic haemarthrosis (Haemophilia). The radiology of sekletal disorders, vol 1, Churchill Livingstone, Edinburgh London New York, pp 74–75

Nadjmi M, Piepgras U, Vogelsang H (1981) Spezielle Traumafolgen. In: Maschallah Nadjmi (Hrsg) Kranielle Computertomographie. Thieme, Stuttgart New York, S 143–173

Nowotny C, Niessner H, Thaler E, Lechner K (1976) Sonography: A method for localization of hematomas in hemophiliacs. Haemostasis 5:129–135

Palma AF de (1967) Hemophilic arthropathy. Clin Orthop 52:145–165

Patriquin H (1980) Ureteric hemorrhage in hemophilia with rapid healing. J Can Assoc Radiol 31:265–266

Pilgerstorfer HW, Meixner MA (1971) Hemophilic arthropathy: Evaluation of a system of classifying radiological signs. Proceedings of the VII Congress of the World Federation of Haemophilia, May 17–20, Tehran. In: Ala F, Denson KWE (eds) Haemophilia. Excerpta Medica, Amsterdam, pp 198–203

Putman CE, Gamsu G, Zinn D, McLoud T (1976) Radiographic chest abnormalities in adult hemophilia. Radiology 118:41–43

Radü EW, Kendall BE, Moseley IF (1980) Zerebrovaskuläre Erkrankungen. In: Computertomographie des Kopfes. Technische Grundlagen – Interpretation – Klinik. Thieme, Stuttgart New York, S 80–88

Salerno NR, Menges JF, Borns PF (1972) Arthrograms in hemophilia. Radiology 102:135–138

Shirkhoda A, Mauro MA, Staab EV, Blatt PM (1983) Soft-tissue hemorrhage in hemophiliac patients. Radiology 147:811–814

Storti E, Traldi A, Tosatti E, Davoli PG (1969) Synovectomy, a new approach to haemophilic arthropathy. Acta Haemat 41:193–205

Strassl R, Pilgerstorfer HW (1971) Thermographische Verlaufsstudie bei hämophiler Arthropathie. Sonderdruck aus Haemophilia, research, clinical and psycho-social aspects. In: Deutsch E, Pilgerstorfer HW (eds) VIth Congress of the World Federation of Haemophilia, International Symposium, July 25th–27th, 1970, Baden, Austria. Schattauer, Stuttgart New York, pp 97–104

Vas W, Cockshott WP, Martin RF, Pai MK, Walker I (1981) Myositis ossificans in hemophilia. Skeletal Radiol 7:27–31

Wallis J, Kaick G van, Schimpf K, Zeltsch P (1981) Ultraschalldiagnostik von Muskelhämatomen bei Hämophiliepatienten. Fortschr Röntgenstr 134/2:153–156

Weyers H (1968) Erbliche Gelenkleiden. In: Diethelm R (Hrsg) Röntgendiagnostik der Skeleterkrankungen. Handbuch der Medizinischen Radiologie, Bd V/3. Springer, Berlin Heidelberg New York, S 407–511

Wood K, Omer A, Shaw MT (1969) Die Arthropathie bei Hämophilie. Br J Radiol 42:498

Das v. Willebrand-Jürgens-Syndrom

H. Niessner

Mit 3 Abbildungen und 8 Tabellen

A. Definition

Beim v. Willebrand-Jürgens-Syndrom (vWJS) handelt es sich um eine in den meisten Fällen hereditäre, autosomal dominant oder rezessiv vererbte, selten aber auch erworbene hämorrhagische Diathese mit einer quantitativen und/oder qualitativen Störung des als v. Willebrand-Faktor (VIII:vWF) bezeichneten großmolekularen Anteils des Faktor-VIII/v. Willebrand-Faktor-Komplexes.

Infolge der Heterogenität der unter dem Begriff vWJS zusammengefaßten hämorrhagischen Diathese und der derzeit noch lückenhaften Kenntnis des dem vWJS zugrunde liegenden pathophysiologischen Mechanismus, muß obige Definition als unvollständig und vereinfachend bezeichnet werden. So handelt es sich bei den leichteren Fällen in der Regel nur um eine Störung des im Plasma zirkulierenden VIII:vWF, während bei schweren Fällen der Defekt auch den in den Endothelzellen, sowie in den Blutplättchen lokalisierten VIII:vWF betrifft (s. Abschn. D. und E.). Auch besteht bei schweren Fällen zusätzlich eine Störung der Fibrinolyseaktivierung, so daß von einem kombinierten Endothelzelldefekt gesprochen werden kann. Schließlich findet sich bei dem Großteil der Fälle mit vWJS als Folge der Störung des VIII:vWF auch eine Verminderung des als VIII:C bezeichneten, kleinmolekularen Anteils des Faktor-VIII/v. Willebrand-Faktor-Komplexes.

B. Epidemiologie des vWJS

Entsprechend dem Erbgang kommt das vWJS bei beiden Geschlechtern etwa gleich häufig vor. Auch besteht keine rassische Disposition (Silwer 1973).

I. Häufigkeit des vWJS

Über die Häufigkeit des vWJS liegen nur wenige und zum Teil stark differierende Angaben vor. Als Ursache dafür sind mehrere Gründe anzuführen:

— Die Häufigkeit ist in verschiedenen Ländern zum Teil stark unterschiedlich. Insbesondere sei hier die wesentlich höhere Häufigkeit in skandinavischen Ländern hervorgehoben. So waren 1968 in Schweden 255 Fälle mit vWJS aller Schweregrade erfaßt (Silwer 1973). Dies entspricht einer ungefähren Häufigkeit von 30 Fällen pro 1 Million Einwohner. Im Jahre 1976 waren in Schweden bereits 785 Fälle aus 240 Familien bekannt (NILSSON u. HOLMBERG 1979). Diese scheinbare Häufigkeitszunahme auf etwa 100 pro 1 Million Einwohner muß in erster Linie auf die verbesserten diagnostischen Möglichkeiten zurückgeführt werden.

Die zuletzt angeführten Zahlen würden bedeuten, daß das vWJS eine der häufigsten hämorrhagischen Diathesen ist. Das vWJS würde etwa gleich häufig oder sogar mit einer noch größeren Frequenz als die Hämophilie A vorkommen (SILWER 1973; NILSSON u. HOLMBERG 1979). Dies hat aber sicher nur für die skandinavischen Länder Gültigkeit. In einem „report of a WHO scientific group", 1972 wird die Häufigkeit des vWJS mit etwa einem Fünftel der Frequenz der Hämophilie A angegeben. Dies entspricht in etwa auch den eigenen Erfahrungen in einem großen Zentrum in Österreich.

In einigen, relativ isolierten Gebieten ist mit einer besonders hohen Frequenz des vWJS zu rechnen. Insbesondere seien hier die Ålandinseln, aber auch einzelne Landstriche in Italien (Italian Working Group 1977) und in den USA (MILLER et al. 1979a, b) angeführt.

– Einer der Hauptgründe für die stark variierenden Angaben über die Frequenz des vWJS sind zweifelsohne die diagnostischen Probleme bei der Erfassung leichter Fälle (s. Abschn. J.). Der Einfluß einer verbesserten Diagnostik auf epidemiologische Angaben wird durch die bereits erwähnte scheinbare Zunahme der Häufigkeit des vWJS in Schweden unterstrichen.

1. Häufigkeit von schweren Fällen des vWJS

Infolge der besseren diagnostischen Möglichkeiten bei schweren Fällen liegen hier genauere Angaben über die Frequenz vor. SILWER (1973) berichtet über 28 schwere Fälle in Schweden, woraus sich eine ungefähre Häufigkeit von 3,5 schweren Fällen pro 1 Million Einwohner ergibt. WEISS et al. (1982a) berichten über eine durchschnittliche Frequenz von 1,53 schweren Fällen pro 1 Million Einwohner in europäischen Ländern, die entsprechende Zahl betrug für Nordamerika 1,38. Die genauesten Angaben über die Frequenz von schweren Fällen in westeuropäischen Ländern und Israel finden sich in einem Bericht von MANNUCCI et al. (1983a). In dieser Untersuchung war die Häufigkeit von schweren Fällen 2,4–3,12 pro 1 Million Einwohner in den skandinavischen Ländern, die entsprechende Zahl betrug in Israel 1,6. Auch in dieser Untersuchung zeigt sich die wesentlich geringere Häufigkeit des vWJS außerhalb Skandinaviens. In Österreich betrug die Häufigkeit schwerer Fälle 0,37 Fälle pro 1 Million Einwohner, in der BRD 0,27. Da aufgrund eigener Erfahrungen wahrscheinlich nicht alle in einem Land bekannten Fälle mit schwerem vWJS in diese multizentrische Studie inkludiert werden konnten, darf in den mitteleuropäischen Ländern eine etwas höhere Frequenz von ungefähr 0,5–1 Fall pro 1 Million Einwohner angenommen werden.

2. Häufigkeit des leichten vWJS

Eine genaue Angabe über die Häufigkeit leichter Fälle, es handelt sich dabei in erster Linie um den Subtyp I (BUDDE et al. 1982), aber auch um Patienten mit dem Subtyp II (s. Abschn. E.), ist vor allem infolge der bereits erwähnten diagnostischen Probleme bei der Erfassung von leichten Fällen (siehe Abschn. J.) nur sehr ungenau möglich. SILWER (1973) berichtet über 227 leichte Fälle im Jahre 1968 in Schweden. Daraus würde sich eine etwaige Häufigkeit von 28 leichten Fällen pro 1 Million Einwohner ergeben. Berücksichtigt man aber, daß infolge besserer Diagnostik vor allem der leichten Fälle des vWJS, im Jahre 1976 in Schweden bereits 785 Fälle von vWJS erfaßt waren (NILSSON u. HOLMBERG 1979), so unterstreicht das, daß die Frequenz leichter Fälle von vWJS sicherlich höher ist als in dem Bericht von SILWER (1973).

3. Relative Häufigkeit von Subtypen des vWJS

Es kann kein Zweifel bestehen, daß der als klassische Form des vWJS bezeichnete Subtyp I am weitaus häufigsten vorkommt, in den Untersuchungen der Italian Working Group (1977) sowie von HOYER et al. (1983) wird eine relative Häufigkeit von 71% aller Fälle mit vWJS angegeben. Eine ähnliche Verteilung fanden auch NILSSON u. HOLMBERG (1979).

Die Angaben über die relative Häufigkeit des Subtyps II schwanken zwischen 12% (Italian Working Group) und 23% in den Untersuchungen von HOYER et al. (1983).

Auf die absolute Häufigkeit der schwersten, als Subtyp III bezeichneten Form des vWJS wurde bereits eingegangen. Die relative Häufigkeit schwankt zwischen 6% in den Untersuchungen von HOYER et al. (1983) und 17% in dem Bericht der Italian Working Group (1977). In Schweden betrug der Anteil der schweren Fälle an der Gesamtzahl des vWJS 11% (SILWER 1973).

C. Geschichte des vWJS

Seit der Erstbeschreibung des vWJS sind über 50 Jahre vergangen. Die gerade in den letzten Jahren steigende Zahl von Publikationen unterstreicht aber das nach wie vor bestehende große Interesse der Forschung an dieser Erkrankung. Während in den ersten Jahrzehnten klinische Publikationen überwogen, stehen in letzter Zeit vor allem Untersuchungen des dem vWJS zugrunde liegenden pathophysiologischen Mechanismus im Vordergrund. Genaue Angaben über die Geschichte der Erforschung des vWJS, insbesondere in den ersten Jahrzehnten, finden sich bei SILWER (1973), sowie NILSSON u. HOLMBERG (1979).

1926   Erik von WILLEBRAND beschreibt eine vererbte hämorrhagische Diathese, die er bei mehreren Mitgliedern einer Familie auf den Ålandinseln beobachten konnte (von WILLEBRAND 1926). In dieser in schwedischer Sprache verfaßten Erstbeschreibung wird das klinische Bild bereits sehr gut wiedergegeben. Die durchgeführten Laboratoriumsuntersuchungen zeigten schon als ein wichtiges Charakteristikum die verlängerte Blutungszeit auf.

1931   Zweite Beschreibung einer auf den Ålandinseln weit verbreiteten hämorrhagischen Diathese, diesmal in deutscher Sprache (von WILLEBRAND

1931). So wie in der schwedischen Erstbeschreibung wurde die hämorrhagische Diathese auch in dieser Publikation als „Pseudo-Hämophilie" bezeichnet.

1933 Neuerliche Untersuchung der Patienten auf den Ålandinseln durch von WILLEBRAND gemeinsam mit JÜRGENS (WILLEBRAND u. JÜRGENS 1933a, b). Es wurde der autosomal dominante Erbgang erkannt. Aufgrund von Laboratoriumshinweisen auf eine gestörte Thrombozytenfunktion sprachen die Autoren von einer „konstitutionellen Thrombopathie".

1953 Beschreibung eines durch eine verlängerte Blutungszeit und eine verminderte Faktor-VIII-Aktivität gekennzeichneten, kombinierten Hämostasedefektes durch mehrere Arbeitsgruppen (ALEXANDER u. GOLDSTEIN 1953; LARRIEU u. SOULIER 1953; QUICK u. HUSSEY 1953).

1957 Nachweis einer verminderten Faktor-VIII-Aktivität bei Patienten, die aus den ursprünglich v. WILLEBRAND untersuchten Familien auf den Ålandinseln stammten (NILSSON et al. 1957a; JÜRGENS et al. 1957). Außerdem konnte gezeigt werden, daß durch die Gabe von Fraktion I–O bei diesen Patienten nicht nur der VIII:C, sondern auch die Blutungszeit korrigiert werden (NILSSON et al. 1957b).

1959 NILSSON et al. (1959) zeigen, daß es nach der Gabe von Fraktion I–O, im Gegensatz zur Hämophilie A, während der ersten 24 Stunden zu einem kontinuierlichen Anstieg von VIII:C kommt. Dieser Effekt, sowie auch die Korrektur der Blutungszeit, zeigt sich selbst dann, wenn die Fraktion I–O aus dem Plasma von Patienten mit schwerer Hämophilie A präpariert wird.

1960 Nachweis einer verminderten „in vivo"-Plättchenadhäsivität durch BORCHGREVINK (1960).

1963 Bei Verwendung von Nativblut ist die Plättchenadhäsivität an Glasperlen beim vWJS vermindert (SALZMAN 1963).

1971 HOWARD u. FIRKIN (1971) können zeigen, daß das Antibiotikum Ristocetin nur dann Plättchen in plättchenreichem Plasma aggregiert, wenn ein Plasmafaktor vorhanden ist, der beim vWJS fehlt. Diese Ristocetin-induzierte Plättchenaggregation gewinnt später sowohl im Hinblick auf die Diagnostik, als auch bei pathophysiologischen Untersuchungen große Bedeutung.

1971 und 1972 Durch Gewinnung heterologer Antikörper, die gegen den als von Willebrand-Faktor (VIII:vWF) bezeichneten, großmolekularen Anteil des Faktor-VIII/v.Willebrand-Faktor-Komplexes gerichtet sind, wird es möglich, Methoden zur immunologischen Messung des v. Willebrand-Faktor-Proteins (VIIIR:Ag) auszuarbeiten (STITES et al. 1971; ZIMMERMAN et al. 1971; BOUMA et al. 1972; HOYER 1972; MEYER et al. 1972).

In den letzten Jahren wurden gleichzeitig von zahlreichen Arbeitsgruppen große Fortschritte bei der weiteren Strukturaufklärung des VIII:vWF gemacht, insbesondere sei hier der Aufbau aus Multimeren erwähnt (siehe Abschn. D., dort auch entsprechende Literatur). Untersuchungen mit der zweidimensionalen Immunelektrophorese, insbesondere aber mit der SDS-Gelelektrophorese haben eine große Heterogenität der als v. Willebrand-Jürgens-Syndrom bezeichneten hämorrhagischen Diathese gezeigt (s. Abschn. E.). Schließlich seien noch die mit der Perfusionskammer von BAUMGARTNER (1973) gefundenen Ergebnisse erwähnt, die wichtige Aufschlüsse über die Funktion des VIII:vWF bei der Adhäsion von Blutplättchen an das Subendothel erbracht haben (s. Abschn. D.).

In den zahlreichen über das vWJS erschienenen Publikationen wurden insbesondere in den früheren Jahren verschiedene Synonyma verwendet. So wurde von einer Pseudo-Hämophilie, hereditären Pseudo-Hämophilie, vaskulären Hämophilie, Angiohämophilie A, konstitutionellen Thrombopathie und Willebrand-Jürgens-Thrombopathie gesprochen. Im deutschsprachigen Raum hat sich die Bezeichnung v. Willebrand-Jürgens-Syndrom (vWJS) durchgesetzt, während in den anglo-amerikanischen Ländern generell die Bezeichnung „von Willebrand's disease" akzeptiert wurde.

D. Pathophysiologie des vWJS

Beim vWJS handelt es sich um eine quantitative und/oder qualitative Störung des VIII:vWF. In erster Linie betrifft dies den im Plasma zirkulierenden VIII:vWF, so daß das Hauptgewicht bei den nachfolgenden Ausführungen auf der Pathophysiologie des plasmatischen VIII:vWF liegt. Da aber bei einigen Formen des vWJS auch Störungen im Bereich des in den Blutplättchen und dem Gefäßendothel lokalisierten VIII:vWF vorliegen, muß auch auf die sich daraus ergebenden pathophysiologischen Aspekte eingegangen werden.

I. Struktur und Funktion des Faktor-VIII/v. Willebrand-Faktor-Komplexes

Auf den biochemischen Aufbau, sowie die physiko-chemischen Eigenschaften des Faktor-VIII-Moleküls soll nur so weit eingegangen werden, als dies für das Verständnis der dem vWJS zugrundeliegenden Störung erforderlich ist. Es sei hier auf mehrere in den letzten Jahren erschienene Übersichten (BLOOM 1977, 1979, 1980; BLOOM u. PEAKE 1977; GRALNICK et al. 1977a; RATNOFF 1978; KOUTTS et al. 1979; HOYER 1981; ZIMMERMAN u. RUGGERI 1982, 1983) sowie das Kapitel „Das plasmatische Gerinnungssystem" in Bd. II/8 dieses Handbuches und auf das Kapitel „Hämophilie" im vorliegenden Band verwiesen.

1. Interaktion zwischen VIII:C und VIII:vWF

Das in seiner Gesamtheit als Fakvor-VIII/v. Willebrand-Faktor-Komplex bezeichnete Protein besteht aus einem niedrigmolekularen Anteil VIII:C mit prokoagulatorischer Aktivität und einem großmolekularen, als v.Willebrand-Faktor bezeichneten Anteil VIII:vWF (s. Tabelle 1). Wird der F-VIII/v.Willebrand-Faktor-Komplex aus dem Plasma durch Kryopräzipitation und anschließende Agarose-Gelfiltration isoliert, so enthält das so gewonnene Protein sowohl

Tabelle 1. Subentitäten des Faktor-VIII/v.Willebrand-Faktor-Komplexes

Nomenklatur	Abkürzung	Funktion, Antigenität
I. Prokoagulatorische Aktivität „niedermolekular"	VIII:C	Korrigiert Gerinnungsdefekt bei Haemophilie A
	VIII:CAg	Antigen von VIII:C
II. v. Willebrand-Faktor „großmolekular"	VIII:vWF	Korrigiert „Plättchen-assoziierte" Eigenschaften beim vWJS
	(VIIIR:BT)	Blutungszeit
	(VIIIR:GB)	Plättchenretention
Ristocetin-Cofaktor	VIIIR:RCo	Ristocetin induzierte Plättchen-aggregation
Faktor-VIII-assoziiertes Protein	VIIIR:Ag	Antigen von VIII:vWF

VIII:C-Aktivität als auch VIIIR:RCo-Aktivität (Literatur siehe bei ZIMMERMAN u. RUGGERI 1983). Diese gemeinsame Reinigung hat zu einer kontroversiellen Diskussion über die Relation von VIII:C und VIII:vWF geführt (WEISS u. KOCHWA 1970; OWEN u. WAGNER 1972; WEISS et al. 1972; BROCKWAY u. FASS 1977; KOUTTS et al. 1977; SUSSMAN u. WEISS 1978). Von mehreren Autoren (LEGAZ et al. 1973; RATNOFF et al. 1976; SWITZER u. MCKEE 1976; COUNTS et al. 1978) wurde die Annahme befürwortet, daß VIII:C und VIII:vWF Eigenschaften *eines* Makromoleküls sind.

Aus mehreren Gründen erscheint es aber heute sehr wahrscheinlich, daß es sich bei VIII:C und VIII:vWF um *zwei getrennte Entitäten* handelt, die als Komplex im Plasma zirkulieren:

– VIII:C und VIII:vWF unterliegen einer unterschiedlichen genetischen Kontrolle. Während die Hämophilie A, bei der es sich um eine Störung von VIII:C handelt, X-chromosomal vererbt wird, wird das vWJS mit einer Störung des VIII:vWF autosomal vererbt.

– Durch verschiedene biochemische Verfahren, wie Gelfiltration unter Anwendung reduzierender Substanzen oder bei hoher Ionenstärke, sowie durch chromatographische Verfahren (Literatur s. bei ZIMMERMAN u. RUGGERI 1982, 1983) konnte eine physikalische Trennung der beiden Proteinanteile mit verschiedenem Molekulargewicht erzielt werden.

– In letzter Zeit konnten bovine, porzine und humane VIII:C-Konzentrate, sowie auch VIII:vWF-Päparationen in genügender Reinheit und Menge hergestellt werden, um sowohl physikalisch als auch immunologisch zu zeigen, daß es sich bei den beiden Proteinen um getrennte Entitäten handelt (VEHAR u. DAVIE 1980; FASS et al. 1982; FULCHER u. ZIMMERMAN 1982). Insbesondere seien hier Untersuchungen mit Antikörpern angeführt, die entscheidend die Annahme unterstützen, daß es sich bei VIII:C und VIII:vWF um getrennte Entitäten handelt. In der Regel wirken die nichtpräzipitierenden humanen Antikörper, wie sie bei Hämophilen als Folge der Therapie entstehen können, aber auch die meistens ebenfalls nichtpräzipitierenden Autoantikörper vorwiegend gegen VIII:C ohne die VIIIR:RCo-Aktivität zu beeinflussen (s. auch Kapitel „Hämophilie" im vorliegenden Band). Aber auch humane und bovine, präzipitierende, gegen VIII:C gerichtete Heteroantikörper inaktivieren nur VIII:C ohne Präzipitation oder Inaktivierung von VIII:vWF (Vehar u. Davie 1980; Fulcher u. Zimmerman 1982).

Andererseits wirken heterologe, präzipitierende Antikörper und auch präzipitierende Antikörper, die bei Patienten mit vWJS als Folge der Transfusionstherapie entstehen können, vorwiegend gegen den VIII:vWF ohne gleichzeitige Inaktivierung von VIII:C. Es können diese Antikörper allerdings Kopräzipitationen von VIII:C bewirken (Bird u. Rizza 1975; Stratton et al. 1975; Davies et al. 1981). In derartigen Präzipitaten läßt sich aber VIII:C-Aktivität nachweisen (Bird u. Rizza 1975), auch wird eine Bindung mit humanem Anti-VIII:CAg eingegangen (Davies et al. 1981). Auch Agarose-gebundene polyklonale (Tuddenham et al. 1979) und monoklonale (Fulcher u. Zimmerman 1982) Antikörper gegen VIII:vWF binden sowohl VIII:vWF als auch VIII:C. Der VIII:C kann aber wieder leicht durch 0,3-molares $CaCl_2$ eluiert werden, während der VIII:vWF an den Antikörper gebunden bleibt.

Schließlich wurden in letzter Zeit (Stel et al. 1984) eine große Zahl von monoklonalen Antikörpern entwickelt, die entweder gegen VIII:C oder VIII:vWF gerichtet sind.

– Die Annahme, daß VIII:C und VIII:vWF verschiedene Entitäten sind, wird weiters durch den wahrscheinlich unterschiedlichen Syntheseort unterstützt.

Aufgrund obiger Daten ist es somit sehr wahrscheinlich, daß es sich bei VIII:C und VIII:vWF um getrennte Entitäten handelt, die aber in Form eines Komplexes gemeinsam im Plasma zirkulieren. Dieser engen Bindung scheint auch eine wichtige pathophysiologische Bedeutung zuzukommen. So kommt dem VIII:vWF wahrscheinlich eine Rolle bei der *Bildung* oder *Freisetzung* von VIII:C zu. Für diese Annahme spricht der überschießende Anstieg von VIII:C nach der Gabe von Faktor-VIII-Konzentraten bei Patienten mit vWJS. Noch deutlicher wird die Bedeutung von VIII:vWF für die Produktion oder Freisetzung von VIII:C durch die Transfusionsergebnisse mit Plasma von Patienten mit Hämophilie A. Verabreicht man dieses Plasma, das zwar VIII:vWF aber keinen VIII:C enthält, einem Patienten mit vWJS, so kommt es dennoch zu einer raschen Normalisierung des VIII:C-Spiegels (s. Abschn. K.). VIII:vWF scheint aber auch eine *stabilisierende Funktion* im Sinne eines Trägerproteins für VIII:C zu haben. Dies geht nicht nur aus in vitro-Untersuchungen (Weiss et al. 1977) hervor, sondern wird wiederum durch Transfusionsergebnisse untermauert. Einerseits ist hier der lang anhaltende Anstieg von VIII:C nach der Gabe von F-VIII-Konzentraten bei Patienten mit vWJS anzuführen. Unterstützt wird diese Annahme aber auch durch Transfusionsergebnisse bei Patienten mit vWJS, die einen Antikörper gegen den VIII:vWF entwickelt haben. Diese Antikörper inaktivieren zwar VIII:vWF, sie interferieren aber nicht mit VIII:C. Trotzdem führt die Infusion von Kryopräzipitat bei diesen Patienten nicht zu dem charakteristischen, überschießenden, lang anhaltenden Anstieg von VIII:C, wie er bei Patienten mit vWJS ohne Inhibitor beobachtet wird. Schließlich wird die Bedeutung der stabilisierenden Wirkung von VIII:vWF für den im Plasma

zirkulierenden VIII:C auch durch die nach der Gabe von Polyelektrolyt-fraktio-
nierten F-VIII:C-Konzentraten beobachteten Ergebnisse unterstrichen (s.
Abschn. K., S. 300ff.). Bei diesen Konzentraten überwiegt der Gehalt an VIII:C
stark gegenüber VIII:vWF. Verabreicht man diese Präparate bei Patienten mit
vWJS, so findet sich, infolge der fehlenden stabilisierenden Wirkung von
VIII:vWF, eine stark verkürzte Halbwertszeit von VIII:C.

2. Der kleinmolekulare Anteil (VIII:C)

Der als prokoagulatorische Aktivität bezeichnete, niedrigmolekulare Anteil
VIII:C des Faktor-VIII/v. Willebrand-Faktor-Komplexes korrigiert den Gerinnungsdefekt bei der Hämophilie A (Tabelle 1). Verminderungen des VIII:C-
Spiegels beim vWJS sind wahrscheinlich nur als sekundäre Folge der Störung
im Bereich des VIII:vWF aufzufassen. Es soll daher hier auch nur kurz auf
den VIII:C eingegangen werden (s. auch Kap. „Das plasmatische Gerinnungssystem" in Bd. II/8 dieses Handbuches und Kap. „Hämophilie" im vorliegenden
Band).

Mehrere in letzter Zeit publizierte Ergebnisse sprechen dafür, daß VIII:C
in der Leber gebildet wird, wenn auch noch unklar ist, in welchen Zellen die
Produktion erfolgt (s. Kapitel „Erworbene Koagulopathien" von Deutsch im
vorliegenden Band). Aufgrund von Untersuchungen mit Gelfiltration wird ein
Molekulargewicht des humanen VIII:C-Proteins von 288,000 angenommen
(HOYER u. SHAINOFF 1980). Die Heterogenität der Angaben über das Molekulargewicht des VIII:C in hochgereinigten humanen Präparationen wird auf eine
eventuelle Proteolyse während der Produktion derartiger Konzentrate zurückgeführt. Es ist hier zu berücksichtigen, daß VIII:C, im Gegensatz zu VIII:vWF,
durch Thrombin gespalten wird (HOYER u. TRABOLD 1981; WEINSTEIN et al.
1981; COCKBURN et al. 1981; LOPEZ FERNANDEZ et al. 1982).

Das Antigen des kleinmolekularen Anteils wird als VIII:CAg bezeichnet.

3. Der großmolekulare Anteil (VIII:vWF)

Der großmolekulare Anteil des Faktor-VIII/v. Willebrand-Faktor-Komplexes wird als v. Willebrand-Faktor bezeichnet.

a) Mit dem VIII:vWF assoziierte Eigenschaften

Mit dem VIII:vWF sind mehrere als „Plättchen-assoziierte Eigenschaften"
bezeichnete Subentitäten verbunden (Tabelle 1). Die Funktion des VIII:vWF
läßt sich daher so definieren, daß dieser Faktor die beim vWJS pathologischen
„Plättchen-assoziierten Eigenschaften" korrigiert. Eine derartige Definition im-
pliziert allerdings, daß der VIII:vWF eine aus mehreren Subentitäten bestehende
funktionelle Einheit ist. Es gibt aber zahlreiche experimentelle und klinische
Situationen (s. Abschn. D.I.3.b.β.$\gamma\gamma$) mit einer Dissoziation der verschiedenen
Subentitäten. Die Frage, durch welche „Plättchen-assoziierte Eigenschaft" die
„v.Willebrand-Aktivität" und somit die Funktion des VIII:vWF am besten
erfaßt wird, wird unterschiedlich beantwortet. Auch muß es zum jetzigen Zeit-

punkt noch offenbleiben, wieviele funktionelle Subentitäten wirklich unterschieden werden können.

Blutungszeit: Nach Ansicht einiger Autoren entspricht die Blutungszeit am besten der VIII:vWF-Aktivität. So wird von Zimmerman u. Ruggeri (1983) die VIII:vWF-Aktivität nicht als übergeordneter Begriff, sondern als Subentität definiert, die die Blutungszeit beim vWJS korrigiert. Als Abkürzung für diese postulierte eigene Subentität wurde VIIIR:BT vorgeschlagen (Bloom 1980).

Plättchenretention: In Anbetracht neuerer Ergebnisse (s. Abschn. D.II.) erscheint es gerechtfertigt, die zur Aufrechterhaltung einer normalen Plättchenretention erforderliche Eigenschaft als eine eigene Subentität aufzufassen (Rubin et al. 1976). Als Abkürzung wurde dafür VIIIR:GB vorgeschlagen.

Ristocetin-Cofaktor: Eine weitere mit dem VIII:vWF assoziierte Subentität ist die als Ristocetin-Cofaktor (VIIIR:RCo) bezeichnete Aktivität. Das Vorhandensein dieser Subentität ist Voraussetzung für die Aggregation von normalen Blutplättchen durch das Antibiotikum Ristocetin. Auf die Beziehung zwischen Blutungszeit und VIIIR:RCo wird noch genauer im Abschn. K., S. 300ff., eingegangen.

Plättchenaggregierender Faktor (PAF): Verschiedene tierische Plasmen können ohne Ristocetin humane Plättchen aggregieren. Diese Entität kann als identisch mit dem VIIIR:RCo aufgefaßt werden (siehe Abschn. J.).

Faktor-VIII-assoziiertes Protein (VIIIR:Ag): Die antigene Eigenschaft von VIII:vWF wird als Faktor-VIII-assoziiertes Protein (VIIIR:Ag) bezeichnet.

Die für die verschiedenen Subentitäten angewandten Meßmethoden werden im Abschn. J. abgehandelt.

b) Biochemie des VIII:vWF

Auf den biochemischen Aufbau des VIII:vWF soll nur so weit eingegangen werden, wie es für das Verständnis der Pathophysiologie des vWJS erforderlich ist.

Beim VIII:vWF handelt es sich um ein Glykoprotein. Die Frage des Molekulargewichts wird bei der Besprechung des Proteinanteils abgehandelt.

α) *Der Kohlenhydratanteil des VIII:vWF.* Die Zusammensetzung des Kohlenhydratanteils des VIII:vWF ist partiell bekannt (Literaturübersicht bei Zimmerman u. Ruggeri 1982). Trotz einiger widersprüchlicher Ergebnisse kann kein Zweifel bestehen, daß dem Kohlenhydratanteil eine wichtige Rolle in der Interaktion zwischen VIII:vWF und Plättchen zukommt. Insbesondere gilt dies für die Sialinsäure. Wird Sialinsäure durch Behandlung mit Neuraminidase vom VIII:vWF abgespalten, so lassen sich mehrere Phänomene beobachten:

- Vermylen et al. (1973, 1974, 1976) konnten zeigen, daß VIII:vWF nach Abspaltung von Sialinsäure spontan humane Plättchen aggregiert. Diese von Vermylen et al. nur mit partiell gereinigtem VIII:vWF durchgeführten Experimente konnten später von De Marco u. Shapiro (1981) bestätigt werden.
- Nach der Abspaltung von Sialinsäure vom VIII:vWF fanden Sodetz et al. (1977) eine um 65% verminderte Ristocetin-induzierte Plättchenaggregation. Diese Ergebnisse konnten allerdings von Gralnick (1978) sowie von Morisato u. Gralnick (1980) nicht bestätigt werden.

– Nach Abspaltung der Sialinsäure vom VIII:vWF kann die Galaktose in der „penultimate" Position leicht enzymatisch abgespalten oder oxydiert werden. Durch diese Behandlung aber verliert der VIII:vWF weitgehend seine Fähigkeit, die Ristocetin-induzierte Plättchenaggregation zu unterstützen (GRALNICK 1978; SODETZ et al. 1978). Durch Reduktion kann diese Aktivität wieder hergestellt werden (GRALNICK 1978).

– Weiters scheint der Sialinsäure auch eine Bedeutung für die intravaskuläre Überlebenszeit des VIII:vWF zuzukommen. In einer tierexperimentellen Anordnung verkürzte sich die Halbwertszeit des VIII:vWF durch Abspaltung der Sialinsäure von 240 auf 5 Minuten (SODETZ et al. 1977).

Es ist wahrscheinlich, daß diese experimentellen Befunde in einigen Fällen auch für die beim vWJS vorliegende Störung Bedeutung haben. GRALNICK et al. (1976) fanden bei einigen Varianten des vWJS einen verminderten Kohlenhydratgehalt. Damit in Zusammenhang gebracht wurde die von PEAKE und BLOOM (1977a) gefundene verminderte Präzipitation des VIII:vWF durch Concanavalin A bei einigen Patienten mit vWJS. Von BLOOM (1980) wurde aber auch in Betracht gezogen, daß diese verminderte Präzipitation durch Concanavalin A lediglich Ausdruck des Vorhandenseins von nur niedrig aggregierten Formen der VIII:vWF Multimeren sein könnte. In neuesten Untersuchungen konnten GRALNICK et al. (1983) zeigen, daß der Galaktose in der „penultimate" Position eine wichtige Rolle für die Existenz der großen Multimeren zukommt. Es wäre daher möglich, daß zumindest bei einem Teil der Patienten mit Subtypen des vWJS eine Abnormalität im Kohlenhydratanteil des VIII:vWF auch die Multimerenstruktur beeinflußt.

β) Der Proteinanteil des VIII:vWF. Das Verhältnis der Massen von VIII:vWF zu VIII:C wird auf etwa 100:1 geschätzt (HOYER 1981). Es ist daher verständlich, daß die physikalischen Eigenschaften des Faktor-VIII/v. Willebrand-Faktor-Komplexes weitgehend durch das VIII:vWF-Protein geprägt werden (LEGAZ et al. 1973; SHAPIRO et al. 1973; VAN MOURIK et al. 1974; OLSON et al. 1977; COUNTS et al. 1978; PERRET et al. 1979). Durch Dissoziation des VIII:C von dem Komplex kommt es zu keiner erkennbaren Änderung des physikalischen Verhaltens (WEISS u. HOYER 1973).

Ein Charakteristikum des VIII:vWF ist das hohe Molekulargewicht. Aufgrund früherer Untersuchungen (KASS et al. 1969; LEGAZ et al. 1973; SWITZER u. MCKEE 1976) wurde ein Molekulargewicht von 1200,000 bestimmt.

Die Größe des Molekulargewichts hat insofern durch neuere Untersuchungen eine Modifikation erfahren, als durch Fortschritte in der Strukturaufklärung gezeigt werden konnte, daß der VIII:vWF aus einer Serie von Multimeren mit unterschiedlicher Größe aufgebaut ist (s. anschließenden Abschn. αα). Es kann derzeit ein ungefähres Molekulargewicht des VIII:vWF-Proteins von 800,000 bis über 12000,000 angenommen werden (VAN MOURIK et al. 1974; FASS et al. 1978; COUNTS et al. 1978).

In letzter Zeit konnte gezeigt werden, daß die intrazelluläre Biosynthese des polymeren VIII:vWF von einem monomeren precursor ausgeht (LYNCH et al. 1983; WAGNER u. MARDER 1983).

αα) Aufbau des VIII:vWF-Proteins aus Multimeren. Die Untersuchungen zahlreicher Arbeitsgruppen haben gezeigt, daß das VIII:vWF-Protein aus einer

Serie von Multimeren aufgebaut ist (VAN MOURIK et al. 1974; ZIMMERMAN et al. 1975b; FASS et al. 1978; COUNTS et al. 1978; PERRET et al. 1979; WEINSTEIN u. DEYKIN 1979; RUGGERI u. ZIMMERMAN 1980; HOYER u. SHAINOFF 1980; RUGGERI u. ZIMMERMAN 1981; BARLOW et al. 1984). Die vorwiegend mit immunologischen Methoden (s. anschließenden Abschn. *ββ*) durchgeführten Untersuchungen ergaben genauere Hinweise auf die Zusammensetzung der verschieden großen Multimeren.

In früheren Untersuchungen wurde angenommen, daß das VIII:vWF-Protein aus einer linearen Serie von Oligomeren besteht. Als Untereinheit dieser Oligomeren wurde ein Protomer postuliert, das sich aus einer variablen Zahl von identischen, als kleinste Subeinheit aufgefaßten Monomeren zusammensetzt. Für den humanen VIII:vWF wurde gefordert, daß es sich bei dem Protomer entweder um ein Dimer (COUNTS et al. 1978; PERRET et al. 1979) oder um ein Tetramer (HOYER u. SHAINOFF 1980; MEYER et al. 1980; RUGGERI u. ZIMMERMAN 1980) der kleinsten Subeinheit handelt. Als Molekulargewicht des als kleinste Subeinheit aufgefaßten Monomers wurde ein Bereich von 195,000–240,000 bestimmt (LEGAZ et al. 1973; SHAPIRO et al. 1973; FASS et al. 1978; COUNTS et al. 1978).

Zu einer Modifikation dieses Modells der Multimerenzusammensetzung kam es aufgrund von Ergebnissen, die mit einer verbesserten SDS-Gelelektrophorese gefunden wurden (RUGGERI u. ZIMMERMAN 1981). Durch Verwendung eines diskontinuierlichen Puffersystems sowie einer höheren Agarosekonzentration in den Gels konnte eine bessere Auflösung der Multimeren erzielt werden. Dabei zeigte sich, daß die individuellen Multimere des normalen VIII:vWF zumindest aus drei Banden zusammengesetzt sind, wobei die zentrale Bande im Vergleich zu den beiden anderen deutlich dominiert. Unterschiede gegenüber diesem normalen Muster ergeben sich bei einigen Subtypen des vWJS (s. Abschn. E.). So weist der Subtyp IIA zwar auch eine Unterteilung der Multimeren in drei Banden auf, es findet sich aber eine relative Zunahme der am schnellsten wandernden Bande. Am deutlichsten aber unterscheidet sich von dem normalen Dreiermuster der erst vor kurzem entdeckte Subtyp IIC (RUGGERI et al. 1982d). Das sich wiederholende Multimerenmuster besteht hier lediglich aus zwei, in ihrer Intensität deutlich unterschiedlich ausgeprägten Banden.

ββ) Methodische Probleme beim Nachweis einer abnormalen Multimerenzusammensetzung. Die nachfolgend angeführten Methoden werden zur quantitativen und/oder qualitativen Bestimmung des VIII:vWF-Proteins angewandt. Auf die diagnostische Signifikanz der einzelnen Verfahren wird im Abschnitt J. noch genauer eingegangen. Dennoch erscheint eine Besprechung einiger Aspekte im Rahmen der Pathophysiologie des vWJS gerechtfertigt, da sich Fehlinterpretationen von mit bestimmten Methoden gefundenen Ergebnissen durch eine abnorme Multimerenzusammensetzung erklären lassen.

– *Eindimensionale Immunelektrophorese nach* LAURELL *(1966)*
Die Höhe des Präzipitationsgipfels hängt hier von der elektrophoretischen Mobilität des Antigens ab, die wiederum vom Molekulargewicht, der Molekularkonfiguration, der Ladung, dem Elektrophoresemedium sowie der Elektrophoresezeit bestimmt wird. Da VIIIR:Ag ein sehr großes Molekulargewicht hat,

wirkt die als Elektrophoresemedium verwendete Agarose als molekulares Sieb, es erfolgt also die Separation primär auf Basis der Größe. Daraus wird aber verständlich, daß die kleineren Multimere infolge ihres relativ kleinen Molekulargewichts eine relativ hohe elektrophoretische Mobilität aufweisen. Zu berücksichtigen ist aber außerdem die relativ hohe Antiserumkonzentration, die gewährleistet, daß Antikörper sowohl mit einer hohen als auch einer niedrigen Antigenbindungskapazität vorhanden sind (BLOOM 1980). Die kleineren, funktionell minderwertigen Multimere können aber infolge ihrer geringen Bindungsfähigkeit an Antikörper relativ weit wandern bevor sie als Immunpräzipitat fixiert werden.

Es ist daher verständlich, daß bei Subtypen des vWJS mit fehlenden großen Multimeren, aber einer hohen Konzentration kleiner Multimeren, die eindimensionale Immunelektrophorese VIIIR:Ag-Werte gibt, die über den mit anderen Methoden gefundenen Ergebnissen liegen. Es dürfen aber diese, mit dieser Methodik gemessenen VIIIR:Ag-Konzentrationen im Hinblick auf die hämostatische VIII:vWF-Aktivität nicht fehlinterpretiert werden. Ein direkter Nachweis eines abnormalen VIII:vWF-Proteins ist mit der eindimensionalen Immunelektrophorese nicht möglich. Indirekte Hinweise können sich aber aus der Diskrepanz hoher, mit der eindimensionalen Immunelektrophorese gemessenen VIIIR:Ag-Werte einerseits und niedrigen VIIIR:RCo-Aktivitäten andererseits ergeben.

– Radioimmunoassay (RIA) und immunoradiometrische Methoden (IRMA)
Bei diesen Methoden (s. Abschn. J) werden sehr stark verdünnte IgG-Präparationen und somit sehr niedrige Antikörperkonzentrationen verwendet. Es wird nun diskutiert, daß bei diesen Verfahren die Antikörper vorwiegend mit hochmolekularen Multimeren, also mit Komponenten mit einer hohen „Antigenität" reagieren (BLOOM 1980). Diese Methoden sind daher besonders gut geeignet zur Erfassung von VIII:vWF-Proteinen mit normaler Multimerenzusammensetzung. Bei Vorliegen von abnormalen VIII:vWF-Proteinen ergeben sich bei diesen Verfahren „dose response"-Kurven, die von den mit normalen VIII:vWF-Proteinen gewonnenen Kurven abweichen. Derartige nicht parallele „dose response"-Kurven, sowie auch eine reduzierte Antikörperbindung können als indirekter Hinweis auf das Vorliegen eines VIII:vWF-Proteins mit abnormaler Multimerenzusammensetzung aufgefaßt werden.

– Korrelation der elektrophoretisch gemessenen VIIIR:Ag-Werte zu den mit immunoradiometrischen Methoden gefundenen Ergebnissen
Für die Hämostase kompetent sind in erster Linie die großen Multimere. Trotz der in bestimmten Situationen beobachteten Dissoziation zwischen Blutungszeit und VIIIR:RCo kann im allgemeinen die VIIIR:RCo-Aktivität als Maß für diese hämostatische Wirksamkeit aufgefaßt werden. Werden nun einerseits mit der Methodik nach LAURELL auch die funktionell minderwertigen kleineren Multimere gemessen, erfassen aber immunoradiometrische Methoden vorwiegend die funktionell hochwertigen großen Multimere, so sollte dies durch verschieden gute Übereinstimmung mit der gleichzeitig gemessenen VIIIR:RCo-Aktivität zum Ausdruck kommen. Daß dies auch tatsächlich der Fall ist, zeigen die Ergebnisse einer kollaborativen Studie (NILSSON 1978; NILSSON et al. 1980b), in der die Plasmen von Patienten mit vWJS in mehreren Laboratorien mit

verschiedenen Methoden untersucht wurden. Dabei zeigte sich zwar insgesamt
eine positive Korrelation zwischen den mit der Methodik von Laurell gefundenen Ergebnissen einerseits und den IRMA/RIA-Werten andererseits. Auch waren insgesamt die Laurell-Werte signifikant positiv zur VIIIR:RCo-Aktivität
korreliert.

Bei einem Teil der Plasmen aber fand sich als Hinweis auf das Vorliegen
eines abnormalen VIII:vWF-Proteins eine erhöhte elektrophoretische Mobilität
in der zweidimensionalen Immunelektrophorese (s. unten). Wurden die in diesen
Plasmen gefundenen Ergebnisse getrennt berechnet, so waren die mit der eindimensionalen Laurell-Elektrophorese gemessenen Werte weder zu den IRMA/
RIA-Ergebnissen noch zu den VIIIR:RCo-Aktivitäten korreliert. Generell lagen
in diesen Plasmen mit abnormer elektrophoretischer Mobilität die Laurell-
Werte höher als die IRMA/RIA- und VIIIR:RCo-Ergebnisse. Es waren aber
auch in diesen Plasmen die IRMA/RIA-Werte signifikant positiv zu den
VIIIR:RCo-Aktivitäten korreliert. Diese Ergebnisse können nun so interpretiert
werden (Bloom 1980), daß bei Vorliegen eines abnormen VIII:vWF-Proteins
mit hoher Konzentration von hämostatisch minderwertigen kleineren Multimeren die eindimensionale Elektrophorese nach Laurell zu hohe VIIIR:Ag-Er-
gebnisse liefert. Die für die hämostatische Wirksamkeit aber kompetenten großen Multimere werden korrekter durch die IRMA/RIA-Methoden erfaßt, was
sich auch in der guten Korrelation zur VIIIR:RCo-Aktivität widerspiegelt.

– *Zweidimensionale Immunelektrophorese nach* Laurell *(1965)*

Infolge der verschiedenen Wanderungsgeschwindigkeit der verschieden großen Multimeren ergibt die zweidimensionale Immunelektrophorese des normalen VIII:vWF-Proteins ein asymmetrisches Präzipitationsmuster. Bei Fehlen der
großen Multimeren, wie dies bei einigen Subtypen des vWJS der Fall ist, zeigt
dieses abnorme VIII:vWF-Protein infolge der höheren elektrophoretischen Mobilität der kleinen Multimeren ein gegenüber dem normalen VIII:vWF deutlich
verschiedenes Präzipitationsmuster (s. Abschn. E.). Es kann somit die zweidimensionale Immunelektrophorese zu den Methoden gerechnet werden, die durch
Erfassung der Multimerenzusammensetzung einen qualitativen Defekt des
VIII:vWF-Proteins nachweisen können. So kann mit dieser Methodik der Subtyp II des vWJS diagnostiziert werden, allerdings ist eine weitere Differenzierung
in die Subtypen IIA, IIB oder IIC mit der zweidimensionalen Immunelektrophorese nicht möglich.

– *SDS-Agarosegelelektrophorese*

Die SDS-Agarosegelelektrophorese (Ruggeri u. Zimmerman 1980, 1981;
Hoyer u. Shainoff 1980; Meyer et al. 1980; Hoyer 1981) stellt derzeit die
Methodik dar, mit der sich am besten die Zusammensetzung und relative Konzentration von verschieden großen Multimeren erfassen läßt. Mit dieser Methodik ist nicht nur die Diagnostik des Subtyps II des vWJS möglich, es kann
damit auch eine weitere Differenzierung in Subtyp IIA, IIB oder IIC erfolgen
(s. Abschn. E.).

– *Isoelektrische Fokusierung*

Fulcher et al. (1983) konnten zeigen, daß durch isoelektrische Fokusierung
des VIII:vWF-Proteins in Urea-Agarosegel eine Differenzierung der Subtypen
IIA und IIB des vWJS möglich ist.

γγ) Bedeutung der Multimerenzusammensetzung des VIII:vWF-Proteins für die hämostatische Funktion. Zahlreiche Hinweise sprechen dafür, daß die hämostatische Wirksamkeit von Multimeren direkt proportional zu deren Größe ist. So zeigen die größeren Multimere bei Anwesenheit von Ristocetin eine im Vergleich zu den kleineren Multimeren bevorzugte Bindung an normale Blutplättchen (DOUCET-DE BRUINE et al. 1978; RUGGERI u. ZIMMERMAN 1980; GRALNICK et al. 1981a). Es handelt sich dabei um eine größere Affinität der großen Multimeren zu VIII:vWF-Rezeptoren (RUGGERI et al. 1981), es sei hier auf den Abschn. D.II. verwiesen. Diese Befunde stehen in Übereinstimmung mit der bereits erwähnten guten Korrelation zwischen VIIIR:RCo-Aktivität und Befunden, die mit vorwiegend die großen Multimere erfassenden Methoden erhoben wurden.

Die in jüngster Zeit von SIXMA et al. (1984) publizierten Ergebnisse zeigen, daß aber offenbar neben der Multimerengröße noch weitere, derzeit noch nicht näher zu definierende Eigenschaften für die hämostatische Wirksamkeit des VIII:vWF verantwortlich sind. Es konnte zwar auch in dieser experimentellen Arbeit gezeigt werden, daß Kryopräzipitat und andere F-VIII-Konzentrate mit hochmolekularen Multimeren die Plättchenadhäsion unterstützen, während kommerzielle F-VIII-Konzentrate mit niedrigmolekularen Multimeren keine fördernde Wirkung auf die Plättchenadhäsion zeigten. Weitere Untersuchungen mit aus Kryopräzipitat gewonnenen VIII:vWF-Fraktionen unterschiedlichen Molekulargewichts ergaben aber keine unterschiedliche Wirkung der verschieden großen Multimeren auf die Plättchenadhäsivität.

Abgesehen von diesen experimentellen Befunden gibt es aber auch klinische Situationen, die die größere hämostatische Kompetenz der großen Multimeren unterstreichen. So fehlen beim Subtyp IIA des vWJS die großen und mittleren Multimere. Auch wenn bei diesem Subtyp, wie dies während der Schwangerschaft oder nach der Gabe von DDAVP der Fall ist, die kleinen Multimere hohe Spiegel erreichen, bleibt die Blutungszeit als Ausdruck des weiter bestehenden hämostatischen Defekts verlängert (LUDLAM et al. 1980; RUGGERI et al. 1982c). Weiters wird die Bedeutung der großen Multimeren für die hämostatische Funktion durch den schlechten therapeutischen Effekt kommerzieller Faktor-VIII-Konzentrate beim vWJS unterstrichen. Im Vergleich zu Kryopräzipitat sind die großen Multimere in den kommerziellen Faktor-VIII-Konzentraten stark vermindert (JAKAB et al. 1978; WEINSTEIN u. DEYKIN 1979). Darauf ist die fehlende Korrektur der Blutungszeit nach der Gabe von kommerziellen Faktor-VIII-Konzentraten beim vWJS zurückzuführen (BLATT et al. 1976; GREEN u. POTTER 1976a).

δδ) Relation der mit dem VIII:vWF-Protein assoziierten Eigenschaften zueinander. Die vorangegangenen Ausführungen haben bereits gezeigt, daß die mit dem VIII:vWF-Protein assoziierten Eigenschaften nicht immer streng zueinander korreliert sind (Übersichten s. bei BLOOM 1980; ZIMMERMAN u. RUGGERI 1982; NIESSNER 1983). Eine derartige Dissoziation von Faktor-VIII-Subentitäten konnte auch nach Streß beim vWJS beobachtet werden (RATNOFF u. SAITO 1974). Während es zu einer Besserung oder Normalisierung des VIIIR:Ag und auch der Ristocetin-induzierten Plättchenaggregation kommt, wird die Blutungszeit nicht beeinflußt. Weiters berichten TS'AO et al. (1976) über eine im

Vergleich zur VIIIR:Ag-Konzentration verstärkte Ristocetin-induzierte Plättchenaggregation im Blut von Neugeborenen. Schließlich sei noch auf den Subtyp IIB des vWJS hingewiesen (s. Abschn. E), bei dem trotz weitgehend normaler VIIIR:RCo-Aktivität die Blutungszeit stark verlängert sein kann.

Noch deutlicher aber zeigen verschiedene experimentelle Untersuchungen das Vorkommen von individuellen, mit dem VIII:vWF-Protein assoziierten Aktivitäten. So konnten Jenkins et al. (1976a) durch Ristocetin-induzierte Plättchenaggregation in plättchenreichem Plasma Material mit unterschiedlicher VIIIR:RCo-Aktivität und VIIIR:Ag-Konzentration gewinnen. Furlan u. Beck (1977) trennten chromatographisch ebenfalls Material mit unterschiedlicher relativer Konzentration von VIIIR:Ag einerseits und VIIIR:RCo-Aktivität andererseits. Über eine Abtrennung der VIIIR:RCo-Aktivität von der VIIIR:Ag-Konzentration berichten auch Barrow et al. (1979), wobei diese Autoren Plasma mit Antikörpern gegen Kaninchen-VIIIR:Ag und mit humanen, gegen VIII:C gerichteten Antikörpern behandelten. Sixma et al. (1984) konnten in verschiedenen F-VIII-Präparationen eine Diskrepanz zwischen VIIIR:RCo-Aktivität einerseits und der Wirkung von VIII:vWF auf die Plättchenadhäsion andererseits zeigen.

Weitere Hinweise auf die Existenz von individuellen, nicht immer zu anderen Faktor-VIII-assoziierten Eigenschaften korrelierten Subentitäten haben Untersuchungen mit monoklonalen Antikörpern gebracht. So konnten Bowie et al. (1981) mit einem von Katzman et al. (1981) präparierten, gegen porzinen VIII:vWF gerichteten monoklonalen Antikörper eine Verlängerung der in vivo-Blutungszeit ohne gleichzeitige Änderung der VIIIR:RCo-Aktivität erzielen. Meyer et al. (1981) berichten über einen gegen VIIIR:RCo gerichteten monoklonalen Antikörper, der nicht die Adhäsion von Plättchen an das Subendothel blockiert. Schließlich konnten Ogata et al. (1983) einen monoklonalen Antikörper gegen humanen VIII:vWF gewinnen, der zwar die Ristocetin-induzierte Plättchenaggregation blockiert, aber die Plättchenadhäsion an Glasperlen weitgehend unbeeinflußt läßt.

Es wird diskutiert, daß zumindest ein Teil dieser Ergebnisse durch einen verschiedenen Polymerisationgrad der den VIII:vWF aufbauenden Multimeren erklärt werden kann (Bloom 1980). Meyer et al. (1983) konnten aber mit einer großen Zahl verschiedener monoklonaler Antikörper zeigen, daß biologische Funktionen des VIII:vWF umschriebenen Loci auf der Oberfläche des VIII:vWF-Proteins zugeordnet werden könne. Epitope, die sowohl zur Plättchenadhäsion an das Subendothel als auch zur Bindung des VIII:vWF an Plättchen in Relation standen, waren offenbar an allen Multimeren des VIII:vWF vorhanden. Es würde dies bedeuten, daß die verschiedenen mit dem VIII:vWF assoziierten Eigenschaften nicht (nur) durch einen unterschiedlichen Polymerisationsgrad der Multimeren des VIII:vWF erklärt werden können, sondern daß an der VIII:vWF-Oberfläche verschiedene umschriebene funktionelle Zentren vorhanden sind.

In experimentellen Anordnungen (Sixma et al. 1984) müssen aber noch weitere Möglichkeiten berücksichtigt werden: Es könnte der aus kommerziellen Konzentraten stammende VIII:vWF durch die Bindung an das Subendothel so verändert werden, daß Blutplättchen nicht mehr an diesen VIII:vWF binden.

Es wäre aber auch möglich, daß die Bindung zwischen VIII:vWF und Plättchen an „low affinity sites" erfolgt. Dies würde die Diskrepanz zwischen Ristocetin-induzierter Plättchenaggregation aber fehlender Plättchenadhäsion bei hoher Strömungsgeschwindigkeit erklären.

II. Blutplättchen und v. Willebrand-Faktor

Wenn auch die beim vWJS zu beobachtende Plättchenfunktionsstörung in erster Linie eine Folge des defekten plasmatischen VIII:vWF ist, so erscheint es zum besseren Verständnis der Pathophysiologie dennoch erforderlich auch auf die Blutplättchen selbst einzugehen. So ist eine der Voraussetzungen für die wichtige Funktion der Blutplättchen in der primären Hämostase die Existenz von Membranrezeptoren für den VIII:vWF. Weiters wurde in letzter Zeit ein als „Pseudo"-vWJS bezeichnetes Krankheitsbild beschrieben, bei dem es sich primär um einen Plättchendefekt handelt (s. Abschn. E.). Schließlich fehlt das normalerweise auch in den Blutplättchen lokalisierte VIII:vWF-Protein bei einem Teil der Subtypen des vWJS.

1. In den Blutplättchen lokalisierter v. Willebrand-Faktor
(Plättchen-VIII:vWF)

Im Gegensatz zu VIII:C läßt sich, wie in Immunfluoreszenzstudien gezeigt werden konnte, VIIIR:Ag auch in den Blutplättchen nachweisen (HOWARD et al. 1974; NACHMAN u. JAFFE 1975; SIXMA et al. 1976; SLOT et al. 1978; ZUCKER et al. 1979; SULTAN et al. 1979). Die Hauptmenge des VIIIR:Ag ist in den α-Granula, eine kleinere Menge aber auch an der Plättchenmembran lokalisiert. Wie Einbaustudien mit radioaktiv markierten Aminosäuren gezeigt haben, wird der in den Plättchen lokalisierte VIII:vWF in den Megakaryozyten synthetisiert (NACHMAN et al. 1977). Während der ADP-, Thrombin- und auch Kollagen-induzierten Plättchenaggregation wird ein kleinerer Teil des VIIIR:Ag aus den Plättchen freigesetzt (KOUTTS et al. 1978; ZUCKER et al. 1979; SULTAN et al. 1979). Der durch Thrombin-induzierte Plättchenaggregation freigesetzte VIII:vWF wird zum Teil wieder an die Plättchenmembran gebunden (LOPEZ FERNANDEZ et al. 1982; GEORGE u. ONOFRE 1982). Elektrophoretische Untersuchungen haben keinen Hinweis auf einen qualitativen Unterschied zwischen plasmatischem und aus den Plättchen freigesetztem VIII:vWF ergeben (SULTAN et al. 1979). Erst in letzter Zeit konnte gezeigt werden, daß der in den Plättchen lokalisierte VIII:vWF aus größeren Multimeren als der plasmatische VIII:vWF aufgebaut ist (RUGGERI et al. 1982c). Es erscheint daher gerechtfertigt, von einem Plättchen-VIII:vWF zu sprechen.

Offen bleiben muß derzeit noch die Frage, inwieweit dem in den Plättchen lokalisierten VIII:vWF eine Bedeutung für eine normale Hämostase zukommt (Übersicht s. NIESSNER 1983). So kann bei der schweren, homozygoten Form des vWJS durch Zufuhr von Normalplasma oder Kryopräzipitat eine suffiziente Hämostase erreicht werden, obwohl bei diesem Subtyp III kein VIII:vWF in den Plättchen nachweisbar ist und auch durch die Zufuhr von Faktor-VIII/v.Willebrand-Faktor-Komplex keine Aufnahme von VIII:vWF in die Plättchen erfolgt (Green u. Potter 1976b; Sultan et al. 1978). Diskutiert wird aber die Möglichkeit, daß es bei Verletzungen der Gefäßwand zu einer Anlagerung von aus zerstörten Blutplättchen freigesetztem VIII:vWF an das Subendothel kommt (Meyer u. Baumgartner 1983).

2. Plättchenmembranrezeptoren für den VIII:vWF

An der Plättchenoberfläche konnten zwei spezifische Rezeptoren für den VIII:vWF gezeigt werden:

– Plättchenmembranglykoprotein Ib (GPIb)
Mehrere Arbeitsgruppen (Kao et al. 1979a, b; Morisato u. Gralnick 1980) konnten an der Plättchenoberfläche einen Rezeptor zeigen, an den VIII:vWF bei Anwesenheit von Ristocetin gebunden wird. Aufgrund zahlreicher Ergebnisse kann als weitgehend gesichert angesehen werden, daß das Glycoprotein Ib (GPIb) mit diesem Rezeptor identisch ist (Übersichten s. bei George et al. 1984 sowie Clemetson u. Lüscher 1985). So bindet der VIII:vWF zwar an normale Plättchen, nicht aber an die Plättchen des Bernard-Soulier Syndroms, die kein GPIb haben (Caen et al. 1976; Jenkins et al. 1976b; Zucker et al. 1977; Moake et al. 1980). Weiters korreliert die Proteolyse des Rezeptors GPIb mit dem Verlust der Bindungsfähigkeit für den VIII:vWF (Solum et al. 1979, 1980). Insbesondere aber seien Untersuchungen mit monoklonalen Antikörpern hervorgehoben, die die Ristocetin-induzierte Plättchenaggregation blockieren (McMichael et al. 1981; Ruan et al. 1981; Coller et al. 1983). Diese monoklonalen Antikörper gehen zwar eine Bindung mit normalen Plättchen und auch Megakaryozyten, nicht aber mit Plättchen von Patienten mit Bernard-Soulier Syndrom ein. Es konnte auch gezeigt werden, daß es parallel zur Ristocetin-induzierten Plättchenaggregation zu einer Inhibition der Bindung von VIIIR:Ag an Plättchen kommt. Weiters bewirkten die gegen die Ristocetin-induzierte Plättchenaggregation gerichteten monoklonalen Antikörper auch eine Hemmung der Retention von Blutplättchen an Glasperlen (Coller et al. 1983).

– Plättchenmembranglykoprotein IIb/IIIa (GPIIb/IIIa)
Erst in jüngster Zeit konnte gezeigt werden, daß es, zusätzlich zu der Bindung an GPIb, auch zu einer Bindung von VIII:vWF an den bei der Thrombasthenie fehlenden Rezeptor GPIIb/IIIa kommt. Voraussetzung für diesen Bindungsmechanismus ist aber eine Aktivierung der Plättchen durch ADP, Epinephrin oder Thrombin, wodurch der Fibrinogenrezeptor GPIIb/IIIa exprimiert wird (Ruggeri et al. 1982a; Ruggeri et al. 1983; Fujimoto u. Hawiger 1982; Fujimoto et al. 1982).

Es existieren somit 2 distinkte Plättchenmembranrezeptoren für den VIII:vWF. Die größere klinische Bedeutung muß dem GPIb zugeschrieben werden. Es ist aber möglich, daß es durch den Bindungsmechanismus am GPIIb/IIIa zu einer Stabilisierung der Plättchenaggregate kommt (George et al. 1984). Im Hinblick auf das vWJS muß aber betont werden, daß Untersuchungen der Plättchenmembranglykoproteine normale Ergebnisse gezeigt haben (Jenkins et al. 1976b). Der Hämostasedefekt beim vWJS ist somit ausschließlich auf qualitative oder quantitative Störungen des VIII:vWF zurückzuführen.

3. vWJS-Antigen II

In den letzten Jahren sind mehrere Studien über ein aus Blutplättchen sezernierbares, als „vWJS-Antigen II" bezeichnetes Protein veröffentlicht worden (MONTGOMERY and ZIMMERMAN 1978; SCOTT u. MONTGOMERY 1981; CARROLL et al. 1984). Die Bedeutung dieses Proteins sowie die Relation zum VIII:vWF sind derzeit noch unklar (s. auch anschließenden Abschn. D.III).

III. Gefäßwand und v. Willebrand-Faktor

Bei der Besprechung der Interaktion zwischen VIII:vWF einerseits und Gefäßwand andererseits müssen zwei Aspekte berücksichtigt werden. Vergleichbar mit den Blutplättchen läßt sich auch in der Gefäßwand VIII:vWF nachweisen, so daß von einem vaskulären VIII:vWF gesprochen werden kann. Wichtiger aber für das Verständnis der dem vWJS zugrunde liegenden Störung ist die Bedeutung des VIII:vWF für die Interaktion zwischen Blutplättchen und Subendothel.

1. In der Gefäßwand lokalisierter v. Willebrand-Faktor
(vaskulärer VIII:vWF)

Mit Immunfluoreszenzstudien, aber auch elektronenmikroskopisch ließ sich VIIIR:Ag sowohl in den Endothelzellen (HOYER et al. 1973; BLOOM et al. 1973 b, 1976; PIOVELLA et al. 1978), als auch im Subendothel (RAND et al. 1980 a, b), nie aber extravaskulär nachweisen. Nicht bekannt ist bisher wo der wahrscheinlich aus der Endothelzelle stammende VIIIR:Ag im Subendothel genau lokalisiert ist.

Durch Einbaustudien mit radioaktiv markierten Aminosäuren konnte gezeigt werden, daß VIII:vWF in den Endothelzellen synthetisiert wird (JAFFE et al. 1973, 1974; TUDDENHAM et al. 1981). Es sind somit die Endothelzellen und Megakaryozyten die einzigen Zellen im Organismus, die VIII:vWF synthetisieren können.

Durch verschiedene pharmakologische und mechanische Stimuli kann VIII:vWF aus den Endothelzellen freigesetzt werden, wobei die Freisetzung in erster Linie in das Gefäßlumen, möglicherweise aber auch in das Subendothel erfolgt. Aus Endothelzellkulturen wird VIII:vWF zwar durch Epinephrin, nicht jedoch durch das Vasopressinderivat DDAVP freigesetzt (WALL et al. 1980). Die Freisetzung durch Epinephrin läßt sich durch Betablocker blockieren. „In vivo" kann VIII:vWF aus den Endothelzellen sowohl durch DDAVP als auch mechanisch durch Venenocclusion freigesetzt werden (s. Abschn. D. IV.).

Vergleichbar mit dem Plättchen-VIII:vWF gibt es Hinweise, daß auch der in der Gefäßwand lokalisierte VIII:vWF aus noch größeren Multimeren als der im Plasma zirkulierende VIII:vWF aufgebaut ist (MOAKE et al. 1982). Da aber der plasmatische VIII:vWF vaskulären Ursprungs ist, muß nach der Synthese in der Endothelzelle noch eine Strukturänderung erfolgen. In diesem Zusammenhang sei auf die Untersuchungen von LYNCH et al. (1982) hingewiesen. Diese Autoren konnten zeigen, daß es nach der Synthese von bovinem

VIII:vWF entweder noch vor oder während der Sekretion zu einer Abspaltung eines Fragments mit einem Molekulargewicht von 15,000 kommt.

Hinweise auf die Bedeutung des im Subendothel lokalisierten VIII:vWF haben Untersuchungen mit einer Perfusionskammer (s. anschließenden Abschnitt) ergeben. In dieser experimentellen Versuchsanordnung kam es auch dann zu einer Anlagerung von Blutplättchen an das Subendothel, wenn in der Perfusionsflüssigkeit kein VIII:vWF vorhanden war (BOLHUIS et al. 1979; RAND et al. 1980). Diese Adhärenz, die die Anwesenheit von divalenten Kationen erfordert (SAKARIASSEN et al. 1984), wird durch den im Subendothel lokalisierten VIII:vWF vermittelt. Durch Hinzufügen von exogenem plasmatischen VIII:vWF wird aber die Anlagerung von Blutplättchen an das Subendothel wesentlich gesteigert (TSCHOPP et al. 1974; WEISS et al. 1978a; SAKARIASSEN et al. 1979; BOLHUIS et al. 1981; AIHARA et al. 1984). Dieser verstärkende Effekt von exogenem VIII:vWF auf die Plättchenanlagerung erfordert die Anwesenheit von Calcium-Ionen. Bei Ersatz der Calcium-Ionen durch Magnesium-Ionen geht die unterstützende Wirkung des exogenen VIII:vWF verloren (SAKARIASSEN et al. 1984).

MCCARROLL et al. (1984) konnten erst jüngst zeigen, daß das vWJS-Antigen II in Endothelzellen synthetisiert und von dort durch DDAVP freigesetzt werden kann (s. auch Abschn. K. III). Die klinische Bedeutung dieser Ergebnisse muß derzeit offen bleiben.

2. Subendotheliale VIII:vWF-Rezeptoren

Mehrere Untersuchungen konnten zeigen, daß Kollagensuspensionen VIII:vWF-Aktivitäten aus dem Normalplasma adsorbieren (NYMAN 1977; NYMAN 1980; LEGRAND et al. 1978; SANTORO 1981; SANTORO 1983; MEYER u. BAUMGARTNER 1983; KESSLER et al. 1984). Offenbleiben muß aber derzeit noch, welche subendothelialen Strukturen in die Bindung von VIII:vWF und die Plättchenadhäsion involviert sind. Diskutiert werden das Basalmembrankollagen, fibrilläres Kollagen sowie Mikrofibrillen. KESSLER et al. (1984) konnten zeigen, daß nur native (und nicht denaturierte) kollagene Fibrillen VIII:vWF-Aktivitäten adsorbieren, wobei vor allem die großen Multimere angelagert werden.

3. Interaktion zwischen Gefäßwand, VIII:vWF und Blutplättchen

Unter normalen Bedingungen bildet das Endothel eine Barriere zwischen zirkulierendem Blut und den verschiedenen Komponenten der Gefäßwand. Blutplättchen adhärieren nicht an intakte Endothelzellen. Kommt es aber zu einer Verletzung der Gefäßwand, so adhärieren die Blutplättchen an das Subendothel. Wesentlich zum heutigen Wissensstand über diesen Mechanismus haben die mit der Perfusionskammer von BAUMGARTNER (1973) durchgeführten Untersuchungen beigetragen (rezente Übersichten s. MEYER u. BAUMGARTNER 1983; NIESSNER 1983; SIXMA et al. 1983). Es handelt sich dabei um Kaninchen- oder auch humane (TSCHOPP et al. 1979; SAKARIASSEN et al. 1979) Gefäßwände, die in einer Perfusionskammer mit verschiedenen Lösungen umspült werden können. Da das Endothel mechanisch entfernt wird, besteht die Oberfläche aus Subendothel, das direkt mit der Perfusionsflüssigkeit in Kontakt kommt.

Mit dieser Versuchsanordnung konnte gezeigt werden, daß die Blutplättchen von Patienten mit Bernard-Soulier-Syndrom, als Folge des fehlenden Rezeptors für den VIII:vWF in der Plättchenmembran, nicht an das Subendothel adhärieren können (WEISS et al. 1974, 1978b). Auch bei Durchströmung mit plättchenreichem Zitratplasma (TSCHOPP et al. 1974; WEISS et al. 1978a) oder Nativblut (WEISS et al. 1978b) von Patienten mit vWJS findet sich eine verminderte Plättchenadhäsivität. Im Gegensatz zum Bernard-Soulier-Syndrom kann jedoch die verminderte Adhäsivität beim vWJS durch den Zusatz von gereinigtem VIII:vWF korrigiert werden (WEISS et al. 1978a).

Eine Verminderung der Adhäsion läßt sich aber auch durch gegen den VIII:vWF gerichtete heterologe oder homologe Antikörper erzielen. Dieser Effekt ist sowohl durch den Zusatz der Antikörper zum Perfusionsblut (BAUMGARTNER et al. 1980; STEL et al. 1985), als auch durch Vorbehandlung der vom Endothel befreiten Gefäße mit dem Antikörper zu erzielen (TURITTO et al. 1981; STEL et al. 1985). In Übereinstimmung mit dieser Beobachtung steht die rasche Bindung des zur Perfusionsflüssigkeit zugesetzten VIII:vWF an das Subendothel, wobei die Menge des an das Subendothel gebundenen VIII:vWF zur Plättchenakkumulation korreliert ist (BOLHUIS et al. 1979). Es konnte auch gezeigt werden, daß der VIII:vWF der einzige Plasmafaktor ist, der für die Plättchenadhäsion an das Subendothel erforderlich ist (TSCHOPP et al. 1974; WEISS et al. 1978; SAKARIASSEN et al. 1979; BOLHUIS et al. 1979, 1981).

Das Ausmaß des Adhäsionsdefektes, sei es beim vWJS oder aber infolge der Anwesenheit von spezifischen Antikörpern, ist stark von der Schergeschwindigkeit abhängig (WEISS et al. 1978b; BAUMGARTNER et al. 1980; STEL et al. 1985). Bei niedrigen Schergeschwindigkeiten, wie sie in großen Venen gemessen werden, läßt sich kein Adhäsionsdefekt nachweisen. Bei höheren arteriellen Schergeschwindigkeiten kann eine verminderte Adhäsivität an das Subendothel bei niedrigen Zitratkonzentrationen gezeigt werden. Im Nativblut ist ein signifikanter Adhäsionsdefekt bei Fehlen des VIII:vWF erst bei hohen Schergeschwindigkeiten, wie sie in kleinen Gefäßen vorherrschen, nachweisbar. Es kann daraus geschlossen werden, daß VIII:vWF erst dann ein essentieller Kofaktor der Plättchenadhäsivität ist, wenn, wie dies bei hohen Schergeschwindigkeiten der Fall ist, die Kontaktzeit zwischen Plättchen und Subendothel sehr kurz ist.

Basierend auf diesen Ergebnissen lassen sich die derzeitigen Vorstellungen über die Plättchenadhäsion an das Subendothel folgendermaßen zusammenfassen: Wird durch eine Verletzung des Endothels das Subendothel freigelegt, so kommt es zu einer geringen, wahrscheinlich durch den im Subendothel lokalisierten VIII:vWF vermittelten, Plättchenadhäsion. Wesentlich wichtiger aber ist die bei Freilegung des Subendothels eintretende Bindung des plasmatischen VIII:vWF an subendotheliale Strukturen (SAKARIASSEN et al. 1979). Der so gebundene plasmatische VIII:vWF kann, wahrscheinlich infolge Änderung der Molekülstruktur, in Interaktion mit Blutplättchen treten, wodurch die Plättchenadhärenz an das Subendothel stark zunimmt. Es kommt somit bei diesem für die primäre Hämostase wichtigen Vorgang, dem plasmatischen VIII:vWF, und hier vor allem den großen Multimeren, eine Schlüsselstellung zu. Infolge der Molekülgröße des VIII:vWF ist die Spekulation naheliegend, daß VIII:vWF als „Brücke" zwischen der Plättchenmembran und dem Subendothel wirkt. Bei hohen Schergeschwindigkeiten trägt aber auch der in der Gefäßwand lokalisierte VIII:vWF zur Plättchenadhäsion bei (Stel et al. 1985).

Im Gegensatz zu dem an das Subendothel gebundenen plasmatischen VIII:vWF kann nicht-gebundener, freier VIII:vWF nur dann mit der Plättchenmembran eine Bindung eingehen, wenn ein geeigneter induktiver Stimulus erfolgt (Zucker et al. 1977; Schneider-Trip et al. 1979). So kommt es nur bei Anwesenheit von Ristocetin zu einer Bindung des nativen humanen VIII:vWF an Blutplättchen. Als mögliches physiologisches Äquivalent zu Ristocetin werden kollagene Fibrillen, Mikrofibrillen aber auch Thrombin und ADP diskutiert (Meyer u. Baumgartner 1983). Es wäre auch vorstellbar, daß der aus den Plättchen und den geschädigten Endothelzellen freigesetzte VIII:vWF an der Stelle einer Gefäßverletzung in relativ hoher Konzentration gebunden wird (Meyer u. Baumgartner 1983). Es ist aber auch eine Anlagerung des aus stimulierten Plättchen freigesetzten VIII:vWF an die Plättchenmembran, und hier vor allem an das GPIIb/IIIa, vorstellbar, wodurch dieser Mechanismus zu einer größeren Festigkeit der Plättchenaggregate beitragen könnte.

IV. Fibrinolytische Aktivität beim vWJS

Durch das Vasopressinderivat DDAVP und, in geringerem Ausmaß, durch die mechanische Stimulation beim Venenocclusionstest wird VIII:vWF aus den Gefäßendothelzellen freigesetzt (s. Abschn. K.). Der dadurch bewirkte Anstieg der verschiedenen Faktor-VIII-Qualitäten im Blut ist zu den basalen Eigenspiegeln korreliert. Es liegt daher der relative, in Prozent des Eigenspiegels angegebene Anstieg bei normalen Personen, Patienten mit Hämophilie A und auch beim vWJS in der gleichen Größenordnung. Dagegen ist der absolute Anstieg von VIII:C bei der Hämophilie A, sowie von VIII:C und VIII:vWF und der damit assoziierten Eigenschaften beim vWJS, je nach Höhe des individuellen Eigenspiegels eines Patienten, entsprechend niedriger als bei Normalpersonen.

Seit längerem ist auch bekannt, daß es sowohl durch den Venenocclusionstest (Nilsson u. Robertson 1968), als auch durch die Gabe von DDAVP (Gader et al. 1973) zu einer Aktivierung der Fibrinolyse kommt. Es zeigte sich nun, daß die Fibrinolyseaktivierung bei Patienten mit Hämophilie A im gleichen Ausmaß wie bei Normalpersonen erfolgt, dagegen beim vWJS vermindert ist oder überhaupt fehlt (Korninger et al. 1980, 1981; Ludlam et al. 1980; Nilsson et al. 1980a; Niessner et al. 1981). Insgesamt ist die Verminderung der Fibrinolyseaktivierung zum Schweregrad des vWJS korreliert (Niessner et al. 1981). Je niedriger der VIII:vWF-Spiegel eines Patienten mit vWJS ist, um so geringer ist auch die Fibrinolyseaktivierung durch DDAVP oder Venenocclusion, bei schweren Fällen läßt sich häufig überhaupt keine Fibrinolyseaktiverung nachweisen.

Der Endothelzelldefekt betrifft somit zumindest bei einigen, meist schweren Fällen des vWJS eine Synthese und/oder Freisetzungsstörung sowohl des VIII:vWF, als auch des vaskulären Plasminogenaktivators. Es erscheint daher gerechtfertigt, von einem „kombinierten Endothelzelldefekt" beim vWJS zu sprechen. Es muß derzeit offenbleiben, ob es sich bei der gestörten Fibrinolyseaktivierung des vWJS nur um einen interessanten pathogenetischen Aspekt handelt oder ob diesem Befund auch klinische Relevanz zukommt. Diskutiert werden kann sowohl ein kompensatorischer Mechanismus für die erhöhte Blutungsneigung, als auch ein Zusammenhang mit der Frage des Thromboserisikos bei Patienten mit vWJS.

V. Zusammenfassung der derzeitigen Vorstellungen über die Pathogenese des vWJS

Aufgrund der vorangegangenen Ausführungen ergibt sich gegenwärtig folgendes Konzept für die Pathogenese des vWJS (BLOOM 1980). Beim vWJS handelt es sich primär um eine Störung in der Endothelzelle, wobei sowohl der VIII:vWF, als auch der vaskuläre Plasminogenaktivator betroffen sind.

— Quantitative und/oder qualitative Störung des VIII:vWF
Bei der quantitativen Störung des VIII:vWF handelt es sich um eine Reduktion der Synthese und/oder Freisetzung eines normalen VIII:vWF mit normaler Zusammensetzung der Multimeren. Dieser Defekt findet sich bei der als Subtyp I bezeichneten klassischen Form des vWJS (s. Abschn. E.). Bei dem für den Subtyp II charakteristischen qualitativen Defekt des VIII:vWF findet sich eine selektive Verminderung der Freisetzung oder Synthese großer Multimeren des VIII:vWF, möglicherweise mit Überproduktion der kleineren Multimeren. Die Ursache für diese Polymerisationsstörung ist unklar, es werden verschiedene biochemische Erklärungsmöglichkeiten diskutiert (s. BLOOM et al. 1980).
Die Folgen der Störung des VIII:vWF lassen sich so zusammenfassen: Kommt es zu einer Verletzung des vaskulären Endothels und dadurch zu einer Freilegung subendothelialer Strukturen, so kann der VIII:vWF infolge Verminderung oder Fehlens der großen Multimeren nicht seiner „Brückenfunktion" zwischen Subendothel einerseits und Plättchenmembran andererseits nachkommen. Wenn auch bei dieser Störung sicherlich dem plasmatischen VIII:vWF eine zentrale Rolle zukommt, so kann nicht ausgeschlossen werden, daß daran auch aus den Blutplättchen und der Gefäßwand freigesetzter (bzw. dort lokalisierter) VIII:vWF beteiligt ist. Die gestörte „Brückenfunktion" des VIII:vWF führt zu einer verminderten oder fehlenden Adhäsion von Blutplättchen an das Subendothel, so daß es zu keinem primären Wundverschluß durch einen Plättchenthrombus kommen kann. Aus dieser Störung der primären Hämostase, die durch die verlängerte Blutungszeit widergespiegelt wird, erklärt sich in erster Linie die hämorrhagische Diathese beim vWJS.
Der beim vWJS ebenfalls verminderte VIII:C-Spiegel ist als weitere Folge der Störung im Bereich des VIII:vWF aufzufassen. Die Verminderung von VIII:vWF führt wahrscheinlich sowohl zu einer verminderten Produktion und/oder Freisetzung als auch zu einer größeren Labilität und daraus resultierenden verkürzten Halbwertszeit von VIII:C. Sicher ist ein Teil der beim vWJS bestehenden hämorrhagischen Diathese auch auf die Verminderung von VIII:C zurückzuführen.

– Ein weiterer, ebenfalls in den Endothelzellen lokalisierter Defekt, der sich vor allem bei der schweren Form des vWJS findet, ist eine verminderte oder fehlende Aktivierung der Fibrinolyse nach DDAVP oder Venenocclusion infolge verminderter Synthese oder Freisetzung des vaskulären Plasminogenaktivators. Es erscheint daher gerechtfertigt, in diesen Fällen von einem kombinierten Endothelzelldefekt beim vWJS zu sprechen.

E. Klassifikation des vWJS

Je nachdem, ob es sich um eine angeborene oder aber eine der seltenen, erst während des Lebens aufgetretene Form handelt, läßt sich eine Einteilung in hereditäre und erworbene Formen des vWJS treffen.

I. Hereditäres vWJS

Nach Entwicklung eines ganzen diagnostischen Befundspektrums für das vWJS war man ursprünglich der Ansicht, daß die beim vWJS pathologischen Befunde, dies gilt sowohl für den VIII:C als auch die mit dem VIII:vWF assoziierten Eigenschaften, jeweils in gleichem Ausmaß, also zueinander korreliert, von der Norm abweichen. Die Untersuchung größerer Kollektive zeigte aber bald, daß bei einem Teil der Patienten die für das vWJS charakteristischen Laboratoriumsbefunde ein diskordantes Verhalten aufweisen. Derartige Formen des vWJS werden als Subtypen oder auch als Varianten bezeichnet. Zumindest bei einem Teil dieser Patienten findet sich eine entweder alleinige oder aber zusätzlich zu einem quantitativen Defekt bestehende qualitative Störung des VIII:vWF. Die verschiedenen Versuche einer Einteilung des vWJS in Subtypen sind geprägt durch die zunehmende Kenntnis der dem vWJS zugrunde liegenden pathophysiologischen Störung.

1. Frühere Klassifikationsschemata

Die früheren Einteilungen des vWJS waren vorwiegend deskriptiv, basierend auf den bei der Untersuchung von großen Kollektiven am häufigsten gefundenen Befundkonstellationen.

– ETRO-Klassifikation (Nilsson 1978)

Diese Einteilung beruhte auf den bei einem großen Kollektiv mit vier Laboratoriumsparametern (Blutungszeit, VIII:C, VIIIR:Ag, VIIIR:RCo) gefundenen Befundmustern. Es erfolgte eine Einteilung in vier Subtypen, wobei der Typ I dem „klassischen" vWJS entsprach. Patienten mit qualitativen, in der zweidimensionalen Immunelektrophorese nachgewiesenen Defekten, konnten vorwiegend dem Subtyp II zugeordnet werden. Erwähnt sei noch, daß beim Subtyp IV trotz gleichmäßiger Verminderung der Faktor-VIII-Qualitäten die Blutungszeit häufig im Normbereich lag.

Eine alleinige Einteilung des vWJS aufgrund verschiedener Befundmuster erscheint aus mehreren Gründen problematisch. Geht man von 4 Laboratoriumsparametern aus, wie dies bei der ETRO-Klassifikation der Fall ist, so ergibt sich rein rechnerisch die Möglichkeit von 16 verschiedenen Befundmustern (MILLER et al. 1979a; ABILDGAARD et al. 1980). In der Praxis aber gibt es zwischen diesen Befundkonstellationen zweifelsohne fließende Übergänge. Auch muß die schlechte Reproduzierbarkeit eines Teils der zur Verfügung stehenden Methoden (s. Abschn. J.) berücksichtigt werden. Weiters seien noch Faktoren, wie Streß, Schwangerschaft und Lebererkrankungen erwähnt, die sowohl den VIII:C als auch die mit dem VIII:vWF assoziierten Eigenschaften beeinflussen können. Selbst wenn man also willkürliche Grenzen der Laboratoriumsbereiche bei den einzelnen Subtypen festlegt, so erscheint es sicherlich nicht gerechtfertigt, aufgrund einer einmaligen Bestimmung einen Patienten einer der Subtypen zuzuordnen. Es würden zahlreiche Fälle als Variante diagnostiziert werden, obwohl es sich dabei nur um zufällige Beobachtungen der phaenotypischen Heterogenität handelt. Infolge dieser Schwierigkeiten ist es verständlich, daß diese Klassifikation heute als überholt bezeichnet werden kann.

In einer von BLOOM (1980) vorgeschlagenen Einteilung erfolgte in Übereinstimmung mit der ETRO-Klassifikation ebenfalls eine Unterteilung in 4 Subtypen. Zu diesem Zeitpunkt wurden aber außer der zweidimensionalen Immunelektrophorese auch schon immunoradiometrische Methoden zum Nachweis von qualitativen Defekten des VIII:vWF berücksichtigt.

– Klassifikation aufgrund des Erbganges

Von INGRAM wurde 1978 eine Klassifikation des vWJS in autosomal dominante und rezessive Subtypen vorgeschlagen. Die heterozygoten dominanten Formen entsprechen der „klassischen" Form des vWJS, die Patienten weisen nur eine mäßig schwere klinische Symptomatik auf. Dagegen sind homozygote Formen durch eine schwere hämorrhagische Diathese gekennzeichnet. Trotz einer gewissen klinischen Relevanz hat sich auch diese Einteilung wegen einer zu starken Vereinfachung nicht durchgesetzt (BLOOM 1980). Auch wurde darauf hingewiesen, daß Formen mit dominanter und rezessiver Vererbung in ein und derselben Sippe vorkommen können (BLOOM u. PEAKE 1979).

2. Kohlenhydratanteil des VIII:vWF bei Subtypen des vWJS

So wie auch die bisher vorliegenden Ergebnisse über die Bedeutung der Sialinsäure für die Funktion des VIII:vWF widersprüchlich sind (s. Abschn. D.), ist auch die Frage des Sialinsäuregehaltes bei verschiedenen Subtypen des vWJS derzeit nicht mit Sicherheit zu beantworten. GRALNICK et al. (1976, 1977b, 1982a), HOWARD et al. (1979), ZIMMERMAN et al. (1979b) sowie DE MARCO u. SHAPIRO (1981) berichten über einen verminderten Sialinsäuregehalt bei einigen Patienten mit vWJS. In den Untersuchungen von GRALNICK et al. wurde bei 3 Patienten mit vWJS eine Verminderung der Sialinsäure auf 38–47% gefunden. Aufgrund der anderen bei diesen Fällen erhobenen Befunde, insbesondere sei hier die abnorme Präzipitation in der zweidimensionalen Immunelektrophorese erwähnt, konnte bei diesen Patienten, zum Teil zusätzlich zu einem quantitativen Defekt, auch eine qualitative Störung des VIII:vWF diagnostiziert werden.

Da die Entfernung der Sialinsäure vom VIII:vWF die Reaktivität mit Plättchen erhöht, wird ein Zusammenhang eines verminderten Sialinsäuregehaltes mit der abnormen Funktion des VIII:vWF bei dem Subtyp IIB (s. anschließenden Abschn.) diskutiert (ZIMMERMAN u. RUGGERI 1982). Neueste Ergebnisse (FULCHER et al. 1983) konnten diese Theorie allerdings nicht bestätigen. Durch Untersuchungen mit isoelektrischer Fokusierung in Urea-Agarosegel konnte gezeigt werden, daß die Entfernung der Sialinsäure durch Neuraminidase-Behandlung beim Subtyp IIA und IIB zu einer ähnlichen Veränderung wie beim normalen VIII:vWF führt. Die Autoren schließen daraus, daß eine signifikante Verminderung der Sialinsäure beim Subtyp II des vWJS unwahrscheinlich ist.

Aufgrund dieser widersprüchlichen Ergebnisse, sowie der Tatsache, daß sich bei zahlreichen Patienten mit verschiedenen Formen des vWJS ein normaler Kohlenhydratanteil des VIII:vWF findet (ZIMMERMAN et al. 1979b), soll bei der weiter unten angeführten Klassifikation des vWJS der Kohlenhydratgehalt des VIII:vWF nicht berücksichtigt werden.

3. VIII:C-Spiegel bei Subtypen des vWJS

Generell kann gesagt werden, daß VIII:C bei Subtypen des vWJS normal oder auch vermindert sein kann, es handelt sich aber immer nur um einen quantitativen Defekt (LAZARCHICK u. HOYER 1978; PEAKE u. BLOOM 1978; REISNER et al. 1979). Die Verminderung von VIII:C ist wahrscheinlich nur eine Folge der Störung im Bereich des VIII:vWF (s. Abschn. D.). Sogar bei den schwersten, als Subtyp III bezeichneten Fällen sind VIII:C und VIII:CAg immer nachweisbar, auch wenn der VIII:vWF selbst mit sehr empfindlichen Methoden nicht mehr meßbar ist.

4. Klassifikation des vWJS aufgrund von quantitativen und/oder qualitativen Defekten des VIII:vWF-Proteins (s. Tabelle 2)

Zum Teil basierend auf den oben angeführten älteren Klassifikationen, weiters unter Berücksichtigung des Erbganges, insbesondere aber aufgrund neuerer Ergebnisse über den Aufbau des VIII:vWF-Proteins aus verschieden großen Multimeren, wurde in den letzten Jahren eine Einteilung des vWJS in Subtypen erarbeitet (MEYER et al. 1980; RUGGERI u. ZIMMERMAN 1980; ZIMMERMAN u. RUGGERI 1982, 1983), die derzeit wohl am besten reproduzierbar eine Zuordnung von Patienten mit vWJS zu verschiedenen Subtypen ermöglicht.

a) Subtyp I des vWJS

Bei diesem Subtyp handelt es sich lediglich um einen quantitativen Defekt des VIII:vWF. Man findet daher mit der SDS-Agarosegelelektrophorese (RUGGERI et al. 1982c) eine normale Multimerenstruktur des VIII:vWF, auch die zweidimensionale Immunelektrophorese ergibt einen normalen Befund. Infolge der Verminderung des VIII:vWF findet sich eine proportionale Verminderung von VIIIR:Ag und VIIIR:RCo. Die Ristocetin-induzierte Plättchenaggregation (RIPA) ist meist vermindert, kann aber bei leichteren Fällen infolge der Unempfindlichkeit der Methodik auch normal sein. Als weitere Folge des verminderten VIII:vWF ist die Blutungszeit verlängert. VIII:C ist meist ebenfalls proportional

Tabelle 2. Klassifikation des vWJS. Modif. nach ZIMMERMAN u. RUGGERI (1983)

	Subtyp I	Subtyp IIA	Subtyp IIB	Subtyp IIC	Subtyp III	„Pseudo"-vWJS
Vererbung	autosomal dominant	autosomal dominant	autosomal dominant	autosomal rezessiv	autosomal rezessiv	autosomal dominant
VIII:C	vermindert	normal oder vermindert	normal oder vermindert	normal	stark vermindert	normal oder vermindert
Blutungszeit	verlängert	verlängert	verlängert	verlängert	stark verlängert	verlängert
VIIIR:Ag	vermindert	normal oder vermindert	normal oder vermindert	normal	stark vermindert oder nicht meßbar	normal oder vermindert
VIIIR:RCo	vermindert	stark vermindert oder nicht meßbar	normal oder vermindert	vermindert	nicht meßbar	vermindert
RIPA	vermindert oder normal	vermindert oder negativ	erhöht	vermindert	negativ	erhöht
Zweidimensionale Immunelektrophorese	normal	abnormal	abnormal	abnormal	variabel, meist abnormal	abnormal
Multimerenstruktur (SDS-Gelelektrophorese)						
Plasma	normal	große und mittlere Multimere fehlen	große Multimere fehlen	große Multimere fehlen. Basale Einheit: 2 Banden. Kleinstes Multimer vermehrt	variabel, meist abnormal	große Multimere fehlen
Plättchen	normal	große und mittlere Multimere fehlen	normal	große Multimere fehlen. Basale Einheit: 2 Banden. Kleinstes Multimer vermehrt	VIII:vWF stark vermindert oder fehlend	normal

zum VIII:vWF vermindert, in einigen Fällen aber kann der VIII:C-Spiegel etwas höher liegen als die Konzentration von VIIIR:Ag (Italian Working Group 1977). Weiters sei erwähnt, daß sowohl die Quantität (RUGGERI et al. 1978) als auch die Zusammensetzung der Multimeren (RUGGERI u. ZIMMERMAN 1980; RUGGERI et al. 1982c) des VIII:vWF in den Plättchen normal sind.

HOYER et al. (1983) differenzieren aufgrund von Untersuchungen mit der SDS-Agarosegelelektrophorese noch weiter in einem Subtyp IA und IB. Während beim Subtyp IA das Multimerenmuster dem eines Normalplasmas entspricht, findet sich beim Subtyp IB eine relative Verminderung der großen Multimeren, es sind aber auch hier alle Multimerenformen nachweisbar. Die Signifikanz dieser Ergebnisse muß derzeit noch offen bleiben.

Der autosomal dominant vererbte Subtyp I stellt die häufigste Form dar und wird auch als „klassisches vWJS" bezeichnet. Die Klinik hängt zwar vom Schweregrad ab, ist aber meist nicht so stark ausgeprägt wie beim Subtyp III. Kommt es zu einer Zunahme der Konzentration des plasmatischen VIII:vWF durch Stimuli wie Schwangerschaft, Lebererkrankungen oder Verabreichung von Östrogenen oder DDAVP, so führt dies zumindest bei den leichteren Fällen zu einer Normalisierung der Hämostase.

b) Subtyp II des vWJS

Bei diesem autosomal dominant oder rezessiv vererbten Subtyp besteht ein qualitativer Defekt des VIII:vWF, der charakterisiert ist durch das Fehlen der großen Multimeren (KERNOFF et al. 1974; PEAKE et al. 1974; GRALNICK et al. 1975; SULTAN et al. 1976; OVER et al. 1977; SIXMA et al. 1978; FUKUI et al. 1980; HOYER u. SHAINOFF 1980; MEYER et al. 1980; RUGGERI u. ZIMMERMAN 1980; RUGGERI et al. 1980, 1982b, c, d; TAKAHASHI et al. 1980; HILL et al. 1983; HOLMBERG et al. 1983; HOYER et al. 1983). Indirekte diagnostische Hinweise auf das Vorliegen eines derartigen Subtyps können sich aus dem diskordanten Verhalten der mit der eindimensionalen Immunelektrophorese nach LAURELL gemessenen VIIIR:Ag-Konzentrationen einerseits und den VIIIR:RCo-Aktivitäten andererseits ergeben. Weitere Hinweise auf das Vorliegen eines derartigen qualitativen Defektes sind nichtparallele „dose-response"-Kurven bei Anwendung immunoradiometrischer Methoden (s. Abschn. D.). Direkt läßt sich ein derartiger qualitativer Defekt des VIII:vWF in der zweidimensionalen Immunelektrophorese nach LAURELL nachweisen. Eine weitere Differenzierung des Subtyps II in IIA, IIB und IIC ist aber nur aufgrund der Bestimmung der Multimerenzusammensetzung mittels SDS-Agarosegelelektrophorese möglich.

α) *Subtyp IIA des vWJS.* Bei dieser Form des vWJS, die autosomal dominant vererbt wird (HILL et al. 1983), fehlen die großen und mittleren Multimere des VIII:vWF sowohl im Plasma (RUGGERI u. ZIMMERMAN 1981) als auch in den Plättchen (RUGGERI et al. 1982c), es sind nur die 5 kleinsten Multimere nachweisbar (RUGGERI u. ZIMMERMAN 1980).

Während die VIIIR:RCo-Aktivität sowie die Ristocetin-induzierte Plättchenaggregation (RIPA) stark vermindert sind oder überhaupt fehlen, ist die mit der eindimensionalen Immunelektrophorese nach LAURELL gemessene VIIIR:Ag-Konzentration normal oder nur gering vermindert (s. Tabelle 2). Diese Diskrepanz ist darauf zurückzuführen, daß mit der eindimensionalen Laurell'schen Immunelektrophorese auch die beim Typ IIA relativ vermehrten kleinen Multimere erfaßt werden (s. Abschn. D.), diese hämostatisch inkompetenten kleinen Multimere aber nur eine sehr geringe VIIIR:RCo-Aktivität aufweisen. Daraus erklärt sich auch, daß die Blutungszeit, unabhängig von der Höhe des VIIIR:Ag-Spiegels, verlängert bleibt. So führt ein Anstieg der VIIIR:Ag-Konzentration im Plasma während der Schwangerschaft oder nach der Gabe von DDAVP zu keiner Verkürzung der Blutungszeit (RUGGERI et al. 1982c), es bleibt in diesen Situationen auch die abnormale Zusammensetzung der Multimeren bestehen.

Pathophysiologisch ist beim Subtyp IIA in erster Linie anzunehmen, daß es sich um eine Störung bei der Synthese der großen und mittleren Multimeren handelt. Die Ursache für diese Polymerisationsstörung ist unbekannt, das Fehlen einer Polymerase oder aber einer Strukturabnormalität des VIII:vWF, die die Polymerisation verhindert, werden diskutiert (ZIMMERMAN u. RUGGERI 1982c).

β) Subtyp IIB des vWJS. Der Subtyp IIB ist gekennzeichnet durch das Fehlen der großen Multimeren des plasmatischen VIII:vWF, während sich in den Plättchen eine normale Multimerenzusammensetzung findet (RUGGERI u. ZIMMERMAN 1980; RUGGERI et al. 1982c; HOLMBERG et al. 1983). Der abnormale VIII:vWF zeigt bei Vorhandensein von Ristocetin eine erhöhte Affinität zu Blutplättchen. Darauf ist auch die diagnostisch wichtige erhöhte Ristocetin-induzierte Plättchenaggregation zurückzuführen. Beim Subtyp IIB wird die Ristocetin-induzierte Plättchenaggregation in plättchenreichem Plasma schon durch wesentlich geringere Ristocetinkonzentrationen als bei normalen Personen ausgelöst (RUGGERI et al. 1980; TAKAHASHI 1980; TAKAHASHI et al. 1980; HOLMBERG et al. 1983; TAKAHASHI 1984; SAKARIASSEN et al. 1985).

Weitere Fortschritte in der Aufklärung des dem Subtyp IIB zugrunde liegenden pathogenetischen Mechanismus haben Untersuchungen mit DDAVP erbracht (RUGGERI et al. 1982b, c; HOLMBERG et al. 1983). DDAVP bewirkt zwar eine rasche Normalisierung der Multimerenzusammensetzung im Plasma, es kommt aber infolge Adsorption an Thrombozyten wieder zu einem raschen Verschwinden der großen Multimeren aus der Zirkulation. Die durch DDAVP freigesetzten großen Multimere verschwinden dabei wesentlich rascher als in Form von Kryopräzipitat zugeführte Multimere (RUGGERI et al. 1982b). Als weitere Folge der Adsorption des abnormalen, durch DDAVP freigesetzten VIII:vWF wurde das Auftreten von Plättchenaggregaten sowie eine daraus resultierende Thrombozytopenie beobachtet (HOLMBERG et al. 1983). Plasma, das von Patienten mit Subtyp IIB nach der Gabe von DDAVP gewonnen wurde, induziert in vitro eine Aggregation von normalem plättchenreichen Plasma. Das unterstreicht, daß die in vivo beobachtete Plättchenaggregation und Thrombozytopenie wirklich auf einen durch DDAVP freigesetzten Plasmafaktor zurückzuführen ist.

Von Interesse erscheint es weiter, daß bei einem Großteil der Patienten mit Subtyp IIB auch spontan, also ohne Gabe von DDAVP, im Schweregrad fluktuierende Thrombozytopenien vorliegen (HOLMBERG et al. 1983; SAKARIASSEN et al. 1985). Möglicherweise ist dies auf Freisetzung von VIII:vWF durch andere Stimuli, wie körperliche Belastung oder Adrenalinausschüttung bei Streß zurückzuführen.

Die für den autosomal dominant vererbten Subtyp IIB charakteristischen Laboratoriumsbefunde sind in Tabelle 2 angeführt. VIII:C, VIIIR:Ag, sowie auch VIIIR:RCo können normal oder vermindert sein. Ein wichtiges diagnostisches Kriterium ist die erhöhte Ristocetin-induzierte Plättchenaggregation. Auf die differentialdiagnostische Abklärung gegenüber dem durch ähnliche Laboratoriumsbefunde gekennzeichneten „Pseudo"-vWJS wird anschließend noch eingegangen. Die Blutungszeit ist beim Subtyp IIB charakteristischerweise verlängert. Auch nach DDAVP kommt es trotz vorübergehender Normalisierung der Multimerenzusammensetzung im Plasma und Korrektur der VIIIR:RCo-Aktivität, in der Regel zu keiner (Ruggeri et al. 1982c; Holmberg et al. 1983) oder einer nur sehr kurz dauernden (Takahashi 1981) Normalisierung der Blutungszeit. Offenbar ist die nur vorübergehende Korrektur der Multimerenzusammensetzung zu kurz um voll hämostatisch wirksam werden zu können.

γ) Subtyp IIC des vWJS. Über diesen erst vor kurzem charakterisierten Subtyp liegen bisher nur wenige Berichte vor (Ruggeri et al. 1982d; Holmberg et al. 1983; Hoyer et al. 1983). Wie beim Subtyp IIA und IIB fehlen auch beim Subtyp IIC die größeren Multimere, dies gilt in Übereinstimmung mit dem Subtyp IIA sowohl für das Plasma als auch für die Plättchen (s. Tabelle 2). Gegenüber dem Subtyp IIA und IIB besteht aber insofern ein entscheidender Unterschied, als beim Subtyp IIC auch eine abnormale Grundstruktur der Multimeren, analysiert in der SDS-Agarosegelelektrophorese, vorliegt. Die sich wiederholende basale Einheit besteht nicht wie bei Normalpersonen oder anderen Formen des vWJS aus 3 Banden, sondern lediglich aus 2 Banden mit stark unterschiedlicher Intensität. Keine dieser beiden Banden weist dieselbe elektrophoretische Mobilität wie Banden bei Normalpersonen oder anderen Formen des vWJS auf. Ein weiteres Charakteristikum des Subtyp IIC ist die stark erhöhte Konzentration des kleinsten Multimers, wobei sich dieses Phänomen auch bei phänotypisch normalen Kindern von Patienten mit manifestem Subtyp IIC zeigen ließ. Aufgrund dieser Befunde kann ein autosomal rezessiver Erbgang angenommen werden. Es sei erwähnt, daß die asymptomatischen Heterozygoten eine normale Menge von großen Multimeren aufweisen.

Nach der Gabe von DDAVP ändert sich beim Subtyp IIC das abnormale Multimerenmuster im Plasma nicht, dies gilt sowohl für das Fehlen der großen Multimeren als auch für die Strukturabnormalität der aus lediglich 2 Banden bestehenden Grundeinheit.

Die übrige Befundkonstellation ist beim Subtyp IIC sehr ähnlich dem Befundmuster des Subtyps IIA (s. Tabelle 2). VIII:C ist normal oder vermindert. Die mit der eindimensionalen Immunelektrophorese gemessene VIIIR:Ag-Konzentration ist ebenfalls normal oder vermindert, bei Messung mit immunoradiometrischen Methoden findet sich aber ein stark verminderter VIIIR:Ag-Spiegel (Holmberg et al. 1983). Die VIIIR:RCo-Aktivität ist ebenso wie die Ristocetininduzierte Plättchenaggregation vermindert. Die Blutungszeit ist verlängert.

δ) Derzeit nicht genauer klassifizierbare Varianten des Subtyps II. In letzter Zeit wurden von mehreren Autoren (Howard et al. 1982; Hoyer et al. 1983; Mannucci et al. 1983; Kinoshita et al. 1984) Fälle publiziert, die zwar mit einem von der Norm abweichenden Muster in der zweidimensionalen Immunelektrophorese und einer abnormalen Multimerenzusammensetzung die typischen Charakteristika des Subtyps II aufweisen, sich aber nicht einer der Untergruppen dieses Subtyps zuordnen lassen. In dem von Howard et al. (1982) berichteten Fall war, außer einer zusätzlichen Proteinbande in der Multimerenanalyse, vor allem die fehlende Aggregation mit Ristocetin bei normaler Aggregation mit Botrocetin auffallend. Mannucci et al. (1983) berichteten über einen Fall, bei dem die Analyse der Multimerenstruktur des plasmatischen VIII:vWF nicht nur ein Fehlen der großen Multimeren und eine relative Zunahme der kleinen Multimeren zeigte, sondern auch die Grundeinheit der Multimeren insofern auffallend war, als sie lediglich aus einer einzelnen Bande bestand. In dem von KINOSHITA et al. (1984) berichteten Fall fehlten sowohl im Plasma als auch in den Plättchen die großen Multimere des VIII:vWF. Das Grundmuster der Multimeren bestand hier aus 4 Banden. Die Autoren schlagen eine vorläufige Klassifikation als Subtyp IID vor. Generell kann gesagt werden, daß insbesondere bei der Unterteilung des Subtyps II auch in Zukunft noch mit weiteren Varianten gerechnet werden muß, die möglicherweise eine Korrektur des derzeitigen Klassifikationsschemas erforderlich machen werden.

c) Subtyp III des vWJS

Bei diesem relativ seltenen Subtyp handelt es sich um die schwerste Form des vWJS, die Vererbung erfolgt autosomal rezessiv. VIIIR:Ag sind entweder selbst mit sehr empfindlichen immunoradiometrischen Methoden nicht nachweisbar oder aber mit Werten zwischen 1 und 5% stark erniedrigt (Italian Working Group 1977). Kann VIIIR:Ag nachgewiesen werden, so findet sich in der zweidimensionalen Immunelektrophorese ein variables, aber meist abnormales Präzipitationsmuster. So können alle Multimere außer den kleinsten, am schnellsten wandernden Formen fehlen (ZIMMERMAN et al. 1979a). Es handelt sich somit, zumindest bei einem Teil der Fälle mit Subtyp III sowohl um eine quantitative als auch qualitative Störung des VIII:vWF. Die VIIIR:RCo-Aktivität liegt immer unterhalb der methodischen Nachweisgrenze. Die Blutungszeit ist stark verlängert (s. Tabelle 2).

VIII:C und VIII:CAg sind auch beim schweren Subtyp III immer nachweisbar (LAZARCHICK u. HOYER 1978; PEAKE u. BLOOM 1978; REISNER et al. 1979), die Spiegel liegen meist zwischen 1 und 5%, können aber selbst dann zwischen 20 und 30% liegen, wenn die VIIIR:Ag-Konzentration unter 0,01% beträgt.

Im Gegensatz zum Subtyp I und II ist beim Subtyp III der VIII:vWF auch in den Plättchen (SULTAN et al. 1977; RUGGERI et al. 1978; HOLMBERG u. NILSSON 1979), sowie in den Endothelzellen (HOLMBERG et al. 1974; POTTER et al. 1976) stark vermindert oder fehlt überhaupt. Es kann somit offenbar beim Subtyp III der VIII:vWF entweder nicht synthetisiert werden oder es kommt zu einem sehr raschen Abbau am Syntheseort in den Endothelzellen. Vor allem bei Patienten mit schwerem vWJS, wie dies beim Subtyp III der Fall ist, kommt es durch DDAVP oder mechanische Stimuli zu keiner Fibrinolyseaktivierung (s. Abschn. D.IV.). Es erscheint also gerade bei diesen schweren Fällen gerechtfertigt, von einem kombinierten Endothelzelldefekt zu sprechen.

Im Gegensatz zum Subtyp IIC ließen sich bei Carriern des Subtyps III keine eindeutigen qualitativen Defekte des VIII:vWF nachweisen. In einigen Fällen fand sich eine quantitative Verminderung des VIII:vWF auf 20–30%, es waren aber auch diese Personen asymptomatisch.

5. „Pseudo"- oder „platelet type"-vWJS

Bei dem als „Pseudo"- oder „platelet type"-vWJS bezeichneten Krankheitsbild findet sich ähnlich wie beim Subtyp IIB eine erhöhte Affinität zwischen Blutplättchen und VIII:vWF (TAKAHASHI 1980; GRALNICK et al. 1982b; MILLER

u. CASTELLA 1982; WEISS et al. 1982b; MILLER et al. 1983; TAKAHASHI 1984; TAKAHASHI et al. 1984). Im Gegensatz zum Subtyp IIB ist aber beim „Pseudo"-vWJS diese erhöhte Affinität auf eine *Plättchenabnormalität* und nicht auf einen Defekt des plasmatischen VIII:vWF zurückzuführen. Es handelt sich somit im strengen Sinne nicht um eine Form des vWJS, sondern um einen primären Plättchendefekt. Infolge der großen Ähnlichkeit der für das „Pseudo"-vWJS charakteristischen Laboratoriumsbefunde mit dem Befundspektrum insbesondere des Subtyps IIB des vWJS erscheint es aber dennoch gerechtfertigt und erforderlich, das „Pseudo"-vWJS im Rahmen der Klassifikation des vWJS abzuhandeln.

Wie beim Subtyp IIB findet sich auch beim „Pseudo"-vWJS bei der Bestimmung mit der Laurell'schen eindimensionalen Immunelektrophorese ein normales oder nur leicht vermindertes VIIIR:Ag. Dagegen liegen die VIIIR:Ag-Spiegel bei Bestimmung mit immunoradiometrischen Methoden wesentlich tiefer (WEISS et al. 1982b). Ebenfalls in Übereinstimmung mit dem Subtyp IIB ist auch die VIIIR:RCo-Aktivität vermindert, während die Ristocetin-induzierte Plättchenaggregation erhöht ist. Auch ist die Blutungszeit in der Regel verlängert, während der VIII:C-Spiegel normal oder vermindert sein kann (s. Tabelle 2).

In Übereinstimmung mit dem Subtyp II zeigt sich in der zweidimensionalen Immunelektrophorese ein abnormes Präzipitationsmuster, sowie ein Fehlen der größten Multimeren bei Analyse mit der SDS-Gelelektrophorese.

Auch wird, zumindest bei einem Teil der Patienten, über eine transiente Thrombozytopenie berichtet (TAKAHASHI 1980; GRALNICK et al. 1982; HOLMBERG et al. 1983).

Wenn somit auch die Befundspektren beim Subtyp IIB einerseits und dem „Pseudo"-vWJS andererseits weitgehend übereinstimmen, so bestehen dennoch, wie bereits erwähnt, grundlegende pathophysiologische Unterschiede. Die erhöhte Affinität zwischen Blutplättchen und VIII:vWF ist beim „Pseudo"-vWJS auf einen Plättchendefekt und nicht auf eine Störung im Bereich des plasmatischen VIII:vWF zurückzuführen. Die Plättchen adsorbieren normalen VIII:vWF bei niedrigeren Ristocetinkonzentrationen als dies bei Plättchen von Normalpersonen der Fall ist.

Insbesondere werden die großen Multimere spezifisch durch Plättchen von Patienten mit „Pseudo"-vWJS adsorbiert. Es wäre daher möglich, daß die im Plasma als Folge des Fehlens der großen Multimeren gefundenen Defekte auf eine Adsorption dieser Multimeren an die Plättchen der Patienten mit „Pseudo"-vWJS zurückzuführen sind.

Außerdem konnte gezeigt werden, daß normaler humaner VIII:vWF die Plättchen von Patienten mit „Pseudo"-vWJS im plättchenreichen Plasma spontan, also auch ohne Zusatz von Ristocetin aggregiert (WEISS et al. 1982; MILLER et al. 1983; TAKAHASHI et al. 1984). Offenbleiben muß, inwieweit ein Zusammenhang zwischen der erhöhten Affinität von Plättchen und VIII:vWF einerseits und den thrombozytopenischen Episoden bei diesen Patienten andererseits besteht.

Pathophysiologisch interessant erscheint es, daß die Aggregation der Plättchen von Patienten mit „Pseudo"-vWJS durch normalen humanen VIII:vWF durch EDTA komplett gehemmt werden kann. Hier ergibt sich insofern wieder eine Parallele zum Subtyp IIB, als die Aggregation von Plättchen durch Plasma, das nach DDAVP gewonnen wurde, bei diesem Subtyp ebenfalls durch EDTA komplett inhibiert werden konnte. Die Aggregation von „Pseudo"-vWJS Plättchen durch normalen humanen VIII:vWF in Form von Plasma oder Kryopräzipitat ermöglicht eine Differenzierung gegenüber dem Subtyp IIb. Eine Unterscheidung ist auch durch Perfusionsexperimente mit rekonstituiertem Blut möglich (SAKARIASSEN et al. 1985).

Offenbleiben muß derzeit noch, inwieweit der Aggregation von „Pseudo"-vWJS Plättchen durch normalen humanen VIII:vWF auch therapeutisch Bedeutung zukommt. WEINGER et al. (1981) bezeichnen die Gabe von Kryopräzipitat als problematisch, weil dadurch die Thrombopenie aggraviert werden kann. In dieser Publikation wird die untersuchte Familie zwar als Subtyp IIB klassifiziert, es sprechen aber zahlreiche Daten dafür, daß es sich um ein „Pseudo"-vWJS gehandelt hat. KRIZEK et al. (1983) berichten dagegen, daß die Gabe von Kryopräzipitat bei 2 Patienten mit „Pseudo"-vWJS zu keiner Verschlechterung der Thrombozytopenie führte. Daten über die Auswirkungen der Gabe von DDAVP beim „Pseudo"-vWJS liegen bisher nicht vor. Aufgrund der Laboratoriumsergebnisse sollte aber beim „Pseudo"-vWJS DDAVP in der Therapie gegenüber Kryopräzipitat der Vorzug gegeben werden. Dies steht in deutlichem Gegensatz zum Subtyp IIB, bei dem im Gegensatz zu Kryopräzipitat durch DDAVP die Thrombozytopenie verstärkt werden kann (HOLMBERG et al. 1983).

Der genaue Defekt der Plättchen beim „Pseudo"-vWJS konnte bisher nicht aufgeklärt werden. Untersuchungen der Membranglykoproteine haben keinen sicheren Aufschluß darüber ergeben (WEISS et al. 1982b), es konnte aber eine Abnormalität im Bereich des Glykoproteins Ib gezeigt werden (TAKAHASHI et al. 1984).

II. Erworbenes vWJS

Beim erworbenen vWJS handelt es sich um eine hämorrhagische Diathese, die sowohl klinisch als auch in den Laboratoriumsbefunden weitgehend dem hereditären vWJS entspricht. Aufgrund der Anamnese erscheint es aber gerechtfertigt, anzunehmen, daß die hämorrhagische Diathese erst im Laufe des Lebens aufgetreten ist. Charakteristischerweise finden sich vor Beginn der Erkrankung weder Hinweise auf eine erhöhte spontane Blutungsneigung, noch Blutungsprobleme im Rahmen etwaiger operativer Eingriffe. Nach Beginn der hämorrhagischen Diathese kann es aber zu schweren Blutungskomplikationen, wie sie auch für das hereditäre vWJS charakteristisch sind, kommen. Ein weiteres Merkmal des erworbenen vWJS ist die negative Familienanamnese. Gegenüber der hereditären Form ist das erworbene vWJS eine seltene Erkrankung, es wurden bisher etwa 20 Fälle publiziert (SIMONE et al. 1968; VELTKAMP et al. 1970; INGRAM et al. 1971, 1973; POOL-WILSON 1972; MANT et al. 1973; LEONE et al. 1974; HANDIN u. MOLONEY 1974; HANDIN et al. 1976; MEYER et al. 1974, 1979; STABLEFORTH et al. 1976; WAUTIER et al. 1976; JOIST et al. 1978; NIESSNER 1977, 1981; ROSBOROUGH u. SWAIM 1978; ZETTERVALL u. NILSSON 1978; ROUSSI et al. 1980; SCOTT et al. 1981; BUDDE et al. 1984).

1. Pathogenese

a) Grundkrankheit

Beim Großteil der Fälle findet sich eine Grundkrankheit, die mit dem Auftreten des erworbenen vWJS in ursächlichem Zusammenhang steht. In einer Übersicht von Niessner (1981) ließ sich lediglich in 2 von 17 Fällen keine Grundkrankheit angeben. Im Vordergrund stehen dabei lymphoproliferative Syndrome, sowie immunologische Erkrankungen. In 4 Fällen trat ein erworbenes vWJS als Folge eines disseminierten Lupus erythematodes auf (Simone et al. 1968; Ingram et al. 1971, 1973; Pool-Wilson 1972; Leone et al. 1974). Bei dem von Veltkamp et al, 1970 berichteten Fall im Rahmen einer Pestizidintoxikation wird eine Hypersensibilitätsreaktion diskutiert. In 5 Fällen ließ sich ein Lymphom als Grundkrankheit verifizieren (Handin et al. 1976; Wautier et al. 1976; Joist et al. 1978; Zettervall u. Nilsson 1978; Roussi et al. 1980). Bei den übrigen publizierten Fällen handelt es sich um verschiedene Grundkrankheiten, wie Diabetes (Stableforth et al. 1976), einem Wilms-Tumor (Scott et al. 1981), ein myeloproliferatives Syndrom (Budde et al. 1984) oder ein angiodysplastisches Syndrom (Rosborough u. Swaim 1978).

Im Hinblick auf die Pathogenese erscheint es von besonderem Interesse, daß sich auffallend häufig bei Patienten mit erworbenem vWJS ein M-Gradient findet. In der Übersicht von Niessner (1981) wiesen 7 der 17 Fälle einen M-Gradienten auf. Es handelt sich dabei vorwiegend um eine IgG-Paraproteinämie. In 2 Fällen trat der M-Gradient im Rahmen eines Lymphoms auf. Bei den anderen Fällen handelt es sich wahrscheinlich um sogenannte „essentielle" Paraproteinämien. So beträgt die Beobachtungszeit der beiden von Niessner, 1977 und 1981 publizierten Fälle 13 bzw. 25 Jahre, ohne daß sich eine Grundkrankheit, die den M-Gradienten erklären könnte, verifizieren ließ.

Joist et al. (1978) sowie Budde et al. (1984) konnten zeigen, daß eine erfolgreiche Therapie der Grundkrankheit auch zu einer Besserung oder Normalisierung der Gerinnungsbefunde führt. Dies unterstreicht, daß zwischen dem erworbenen vWJS einerseits und der angeschuldigten Grundkrankheit andererseits wirklich ein ursächlicher Zusammenhang besteht.

b) Vorliegen eines Antikörpers

Es war naheliegend bei Fällen mit erworbenem vWJS an das Auftreten eines gegen den VIII:vWF gerichteten Antikörpers zu denken. Diese Annahme wurde unterstützt durch die bereits erwähnten, bei mehreren Fällen nachgewiesenen IgG-Paraproteinämien, da gerade den IgG-Antikörpern eine hohe biologische Aktivität zukommt. Weitere indirekte Hinweise auf das Vorliegen eines Antikörpers ergaben sich aus Transfusionsstudien. In der Übersicht von Niessner (1981) wird über Transfusionsstudien in 13 der 17 Fälle berichtet. Dabei kam es lediglich bei einem Fall (Joist et al. 1978) zu dem für ein vWJS charakteristischen Ansprechen auf die Gabe von Faktor VIII. Die anderen 12 Fälle zeigten nicht den charakteristischen „vWJS-response". So kam es in den beiden von Niessner, 1977 und 1981 untersuchten Fällen nicht nur zu einem wesentlich geringeren als theoretisch erwarteten Anstieg von VIIIR:Ag und VIIIR:RCo, diese Parameter fielen auch wesentlich rascher nach der Gabe eines Faktor-VIII-Konzentrats ab als dies beim hereditären vWJS der Fall ist. Nach der Gabe von DDAVP kam es zwar zu einem Anstieg von VIII:C um das Dreifache, auch dieser Parameter fiel aber rascher als bei einem hereditären vWJS ab.

Trotz dieser indirekten Hinweise auf das Vorliegen eines Antikörpers ließ sich ein direkter Nachweis nur in wenigen Fällen erbringen (Stableforth et al. 1976; Handin et al. 1976; Wautier et al. 1976; Zettervall u. Nilsson 1978).

Der Antikörper richtete sich dabei gegen VIII:C oder aber auch gegen VIIIR:Ag und VIIIR:RCo.

Allerdings läßt sich ein derartiger Antikörper nur selten mit Inkubationsversuchen (NIESSNER 1977, 1981) nachweisen. Eine Erklärungsmöglichkeit für die Diskrepanz zwischen diesen negativen Hemmstoffnachweisen in Inkubationsversuchen einerseits und den die Annahme eines Hemmstoffes unterstützenden Transfusionsversuchen andererseits wurde von ZETTERVALL und NILSSON (1978) aufgezeigt. Das von einem Patienten mit erworbenem vWJS isolierte IgG-Paraprotein führte bei Inkubation mit Faktor VIII zu keiner signifikanten Abnahme der Faktor-VIII-Qualitäten. Erst nach Zugabe von Staphylokokkenprotein A zu der Mischung des Patienten-IgG-Paraproteins mit Faktor VIII ließ sich durch Zentrifugation eine hochsignifikante Abnahme sowohl von VIII:C, als auch VIIIR:Ag und VIIIR:RCo im Überstand erzielen. In Kontrollexperimenten mit normalem IgG-Immunglobulin konnte ein derartiger Effekt nicht erzielt werden. Die Autoren schließen daraus, daß es offenbar zu einer Immunkomplexbildung zwischen dem Paraprotein einerseits und dem Faktor-VIII-Molekül andererseits kommt und daß dieser Komplex in vivo wesentlich schneller eliminiert wird. Dies könnte sowohl das geringe Ansprechen, als auch den raschen Abfall der verschiedenen Faktor-VIII-Qualitäten nach der Gabe von Faktor-VIII-Konzentrat bei einigen Fällen mit erworbenem vWJS erklären.

c) Multimerenstruktur

Es liegen darüber bisher nur wenige Untersuchungen vor. ZIMMERMAN u. RUGGERI (1983) erwähnen einen Fall, bei dem der VIII:vWF bei immunologischer Bestimmung zwar vermindert war, aber alle Multimere nachweisbar waren. Von JOIST et al. (1978), MEYER et al. (1979) sowie BUDDE et al. (1984) liegen Berichte über das Fehlen der großen Multimeren bei Fällen mit erworbenem vWJS vor. MEYER et al. (1979) sprechen daher von einem erworbenen vWJS, Subtyp II.

2. Klinik

Die Klinik entspricht im wesentlichen den bei Subtyp I und II des hereditären vWJS beobachteten Blutungskomplikationen. In der Regel handelt es sich um eine leichtere hämorrhagische Diathese. Insbesondere gibt es keine Berichte über Gelenks- oder Muskelblutungen. Allerdings kann es bei operativen Eingriffen infolge des schlechten Ansprechens auf Faktor-VIII-Konzentrate zu beträchtlichen Blutungskomplikationen kommen.

3. Therapie

Wie bereits erwähnt, kommt es zum Verschwinden der hämorrhagischen Diathese, wenn die Grundkrankheit erfolgreich therapeutisiert werden kann (JOIST et al. 1978; BUDDE et al. 1984). Ist dies nicht der Fall und kommt es entweder zu spontanen Blutungskomplikationen oder aber zu Blutungsproblemen im Rahmen eines operativen Eingriffes, so können sich infolge des schlechten Ansprechens auf die Gabe von Faktor-VIII-Konzentraten beträchtliche therapeutische Probleme ergeben. In der Regel sind wesentlich höhere Faktor-VIII-Dosen erforderlich als bei hereditärem vWJS. Zettervall u. Nilsson (1978) weisen darauf hin, daß für eine Bindung zwischen Faktor VIII einerseits und dem IgG-Paraprotein andererseits ein beträchtlicher Überschuß an Antikörper, also an IgG-Immunglobulin, erforderlich ist. Die Autoren leiten daraus ab, daß selbst eine leichte Senkung des IgG-Paraproteins durch Plasmapherese eine Verbesserung der Gerinnungsbefunde und somit der hämorrhagischen Diathese bewirken würde. Bei einem unserer Patienten mit erworbenem vWJS, bei dem ein operativer Eingriff erforderlich wurde (nicht publiziert), konnte trotz wiederholter Plasmapherese kein besseres Ansprechen auf verabreichten Faktor VIII erzielt werden.

Über die Gabe von DDAVP bei erworbenem vWJS liegen bisher nur Einzelbeobachtungen vor (Niessner 1981; Budde et al. 1984). Es muß aber erwartet werden, daß es zu einem ähnlich schlechten Ansprechen, sowie auch zu einem raschen Abfall von VIIIR:Ag und VIIIR:RCo wie nach der exogenen Zufuhr von Faktor VIII kommt.

F. Atherosklerose beim vWJS

Blutplättchen adhärieren an subendotheliale Strukturen, die durch Verletzung des Gefäßendothels freigelegt werden. Bei diesem Adhäsionsvorgang kommt dem VIII:vWF eine Schlüsselrolle zu (s. Abschn. D.). Die Zerstörung der Integrität des Gefäßendothels, sowie die Plättchenadhäsion an das Subendothel, sind aber auch wichtige initiale Ereignisse bei der Entstehung der Atherosklerose (Ross u. Glomset 1976; Green 1979). Es war daher naheliegend, zu untersuchen, ob auch dem VIII:vWF eine Bedeutung bei der Entstehung der Atherosklerose zukommt. Diese Annahme wird insbesondere durch tierexperimentelle Untersuchungen unterstützt.

I. Atherosklerose beim tierexperimentellen vWJS

Es konnten Schweine gezüchtet werden, die alle Charakteristika des schweren, homozygoten, rezessiven vWJS zeigen (Bowie et al. 1973; Owen et al. 1974; Griggs et al. 1974; Fass et al. 1976, 1979). Es ist bei diesen Schweinen ebenfalls kein VIII:vWF nachweisbar, während der VIII:C in variabler Konzentration vorliegt. Nach der Gabe von porzinem Kryopräzipitat zeigen die für das vWJS charakteristischen Laboratoriumsparameter eine ähnliche Dynamik wie die beim vWJS des Menschen nach der Gabe von humanem Faktor-VIII-Konzentrat (Bowie et al. 1980).

Während normale Schweine eine ähnliche Atheroskleroseentwicklung wie der Mensch zeigen, sind die atherosklerotischen Veränderungen bei Schweinen mit schwerem vWJS wesentlich geringer ausgeprägt (Fuster u. Bowie 1978;

FUSTER et al. 1978; GRIGGS et al. 1981; REDDICK et al. 1982). Diese unterschiedliche Entwicklung läßt sich schon allein durch Beobachtung der spontanen Ausbildung atherosklerotischer Veränderungen bei einem Normalkollektiv einerseits und einem Kollektiv von Schweinen mit schwerem vWJS andererseits zeigen. Viel deutlicher aber wird der Unterschied in derartigen Kollektiven bei Verabreichung einer sehr cholesterinreichen Diät (FUSTER et al. 1978). GRIGGS et al. (1981), sowie REDDICK et al. (1982) konnten diese Ergebnisse mit einer anderen Zucht von Schweinen mit schwerem vWJS insofern nur zum Teil bestätigen, als in den Untersuchungen dieser Autoren in den Coronararterien keine unterschiedliche Ausprägung der Atherosklerose nachweisbar war. Es muß hier allerdings berücksichtigt werden, daß die Induktion der Atherosklerose in den Coronararterien mechanisch durch einen Ballonkatheter erfolgte. Es wäre daher möglich, daß hier noch anderen Faktoren als dem VIII:vWF eine wichtige Rolle zukommt (MANNUCCI et al. 1984).

Bei den Schweinen mit schwerem vWJS findet sich zwar auch eine schwere Endothelschädigung, sowie auch Areale mit Lipidinfiltrationen in der Intima, es kommt aber zu keinen proliferativen atherosklerotischen Läsionen.

Es muß aber betont werden, daß eine Reduktion atherosklerotischer Veränderungen nur bei Schweinen mit *schwerem* vWJS nachweisbar war. Schweine mit leichteren, heterozygoten Formen zeigten eine ähnlich stark ausgeprägte Atherosklerose wie normale Schweine (FUSTER et al. 1978).

Diese tierexperimentellen Untersuchungen machen einen Zusammenhang zwischen VIII:vWF einerseits und Entwicklung einer Atherosklerose andererseits sehr wahrscheinlich. Es kann aber dennoch nicht ausgeschlossen werden, daß bei den Schweinen mit vWJS ein zusätzlicher, die atherosklerotische Proliferation betreffender Defekt vorliegt (GREEN 1979).

II. Atherosklerose beim vWJS des Menschen

Es liegen hier bisher nur relativ wenige Untersuchungen vor. SILWER et al. (1966) untersuchten die Todesursachen bei Patienten mit vWJS in Schweden. Es fanden sich dabei keine signifikanten Unterschiede im Hinblick auf die Häufigkeit von Myokardinfarkten, cerebrovaskulären Ereignissen oder einer peripheren arteriellen Verschlußkrankheit. Es muß allerdings betont werden, daß es sich dabei vorwiegend um leichtere Fälle von vWJS gehandelt hat. Hier ergibt sich eine Parallele zu den erwähnten tierexperimentellen Ergebnissen, die bei leichteren heterozygoten Fällen ebenfalls keinen Unterschied bei der Ausbildung atherosklerotischer Veränderungen zeigten.

KERNOFF et al. (1981) zeigten in einer gut dokumentierten post mortem Studie schwere atherosklerotische Veränderungen bei einem Patienten mit schwerem vWJS. Es muß aber betont werden, daß dieser Patient kontinuierlich über viele Jahre mit Kryopräzipitat behandelt wurde.

Aufgrund der vielversprechenden tierexperimentellen Ergebnisse einerseits, sowie dem Fehlen von Daten beim vWJS des Menschen andererseits, wurde eine große multiklinische Studie initiiert, bei der Patienten mit schwerem vWJS über viele Jahre im Hinblick auf das Auftreten atherosklerotischer Veränderungen kontrolliert werden sollen. Zum jetzigen Zeitpunkt wurden 154 Patienten mit schwerem vWJS aus westeuropäischen Ländern, sowie aus Israel in die Studie aufgenommen (Mannucci et al. 1984).

III. Erhöhte VIII:vWF-Spiegel bei atherosklerotischen Gefäßerkrankungen

Bei Patienten mit atherosklerotisch bedingter peripherer aterieller Verschlußkrankheit, Myokardinfarkt, sowie diabetischer Retinopathie wurde über erhöhte VIII:vWF-Konzentrationen berichtet (s. Green 1979). Als Ursache wird ein gesteigerter „turn over" von Plättchen und Endothelzellen bei diesen atherosklerotisch bedingten Erkrankungen diskutiert. Die Wertigkeit erhöhter VIII:vWF-Spiegel als Risikofaktor für die Entwicklung von atherosklerotischen Gefäßveränderungen muß zum jetzigen Zeitpunkt noch offen bleiben.

G. Kombinierte Defekte

In seltenen Fällen kann ein vWJS in Kombination mit anderen hereditären Störungen der Hämostase oder auch mit Erkrankungen, die nicht die Hämostase betreffen, vorkommen. Prinzipiell kann es sich dabei um zwei verschiedene Formen handeln (Soff u. Levin 1981). Bei den echten kombinierten Defekten im engeren Sinne handelt es sich um Störungen, bei denen der nicht nur den VIII:vWF, sondern etwa auch einen anderen Gerinnungsfaktor betreffende Defekt als kombinierte Entität vererbt wird. Dem gegenüberzustellen ist das Vorkommen von zwei verschiedenen Störungen, die zufällig gleichzeitig auf ein Individuum vererbt wurden. Letztere Form ist aber extrem selten, da schon angeborene Einzeldefekte selten sind und daher die Wahrscheinlichkeit eines gemeinsamen Vorkommens beider Defekte bei einer Person sehr gering ist. Auch ist eine Unterscheidung zwischen diesen Formen manchmal trotz genauer Laboratoriumsuntersuchungen und insbesondere genetischer Analysen nicht mit Sicherheit möglich. Hinweise können sich aus epidemiologischen Untersuchungen und den daraus resultierenden Häufigkeitsangaben ergeben (Soff u. Levin 1981). Schließlich soll der Vollständigkeit halber bei nachfolgenden Ausführungen auch noch auf kombinierte Störungen hingewiesen werden, die zwar nicht bei ein und demselben Individuum aber innerhalb einer Familie vorkommen.

I. Kombination des vWJS mit anderen plasmatischen Gerinnungsstörungen

Insbesondere in der älteren Literatur ergeben sich häufig Schwierigkeiten bei der Frage, ob es sich bei einer mit einem anderen Gerinnungsfaktor kombinierten Störung des Faktor VIII um eine Hämophilie A oder ein vWJS gehandelt hat. Als Hinweis auf das Vorliegen eines vWJS kann oft nur eine verlängerte Blutungszeit gewertet werden.

1. Koexistenz von Hämophilie A und vWJS

In der Literatur liegen mehrere Berichte über das gleichzeitige Vorkommen eines vWJS einerseits und einer Hämophilie andererseits in einer Familie vor (GEIGER u. RATH 1963; QUICK u. ADLAM 1963; GASTALDI et al. 1978). Wie erwähnt, handelt es sich dabei nicht um einen kombinierten Defekt im eigentlichen Sinne. Auch auf die Schwierigkeiten einer Differenzierung zwischen Hämophilie A und vWJS infolge der früher beschränkten Laboratoriumsmöglichkeiten wurde bereits hingewiesen. Die neueren Untersuchungen von GASTALDI et al. (1978) machen aber die gleichzeitige Existenz einer Hämophilie A und eines vWJS in ein und derselben Familie doch wahrscheinlich.

EGEBERG (1965), HOLMBERG u. NILSSON (1972) sowie CHESNEY et al. (1974) berichten über Patienten mit gering bis mäßig vermindertem VIII:C sowie gleichzeitig verlängerter Blutungszeit. Infolge X-chromosomaler Vererbung (HOLMBERG u. NILSSON 1972) sowie einer für eine Hämophilie A charakteristischen Dynamik des VIII:C nach der Gabe von Plasma oder Kryopräzipitat (CHESNEY et al. 1974), nehmen NILSSON u. HOLMBERG (1979) an, daß es sich dabei eher um eine Variante der Hämophilie und nicht um eine Kombination einer Hämophilie A mit einem vWJS handelt. In den Untersuchungen von CHESNEY et al. (1974) fand sich allerdings auch eine verminderte Plättchenadhäsivität, gegen ein vWJS sprechen aber die VIIIR:Ag-Spiegel von mehr als 100%.

2. Kombination des vWJS mit einem Faktor-IX-Mangel

Bei den in der Literatur berichteten wenigen Fällen ergibt sich wieder das differentialdiagnostische Problem, ob die Faktor-IX-Verminderung mit einer Hämophilie A oder einem vWJS kombiniert ist (SOFF u. LEVIN 1981).

Für die Annahme, daß es sich um eine Kombination mit einem defekten VIII:vWF handelt, spricht die verlängerte Blutungszeit bei einem Teil der Fälle (MARX 1959; BRODY 1975; KUDO et al. 1977), eine verminderte Plättchenretention an Glasperlen (BRODY 1975), sowie eine Verminderung von VIIIR:Ag und VIIIR:RCo (KUDO et al. 1977). Eine genaue Diskussion der Schwierigkeiten bei der Differenzierung zwischen einem zufälligen Vorkommen einerseits oder aber einer Entität mit einem assoziierten Mangel von Faktor VIII und IX andererseits, sowie weitere ältere Literatur finden sich bei SOFF u. LEVIN (1981).

3. Kombination des vWJS mit einem Faktor-XI-Mangel

CHEDIAK et al. (1980) berichten über einen schweren Faktor-XI-Mangel bei gleichzeitiger Verminderung von VIIIR:Ag und VIIIR:RCo. Wieder muß die Frage offen bleiben, ob es sich um ein zufälliges Zusammentreffen oder aber um eine gemeinsam vererbte Entität handelt. Dies betrifft sowohl den Bericht von CHEDIAK et al. (1980) als auch weitere nicht einwandfrei diagnostizierte Fälle in der älteren Literatur (s. SOFF u. LEVIN 1981).

4. Kombination des vWJS mit einem Faktor-XII-Mangel

CRAMER et al. (1976) sowie BUCHANAN et al. (1977a) berichten über die Kombination eines vWJS mit einem Faktor-XII-Mangel. In den Untersuchungen von CRAMER et al. (1976) handelte es sich um 39 nicht selektionierte Patienten mit vWJS. Neun dieser Fälle hatten einen leichten Faktor-XII-Mangel mit Konzentrationen zwischen 25 und 60%. Ähnlich gering war auch die Verminderung des VIII:C mit Werten zwischen 25 und 60%, von VIIIR:Ag mit Spiegeln zwischen 35 und 55% sowie von VIIIR:RCo mit einer Aktivität von 27 bis 59%. CRAMER et al. (1976) haben diese Kombination mit einem Faktor-XII-Mangel als eine neue vWJS Variante mit dem Namen „San Diego-v. Willebrand's disease" bezeichnet. Aufgrund der Familienuntersuchungen kann nicht sicher entschieden werden, ob es sich dabei um ein zufälliges Zusammentreffen oder aber um eine eigene Entität handelt (SOFF u. LEVIN 1981). Auch wird auf die sehr große Schwankungsbreite der Faktor-XII-Konzentration bei Normalpersonen hingewiesen.

Der von BUCHANAN et al. (1977a) publizierte Patient hatte einen Faktor-XII-Spiegel von 6%. Hier handelt es sich wahrscheinlich um ein zufälliges gleichzeitiges Auftreten eines vWJS einerseits und eines Faktor-XII-Mangels andererseits.

5. Kombination des vWJS mit einer Hypofibrinogenämie

In der von OWEN et al. (1979) publizierten Familie handelte es sich nicht nur um eine Verminderung des Fibrinogenspiegels, es waren auch Charakteristika einer Dysfibrinogenämie nachweisbar. Die Familienuntersuchungen zeigten, daß die Fibrinogenabnormalität von der mütterlichen, das vWJS aber von der väterlichen Seite vererbt wurde.

II. Kombination des vWJS mit thrombozytären Defekten

1. Kombination des vWJS mit einer Thrombozytopenie

Wie im Abschn. D. und E. des vWJS näher ausgeführt wird, kann es beim Subtyp IIB so wie auch beim „Pseudo" vWJS zu einer intermittierenden Thrombozytopenie kommen. Es wurde aber bereits vor Aufklärung dieser pathophysiologischen Mechanismen von mehreren Arbeitsgruppen über das Vorkommen von (intermittierenden) Thrombozytopenien beim vWJS berichtet (NIELSEN u. SVEJGARD 1967; CORDER et al. 1973; SULTAN et al. 1974; RIVARD et al. 1977). Es ist nun naheliegend, daß es sich zumindest bei einem Teil dieser Fälle um einen Subtyp IIB oder ein „Pseudo"-vWJS handelt. So findet sich in den Untersuchungen von RIVARD et al. (1977) als weiterer Hinweis auf das Vorliegen eines qualitativen Defektes von VIII:vWF ein elektrophoretisch schneller wanderndes VIIIR:Ag.

Man kann daher bei diesen Fällen nicht von einem kombinierten Defekt sprechen. Vielmehr ist die Thrombozytopenie Folge des dem vWJS zugrunde liegenden plasmatischen bzw. beim „Pseudo"-vWJS thrombozytären Defektes.

2. Kombination des vWJS mit Thrombozytenfunktionsstörungen

Beim vWJS kommt es infolge eines quantitativen und/oder qualitativen Defektes des VIII:vWF zu einer Thrombozytenfunktionsstörung, die durch eine verlängerte Blutungszeit und verminderte Plättchenretention gekennzeichnet ist.

Es gibt aber Berichte über Fälle von vWJS, bei denen eine zusätzliche Plättchen-funktionsstörung vorliegt. So berichten VALENTE et al. (1972) über zusätzliche Aggregationsdefekte, wobei gleichzeitig eine Störung im Nukleotidstoffwechsel der Plättchen beobachtet wurde. In den Untersuchungen von DOWLING et al. (1976) fand sich zusätzlich zum vWJS eine Störung der Plättchenfreisetzungs-reaktion. Es erscheint daher gerechtfertigt, in diesen Fällen von einer Kombina-tion eines vWJS mit einer Thrombozytopathie zu sprechen.

III. Kombination des vWJS mit kardiovaskulären Erkrankungen

1. Kombination des vWJS mit Teleangiektasien

Es liegen mehrere Berichte über das gleichzeitige Vorkommen von (angebore-nen) Teleangiektasien bei Patienten mit vWJS vor (QUICK 1967; ESHAM et al. 1974; RAMSAY et al. 1976; AHR et al. 1977; CONLON et al. 1978).

2. Kombination des vWJS mit einem Mitralklappenprolaps

Die echokardiographische Untersuchung von 15 Patienten mit vWJS ergab in 9 Fällen und somit in 60%, das Vorliegen eines Mitralklappenprolapses (PICKERING et al. 1981). Bei einem aus 30 Personen bestehenden Normalkollektiv ließ sich dagegen nur bei 4 Personen und somit in lediglich 13,3% ein Mitralklap-penprolaps nachweisen. Dieser Unterschied ist statistisch signifikant.

Im Gegensatz dazu stehen die Untersuchungen von SCHERER et al. (1982) in denen keine erhöhte Frequenz eines Mitralklappenprolapses beim vWJS ge-funden wurde.

PICKERING et al. (1981) diskutieren aufgrund der bei Patienten mit vWJS vorkommenden kardiovaskulären Störungen die Hypothese, daß es sich dabei um eine Form einer mesenchymalen Dysplasie handeln könnte. In Übereinstim-mung damit wird die beim vWJS bestehende Störung im Bereich des vaskulären Endothels gebracht (s. Abschn. D.). Als weiterer Hinweis auf eine mesenchymale Dysplasie wird der Bericht von COHEN (1972) über einen Patienten mit vWJS und Skelettdefekten gewertet.

H. Vererbung des vWJS

Die beiden den Faktor-VIII/v. Willebrand-Faktor-Komplex aufbauenden Proteine, der niedrigmolekulare Anteil VIII:C und der hochmolekulare VIII:vWF (s. Abschn. D.) unterliegen einer unabhängigen genetischen Kon-trolle. Während VIII:C X-chromosomal vererbt wird, ist für den VIII:vWF ein autosomaler Locus verantwortlich. Aufgrund der derzeitigen Kenntnisse kann angenommen werden, daß beim vWJS der X-Locus normal ist und die Verminderung von VIII:C lediglich als Folge des verminderten VIII:vWF auf-zufassen ist. Es soll daher nachfolgend nur auf die Vererbung des VIII:vWF eingegangen werden.

Bei der Vererbung des vWJS müssen derzeit noch zahlreiche Fragen unbeantwortet bleiben. Dies ist sowohl auf offene Fragen bei der Vererbung selbst, als auch auf Wissenslücken bei der Pathophysiologie des vWJS zurückzuführen. Auf einige die genetische Beratung erschwerende Faktoren, wie die große phänotypische Variabilität, die Notwendigkeit eines ganzen Befundspektrums für die Diagnose des vWJS, sowie die Schwierigkeiten bei der Differenzierung zwischen autosomal dominanten und autosomal rezessiven Formen, wird anschließend noch näher eingegangen.

Als gesichert kann es aber angesehen werden, daß das vWJS sowohl autosomal dominant, als auch autosomal rezessiv vererbt werden kann. Kompliziert wird die Situation durch Berichte über das gleichzeitige Vorkommen einer dominanten und rezessiven Vererbung in ein und derselben Sippe mit vWJS (Bloom u. Peake 1979). Als Erklärung wird die Möglichkeit diskutiert, daß ein Elternteil die Bildung von Oligomeren so beeinflußt, daß zusammen mit einem rezessiv abnormen Gen des anderen Elternteils ein dominant heterozygotes Bild entstehen kann (Bloom 1980).

I. Autosomal dominante Vererbung des vWJS

Sowohl der Subtyp I als auch die Subtypen IIA und IIB unterliegen einer autosomal dominanten Vererbung (s. auch Abschn. E.).

1. Subtyp I

Die autosomal dominante Vererbung des auch als „klassische" Form des vWJS bezeichneten Subtyps I konnte von zahlreichen Arbeitsgruppen gezeigt werden (v. Willebrand u. Jürgens 1933a, b; Gross u. Mammen 1958; Lehmann 1959; Achenbach 1960; Eriksson 1961; Barrow u. Graham 1964; Marx u. Jean 1964; Cornu 1965; Silwer 1973; Italian Working Group 1977; Shoai et al. 1977; Ingram 1978; Miller et al. 1979a, b; Nyman et al. 1981; Wahlberg et al. 1983).

a) Heterozygote des Subtyps I

Die Heterozygoten des Subtyps I machen den prozentuell weitaus größten Anteil aller Formen des vWJS aus. Gerade aber das Erfassen dieser durch eine meist nur leichte Klinik und nur gering bis mäßig pathologische Laboratoriumsbefunde gekennzeichneten Form, stellt ein besonders schwieriges diagnostisches Problem dar.

α) *Phänotypische Variabilität.* Die besonders für einen autosomalen Erbgang charakteristische große phänotypische Variabilität ist auch beim Subtyp I des vWJS eine der Hauptursachen für die Probleme bei der Erfassung von Heterozygoten. Es ist hier sowohl eine sehr unterschiedliche Expressivität, als auch eine stark variable Penetranz anzuführen.

– Expressivität

In den Untersuchungen von Silwer (1973) zeigte sich eine stark variable Expressivität, vor allem zwischen verschiedenen Sippen mit vWJS, während die Schwankungen der Expressivität innerhalb einer Sippe relativ gering waren.

Daß aber auch innerhalb einer Sippe stark unterschiedliche Ausprägungsgrade des vWJS auftreten, wird eindrucksvoll durch die Untersuchungen von MILLER et al. (1979a) gezeigt. Bei Anwendung von 4 verschiedenen Laboratoriumsbefunden können theoretisch maximal 16 mögliche phänotypische Varianten erwartet werden. MILLER et al. konnten in 2 großen Sippen mit vWJS 11 von diesen 16 möglichen Befundkombinationen nachweisen. Die große Expressivität zwischen verschiedenen Sippen unterstreicht eine Literaturübersicht von MILLER et al. (1979a), in der über 14 der 16 möglichen Varianten berichtet wird (siehe auch Abschn. D.).

– Penetranz
Die Untersuchung der Eltern von Patienten mit vWJS ergab eine Penetranz zwischen 73 und 90% (SILWER 1973). Untersuchungen der Kinder von Patienten mit vWJS ergaben mit 58–73% eine etwas niedrigere Penetranz.

In den Untersuchungen von MILLER et al. (1979b) lag bei Patienten mit gesichertem Heterozygotenstatus nur in 58% der Fälle zumindest einer der für das vWJS charakteristischen Laboratoriumsbefunde außerhalb des Normbereiches. Es findet sich somit lediglich eine 58%ige Penetranz des(der) für das vWJS verantwortlichen Gens(Gene).

β) Phänotypische Stabilität. Bei wiederholten Untersuchungen ein und derselben Patientengruppe (MILLER et al. 1979a) änderte sich die Zuordnung zu einer der phänotypischen Varianten in 77% der Fälle nicht. Diese phänotypische Stabilität unterstreicht die Bedeutung von wiederholten Untersuchungen für die Diagnostik leichter Fälle des vWJS.

γ) Wertigkeit verschiedener Verfahren für die Erfassung von Heterozygoten des Subtyps I

– *Klinische Symptomatik.* Die Untersuchungen von MILLER et al. (1979a, b) zeigen, daß eine genetische Klassifizierung aufgrund der klinischen Symptomatik nicht möglich ist. Durch Familienuntersuchungen wurde eine Gruppe von Personen determiniert, bei denen aufgrund des Erbgangs das Vorliegen einer heterozygoten Form des vWJS als erwiesen angesehen werden kann. In dieser als „Überträger" bezeichneten Gruppe von Personen fand sich in 65% eine klinische Symptomatik im Sinne einer hämorrhagischen Diathese. Daß aber trotz dieses relativ hohen Prozentsatzes die klinische Symptomatik nicht für die Erfassung von Heterozygoten geeignet ist, geht daraus hervor, daß von 23% der die Kontrollgruppe bildenden Normalpersonen ebenfalls eine erhöhte Blutungsneigung angegeben wurde. Auch war die klinische Symptomatik weder zu einem einzelnen Laboratoriumstest noch zu einer Kombination verschiedener Laboratoriumsteste korreliert.

– *Laboratoriumsbefunde.* Bei den heterozygoten Formen des autosomal dominant vererbten vWJS liegen die verschiedenen Faktor-VIII-assoziierten Qualitäten meist zwischen 10 und 50% (s. Abschn. J.). Gerade diese nur relativ geringe Verminderung macht die starke Überlappung der einzelnen Befunde mit dem Normalbereich verständlich. Ein optimaler Test müßte theoretisch alle Heterozygoten erfassen ohne Normalpersonen falsch positiv zu klassifizieren. In den Untersuchungen von MILLER et al. (1979a, b) konnten aber mit keinem Laboratoriumstest mehr als 42% der Heterozygoten diagnostiziert werden. Bei

Anwendung eines ganzen Befundspektrums, bestehend aus Blutungszeit, VIII:C, VIIIR:Ag und VIIIR:RCo, war in 58% der Heterozygoten zumindest einer dieser Teste pathologisch. Mit dem gleichen Befundspektrum wurden 7% der Normalpersonen als falsch positiv klassifiziert. Miller et al. (1979a, b) schließen aus diesen Untersuchungen, daß das Vorliegen eines heterozygoten Zustandes dann „wahrscheinlich" ist, wenn bei Anwendung eines ganzen Befundspektrums einer der Werte außerhalb der 95% Vertrauensgrenzen eines Normalkollektivs liegt. Insbesondere ist die Wahrscheinlichkeit eines heterozygoten Status aber dann hoch, wenn bei einem Familienmitglied die Diagnose eines vWJS gesichert werden konnte.

Es erscheint aber ganz entscheidend, wie auch von Miller et al. (1979b) hervorgehoben wird, daß ein heterozygoter Status auch dann nicht ausgeschlossen werden kann, wenn alle für das vWJS charakteristischen Befunde im Normbereich liegen. In einer Patientengruppe mit aufgrund des Erbganges gesichertem heterozygoten Status hatten nicht, wie theoretisch zu erwarten gewesen wäre, 100%, sondern lediglich 58% pathologische Laboratoriumsbefunde. Rechnet man diese Ergebnisse auf *alle* Nachkommen eines Patienten mit vWJS um (aufgrund des autosomal-dominanten Erbganges ist ja nur in 50% mit heterozygoten und somit betroffenen Fällen zu rechnen), so ergibt sich daraus, daß nur bei 29% der Nachkommen eines Patienten mit vWJS pathologische Laboratoriumsbefunde zu erwarten sind. Anders ausgedrückt muß in 21% aller direkter Nachkommen eines Patienten mit vWJS damit gerechnet werden, daß es sich, trotz durchwegs normaler Laboratoriumsbefunde, um einen heterozygoten Status handelt.

– *Familienuntersuchungen.* Stammt ein Proband aus der Hauptlinie einer Sippe mit vWJS und hat er ein oder mehrere Nachkommen mit vWJS, so muß es sich aufgrund des Erbganges um einen Heterozygoten handeln. Es kann somit in bestimmten Fällen allein durch Familienuntersuchungen die Diagnose eines heterozygoten Status gestellt werden. Durch den Nachweis der Zugehörigkeit eines Probanden zur Hauptlinie einer Sippe mit vWJS wird aber auch, wie bereits erwähnt, die Bedeutung eines außerhalb der Norm liegenden Befundes für die Wahrscheinlichkeit des Vorliegens einer heterozygoten Form des vWJS erhöht.

– *Anwendung statistischer Methoden* (Miller et al. 1979b; Wahlberg et al. 1983). Infolge der oben angeführten Schwierigkeiten können durch Laboratoriumsbefunde nur etwa 50% der Heterozygoten erfaßt werden. Wie aber aus den Untersuchungen von Miller et al. (1979b) hervorgeht, läßt sich dieser Prozentsatz durch Anwendung einer linearen Diskriminanzanalyse auf etwa 80% verbessern. Besonders bemerkenswert erscheint, daß durch dieses statistische Verfahren auch Personen als Heterozygote klassifiziert werden konnten, bei denen alle Laboratoriumswerte im Normbereich lagen. Miller et al. (1979b) betonen, daß in jedem Laboratorium die Diskriminanzanalyse aufgrund der mit den individuellen Laboratoriumsmethoden ermittelten Werte durchgeführt werden sollte. In Einzelfällen läßt sich angeben, mit welcher Wahrscheinlichkeit ein Proband heterozygot ist. Dies wird ausgedrückt in Form einer „Wahrscheinlichkeitsratio" normal/heterozygot. Die Überlappung zwischen Normalpersonen und Heterozygoten ist mit 12–15% vergleichbar mit den bei Konduktorinnen der Hämophilie A gefundenen Ergebnissen (ELSTON et al. 1976; REISNER et al. 1978). Die gute Eignung der Diskriminanzanalyse für die Erfassung des heterozygoten Status wird auch dadurch unterstrichen, daß mit diesem Verfahren nur 7% von Normalpersonen „falsch positiv" klassifiziert wurden. Schließlich diskutieren MILLER et al. (1979 b) noch die Möglichkeit, daß durch Inkludierung weiterer Informationen in die Diskriminanzanalyse, wie zusätzliche Laboratoriumsbefunde, bis zu 95% der Heterozygoten trotz der sehr großen phänotypischen Variabilität korrekt klassifiziert werden könnten.

Für genetische Untersuchungen von Familien mit vWJS wurden auch Regressionsanalysen angewandt (VELTKAMP u. TILBURG 1973; Italian Working Group 1977). Infolge der großen theoretischen Bedenken, die gegen Regressionsanalysen bei Untersuchungen von Konduktorinnen der Hämophilie A vorgebracht wurden (WHO expert committee 1977; GRAHAM 1979), wird dieses Verfahren von MILLER et al. (1979 b) für genetische Untersuchungen von Sippen mit vWJS abgelehnt.

Aufgrund der derzeitigen Kenntnisse läßt sich das optimale Vorgehen zur Erfassung von Heterozygoten des „klassischen" Subtyps I des vWJS folgendermaßen zusammenfassen:

- Anwendung eines großen Spektrums gut genormter Methoden
- Wiederholte Untersuchungen zu verschiedenen Zeitpunkten
- Familienuntersuchungen
- Auswertung der Ergebnisse mittels Diskriminanzanalyse

Dem Verfolgen der Dynamik von Laboratoriumsparametern nach der Gabe von Faktor-VIII-Konzentraten kommt als diagnostisches Hilfsmittel bei der Fragestellung des Vorliegens eines heterozygoten Status keine Bedeutung mehr zu, da für diese meist leichteren Fälle DDAVP in der Regel die Therapie der Wahl darstellt (s. Abschn. K.).

b) Homozygote des Subtyps I

Im Vergleich zu Heterozygoten sind die wesentlich seltener vorkommenden homozygoten Formen durch eine viel schwerere Klinik sowie entsprechend stärker pathologische Laboratoriumsbefunde gekennzeichnet. Wie bei vielen Erbkrankheiten läßt sich auch beim vWJS der homozygote Status nicht immer sicher gegenüber heterozygoten Formen abgrenzen. Bei autosomal dominantem Erbgang muß gefordert werden, daß bei einem Homozygoten beide Elternteile heterozygot sind. Wie aber in dem vorangegangenen Kapitel ausgeführt wurde, läßt sich diese Heterozygotie infolge der großen phänotypischen Variabilität anhand von Laboratoriumsbefunden nicht immer sicher nachweisen. Dadurch aber können sich große Schwierigkeiten bei der Abgrenzung gegenüber rezessiven Formen ergeben. So beschreiben MILLER et al. (1979 a, b) zwei homozygote Patienten, bei deren Eltern alle Laboratoriumsbefunde durchwegs im Normbereich lagen. Da aber mittels Diskriminanzanalyse die Eltern trotz der normalen Laboratoriumsbefunde als heterozygot klassifiziert werden konnten (s. vorangegangener Abschn.), muß es sich bei den beiden Homozygoten um eine „klassische", autosomal dominante Form des vWJS handeln. Miller et al. (1979a) schließen nicht aus, daß größere Familienuntersuchungen bei einem Teil der publizierten, rezessiv homozygoten Formen zeigen könnten, daß es sich doch um Patienten mit autosomal dominantem vWJS handelt. Aufgrund vorliegender intensiver Familienuntersuchungen darf angenommen werden, daß es sich bei den meisten schweren Fällen der auf den Ålandinseln beschriebenen vWJS-Formen um homozygote Patienten mit autosomal dominant vererbtem Subtyp I des vWJS handelt (Nilsson u. Holmberg 1979).

2. Subtypen IIA und IIB

Diese durch einen qualitativen Defekt des VIII:vWF gekennzeichneten Subtypen sind wesentlich seltener als der Subtyp I. Obwohl bisher nur relativ wenige Familienuntersuchungen vorliegen (Italian Working Group 1977; Nilsson u. Holmberg 1979; Hill et al. 1983; Hoyer et al. 1983; weitere Literatur s. Abschn. E.), kann es als gesichert angesehen werden, daß die Subtypen IIA und IIB autosomal dominant vererbt werden. Bei den bisher publizierten Fällen handelt es sich durchwegs um heterozygote, wofür auch die meist leichtere klinische Symptomatik spricht. Da qualitative Defekte des VIII:vWF einen „marker" darstellen, der sich im Laboratorium meist sicherer und besser reproduzierbar nachweisen läßt als eine nur geringe quantitative Abweichung von der Norm, wäre generell zu erwarten, daß Heterozygote des Subtyps II mit größerer Sicherheit als Heterozygote des Subtyps I erfaßt werden können (s. auch Subtyp IIC).

II. Autosomal rezessive Vererbung des vWJS

Es ist hier sowohl der seltene Subtyp IIC als auch der Subtyp III anzuführen (s. Abschn. E.).

1. Subtyp IIC

Aufgrund der bisher nur wenigen Publikationen über diesen erst vor kurzem charakterisierten Subtyp (Ruggeri et al. 1982d; Holmberg et al. 1983; Hoyer et al. 1983) kann gesagt werden, daß diese Form des vWJS autosomal rezessiv vererbt wird. Ein Charakteristikum des beim Subtyp IIC vorliegenden Defektes ist die stark erhöhte Konzentration des kleinsten Multimers des VIII:vWF (siehe Abschn. E.). Dieser mit der SDS-Gelelektrophorese, aber wahrscheinlich auch in der zweidimensionalen Immunelektrophorese (Armitage u. Rizza 1979) nachweisbare Defekt hat sich insofern als wichtiger „marker" für genetische Untersuchungen herausgestellt, als auch bei Heterozygoten das kleinste Multimer in stark erhöhter Konzentration vorliegt. Entsprechend dem Charakteristikum des autosomal rezessiven Erbganges sind aber die Heterozygoten des Subtyps IIC klinisch asymptomatisch.

2. Subtyp III

Über den autosomal rezessiv vererbten Subtyp III liegen Untersuchungen von zahlreichen Arbeitsgruppen vor (ältere Literatur siehe bei Silwer 1973;

VELTKAMP u. VON TILBURG 1973; SULTAN et al. 1975; Italian Working Group 1977; SHOAI et al. 1977; INGRAM 1978; NILSSON u. HOLMBERG 1979; ZIMMERMAN et al. 1979a; BLOOM u. PEAKE 1979; BLOOM 1980; HOYER et al. 1983).

a) Homozygote des Subtyps III

Homozygote Probanden des Subtyps III sind durch eine besonders schwere klinische Symptomatik mit häufigen Gelenksblutungen gekennzeichnet (s. Abschn. J.). Auch finden sich entsprechend stark pathologische Laboratoriumsbefunde (s. Abschn. E.).

Hervorgehoben sei, daß aufgrund von Laboratoriumsuntersuchungen eine Unterscheidung zwischen Homozygoten mit dominantem oder rezessivem Erbgang nicht immer mit Sicherheit möglich ist (s. Abschn. H.I.). Auch wenn die Eltern eines Patienten mit schwerem vWJS weder eine klinische Symptomatik haben noch pathologische, für das vWJS charakteristische Laboratoriumsbefunde aufweisen, sollte die Diagnose eines rezessiven Erbganges nicht ohne umfangreiche Familienuntersuchungen gestellt werden (MILLER et al. 1979a, b). Das Vorliegen eines qualitativen Defektes des VIIIR:Ag, wie dies bei einem Teil der Patienten der Fall ist, erleichtert die Diagnose einer homozygoten Form des Subtyps III. Voraussetzung ist allerdings, daß das VIIIR:Ag zumindest mit sehr empfindlichen Methoden nachweisbar ist (s. Abschn. J.).

Ein weiterer Hinweis auf das Vorliegen eines rezessiven Erbganges ist eine bei den Eltern dieser Patienten häufig vorkommende Blutsverwandtschaft.

b) Heterozygote des Subtyps III

Wie bereits erwähnt sind, entsprechend dem Charakteristikum des rezessiven Erbganges, Heterozygote des Subtyps III meist symptomlos. Die für das vWJS charakteristischen Laboratoriumsbefunde sind in der Regel normal, können aber auch gering vermindert sein, dies gilt insbesondere für VIIIR:Ag und VIIIR:RCo (VELTKAMP u. VON TILBURG 1973; SULTAN et al. 1975; Italian Working Group 1977; INGRAM 1978).

Es wurde bereits in den vorangegangenen Ausführungen darauf hingewiesen, daß auch Heterozygote des autosomal dominant vererbten Subtyps I des vWJS sowohl normale Gerinnungsbefunde als auch eine fehlende klinische Symptomatik aufweisen können (MILLER et al. 1979a, b). Da außerdem, im Gegensatz zum Subtyp IIC, bei Heterozygoten des Subtyps III keine umschriebenen qualitativen Defekte des VIIIR:Ag nachgewiesen werden können, ist eine Unterscheidung zwischen Heterozygoten mit dominantem oder rezessivem Erbgang aufgrund von Laboratoriumsbefunden nicht immer mit Sicherheit möglich. Es ist dazu, wie bereits erwähnt, immer auch eine umfangreiche Familienuntersuchung erforderlich (MILLER et al. 1979a, b).

III. Genetische Beratung

Aufgrund der angeführten Schwierigkeiten bei Untersuchungen der Vererbung des vWJS, es seien hier sowohl die starke phaenotypische Variabilität, als auch die Möglichkeit von zwei verschiedenen Erbgängen angeführt, ist es verständlich, daß eine genetische Beratung nur sehr schwierig und problematisch sein kann. So weicht die Häufigkeit des vWJS in großen Sippen oft beträchtlich von den aufgrund des Erbganges zu erwartenden theoretischen Prozentzahlen ab. Silwer (1973) schätzt die Wahrscheinlichkeit, daß das vWJS von einem Elternteil an ein Kind weiter vererbt wird auf 40% oder weniger. Dabei ist die Wahrscheinlichkeit des Auftretens einer schweren Form mit < 5% wesentlich geringer. Der Schweregrad des bei dem Elternteil vorliegenden vWJS scheint wenig Einfluß auf den Schweregrad des auf das Kind vererbten vWJS zu haben. Haben aber Eltern bereits ein Kind mit einer schweren Form des vWJS, so ist das Risiko, daß weitere Kinder ebenfalls eine schwere Form vererbt bekommen, beträchtlich.

I. Klinik des vWJS

Die Klinik des vWJS ist gekennzeichnet durch eine im Vergleich zu Normalpersonen erhöhte Frequenz von spontanen, traumatischen und postoperativen Blutungskomplikationen (Buchanan u. Leavell 1956; Nilsson et al. 1959; Blomback et al. 1963; Larrieu et al. 1968; Jürgens 1969; Silwer 1973; Italian Working Group 1977; Shoai et al. 1977; Weiss 1977; Miller et al. 1979b; Hampton et al. 1980; Fasching u. Niessner 1982). In der Literatur finden sich nur wenige größere Berichte über die Klinik des vWJS. In den weiteren Ausführungen, dies betrifft vor allem die Häufigkeit von Blutungskomplikationen, werden in erster Linie die Literaturübersicht von Buchanan u. Leavell (1956) über 199 Patienten, weiters die ausgezeichnete und umfangreiche Zusammenstellung von Silwer (1973) über 264 schwedische Patienten mit vWJS, sowie auch die Publikation von Hampton et al. (1980) berücksichtigt (s. Tabelle 3).

I. Charakter der beim vWJS auftretenden Blutungskomplikationen

Im Gegensatz zur Hämophilie stehen beim vWJS Schleimhautblutungen im Vordergrund. Dieser unterschiedliche Blutungstyp erklärt sich daraus, daß beim vWJS, wenn auch als Folge eines fehlenden Plasmafaktors (s. Abschn. D.), die Plättchenfunktion gestört ist. Bei schweren Formen des vWJS kommt es aber neben Blutungen im Bereich der Schleimhäute auch zu Blutungsmanifestationen wie sie bei der Hämophilie auftreten.

II. Variabilität der klinischen Symptomatik

Der klinische Schweregrad beim vWJS variiert nicht nur zwischen einzelnen Familien, sondern, im Gegensatz zur Hämophilie, auch innerhalb einer Familie (Minot 1928; Lian u. Deykin 1976; Nyman et al. 1979; Miller et al. 1979a; s. auch Abschn. H. und J.).

Die klinische Symptomatik variiert aber auch bei ein und demselben Individuum zu verschiedenen Zeitpunkten. So kommen Epistaxis, Tonsillenblutungen und auch traumatisch bedingte Blutungen im Bereich des Hals-Nasen-Rachen-raumes vor allem bei Kindern und Jugendlichen vor. Auch Menorrhagien treten besonders häufig zwischen dem 11. und 15. Lebensjahr auf. Dagegen kommen gastrointestinale Blutungen vorwiegend zwischen dem 30. und 45. Lebensjahr, aber auch im höheren Alter vor.

Generell aber kann gesagt werden, daß die Blutungsneigung mit zunehmendem Alter abnimmt (SILWER 1973; NYMAN et al. 1979).

III. Korrelation zwischen Schweregrad der klinischen Symptomatik und Laboratoriumsbefunden

Der bei der Hämophilie bestehende Zusammenhang zwischen Schweregrad der klinischen Symptomatik einerseits und Laboratoriumsbefunden andererseits ist beim vWJS wesentlich geringer ausgeprägt. Dies gilt insbesondere für die leichteren Formen des vWJS, bei denen sich eine derartige Korrelation nicht nachweisen läßt (MILLER et al. 1979a). Es muß hier berücksichtigt werden, daß es, so wie bei den Laboratoriumsbefunden, auch bei der klinischen Symptomatik fließende Übergänge zu gesunden Normalpersonen gibt. So waren in den Untersuchungen von MILLER et al. (1979a) 23% der Normalpersonen ebenfalls „symptomatisch". In Übereinstimmung damit finden sich auch in dem aus 500 Personen bestehenden Normalkollektiv von SILWER (1973) verschiedene Blutungskomplikationen mit einer Häufigkeit bis zu 25%. Andererseits aber zeigten 79% der leichten Fälle mit vWJS in der Publikation von HAMPTON et al. (1980) keine erhöhte Blutungsneigung.

Wenn somit auch keine Korrelation der Klinik zu den Laboratoriumsbefunden bei leichteren Formen des Subtyps I und Subtyps II nachweisbar ist, so kann andererseits kein Zweifel bestehen, daß Patienten des Subtyps III, in Übereinstimmung mit den stark abnormen Laboratoriumsbefunden, auch die wesentlich schwerere klinische Symptomatik aufweisen.

IV. Lokalisation und Häufigkeit verschiedener Blutungskomplikationen beim vWJS (Tabelle 3)

Die stark unterschiedlichen Häufigkeitsangaben über Blutungskomplikationen in den in Tabelle 3 berücksichtigten Übersichtsarbeiten müssen in erster Linie auf eine differierende Zusammensetzung der einzelnen Patientenkollektive zurückgeführt werden. In der Literaturübersicht von BUCHANAN u. LEAVELL (1956) wurde keine Trennung in schwere und leichte Fälle vorgenommen, wobei die damals noch limitierten Laboratoriumsmöglichkeiten berücksichtigt werden müssen. In der Übersicht von SILWER (1973) waren schwere Fälle durch eine Blutungszeit nach Duke von >30 min, sowie einen VIII:C Spiegel von <20% definiert. Von den 264 Patienten wurden 32 Fälle und somit 12% der Fälle als schwer klassifiziert. In den Untersuchungen von HAMPTON et al. (1980) erfolgte keine strenge Trennung zwischen schweren und leichten Fällen. Der VIII:C Spiegel lag aber lediglich bei 2,7% der Fälle <1%, worauf in erster

Tabelle 3. Prozentuelle Häufigkeit verschiedener Blutungsmanifestationen beim v. Willebrand-Jürgens-Syndrom

Autoren	Buchanan u. Leavell (1956)	Silwer (1973)	Hampton et al. (1980)
Patientenzahl	199	264	74
Hautblutungen			
Spontan: Ekchymosen	61	}49	8,1
Haematome	8		1,3
Petechien	17	12	
Traumatisch (leicht)	35	36	
Schleimhautblutungen			
Epistaxis	69	63	6,8
Zahnfleischbluten	35	35	4,0
Tonsillenblutung		6	
Traumatisch-HNO-Bereich		12	
Gastrointestinale Blutungen	17	14	2,7
Genitalblutungen			
Meno-Metrorrhagien	51	60	1,3
Ovarialblutungen		7	
post partum	11	23	
Abortus		3	
Haematurie	5	7	4,0
Blutungen nach Zahnextraktionen	33[a]	52[a]	
Postoperative Blutungen	19[a]	28[a]	9,5[a]
Tonsillektomie		46[b]	
Gastrointestinal		19[b]	
Gynaekologisch		28[b]	
Sonstige Operationen		74[b]	
Gelenksblutungen	9	8	5,4
Muskelblutungen		3	
Intrakranielle Blutungen		1,1	

[a] Angaben beziehen sich auf *Gesamtzahl* (und nicht nur auf Anzahl der operierten Patienten mit vWJS)

[b] Angaben beziehen sich auf Anzahl operierter Patienten mit *leichtem* vWJS

Linie die wesentlich geringere Häufigkeit von Blutungskomplikationen zurückgeführt werden muß.

1. Hautblutungen

Das spontane Auftreten von Ekchymosen und Hämatomen zählt zu den häufigsten Manifestationen des vWJS, in der älteren Literatur finden sich Angaben bis zu 100% (siehe Übersicht bei Silwer 1973). Es muß aber betont werden, daß das isolierte Auftreten von spontanen Hautblutungen nicht überbewertet werden sollte, da sich diese Symptome auch bei Normalpersonen in mehr als 10% finden (SILWER 1973).

Wesentlich seltener finden sich beim vWJS Petechien, es handelt sich dabei fast ausschließlich um schwere Fälle.

Über das Auftreten von Hautblutungen nach bereits leichten, inadäquaten Traumen wird in etwa 35% der Fälle mit vWJS berichtet.

2. Schleimhautblutungen (s. Tabelle 3)

a) Epistaxis

In der Übersicht über die ältere Literatur von BUCHANAN u. LEAVELL (1956) wird Epistaxis mit einer Häufigkeit von 69% angegeben, SILWER berichtet 1973 über Epistaxis in 63% der Fälle. Auffallend ist wieder die wesentlich geringere Zahl von 6,8% in der Untersuchung von HAMPTON et al. (1980), es wurde aber bereits erwähnt, daß es sich dabei vorwiegend um leichtere Fälle handelt.

Epistaxis kann bei schweren Fällen von vWJS zu lebensbedrohlichem Blutverlust führen, in der älteren Literatur wird auch über Todesfälle durch nicht zu beherrschende Epistaxis berichtet. Erwähnt sei noch, daß es auch bei außerhalb des Nasenbereiches durchgeführten Operationen häufig zu Epistaxis kommt. Die Ursache dafür ist unklar, es wird eine erhöhte „VIII:C-Konsumption" durch operative Eingriffe diskutiert (SILWER 1973).

Wie bereits erwähnt, kommt Epistaxis beim vWJS besonders häufig in der Kindheit und Pubertät vor, die Häufigkeit nimmt mit zunehmendem Alter ab. Es sollte aber wiederum eine isolierte Epistaxis, insbesondere bei Kindern nicht überbewertet werden, da sich eine derartige Blutungsmanifestation in der Kindheit nicht selten auch ohne zugrunde liegende hämorrhagische Diathese findet.

b) Zahnfleischblutungen

In den Berichten von BUCHANAN u. LEAVELL (1956) sowie SILWER (1973) wird Zahnfleischbluten in 35% der Fälle mit vWJS angegeben. In 10% der von SILWER untersuchten Fälle war das Zahnfleischbluten so schwer, daß Bluttransfusionen verabreicht werden mußten.

Wiederum muß gesagt werden, daß das isolierte Auftreten von Zahnfleischbluten auch bei Normalpersonen ein nicht seltenes Ereignis ist. Sowohl bei Normalpersonen als auch bei Patienten mit vWJS findet sich häufig eine lokale Ursache, wie etwa eine Parodontose.

c) Tonsillenblutung

Es handelt sich dabei um eine eher seltene Blutungskomplikation, die vorwiegend bei schweren Formen des vWJS auftritt. Häufig findet sich als auslösende Ursache eine Tonsillitis.

d) Traumatische Blutungen im HNO-Bereich

Zu traumatisch bedingten Blutungen im HNO-Bereich kommt es vorwiegend bei Kindern mit vWJS, in der älteren Literatur gibt es auch Berichte über schwere, zum Teil sogar tödlich verlaufende Blutungen.

Traumatische Blutungen im HNO-Bereich sind eine nicht seltene Erstmanifestation des vWJS (s. später).

e) Gastrointestinale Blutungen

Zu gastrointestinalen Blutungen kommt es beim vWJS in etwa 15% der Fälle (Buchanan u. Leavell 1956; Silwer 1973). Die meist schwer verlaufenden, ohne entsprechende Therapie auch tödlichen Blutungen betreffen sowohl schwere als auch leichte Fälle des vWJS. Lokale Ursachen lassen sich nur selten verifizieren.

Wie bereits erwähnt, treten gastrointestinale Blutungen, im Gegensatz zu anderen Schleimhautblutungen, am häufigsten etwa zwischen dem 30. und 45. Lebensjahr auf (Silwer 1973).

f) Genitalblutungen

α) *Menorrhagien, Metrorrhagien.* Es handelt sich dabei um eine der häufigsten Blutungssymptome beim vWJS. Die Angaben variieren, wahrscheinlich infolge subjektiver Beurteilung, allerdings beträchtlich. In der älteren Literatur werden Menorrhagien und/oder Metrorrhagien bis zu 75% beim vWJS angegeben, in der Zusammenstellung von Buchanan u. Leavell (1956) waren es 51%, in der Übersicht von Silwer 60%. Auch wenn man berücksichtigt, daß es sich bei den Fällen von Hampton et al. (1980) um leichte Formen des vWJS handelt, ist nur schwer zu erklären, warum Meno-Metrorrhagien nur in 1,3% angegeben werden. Meno-Metrorrhagien können insbesondere in den ersten Jahren nach der Menarche große Probleme bereiten. Vor allem in der älteren Literatur finden sich Berichte über tödliche Verlaufsformen oder so schwere Blutungen, daß eine Hysterektomie erforderlich wurde. Meno-Metrorrhagien treten vorwiegend bei schweren Formen des vWJS auf, werden aber auch bei leichteren Fällen beobachtet.

β) *Ovarialblutungen.* Silwer (1973) berichtet über Ovarialblutungen in 7% der Patientinnen mit vWJS. Es handelte sich dabei fast ausschließlich um schwere vWJS-Formen. Auffallend war außerdem das gehäufte Auftreten von Ovarialzysten, zu denen es möglicherweise als Folge von Follikelblutungen gekommen ist.

γ) *Blutungen post partum.* Berücksichtigt man, daß es auch bei normalen Frauen in etwa 20% zu postpartalen Blutungskomplikationen kommt, so sind die Blutungskomplikationen post partum beim vWJS mit 23% (Silwer 1973) niedriger als zu erwarten wäre. Dies ist in erster Linie auf eine Besserung oder Normalisierung der pathologischen Gerinnungsbefunde bei leichteren Fällen von vWJS während der Gravidität zurückzuführen. In Übereinstimmung damit steht, daß die Blutungsgefahr einige Tage nach der Entbindung wieder größer wird. Die Gerinnungsparameter entsprechen zu diesem Zeitpunkt meist wieder den ursprünglich vor der Gravidität gefundenen Werten (s. Abschn. L.). Bei schweren Formen des vWJS, bei denen es zu keiner Besserung der Gerinnungssituation während der Gravidität kommt, sind schwere Blutungskomplikationen möglich, die insbesondere früher häufig eine Hysterektomie notwendig machten.

δ) Abortus. In der älteren Literatur (Übersicht bei SILWER 1973) finden sich relativ häufig Berichte über Abortus beim vWJS. Von 34 Graviditäten endeten 9 mit einem Spontanabort. In den eigenen Untersuchungen von SILWER (1973) war aber die Abortusrate beim vWJS kaum höher als im Normalkollektiv.

g) Hämaturie

Sowohl in der älteren Literatur, als auch in der Serie von SILWER (1973) wird die Hämaturie beim vWJS mit einer Häufigkeit von 5–7% angegeben. Nur JÜRGENS (1969) findet eine größere Häufigkeit. In seinen Untersuchungen entspricht die Frequenz der Hämaturie beim vWJS etwa den Erfahrungen bei der Hämophilie.

h) Blutungen nach Zahnextraktionen

Nachblutungen nach Zahnextraktionen sind eine der häufigsten Komplikationen beim vWJS. Bei den in Tabelle 3 angegebenen Zahlen muß berücksichtigt werden, daß es sich sowohl bei den 33% in den Untersuchungen von BUCHANAN u. LEAVELL (1956) als auch bei den 52% in der Publikation von SILWER (1973) um Angaben handelt, die sich auf die Gesamtzahl der Patienten mit vWJS beziehen. Es sind im Gesamtkollektiv aber auch Patienten inkludiert, bei denen keine Zahnextraktionen vorgenommen wurden. Berücksichtigt man nur Patienten, bei denen ohne entsprechende Prophylaxe oder Therapie eine Zahnextraktion vorgenommen wurde, so kam es in 64% dieser Fälle zu Nachblutungen nach der Extraktion (SILWER 1973).

Häufig kommt es, selbst wenn eine Prophylaxe durchgeführt wurde, zu einer Exazerbation der Blutung einige Tage nach der Extraktion. In der älteren Literatur wird auch über mehrere Wochen anhaltende Blutungen berichtet, die zahlreiche Bluttransfusionen erforderlich machten.

3. Postoperative Blutungen (s. Tabelle 3)

BUCHANAN u. LEAVELL (1956) berichten in ihrer Literaturübersicht über 19% Blutungskomplikationen bei Operationen an Patienten mit vWJS, während dieser Prozentsatz in den Untersuchungen von SILWER (1973) 28% beträgt. Es muß aber berücksichtigt werden, daß es sich hier wieder um Angaben handelt, die sich auf die Gesamtzahl und nicht nur auf die Zahl der operierten Patienten mit vWJS beziehen. In den Untersuchungen von SILWER (1973) wurden 110 der 264 Patienten ohne spezifische Prophylaxe operiert.

Dabei kam es in 66% zu einer intra- oder postoperativen Blutungskomplikation. Zum Teil wurden bei einigen Patienten mehrere Operationen durchgeführt. Insgesamt kam es in dem Kollektiv von SILWER (1973) bei 165 ohne Prophylaxe durchgeführten Operationen in 51% zu intra- oder postoperativen Blutungskomplikationen. Generell kann gesagt werden, daß bei Durchführung operativer Eingriffe ohne entsprechende Therapie beim vWJS mit einem abnorm hohen Blutungsrisiko gerechnet werden muß. Unter einer entsprechenden Therapie aber sind die meisten operativen Eingriffe ohne wesentliches Blutungsrisiko durchzuführen (s. Abschn. K.).

Bei Durchführung von Operationen ohne Prophylaxe beim vWJS kann es zum Teil schon während der Operation oder aber erst einige Tage bis Wochen nachher zu Blutungskomplikationen kommen. Vor allem bei leichten Formen des vWJS ist es charakteristisch, daß Blutungsprobleme erst einige Tage postoperativ auftreten. Häufig wird erst durch derartige Ereignisse die Diagnose eines vWJS gestellt. Da bei verschiedenen Operationen das Blutungsrisiko unterschiedlich ist, soll anschließend noch näher auf einige operative Eingriffe eingegangen werden. Die Ausführungen basieren auf den von SILWER (1973) publizierten Daten. Da über die Durchführung größerer Operationen beim schweren vWJS nur Einzelberichte aus der älteren Literatur vorliegen, betreffen die nachführend angeführten Prozentsätze durchwegs leichtere Fälle von vWJS.

a) Blutungskomplikationen bei der Tonsillektomie

Die Tonsillektomie ist beim vWJS, sowie auch bei anderen hämorrhagischen Diathesen, mit einem besonders hohen Blutungsrisiko behaftet. Selbst bei leichten Formen des vWJS kommt es bei Durchführung einer Tonsillektomie ohne entsprechende Therapie in etwa 50% der Fälle zu Blutungskomplikationen, die häufig erst im späteren postoperativen Verlauf einsetzen.

b) Blutungen bei gastrointestinalen Operationen

Das Blutungsrisiko ist hier bei den verschiedenen Eingriffen unterschiedlich zu beurteilen. Über Magenresektionen liegen nur wenige Berichte vor, es muß aber selbst bei leichten Formen des vWJS mit einem beträchtlich erhöhten Blutungsrisiko gerechnet werden. SILWER (1973) berichtet über 2 Fälle mit tödlichem Ausgang bei insgesamt 4 Patienten mit Magenresektion. Bei Cholezystektomie mußten lediglich bei 2 Patienten von insgesamt 12 Fällen Blutkonserven verabreicht werden. In Übereinstimmung mit Erfahrungen bei anderen hämorrhagischen Diathesen ist auch die Appendektomie bei Patienten mit vWJS nur mit einem geringen Blutungsrisiko behaftet. SILWER (1973) berichtet über 25 Appendektomien, die bei leichten Formen des vWJS ohne Prophylaxe durchgeführt wurden. Bei keiner der Operationen mußten Blutkonserven verabreicht werden.

c) Blutungen bei gynäkologischen Operationen

Die Hysterektomie ist bei Durchführung ohne entsprechende Therapie auch bei leichten Formen des vWJS mit einem beträchtlichen Blutungsrisiko behaftet. In den Untersuchungen von SILWER (1973) wurde bei 11 Patientinnen eine Hysterektomie durchgeführt, in 7 Fällen waren Bluttransfusionen erforderlich.

Bei 30 Patientinnen wurde in dem Kollektiv von SILWER (1973) eine Kürettage durchgeführt, Blutkonserven mußten lediglich bei 2 Frauen verabreicht werden.

d) Blutungskomplikationen bei sonstigen operativen Eingriffen

Über die Blutungsgefährdung bei anderen operativen Eingriffen liegen nur einzelne Fallberichte vor (SILWER 1973). Zu erwähnen sind hier Thyreodektomien, Prostatektomien, Gelenksoperationen, Thorakotomien, Splenektomien, Pyelotomien, Zirkumzisionen, sowie Operationen im Bereich des ZNS. Generell kann gesagt werden, daß bei all diesen operativen Eingriffen mit einem deutlich erhöhten Blutungsrisiko bei Durchführung ohne entsprechende Therapie gerechnet werden muß. Eine subtotale Thyreodektomie, sowie eine Thorakozentesis endeten letal. In der älteren Literatur (Übersicht bei SILWER 1973) wird über insgesamt 4 tödliche postoperative Blutungskomplikationen beim vWJS berichtet: Es handelte sich dabei jeweils um einen Fall einer Splenektomie, einer Hysterektomie, einer Zirkumzision, sowie um eine Pyelotomie.

4. Gelenksblutungen (s. Tabelle 3)

Ähnlich wie bei der Hämophilie kommen auch beim vWJS spontane Gelenksblutungen fast nur bei den schweren Formen vor. Bei den Angaben über die geringere Häufigkeit von Gelenksblutungen beim vWJS muß berücksichtigt werden, daß die Frequenz schwerer Fälle in Relation zur Gesamtzahl beim vWJS deutlich niedriger ist als bei der Hämophilie (s. Abschn. B.). Bezogen auf die Gesamtzahl von Patienten mit vWJS wird die Häufigkeit von Gelenksblutungen mit 5–8% angegeben. In den Untersuchungen von SILWER (1973) kam es bei 16 der insgesamt 32 Fälle mit schwerem vWJS zu Gelenksblutungen. Bei 2 leichten Fällen von vWJS sind die Gelenksblutungen wahrscheinlich posttraumatisch aufgetreten.

Die Gelenksblutungen treten meist vor der Pubertät auf. Vergleichbar mit der Hämophilie sind praktisch nur die großen Gelenke betroffen. Der Häufigkeit nach sind hier die Knie-, Sprung-, Ellbogen- und Hüftgelenke zu erwähnen (SILWER 1973). Zu bleibenden Einschränkungen der Gelenksfunktion ist es in den Untersuchungen von SILWER (1973) in 7 der 18 Fälle gekommen. Röntgenologisch entspricht das Bild der Arthropathie der Hämophilen.

5. Muskelblutungen (s. Tabelle 3)

Spontane Muskelblutungen treten beim vWJS viel seltener als bei der Hämophilie auf. Es finden sich in der Literatur nur Einzelberichte (SILWER 1973). Ähnlich wie bei der Hämophilie finden sich Muskelblutungen nur bei schweren Formen.

6. Intrakranielle Blutungen (s. Tabelle 3)

Intrakranielle Blutungen stellen beim vWJS, im Gegensatz zur Hämophilie, ein sehr seltenes Ereignis dar. In der älteren Literatur (Übersicht s. SILWER 1973) wird über 12 Fälle berichtet, wovon 5 tödlich endeten. Bei den von SILWER (1973) untersuchten 264 Patienten kam es lediglich bei 3 Patienten mit schwerem vWJS und somit in 1,1% der gesamten Fälle zu einer intrakraniellen Blutung. In allen 3 Fällen ließ sich aber ein vorangegangenes Trauma verifizieren. Vergleichbar mit der Hämophilie kann es sich dabei aber um inadäquate, leichte Traumen handeln. Ebenfalls in Übereinstimmung mit der Hämophilie kann es zu einer beträchtlichen zeitlichen Verzögerung zwischen Trauma und Auftreten der intrakraniellen Blutung kommen.

7. Retroperitonaeale Blutungen

Wiederum im Gegensatz zur Hämophilie ist eine retroperitonaeale Blutung ein sehr seltenes Ereignis beim vWJS. In der Übersicht von Silwer (1973) wird über einen einzigen Fall berichtet, der wahrscheinlich posttraumatisch aufgetreten ist.

V. Erstmanifestationen des vWJS

In unseren eigenen Untersuchungen (Fasching u. Niessner 1982) waren bei den leichten Fällen 59% Spontanblutungen das erste beobachtete Symptom. In Übereinstimmung mit dem Bericht von Silwer (1973) standen bei den Spontanblutungen die Epistaxis sowie die spontanen Hauthämatome an der Spitze. Charakteristischerweise war bei den leichten Fällen in 41% eine postoperative oder posttraumatische Blutungskomplikation das erste beobachtete Symptom (Fasching u. Niessner 1982). Wiederum in Übereinstimmung mit den Untersuchungen von Silwer (1973) standen hier Blutungskomplikationen nach Zahnextraktionen aber auch nach Tonsillektomien, sowie posttraumatische Blutungen im Hals-Nasen-Ohren-Bereich im Vordergrund. Der Medianwert des Alters bei der Erstmanifestation war beim schweren vWJS 2 Jahre, beim leichten vWJS 6 Jahre (Fasching u. Niessner 1982).

VI. Ereignisse, die zur Diagnose des vWJS führen

In den eigenen Untersuchungen (Fasching u. Niessner 1982) waren es bei den leichten Fällen von vWJS, abgesehen von Familienuntersuchungen, vor allem postoperative und posttraumatische Blutungskomplikationen, die in 26% der Fälle zur diagnostischen Abklärung führten. In den Untersuchungen von Silwer (1973) dominierten bei den leichten Fällen Menorrhagien und postpartale Blutungen, die in 20 Fällen zu der Diagnose eines vWJS führten. Dagegen wurde bei den schweren Fällen die Diagnose meist schon im Kindesalter aufgrund einer allgemein verstärkten Blutungsneigung mit Nasenbluten und spontanem Auftreten von Hauthämatomen gestellt. Fasching u. Niessner (1982) weisen darauf hin, daß sich in den letzten Jahren infolge verbesserter diagnostischer Möglichkeiten die Latenzzeit von der Erstmanifestation bis zur Diagnosestellung erheblich verkürzt hat.

J. Diagnostik des vWJS

Schwere Fälle des vWJS bereiten keine größeren diagnostischen Probleme. Auch zum Subtyp II gehörende Formen mit einem qualitativen Defekt des VIII:vWF können in der Regel sicher diagnostiziert und auch gut reproduzierbar klassifiziert werden, es ist dafür allerdings ein beträchtlicher Laboratoriumsaufwand erforderlich. Die größten diagnostischen Probleme ergeben sich aber bei Patienten des Subtyps I, bei denen eine meist nur geringe klinische Symptomatik, sowie auch nur leicht pathologische Laboratoriumsbefunde nachweisbar sind. Gerade aber der Subtyp I macht die Mehrzahl aller Fälle von vWJS aus (s. Abschn. B.).

I. Ursachen für die Schwierigkeiten bei der Diagnostik des vWJS

1. Fehlen von spezifischen Testen

Die eigentliche Ursache des vWJS ist nicht genau bekannt (s. Abschn. D.). Auch ist eine genaue Definition des vWJS derzeit nicht möglich, so hat die Entwicklung neuer Laboratoriumsteste wiederholt eine neue Definition des vWJS zur Folge gehabt. Es muß somit gesagt werden, daß die Diagnose des vWJS zum jetzigen Zeitpunkt auf Ergebnissen beruht, die mit nichtspezifischen Laboratoriumstesten erhoben werden. Dem einzigen Test mit dem die VIII:vWF-Aktivität wahrscheinlich direkt gemessen wird, nämlich der Korrektur der Blutungszeit (ZIMMERMAN u. RUGGERI 1982), kommt gerade in der Diagnostik leichter Fälle des vWJS kaum eine praktische Bedeutung zu.

2. Erfordernis eines ganzen Befundspektrums

Wegen des Fehlens eines spezifischen Testes, sowie der unterschiedlichen Sensitivität und insbesondere der Existenz von Subtypen mit qualitativen Defekten des VIII:vWF, ist für die Diagnostik des vWJS ein ganzes Spektrum von Laboratoriumsmethoden erforderlich, es wird anschließend noch im Detail darauf eingegangen.

3. Variabilität der Laboratoriumsbefunde

Die starke Schwankung der Laboratoriumsbefunde, auf die bereits MINOT (1928) hingewiesen hat, bereitet die größten Schwierigkeiten bei der Diagnostik von leichten Fällen mit vWJS.

a) Interfamiliäre Variabilität:
Die Laboratoriumsbefunde variieren beträchtlich zwischen verschiedenen Sippen mit vWJS (s. Abschn. H.).

b) Intrafamiliäre Variabilität:
Im Gegensatz zur Hämophilie finden sich beim vWJS auch innerhalb einer Familie beträchtliche Schwankungen der Laboratoriumsbefunde (s. Abschn. H.).

c) Variabilität von Laboratoriumsbefunden bei wiederholten Untersuchungen ein und desselben Individuums:
Eine beträchtliche Variabilität der Befunde zeigt sich auch bei ein und demselben Individuum bei wiederholten Untersuchungen zu verschiedenen Zeitpunkten (ABILDGAARD 1968; SILWER 1973; BOWIE et al. 1976; NILSSON 1977; MILLER et al. 1979b). Als Ursache dafür lassen sich verschiedene Faktoren anführen:

– Einerseits ist hier die jedem Laboratoriumstest anhaftende methodische Streuung anzuführen.

- Weiters müssen hier Faktoren wie Gravidität (s. Abschn. L.), körperlicher oder psychischer Streß, Lebererkrankungen, Infektionen, tumoröse Prozesse und auch hormonelle Einwirkungen berücksichtigt werden, die verschiedene Laboratoriumsparameter beeinflussen (Rizza 1961; Holmberg u. Nilsson 1974; Mannucci et al. 1975; Stibbe 1977; Eyster et al. 1978; Brown et al. 1979). So kann es während einer Gravidität bei einem leichten vWJS zu einer vorübergehenden Normalisierung der pathologischen Hämostasebefunde kommen, so daß die Diagnose während der Schwangerschaft nicht gestellt werden kann.
- Außer den bereits erwähnten Faktoren muß aber auch eine tatsächliche biologische Variabilität der Laboratoriumsbefunde in Betracht gezogen werden (Silwer 1973; Abildgaard et al. 1980). Insbesondere sei hier die Besserung einiger Laboratoriumsbefunde mit zunehmendem Alter angeführt (Silwer 1973). Bei wiederholten Untersuchungen innerhalb eines kurzen Zeitraumes scheint aber doch eine beträchtliche phaenotypische Stabilität zu bestehen (Miller et al. 1979b). Es muß daher gerade für die Diagnostik leichter Fälle von vWJS die wiederholte Testung zu verschiedenen Zeitpunkten gefordert werden (Silwer 1973; Bowie et al. 1976; Nilsson 1977; Miller et al. 1979b; Abildgaard et al. 1980).

4. Überlappung der Laboratoriumswerte mit dem Normalbereich

Es besteht ein fließender Übergang der bei leichten Fällen mit vWJS gefundenen Laboratoriumsbefunde zum Normalbereich. Ein leichtes vWJS kann selbst dann nicht ausgeschlossen werden, wenn alle Laboratoriumsbefunde im Normalbereich liegen (Miller et al. 1979b).

5. Existenz von Subtypen (s. Abschn. E.)

Es wurde bereits darauf hingewiesen, daß die Existenz von Subtypen einer der Gründe dafür ist, daß für die Diagnostik des vWJS ein ganzes Spektrum von Laboratoriumsmethoden eingesetzt werden muß. Durch die Entwicklung neuer Methoden zum Nachweis eines qualitativen Defektes des VIII:vWF hat sich allerdings die Situation gegenüber früheren Einteilungen (Nilsson 1978) deutlich gebessert. Die älteren Klassifizierungen machten es oft unmöglich zu unterscheiden, ob es sich wirklich um eine Variante des vWJS oder lediglich um eine Variation der Laboratoriumsbefunde handelt (Miller et al. 1979a; Abildgaard et al. 1980).

6. Existenz von kombinierten Hämostasedefekten

Weitere Probleme bei der Diagnostik des vWJS können sich dann ergeben, wenn ein zusätzlicher Hämostasedefekt, wie etwa eine Plättchenfunktionsstörung vorliegt (s. Abschn. G.).

II. Untersuchungsverfahren und Laboratoriumsmethoden, die in der Diagnostik des vWJS eingesetzt werden

1. Anamnese

a) Familienanamnese

Da es sich bei dem Großteil der Fälle von vWJS um eine hereditäre hämorrhagische Diathese handelt, kommt der Befragung von blutsverwandten Familienangehörigen nach Vorliegen einer abnormalen Blutungsneigung größte Bedeutung zu. Die Familienanamnese kann wichtige Hinweise liefern, bei welchen Familienmitgliedern eine Untersuchung anzustreben ist.

b) Patientenanamnese

Wie immer bei Verdacht auf Vorliegen einer hämorrhagischen Diathese, ist auch beim vWJS eine genaue und gezielte Befragung von großer Bedeutung. Bei leichten Formen des vWJS sind außer spontanen Blutungskomplikationen vor allem postoperativ aufgetretene Blutungen, insbesondere bei Eingriffen im Bereich des Hals-Nasen-Rachenraumes, wichtige Hinweise.

Eine positive Anamnese ist nicht nur bei der Diagnostik leichter Fälle von vWJS eine die Laboratoriumsuntersuchungen ergänzende Hilfe. Es ist die Anamnese auch die einzige Möglichkeit ein erworbenes vWJS von den wesentlich häufigeren hereditären Formen abzugrenzen.

Einschränkend im Hinblick auf die Bedeutung der Anamnese muß aber gesagt werden, daß auch die klinischen Erscheinungen eine starke Variabilität zeigen. Auch muß mit einem beträchtlichen Prozentsatz falsch-positiver Anamnesen bei gesunden Normalpersonen gerechnet werden (SILWER 1973; MILLER et al. 1979a, b).

2. Familienuntersuchungen

Insbesondere leichte Fälle des vWJS lassen sich häufig nur dadurch verifizieren, daß bei Familienangehörigen eindeutig das Vorliegen eines vWJS gezeigt werden kann. Es sollte daher immer bei Verdacht auf Vorliegen eines vWJS eine auf der Familienanamnese basierende Untersuchung von Familienangehörigen angestrebt werden. Aber selbst bei negativer Familienanamnese ist die Untersuchung beider Eltern, sowie auch von Geschwistern und Kindern, sowohl für die Klärung des Erbganges, als auch als Hinweis auf Penetranz und Expressivität eines vWJS innerhalb einer Familie, von großer Bedeutung.

3. Dynamik von Laboratoriumsparametern nach der Gabe von Blutderivaten

Verschiedene Laboratoriumsparameter, hier sei vor allem der VIII:C hervorgehoben, zeigen eine charakteristische Dynamik nach der Gabe von Plasmaderivaten (s. Abschn. K.). Wenn diese Information auch in einigen Fällen eine wertvolle Hilfe bei der Diagnosestellung sein kann (SILWER 1973), so ist die Gabe eines Plasmaderivates lediglich aus diagnostischen Gründen heute nicht mehr akzeptabel. Einerseits würden die mit der Gabe von Blutderivaten verbundenen Risiken den Informationsgewinn sicher nicht rechtfertigen. Andererseits ist die Dynamik der Befunde gerade bei leichten Fällen, bei denen die Ausgangswerte oft im niedrigen Normalbereich liegen, meist nur sehr uncharakteristisch ausgeprägt. Und schließlich sind es gerade die leichten Fälle, die einer DDAVP-Therapie (s. Abschn. K.) zugänglich sind und daher meist nicht mehr dem Risiko einer Gabe von Plasmaderivaten ausgesetzt werden müssen.

4. Laboratoriumsmethoden, die in der Diagnostik des vWJS Anwendung finden

An einen „optimalen" Test müssen folgende theoretische Forderungen gestellt werden:

– Der Test sollte technisch nicht zu aufwendig sein
– Der Test sollte gut reproduzierbar sein. So konnte gezeigt werden, daß Teste mit dem geringsten Variationskoeffizienten die größte Aussagekraft in der Diagnostik, insbesondere leichter Fälle des vWJS haben (NIESSNER 1976, 1978).
– Der Test sollte keine falsch-negativen Ergebnisse liefern. Anders ausgedrückt sollten mit diesem Test auch alle leichten Formen des vWJS identifiziert werden können.
– Der Test sollte aber bei Normalpersonen keine falsch-positiven Ergebnisse liefern.

Es muß allerdings vorausgeschickt werden, daß derzeit von keiner Methodik diese theoretischen Forderungen auch nur annähernd erfüllt werden.

Es sollen nun anschließend die einzelnen in der Diagnostik des vWJS angewandten Methoden abgehandelt werden. Dabei wird, soweit bekannt, auf folgende Punkte eingegangen:

– Kurz das Prinzip der Methodik, ohne daß auf technische Details eingegangen wird. Genaue Angaben finden sich u.a. bei GIDDINGS (1980) und LECHNER (1982).
– Der sich aus dem Mittelwert ($\bar{x}$) minus (plus) der doppelten Streubreite (2σ) eines Normalkollektivs ergebende untere (obere) Grenzbereich gegenüber den beim vWJS zu erwartenden Werten.
– Reproduzierbarkeit der Methodik ausgedrückt in Form des Variationskoeffizienten als Maß der Variabilität von Tag zu Tag.
– Sensitivität der Methodik, es wird hier die unterste Nachweisgrenze des jeweiligen Laboratoriumsparameters angegeben
– Signifikanz = Stellenwert der Methodik in der Diagnostik des vWJS
– Bei einem Teil der Laboratoriumsparameter wird auch auf die Spezifität eingegangen. Es werden hier Hinweise gegeben inwieweit ein Laboratoriumsparameter für das vWJS spezifisch ist.

a) Globalteste in der Diagnostik des vWJS

Globaltesten des endogenen Gerinnungssystems, wie der Gerinnungszeit, dem Heparin-Toleranztest und der aktivierten partiellen Thromboplastinzeit kommt in der Diagnostik des vWJS nur geringe Bedeutung zu (LECHNER et al.

1975; NIESSNER 1976). Zwar sind die mit diesen Testen gefundenen Ergebnisse, und hier vor allem die aktivierte partielle Thromboplastinzeit, beim schweren vWJS meist deutlich pathologisch. Aber selbst bei Fällen mit verlängerter Blutungszeit nach Duke (NIESSNER 1976) findet sich bereits eine beträchtliche Überlappung der Befunde mit dem Normalbereich. In Abhängigkeit vom Reagens ist die aktivierte partielle Thromboplastinzeit bei leichten Fällen normal oder nur minimal verlängert (HOYER 1982).

b) Einzelteste in der Diagnostik des vWJS (s. Tabelle 4)

α) *Blutungszeit* in der Diagnostik des vWJS (Übersicht über Methoden und Literatur bei NIEUWENHUIS u. SIXMA 1983). Obwohl die Blutungszeit für das vWJS nicht spezifisch und auch schlecht quantifizierbar und reproduzierbar ist, kommt der Bestimmung der Blutungszeit in der Diagnostik des vWJS nach wie vor große Bedeutung zu. Generell kann gesagt werden, daß die Blutungszeit bei allen Subtypen des vWJS, so es sich um schwerere Fälle handelt, verlängert ist. Es hat somit die Bestimmung der Blutungszeit keine Bedeutung für die Differenzierung von Subtypen (s. Abschn. E.). Wie bereits erwähnt, kommt es bei Patienten mit vWJS mit zunehmendem Alter häufig zu einer Verkürzung der Blutungszeit.

Blutungszeit nach DUKE *(1910)*. Diese alte Methodik, die entweder am Ohrläppchen oder im Bereich einer Fingerkuppe durchgeführt wird, ist trotz ihrer geringen Empfindlichkeit und schlechten Reproduzierbarkeit nach wie vor in zahlreichen Laboratorien in gering modifizierter Weise etabliert. Der obere Normbereich (s. Tabelle 4) liegt meist zwischen 3 und 5 Minuten. Während die Blutungszeit nach DUKE bei schwerem vWJS fast immer verlängert ist, finden sich bei leichten Fällen häufig normale Werte. Insbesondere aber bei leichten Formen sollte wegen der starken Variabilität der mit dieser Methodik gewonnenen Ergebnisse eine wiederholte Bestimmung vorgenommen werden.

Empfindlichere Methoden zur Messung der Blutungszeit. Basierend auf der Publikation von IVY et al. (1941) wurden mehrere Modifikationen zur Messung der Blutungszeit entwickelt (BORCHGREVINK u. WAALER 1958; MIELKE et al. 1969; PRAGA et al. 1974), die alle auf dem Prinzip beruhen, daß ein genormter Stich oder Schnitt von einem Millimeter Tiefe und mehreren Millimetern Länge gesetzt wird. Weit verbreitet sind vor allem die auf der Publikation von MIELKE et al. (1969) beruhende „template bleeding time" und „simplate" Methodik (genaue methodische Angaben s. bei HOYER 1982). Der Patient sollte aufmerksam gemacht werden, daß bei allen diesen Methoden eine kleine Narbe zurückbleiben kann.

Die obere Grenze des Normalbereiches liegt bei den verschiedenen Modifikationen meist zwischen 7 und 9 Minuten. Die Reproduzierbarkeit ist in der Regel besser als bei dem Verfahren nach DUKE.

Im Hinblick auf die Diagnostik des vWJS sind diese Methoden eindeutig dem Verfahren von DUKE überlegen (NILSSON et al. 1963; LARRIEU et al. 1968). So finden sich nicht nur beim schweren vWJS immer verlängerte Werte, auch bei leichteren Fällen liegen die Ergebnisse häufig außerhalb des Normalbereiches (SILWER 1973; NIESSNER 1976, 1978). Da aber auch die mit diesen empfindliche-

Tabelle 4. In der Diagnostik des v. Willebrand-Jürgens-Syndroms angewandte Laboratoriumsmethoden

Methodik	Untere/obere Grenze des Normalbereiches ($\pm 2\sigma$)=„Grenzbereich" gegen vWJS	Untere Nachweisgrenze (Sensitivität)	Reproduzierbar-keit (Variations-koeffizient)	Aussage in der Diagnostik des vWJS		
				Leichte Fälle	Schwere Fälle	Subtypen
Blutungszeit						
Duke	<3–5 Minuten		Schlecht	Meist normal	Meist verlängert	Kein Hinweis
„Empfindlichere" Methoden (s. Text)	<7–9 Minuten		Besser als Duke (~10%)	Häufig verlängert	Immer verlängert	Kein Hinweis
Plättchenretention (Glasperlen)	>70–80%		Normalpers.: gut vWJS: schlecht	Häufig vermindert	Immer vermindert	Kein Hinweis
VIII:C	>50–60%	0.5%	Gut, 3–5%	Vermindert oder normal	Immer vermin-dert (~1–3%)	Kein Hinweis
VIIIR: Ag Quantitativ Eindimensionale Immun-E-Phorese						
Konventionell (Laurell)	>40–60%	3–5%	Normalpers.: 6–16% vWJS: 8–23%	Vermindert oder normal	VIIIR:Ag nicht nachweisbar	Werte liegen zu hoch Werte sind schlecht korre-liert zu VIIIR:Ag-IRMA und VIIIR:RCo
Radioquantitativ	>50%	0.01%		Vermindert oder normal	VIIIR:Ag zum Teil nachweisbar	
Radiale Immun-diffusion	>50%					
Nephelometrie	>50%					

Methode						Kommentar
Immunoradiometrisch IRMA, RIA	>50%	0.01%	Normalpers.: 6–15%	Werte gut korreliert zu LAURELL	VIIIR:Ag nicht nachweisbar	häufig kein genaues Ergebnis, weil gegenüber Normalplasma keine parallele „dose-response"-Kurve und verminderte max. % gebundene Radioaktivität. Werte gut korreliert zu VIIIR:RCo, schlecht korreliert zu (höheren) LAURELL-Werten
VIIIR: Ag Qualitativ Zweidimensionale Immun-E-Phorese						
Konventionell (LAURELL)		20–30%				Diagnose von Subtyp II. Keine Differenzierung zwischen IIA, IIB und IIC
Mit markiertem AK		0.01%				
SDS-Agarose-Gel-E-Phorese						Diagnose von Subtyp II. Differenzierung in IIA, IIB und IIC
Isoelektrische Fokusierung						Differenzierung von IIA und IIB
Ristocetin-induzierte Plättchenaggregation (RIPA)	Abhängig von Methodik (s. Text)	Verminderung erst wenn VIIIR:RCo <30%	Normalpers.: 8–14%	Häufig normale Werte	Negativ	Erhöhte Aggregabilität mit Ristocetin bei Subtyp IIB und „Pseudo"-vWJS
VIIIR:RCo						
Frisch präparierte Plättchen	>40–60%	1%		Vermindert oder normal	Nicht nachweisbar	Schlechte Korrelation der VIIIR:RCo-Werte beim Subtyp II zu den LAURELL-VIIIR:Ag-Konzentrationen, gute Korrelation zu IRMA, RIA-VIIIR:Ag
		3–5%	Normalpers.: 6–12% vWJS: bis 32%			
Fixierte Plättchen	>40–60%			Vermindert oder normal	Nicht nachweisbar	
VCA-Test	>60%			Entspricht VIIIR:RCo		

ren Methoden gemessenen Werte eine beträchtliche Fluktuation zeigen können, sollte auch hier eine wiederholte Bestimmung angestrebt werden.

Bestimmung der Blutungszeit nach Einnahme von Acetylsalicylsäure. MIELKE et al. (1969) sowie BUCHANAN et al. (1977b) konnten zeigen, daß es durch die Einnahme von Acetylsalicylsäure zu einer Verlängerung der Blutungszeit bei Normalpersonen kommt. Die Untersuchungen von BARBUI et al. (1977), CZAPEK et al. (1978), STUART et al. (1979) sowie von BACHMAN (1980) können als Hinweis aufgefaßt werden, daß die Verlängerung der Blutungszeit durch Acetylsalicylsäure bei leichten hämorrhagischen Diathesen stärker ausgeprägt ist als bei Normalpersonen. In den Händen dieser Autoren ermöglichte die Bestimmung der Blutungszeit nach der Einnahme von Acetylsalicylsäure auch die Erfassung leichter, asymptomatischer Fälle mit vWJS, die ohne Einnahme von Acetylsalicylsäure durchwegs normale Laboratoriumsbefunde aufwiesen.

Hämorrhagometrie nach SUTOR *(1979b).* Bei dieser Methodik wird die Stelle eines ebenfalls standardisierten Schnittes laufend von Flüssigkeit umspült. Man kann mit diesem Verfahren nicht nur die Dauer, sondern auch die Intensität der Blutung messen und die Ergebnisse graphisch aufzeichnen. Diese Methodik ist zur Erfassung auch von leichteren Fällen des vWJS gut geeignet, hat aber den Nachteil eines großen und teuren apparativen Aufwands.

β) Plättchenretention in der Diagnostik des vWJS (s. Tabelle 4). Da es sich bei diesen Testen nicht nur um die Adhäsivität von Plättchen an eine fremde Oberfläche sondern auch um Aggregationsvorgänge handelt, erscheint die Bezeichnung Retention besser als der ebenfalls dafür verwendete Begriff Adhäsion. Es lassen sich prinzipiell zwei Gruppen von Retentionstesten unterscheiden. Für die praktische Diagnostik relevant sind die mit Glasperlen arbeitenden Retentionsteste. Dagegen kommt Methoden, die die Anlagerung von Blutplättchen an das Subendothel messen, vor allem Bedeutung bei pathophysiologischen Fragestellungen zu.

αα) Retention an Glasperlen (s. Tabelle 4). Ausgehend von der Publikation von SALZMAN (1963) wurden mehrere Modifikationen für die Messung der Plättchenretention an Glasperlen beschrieben (BOWIE et al. 1969; HELLEM 1970; NIESSNER 1972). Infolge Schwierigkeiten bei der Reproduzierbarkeit haben diese Methoden etwas von der ursprünglichen Bedeutung verloren. Aufgrund über zehnjähriger Erfahrung mit der in unserem Laboratorium angewandten Modifikation (NIESSNER 1972) kann aber gesagt werden, daß diesem Test nach wie vor ein großer Stellenwert für die Diagnostik des vWJS zukommt. In letzter Zeit hat die Messung der Plättchenretention an Glasperlen auch im Hinblick auf pathophysiologische Untersuchungen neue Aktualität erhalten (COLLER et al. 1983).

Technische Aspekte
– Zusatz eines Antikoagulans. Während die Methodik von BOWIE et al. (1969) mit Heparin als Antikoagulans arbeitet, erfolgt bei den anderen Verfahren (SALZMAN 1963; HELLEM 1970; NIESSNER 1972) die Bestimmung der Plättchenretention unmittelbar nach der Entnahme des Blutes aus einer Vene ohne Zusatz

eines Antikoagulans. Nicht geeignet für die Diagnostik des vWJS ist die Bestimmung der Plättchenretention unter Verwendung eines mit Citrat antikoagulierten plättchenreichen Plasmas.

– Glasperlen. Von großer Bedeutung ist die Wahl der Glasperlen. Dies betrifft die Art, die Menge und auch die Reinigung der Glasperlen (NIESSNER 1972, 1976). Die in den verschiedenen Publikationen angegebenen Glasperlenmengen bewegen sich meist in der Größenordnung zwischen 1,0 und 1,3 g. Wir haben gegenüber unserer ursprünglich angegebenen Modifikation (NIESSNER 1972) die Glasperlenmenge von 1,0 auf derzeit 1,1 g erhöht um falsch-positive Ergebnisse bei Normalpersonen zu vermeiden.

– Flußgeschwindigkeit. Ein weiterer kritischer Punkt ist die Flußgeschwindigkeit. Es ist dies auch einer der Gründe für die großen Probleme bei der Reproduzierbarkeit der Methodik nach SALZMAN (1963) (s. SILWER 1973). Generell kann gesagt werden, daß die Werte um so tiefer liegen je höher die Flußgeschwindigkeit ist. Dabei nehmen die Retentionswerte bei Patienten mit vWJS stärker ab als die entsprechenden Werte bei Normalpersonen (NIESSNER 1972). Diese bessere Differenzierung zwischen Patienten mit vWJS einerseits und Normalpersonen andererseits bei hohen Flußgeschwindigkeiten ist in guter Übereinstimmung mit den Untersuchungen von WEISS et al. (1978b) und BAUMGARTNER et al. (1980) (s. Abschn. D.). Diese Autoren konnten einen signifikanten Defekt der Adhäsion an das Subendothel bei Fehlen des VIII:vWF erst bei hohen Schergeschwindigkeiten zeigen. Andererseits aber muß mit zunehmender Flußgeschwindigkeit mit mehr falsch-positiven Ergebnissen bei Normalpersonen gerechnet werden. Dies ist auch der Grund warum wir die ursprünglich angewandte Flußgeschwindigkeit von 11,2 ml/Minute (NIESSNER 1972, 1976) wieder auf die auch in anderen Methoden angewandte Flußgeschwindigkeit von 6,6 ml/ Minute reduzieren mußten.

Normalbereich und Reproduzierbarkeit (s. Tabelle 4)

Eine weitere Ursache für die schlechte Reproduzierbarkeit der Methodik von SALZMAN (1963) ist der tiefe und weitgestreute Normalbereich von etwa 20–60%. In den anderen Verfahren liegen die Normalbereiche wesentlich höher, in unserer Modifikation (NIESSNER 1972) betrug der Normalbereich ursprünglich 86–96%. In Übereinstimmung damit fand sich auch eine sehr gute Reproduzierbarkeit mit einem Variationskoeffizienten von 2,1%. Die während der letzten 10 Jahre regelmäßig durchgeführten Standardisierungskontrollen ergaben zwar einen unverändert hohen Mittelwert bei Normalpersonen von >90%, es nahm aber die Streuung geringfügig zu. Aufgrund der zuletzt 1983 durchgeführten Untersuchung von 16 Normalpersonen kann derzeit ein Normalbereich von $91 \pm 12,8\%$ ($\bar{x} \pm 2$ sigma) angegeben werden, woraus sich eine untere Grenze des Normalbereiches von etwa 78% ergibt. Es muß aber betont werden, daß die Methodik nur bei einem so engen und hohen Bereich wie dies bei Normalpersonen der Fall ist, so gut reproduzierbare Ergebnisse liefert. Bei tiefer liegenden Werten, also etwa bei Patienten mit vWJS, ist die Reproduzierbarkeit wesentlich schlechter. Es ist daher, vergleichbar mit der Bestimmung der Blutungszeit, unbedingt erforderlich, Bestimmungen der Plättchenretention wiederholt vorzunehmen.

Signifikanz und Spezifität der Plättchenretention für die Diagnostik des vWJS
Die Plättchenretention ist beim schweren vWJS praktisch immer vermindert.
Aber auch bei leichten Fällen findet sich häufig eine herabgesetzte Plättchenre-
tention (Niessner 1976, 1978). Eine Unterscheidung zwischen den verschiedenen
Subtypen des vWJS ist durch Messung der Plättchenretention nicht möglich.

Eine verminderte Plättchenretention ist nicht spezifisch für das vWJS. Verminderte Werte finden sich auch bei der Thrombasthenie, bei der urämischen
Thrombozytopathie, bei Thrombozytosen verschiedener Genese, sowie bei Paraproteinämien und hier vor allem bei der Makroglobulinämie. Auch hohe Dosen
von Penicillin können zu einer verminderten Plättchenretention führen.

ββ) Messung der Plättchenadhäsion an das Subendothel. Es handelt sich bei
dieser von Baumgartner (1973) angegebenen Methodik um ein technisch sehr
aufwendiges und nur schlecht quantifizierbares Verfahren. Aus diesen Gründen
wird diese Methodik auch kaum für die praktische Diagnostik des vWJS eingesetzt. Es kommt diesem Verfahren aber große Bedeutung bei wissenschaftlichen
Fragestellungen zu (s. Abschn. D.). Genaue methodische Angaben finden sich
bei Turitto und Baumgartner (1983).

γ) VIII:C in der Diagnostik des vWJS (s. Tabelle 4). Der Bestimmung des
VIII:C kommt nach wie vor große Bedeutung in der Diagnostik des vWJS
zu. Es sind hier aber einige Faktoren zu berücksichtigen, die den VIII:C-Spiegel
bei Patienten mit vWJS beeinflussen können. So kommt es zu einem Anstieg
des VIII:C bei Streß, Gravidität, bei entzündlichen oder tumorösen Prozessen,
durch hormonale Einflüsse aber auch posthämorrhagisch und postoperativ. Vergleichbar mit der Verkürzung der Blutungszeit zeigt der VIII:C bei Patienten
mit vWJS eine steigende Tendenz mit zunehmendem Alter (Silwer 1973).

– Methodik: Hier sei auf das Kapitel „Hämophilie" im vorliegenden Band
hingewiesen.
– Normalbereich (s. Tabelle 4): In den meisten Untersuchungen liegt die untere
2-Sigmagrenze zwischen 50 und 60%.
– Sensitivität: Es handelt sich um eine empfindliche Methodik, die auch noch
VIII:C-Werte von etwa 0,5% erfaßt.
– Reproduzierbarkeit: Zumindest bei Normalpersonen ist die Reproduzierbar-
keit mit einem Variationskoeffizienten von 3–5% zufriedenstellend.
– Signifikanz in der Diagnostik des vWJS: Bei schweren Fällen mit vWJS ist
der VIII:C immer stark vermindert. Mit Werten zwischen 1 und 3% ist der
VIII:C aber selbst dann noch meßbar, wenn, wie dies beim Subtyp III der
Fall sein kann, VIIIR:RCo und insbesondere VIIIR:Ag nicht mehr nachweisbar
sind (s. Abschn. E.).

Bei leichteren Fällen des vWJS kann der VIII:C gering vermindert sein,
es finden sich aber auch häufig normale Werte. Infolge der starken Fluktuation
des VIII:C bei leichten Fällen (Strauss u. Bloom 1965; Abildgaard et al.
1968; Silwer 1973; Lian u. Deykin 1976; Abildgaard et al. 1980) sollte immer
eine wiederholte Bestimmung zu verschiedenen Zeitpunkten angestrebt werden.
– Ein verminderter VIII:C-Spiegel ist nicht spezifisch für das vWJS, ein derartiger Befund findet sich auch bei der Hämophilie A.

δ) VIIIR: Ag in der Diagnostik des vWJS (s. Tabelle 4). Sowohl der Messung des VIIIR:Ag-Spiegels als auch dem Nachweis eines qualitativen Defektes von VIIIR:Ag kommt für die Diagnostik des vWJS große Bedeutung zu. Vergleichbar mit dem VIII:C muß aber auch bei der Beurteilung der VIIIR:Ag-Konzentration berücksichtigt werden, daß der Spiegel durch Gravidität, Streß sowie entzündliche oder tumoröse Prozesse beeinflußt werden kann (MANNUCCI et al. 1971, 1975; HOLMBERG u. NILSSON 1974; BROWN et al. 1979).

αα) Methoden zur quantitativen Messung von VIIIR: Ag (Tabelle 4)
   ααα) Eindimensionale Immunelektrophorese nach LAURELL *(1966)*

– Konventionelle Methodik: Beruhend auf der Publikation von LAURELL (1966) wurde dieses Verfahren für die Bestimmung des VIIIR:Ag adaptiert (ZIMMERMAN et al. 1971, 1975a; BOUMA et al. 1972). Genaue methodische Angaben über dieses weitverbreitete Verfahren finden sich unter anderem bei LECHNER (1982), ZIMMERMAN u. ROBERTS (1980) sowie ZIMMERMAN (1982). Das Prinzip dieser Methodik besteht darin, daß VIIIR:Ag elektrophoretisch in Agarose wandert, die heterologe, gegen VIIIR:Ag gerichtete, nicht markierte Antikörper enthält. Die Höhe des Präzipitationsgipfels („rocket") ist proportional zum VIIIR:Ag-Gehalt.

Normalbereich: Die untere Grenze des Normalbereichs wird in den meisten Untersuchungen mit 40–60% angegeben.

Sensitivität: Die kleinsten Mengen VIIIR:Ag, die mit dieser Methodik noch erfaßt werden können, liegen zwischen 3 und 5%.

Reproduzierbarkeit: Wenn auch die Ergebnisse in den meisten Untersuchungen besser reproduzierbar sind als etwa der VIIIR:RCo, so schwankt der Variationskoeffizient bei Messung des VIIIR:Ag bei Normalpersonen doch zwischen 6 und 15% (NIESSNER 1976, 1978; NILSSON 1978). Bei niedrigeren Werten, wie sie meist beim vWJS vorliegen, waren die Variationskoeffizienten in verschiedenen Laboratorien mit Werten zwischen 7 und 23% noch höher (NILSSON 1978).

Signifikanz der Bestimmung von VIIIR:Ag für die Diagnostik des vWJS: Bei einem großen Teil der Fälle mit leichtem vWJS liegen die VIIIR:Ag-Spiegel im Normbereich. So kam es in einer Untersuchung von MILLER et al. (1979b) zwar bei Normalpersonen in keinem einzigen Fall zu einer falsch-positiven Diagnose, es wurde aber die Diagnose eines vWJS bei einem ausgewählten Patientenkollektiv mit leichtem vWJS nur in 23% der Fälle durch alleinige Messung von VIIIR:Ag gestellt. Bei den schweren Fällen des Subtyps III kann VIIIR:Ag mit dieser Methodik infolge zu geringer Empfindlichkeit nicht nachgewiesen werden.

Durch alleinige Messung von VIIIR:Ag mittels eindimensionaler Immunelektrophorese ist es nicht möglich, Subtypen des vWJS mit einem qualitativen Defekt des VIIIR:Ag zu erfassen. Hinweise auf das Vorliegen derartiger Fälle können sich aber bei Bestimmung mehrerer Parameter dann ergeben, wenn sich eine schlechte Korrelation zwischen den (zu hohen) Laurell-VIIIR:Ag-Werten einerseits und den immunoradiometrisch gemessenen VIIIR:Ag-Spiegeln und VIIIR:RCo-Werten andererseits findet (NILSSON 1978, s. auch Abschn. D.).

Spezifität der Messung von VIIIR:Ag. Generell kann gesagt werden, daß ein verminderter VIIIR:Ag-Spiegel weitgehend spezifisch für das Vorliegen eines vWJS ist. Insbesondere ist die Messung dieses Parameters wertvoll für die Differentialdiagnose gegenüber der Hämophilie (s. Kapitel „Hämophilie" im vorliegenden Band). Die Bedeutung des Quotienten VIII:C/VIIIR:Ag für die Erfassung von asymptomatischen Personen mit leichtem vWJS ist umstritten. Während in den Untersuchungen von LIAN u. DEYKIN (1976) dieser Quotient bei einem Großteil der Patienten mit leichtem vWJS über 1 lag, konnte dieses Ergebnis in den Untersuchungen von MILLER et al. (1979b) nicht bestätigt werden.

– *Radioquantitative eindimensionale Immunelektrophorese*

Führt man die Laurell-Technik mit affinitätschromatographisch gereinigten, ^{125}J-markierten Antikörpern durch, so kommt es zu einer beträchtlichen Steigerung der Empfindlichkeit (KOUTTS et al. 1978; ZIMMERMAN et al. 1979a, 1982). Die Steigerung der Sensitivität wird vor allem dadurch erreicht, daß die Reinigung der Antikörper die Hintergrundstrahlung stark reduziert. Die Immunpräzipitationsgipfel („rockets") werden autoradiographisch dargestellt. Die Empfindlichkeit dieser Methodik ist mit einer ungefähren unteren Nachweisgrenze von 0,01% VIIIR:Ag um mehr als zwei Zehnerpotenzen größer als bei der konventionellen Immunelektrophorese nach LAURELL. Obwohl diese Empfindlichkeit etwa der von immunoradiometrischen Methoden entspricht (s. unten), scheint es sich bei der radioquantitativen Immunelektrophorese doch um das derzeit empfindlichste Verfahren zum Nachweis von VIIIR:Ag zu handeln. So fanden ZIMMERMAN et al. (1979a) mit dieser Methodik bei mehreren Fällen mit schwerem vWJS auch dann noch Spuren von VIIIR:Ag, wenn mit immunoradiometrischen Methoden kein VIIIR:Ag mehr nachweisbar war.

βββ) Bestimmung von VIIIR:Ag mittels Immundiffusion. Die Bestimmung von VIIIR:Ag kann auch mit der ursprünglich von MANCINI et al. (1965) entwickelten Immundiffusion erfolgen. Bewährt haben sich dabei die kommerziell erhältlichen fertigen Platten der Firma Behring/Marburg (BRD).

γγγ) Von GIDDINGS et al. wurde 1979 eine *nephelometrische Methodik* zur quantitativen Bestimmung des VIIIR:Ag angegeben.

δδδ) Immunoradiometrische Methoden zur quantitativen Messung von VIIIR:Ag (IRMA, RIA) (s. Tabelle 4). Bei den in den letzten 10 Jahren entwickelten immunoradiometrischen Methoden handelt es sich um hochempfindliche Verfahren, die untere Nachweisgrenze für VIIIR:Ag liegt etwa bei 0,01%. Die technisch relativ anspruchsvollen Methoden ermöglichen auch große Serienbestimmungen. Gegenüber der eindimensionalen Immunelektrophorese nach LAURELL sind die mit immunoradiometrischen Methoden gemessenen Werte besonders relevant für die funktionell aktiven, hochmolekularen Multimere. Dementsprechend korrelieren die mit immunoradiometrischen Methoden gemessenen VIIIR:Ag-Werte bei Subtypen des vWJS mit abnormalem Protein besser zu den VIIIR:RCo-Aktivitäten als zu den mit der Laurell'schen Methodik gemessenen (höheren) VIIIR:Ag-Werten (NILSSON 1978, 1980b; s. auch Abschn. D.). Weiters ergeben immunoradiometrische Methoden bei Vorliegen eines abnormalen Faktor-VIII-Proteins häufig keine genauen Ergebnisse, weil es entweder gegenüber dem Normalplasma zu keiner parallelen „dose-response"-Kurve kommt oder aber die maximal gebundene Radioaktivität vermindert ist. Dieses Verhalten, sowie die bereits erwähnten unterschiedlichen Korrelationen zu anderen Laboratoriumsparametern können somit Hinweise auf einen Subtyp II des vWJS sein. Einen direkten Beweis für das Vorliegen eines abnormalen Faktor-VIII-Proteins können immunoradiometrische Methoden aber nicht liefern.

– *IRMA*. Diese derzeit für die quantitative Messung des VIIIR:Ag am meisten angewandte immunoradiometrische Methodik wurde von mehreren Arbeitsgruppen entwickelt (HOYER 1972; COUNTS 1975; RUGGERI et al. 1976; GREEN u. REYNOLDS 1977; PEAKE u. BLOOM 1977b; ARDAILLOU et al. 1978; GIRMA et al. 1979). Ein Überblick über immunoradiometrische Bestimmungen des VIIIR:Ag mit genauen methodischen Angaben findet sich bei PEAKE (1982). Das Prinzip dieser Methodik besteht darin, daß zu dem zu bestimmenden VIIIR:Ag ein hochgereinigter spezifischer, ^{125}J-markierter Antikörper im Überschuß zugesetzt wird. Die anschließende Trennung des gebundenen Antikörpers (= Antikörper-Antigenkomplex) vom freien ungebundenen Antikörper kann entweder in einer „fluid phase" oder an einer „solid phase" (= „two-side"-IRMA) erfolgen. Gegenüber dem RIA (s. unten) hat der IRMA den Vorteil, daß nicht das Antigen, sondern der Antikörper gereinigt und markiert werden muß. Diese Reinigung des Antikörpers, sowie die Markierung mit ^{125}J ist aber bereits ein weitgehend standardisiertes Verfahren.

Trotz der bereits erwähnten hohen Empfindlichkeit, die untere Nachweisgrenze liegt bei 0,01%, läßt sich in der Regel bei schweren Fällen von vWJS kein VIIIR:Ag mittels IRMA nachweisen. Bei leichten Fällen mit vWJS, also dem Subtyp I, korrelieren die mittels IRMA gemessenen VIIIR:Ag-Werte gut zu den mit der Laurell'schen Immunelektrophorese gemessenen Spiegeln. Das steht in Übereinstimmung mit der normalen Multimerenverteilung beim Subtyp I, bei dem es sich lediglich um eine quantitative Störung des VIIIR:Ag handelt.

Auf die sich bei immunoradiometrischer Bestimmung des VIIIR:Ag bei Patienten mit Subtyp II ergebenden Besonderheiten, wie die nicht parallele „dose response"-Kurve, die verminderte maximal gebundene Radioaktivität und die unterschiedliche Korrelation zu anderen Laboratoriumsparametern wurde bereits hingewiesen.

– *RIA* (PAULSSEN et al. 1975; SAVIDGE u. CARLEBJÖRK 1979): Bei diesem Verfahren wird das Antigen radioaktiv markiert, woraus sich die im Vergleich zum IRMA größeren methodischen Probleme ergeben. Wenn auch die Empfindlichkeit des RIA im Vergleich zum IRMA generell etwas geringer sein soll (PEAKE 1982), so liegt die untere Nachweisgrenze mit etwa 0,01% doch in einem vergleichbaren Bereich. Auch mit dem RIA kann bei schweren Fällen von vWJS in der Regel VIIIR:Ag nicht nachgewiesen werden. Ebenso sind die mittels RIA bei Patienten mit qualitativ defektem VIIIR:Ag (Subtyp II) gefundenen Ergebnisse weitgehend identisch mit den mittels IRMA gemessenen Werten, es gelten auch hier die bei Anwendung eines IRMA gefundenen Besonderheiten (s. oben).

ββ) Methoden zum Nachweis von qualitativen Defekten des VIIIR:Ag (s. Tabelle 4). Diese Verfahren liefern Informationen über die relative Menge der verschieden großen Multimeren und geben somit Aufschluß über die Multimerenzusammensetzung des VIIIR:Ag (s. Abschn. D.). Dadurch ist es möglich, den direkten Nachweis für den beim Subtyp II des vWJS vorliegenden qualitativen Defekt des VIIIR:Ag zu erbringen (s. Abschn. E.). Quantitative Messungen des VIIIR:Ag-Spiegels sind mit diesen Methoden nicht möglich. Es ist aber für die einzelnen Verfahren ein bestimmter minimaler VIIIR:Ag-Spiegel erforderlich, damit ein eventueller qualitativer Defekt nachgewiesen werden kann.

ααα) Zweidimensionale Immunelektrophorese. Mit dieser weitverbreiteten und technisch relativ einfachen Methodik können durch die Erfassung der Multimerenzusammensetzung qualitative Defekte nachgewiesen werden. Es zeigt dieses Verfahren aber nicht die individuellen, verschieden großen Multimere, wie dies in der SDS-Gelelektrophorese der Fall ist (s. unten).

– Konventionelle zweidimensionale Immunelektrophorese

Dieses auf der Methodik von Laurell (1965) beruhende Verfahren wurde für die Untersuchung des VIIIR:Ag adaptiert (Zimmerman et al. 1975b), genaue methodische Angaben finden sich bei Zimmerman et al. (1982).

Prinzip: In der ersten Dimension wirkt Agarose für das große VIIIR:Ag-Molekül als „molekulares Sieb", es erfolgt hier also primär eine Separation auf Basis der Größe der verschiedenen Multimeren. In der zweiten Dimension enthält das Gel gegen VIIIR:Ag gerichtete präzipitierende Antikörper. Die Form der entstehenden Präzipitate reflektiert partiell die Trennung der Multimeren in der ersten Dimension.

Empfindlichkeit: Ein Nachteil dieser Methodik ist die relativ geringe Empfindlichkeit. Mit der konventionellen zweidimensionalen Immunelektrophorese können nur dann Untersuchungen durchgeführt werden, wenn der VIIIR:Ag-Spiegel höher als 20–30% ist.

Signifikanz für die Diagnostik von Subtypen: Beim Subtyp II ist das VIIIR:Ag aus relativ mehr kleinen Multimeren aufgebaut (s. Abschn. D. u. E.). Im Vergleich zu der heterogenen elektrophoretischen Mobilität des VIIIR:Ag von Normalpersonen zeigen diese kleineren Multimere eine schnellere Wanderung zur Anode. Es ist somit möglich, mit der zweidimensionalen Immunelektrophorese nach Laurell den beim Subtyp II des vWJS vorliegenden qualitativen Defekt direkt nachzuweisen. Es kann aber mit diesem Verfahren keine weitere Differenzierung in Subtyp IIA, IIB oder IIC erfolgen.

– Zweidimensionale Immunelektrophorese mit markiertem Antikörper

So wie bei der eindimensionalen Immunelektrophorese kann auch bei dem zweidimensionalen Verfahren durch Anwendung affinitätschromatographisch gereinigter [125]J-markierter Antikörper die Empfindlichkeit wesentlich gesteigert werden (Koutts et al. 1978; Zimmerman et al. 1979a, 1982). Mit dieser hochempfindlichen Modifikation lassen sich qualitative Untersuchungen bis zu einem VIIIR:Ag-Spiegel von 0,01% durchführen. Abgesehen von dieser wesentlich höheren Sensitivität ergeben sich aber im Hinblick auf die Diagnostik von Subtypen des vWJS keine neuen Aspekte gegenüber der konventionellen zweidimensionalen Immunelektrophorese. Es kann zwar der Subtyp II diagnostiziert werden, es ist jedoch wiederum keine weitere Differenzierung in IIA, IIB oder IIC möglich.

ßßß) SDS-Agarosegelelektrophorese. Diese Methodik ist derzeit am besten zum Nachweis der Multimerenzusammensetzung geeignet, es werden damit auch die relativen Konzentrationen der verschieden großen Multimeren erfaßt (RUG-GERI u. ZIMMERMAN 1980, 1981; HOYER u. SHAINOFF 1980; MEYER et al. 1980).

Prinzip der Methodik: Genaue methodische Hinweise finden sich bei ZIMMERMAN et al. (1982). Bei der gewöhnlichen Agarosegelelektrophorese würden die individuellen Multimere nicht apparent werden. Gibt man aber das Detergens Natrium-Dodecyl-Sulfat dazu, so kommt es zu einer gleichförmigen Ladung aller Multimeren, wodurch die Voraussetzung für die Trennung der Multimeren entsprechend ihrer Größe gegeben ist. Weitere Schritte sind, nach Fixation des Gels, eine Reaktion mit affinitätschromatographisch gereinigten, ^{125}J-markierten, gegen VIIIR:Ag gerichteten Antikörpern, sowie anschließende Identifizierung durch Autoradiographie.

Signifikanz für die Diagnostik von Subtypen: Mit der SDS-Agarosegelelektrophorese läßt sich nicht nur der Subtyp II diagnostizieren, es ist auch eine weitere Differenzierung in Subtyp IIA, IIB und IIC möglich (s. Abschn. E., dort auch Literatur).

γγγ) Isoelektrische Fokusierung in Agarosegel. Dieses erst vor kurzem von FULCHER et al. (1983) publizierte Verfahren ermöglicht eine Differenzierung zwischen Subtyp IIA und IIB.

ε) Ristocetin induzierte Plättchenaggreation (RIPA) in der Diagnostik des vWJS. Für die Aggregation normaler, humaner Blutplättchen ist das Vorhandensein eines als Ristocetin Cofaktor (VIIIR:RCo) bezeichneten Proteins erforderlich, das beim vWJS fehlt (HOWARD u. FIRKIN 1971; HOWARD et al. 1973; WEISS et al. 1973a). Wenn auch der VIIIR:RCo nicht immer ein Maß für die VIII:vWF-Aktivität ist (s. Abschn. D.), so hat die Entwicklung von Testen, die auf der RIPA beruhen, doch zu einer wesentlichen Bereicherung sowohl der pathophysiologischen Vorstellungen, als auch der diagnostischen Möglichkeiten beim vWJS geführt. Es sind hier der eigentlichen RIPA Methoden zur Messung der VIIIR:RCo-Aktivität gegenüber zu stellen (s. unten).

αα) Technische Aspekte bei der Durchführung der RIPA. Die Bestimmung erfolgt im frischpräparierten plättchenreichen Plasma des Probanden, es stammen also sowohl das Plasma als auch die Plättchen vom Patienten selbst. Die Messung erfolgt in einem Aggregometer, beruhend auf der Methodik von BORN (1962).

– Ristocetinkonzentration: Die RIPA wird in der Regel mit mehreren Ristocetinkonzentrationen durchgeführt, wobei der Konzentrationsbereich, sieht man von bestimmten Subtypen ab, relativ eng ist. Ist die Konzentration zu niedrig, kommt es auch bei Normalpersonen zu keiner maximalen Aggregation und als Folge davon zu einer starken Überlappung mit den bei Patienten mit vWJS gefundenen Ergebnissen. Bei zu hohen Konzentrationen wiederum können Patienten mit leichterem vWJS normal aggregieren, so daß die Methodik dadurch an Sensitivität verliert. Auch kann es bei sehr hohen Konzentrationen zu einer den Testablauf störenden Agglutination anderer Proteine und hier insbesondere von Fibrinogen kommen. Die meisten Laboratorien arbeiten derzeit mit Ristocetinkonzentrationen zwischen 1,0 und 2,0 mg/ml Probenansatz, wobei in diesem Bereich mehrere Konzentrationen angewandt werden (s. unter anderem BOWIE et al. 1976; LIAN u. DEYKIN 1976; SHOAI et al. 1977; BÖTTCHER et al. 1978; WINCKELMANN u. BÖTTCHER 1980). Wir haben früher mit niedrigeren Ristocetinkonzentrationen von 0,7 und 1,0 mg/ml Probenansatz gearbeitet (NIESSNER 1976, 1978), mußten jedoch in den letzten Jahren die Ristocetinkonzentration ebenfalls erhöhen, um wieder eine maximale Aggregation bei Normalpersonen zu erzielen. Da bei einer Endkonzentration von 1,1 mg/ml Ristocetin bei einem Teil der Normalpersonen noch eine negative Aggreation gefunden wurde, arbeiten wir derzeit mit Konzentrationen von 1,3, 1,5 und 1,7 mg/ml. Die Ursache für diese erforderlich gewordene Erhöhung der Ristocetinkonzentration ist nicht bekannt.

Eine erhöhte Sensitivität der Methodik läßt sich möglicherweise dadurch erzielen, daß die Ristocetinkonzentration jeweils bei einem Patienten so angepaßt wird, daß ein bestimmter Aggregationsgrad erzielt wird (Italian Working Group 1977).

Für den Nachweis bestimmter Subtypen (s. unten) ist es erforderlich, auch mit noch wesentlich geringeren Ristocetinkonzentrationen als 1,0 mg/ml zu arbeiten.

– Auswertung der Aggregationskurven: Es hat sich gezeigt, daß die maximale Änderung der optischen Dichte in der Zeiteinheit (ΔOD/t) trotz eines höheren Variationskoeffizienten der empfindlichere Parameter als die maximale Amplitude ist (NIESSNER 1976, 1978).

$\beta\beta$) Ergebnisse

– Normalbereich: Noch mehr als bei anderen Laboratoriumsparametern ist der jeweilige Normalbereich bei der RIPA von Laboratorium zu Laboratorium stark unterschiedlich. Die in unserem Laboratorium zuletzt 1983 durchgeführte Überprüfung des Normalbereiches anhand der bei 16 Normalpersonen gefundenen Ergebnisse ergab bei 1,3 mg/ml Ristocetinkonzentration einen Mittelwert von 137 mm, bei 1,5 mg/ml von 220 mm und bei 1,7 mg/ml von 270 mm ΔOD/t. Entsprechend der allgemeinen Erfahrung bei Aggregationsmethoden waren aber die Streuungen (1 δ) mit 90, 75 bzw. 76 mm doch sehr beträchtlich.

– Reproduzierbarkeit: Für eine Aggregationsmethodik konnten wir bei Normalpersonen mit 8,6 bzw. 14,0% bei verschiedenen Ristocetinkonzentrationen einen bemerkenswert niedrigen Variationskoeffizienten erzielen (NIESSNER 1976, 1978). Es handelte sich dabei um den Variationskoeffizienten des maximalen Anstiegs (ΔOD/t), die entsprechenden Werte der maximalen Amplitude lagen noch niedriger.

– Signifikanz der RIPA für die Diagnostik des vWJS: Es handelt sich bei der RIPA um eine Methodik mit relativ geringer Empfindlichkeit. Mit einer verminderten RIPA kann erst dann gerechnet werden, wenn der VIIIR:RCo unter 30% liegt (HOYER 1982). Dementsprechend ist die RIPA bei leichten Fällen meist normal. Bei VIIIR:RCo-Werten unter 30% findet sich im allgemeinen eine gute Korrelation zwischen RIPA und VIIIR:RCo. Bei schweren Formen des vWJS ist die RIPA in der Regel negativ.

In letzter Zeit hat die Bestimmung der RIPA wieder an Bedeutung für den Nachweis von Subtypen des vWJS erlangt. Sowohl beim Subtyp IIB, als auch beim „Pseudo"-vWJS findet sich eine erhöhte Aggregabilität mit Ristocetin (s. Abschn. E.). In derartigen Fällen kommt es auch mit Ristocetinkonzentrationen von weniger als 1,0 mg/ml zu einer Aggregation, während die RIPA mit so niedrigen Konzentrationen bei Normalpersonen negativ ist. Eine Unterscheidung zwischen Subtyp IIB einerseits und „Pseudo"-vWJS andererseits ist nur durch zusätzliche Plättchenbindungsstudien möglich (WEISS et al. 1982b; MILLER u. CASTELLA 1982).

– Spezifität der RIPA: Eine verminderte RIPA ist nicht spezifisch für das vWJS. Es finden sich auch verminderte oder negative Werte beim Bernard-Soulier-Syndrom, sowie wahrscheinlich auch bei anderen Thrombozytopathien (WEISS 1975).

ζ) *VIIIR:RCo in der Diagnostik des vWJS* (s. Tabelle 4). Der prinzipielle Unterschied gegenüber der weniger sensitiven RIPA besteht darin, daß bei der Bestimmung des VIIIR:RCo Fremdthrombozyten von einem normalen Spender verwendet werden, die nach Zusatz verschiedener Verdünnungen des zu bestimmenden Plasmas durch Ristocetin aggregiert werden.

Wie schon vorher bei anderen Laboratoriumsparametern erwähnt, müssen auch beim VIIIR:RCo Faktoren wie eine Gravidität, Eintritt der Menopause, Vorliegen eines Diabetes mellitus, sowie ein signifikanter Anstieg mit zunehmendem Alter berücksichtigt werden (SCHARRER 1979).

αα) *Technische Aspekte bei der Bestimmung des VIIIR:RCo*
ααα) *Plättchenpräparation.* Die von einer Normalperson gespendeten Plättchen können durch Differentialzentrifugation, Dichtegradienten mit Albumin oder Metrizoate, oder Plasmapherese konzentriert werden. Bewährt hat sich auch das Heranziehen von Patienten mit Thrombozytosen verschiedener Genese, wobei eine eventuelle Acetylsalicylsäuremedikation beim Spender die Präparation der Thrombozytensuspension wahrscheinlich noch erleichtert (NIESSNER u. BRENNER 1982).

– Verwendung frisch präparierter Plättchen (WEISS et al. 1973a, 1975; NIESSNER 1976; KELTON et al. 1980; BÖTTCHER et al. 1980; VON VOSS 1982): Durch Verwendung jeweils frisch präparierter, gewaschener Plättchen ist die Methodik wahrscheinlich im unteren Bereich (unter 10% VIIIR:RCo) genauer und mit einer unteren Nachweisgrenze von etwa 1% auch empfindlicher (KELTON et al. 1980). Andererseits muß mit einer schlechteren Reproduzierbarkeit gegenüber den mit fixierten Plättchen arbeitenden Verfahren schon deshalb gerechnet werden, weil bei Verwendung jeweils frisch präparierter Plättchen auch die unterschiedliche Reaktionsfähigkeit von Plättchen verschiedener Spender in den Variationskoeffizienten eingeht. So war auch in den Untersuchungen von BÖTTCHER et al. (1980) die Standardabweichung bei Verwendung frisch präparierter, gewaschener Plättchen deutlich größer als mit fixierten Plättchen. Die Untersuchungen von AURSNESS u. VENINGA (1979) zeigen, daß wiederholtes Waschen von Blutplättchen die Bestimmung des VIIIR:RCo erheblich beeinflussen kann. Ein weiterer Nachteil der Verwendung frisch präparierter, gewaschener Plättchen ist die schlechte Verfügbarkeit des Testes. Es ist daher verständlich, daß die Verwendung frischer, gewaschener Blutplättchen für die Bestimmung des

VIIIR:RCo, trotz wahrscheinlich etwas größerer Genauigkeit bei tiefen Werten, weitgehend zu Gunsten von fixierten Plättchen verlassen wurde.

– Verwendung fixierter Plättchen: Durch verschiedene Verfahren können Blutplättchen haltbar und somit lagerungsfähig gemacht werden, ohne daß sie die Aggregationsfähigkeit mit Ristocetin verlieren. Das hat den Vorteil, daß die VIIIR:RCo-Bestimmungen während eines längeren Zeitraums mit den Plättchen ein und desselben Spenders durchgeführt werden können. Dadurch fällt nicht nur die von Spender zu Spender unterschiedliche Aggregabilität von Blutplättchen mit Ristocetin weg, wodurch die Reproduzierbarkeit der Methodik besser wird (HOYER 1982). Es wird auch die Verfügbarkeit des Testes besser, da nicht immer erst eine frische Plättchensuspension präpariert werden muß.

Von den verschiedenen Methoden (Übersichten s. bei CADUFF u. STRAUB 1979; VON VOSS 1982), die eine Lagerung von Blutplättchen ohne Verlust der Aggregationsfähigkeit mit Ristocetin erlauben, ist die Fixation mit Paraformaldehyd bzw. Formalin das am häufigsten angewandte Verfahren (ALLAIN et al. 1975; MACFARLANE et al. 1975; ZUZEL et al. 1978). Bei diesen Methoden kann gerechnet werden, daß die Blutplättchen mehrere Wochen für die Bestimmung des VIIIR:RCo verwendet werden können. Durch weitere Behandlung der Formalin-fixierten Plättchen durch Verfahren wie Tiefkühlung bei $-70°$ C oder Lyophilisierung, wird die Haltbarkeit so stark verbessert, daß es selbst bei einjähriger Lagerung zu keinem Aktivitätsverlust kommt (BRINKHOUS u. READ 1978). Mit Dimethylsulfoxyd tiefgefrorene, bei $-20°$ C gelagerte Blutplättchen zeigen über 2–3 Monate keinen Aktivitätsverlust (CADUFF u. STRAUB 1979).

βββ) Methoden zur Messung des Ristocetin-induzierten Aggregationsvorganges. Es wurden mehrere Methoden ausgearbeitet, um den Endpunkt des Ristocetin-induzierten Aggregationsvorganges sichtbar zu machen und somit eine quantitative Aussage zu ermöglichen. Alle diese Methoden arbeiten sowohl mit frisch präparierten, gewaschenen Thrombozyten, als auch mit fixierten Blutplättchen.

– Bestimmung mit einem Aggregometer: Bei dem am häufigsten angewandten Standardverfahren wird die Ristocetinaggregation mit einem Aggregometer, beruhend auf der Methodik von BORN (1962) gemessen (siehe unter anderem WEISS et al. 1973a; MACFARLANE et al. 1975; NIESSNER 1976; ZUZEL et al. 1978; SCHARRER 1979; WINKELMANN u. BÖTTCHER 1980; VON VOSS 1982).

– Makroskopischer Plättchenaggregationstest (BRINKHOUS et al. 1975): Bei diesem Verfahren wird die Zeit gestoppt, die von der Zugabe von Ristocetin bis zum Erscheinen von Plättchenaggregaten vergeht. Diese Zeitdauer ist verkehrt korreliert zur VIIIR:RCo-Konzentration. Das makroskopisch oder aber mit einer Vergrößerungslinse zu beobachtende Auftreten der Plättchenaggregate wird mit einem „Schneesturm" verglichen. Genaue methodische Angaben über eine Modifikation dieses makroskopischen Plättchenaggregationstestes finden sich bei HOYER (1982).

– Bestimmung durch Mikrotitration: Es werden hier Serienverdünnungen des zu bestimmenden Plasmas auf Mikrotitrationsplatten angelegt, der „Endpunkt" erfolgt auch bei diesem Verfahren makroskopisch (REISNER et al. 1978; RIVARD u. DARIAULT 1978; RAMSEY u. EVATT 1979; FUHGE et al. 1982).

– Bestimmung im Coulter-Counter: Bei diesem von EVANS u. AUSTEN (1977) angegebenem Verfahren erfolgt die Bestimmung der aggregierten Thrombozyten im Coulter-Counter. Die Methodik soll zwar gut reproduzierbare Werte liefern, ist aber relativ störanfällig.

γγγ) Ristocetinkonzentration. Auf die deutliche Abhängigkeit der Testergebnisse von der gewählten Ristocetinkonzentration haben ZUZEL et al. (1978) hingewiesen. Von den meisten Arbeitsgruppen werden derzeit Ristocetinkonzentrationen zwischen 1,0 und 2,0 mg/ml Testansatz verwendet. In unserem Laboratorium beträgt die derzeitige Endkonzentration von Ristocetin 1,7 mg/ml, wobei es bemerkenswert erscheint, daß in früheren Untersuchungen, die allerdings damals noch mit frisch präparierten, gewaschenen Thrombozyten durchgeführt wurden, lediglich eine Ristocetinkonzentration von 0,5 mg/ml erforderlich war. So wie bereits bei der RIPA erwähnt, muß offenbleiben, warum jetzt höhere Ristocetinkonzentrationen als bei früheren Untersuchungen notwendig sind. Wichtig erscheint es, daß Bestimmungen mit Ristocetin sehr empfindlich auf den Proteingehalt im Testansatz sind (STIBBE u. KIRBY 1976). Dies ist auch der Grund, warum bei den meisten Modifikationen bovines Serumalbumin zu dem Puffer zugesetzt wird, mit dem die Verdünnung der Proben erfolgt. Eine andere Möglichkeit, den Proteingehalt im Probenansatz möglichst konstant zu halten, ist die Verdünnung der zu bestimmenden Probe mit Plasma eines Patienten mit schwerem vWJS, das keine VIIIR:RCo-Aktivität enthält.

ββ) Ergebnisse bei Normalpersonen und Patienten mit vWJS
– Normalbereich: Unabhängig von der angewandten Methodik liegt der Grenzbereich zwischen Normalkollektiv einerseits und den bei Patienten mit vWJS gemessenen Werten andererseits zwischen 40 und 60%.

– Sensitivität: Die untere Nachweisgrenze der Methodik liegt bei Verwendung fixierter Plättchen bei 3–5%. Werden die Plättchen frisch präpariert, so ergibt sich mit 1% eine etwas höhere Sensitivität.

– Reproduzierbarkeit: Während die Methodik bei Normalpersonen mit Variationskoeffizienten zwischen 6 und 12% halbwegs gut reproduzierbar ist, betrug der Variationskoeffizient bei Patienten mit vWJS bis zu 32% (NILSSON 1978). Es wurde bereits darauf hingewiesen, daß bei Verwendung fixierter Plättchen die Reproduzierbarkeit besser sein sollte.

– Wertigkeit der VIIIR:RCo-Bestimmung für die Diagnostik des vWJS: An der Bedeutung des VIIIR:RCo für die Diagnostik des vWJS kann kein Zweifel bestehen. In mehreren Untersuchungen war dieser Test im Hinblick auf das Erfassen eines vWJS allen anderen Methoden überlegen (Italian Working Group 1977; BÖTTCHER et al. 1978; MILLER et al. 1979b; WAHLBERG et al. 1983). Dennoch muß bei Patienten mit leichten Formen des vWJS in einem beträchtlichen Prozentsatz mit einem im Normalbereich liegenden VIIIR:RCo-Wert gerechnet werden. Bei schweren Fällen mit vWJS ist der VIIIR:RCo nicht nachweisbar. Qualitative Defekte des VIII:vWF-Proteins, wie sie beim Subtyp II vorliegen, lassen sich durch alleinige Messung des VIIIR:RCo nicht identifizieren. Indirekte Hinweise auf das Vorliegen derartiger Subtypen können sich aber aus der unterschiedlichen Korrelation zu anderen Laboratoriumsparametern ergeben: Während die VIIIR:RCo-Werte zu den mit der eindimensionalen Immunelektrophorese nach LAURELL gemessenen VIIIR:Ag-Werten schlecht korreliert sind, findet sich eine gute Korrelation der VIIIR:RCo-Werte zu immunoradiometrisch gemessenen VIIIR:Ag-Werten (NILSSON 1978, 1980b; s. auch Abschn. D.).

– Spezifität: Einer Verminderung des VIIIR:RCo-Spiegels kommt eine hohe Spezifität für die Diagnose des vWJS zu. Außer beim vWJS wurde aber auch beim Hermansky-Pudlak-Syndrom (SCHARRER 1979), sowie bei Patienten mit myeloproliferativen Syndromen und hier vor allem bei der Polyzythämia vera (LEUPIN et al. 1983) über verminderte VIIIR:RCo-Spiegel berichtet. In diesem Zusammenhang sei auch auf den Bericht von BUDDE et al. (1984) über ein erworbenes vWJS bei myeloproliferativem Syndrom hingewiesen (s. Abschn. E.).

η) *„Venom coagglutinin"-Test (VCA)* (s. Tabelle 4). „Venom coagglutinin" (VCA, Botrocetin) ist ein Gift der Bothrops jararaca, kommt aber auch in anderen Schlangengiften vor. „In vivo" induziert es bei intravenöser Verabreichung sowohl bei Schweinen als auch bei Hunden ein vWJS (BRINKHOUS et al. 1981). „In vitro" bewirkt VCA, vergleichbar mit Ristocetin, nur dann eine Plättchenaggregation, wenn VIII:vWF vorhanden ist (READ et al. 1978; BRINKHOUS u. READ 1980). Die Plättchenaggregation ist dabei eine Funktion sowohl der VIII:vWF-Konzentration als auch der VCA-Konzentration. Hält man die VCA-Konzentration konstant, dann ist die Aggregation ein Maß für die vorhandene VIII:vWF-Konzentration. Der auf diese Weise mit VCA gemessene Plasmafaktor entspricht weitgehend der mit Ristocetin gemessenen VIIIR:RCo-Aktivität. Der Bereich der im Test einsetzbaren VCA-Konzentrationen ist aber wesentlich größer als der relativ enge Ristocetin-Konzentrationsbereich. Außerdem präzipitiert VCA nicht wie Ristocetin andere Plasmaproteine.

Die bisher vorliegenden wenigen Ergebnisse mit dem VCA-Test entsprechen weitgehend den Erfahrungen mit Ristocetin (BRINKHOUS u. READ 1980). Dies betrifft sowohl den ähnlichen Normalbereich als auch die gut vergleichbaren Werte bei Patienten mit vWJS. Allerdings berichten HOWARD et al. (1982) über eine Variante des vWJS mit negativer RIPA aber normaler Botrocetin-induzierter Plättchenaggregation. Die Autoren schließen aus diesem Fall auf verschiedene Bindungsstellen von Ristocetin und Botrocetin am VIII:vWF-Molekül.

ϑ) *PAF-Test.* Insbesondere porzine und bovine, aber auch andere tierische Plasmen haben die Eigenschaft, daß sie humane gewaschene Plättchen aggregieren (DONATI et al. 1973; FORBES u. PRENTICE 1973; GRIGGS et al. 1973, 1974; DE GAETANO et al. 1974; SARJI et al. 1974). Diese als plättchenaggregierender Faktor (PAF) bezeichnete Aktivität ist ebenfalls eine Eigenschaft des großmolekularen Anteils des Faktor-VIII/v. Willebrand-Faktor-Komplexes (COOPER et al. 1976). In Anbetracht dieser biologischen „Identität" von VIIIR:RCo einerseits und PAF andererseits (KALOGJERA u. OWEN 1978) sprechen BRINKHOUS u. READ (1978) von einem PAF/vWF.

Basierend auf dieser plättchenaggregierenden Aktivität tierischer Plasmen, die kein Ristocetin erfordert, ist es möglich die PAF/vWF-Spiegel in tierischen Plasmen zu messen (GRIGGS et al. 1973, 1974; FINLAY et al. 1981). Dagegen liegen über die Brauchbarkeit dieser Methodik für Untersuchungen des vWJS beim Menschen bisher nur wenige Erfahrungen vor. Bei einem Patienten mit vWJS, bei dem es als Folge multipler Transfusionen zur Entwicklung eines Inhibitors gekommen ist, konnte die inhibitorische Wirkung des Patientenplasmas auch in einem auf dem PAF-Test basierenden Neutralisationstest gezeigt werden (SARJI et al. 1974; STRATTON et al. 1975).

III. Vergleich der diagnostischen Wertigkeit einzelner Laboratoriumsparameter durch Untersuchung von Patientenkollektiven mit leichtem vWJS

In der vorangegangenen Besprechung der einzelnen, in der Diagnostik des vWJS angewandten Laboratoriumsteste, wurde bereits auf die Wertigkeit der verschiedenen Methoden, insbesondere für die Erfassung leichter Fälle, hingewiesen. Will man die diagnostische Signifikanz verschiedener Methoden direkt vergleichen, so ist die Erhebung eines ganzen Befundspektrums bei einem definierten Patientenkollektiv mit leichten Formen des vWJS erforderlich. Die Ergebnisse vier derartiger Untersuchungen sind in Tabelle 5 wiedergegeben. Es ist hier jeweils der prozentuelle Anteil der außerhalb des Normalbereiches liegenden Werte angeführt. Dabei zeigen sich zum Teil sehr stark differierende Ergebnisse. So konnte in dem Kollektiv von MILLER et al. (1979 b) mit einer modifizierten Blutungszeit nach IVY nur in 27% ein leichtes vWJS erfaßt werden, während bei den anderen Untersuchungen die Blutungszeit in 70–80% der Fälle verlängert war. Auffallend ist auch die Differenz des VIII:C-Wertes, der bei den Untersuchungen von MILLER et al. (1979 b) lediglich in 15% der Fälle pathologisch war, während er etwa in den Untersuchungen der Italian Working Group (1977) in 97% der Patienten mit leichtem vWJS außerhalb der Norm lag. Ähnliche Diskrepanzen finden sich auch beim VIIIR:Ag mit 27 bzw. 92%.

Als Ursache für diese stark divergierenden Ergebnisse sind mehrere Gründe zu diskutieren. So wurden zum Teil unterschiedliche Methoden angewandt. Weiters zu berücksichtigen ist hier sicherlich die verschiedene Standardisierung der Methoden. Der wohl aber wichtigste Grund ist die Schwierigkeit, ein Kollektiv mit leichten vWJS-Fällen zu definieren. So handelt es sich bei den vier in Tabelle 5 wiedergegebenen Untersuchungen zweifelsohne um stark unterschiedliche Patientengruppen. Das wohl am besten definierte Kollektiv stellen Patienten in den Untersuchungen von MILLER et al. (1979 b) dar. Aufgrund genauer Untersuchungen des Erbganges erscheint bei diesen 26 Patienten die Diagnose eines vWJS gesichert, obwohl es sich wahrscheinlich im Vergleich zu den Kollektiven der anderen Arbeitsgruppen um durchschnittlich noch leichtere Fälle handelt. Darauf ist auch zurückzuführen, daß der Prozentsatz der Fälle, die in den Untersuchungen von MILLER et al. (1979 b) mit den verschiedenen Laboratoriumstesten erfaßt wurden, besonders niedrig ist. Die Untersuchungen von MILLER et al. (1979 b) weisen aber noch auf weitere Probleme bei der Diagnostik leichter Fälle des vWJS hin. So kann die Wertigkeit einer Laboratoriumsmethodik für die Diagnostik nicht nur nach der Zahl der diagnostizierten Fälle beurteilt werden. Ebenso wichtig ist auch ein möglichst geringer Prozentsatz von falsch-

Tabelle 5. Wertigkeit verschiedener Laboratoriumsparameter für die Diagnostik des vWJS: Prozentueller Anteil der bei verschiedenen Kollektiven mit *leichtem* vWJS außerhalb des Normalbereiches liegenden Werte

Autoren	Patienten-zahl	Klinische Sympto-matik (%)	Blutungszeit		Retention (Glas-perlen) (%)	VIII:C (%)	VIIIR:Ag (%)	VIIIR:RCo (%)	RIPA (%)	VIII:C/ VIIIR:Ag (%)
			Duke (%)	mod. Ivy (%)						
Lian u. Deykin (1976)	33	82	–	72	58	48	73	–	44	88
Niessner (1976)	39	–	51	72	82	85	46	64	46	–
Italian Working Group (1977)	71	–	–	82	89	97	92	100	73	–
Miller et al. (1979b)	26	65	–	27	–	15	27	42	–	23

positiv diagnostizierten Normalpersonen. So wurde in den Untersuchungen von
MILLER et al. (1979b) mit der Bestimmung von VIIIR:Ag und VIIIR:RCo
kein einziger Normalfall falsch-positiv als vWJS klassifiziert, während die Zahl
der falsch positiven Ergebnisse mit den anderen Methoden zwischen 3 und
23% schwankte.

Die Untersuchungen von MILLER et al. (1979b) zeigen aber auch eindrucksvoll auf, daß der Diagnostik leichter Fälle von vWJS durch alleinige Laboratoriumsuntersuchungen, ohne entsprechende Familienuntersuchungen, eine
Grenze gesetzt ist. So weisen die Autoren darauf hin, daß selbst dann ein leichtes
vWJS nicht mit Sicherheit auszuschließen ist, wenn alle für das vWJS charakteristischen Laboratoriumsparameter im Normbereich liegen (s. Abschn. H.).

IV. Zusammenfassende Empfehlungen für das diagnostische Vorgehen bei Verdacht auf Vorliegen eines vWJS
(NILSSON u. HOLMBERG 1979)

Wie aus den vorangegangen Ausführungen ersichtlich ist, bereitet die Diagnose eines schweren vWJS meist keine größeren Probleme. Die nachfolgenden
Empfehlungen betreffen daher vor allem die Diagnostik leichter Fälle. Abgesehen von der Abgrenzung gegenüber Normalpersonen, werden bei leichten Fällen
in die differentialdiagnostischen Überlegungen auch Patienten mit Subhämophilie A, sowie primäre Plättchenfunktionsdefekte einbezogen werden müssen.

- Erhebung einer genauen Anamnese. Dies betrifft sowohl die Familienanamnese, die die Grundlage für eine eventuelle Familienuntersuchung sein kann,
  als auch die Eigenanamnese des Patienten. Bei letzterer ist auch eine genaue
  Medikamentenanamnese zu erheben, um eventuelle Medikamente mit Wirkung auf die Thrombozytenfunktion und dadurch auch auf die Blutungszeit
  erfassen zu können. Weiters sind Faktoren, wie Streß, entzündliche oder tumoröse Prozesse, postoperative oder posthämorrhagische Situationen, sowie
  auch eine eventuelle Gravidität zu berücksichtigen, da dadurch für das vWJS
  charakteristische Laboratoriumsparameter beeinflußt werden können.
- Blutungszeit. Die Blutungszeit sollte sowohl nach DUKE als auch mit einer
  empfindlicheren Methodik, wie etwa einer Modifikation nach IVY oder
  BORCHGREVINK durchgeführt werden. Gerade bei leichteren Fällen ist eine
  wiederholte Bestimmung der Blutungszeit in mehrwöchigen Abständen erforderlich.
- Aktivierte partielle Thromboplastinzeit. Es ist dies der einzig sinnvolle Globaltest in der Diagnostik des vWJS, wenn auch damit meist nur schwerere Fälle
  erfaßt werden können.
- Plättchenretention. Auch hier sollte eine wiederholte Bestimmung mit einer
  möglichst gut standardisierten, mit Glasperlen arbeitenden Methodik angestrebt werden.
- VIII:C. Auch hier ist wegen der großen Fluktuation der VIII:C-Werte, vor
  allem bei leichteren Fällen des vWJS, eine wiederholte Bestimmung in mehrwöchigen Abständen erforderlich. Insbesondere sind hier Faktoren zu berück-

sichtigen, die den VIII:C-Spiegel vorübergehend anheben können (s. vorangegangene Ausführungen).

– VIIIR:Ag. Quantitativ wird man den VIIIR:Ag-Spiegel mit der eindimensionalen Immunelektrophorese nach Laurell und/oder immunoradiometrisch
messen. Wegen zahlreicher Faktoren, die den VIIIR:Ag-Spiegel vorübergehend anheben können, ist auch hier eine wiederholte Bestimmung in mehrwöchigen Abständen wünschenswert.

– Nachweis von Subtypen mit qualitativem Defekt des VIIIR:Ag. Indirekte
Hinweise können sich aus einer unterschiedlichen Korrelation verschiedener
Laboratoriumsparameter, wie Laurell-VIIIR:Ag, immunoradiometrisch ge-
messener VIIIR:Ag-Spiegel und VIIIR:RCo-Aktivität ergeben (s. vorange-
gangene Ausführungen). Der direkte Nachweis eines abnormalen VIIIR:Ag-
Proteins läßt sich mittels der zweidimensionalen Immunelektrophorese nach
Laurell erbringen. Spezialisierten Zentren wird es vorbehalten bleiben, eine
weitere Differenzierung des Subtyps II in IIA, IIB und IIC mittels SDS-
Agarosegelelektrophorese durchzuführen.

– Ristocetin-induzierte Plättchenaggregation (RIPA). Diesem Test kommt für
die Diagnostik leichter Fälle des vWJS praktisch keine Bedeutung zu. Durchführen wird man eine RIPA aber bei Verdacht auf das Vorliegen eines Subtyps
II. Die RIPA sollte dann nicht nur mit den üblichen Konzentrationen zwischen 1,0 und 2,0 mg/ml Probenansatz sondern auch mit geringerer Ristocetinkonzentration durchgeführt werden, um einen eventuellen Subtyp IIB oder
ein „Pseudo"-vWJS zu erfassen (s. vorangegangene Ausführungen).

– VIIIR:RCo. Diesen für die Diagnostik des vWJS wichtigen Test wird man
meist unter Verwendung fixierter Plättchen (s. vorangegangene Ausführungen) durchführen, wobei die Quantifizierung der Ristocetin-induzierten Aggregation entweder aggregometrisch oder aber makroskopisch erfolgen kann.

Wenn auch somit die Diagnostik des vWJS zweifelsohne nach wie vor ar-
beitsaufwendig und zum Teil technisch anspruchsvoll ist, so muß andererseits
berücksichtigt werden, daß davon die Frage abhängt, ob ein Patient Träger
einer Erbkrankheit ist. Weiters ist eine rechtzeitige Diagnosestellung, etwa vor
operativen Eingriffen, schon deshalb unbedingt wünschenswert, weil dadurch
eine eventuelle Gabe von mit entsprechenden Risiken behafteten Blutderivaten
vermieden werden kann.

K. Therapie des vWJS

Die Therapie des vWJS ist, etwa im Vergleich zur Hämophilie, nur schwer
zu standardisieren. Als Ursache dafür sind mehrere Gründe anzuführen:

– Entsprechend der Pathophysiologie des vWJS müssen mehrere Defekte korrigiert werden. Dabei kommt aber den verschiedenen Laboratoriumsparametern eine unterschiedliche klinische Bedeutung zu.

– Bei den therapeutischen Überlegungen muß die Existenz von Subtypen des
vWJS mit stark unterschiedlichen quantitativen und/oder qualitativen Defekten des VIII:vWF-Proteins berücksichtigt werden.

– In den für die Substitutionstherapie eingesetzten Blutprodukten sind nicht nur die absoluten Konzentrationen der beim vWJS verminderten Aktivitäten unterschiedlich, es variieren auch die relativen Konzentrationen dieser Aktivitäten in den verschiedenen Plasmakonzentraten. Darüber hinaus müssen aber noch qualitative Veränderungen des VIII:vWF-Proteins berücksichtigt werden, die auf unterschiedliche Fraktionierungsverfahren zurückzuführen sind.
– Bei dem weitaus größten Teil der Patienten mit vWJS handelt es sich um leichte Fälle, die etwa bei kleineren operativen Eingriffen keiner Substitutionstherapie bedürfen. Die schweren Fälle, bei denen Blutderivate verabreicht werden müssen, sind aber so selten, daß keine kontrollierten prospektiven Therapiestudien vorliegen. Die Therapieempfehlungen beruhen daher fast ausschließlich auf kleinen, inhomogenen Studien oder aber überhaupt auf Einzelfallberichten.

Aufgrund dieser Probleme ist es verständlich, daß es derzeit nicht möglich ist, eine „optimale Therapie" des vWJS bei operativen Eingriffen oder spontanen Blutungskomplikationen anzugeben.

I. Klinische Relevanz von Laboratoriumsparametern für eine suffiziente Hämostase

Theoretisch muß gefordert werden, daß alle beim vWJS pathologischen Laboratoriumsparameter durch eine Therapie normalisiert werden. In der Praxis aber genügt es, je nach Schwere eines operativen Eingriffs oder einer Blutungskomplikation, die Normalisierung bestimmter Laboratoriumsparameter anzustreben.

1. Klinische Relevanz von VIII:C

Im Gegensatz zur Hämophilie A ist beim vWJS eine klinisch suffiziente Hämostase auch dann nicht gewährleistet, wenn der VIII:C-Spiegel normal ist. So findet sich bei einigen Subtypen eine hämorrhagische Diathese trotz einer normalen VIII:C-Konzentration. Insbesondere kann es aber im Anschluß an operative Eingriffe auch dann zu Blutungskomplikationen kommen, wenn der VIII:C-Spiegel durch eine Substitutionstherapie normalisiert wurde (PERKINS 1967; SILWER 1973; BLATT et al. 1976; GREEN u. POTTER 1976a).

Eine Normalisierung von VIII:C kann aber dennoch bei chirurgischen Eingriffen dann ausreichend sein, wenn durch entsprechende lokale Blutstillung eine insuffiziente primäre Hämostase „kompensiert" werden kann (ZIMMERMAN u. RUGGERI 1983). Da dies bei den meisten Operationen der Fall ist, wird außer der Blutungszeit nach DUKE auch der VIII:C-Spiegel als Laboratoriumskontrolle bei operativen Eingriffen bei Patienten mit vWJS empfohlen (BIGSS u. MATTHEWS 1963; NILSSON et al. 1979a; GILCHRIST et al. 1980).

2. Klinische Relevanz der mit dem VIII:vWF assoziierten Aktivitäten

Eine Korrektur nicht nur von VIII:C sondern auch der mit dem VIII:vWF assoziierten Eigenschaften, wie Blutungszeit, Plättchenretention und

VIIIR:RCo-Aktivität wird immer dann erforderlich sein, wenn die insuffiziente, primäre Hämostase nicht allein durch chirurgische Maßnahmen kompensiert werden kann (ZIMMERMAN u. RUGGERI 1983). Es sind hier insbesondere Eingriffe im Bereich des Hals-Nasen-Rachenraumes, wie Zahnextraktionen und Tonsillektomien, aber auch gastrointestinale Blutungen und Entbindungen zu erwähnen. Gerade bei derartigen Blutungskomplikationen im Bereich der Schleimhäute ist eine suffiziente Plättchenadhäsion an das Subendothel Voraussetzung für das Sistieren der Blutung (s. Abschn. D.). Es kommt aber den einzelnen mit dem VIII:vWF assoziierten Aktivitäten eine verschiedene klinische Relevanz zu.

a) Klinische Relevanz der Blutungszeit

– Blutungszeit nach DUKE: Nach Ansicht zahlreicher Autoren (NILSSON et al. 1963, 1979a; BENNETT u. DORMANDY 1966; PERKINS 1967; SILWER 1973) ist in den meisten Fällen bei Normalisierung der Blutungszeit nach DUKE eine suffiziente Hämostase gewährleistet. Es wird daher, wie bereits erwähnt, zusätzlich zum VIII:C auch die Blutungszeit nach DUKE als Laboratoriumsparameter zur Kontrolle bei operativen Eingriffen empfohlen (NILSSON et al. 1979a).

– Blutungszeit nach IVY oder BORCHGREVINK: Insbesondere bei schweren Fällen mit vWJS ist es in der Regel sehr schwierig, die Blutungszeit nach IVY oder BORCHGREVINK durch die Gabe von Plasmaderivaten zu normalisieren (CORNU et al. 1963; NILSSON et al. 1979a). Es muß hier berücksichtigt werden, daß der für eine völlig normale Hämostase wahrscheinlich wichtige VIII:vWF in den Plättchen und insbesondere in der Gefäßwand bei den schweren Fällen des Subtyps III auch nach der Gabe von Blutderivaten fehlt (HOLMBERG et al. 1974; GREEN u. POTTER 1976b; MANNUCCI et al. 1976b). Diese inkomplette Korrektur des Hämostasedefektes und die damit in Übereinstimmung stehende fehlende Normalisierung der Blutungszeit nach BORCHGREVINK oder IVY könnte die Erfahrungstatsache erklären, daß es bei operativen Eingriffen bei Patienten mit schwerem vWJS auch bei sonst normalen plasmatischen Befunden zu beträchtlichen Blutungsproblemen kommen kann.

b) Klinische Relevanz der Plättchenretention

Vergleichbar mit der Blutungszeit nach IVY oder BORCHGREVINK zählt auch die Plättchenretention zu den Testen, die sich durch eine Substitutionstherapie mit Blutderivaten nur sehr schwer normalisieren läßt (NIESSNER 1972; GREEN u. POTTER 1976a; NIESSNER u. LECHNER 1979; KORNINGER u. NIESSNER 1979; NIESSNER 1982). Als möglicher pathogenetischer Mechanismus ist hier zu diskutieren, ob das Fehlen des VIII:vWF in den Blutplättchen, wie dies bei schwerem vWJS auch nach der Gabe von Plasmaderivaten der Fall ist, für die trotz Therapie verminderte Plättchenretention verantwortlich gemacht werden muß.

c) Klinische Relevanz von VIIIR:Ag

Der mit der eindimensionalen Immunelektrophorese nach LAURELL gemessenen plasmatischen Konzentration von VIIIR:Ag kommt im Hinblick auf eine klinisch relevante Hämostase nur geringe Bedeutung zu (s. Abschn. D.). Es sei hier wieder auf die Existenz von Subtypen, bei denen eine hämorrhagische Diathese trotz normaler VIIIR:Ag-Spiegel besteht, sowie auf die beschränkte Wirksamkeit kommerzieller Faktor-VIII-Konzentrate in der Therapie des vWJS hingewiesen (s. Abschn. K. II.).

d) Klinische Relevanz von VIIIR:RCo

Mehrere Autoren (WEISS 1974; SULTAN 1981) haben einen direkten Zusammenhang zwischen VIIIR:RCo-Aktivität und der Blutungszeit hergestellt, sie fanden bei einem VIIIR:RCo-Spiegel von über 25–30% meist eine normale Blutungszeit. Dies steht allerdings im Widerspruch zu mehreren Berichten über eine Dissoziation zwischen Blutungszeit und VIIIR:RCo bei einigen Patienten mit vWJS (RATNOFF u. BENNETT 1973; BOWIE et al. 1974; MANNUCCI et al. 1974; RUGGERI et al. 1974) (s. auch Abschn. D.). Aber auch nach der Gabe von kommerziellen Faktor-VIII-Konzentraten zeigte sich diese Dissoziation zwischen Blutungszeit einerseits und VIIIR:RCo-Aktivität andererseits (BLATT et al. 1976; GREEN u. POTTER 1976a). Blutungskomplikationen konnten nur dann gestoppt werden, wenn auch die Blutungszeit normalisiert wurde. Es ist somit die Wertigkeit von VIIIR:RCo für eine klinisch relevante Hämostase sicherlich geringer als die Bedeutung der Blutungszeit einzuschätzen.

II. Substitutionstherapie des vWJS mit Blutderivaten

Bei der Durchführung einer suffizienten Substitutionstherapie des vWJS sind mehrere Punkte zu beachten, die Auswahl und Dosierung des zu verabreichenden Blutderivates bestimmen.

– Absolute Konzentration der verschiedenen Faktor-VIII-Aktivitäten in dem Präparat.
– Während der Fraktionierungsvorgänge auftretende qualitative Veränderungen des Faktor-VIII-Komplexes, die zu einer Änderung der relativen Konzentrationen der verschiedenen Faktor-VIII-Qualitäten und dadurch zu einer wesentlichen Verminderung der hämostatischen Wirkung führen können (s. unten).
– „in vivo"-Dynamik der verschiedenen Laboratoriumsparameter nach der Gabe des Präparates.
– Subtyp und Schweregrad des vWJS
– Schwere des klinischen Ereignisses
– Eventuelles Vorliegen eines Inhibitors

Letzten Endes wird aber gerade die Therapie des vWJS trotz verschiedener Laboratoriumskontrollen in erster Linie vom klinischen Verlauf abhängig sein.

1. Herstellung von Faktor-VIII-Konzentraten

Es sei hier auf die ausführliche Darstellung im Kapitel „Hämophilie" des vorliegenden Bandes verwiesen. Im Hinblick auf das vWJS sind dem Frischplasma, der Fraktion I–O und dem Kryopräzipitat einerseits, Konzentrate mit mittlerer Reinheit und Hochkonzentrate andererseits gegenüberzustellen. Auf

„in vitro"- und „in vivo"-Charakteristika, sowie klinische Wirksamkeit der einzelnen Blutderivate wird anschließend noch im Detail eingegangen.

Erwähnt sei noch, daß durch die Vorbehandlung von Blutspendern mit DDAVP (s. dort) die Ausbeute der verschiedenen Faktor-VIII-Qualitäten in den Konzentraten gesteigert werden kann (Nilsson et al. 1979 b).

2. „In vitro"-Gehalt von Faktor-VIII-Qualitäten in Plasmaderivaten

Auf die in Tabelle 6 angeführten Details wird bei der Besprechung der einzelnen Blutderivate noch näher eingegangen. Es müssen aber doch einige allgemein gültige, wichtige Aspekte vorangestellt werden.

a) Qualitative Veränderungen von Faktor-VIII-Qualitäten während der Herstellung von Faktor-VIII-Konzentraten

Durch die Reinigung und Konzentrierung von Plasmaderivaten kommt es zu einer unterschiedlichen Zunahme von VIII:C einerseits und VIII:vWF andererseits. Außerdem treten aber bei der Herstellung von kommerziellen Faktor-VIII-Konzentraten Denaturierungs- und Depolymerisationsvorgänge auf, die zu einer qualitativen Veränderung des Faktor-VIII-Komplexes und dadurch zu einer Änderung der relativen Konzentrationen von VIIIR:Ag und VIIIR:RCo führen (Heimburger et al. 1977; Nilsson u. Hedner 1977; Jakab et al. 1978; Weinstein u. Deykin 1979; Allain et al. 1980; Vukovich et al. 1980; Barrowcliffe et al. 1981; Sultan 1981; Hartmann u. Henning 1982; Kröniger et al. 1982; Tilsner u. Reuter 1982). Es handelt sich dabei vor allem um einen Verlust der funktionell hochwertigen, großmolekularen Multimeren (s. Abschn. D.), wodurch auch die fehlende Wirkung von kommerziellen Faktor-VIII-Konzentraten auf die Blutungszeit beim vWJS zu erklären ist.

b) „In vitro"-Gehalt an VIII:C

Es sei hier auf das Kapitel „Hämophilie" im vorliegenden Band verwiesen.

c) „In vitro"-Gehalt an VIIIR:Ag

Mit zunehmender Reinigung der Faktor-VIII-Präparate steigt auch die Konzentration von VIIIR:Ag. Sieht man von den polyelektrolytfraktionierten Präparaten ab (s. dort), so ist in den meisten Konzentraten der Gehalt an VIIIR:Ag wesentlich höher als der von VIII:C. Die rein quantitative Angabe insbesondere des mit der eindimensionalen Immunelektrophorese nach Laurell gemessenen VIIIR:Ag ohne Bestimmung der Multimerenzusammensetzung hat keine Bedeutung für die Frage der hämostatischen Wirksamkeit eines Plasmakonzentrates beim vWJS.

d) „In vitro"-Gehalt an VIIIR:RCo

Der VIIIR:RCo-Konzentration in Plasmakonzentraten wird im Hinblick auf die Frage einer hämostatischen Wirksamkeit große Bedeutung zugesprochen (Sultan 1981). Allerdings erfährt diese Annahme eine wesentliche Einschränkung durch die gerade im Anschluß an die Gabe von kommerziellen Faktor-

Tabelle 6. F-VIII-Qualitäten in verschiedenen Faktor-VIII-Konzentraten

	VIII:C/ml	VIIIR:Ag/ml	VIIIR:RCo/ml	$\dfrac{\text{VIIIR Ag}}{\text{VIIIR:RCo}}$
Frischplasma	1	1	1	1
Fraktion I–O	2–3	6	5	1
	(2–8)	(3,9–10,6)	(3–9,8)	(0,7–1,2)
Kryopräzipitat	4–6	10	10	1
	(3–8,1)	(8,8–22)	(4–16)	(0,9–1,41)
Konzentrate mittlerer	10–20	30–80	20–60	1,4–1,8
Reinheit	(5–27)	(23–144)	(10–140)	(0,7–14,0)
Hochkonzentrate	30–40	30–140	30–50	3–9
	(10–50)	(26–167)	(14–60)	(1,8–20,0)

Wiedergegeben sind die ungefähren Mittelwerte, sowie (in Klammern) die in der Literatur berichteten Extremwerte (NILSSON u. HEDNER 1977; VUKOVICH et al. 1980; BARROWCLIFFE et al. 1981; SULTAN 1981; s. auch Kapitel „Hämophilie" im vorliegenden Band).

VIII-Konzentraten (s. dort) gefundene Dissoziation zwischen Beeinflussung der Blutungszeit einerseits und VIIIR:RCo-Gehalt andererseits. Es muß dabei offen bleiben, ob es wirklich während der Fraktionierungsverfahren zu einem Verlust eines vom VIIIR:RCo unterschiedlichen „antibleeding factor" kommt oder aber ob, wie von BARROWCLIFFE et al. (1981) diskutiert wird, mit den üblichen Aggregometermethoden der VIIIR:RCo-Gehalt in Konzentraten zu hoch gemessen wird.

Dennoch wird von mehreren Autoren die Ansicht vertreten, daß eine um so bessere „in vivo"-Aktivität eines Faktor-VIII-Konzentrates in der Therapie des vWJS erwartet werden kann, je näher der Quotient VIIIR:Ag/VIIIR:RCo bei eins liegt (JAKAB et al. 1978; WEINSTEIN u. DEYKIN 1979; SULTAN 1981). In Tabelle 6 ist der „in vitro"-Gehalt von VIIIR:Ag und VIIIR:RCo sowie der sich daraus ergebende Quotient VIIIR:Ag/VIIIR:RCo angegeben. Es handelt sich dabei nur um sehr grobe Mittelwerte oder Bereiche, die der Literatur entnommen wurden. Die stark schwankenden Angaben werden insbesondere durch die in Klammern angeführten, in der Literatur berichteten Extremwerte unterstrichen. Dennoch aber ist deutlich ersichtlich, daß mit zunehmender Konzentrierung der Gehalt an VIIIR:Ag wesentlich stärker zunimmt als die Konzentration von VIIIR:RCo. Daraus aber ergibt sich eine Zunahme des Quotienten VIIIR:Ag/VIIIR:RCo bei den Hochkonzentraten, was wiederum auf eine schlechtere hämostatische Aktivität hinweist.

3. Deklaration des „in vitro"-Gehaltes von Faktor-VIII-Aktivitäten in Plasmakonzentraten

Unter Berücksichtigung der oben angeführten Probleme ist es verständlich, daß eine optimale Deklaration von in der Therapie des vWJS eingesetzten Faktor-VIII-Konzentraten derzeit kaum möglich ist. Wünschenswert aber wäre, neben der derzeit üblichen Angabe von VIII:C, die Angabe des Quotienten

VIIIR:Ag/VIIIR:RCo. Der Wert einer VIIIR:RCo Bestimmung in Konzentraten wird, außer durch die oben angeführten Aspekte, durch die bei der Untersuchung von verschiedenen Chargen gefundenen großen Schwankungen um mehr als eine Zehnerpotenz eingeschränkt (Sultan 1981). Es ist naheliegend, daß es sich dabei nicht nur um echte Schwankungen zwischen den Chargen, sondern auch um methodische Probleme handelt. Auf eine starke Schwankung auch anderer Faktor-VIII-Qualitäten in verschiedenen Chargen haben Miyashita et al. (1984) hingewiesen.

Wirklich wünschenswert wären Angaben über qualitative Veränderungen des Faktor-VIII-Komplexes in Konzentraten, wie sie die zweidimensionale Immunelektrophorese oder aber auch Untersuchungen mittels der SDS-Gelelektrophorese liefern. Bei den nachfolgenden Ausführungen beziehen sich die Dosisangaben immer auf den VIII:C-Gehalt, wobei 1 E der Menge VIII:C in 1 ml Frischplasma entspricht.

4. „In vivo"-Verhalten von Laboratoriumsparametern nach der Gabe von Blutderivaten bei Patienten mit vWJS

Sieht man von der fehlenden Beeinflussung der Blutungszeit durch kommerzielle Faktor-VIII-Konzentrate ab, so verhalten sich die für das vWJS charakteristischen Laboratoriumsparameter nach verschiedenen Plasmaderivaten, sofern diese den großmolekularen Anteil des Faktor-VIII-Komplexes enthalten, weitgehend ähnlich. Es erscheint daher eine gemeinsame Abhandlung der Dynamik der verschiedenen Laboratoriumsparameter, unabhängig von der Art des verabreichten Plasmaderivates, gerechtfertigt. Auf weitere Details, sowie insbesondere die für die Normalisierung der einzelnen Laboratoriumsparameter erforderlichen Dosen, wird noch näher bei der Besprechung der verschiedenen Plasmaderivate eingegangen.

a) Dynamik von VIII:C

Die Verabreichung von Blutderivaten führt beim vWJS zu einer charakteristischen Dynamik des VIII:C-Spiegels, die sich grundlegend von der Hämophilie A unterscheidet. Generell kann gesagt werden, daß sich ein Anstieg von VIII:C, sowie die Erhaltung eines normalen Spiegels, beim vWJS wesentlich leichter als bei der Hämophilie A erreichen läßt.

Der Anstieg von VIII:C beim vWJS ist disproportional zur verabreichten Menge, es kommt zu einer Zunahme, die über den unmittelbar am Infusionsende erreichten Wert hinausgeht. Dieser disproportionale Anstieg erfolgt deutlich verzögert, VIII:C steigt nach Infusionsende noch etwa 12–24 Stunden weiter an, um dann allmählich über Tage abzufallen (Nilsson et al. 1957a, b, 1959; Cornu et al. 1961; Biggs u. Matthews 1963; Cornu et al. 1963; Nilsson u. Blombäck 1963; Bennett u. Dormandy 1966; Perkins 1967; Larrieu et al. 1968; Hagedorn 1971; Johnson et al. 1971; Sutor et al. 1971a; Bennett et al. 1972; Bloom et al. 1973b; Silwer 1973; Bowie et al. 1974; Blatt et al. 1976; Biggs u. Rizza 1978; Korninger u. Niessner 1979; Scharrer 1980). Es ist somit die Halbwertszeit von VIII:C beim vWJS wesentlich länger als bei der Hämophilie A. Die Dynamik von VIII:CAg unterscheidet sich beim vWJS nicht vom VIII:C (Holmberg et al. 1981).

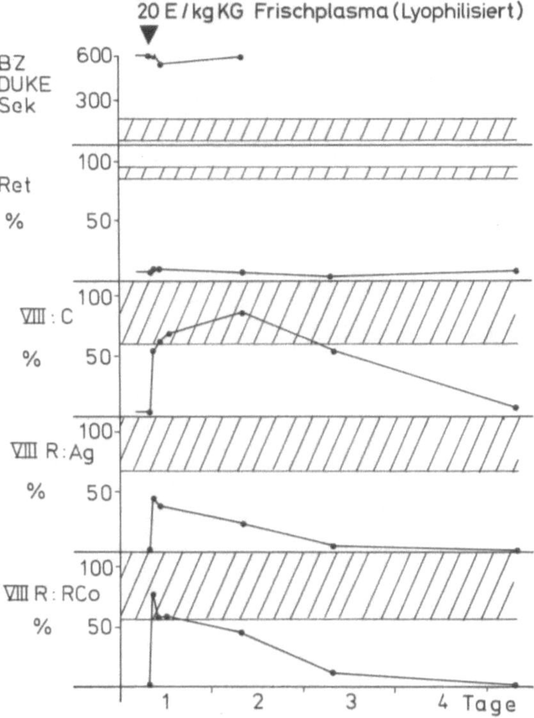

Abb. 1. Wirkung von 20 E/kg KG lyophilisiertem Frischplasma auf verschiedene Laboratoriumsparameter bei einem Patienten mit schwerem vWJS. Die Normalbereiche der verschiedenen Methoden sind schraffiert wiedergegeben

Die charakteristische Dynamik von VIII:C beim vWJS findet sich sowohl bei Frischplasma, ein Beispiel ist in Abb. 1 wiedergegeben, bei der Fraktion I–O, nach Kryopräzipitat, sowie auch nach der Gabe von kommerziellen Faktor-VIII-Konzentraten (s. Abb. 2 u. 3). Da Plasma von Patienten mit schwerer Hämophilie A auch den großmolekularen VIII:vWF enthält, bewirkt auch aus Hämophilieplasma gewonnene Fraktion I–O bei Verabreichung bei Patienten mit vWJS diese charakteristische VIII:C-Dynamik (NILSSON et al. 1959).

b) Verhalten der Blutungszeit nach der Gabe von Plasmaderivaten

Wie bereits erwähnt, kann generell gesagt werden, daß sich die Blutungszeit nach DUKE leichter durch die Gabe von Plasmaderivaten normalisieren läßt als die mit der Methodik nach IVY oder BORCHGREVINK gemessene Blutungszeit (NILSSON et al. 1959; BORCHGREVINK et al. 1963; CORNU et al. 1963; LARRIEU et al. 1968). Von therapeutischer Wichtigkeit ist es (s. später), daß zumindest bei schweren Fällen mit vWJS die Blutungszeit nicht durch alle Blutderivate normalisiert werden kann.

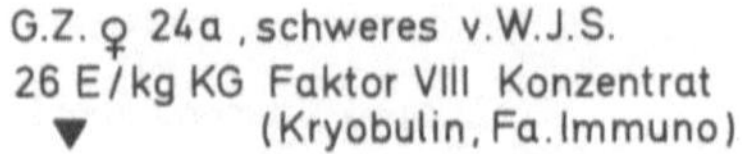

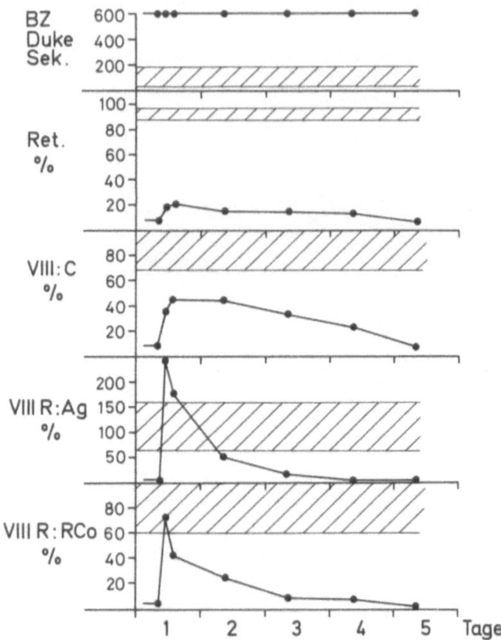

Abb. 2. Wirkung von 26 E/kg KG eines kommerziellen F-VIII-Konzentrats auf verschiedene Laboratoriumsparameter bei einer Patientin mit schwerem vWJS. Die Normalbereiche der verschiedenen Methoden sind schraffiert wiedergegeben

α) Dynamik der Blutungszeit nach Frischplasma, Fraktion I–O oder Kryopräzipitat. Bei genügend hoher Dosierung kann mit diesen Plasmaderivaten eine Verkürzung oder aber auch Normalisierung der Blutungszeit selbst bei schweren Fällen mit vWJS erzielt werden. Das Maximum dieses Effektes ist in den meisten Fällen unmittelbar nach Infusionsende zu erwarten, die Verkürzung der Blutungszeit hält aber nur wenige Stunden an (NILSSON et al. 1957a, b, 1959; BORCHGREVINK et al. 1963; CORNU et al. 1963; BENNETT u. DORMANDY 1966; PERKINS 1967; LARRIEU et al. 1968; CAEN et al. 1969; SUTOR et al. 1971a; SILWER 1973; NILSSON et al. 1979a). Die Ursache für diese kurze Dauer ist die wahrscheinlich raschere Clearence der großen Multimeren (OVER et al. 1981; ZIMMERMAN u. RUGGERI 1983) aus der Zirkulation. In Abhängigkeit von der Schwere des vWJS, sowie der verabreichten Dosis kann mit einer ungefähren Dauer der Blutungszeitverkürzung zwischen 4 und 13 Stunden gerechnet werden.

β) Einfluß von kommerziellen Faktor-VIII-Konzentraten auf die Blutungszeit bei Patienten mit vWJS. Diese Präparate bewirken in der Regel keine Verkürzung der Blutungszeit. Die Ursache dafür ist, wie bereits erwähnt, das Fehlen der großen Multimeren in kommerziellen Faktor-VIII-Konzentraten (BLATT

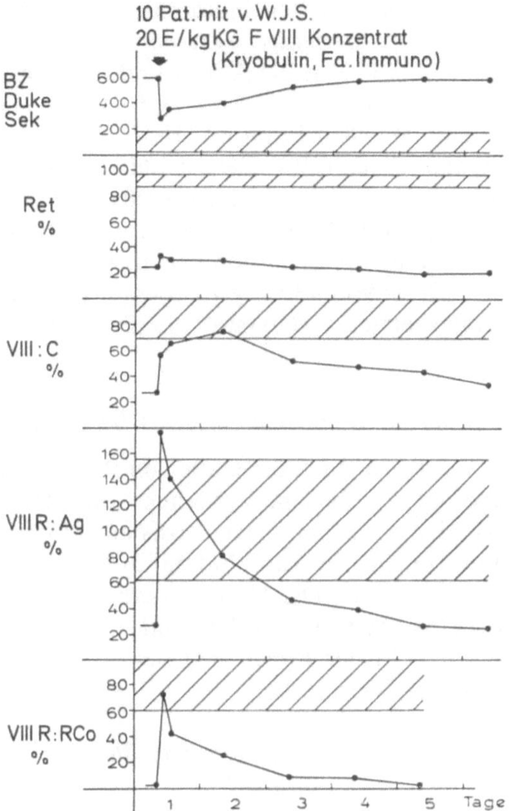

Abb. 3. Wirkung von 20 E/kg KG eines kommerziellen F-VIII-Konzentrats auf verschiedene Laboratoriumsparameter beim vWJS. Es sind die Mittelwerte von 10 Patienten mit verschieden schwerem vWJS wiedergegeben. Die schraffierten Flächen entsprechen den Normalbereichen der verschiedenen Methoden

et al. 1976; GREEN u. POTTER 1976a). Ein Beispiel für die fehlende Beeinflussung der Blutungszeit bei einem schweren Fall mit vWJS durch ein kommerzielles Faktor-VIII-Konzentrat ist in Abbildung 2 wiedergegeben. Bei leichten Fällen kann aber auch mit kommerziellen Faktor-VIII-Konzentraten zumindest eine deutliche Verkürzung der Blutungszeit nach DUKE erzielt werden (KÖHLER et al. 1984a) (s. auch Abb. 3). Es muß angenommen werden, daß hier auch die Zufuhr nur geringer Mengen großer Multimeren ausreichend für diesen Effekt ist.

c) Beeinflussung der Plättchenretention durch die Gabe von Blutderivaten

Über die Normalisierung der an Glasperlen gemessenen Plättchenretention durch die Verabreichung von Plasmaderivaten liegen widersprüchliche Ergebnisse vor' (BOWIE et al. 1969; NIESSNER 1972, 1982; WEISS u. ROGERS 1972; SILWER 1973; GREEN u. POTTER 1976a; KORNINGER u. NIESSNER 1979; NIESSNER u. LECHNER 1979; SCHARRER 1980; KÖHLER et al. 1984a). Wenn auch sicher

eine Abhängigkeit von der angewandten Methodik besteht, so ist die Plättchenretention wahrscheinlich doch derjenige Parameter, der sich beim vWJS am
schwierigsten normalisieren läßt. Wie die Abb. 1 und 2 zeigen, konnte bei Fällen
mit schwerem vWJS weder durch die Gabe von Frischplasma noch durch die
Verabreichung eines kommerziellen Faktor-VIII-Konzentrates die Plättchenretention verbessert werden. Aber selbst bei leichteren Fällen mit vWJS blieb
die Plättchenretention durch die Gabe eines kommerziellen Faktor-VIII-Konzentrates weitgehend unbeeinflußt (Abb. 3). Eine nur wenige Stunden anhaltende Normalisierung der Plättchenretention bei einem schweren Fall mit vWJS
ließ sich erst durch eine Dosis von 43 E/kg Körpergewicht eines kommerziellen
Faktor-VIII-Konzentrates erzielen (NIESSNER 1972; NIESSNER u. KORNINGER
1979).

d) Wirkung von Blutderivaten auf den VIIIR:Ag-Spiegel

Die Dynamik von VIIIR:Ag nach der Gabe von Blutderivaten unterscheidet
sich beim vWJS grundlegend von dem Verhalten von VIII:C. Der maximale
Spiegel von VIIIR:Ag, der der zugeführten Dosis entspricht, wird unmittelbar
nach Transfusionsende erreicht. Im Anschluß daran fällt der VIIIR:Ag-Spiegel
wesentlich rascher ab als VIII:C. Die Halbwertszeit von VIIIR:Ag wird zwischen 7,8 Stunden (TUDDENHAM et al. 1982) und 15 Stunden (KORNINGER u.
NIESSNER 1979) angegeben. In der Regel wird der Ausgangswert wieder nach
etwa 24–48 Stunden erreicht (s. Abb. 1–3).

e) Dynamik von VIIIR:RCo nach der Gabe von Blutderivaten bei Patienten mit vWJS

Die Dynamik von VIIIR:RCo entspricht weitgehend dem Verhalten von
VIIIR:Ag (s. Abb. 1–3). Der Anstieg von VIIIR:RCo entspricht wiederum der
zugeführten Menge. Nach Erreichen des Maximums unmittelbar nach Transfusionsende kommt es wieder zu einem kontinuierlichen Abfall, wobei die Halbwertszeit etwa der von VIIIR:Ag entspricht (THOMSON et al. 1973; MUNTZ et al.
1974; KORNINGER u. NIESSNER 1979; SCHARRER 1980).

5. Wirksamkeit verschiedener Blutderivate in der Therapie des vWJS

Bei der nachfolgenden Abhandlung der verschiedenen in der Therapie des
vWJS eingesetzten Blutderivate wird nur jeweils kurz auf die Herstellung, den
in vitro-Gehalt an Faktor-VIII-Aktivitäten, sowie die Beeinflussung von Laboratoriumsparametern „in vivo" eingegangen, es sei hier auf die vorangegangenen
Darstellungen verwiesen. Im Vordergrund sollen die klinische Wirksamkeit und,
soweit bekannt, Dosisangaben stehen.

a) Frischplasma in der Therapie des vWJS

Die Gabe von Frischplasma, in dem die Konzentration der verschiedenen
Faktor-VIII-Aktivitäten definitionsgemäß eine Einheit/ml beträgt (s. Tabelle 6),
führt „in vivo" zu der für das vWJS charakteristischen Dynamik von VIII:C,
sowie auch von VIIIR:Ag und VIIIR:RCo (NILSSON et al. 1959; SILWER 1973;

KORNINGER u. NIESSNER 1979; Literaturübersicht bei SCHARRER 1980). Da aber die Dosis, die maximal verabreicht werden kann, wegen der Gefahr einer Kreislaufüberlastung limitiert ist, kann bei schweren Fällen von vWJS durch Frischplasma die Blutungszeit nach DUKE, sowie insbesondere die Plättchenretention meist nicht korrigiert werden. Ein Beispiel dafür ist in Abb. 1 wiedergegeben: Die Verabreichung von 20 E/kg KG lyophilisierten Frischplasmas führte bei einem Patienten mit schwerem vWJS zwar zu der charakteristischen Dynamik von VIII:C sowie VIIIR:Ag und VIIIR:RCo, die Blutungszeit nach DUKE, sowie die Plättchenretention blieben jedoch unbeeinflußt. Waren Blutungskomplikationen oder operative Eingriffe bei leichteren Formen des vWJS früher eine mögliche Indikation für Frischplasma, so wird man heute in derartigen Fällen meist DDAVP (s. dort) verabreichen. Es kommt somit der Gabe von Frischplasma kaum mehr praktische Bedeutung für die Therapie des vWJS zu.

b) Fraktion I–O in der Therapie des vWJS

– „In vitro"-Charakteristika: Die Fraktion I–O ist das einzige in der Therapie des vWJS eingesetzte Faktor-VIII-Konzentrat, das nicht aus Kryopräzipitat gewonnen wird. Die Anreicherung von VIII:C betrug ursprünglich etwa das 5–8fache gegenüber dem Normalplasma (BLOMBÄCK u. BLOMBÄCK 1956), seit der kommerziellen Produktion aus großen Mengen tiefgefrorenen Plasmas ist die Konzentration von VIII:C auf etwa 2–3 E/ml zurückgegangen (s. Tabelle 6). Der Quotient VIIIR:Ag/VIIIR:RCo beträgt wie bei Frischplasma etwa 1.

– „In vivo"-Wirksamkeit: Die Entwicklung der Fraktion I–O (BLOMBÄCK u. BLOMBÄCK 1956) stellte insofern einen Durchbruch in der Therapie des vWJS dar, als es das erste Konzentrat war, mit dem sowohl die Blutungszeit als auch die verschiedenen Faktor-VIII-Qualitäten korrigiert werden konnten (NILSSON et al. 1957b, 1959, 1963, 1979a; NILSSON u. BLOMBÄCK 1963; SILWER 1973; NILSSON u. HEDNER 1977; SCHARRER 1980). Für die Korrektur der Blutungszeit nach DUKE bei einem normalgewichtigen erwachsenen Patienten mit schwerem vWJS müssen in der Regel 1500 ml Fraktion I–O verabreicht werden, eine Korrektur der Blutungszeit nach IVY erfolgt durch diese Dosis meist nicht (NILSSON u. BLOMBÄCK 1963; NILSSON et al. 1963, 1979a).

Die zahlreichen, insbesondere in Schweden mit der Fraktion I–O durchgeführten Untersuchungen haben gezeigt, daß durch dieses Konzentrat nicht nur Laboratoriumsparameter korrigiert werden, sondern daß unter dieser Therapie auch eine suffiziente klinische Hämostase gewährleistet ist (SILWER 1973; NILSSON et al. 1979a).

c) Kryopräzipitat in der Therapie des vWJS

– „In vitro"-Charakteristika: In dem auf dem Verfahren von POOL u. SHANNON (1965) beruhenden, von den Blutspendezentralen meist selbst hergestellten Kryopräzipitat findet sich ein ungefährer VIII:C-Gehalt von 4–6 E/ml (s. Tabelle 6), der Quotient VIIIR:Ag/VIIIR:RCo beträgt wie bei Frischplasma und der Fraktion I–O etwa 1. Qualitative Untersuchungen haben gezeigt, daß sich im Kryopräzipitat eine normale Verteilung der Multimeren findet und somit auch die funktionell aktiven großen Multimere vorhanden sind (Ekert u. Chavin 1977; Jakab et al. 1978; Ower et al. 1978; Weinstein u. Deykin 1979; Sultan 1981).

– Wirksamkeit „in vivo": Bei adäquater Dosierung von etwa 30–50 E/kg KG normalisiert Kryopräzipitat nicht nur die verschiedenen Faktor-VIII-Aktivitäten sondern auch die Blutungszeit nach Duke und auch nach Ivy (Bennett u. Dormandy 1966; Perkins 1967; Abildgaard et al. 1968; Meili et al. 1969; Bowie et al. 1974; Blatt et al. 1976; Green u. Potter 1976a; Biggs u. Rizza 1978; Bloom 1980; Scharrer 1980; Sultan 1981). Diese Wirkung auf die Blutungszeit steht in Übereinstimmung mit der erwähnten normalen Multimerenverteilung im Kryopräzipitat. Nach den Untersuchungen von Meili et al. (1969) korrigiert Kryopräzipitat die Blutungszeit besser als die Fraktion I–O.

Die positive Wirkung auf Laboratoriumsbefunde wurde insofern auch klinisch bestätigt, als durch Kryopräzipitat Blutungskomplikationen bei schwerem vWJS beherrscht werden konnten, die durch die Gabe von kommerziellen Faktor-VIII-Konzentraten nicht unter Kontrolle zu bringen waren (Blatt et al. 1976; Green u. Potter 1976a; Chediak et al. 1977). Kryopräzipitat ist somit auch heute noch in der Therapie des schweren vWJS das Faktor-VIII-Konzentrat der Wahl.

d) Kommerzielle Faktor-VIII-Konzentrate in der Therapie des vWJS

– „In vitro"-Charakteristika: Ausgehend vom Kryopräzipitat werden Faktor-VIII-Konzentrate kommerziell mit verschiedenen Fraktionierungsverfahren hergestellt (s. Kapitel „Hämophilie" im vorliegenden Band). Die Konzentrationen der verschiedenen Faktor-VIII-Aktivitäten in kommerziellen Faktor-VIII-Konzentraten sind in Tabelle 6 angeführt. Da zwischen den Konzentraten mittlerer Reinheit und sogenannten Hochkonzentraten fließende Übergänge bestehen, sollen alle kommerziellen Faktor-VIII-Konzentrate zusammen abgehandelt werden. Wie bereits früher erwähnt, nimmt mit zunehmender Reinigung die Konzentration von VIIIR:Ag stärker zu als die VIIIR:RCo-Aktivität. Es ist daher der Quotient VIIIR:Ag/VIIIR:RCo wesentlich ungünstiger als im Kryopräzipitat oder der Fraktion I–O. Für die Frage der hämostatischen Wirksamkeit noch wichtiger aber sind Ergebnisse von qualitativen Untersuchungen des Faktor-VIII-Komplexes, die gezeigt haben, daß in diesen Konzentraten die funktionell aktiven großen Multimere fehlen (Chediak et al. 1977; Jakab et al. 1978; Weinstein u. Deykin 1979; Barrowcliffe et al. 1981; Sultan 1981).

– „In vivo"-Wirkung von kommerziellen Faktor-VIII-Konzentraten beim vWJS: Wie bereits erwähnt, ist die Wirkung kommerzieller Faktor-VIII-Konzentrate auf die Dynamik von VIII:C, VIIIR:Ag und VIIIR:RCo weitgehend vergleichbar mit den nach der Gabe von Kryopräzipitat oder Fraktion I–O beobachteten Laboratoriumseffekten (s. auch Abb. 2 u. 3). Der wesentliche Unterschied aber liegt darin, daß kommerzielle Faktor-VIII-Konzentrate infolge Fehlens der großen Multimeren zumindest bei schweren Fällen des vWJS die Blutungszeit nicht korrigieren (Blatt et al. 1976; Green u. Potter 1976a; Sultan 1981). So konnte durch die Gabe von 26 E/kg KG eines kommerziellen Faktor-VIII-Konzentrates bei einer Patientin mit schwerem vWJS trotz Normalisierung von VIII:C, VIIIR:Ag und VIIIR:RCo keine Normalisierung der Blutungszeit nach Duke erzielt werden, ebenso blieb auch die Plättchenretention praktisch unbeeinflußt (Abb. 2). Bei leichteren Fällen läßt sich aber auch durch die Gabe von kommerziellen Faktor-VIII-Konzentraten eine deutliche Besserung der Blutungszeit nach Duke erzielen (Köhler et al. 1984a). In Abb. 3 sind die Mittelwerte von 10 Patienten mit leichteren Formen des „klassischen" vWJS (Subtyp I) wiedergegeben. Durch die Gabe von durchschnittlich 20 E/kg KG eines kommerziellen Faktor-VIII-Konzentrates kam es nicht nur zu dem erwarteten Effekt auf die Plasmaspiegel von VIII:C, VIIIR:Ag und VIIIR:RCo, es wurde auch die Blutungszeit nach Duke deutlich verkürzt. Unbeeinflußt allerdings blieb auch hier wieder die mit einer Glasperlenmethodik gemessene Plättchenretention.

Die fehlende Wirkung von kommerziellen Faktor-VIII-Konzentraten auf die Blutungszeit beim schweren vWJS steht in Übereinstimmung mit der insuffizienten klinischen Wirkung bei diesen Patienten (Blatt et al. 1976; Green u. Potter 1976a). Blutungskomplikationen, die auf kommerzielle Faktor-VIII-Konzentrate nicht ansprachen, ließen sich durch die Gabe von Kryopräzipitat beherrschen. Dagegen kommt es bei leichteren Fällen in Übereinstimmung mit der häufig beobachteten Verkürzung der Blutungszeit nach Duke auch zu einem positiven klinischen Effekt nach der Gabe kommerzieller Faktor-VIII-Konzentrate (Korninger u. Niessner 1979; Köhler et al. 1984a). Gerade aber bei diesen leichteren Formen mit vWJS wird häufig eine DDAVP-Therapie ausreichend sein (s. dort).

e) Polyelektrolytfraktionierte Faktor-VIII-Konzentrate
(Tuddenham et al. 1982)

Es handelt sich dabei um Konzentrate mit sehr hohem VIII:C-Gehalt, das Verhältnis VIII:C zu VIIIR:Ag beträgt etwa 16:1. Infolge dieses geringen Gehaltes an VIII:vWF kommt diesem Präparat keine Bedeutung in der Therapie des vWJS zu. Aufgrund theoretischer Überlegungen könnte an die Verabreichung derartiger Konzentrate bei Vorliegen eines Inhibitors bei Patienten mit vWJS gedacht werden (s. dort).

Vom theoretischen Standpunkt aus aber ist die sehr kurze Halbwertszeit von VIII:C von 2,4 Stunden in diesen Präparationen interessant. Es unterstützt dies die Hypothese, daß das Vorhandensein von VIIIR:Ag, wie dies nach der Gabe von anderen Faktor-VIII-Konzentraten der Fall ist, den VIII:C vor raschem proteolytischen Abbau schützt (Weiss et al. 1977).

f) Blutplättchen, Vollblutkonserven und Serum in der Therapie des vWJS

Generell kann gesagt werden, daß alle Blutprodukte, die den großmolekularen Anteil des F-VIII-Komplexes enthalten, die für das vWJS charakteristische Wirkung auf VIII:C, VIIIR:Ag und VIIIR:RCo zeigen (Biggs u. Matthews 1963; weitere Literatur bei Scharrer 1980). Dies gilt nicht nur für ältere Blutkonserven und Serum sondern auch für aus Hämophilieplasma gewonnene Blutprodukte. Dagegen ist die Gabe von Plättchenkonzentraten in der Therapie des vWJS wirkungslos.

6. Nebenwirkungen der Substitutionstherapie des vWJS mit Blutderivaten

a) Hepatitis

Im Hinblick auf das Risiko einer Hepatitis B oder Hepatitis non A-non B nach der Gabe von Blutderivaten beim vWJS bestehen keine Unterschiede gegenüber der Hämophilie, es sei daher auf die genauen Ausführungen im Kapitel „Hämophilie" im vorliegenden Band verwiesen.

b) Hämolyse

Auch hier sei auf das Kapitel „Hämophilie" im vorliegenden Band verwiesen. Wir selbst konnten bei einer Patientin mit vWJS, die wegen eines operativen Eingriffes große Mengen eines kommerziellen Faktor-VIII-Konzentrates erhalten hatte, eine schwere hämolytische Anämie beobachten.

c) Erworbenes Immundefizienzsyndrom (AIDS)

Berichte über das Auftreten eines AIDS als Folge der Verabreichung von Blutderivaten bei Patienten mit vWJS liegen bisher nur vereinzelt vor.

d) Thrombozytopenie

Wenn auch noch zu wenig systematische Untersuchungen vorliegen, so kann nicht ausgeschlossen werden, daß die Gabe von Kryopräzipitat bei Fällen mit „Pseudo"-vWJS zu einer Thrombozytopenie führt oder aber eine bereits bestehende Thrombozytopenie aggraviert (WEINGER et al. 1981; KRIZEK et al. 1983). Als Ursache dafür wird diskutiert, daß die bei diesen Patienten pathologischen Plättchen normalen VIII:vWF adsorbieren und dadurch aggregiert werden (s. Abschn. D. und E.). Es muß allerdings erwähnt werden, daß diese auf „in vitro"-Untersuchungen beruhenden Vorstellungen bisher durch „in vivo"-Ergebnisse nicht ausreichend bestätigt wurden. So konnten KRIZEK et al. (1983) durch die Gabe von Kryopräzipitat eine suffiziente Hämostase bei nur geringer Abnahme der Thrombozytenzahl und ohne Auftreten von klinischen Nebenwirkungen erzielen. Es sei nochmals darauf hingewiesen, daß die Autoren bei einigen ihrer Patienten von einem Subtyp IIB sprechen. Viele Daten weisen aber auf das Vorliegen eines „Pseudo"-vWJS hin (s. Abschn. D.).

e) Auftreten eines Inhibitors bei polytransfundierten Patienten mit vWJS

α) *Häufigkeit.* Das Auftreten eines Inhibitors beim angeborenen vWJS ist ein seltenes Ereignis. Auch wenn man die geringere Inzidenz des schweren vWJS im Vergleich zur Hämophilie berücksichtigt (s. Abschn. B.), so kommen Inhibitoren beim vWJS seltener als bei der Hämophilie vor. In der Literatur wurde bis 1981 über insgesamt 9 Patienten mit vWJS und Inhibitor berichtet (SARJI et al. 1974; STRATTON et al. 1975; EGBERG u. BLOMBÄCK 1976; MANNUCCI et al. 1976a; SHOAI et al. 1977; BLOOM et al. 1979; MARAGALL et al. 1979; RUGGERI et al. 1979; MANNUCCI et al. 1981 b).

β) Pathogenese. Infolge der geringen Zahl von Fällen sind gesicherte Aussagen nur beschränkt möglich. Dennoch ergeben sich im Hinblick auf die Pathogenese viele Parallelen zum Auftreten eines Inhibitors bei der Hämophilie. Inhibitoren traten bisher nur bei schweren vWJS-Formen des Subtyps III auf, bei denen vor der Therapie weder VIIIR:Ag noch VIIIR:RCo nachweisbar waren. Dieses komplette Fehlen des VIII:vWF könnte Voraussetzung sein, daß es bei Kontakt mit Fremdeiweiß zur Entwicklung eines Inhibitors kommt (RUGGERI et al. 1979).

Wenn auch kein direkter Zusammenhang zwischen der Intensität der vorangegangenen Substitutionstherapie und dem Auftreten eines Inhibitors nachweisbar ist, zahlreiche Patienten mit schwerem vWJS entwickeln trotz jahrelanger Therapie mit Blutderivaten keinen Inhibitor, so ist es dennoch wahrscheinlich, daß Inhibitoren nur bei polytransfundierten Patienten auftreten. Die vier von MANNUCCI et al. (1981 b) untersuchten Patienten wiesen alle mehr als 40 Therapietage auf.

Aufgrund der bisher publizierten kleinen Zahl von Patienten mit vWJS und Inhibitor erscheint es problematisch, Rückschlüsse auf eine familiäre Inzidenz des Auftretens von Inhibitoren zu ziehen. Dennoch ist es bemerkenswert, daß in den vier von RUGGERI et al. (1979) bzw. MANNUCCI et al. (1981 b) untersuchten Fällen drei Patienten aus einer Sippe stammen. Die Autoren sind der Ansicht, daß der „genetische background" eine entscheidende Rolle bei der Immunantwort dieser Patienten auf eine Substitutionstherapie spielt.

γ) Immunologische Eigenschaften der Inhibitoren. Bei im Rahmen des vWJS auftretenden Inhibitoren handelt es sich um polyklonale, der IgG-Klasse angehörende Antikörper (STRATTON et al. 1975; MANNUCCI et al. 1976a; RUGGERI et al. 1979). Während STRATTON et al. (1975) nur Kappaketten nachweisen konnten, fanden sich in den Untersuchungen von RUGGERI et al. (1979) sowohl Kappa- als auch Lambdaketten, so daß auf eine Produktion des Inhibitors durch mehr als einen Zellklon rückgeschlossen wird.

Ein gegenüber der Hämophilie entscheidender Unterschied liegt darin, daß es sich bei der Mehrzahl der beim vWJS auftretenden Inhibitoren um *präzipitierende* Antikörper handelt (MANNUCCI et al. 1976a; SHOAI et al. 1977; MARAGALL et al. 1979; RUGGERI et al. 1979). Keine Hinweise auf einen präzipitierenden Charakter der Inhibitoren finden sich in den Untersuchungen von STRATTON et al. (1975), EGBERG u. BLOMBÄCK (1976) sowie bei BLOOM et al. (1979). Diese homologen, präzipitierenden Antikörper zeigen ähnliche Eigenschaften wie tierische, heterologe Antisera, die durch Immunisierung mit humanem Faktor VIII/vWF gewonnen wurden (MANNUCCI et al. 1976a; RUGGERI et al. 1979). So fanden sich bei Anwendung dieser homologen Antikörper zur Bestimmung von normalem humanen VIIIR:Ag in der ein- und zweidimensionalen Immunelektrophorese, sowie auch in einem IRMA, ähnliche Ergebnisse wie mit heterologen Antikörpern.

δ) Biologische Eigenschaften. Die Wirkung der beim vWJS auftretenden Inhibitoren ist spezifisch gegen den VIII:vWF gerichtet. Es läßt sich eine direkte, zeitunabhängige, blockierende Wirkung gegen VIIIR:Ag, VIIIR:RCo, sowie auch gegen die Ristocetin-induzierte Plättchenaggregation (RIPA) nachweisen

(Sarji et al. 1974; Stratton et al. 1975; Egberg u. Blombäck 1976; Mannucci et al. 1976a; Ruggeri et al. 1979). Da nicht nur die RIPA sondern auch die Aggregation durch bovinen und porzinen VIII:vWF gehemmt wird, ist die Inhibition offenbar nicht Spezies-spezifisch (Sarji et al. 1974; Mannucci et al. 1976a; Ruggeri et al. 1979).

Dagegen handelt es sich bei der Hemmung von VIII:C lediglich um eine als Folge der Präzipitation des großmolekularen Anteils des F-VIII-Moleküls auftretende, partielle, unspezifische Inaktivierung. Trennt man VIII:C von dem großmolekularen VIII:vWF, so kommt es zu keiner Inaktivierung von VIII:C durch die beim vWJS auftretenden Inhibitoren (Ruggeri et al. 1979).

ε) *Laboratoriumsmethoden zum Nachweis der gegen den VIII:vWF gerichteten Inhibitoren.* Das Prinzip dieser Methoden besteht darin, daß normales Humanplasma, das als Quelle für VIIIR:Ag bzw. VIIIR:RCo dient, mit dem Inhibitorplasma inkubiert wird und anschließend die Restaktivität gemessen wird.

– *Messung der Hemmung von VIIIR:Ag.* Das Prinzip dieser Methodik besteht darin, daß die Fähigkeit eines Inhibitorplasmas getestet wird, die Bindung von VIIIR:Ag an anti-F VIII:vWF zu verhindern. Dies geschieht in Form eines modifizierten IRMA (Ruggeri et al. 1979).

– *Messung der Inhibition der RIPA* (Mannucci et al. 1976a). Es wird hier direkt die hemmende Wirkung eines Testplasmas auf die RIPA eines normalen, plättchenreichen Plasmas untersucht.

– *VIIIR:RCo-Inhibitortest* (Sarji et al. 1974; Stratton et al. 1975; Ruggeri et al. 1979). Die hemmende Wirkung auf die VIIIR:RCo-Aktivität kann durch aggregometrische oder makroskopische Messung der Ristocetininduzierten Aggregation von formalinfixierten Plättchen nach Inkubation von Humanplasma mit Inhibitorplasma erfolgen. Weitgehend übereinstimmende Ergebnisse erhält man auch bei Verwendung von bovinem Plasma statt Ristocetin als aggregationsauslösendes Agens (Sarji et al. 1974).

Eine einheitliche Definition der Inhibitoreinheiten sowohl im Hinblick auf VIIIR:Ag als auch auf die VIIIR:RCo-Aktivität liegt bisher nicht vor. In den verschiedenen Untersuchungen wurden die Einheiten „willkürlich" festgelegt (Ruggeri et al. 1979).

ζ) *Dynamik von Inhibitortiter und Laboratoriumsparametern nach der Gabe von Kryopräzipitat*

αα) *Inhibitortiter nach der Gabe von Kryopräzipitat*
– Ungefähr 30 Minuten nach der Gabe von Kryopräzipitat kommt es zu einem Abfall des Inhibitortiters, wobei „anti-VIIIR:Ag" und „anti-VIIIR:RCo" ein paralleles Verhalten zeigen (Mannucci et al. 1981b).
– Wenige Stunden nach Infusionsende beginnt ein langsamer Anstieg des Inhibitortiters.
– Der eigentliche Anstieg im Sinne eines „anamnestic rise" erfolgt zwischen dem 6. und 15. Tag, die maximalen Spiegel werden meist während der zweiten Woche erreicht (Mannucci et al. 1981b).
– Der Abfall des Inhibitortiters erfolgt individuell bei den einzelnen Patienten.

Genauere Angaben fehlen hier noch, in Einzelfällen dauerte es aber viele Monate bis zum Verschwinden des Inhibitors (STRATTON et al. 1975; MANNUCCI et al. 1981 b).

ββ) „In vivo" Wirkung von Kryopräzipitat auf VIIIR:Ag, VIIIR:RCo, VIII:C und Blutungszeit bei Vorliegen eines Inhibitors

Bei hohen Inhibitortitern kommt es zu keinem Anstieg von VIIIR:Ag und VIIIR:RCo. Bei niedrigen Titern kann die Gabe von hohen Dosen Kryopräzipitat infolge Neutralisierung der Antikörper zu einem Anstieg von VIIIR:Ag und VIIIR:RCo führen, wobei jedoch die recovery weit unter dem theoretisch zu erwartenden Wert liegt. In derartigen Situationen wurden VIIIR:Ag und VIIIR:RCo-Spiegel von etwa 10% beobachtet (MANNUCCI et al. 1981 b).

VIII:C zeigt zwar einen konsistenteren und auch höheren Anstieg als VIIIR:Ag und VIIIR:RCo, es liegt aber auch hier die recovery weit unter dem berechneten Wert. Zu dem für das vWJS charakteristischen „secondary rise" von VIII:C kommt es nur dann, wenn VIIIR:RCo trotz Vorliegens eines Inhibitors für längere Zeit einen meßbaren Wert erreicht (STRATTON et al. 1975; MANNUCCI et al. 1981 b).

Eine Verkürzung der Blutungszeit konnte bei Vorliegen eines Inhibitors in keinem der untersuchten Fälle erzielt werden (MANNUCCI et al. 1981 b).

γγ) Auftreten von Immunkomplexen nach der Gabe von Kryopräzipitat bei Vorliegen eines Inhibitors

Bei einem Patienten mit hohem Antikörpertiter kam es 30 Minuten nach der Kryopräzipitatinfusion zum Auftreten von Immunkomplexen, die auch noch nach 96 Stunden nachweisbar waren. Dagegen konnten bei einem Patienten mit niedrigem Inhibitortiter Immunkomplexe erst nachgewiesen werden, als es nach sechs Tagen zu einem starken sekundären Titeranstieg kam (MANNUCCI et al. 1981 b).

η) Bedeutung des Auftretens eines Inhibitors für die klinische Symptomatik

– Vergleichbar mit der Hämophilie bewirkt das Auftreten eines Inhibitors, solange keine Therapie durchgeführt wird, keine Änderung der klinischen Symptomatik. Das betrifft sowohl die Häufigkeit, als auch den Schweregrad von Blutungskomplikationen.

– Wird jedoch eine Therapie mit Kryopräzipitat erforderlich, so ist es, wiederum vergleichbar mit der Hemmstoffhämophilie, charakteristisch, daß der Patient bei Vorliegen eines Inhibitors weniger prompt auf eine derartige Behandlung anspricht (MANNUCCI et al. 1981 b). Insbesondere betrifft dies Schleimhautblutungen wie Meläna und Epistaxis, aber auch etwa Blutungen nach Zahnextraktionen. Läßt sich aber bei Vorliegen eines nur geringen Antikörpertiters ein vorübergehender Anstieg von VIII:C erzielen, so kann die therapeutische Wirkung bei Weichteil- und Gelenksblutungen zufriedenstellend sein.

– Ein wesentlicher Unterschied gegenüber der Hemmstoffhämophilie und auch von großer praktischer Bedeutung sind aber die während der Gabe von Kryopräzipitat bei einem Teil der Patienten mit vWJS und Inhibitor beobachteten schweren Nebenwirkungen (MANNUCCI et al. 1981 b). Es ist wahrscheinlich, daß es sich dabei um die Folge des Auftretens von Immunkomplexen handelt.

Klinisch äußern sich diese Nebenwirkungen vor allem in starken lumbalen und abdominellen Schmerzen, sowie in Blutdruckabfall auf systolische Werte zwischen 60 und 80 mm Hg (MANNUCCI et al. 1981 b). Dagegen wurde kein Fieber und auch kein Exanthem beobachtet. Diese Symptome sind etwa 10–15 Minuten nach Infusionsbeginn zu erwarten und dauern bis zu zwei Stunden nach Transfusionsende an. Durch die Gabe von 0,3–0,5 g Hydrocortison intravenös lassen sich diese Nebenwirkungen zwar mitigieren aber nicht komplett verhindern (MANNUCCI et al. 1981 b).

9) Therapie bei Vorliegen eines Inhibitors. Das therapeutische Vorgehen wird einerseits von der Schwere der Blutungskomplikation, bzw. dem erforderlichen operativen Eingriff, andererseits von der Höhe des Inhibitortiters abhängen. Bei einem niedrigen Titer wird man unter Cortison-Schutz versuchen, durch hohe Dosen von Kryopräzipitat den Antikörper zu neutralisieren.

Interessante theoretische und auch praktische Aspekte haben die Untersuchungen von BLOOM et al. (1979) aufgezeigt. Bei einem Patienten mit Inhibitor gegen VIII:vWF ließ sich durch die Gabe von Hochkonzentraten ein wesentlich besserer Anstieg von VIII:C als durch die Verabreichung von Kryopräzipitat erzielen. Dies ist insofern verständlich, als die Antikörper vorwiegend mit dem hochmolekularen Anteil des Faktor-VIII/von-Willebrand-Faktor-Komplexes reagieren, während in den Hochkonzentraten vor allem niedrigmolekulare Formen vorhanden sind. Eine derartige Therapie sollte dann ins Auge gefaßt werden, wenn eine alleinige Korrektur des VIII:C-Spiegels ausreichend ist. Theoretisch könnte in solchen Fällen auch ein positiver Effekt von polyelektrolytfraktionierten Faktor-VIII-Konzentraten erwartet werden. Es liegen hier aber noch keine Erfahrungen vor.

Über andere bei der Hemmstoffhämophilie eingesetzte therapeutische Maßnahmen, wie Senken des Inhibitortiters durch Plasmapherese oder aber Durchführung einer immunsuppressiven Therapie gibt es bisher noch keine Berichte.

III. DDAVP in der Therapie des vWJS

1-Deamino-8-D-Argininvasopressin (DDAVP), ein synthetisches Derivat des antidiuretischen Hormons, führt sowohl bei intravenöser als auch bei subkutaner und intranasaler Applikation durch Freisetzung von VIII:vWF aus den Endothelzellen zu einem Anstieg der plasmatischen Konzentrationen von VIII:C, VIIIR:Ag und VIIIR:RCo (MANNUCCI et al. 1977a, b, 1981a; THEISS u. SAUER 1977; THEISS u. SCHMIDT 1978; BLÄTTLER et al. 1979, 1980; NILSSON et al. 1979b, 1980a; BUDDE et al. 1980; KORNINGER et al. 1980; OCKELFORD et al. 1980; SCHIMPF u. ROTHMANN 1980; SCHMITZ-HUEBNER et al. 1980; SUTOR et al. 1980; VILHARDT et al. 1980; SCHARRER 1981; TAKAHASHI 1981; GARCIA et al. 1982; RUGGERI et al. 1982c; NIESSNER u. KORNINGER 1983; WARRIER u. LUSHER 1983; KÖHLER et al. 1984b). Dieser Effekt läßt sich sowohl bei Normalpersonen als auch bei einem Teil der Fälle mit Hämophilie A sowie bei bestimmten Subtypen des vWJS beobachten. Wiederum nur bei einigen Subtypen kommt es beim vWJS auch zu einer Verkürzung der Blutungszeit und Verbesserung der Plättchenretention. In Überstimmung mit den Laboratoriumseffekten findet sich meist auch eine Besserung der Hämostase, so daß DDAVP bei der Hämophilie A sowie bei einigen Subtypen des vWJS auch klinisch wirksam ist.

Weitere Details über den Wirkungsmechanismus von DDAVP finden sich im Kapitel „Hämophilie" im vorliegenden Band. Bei den nachfolgenden Ausführungen wurden in erster Linie für das vWJS wichtige Aspekte berücksichtigt, wobei insbesondere auf Wirkungsunterschiede bei verschiedenen Subtypen des vWJS eingegangen wird.

1. Wirkung von DDAVP beim Subtyp I des vWJS

Die Wirkung von DDAVP entspricht hier insofern den Ergebnissen bei Normalpersonen und der Hämophilie A, als auch beim Subtyp I des vWJS aus den Speichern der Gefäßwand ein funktionell normaler VIII:vWF freigesetzt wird (PROWSE et al. 1979). Nach den Untersuchungen von RUGGERI et al. (1982c) enthält dieser ins Plasma freigesetzte VIII:vWF zusätzlich zu den normalen auch noch besonders große Multimere, wie sie vor der DDAVP-Gabe zwar nicht im Plasma, jedoch in den Blutplättchen nachweisbar sind (s. Abschn. D.).

a) Laboratoriumseffekte von DDAVP beim Subtyp I

α) *Allgemeine Richtlinien.* Es lassen sich für die Wirkung von DDAVP auf die verschiedenen Laboratoriumsparameter einige allgemeine Richtlinien angeben, die sowohl für Normalpersonen als auch für die Hämophilie A und den Subtyp I des vWJS Gültigkeit haben. Auf einige Unterschiede beim Subtyp II des vWJS wird später noch im Detail eingegangen.

– Ein maximaler Effekt ist bei einer intravenösen Dosis von 0,3–0,4 µg/kg Körpergewicht zu erwarten (VILHARDT et al. 1980; MANNUCCI et al. 1981a). Darüber hinausgehende Dosen haben keinen zusätzlichen therapeutischen Effekt, verursachen aber stärkere Nebenwirkungen. KÖHLER et al. (1984b) konnten bei der s.c. Gabe von 0,4 µg/kg Körpergewicht mit der i.v. Applikation vergleichbare Effekte erzielen, wenn auch der Anstieg der einzelnen Laboratoriumsparameter unter einer s.c. Therapie protrahierter verlief. Die derzeit zur Verfügung stehenden Präparate für eine intranasale Applikation führen trotz wesentlich höherer Dosen zu einem geringeren Effekt (GARCIA et al. 1982).

– Der Anstieg von VIII:C, VIIIR:Ag und VIIIR:RCo nach der Gabe von DDAVP ist zwar unterschiedlich stark, jedoch direkt korreliert zu den vor der DDAVP-Applikation vorhandenen Eigenspiegeln des Patienten (BLÄTTLER et al. 1980). Infolge dieser Abhängigkeit der DDAVP-Wirkung von den Eigenspiegeln des Patienten kann bei sehr tiefen Werten der verschiedenen Faktor-VIII-Qualitäten kein Effekt erwartet werden.

– Der maximale Laboratoriumseffekt ist 30–120 Minuten nach intravenöser DDAVP-Applikation zu erwarten.

– Bei wiederholter Verabreichung von DDAVP kann meist erst nach 12–24stündigem Abstand mit einem neuerlichen Effekt auf die verschiedenen Laboratoriumsparameter gerechnet werden. Es besteht hier allerdings eine große Variabilität zwischen verschiedenen Patienten (MANNUCCI et al. 1981a). So kann der Effekt von DDAVP bei neuerlicher Gabe nach 24 Stunden weitgehend identisch mit dem nach der ersten Infusion sein. Bei einem Teil der Patienten kann aber bereits die nach 24 Stunden verabreichte zweite Gabe wirkungslos sein.

β) Wirkung von DDAVP beim Subtyp I auf einzelne Laboratoriumsparameter

– *Blutungszeit.* Auf Grund der Freisetzung eines VIII:vWF mit normaler Multimerenverteilung sollte DDAVP beim Subtyp I des vWJS eine Normalisierung der Blutungszeit bewirken. Dennoch sind die Berichte darüber kontrovers-siell. Während Theiss und Schmidt (1978), Sutor et al. (1980), Ruggeri et al. (1982c), Warrier und Lusher (1983) und Niessner und Korninger (1983) eine Verkürzung nach DDAVP finden, blieb die Blutungszeit in den Untersuchungen von Mannucci et al. (1977a, b, 1981a) weitgehend unbeeinflußt. Die Ursache für diese Diskrepanz muß offenbleiben. Nach unseren eigenen Erfahrungen kann aber zumindest bei leichteren Formen doch in den meisten Fällen mit einer Normalisierung der Blutungszeit nach Duke und einer deutlichen Besserung der mit einer modifizieren IVY-Technik gemessenen Blutungszeit gerechnet werden.

– *Plättchenretention.* Über die Beeinflussung der Plättchenretention durch DDAVP liegen kaum Angaben vor. In eigenen Untersuchungen (Niessner u. Korninger 1983) konnten wir eine deutliche Besserung der Plättchenretention nach DDAVP beobachten. Berücksichtigt man das oben erwähnte Auftreten von besonders großen Multimeren nach DDAVP, so könnte theoretisch erwartet werden, daß DDAVP die Plättchenretention sogar besser beeinflußt als Kryopräzipitat oder insbesondere Faktor-VIII-Konzentrate.

– *VIII:C.* Der durch DDAVP bewirkte relative Anstieg von VIII:C beim Subtyp I des vWJS entspricht ungefähr den bei Normalpersonen und Patienten mit Hämophilie A gefundenen Werten (Vilhardt et al. 1980; Mannucci et al. 1981a; s. auch Kapitel „Hämophilie" im vorliegenden Band). Mit Berichten über relative Anstiege von 200–500% schwanken allerdings die Ergebnisse beträchtlich (Niessner u. Korninger 1983). Ein wesentlicher Unterschied gegenüber exogen zugeführtem F VIII in Form von Blutderivaten ergibt sich aber im Hinblick auf die Dynamik von VIII:C beim vWJS. Nach der Gabe von DDAVP zeigt der VIII:C nicht den nach der Verabreichung von Blutderivaten beobachteten charakteristischen „secondary rise" mit protrahiertem Abfall über mehrere Tage. In den Untersuchungen von Mannucci et al. (1981a) betrug die Halbwertszeit etwa 6 Stunden und entsprach damit annähernd den bei Normalpersonen gefundenen Ergebnissen nach DDAVP. In der Praxis erreicht der VIII:C-Spiegel beim vWJS nach der Gabe von DDAVP meist innerhalb von 24 Stunden wieder den Ausgangswert (Niessner u. Korninger 1983).

– *VIIIR:Ag.* Der Anstieg von VIIIR:Ag nach der Gabe von DDAVP entspricht beim vWJS weitgehend den bei Normalpersonen und bei der Hämophilie A gefundenen Ergebnissen und ist mit einer Zunahme um das 1,6 bis 4fache (s. Kapital „Hämophilie" im vorliegenden Band) meist geringer ausgeprägt als der VIII:C-Anstieg. Ebenfalls in Übereinstimmung mit den bei Normalpersonen und der Hämophilie A gefundenen Ergebnissen steht die Halbwertszeit von VIIIR:Ag. In den Untersuchungen von Mannucci et al. (1981a) wird beim Subtyp I eine Halbwertszeit des durch DDAVP freigesetzten VIIIR:Ag von etwa 7,5 Stunden angegeben.

– *VIIIR:RCo.* Der Anstieg sowie auch die Halbwertszeit von VIIIR:RCo nach DDAVP entsprechen beim Subtyp I des vWJS im wesentlichen den Ergebnissen von VIIIR:Ag (s. oben).

– *vWJS – Ag II.* McCarroll et al. (1984) konnten zeigen, daß DDAVP einen 3–8fachen Anstieg von vWJS-Ag II sowohl bei Normalpersonen als auch beim Subtyp I, IIA und IIB des vWJS bewirkt. Die klinische Bedeutung dieser Ergebnisse ist derzeit noch unklar.

b) Klinische Wirksamkeit von DDAVP beim Subtyp I des vWJS

Da DDAVP beim Subtyp I die Freisetzung eines funktionell normalen VIII:vWF aus den Speichern der Gefäßwand bewirkt (siehe oben), ist von dieser Therapie auch eine klinische Verbesserung der Hämostase zu erwarten. Eine Beschränkung der Einsatzmöglichkeit von DDAVP bei operativen Eingriffen oder spontanen Blutungskomplikationen kann sich aber durch einige Charakteristika dieser Therapieform ergeben. Infolge der Abhängigkeit des DDAVP-Effektes von den Eigenspiegeln der verschiedenen Faktor-VIII-Qualitäten, kann ein positiver klinischer Effekt nur dann erwartet werden, wenn die basale Konzentration von VIII:C, VIIIR:Ag und VIIIR:RCo im Plasma eines Patienten mehr als etwa 10% beträgt. Ein weiterer Nachteil einer DDAVP-Therapie gegenüber exogen zugeführtem F VIII liegt aber darin, daß durch DDAVP nur für kurze Zeit eine Besserung oder Normalisierung der Laboratoriumswerte erzielt werden kann, da in den meisten Fällen eine Wiederholung der DDAVP-Gabe vor 24 Stunden nicht sinnvoll ist (s. vorangegangene Ausführungen). Dagegen kann durch wiederholte Gabe von Blutderivaten eine suffiziente Hämostase kontinuierlich, etwa während großer Operationen, aufrecht erhalten werden. Und schließlich muß noch darauf hingewiesen werden, daß offenbar nicht in allen Fällen eine strenge Korrelation zwischen Laboratoriumseffekten einerseits und klinischer Wirksamkeit andererseits zu erwarten ist (Niessner u. Korninger 1983).

In der Praxis (s. anschließender Abschn. sowie Tabelle 7) wird daher bei den meisten Fällen mit Subtyp I des vWJS bei leichten Blutungsepisoden die Gabe von 0,4 µg/kg Körpergewicht DDAVP alle 24 Stunden die Therapie der Wahl sein. Bei schwereren Blutungsepisoden, wie lebensbedrohenden Blutungskomplikationen oder großen operativen Eingriffen, wird man dann mit einer alleinigen DDAVP-Therapie auskommen, wenn es sich um leichtere Formen des Subtyps I handelt, bei denen die Eigenspiegel von VIII:C, VIIIR:Ag und VIIIR:RCo mehr als etwa 35% betragen. Eine Therapie mit Blutderivaten kann aber auch in derartigen Situationen dann erforderlich werden, wenn entweder eine kontinuierliche Normalisierung der Hämostase notwendig ist, oder aber es sich um Patienten handelt, bei denen der DDAVP-Effekt bei 24stündlicher Verabreichung nicht reproduzierbar ist (Mannucci et al. 1981a). Eine genaue Voraussage, wann eine alleinige DDAVP-Therapie ausreichend ist, kann alleine auf Grund von Laboratoriumsbefunden nicht sicher getroffen werden. Es wird hier immer der klinische Verlauf entscheidend sein (Niessner u. Korninger 1983).

2. Wirkung von DDAVP beim Subtyp II des vWJS

Die Wirkung von DDAVP beim Subtyp II entspricht zum Teil den Charakteristika einer DDAVP-Therapie beim Subtyp I (s. oben). Es gibt aber einige wichtige Unterschiede, die sowohl die Laboratoriumseffekte als auch die daraus resultierenden klinischen Konsequenzen betreffen.

a) Wirkung von DDAVP auf Laboratoriumsparameter beim Subtyp II des vWJS

α) *Allgemeine Richtlinien.* Im Himblick auf die maximale Dosis, den Zeitpunkt des maximalen Effektes sowie die Reproduzierbarkeit der Laboratoriumswirkungen bei wiederholter DDAVP-Gabe gibt es keinen Unterschied zwischen dem Subtyp I und dem Subtyp II (s. oben). Auch der Anstieg von VIII:C nach der Gabe von DDAVP in Abhängigkeit vom Eigenspiegel des Patienten erfolgt in gleicher Weise bei beiden Subtypen.

Es wurde schon darauf hingewiesen, daß DDAVP sowie beim Subtyp I auch beim Subtyp IIA und IIB einen mehrfachen Anstieg des vWJS-Ag II bewirkt (McCARROLL et al. 1984).

Ein entscheidender Unterschied aber ergibt sich insoferne gegenüber dem Subtyp I, als beim Subtyp II durch DDAVP ein qualitativ defekter VIII:vWF aus den Endothelzellen der Gefäße freigesetzt wird. Als Folge davon kommt es durch DDAVP beim Subtyp II auch dann zu keiner Normalisierung der Blutungszeit, wenn der VIII:vWF normale Spiegel erreicht. Diese fehlende Korrektur der Blutungszeit nach DDAVP findet sich bei allen Untergruppen des Subtyps II. Da aber dieser Störung beim Subtyp IIA, IIB und IIC verschiedene pathogenetische Mechanismen zugrunde liegen, soll anschließend noch im Detail darauf eingegangen werden.

β) *Unterschiedliche Laboratoriumseffekte von DDAVP beim Subtyp IIA, IIB und IIC*

– *Subtyp IIA.* Der diesem Subtyp zugrunde liegende Defekt bewirkt, daß der durch DDAVP aus den Speichern freigesetzte VIII:vWF nur aus kleinen Multimeren aufgebaut ist (RUGGERI et al. 1982c; s. auch Abschn. D. und E.). Infolge Fehlens der funktionell wichtigen großen Multimeren kommt es zu keiner Korrektur der Blutungszeit. Während VIIIR:Ag etwa um das 4fache ansteigt, kommt es nur zu einer geringen Zunahme von VIIIR:RCo auf etwa 25%.

– *Subtyp IIB.* Hier ergibt sich insofern ein grundlegend anderer Mechanismus, als es durch DDAVP zu einem raschen Auftreten der primär im Plasma fehlenden großen Multimeren kommt, so daß sich nach DDAVP eine normale Multimerenverteilung findet (RUGGERI et al. 1982c; s. auch Abschn. D. u. E.). Infolge rascher Bindung an Blutplättchen verschwinden aber diese großen Multimere so schnell wieder aus der Zirkulation (RUGGERI et al. 1982b), daß die Normalisierung der Multimeren für eine Korrektur der Blutungszeit zu kurz ist (RUGGERI et al. 1982c; TAKAHASHI 1981).

HOLMBERG et al. (1983) konnte außerdem zeigen, daß es bei Patienten mit Subtyp IIB nach der Gabe von DDAVP, wahrscheinlich infolge Aggregation von Blutplättchen durch den abnormen VIII:vWF, zu einer passageren Thrombozytopenie kommen kann oder aber eine bereits bestehende Thrombozytopenie noch verstärkt wird. Wenn es auch zu keinen klinischen Nebenwirkungen gekommen ist, so empfehlen die Autoren dennoch, wegen der Möglichkeit einer Thrombozytopenie von einer DDAVP-Therapie beim Subtyp IIB Abstand zu nehmen. Als Therapie wird die Gabe von Kryopräzipitat empfohlen, da dabei das Auftreten von Thrombozytopenien nicht beobachtet wurde. Anders als beim Subtyp IIA kommt es beim Subtyp IIB nach DDAVP nicht nur zu einer Normalisierung von VIIIR:Ag sondern auch zu einem starken Anstieg von VIIIR:RCo (RUGGERI et al. 1982c). Im Gegensatz zum Subtyp IIA ist DDAVP beim „Pseudo"-vWJS wahrscheinlich die Therapie der Wahl, da bei dieser Form Thrombozytopenien durch die Gabe von F-VIII-Konzentraten ausgelöst werden können (s. Abschn. D. u. E.).

– *Subtyp IIC.* Nach der Gabe von DDAVP ändert sich der Charakter der abnormalen Multimerenverteilung im Plasma nicht (RUGGERI et al. 1982d; s. auch Abschn. E.). Es kann daher angenommen werden, daß der abnormale VIII:vWF durch DDAVP aus den Endothelzellen freigesetzt wird. Auf den qualitativen Defekt des VIII:vWF ist die fehlende Korrektur der Blutungszeit nach DDAVP zurückzuführen.

b) Klinische Wirksamkeit einer DDAVP-Therapie beim Subtyp II

Wie erwähnt, wird bei allen Untergruppen des Subtyps II der VIII:C-Spiegel durch DDAVP verbessert oder normalisiert. Bei operativen Eingriffen, bei denen die defekte primäre Hämostase weitgehend durch lokale Maßnahmen kompensiert werden kann, sollte daher eine alleinige DDAVP-Therapie ausreichend sein. Wegen der Möglichkeit der erwähnten Thrombozytopenie beim Subtyp IIB nach DDAVP wird man aber eine derartige Therapie nur beim Subtyp IIA oder IIC in Betracht ziehen. Bei Blutungskomplikationen im Bereich der Schleimhäute genügt eine Normalisierung von VIII:C meist nicht. Bei derartigen Blutungen sowie auch bei größeren chirurgischen Eingriffen ist bei allen Untergruppen des Subtyps II Kryopräzipitat die Therapie der Wahl (s. auch Tabelle 7).

3. Gabe von DDAVP beim Subtyp III

Da bei diesen schweren Formen des vWJS kein VIII:vWF in den Speichern der Gefäßwand nachweisbar ist (s. Abschn. D.), ist es verständlich, daß DDAVP keine Freisetzung von VIII:vWF beim Subtyp III bewirken kann (WAHLBERG et al. 1983). DDAVP ist daher bei diesem Subtyp wirkungslos.

4. Aktivierung der Fibrinolyse durch DDAVP beim vWJS

Es sei hier auch auf die Ausführungen im Kapitel „Fibrinolytische Aktivität beim vWJS" hingewiesen. Im Gegensatz zu Normalpersonen, bei denen DDAVP eine Aktivierung der Fibrinolyse bewirkt, findet sich bei schweren Formen des vWJS keine derartige Fibrinolyseaktivierung nach der Gabe von DDAVP (GADER et al. 1973; MANNUCCI et al. 1975; LUDLAM et al. 1980; NILSSON et al. 1980a; KORNINGER et al. 1980, 1981; NIESSNER et al. 1981). Untersuchungen größerer Patientenkollektive haben gezeigt, daß nicht nur bei schweren Fällen die Fibrinolyseaktivierung nach DDAVP fehlt, sondern auch bei leichteren Formen eine zum Schweregrad parallel gehende Verminderung der Fibrinolyseaktivierung beobachtet werden kann (Niessner et al. 1981). Es wurde bereits darauf hingewiesen, daß dieser Defekt bei der Fibrinolyseaktivierung als Hinweis auf einen kombinierten Endothelzelldefekt beim vWJS aufgefaßt werden kann (s. Abschn. D.).

Markwardt (1983) konnte zeigen, daß DDAVP auch am isoliert durchströmten Organ eine dosisabhängige Freisetzung von Plasminogenaktivator bewirkt. Dies ist insofern von pathophysiologischem Interesse, als zumindest im Hinblick auf die Fibrinolyseaktiverung doch auch ein direkter Angriffspunkt von DDAVP an der Gefäßwand anzunehmen ist.

5. Nebenwirkungen der DDAVP-Therapie

Es sei hier auf das Kapitel „Hämophilie" im vorliegenden Band verwiesen.

IV. „Unspezifische" medikamentöse Therapie des vWJS

Wenn es auch hier keine systematischen Untersuchungen gibt, so kann auf Grund der Erfahrungen bei der Hämophilietherapie (Björlin u. Nilsson 1973) auch beim vWJS von der Gabe von Antifibrinolytika, insbesondere bei Blutungen im Bereich der Schleimhäute, ein positiver Effekt erwartet werden (Silwer 1973; Nilsson et al. 1979a). Nilsson et al. (1979a) haben bei operativen Eingriffen AMCHA in einer Dosierung von 0,01 g/kg Körpergewicht intravenös in 6- bis 8stündigen Abständen empfohlen. Eine Fibrinolysehemmung sollte auch bei der Verabreichung von DDAVP durchgeführt werden, da gerade bei den für diese Therapie geeigneten leichteren Fällen von vWJS mit einer Fibrinolyseaktivierung durch diese Substanz gerechnet werden muß.

Über die Wirksamkeit von Corticosteroiden, ACTH und Sexualhormonen in der Therapie des vWJS liegen keine überzeugenden Ergebnisse vor (Literatur bei Silwer 1973).

V. Operative Eingriffe bei Patienten mit vWJS

Es liegen hier nur wenige systematische Untersuchungen über die sich bei der Operation von Patienten mit vWJS ergebenden Probleme vor (Dudley et al. 1971; Adelman et al. 1972; Silwer 1973; Nilsson et al. 1979a; Gilchrist et al. 1980; Niessner u. Korninger 1983). Prinzipiell kann gesagt werden, daß operative Eingriffe meist nur dann möglich sind, wenn eine entsprechende Therapie des vWJS erfolgt. So haben Operationen an Patienten mit schwerem vWJS, die ohne Substitutionstherapie durchgeführt wurden, in 60% zu schweren intra- und postoperativen Blutungskomplikationen geführt, die zum Teil tödlich verliefen. Aber selbst bei leichteren Fällen kam es ohne Therapie in etwa 50% zu postoperativen Blutungen (Silwer 1973).

Nilsson et al. (1979a) weisen darauf hin, daß es sich bei den an Patienten mit vWJS durchgeführten Operationen meist um allgemein-chirurgische Eingriffe handelt, während Operationen infolge von Gelenksdeformitäten, im Gegensatz zur Hämophilie, von nur geringer Bedeutung sind.

Bei Schleimhautblutungen, etwa infolge von gastrointestinalen Ulcera oder auch durch Myome bedingte Uterusblutungen, sollte infolge der meist schweren Blutungen die Indikation für operative Eingriffe großzügiger als bei Normalpersonen gestellt werden (NILSSON et al. 1979a).

– Laboratoriumskontrolle der Hämostase bei operativen Eingriffen: Wie bereits früher ausgeführt, wird von den Laboratoriumsbefunden dem VIII:C sowie der Blutungszeit nach DUKE die größte Signifikanz im Hinblick auf die Frage einer genügenden Hämostase bei operativen Eingriffen zugeschrieben (NILSSON et al. 1979a). Dagegen ist es selbst bei der Durchführung größerer Operationen bei schweren Formen des vWJS meist nicht erforderlich, eine Normalisierung der Blutungszeit nach IVY oder BORCHGREVINK anzustreben. Wahrscheinlich als Folge einer „unspezifischen" Zunahme von VIIIR:Ag findet man häufig postoperativ nicht die charakteristischerweise nach der Gabe von Blutderivaten zu beobachtende Dissoziation von VIII:C einerseits und VIIIR:Ag andererseits (s. Abschn. K. II.).

– Lokale Maßnahmen zur Blutstillung bei operativen Eingriffen: Wie allgemein bei hämorrhagischen Diathesen sollte auch beim vWJS möglichst die Anwendung der Diathermie bei Operationen vermieden werden. Auch wird die Verwendung von atraumatischen Nähten empfohlen (NILSSON et al. 1979a). Weiteren lokalen Maßnahmen, wie einer peniblen Blutstillung, sowie der Anwendung eines Fibrinklebers bei Eingriffen im Bereich der Schleimhäute und hier insbesondere bei Zahnextraktionen, kommt ein ähnlicher Stellenwert wie bei der Hämophilietherapie zu (s. Kapitel „Hämophilie" im vorliegenden Band).

– Gabe von Blutderivaten oder DDAVP bei operativen Eingriffen: Hier sei auf die entsprechenden vorangegangenen Abschnitte sowie insbesondere auf die nachfolgende zusammenfassende Darstellung verwiesen, in der auch Richtlinien für Dosierung und Therapiedauer gegeben werden.

VI. Zusammenfassende Richtlinien für das therapeutische Vorgehen bei spontanen oder traumatischen Blutungskomplikationen sowie bei chirurgischen Eingriffen

Generell muß gesagt werden, daß kaum systematische Studien über die Therapie des vWJS vorliegen. Bei der Zusammenfassung von Richtlinien (Tabelle 7) kann es sich daher nur um ungefähre Angaben handeln. Dies betrifft sowohl die Abgrenzung zwischen den verschiedenen therapeutischen Möglichkeiten wie lokalen Maßnahmen, DDAVP oder Verabreichung von Blutderivaten, als auch Dosierung und Therapiedauer.

Wie bereits zu Beginn des Abschnittes K. erwähnt wurde, hängt das therapeutische Vorgehen beim vWJS von mehreren Faktoren ab:

– Schweregrad des vWJS: Für die nachfolgenden Ausführungen wurde, basierend auf den Untersuchungen von GILCHRIST et al. (1980) ein VIII:C-Wert

Tabelle 7. Therapie des vWJS

	Leichte Blutungsepisoden[a]	Schwere Blutungsepisoden[b]
Subtyp I (Klassisches vWJS)		
VIII:C >35%	Nur lokale Maßnahmen ev. DDAVP: 0,4 µg/kg KG i.v. 24stündlich	DDAVP: 0,4 µg/kg KG i.v. 24stündlich Kryopräzipitat F-VIII-Konzentrate } 30–50 E/kg KG i.v.
VIII:C <35%	DDAVP: 0,4 µg/kg KG i.v. 24stündlich wenn VIII:C >10% Kryopräzipitat } 20–40 E/kg KG F-VIII-Konzentrate } 48stündlich	Kryopräzipitat: 30–50 E/kg KG i.v. 1. Woche: 24stündlich ab 2. Woche: 48stündlich
Subtyp II		
IIA	Nur lokale Maßnahmen ev. DDAVP: 0,4 µg/kg KG i.v. 24stündlich	Kryopräzipitat: 30–50 E/kg KG i.v.
IIB	Nur lokale Maßnahmen	Kryopräzipitat: 30–50 E/kg KG i.v.
IIC	Nur lokale Maßnahmen ev. DDAVP: 0,4 µg/kg KG i.v. 24stündlich	Kryopräzipitat: 30–50 E/kg KG i.v.
Subtyp III	Kryopräzipitat } 30–50 E/kg KG F-VIII-Konzentrate } 24–48stündlich	Kryopräzipitat: 30–50 E/kg KG i.v.: 1. Woche: 12stündlich ab 2. Woche: 24–48stündlich
Vorliegen eines Inhibitors	Nur lokale Maßnahmen	Hochgereinigte F-VIII-Konzentrate (?) (Kryopräzipitat unter „Cortisonschutz")

[a] Nicht lebensbedrohende, spontane, traumatische oder postop. Blutungen. Kleine chirurg. Eingriffe mit guter lokaler Blutstillung

[b] Lebensbedrohende, spontane oder traumatische Blutungen, insbes. cerebral oder im Bereich der Schleimhäute, große chirurg. Eingriffe

von 35% als Grenze zwischen leichten und schweren Formen des Subtyps I festgelegt.

– Schwere der Blutungsepisoden: Als „leichte Blutungsepisoden" wurden nicht lebensbedrohende, spontane, traumatische oder postoperative Blutungen klassifiziert. Im Hinblick auf das therapeutische Vorgehen sind aber leichten Blutungsepisoden auch kleine chirurgische Eingriffe gleichzusetzen. Hier kommt aber noch als weiteres Kriterium die Möglichkeit einer guten lokalen Blutstillung dazu. Kann durch chirurgische Maßnahmen die gestörte primäre Hämostase „kompensiert" werden, so genügt meist eine Verbesserung oder Normalisierung des VIII:C-Spiegels. Ist dies infolge der Schwere des vWJS nicht durch DDAVP möglich, so erscheint es in derartigen Fällen gerechtfertigt, auch hepatitissichere, kommerzielle Faktor-VIII-Konzentrate zu verabreichen, obwohl in diesen Präparaten die für die primäre Hämostase verantwortlichen großen Multimere weitgehend fehlen (s. Abschn. D. u. K.II).

Zu „schweren Blutungsepisoden" sind lebensbedrohende, spontane oder traumatische Blutungen, insbesondere intrakraniell oder im Bereich von Schleimhäuten, zu zählen. Gleichzusetzen sind diesen „schweren Blutungsepisoden" im Hinblick auf das therapeutische Vorgehen große chirurgische Eingriffe. Auch hier ist es wieder von Bedeutung, ob durch lokale chirurgische Maßnahmen die gestörte primäre Hämostase zumindest zum Teil „kompensiert" werden kann. Ist dies, wie vor allem bei Eingriffen im Bereich von Schleimhäuten, nicht der Fall, so genügt eine alleinige Korrektur des VIII:C-Spiegels nicht. In derartigen Fällen ist die Gabe von Einzelspender-Kryopräzipitat die Therapie der Wahl, da dadurch auch die für die primäre Hämostase kompetenten großen Multimere zugeführt werden.

– Pathophysiologische Besonderheiten der verschiedenen Subtypen bestimmen ebenfalls das therapeutische Vorgehen. Dies betrifft insbesondere eine eventuelle DDAVP-Therapie bei Untergruppen des Subtyps II sowie die nicht völlige Normalisierung der Hämostase beim Subtyp III selbst bei Gabe von Kryopräzipitat (siehe vorangegangene Ausführungen).

– Schließlich erfordern die seltenen Fälle mit Vorliegen eines Inhibitors gegen VIII:vWF ein besonderes therapeutisches Vorgehen.

1. Therapie bei leichten Blutungsepisoden (Tabelle 7)

a) Therapie leichter Blutungsepisoden beim Subtyp I

– Liegt der VIII:C-Spiegel über 35%, so wird man in erster Linie versuchen, die Blutung durch lokale Maßnahmen zu beherrschen. Erwähnt seien hier Druckverbände, das Setzen von Nähten, eine Tamponade bei Epistaxis, sowie Laser-Koagulation oder Fibrinklebung nach Zahnextraktion. Sollten diese Maßnahmen nicht ausreichend sein, so läßt sich durch die Gabe von 0,4 µg/kg DDAVP i.v. in 24stündlichen Abständen eine Normalisierung der Hämostase erzielen.

– Liegt der VIII:C-Spiegel unter 35%, so sind auch bei kleineren chirurgischen Eingriffen lokale Maßnahmen allein meist nicht ausreichend (GILCHRIST et al. 1980). Liegt der VIII:C-Spiegel über einem ungefähren Bereich von 10%, so kann auch bei schweren Fällen durch die Gabe von DDAVP eine Verbesserung der Hämostase erwartet werden (s. Abschn. K.III.). Bei noch schwereren Fällen mit VIII:C-Spiegeln unter 10% ist aber meist eine Therapie mit Blutderivaten erforderlich. Häufig genügt es aber hier, durch die Gabe von kommerziellen Faktor-VIII-Konzentraten den VIII:C-Spiegel anzuheben oder zu normalisieren. Diese Therapie erlaubte in eigenen Untersuchungen in mehreren Fällen die Durchführung selbst größerer operativer Eingriffe (NIESSNER u. KORNINGER 1983). Nur in seltenen Fällen wird man vor allem bei Blutungskomplikationen im Bereich der Schleimhäute Kryopräzipitat auch bei leichteren Blutungsepisoden verabreichen müssen.

Strebt man lediglich eine Normalisierung von VIII:C an, so genügt es, Faktor VIII in einer Dosierung von 20–40 E/Kg KG alle 48 Stunden zu verabreichen. Soll auch die Blutungszeit nach DUKE normalisiert werden, wird man Faktor VIII in kürzeren, etwa 12–24stündlichen Abständen zuführen.

Die Therapiedauer muß sich nach der Art des Blutungsereignisses sowie nach dem klinischen Verlauf richten. In der Regel wird man aber bei leichten Blutungsepisoden mit einer Therapiedauer von 5–7 Tagen auskommen.

b) Therapie leichter Blutungsepisoden beim Subtyp II

Auch hier wird man in erster Linie versuchen, mit lokalen Maßnahmen auszukommen. Es gelten hier dieselben Richtlinien wie sie beim Subtyp I angegeben wurden.

Sollten lokale Maßnahmen allein nicht ausreichend sein, so kann beim Subtyp IIA und Subtyp IIC eventuell versucht werden, die Hämostase durch Anheben des VIII:C-Spiegels zu verbessern. Da DDAVP bei diesen Subtypen keinen Effekt auf die primäre Hämostase hat, kann bei Blutungsepisoden im Bereich der Schleimhäute von dieser Therapieform kein Effekt erwartet werden. Ein Versuch mit DDAVP sollte beim Subtyp IIA und IIC daher nur dann gemacht werden, wenn die gestörte primäre Hämostase zumindest z.T. durch lokale Maßnahmen „kompensiert" werden kann. Beim Subtyp IIB sollte DDAVP wegen der Gefahr einer Thrombozytopenie nicht verabreicht werden (s. Abschn. K.III.).

Kommt man mit lokalen Maßnahmen oder einer eventuellen DDAVP-Therapie nicht aus, so müssen auch beim Subtyp II Blutderivate gegeben werden. Es gelten hier dieselben Richtlinien wie beim Subtyp I. Genügt es den VIII:C-Spiegel anzuheben, kann die Substitutionstherapie auch mit hepatitissicheren, kommerziellen Faktor-VIII-Konzentraten durchgeführt werden. Zur Normalisierung der Hämostase, wie dies vor allem bei Blutungsepisoden im Bereich der Schleimhäute wünschenswert ist, muß Kryopräzipitat verabreicht werden.

Kann eine Blutungsepisode beim „Pseudo"-vWJS nicht durch lokale Maßnahmen beherrscht werden, so sollte in erster Linie ein Therapieversuch mit DDAVP gemacht werden. Bei der Gabe von Blutderivaten kann nicht ausgeschlossen werden, daß dadurch eine Thrombozytopenie ausgelöst wird (s. Abschn. K.II.).

c) Therapie leichter Blutungsepisoden beim Subtyp III

Da es sich bei diesem Subtyp immer um sehr schwere Formen handelt und DDAVP hier wirkungslos ist, wird man auch bei leichten Blutungsepisoden häufig Faktor VIII in Form von Blutderivaten zuführen müssen. Dies sollte in erster Linie in Form von Kryopräzipitat erfolgen. Genügt aber die alleinige Normalisierung des VIII:C-Spiegels, so ist auch beim Subtyp III die Applikation von hepatitissicheren, kommerziellen Faktor-VIII-Konzentraten gerechtfertigt.

Die Faktor-VIII-Dosis sollte mit 30–50 E/Kg KG in 24–48stündlichen Intervallen etwas höher als bei den schweren Formen des Subtyps I liegen. Die theoretische Begründung dafür ist das Fehlen des VIII:vWF im Subendothel beim Subtyp III, wodurch keine völlige Normalisierung der Hämostase erwartet werden kann. Liegt bei einem Patienten mit Subtyp III ein Inhibitor vor, so wird man die Indikation für die Verabreichung von exogenem Faktor VIII besonders streng stellen. Im Hinblick auf die besondere Problematik der Verabreichung von Blutderivaten bei Patienten mit Inhibitoren sei auf das Kapitel

„Vorliegen eines Inhibitors beim vWJS" sowie auf die anschließenden Ausführungen bei der Besprechung schwerer Blutungsepisoden verwiesen.

2. Therapie bei schweren Blutungsepisoden (Tabelle 7)

Generell kann gesagt werden, daß man in derartigen Situationen mit lokalen Maßnahmen allein nicht auskommt. Das Therapieziel muß bei derartigen lebensbedrohenden Blutungsepisoden eine möglichst weitgehende Normalisierung der Hämostase sein wie dies nur durch die Zufuhr von Kryopräzipitat möglich ist. Nur bei leichteren Formen des vWJS kann es genügen, lediglich den VIII:C-Spiegel zu normalisieren.

a) Therapie schwerer Blutungsepisoden beim Subtyp I

– *VIII:C über 35%:* Hier kann eine Therapie mit 0,4 µg/Kg KG DDAVP i.v. ausreichend sein, da dadurch eine Normalisierung der Hämostase zu erwarten ist. Berücksichtigt muß allerdings werden, daß eine neuerliche DDAVP-Gabe meist erst nach 24 Stunden sinnvoll ist (s. Abschn. K.III.). Erfordert es daher der klinische Verlauf, daß eine kontinuierliche Verbesserung oder Normalisierung der Hämostase angestrebt wird, so muß Faktor VIII in Form von Blutderivaten zugeführt werden. Insbesondere bei leichten Fällen, bei denen die Blutungszeit normal oder nur gering verlängert ist, kann die Gabe von kommerziellen Faktor-VIII-Konzentraten ausreichend sein (NIESSNER u. KORNINGER 1983; KÖHLER et al. 1984a). Bei einer deutlich verlängerten Blutungszeit kann aber eine Normalisierung der Hämostase nur durch Kryopräzipitat erwartet werden.

– *VIII:C unter 35%:* Bei schwereren Formen des Subtyps I wird man bei schweren Blutungsepisoden Kryopräzipitat von Einzelspendern in einer Dosierung von 30–50 E/Kg KG verabreichen. Bei Operationen wird die Gabe von Kryopräzipitat in der ersten postoperativen Woche in 24stündlichen Abständen, ab der 2. Woche alle 48 Stunden empfohlen (NILSSON et al. 1979a).

b) Therapie schwerer Blutungsepisoden beim Subtyp II

Bei schweren Blutungsepisoden ist es erforderlich, qualitativ normalen Faktor VIII zuzuführen, wie dies nur in Form von Kryopräzipitat möglich ist. Es gelten hier dieselben Dosierungsrichtlinien wie beim Subtyp I.

Beim seltenen „Pseudo"-vWJS liegen bisher zu wenig Erfahrungen vor, ob die Gabe von Kryopräzipitat bei schweren Blutungsepisoden gerechtfertigt ist, obwohl dadurch eventuell eine Thrombozytopenie ausgelöst oder verstärkt werden kann.

c) Therapie schwerer Blutungsepisoden beim Subtyp III

Schwere Blutungsepisoden beim Subtyp III bedürfen einer intensiven Therapie mit Kryopräzipitat, das in einer Dosis von 30–50 E/Kg KG gegeben werden muß. In der ersten Woche sollte wegen der nur kurzdauernden Wirkung auf die Blutungszeit nach DUKE, Kryopräzipitat alle 12 Stunden verabreicht werden. Ab der 2. Woche kann man, in Abhängigkeit vom klinischen Verlauf, auf 24–48stündliche Kryopräzipitatgaben zurückgehen. Es sei darauf hingewiesen, daß infolge Fehlens von VIII:vWF im Subendothel und in den Blutplättchen auch bei intensiver Kryopräzipitattherapie keine völlige Normalisierung der Hämostase zu erwarten ist.

Bei Patienten mit Subtyp III und Vorliegen eines Inhibitors kann die Gabe von kommerziellen, hochgereinigten Faktor-VIII-Konzentraten insofern gegenüber Kryopräzipitat Vorteile haben, als dadurch der VIII:C-Spiegel besser angehoben bzw. normalisiert wird (BLOOM et al. 1979). Ist es aber vom klinischen Verlauf her absolut notwendig, auch eine Verkürzung der Blutungszeit anzustreben, so wird man, zumindest bei niedrigen Hemmstofftitern, doch Kryopräzipitat, wenn auch unter Cortisonschutz, verabreichen müssen (s. Abschn. K.II.6.e.).

Wenn sich die Dauer der Therapie auch im wesentlichen nach dem klinischen Verlauf zu richten hat, so ist bei schweren Blutungsepisoden meist eine längere Therapiedauer von mindestens 4 Wochen angezeigt. Im Hinblick auf die Therapie des erworbenen vWJS sei auf den entsprechenden Abschnitt verwiesen.

L. vWJS und Gravidität

Generell kann gesagt werden, daß es bei Patientinnen mit vWJS während der Gravidität bzw. bei der Entbindung und im Puerperium zu weniger Blutungskomplikationen kommt, als a priori zu erwarten wäre (SILWER 1973). Dies ist in erster Linie darauf zurückzuführen, daß es bei einem Großteil der Fälle während der Gravidität zu einer zumindest teilweisen Normalisierung der für das vWJS charakteristischen Befunde und daraus resultierend zu einer Besserung der Hämostase kommt. Es soll nun nachfolgend auf Laboratoriumsbefunde und Klinik während der Gravidität, bei der Entbindung sowie im Puerperium eingegangen werden, wobei auch auf Besonderheiten bei einigen Subtypen Rücksicht genommen wird.

I. Laboratoriumsbefunde und Klinik während der Gravidität

1. Einfluß einer Gravidität auf die für das vWJS charakteristischen Laboratoriumsbefunde

Bei einem Großteil der Fälle mit vWJS kommt es während der Gravidität zu einem kontinuierlichen Anstieg von VIII:C und VIIIR:Ag wobei der maximale Wert meist zum Geburtstermin erreicht wird (VAN CREFELD et al. 1962; STRAUSS u. DIAMOND 1963; KASPER et al. 1964; WINCKELMANN et al. 1967; WALKER u. DORMANDY 1968; BENNETT u. RATNOFF 1972; NOLLER et al. 1973; SILWER 1973; LEONE et al. 1975; KRISHNAMURTHY u. MIOTTI 1977; TELFER u. CHEDIAK 1977; OVER et al. 1978). Wenn auch weniger konstant, so kommt es doch häufig auch zu einer Besserung oder Normalisierung der Blutungszeit sowie der Plättchenretention. Über die Dynamik von VIIIR:RCo während der Gravidität liegen nur wenige Berichte vor (LEONE et al. 1975; HANNA et al. 1981), die auf einen Anstieg dieses Parameters erst am Ende der Gravidität hinweisen.

Im Hinblick auf die während einer Gravidität beobachteten Veränderungen der Laboratoriumsbefunde scheint es von Interesse, daß HARRISON und MCKEE

Tabelle 8. Dynamik von Laboratoriumsbefunden bei zwei Patientinnen mit vWJS während der Schwangerschaft

		Vor-wert I	Vor-wert II	Lunarmonate									
				1	2	3	4	5	6	7	8	9	10
S.E.													
BZ (Duke) Min.		>10	>10				>10	>10	>10	>10		>10	>10
Ret.	%	29	27				28	18	16	–		20	–
VIII:C	%	5	4				8	2	1	5		4	3
VIIIR:Ag	%	<5	<5				23	27	–	25		10	–
VIIIR:RCo	%	<5	<5				<5	<5	<5	5		<5	<5
H.E.													
BZ (Duke) Min.		>10	>10			>10	–	>10		>10	–	>10	>10
Ret.	%	41	47			21	22	14		14	28	33	10
VIII:C	%	42	40			47	64	59		50	70	92	91
VIIIR:Ag	%	60	70			44	66	90		92	89	165	221
VIIIR:RCo	%	10	11			11	11	11		14	13	20	27

(1984) in Endothelzellkulturen eine vermehrte Produktion von VIII:vWF durch Östrogenstimulation erzielen konnten. Die „in vitro"-Östradiolkonzentrationen waren dabei vergleichbar mit während einer Gravidität vorkommenden Plasmaspiegeln. Damit in Übereinstimmung stehen die Untersuchungen von ALPERIN (1982), in denen ein Anstieg der Plasmakonzentrationen von VIII:C, VIIIR:Ag und VIIIR:RCo sowie eine teilweise Besserung der Blutungszeit durch die Gabe von Östrogen bei Frauen mit vWJS erzielt werden konnte.

Insbesondere bei schwereren Fällen mit niedrigen Ausgangswerten aber können die Laboratoriumsbefunde während der Gravidität unverändert bleiben, oder nur eine geringe Besserungstendenz zeigen (VAN CREFELD et al. 1962; WINCKELMANN et al. 1967; WALKER u. DORMANDY 1968; SILWER 1973). Ein charakteristisches Beispiel dafür sind die in Tabelle 8 wiedergegebenen Befunde der Patientin S.E.

Aber selbst bei leichteren Fällen ist eine Besserung oder Normalisierung der Laboratoriumsbefunde während einer Gravidität nicht immer gewährleistet (ADASHI 1980), weshalb eine regelmäßige Kontrolle der Laboratoriumsbefunde während der Gravidität sowie auch zum Zeitpunkt der Entbindung und im Puerperium dringend indiziert ist.

Eine besondere Situation liegt beim Subtyp IIA während einer Gravidität vor (HANNA et al. 1981; RUGGERI et al. 1982c). Es kommt zwar zu einer Zunahme des mit der eindimensionalen Immunelektrophorese nach LAURELL gemessenen VIIIR:Ag-Spiegels, es bleibt aber die abnormale Multimerenzusammensetzung bestehen (s. auch Abschn. D. u. E.). Da es sich dabei vorwiegend um kleinere und somit für die Hämostase unwirksame Multimere handelt, kommt es zu keiner Normalisierung der Blutungszeit. Bei der in Tabelle 8 wiedergegebenen Patientin H.E. erfolgte keine nähere Charakterisierung des Defektes. Die Diskrepanz zwischen VIIIR:Ag- und VIIIR:RCo-Konzentratio-

nen macht aber das Vorliegen eines Subtyps II wahrscheinlich. Während der
Gravidität kam es zu keiner Verkürzung der Blutungszeit nach Duke. Der
VIIIR:RCo stieg erst im 9. und 10. Lunarmonat geringfügig an.

2. Klinische Symptomatik bei Patientinnen mit vWJS während der Gravidität

Selbst bei schweren Fällen kommt es meist zu keiner erhöhten Blutungsten-
denz, so daß in der Regel eine Substitutionstherapie während der Gravidität
nicht erforderlich ist. So verlief auch bei den beiden in Tabelle 8 wiedergegebenen Patientinnen die Gravidität ohne Substitutionstherapie komplikationslos.

II. Blutungskomplikationen bei der Entbindung
von Patientinnen mit vWJS

Kommt es, wie dies häufig insbesondere bei leichteren Formen des vWJS
der Fall ist (s. oben), zu einer Besserung oder Normalisierung der für das vWJS
charakteristischen Laboratoriumsbefunde, so ist bei der Entbindung keine erhöhte Blutungsgefährdung zu erwarten, so daß auch keine Substitutionstherapie
erforderlich ist. Bei zum Zeitpunkt der Entbindung stark pathologischen Befunden sollte aber eine prophylaktische Therapie mit Blutderivaten durchgeführt
werden (Winckelmann et al. 1967; Walker u. Dormandy 1968; Noller et al.
1973; Silwer 1973). Bei der in Tabelle 8 wiedergegebenen Patientin S.E. wurde
eine Sektio durchgeführt. Trotz Normalisierung des VIII:C durch ein kommerzielles Faktor-VIII-Konzentrat kam es zu so schweren Blutungskomplikationen,
daß insgesamt 5 Vollblutkonserven verabreicht werden mußten.
    Walker und Dormandy (1968) empfehlen eine prophylaktische Behandlung
bei VIII:C-Werten von weniger als 30%.
    In der Übersicht von Buchanan und Leavell (1956) wird über profuse
Blutungen bei Entbindungen von Patientinnen mit vWJS in 10,5% der Fälle
berichtet. In dem Patientengut von Silwer (1973) traten schwere Blutungen
kaum häufiger als bei Normalpersonen auf (s. auch Abschn. J.). Nach Hill
und Taylor (1968) ist bei Patientinnen mit vWJS bei einer Sektio ein ähnlich
starker Blutverlust wie bei einer normalen Entbindung zu erwarten. Über einzelne Fälle mit schweren, zum Teil auch tödlichen Blutungskomplikationen bei
der Entbindung wird in der älteren Literatur berichtet (s. bei Silwer 1973).
Über die Entbindung von Patientinnen mit Subtyp IIA liegen noch kaum Erfahrungen vor. Obwohl es in dem Bericht von Hanna et al. (1981) ohne Substitutionstherapie bei der Entbindung selbst zu keinen Blutungsproblemen gekommen ist, diskutieren die Autoren, daß infolge der fehlenden Normalisierung
der Blutungszeit Patientinnen mit dieser Form des vWJS besonders blutungsgefährdet sein könnten. Bei der in Tabelle 8 wiedergegebenen Patientin H.E. verlief
die Entbindung ohne Substitutionstherapie komplikationslos.

III. Laboratoriumsbefunde und Blutungsgefährdung im Puerperium

1. Befunddynamik während des Puerperiums

Der VIII:C-Spiegel zeigt häufig nach der Entbindung noch einen etwa eine
Woche anhaltenden „secondary rise", während das VIIIR:Ag nach der Entbin-

dung kontinuierlich abfällt (STRAUSS u. DIAMOND 1963; WINCKELMANN et al. 1967; TAYLOR 1968; KRISHNAMURTHY u. MIOTTI 1977). Soweit bisher bekannt ist, kommt es zu einem wesentlich rascheren Abfall von VIIIR:RCo. HANNA et al. (1981) berichten bei einem Subtyp IIA über eine Halbwertszeit von VIIIR:Ag post partum von etwa 6 Tagen, während die Halbwertszeit von VIIIR:RCo lediglich 6 Stunden betrug. In den Untersuchungen dieser Autoren fand sich auch ein nochmaliger kurzer Anstieg von VIIIR:Ag und VIIIR:RCo um den 6.–7. Tag post partum.

Im Durchschnitt werden in der zweiten postpartalen Woche wieder die ursprünglichen, vor der Gravidität vorhandenen Ausgangswerte erreicht.

2. Blutungsgefährdung im Puerperium

Wie gerade erwähnt, findet sich in der ersten postpartalen Woche häufig noch ein gegenüber dem Ausgangswert höherer oder überhaupt normaler VIII:C-Spiegel. In Übereinstimmung damit treten Blutungskomplikationen im Puerperium meist erst nach der ersten postpartalen Woche auf (WINCKELMANN et al. 1967; HILL u. TAYLOR 1968; SILWER 1973; TELFER u. CHEDIAK 1977). Bei dem von HANNA et al. (1981) berichteten Fall mit Subtyp IIA kam es erst am 17. Tag zu einer schweren vaginalen Blutung, die eine Substitutionstherapie mit Kryopräzipitat erforderlich machte.

Literatur

Abildgaard CF, Simone JV, Honig GR, Forman EN, Johnson CA, Seeler RA (1968) Von Willebrand's disease. A comparative study of diagnostic tests. J Pediatr 73:355

Abildgaard CF, Suzuki Z, Harrison J et al. (1980) Serial studies in von Willebrand's disease: Variability versus "variants." Blood 56:712–716

Achenbach W (1960) Angiohaemophilie. Ergebnisse Innere Med Kinderheilkunde 14:68

Adashi EY (1980) Lack of improvement in von Willebrand's disease during pregnancy. N Engl J Med 303:1178 (letter)

Adelman S, Monto RW, Ponka JL (1972) Surgery in von Willebrand's disease. Arch Surg 105:204

Ahr DJ, Hoyer LW, O'Leary DS, Conrad ME (1977) von Willebrand's disease and hemorrhagic teleangiectasia. Association of two complex disorders of hemostasis resulting in lifethreatening hemorrhage. Am J Med 62:452

Aihara M, Cooper HA, Wagner RH (1984) Platelet-collagen interactions: increase in rate of adhesion of fixed washed platelets by factor VIII-related antigen. Blood 63:495–501

Alexander B, Goldstein R (1953) Dual hemostatic defect in pseudohemophilia. J Clin Invest 32:551

Allain JR, Cooper HA, Wagner RH, Brinkhous KM (1975) Platelets fixed with paraformaldehyde: A new reagent for assay of von Willebrand factor and platelet aggregating factor. J Lab Clin Med 85:318–328

Allain JP, Verroust F, Soulier JP (1980) In vitro and in vivo characterisation of factor VIII preparations. Vox Sang 38:68–80

Alperin JB (1982) Estrogens and surgery in women with von Willebrand's disease. Am J Med 73:367

Ardaillou N, Girma JP, Meyer D, Lavergne JM, Shoa'i I, Larrieu MJ (1978) "Variants" of von Willebrand's disease. Demonstration of a decreased antigenetic reactivity by immunoradiometric assay. Thromb Res 12:817–830

Armitage H, Rizza CR (1979) Two populations of factor VIII related antigen in a family with von Willebrand's disease. Br J Haematol 41:279–289

Aursness I, Veninga C (1979) Detachment of von Willebrand factor from blood platelets. Thromb Haemost 42:805

Bachman F (1980) Diagnostic approach to mild bleeding disorders. Semin Hematol 17:292–305

Barbui T, Rodeghiero F, Dini E (1977) The aspirin tolerance test in von Willebrand's disease. Thromb Haemost 38:510–513

Barlow GH, Martin SE, Marder VJ (1984) Sedimentation analysis of von Willebrand and factor VIII C protein using partition cells in the analytical ultracentrifuge. Blood 63:940–943

Barrow EM, Graham JB (1964) von Willebrand's disease. Progr Hematol 4:203

Barrow ES, Reisner HM, Graham JB (1979) The separation of Willebrand factor from factor VIII related antigen. Br J Haematol 42:455–468

Barrowcliffe TW, Kemball-Cook G, Morris G et al. (1981) Factor VIII-related activities in therapeutic concentrates. J Lab Clin Med 97:429–438

Baumgartner HR (1973) The role of blood flow in platelet adhesion, fibrin deposition, and formation of mural thrombi. Microvasc Res 5:167–179

Baumgartner HR, Tschopp TB, Meyer D (1980) Shear rate dependent inhibition of platelet adhesion and aggregation on collagenous surfaces by antibodies to human factor VIII/von Willebrand factor. Br J Haematol 44:127–139

Bennett B, Ratnoff OD (1972) Changes in antihemophilic factor (AHF, factor VIII) procoagulant activity and AHF-like antigen in normal pregnancy, and following exercise and pneumoencephalographie. J Lab Clin Med 80:256

Bennett B, Ratnoff OD, Levin J (1972) Immunologic studies in von Willebrand's disease. Evidence that the antihemophilic factor (AHF) produced after transfusions lacks an antigen associated with normal AHF and the inactive material produced by patients with classic hemophilia. J Clin Invest 51:2597–2601

Bennett E, Dormandy K (1966) Pool's cryoprecipitate and exhausted plasma in the treatment of von Willebrand's disease and factor XI deficiency. Lancet II:731–732

Biggs R, Matthews JM (1963) The treatment of haemorrhage in von Willebrand's disease and the blood level of factor VIII (AHF). Br J Haematol 9:203

Bird P, Rizza CR (1975) A method for detecting factor VIII clotting activity associated with factor VIII-related antigen in agarose gels. Br J Haematol 31:5–12

Biggs R, Rizza CR (1978) The control of haemostasis and hemophilic patients. In: Biggs R (ed) The treatment of haemophilia A and B and von Willebrand's disease. Blackwell Scientific Publ, Oxford, p 127

Björlin G, Nilsson IM (1973) Tooth extractions in hemophiliacs after administration of a single dose of factor VIII or factor IX concentrate supplemented with AMCA. Oral Surg, Oral Medicine, Oral Pathology 36:482–489

Blatt PM, Brinkhous KM, Culp HR et al. (1976) Antihemophilic factor concentrate therapy in von Willebrand's disease. Dissociation of bleeding time factor and ristocetin-cofactor activities. JAMA 236:2770–2772

Blättler W, Jacky E, Müller M, Graf M (1979) Der Einfluß von 1-Desamino-8-D-Arginine-Vasopressin (DDAVP) auf die Blutgerinnung bei Patienten mit Haemophilie A und gesunden Männern. Schweiz Med Wochenschr 109:1367

Blättler W, Graf M, Jacky E, Müller M (1980) The kinetics of factor VIII upon 1-deamino-8-D-arginine-vasopressin (DDAVP) in hemophiliacs and normal men. In: Sutor AH (ed) DDAVP in bleeding disorders. 1st Int Symp on DDAVP in bleeding disorders, Münster 79. Schattauer, Stuttgart New York, p 52

Blombäck B, Blombäck M (1956) Purification of human and bovine fibrinogen. Ar Kir Kemi 10:415

Blomback M, Jorpes J, Nilsson IM (1963) von Willebrand's disease. Am J Med 34:236–241

Bloom AL (1977) Physiology of factor VIII. In: Poller L (ed) Recent advances in blood coagulation, 2nd edn. Churchill Livingstone, Edinburgh, pp 141–181

Bloom AL (1979) The biosynthesis of factor VIII. Clin Haematol 8:53–77

Bloom AL (1980) The von Willebrand Syndrome. Semin Hematol XVII:215–227

Bloom AL, Peake IR (1977) Molecular genetics of factor VIII and its disorders. Semin Hematol 14:319–339

Bloom AL, Peake IR (1979) Apparent "Dominant" and "Recessive" inheritance of von Willebrand's disease within the same kindreds. Possible biochemical mechanisms. Thromb Res 15:505–512

Bloom AL, Giddings JC, Wilks CJ (1973a) Factor VIII on the vascular intima: Possible importance in haemostasis and thrombosis. Nature 241:217–219

Bloom AL, Peake IR, Giddings JC (1973b) The presence and reactions of high and lower molecular weight procoagulant factor VIII, in the plasma of patients with von Willebrand's disease after treatment; significance for a structural hypothesis for factor VIII. Thromb Res 3:389

Bloom AL, Peake IR, Giddings JD et al. (1976) Endothelial cells and factor VIII-related protein. Lancet I:46

Bloom AL, Peake IR, Furlong RA et al. (1979) High potency factor VIII concentrate: More effective than cryoprecipitate in a patient with von Willebrand's disease and inhibitor. Thromb Res 16:847–852

Bolhuis PA, Sakariassen KS, Sixma JJ (1979) Adhesion of blood platelets to human arterial subendothelium: Role of factor VIII-von Willebrand factor. Haemostasis 8:312–323

Bolhuis PA, Sakariassen KS, Sander HJ et al. (1981) Binding of factor VIII-von Willebrand factor to human arterial subendothelium precedes increased platelet adhesion and enhances platelet spreading. J Lab Clin Med 97:568

Borchgrevink CF (1960) A method for measuring platelet adhesiveness in vivo. Acta Med Scand 168:157

Borchgrevink CF, Waaler BA (1958) The secondary bleeding time. A new method for the differentiation of hemorrhagic diseases. Acta Med Scand CLXII:361–374

Borchgrevink CF, Egeberg O, Godal HC, Hjort PF (1963) The effect of plasma and Cohn's fraction I on the Duke and Ivy bleeding times in von Willebrand's disease. Acta Med Scand 173:235

Born GVR (1962) Aggregation of blood platelets by adenosine diphosphate and its reversal. Nature 194:927

Böttcher D, Hasler K, Winckelmann G, Sutor AH, Mair D (1978) Zur Diagnostik des von Willebrand Jürgens Syndroms. Med Klin 73:833–838

Böttcher D, Hasler K, Schmidt B, Winckelmann G (1980) Diagnostische Wertigkeit der Ristocetin-Cofaktor-Bestimmung. In: Voss H von, Göbel U (Hrsg) Praktische Anwendung der Thrombozytenfunktionsdiagnostik. Thieme, Stuttgart, S 156

Bouma BN, Wiegerinck Y, Sixma JJ et al. (1972) Immunological characterization of purified antihaemophilic factor A (factor VIII) which corrects abnormal platelet retention in von Willebrand's disease. Nature 236:104–106

Bowie EJW, Owen CA Jr, Thompson JH Jr, Didisheim P (1969) Platelet adhesiveness in von Willebrand's disease. Am J Clin Pathol 52:69–77

Bowie EJW, Owen CA Jr, Zollman PE et al. (1973) Tests of hemostasis in swine: Normal values and values in pigs affected with von Willebrand's disease. Am J Vet Res 34:1405–1407

Bowie EJW, Fass DN, Olson JD, Owen CA Jr (1974) Transfusion and autotransfusion of plasma in von Willebrand's disease. Thromb Res 5:479

Bowie EJW, Fass DN, Olson JD, Owen CA (1976) The spectrum of von Willebrand's disease revisited. Mayo Clin Proc 51:35

Bowie EJW, Fass DN, Owen CA Jr (1980) Hemostatic effect of transfused Willebrand factor in porcine von Willebrand's disease. Haemostasis 9:352–365

Bowie EJW, Fass DN, Katzmann JA (1981) The effect of antiporcine Willebrand factor monoclonal antibodies on the bleeding time. Thromb Haemost 46:166 (abstract)

Brinkhous KM, Read MS (1978) Preservation of platelet receptors for platelet aggregating factor/von Willebrand factor by air drying freezing, or lyophilization: New stable platelet preparations for von Willebrand factor assays. Thromb Res 13:591–597

Brinkhous KM, Read MS (1980) Use of venom coagglutinin and lyophilized platelets in testing for plateletaggregating von Willebrand factor. Blood 55:517–520

Brinkhous KM, Graham JE, Cooper HA, Allain JP, Wagner RH (1975) Assay of von Willebrand factor in von Willebrand's disease and hemophilia: Use of a macroscopic platelet aggregation test. Thromb Res 6:267–272

Brinkhous KM, Barnes DS, Potter JY, Read MS (1981) Von Willebrand syndrome induced by a Bothrops venom factor: Bioassay for venom coagglutinin. Proc Natl Acad Sci 78:3230–3234

Brockway WJ, Fass DN (1977) The nature of the interaction between ristocetin-Willebrand factor and the factor VIII coagulant activity molecule. J Lab Clin Med 89:1295–1305

Brody JI (1975) Prolonged bleeding times with factor IX and XI deficiency (von Willebrand Syndromes). Am J Med Sci 269:19

Brown JE, Baugh RF, Hougie C (1979) Effect of exercise on the factor VIII complex: A correlation of the von Willebrand antigen and factor VIII coagulant antigen increase. Thromb Res 15:61–67

Buchanan GR, Green DM, Handin RI (1977a) Combined von Willebrand disease and Hageman factor deficiency. J Pediatr 90:779

Buchanan GR, Martin V, Levine PH, Scoon K, Handin RI (1977b) The effects of "antiplatelet" drugs on bleeding time and platelet aggregation in normal human subjects. Am J Clin Pathol 68:355–359

Buchanan JC, Leavell BS (1956) Pseudohemophilia: Report of 13 men cases and statistical review of previously reported cases. Ann Intern Med 44:241

Budde U, Brackmann HH, Etzel F (1980) Einsatz von DDAVP bei zahnärztlichen Eingriffen bei Patienten mit von Willebrand Syndrom und einem Patienten mit kombiniertem Herzmansky-Pudlak-Syndrom und leichtem von Willebrand Syndrom. In: Sutor AH (ed) DDAVP in bleeding disorders (1st Int Symp on DDAVP in bleeding disorders, Münster 1979). Schattauer, Stuttgart New York, p 148

Budde U, Schäfer G, Müller N, Hammerstein U, Lüchters G (1982) Vorkommen milder Formen des von Willebrand Syndroms Typ I in der „Normalbevölkerung". In: Loo J van de, Asbeck F (Hrsg) Hämostase, Thrombophilie und Arteriosklerose, (Berichtband 2. Kongreß für Thrombose und Hämostase). Schattauer, Stuttgart New York, S 505

Budde U, Schäfer G, Müller N et al. (1984) Acquired von Willebrand's disease in the myeloproliferative syndrome. Blood 64:981–985

Caduff T, Straub P (1979) Die Verwendung gefrorener Thrombozyten für die Bestimmung des von Willebrand Faktors mit Ristocetin. Schweiz Med Wochenschr 109:399

Caen J, Larrieu MJ, Meyer D (1969) Diagnostic et traitement de la Maladie de Willebrand. Rev Med Suisse Romande 89:67

Caen JP, Nurden AT, Jeanneau C, Michel H, Tobelem G, Levy-Toledano S, Sultan Y, Valensi F, Bernard J (1976) Bernard-Soulier Syndrome: a new platelet glycoprotein abnormality. Its relationship with platelet adhesion to subendothelium and with the factor VIII/von Willebrand protein. J Lab Clin Med 87:586–596

Chediak JR, Telfer MC, Green D (1977) Platelet function and immunologic parameters in von Willebrand's disease following cryoprecipitate and factor VIII concentrate infusion. Am J Med 62:369

Chediak JR, Lambert E, Johnson EI, Telfer MC (1980) Combined severe factor XI deficiency and von Willebrand's disease. Am J Clin Pathol 74:108

Chesney C, Colmon RW, Pechet L (1974) A syndrome of platelet-release abnormality and mild hemophilia. Blood 43:821

Clemetson KJ, Lüscher EF (1985) Glykoproteine der Plättchenmembran. Haemostaseologie, im Druck

Cockburn CG, Beaufre-Apps RJ de, Wilson J, Hardisty RM (1981) Parallel destruction of factor VIII procoagulant activity and an 85,000-dalton protein in highly purified factor VIII/vWF. Thromb Res 21:295–309

Cohen JA (1972) Multiple congenital anomalies: the association of seven defects including multiple exostoses, von Willebrand's disease, and bilatoral winged scapula. Arch Intern Med 129:972

Coller BS, Peerschke EI, Scudder LE, Sullivan CA (1983) Studies with a murine monoclonal antibody that abolishes Ristocetin-induced binding of von Willebrand factor to platelets: Additional evidence in support of von GPIb as a platelet receptor for von Willebrand factor. Blood 61:99–110

Conlon CL, Weinger RS, Cimo PL, Moak JL, Olson JD (1978) Teleangiectasia and von Willebrand's disease in two families. Ann Intern Med 89:921

Cooper HA, Mason RG, Brinkhous KM (1976) The platelet: Membrane and surface reactions. Ann Rev Physiol 38:501

Corder MP, Culp NW, Barrett O Jr (1973) Familial occurrence of von Willebrand's disease, thrombocytopenia, and severe gastrointestinal bleeding. Am J Med Sci 265:219

Cornu P (1965) Maladie de Willebrand. Pathol Biol (Paris) 13:546

Cornu P, Larrieu MJ, Caen J, Bernard J (1961) Maladie de Willebrand. Etude clinique, genetique et biologique. Nouv Rev Fr Hematol 1:231

Cornu P, Larrieu MJ, Caen J, Bernard J (1963) Transfusion studies in von Willebrand's disease: Effect on bleeding time and factor VIII. Br J Haematol 9:189–202

Counts RB (1975) Solid-phase immunoradiometric assay of factor VIII protein. Br J Haematol 31:429–436

Counts RB, Paskell SL, Elgee SK (1978) Disulfide bonds and the quaternary structure of factor VIII/von Willebrand factor. J Clin Invest 62:702–709

Cramer AD, Melaragno AJ, Phifer SJ, Hougie C (1976) Von Willebrand disease San Diego, a men variant. Lancet II:12–14

Crefeld S van, Kloosterman GJ, Mochtar IA, Koppe JG (1962) Interchange between blood of mother and fetus in vascular hemophilia. Biol Neonat 4:173

Czapek EE, Deykin D, Salzman E et al. (1978) Intermediate syndrome of platelet dysfunction. Blood 52:103–133

Davies BL, Furlong RA, Peake IR (1981) Studies on the relationship between factor VIII-related antigen (VIIIRAg) and factor VIII clotting antigen (VIIICAg) by immunoelectrophoresis and autoradiography using 125 J anti-VIIICAg. Thromb Res 22:87–96

Donati MB, de Gaetano G, Vermylen J (1973) Evidence that bovine factor VIII, not bovine fibrinogen aggregates human platelets. Thromb Res 2:97–104

Doucet-de Bruine MHM, Sixma JJ, Over J, Beeser-Visser NH (1978) Heterogeneity of human factor VIII binding to platelets in the presence of ristocetin. J Lab Clin Med 92:96–107

Dowling SV, Muntz RH, D'Souza S, Ekert H (1976) Platelet release abnormality associated with a variant of von Willebrand's disease. Blood 47:265

Dudley NE, Kernoff PBA, Gough MH (1971) Surgery in children with congenital disorders of blood coagulation. J Pediatr Surg 6:689

Duke WW (1910) The relation of blood platelets to hemorrhagic disease. JAMA 55:1185–1192

Egberg N, Blombäck M (1976) On the characterization of acquired inhibitors to ristocetin induced platelet aggregation found in patients with von Willebrand's disease. Thromb Res 9:527–531

Egeberg O (1965) An inherited hemorrhagic trait with characteristics resembling both mild hemophilia of type A and von Willebrand's disease. Scand J Clin Lab Invest [Suppl] 84:25

Ekert H, Chavin SI (1977) Changes in electrophoretic mobility of human factor VIII related antigen: Evidence for a subunit structure. Br J Haematol 36:271–279

Elston RC, Graham JB, Miller CH, Reisner HM, Bouma BN (1976) Probalistic classification of haemophila A carriers by discriminant analysis. Thromb Res 8:683

Eriksson AW (1961) Eine neue Blutersippe mit von Willebrand Jürgens'sche Krankheit (erbliche Thrombopathie) auf Äland (Finnland). Acta Gen Med (Roma) 10:157–180

Esham RH, Skilling FC Jr, Dodson WH, Hammack WJ (1974) Hereditary hemorrhagic teleangiectasia and factor VIII deficiency. Arch Intern Med 134:327

Evans RJ, Austen DEG (1977) Assay of ristocetin cofactor using fixed platelets and a platelet counting technique. Br J Haematol 37:289–294

Eyster ME, Ballard JO, Prager D (1978) Comparison of factor VIII levels after adrenalin in classic hemophilia and von Willebrand's disease (vWD). Thromb Haemostas 39:657–662

Fasching I, Niessner H (1982) Aufgrund welcher Ereignisse wurde die Diagnose eines vWJS gestellt. Haemophilie Symposion Hamburg

Fass DN, Brockway WJ, Owen CA, Bowie EJW (1976) Factor VIII (Willebrand) antigen and ristocetin-Willebrand factor in pigs with von Willebrand's disease. Thromb Res 8:319

Fass DN, Knutson GJ, Bowie EJW (1978) Porcine Willebrand factor: A population of multimers. J Lab Clin Med 91:307–320

Fass DN, Bowie EJW, Owen CA Jr, Zollman PE (1979) Inheritance of porcine von Willebrand's disease: study of a kindred of over 700 pigs. Blood 53:712–719

Fass DN, Knutson GJ, Katzmann JA (1982) Monoclonal antibodies to porcine factor VIII coagulant and their use in the isolation of active coagulant protein. Blood 59:594–600

Finlay TH, Marcus D, Kowalski D, Silber P (1981) Interaction of porcine von Willebrand factor (platelet aggregating factor) with human platelets. Biochim Biophys Acta 672:79–88

Forbes CD, Prentice CRM (1973) Aggregation of human platelets by purified porcine and bovine antihaemophilic factor. Nature 241:149–150

Fuhge P, Braun K, Heimburger N (1982) Neues Reagenz für die Bestimmung des Ristocetin-Cofaktors, Faktor VIIIR:Cof. In: Loo J van de, Asbeck F (Hrsg) Hämostase, Thrombophilie und Arteriosklerose, (Berichtband 2. Kongreß für Thrombose und Hämostase) Schattauer, Stuttgart New York, S 700

Fujimoto T, Hawiger J (1982) Adenosine diphosphate induces binding of von Willebrand factor to human platelets. Nature 297:154

Fujimoto T, Ohara S, Hawiger J (1982) Thrombin-induced exposure and prostacyclin inhibition of the receptor for factor VIII/von Willebrand factor on human platelets. J Clin Invest 69:1212

Fukui H, Mikami S, Takase T, Fujimura Y, Nishino M, Yoshioka A (1980) Patterns of factor VIII related antigen on crossed immunoelectrophoresis and large pore polyacrylamide gel-crossed immunoelectrophoresis in von Willebrand's disease. Br J Haematol 46:269

Fulcher CA, Zimmerman TS (1982) Characterization of the human factor VIII procoagulant protein with a heterologous precipitating antibody. Proc Natl Acad Sci USA 79:1648–1652

Fulcher CA, Ruggeri ZM, Zimmerman TS (1983) Isoelectric focusing of human von Willebrand factor in Urea-agarose gels. Blood 61:304–310

Furlan M, Beck EA (1977) Degradation of purified factor VIII by endogeneous contaminating enzymes. Thromb Res 10:153–158

Fuster V, Bowie EJW (1978) The von Willebrand pigs as a model for atherosclerosis research. Thromb Haemostas 39:322–327

Fuster V, Bowie EJW, Lewis JC et al. (1978) Resistance to arteriosclerosis in pigs with von Willebrand's disease. Spontaneous and high cholesterol diet-induced arteriosclerosis. J Clin Invest 61:722–730

Gader AMA, Costa J da, Cash JD (1973) A new vasopressin analogue and fibrinolysis. Lancet II:1417–1418

Gaetano G de, Donati MB, Vermylen J (1974) Evidence that human platelet aggregating activity in porcine plasma is a property of von Willebrand factor. Thromb Diathes Haemorrh 32:549–553

Garcia VV, Silva JA, Borrasca AL (1982) Response of factor VIII/von Willebrand factor to intranasal DDAVP in healthy subjects and mild haemophiliacs (with observations in patients with combined deficiency of factor V and VIII). Thromb Haemostas 48:91–93

Gastaldi G, Rasore-Quartino A, Galletti A, Campanella A, Barone E, Mannucci PM (1978) Coexistence of haemophilia A and von Willebrand's disease in the same kindred. Scand J Haematol 20:423

Geiger MT, Rath CE (1963) Occurence of two hemorrhagic disorders with antihemophilic factor (AHF) deficiency in the same family: classical hemophilia and von Willenbrand's disease. J Lab Clin Med 61:424

George JN, Onofre AR (1982) Human platelet surface binding of endogenous secreted factor VIII – von Willebrand factor and platelet factor 4. Blood 59:194–197

George JN, Nurden AT, Phillips DR (1984) Molecular defects in interactions of platelets with the vessel wall. N Engl J Med 311:1084–1098

Giddings JC (1980) Hereditary coagulation disorders: laboratory techniques. In: Thomson JM (ed) Blood coagulation and haemostasis, a practical guide, 2nd edn. Churchill, Livingstone Edingburgh, pp 117–157

Giddings JC, Evans DJ, Bloom AL (1979) Quantitation of factor VIII related antigen (FVIII-RAG) using a laser nephelometer. Thromb Res 15:847

Gilchrist GS, Hagedorn AB, Owen CA Jr, Bowie EJW (1980) Management of patients with von Willebrand's disease undergoing surgical procedures. In: Mammen EF, Barnhart MI, Lusher JM, Walsh RT (eds) Treatment of bleeding disorders. PJD Publications limited Westbury/NY 11590, p 83

Girma JP, Ardaillou N, Meyer D et al. (1979) Fluid phase immunoradiometric assay for the detection of qualitative abnormalities of factor VIII/von Willebrand factor in variants of von Willebrand's disease. J Lab Clin Med 93:926–939

Graham JB (1979) Genotype assignment (carrier detection) in the hemophilias. Clin Haematol 8:115–145

Gralnick HR (1978) Factor VIII/von Willebrand factor protein galactose, a cryptic determinant of von Willebrand factor activity. J Clin Invest 62:496–499

Gralnick HR, Coller BS, Sultan Y (1975) Studies of the human factor VIII/von Willebrand factor protein. III. Qualitative defects in von Willebrand's disease. J Clin Invest 56:814–827

Gralnick HR, Coller BR, Sultan Y (1976) Carbohydrate deficiency of the factor VIII von Willebrand protein in von Willebrand's disease variants. Science 192:56–59

Gralnick HR, Coller BS, Shulman NR et al. (1977a) Factor VIII. Ann Intern Med 86:598–616

Gralnick HR, Sultan Y, Coller BS (1977b) von Willebrand's disease. Combined qualitative and quantitative abnormalities. N Engl J Med 296:1024–1030

Gralnick HR, Williams SB, Morisato DK (1981a) Effect of the multimeric structure of the factor VIII/von Willebrand factor protein on binding to platelets. Blood 58:387–397

Gralnick HR, Williams SB, Shafer B, Corash L (1981b) von Willebrand's disease (vWd) with normal ristocetin-induced platelet aggregation (RIPA); abnormal platelets and abnormal factor VIII/von Willebrand factor (FVIII/VWF) protein. Blood [Suppl 1] 58:193a

Gralnick HR, Cregger MC, Williams SB (1982a) Characterization of the defect of the factor VIII/von Willebrand factor protein in von Willebrand's disease. Blood 59:542–548

Gralnick HR, Williams SB, Shafer BC, Corash L (1982b) Factor VIII/von Willebrand factor binding to von Willebrand's disease platelets. Blood 60:328–332

Gralnick HR, Williams S, Rick M (1983) The role of Carbohydrate in the maintainance of the multimeric structure of the factor VIII/vWF protein. Thromb Haemostas 50:318 (abstract)

Green D (1979) Role of the von Willebrand factor in atherogenesis. Artery 5:262–272

Green D, Potter EV (1976a) Failure of AHF concentrate to control bleeding in von Willebrand's disease. Am J Med 60:357–360

Green D, Potter EV (1976b) Platelet bound ristocetin aggregating factor in normal subjects and patients with von Willebrand's disease. J Lab Clin Med 87:976

Green D, Reynolds N (1977) Double-antibody radioimmunoassay for factor VIII-related antigen. Clin Chem 23:1648–1653

Griggs TR, Cooper HA, Webster WF, Wagner RH, Brinkhous KM (1973) Plasma aggregating factor (bovine) for human platelets: a marker for study of antihemophilic and von Willebrand factors. Proc Natl Acad Sci USA 70:2814

Griggs TR, Webster WP, Cooper HA et al. (1974) von Willebrand factor: Gene dosage relationships and transfusion response in bleeder swine – A new bioassay. Proc Natl Acad Sci USA 71:2087–2090

Griggs TR, Potter J, McClanahan SB, Webster WB, Brinkhous KM (1977) Macromolecular factor VIII complex: Functional and structural heterogeneity observed in von Willebrand swine with transfusion. Proc Natl Acad Sci USA 74:759–763

Griggs TR, Reddick RL, Sultzer D, Brinkhous KM (1981) Susceptibility to atherosclerosis in aortas and coronary arteries of swine with von Willebrand's disease. Am J Pathol 102:137–145

Gross R, Mammen E (1958) Über Pseudohaemophilie, Angiohaemophilie, von Willebrand Jürgens-'sche Krankheit und verwandte hämorrhagische Diathesen. Klin Wochenschr 36:112

Hagedorn AB (1971) Von Willebrand's disease. JAMA 216:991

Hampton JW, Shinada S, Drummond M (1980) Von Willebrand's disease: Perspectives in treatment. In: Mammen EF, Barnhart MI, Lusher JM, Walsh RT (eds) Treatment of bleeding disorders. PJD Publications Limited Westbury/NY 11590, p 71

Handin RI, Moloney WC (1974) Antibody-induced von Willebrand's disease. Blood 44:933

Handin RI, Martin V, Moloney WC (1976) Antibody-induced von Willebrand's disease: A newly defined inhibitor syndrome. Blood 48:393

Hanna W, McCarroll D, McDonald T, Painter P, Tuller J, Chen J, Lange R (1981) Variant von Willebrand's disease and pregnancy. Blood 58:873

Harrison RL, McKee PA (1984) Estrogen stimulates von Willebrand factor production by cultured endothelial cells. Blood 63:657–665

Hartmann W, Henning J (1982) Die Qualität von F-VIII-Konzentraten auf dem deutschen Arzneimittelmarkt. Die Ortskrankenkasse 64:1–13

Hawiger J, Fujimoto T, Ohara S (1981) The contrasting effect of thrombin and prostacyclin on availability of the receptor for factor VIII_{VWF} on human platelets. Clin Res 29:571A

Heimburger N, Schwinn H, Kumpe G, Herchenhan B (1977) F VIII-Konzentrate – Fortschritte in der Entwicklung. Pharmazeutische Zeitung 122:1382

Hellem AJ (1970) Platelet adhesiveness in von Willebrand's disease. A study with a new modification of the glass bead filter method. Scand J Haematol 7:374

Hill C, Taylor JJ (1968) von Willebrand's disease in obstetrics and gynaecology. J Obstet Gyn Brit Cwlth 75:453

Hill FGH, Enoyat MS, George AJ (1983) Investigation including VIIIR:Ag multimeric analysis of a large kindred with type IIA von Willebrand's disease showing a dominant inheritance and similar gene expression in four generations. Thromb Haemostas 50:735–739

Holland L, Adamson A, Ingram GIC, Chalmers DG (1980) Acquired von Willebrand's syndrome. Short communication. Br J Haematol 45:161–164

Holmberg L, Nilsson IM (1972) Genetic variants of von Willebrand's disease. Br Med J III:317–320

Holmberg L, Nilsson IM (1974) AHF related protein in clinical praxis. Scand J Haematol 10:12–16

Holmberg L, Nilsson IM (1979) VIIIR:Ag in platelets from patients with various forms of von Willebrand's disease. Thromb Haemostas 42:1033

Holmberg L, Mannucci PM, Turesson I et al. (1974) Factor VIII antigen in the vessel walls in von Willebrand's disease and hemophilia. Scand J Haematol 13:33–38

Holmberg L, Borge L, Nilsson IM (1981) Factor VIII:C and VIIICAg response in a patient with haemophilia A and von Willebrand's disease after administration of different factor VIII concentrates or plasma. Br J Haematol 47:587

Holmberg L, Nilsson IM, Borge L, Gunnarsson M, Sjörin E (1983) Platelet aggretation induced by 1-desamino-8-d-arginine Vasopressin (DDAVP) in Type IIB von Willebrand's disease. N Engl J Med 309:816

Howard MA, Firkin BG (1971) Ristocetin – A new tool in the investigation of platelet aggregation. Thromb Diath Haemorrh 26:362–369

Howard MA, Sawers RJ, Firkin BG (1973) Ristocetin: A means of differentiating von Willebrand's disease into two groups. Blood 41:687–690

Howard MA, Montgomery DC, Hardisty RM (1974) Factor VIII-related antigen in platelets. Thromb Res 4:617–624

Howard MA, Hendrix L, Firkin BG (1979) Further studies on the factor VIII of a patient with a variant form of von Willebrand's disease. Thromb Res 14:609–619

Howard MA, Salem HH, Thomas KB et al. (1982) Variant von Willebrand's disease type B-revisited. Blood 60:1420–1428

Hoyer LW (1972) Immunological studies of antihemophilia factor (AHF, factor VIII). IV. Radioimmunoassay of AHF antigen. J Lab Clin Med 80:822–833

Hoyer LW (1981) The factor VIII complex: Structure and function. Blood 58:1–13

Hoyer LW (1982) The Assessment of von Willebrand's disease. In: Bloom AL (ed) The hemophilias. Methods in hematology, vol 5. Churchill Livingstone, Edinburgh London Melbourne New York, pp 106–121

Hoyer LW, Shainoff JR (1980) Factor VIII-related protein circulates in normal human plasma as high molecular weight multimers. Blood 55:1056–1059

Hoyer LW, Trabold NC (1981) The effect of thrombin on human factor VIII. Cleavage of the factor VIII procoagulant protein during activation. J Lab Clin Med 97:50–64

Hoyer LW, Santos RP de los, Hoyer JR (1973) Antihemophilic factor antigen: Localization in endothelial cells by immunofluorescent microscopy. J Clin Invest 52:2737–2744

Hoyer LW, Rizza CR, Tuddenham EGD, Carta CA, Armitage H, Rotblat F (1983) Von Willebrand factor multimer patterns in von Willebrand's disease. Br J Haematol 55:493

Ingram GIC (1978) Classification of von Willebrand's disease. Lancet II:1364

Ingram GIC, Kingston PJ, Leslie J et al. (1971) Four cases of acquired von Willebrand's syndrome. Br J Haematol 21:189

Ingram GIC, Prentice CRM, Forbes CD et al. (1973) Low factor VIII-like antigen in acquired von Willebrand's syndrome and response to treatment. Br J Haematol 25:137

Italian Working Group (1977) Spectrum of von Willebrand's disease: A study of 100 cases. Br J Haematol 35:101–112

Ivy AC, Nelson D, Bucher G (1941) The standardization of certain factors in the cutaneous "venostasis" bleeding time technique. J Lab Clin Med 26:1812–1822

Jaffe EA, Hoyer LW, Nachman RL (1973) Synthesis of antihemophilic factor antigen by cultured human endothelial cells. J Clin Invest 52:2757–2764

Jaffe EA, Hoyer LW, Nachman RL (1974) Synthesis of von Willebrand factor by cultured human endothelial cells. Proc Natl Acad Sci USA 71:1906–1909

Jakab T, Pflugshaupt R, Furlan M, Beck EA (1978) Variable degradation of factor VIII-related protein in lyophilised concentrates of antihaemophilic factor (AHF). Vox Sang 35:36

Jenkins CSP, Meyer D, Larrieu MJ (1976a) Interaction of ristocetin and von Willebrand factor. Thromb Haemostas 35:752–753

Jenkins CSP, Phillips DR, Clemetson KJ et al. (1976b) Platelet membrane glycoproteins implicated in ristocetin-induced aggregation. Studies of proteins on platelets from patients with Bernard-Soulier syndrome and von Willebrand's disease. J Clin Invest 57:112–124

Johnson AJ, Karpatkin MH, Newman J (1971) Clinical investigation of intermediate and high-purity antihaemophilic factor (factor VIII) concentrates. Br J Haematol 21:21

Joist HJ, Cowan JF, Zimmerman TS (1978) Acquired von Willebrand's disease: Evidence for a quantitative and qualitative factor VIII disorder. N Engl J Med 298:988–991

Jürgens J (1969) Zur Klinik der von Willebrand Jürgens Syndrome. Hämat und Bluttransfusion 6:164

Jürgens R, Lehmann W, Wegelius D et al. (1957) Mitteilung über Mängel an antihaemophilem Globulin (Faktor VIII) bei der Aalandischen Thrombopathie (von Willebrand Jürgens). Thromb Diath Haemorrh 1:257–260

Kalogjera V, Owen WG (1978) Identity of bovine platelet aggregating factor and ristocetin-Willebrand factor. Thromb Res 13:857

Kao KJ, Pizzo SV, McKee P (1979a) Demonstration and characterization of specific binding sites for factor VIII/von Willebrand factor on human platelets. J Clin Invest 63:656–664

Kao KJ, Pizzo SV, McKee P (1979b) Platelet receptors for human factor VIII/von Willebrand factor protein: Functional correlation of receptor occupancy and ristocetin-induced platelet aggregation. Proc Natl Acad Sci USA 76:5317–5320

Kasper CK, Hoag MS, Aggeler PM, Stone S (1964) Blood clotting factors in pregnancy: factor VIII concentrations in normal and AHF-deficient women. Obstet Gynecol 24:242

Kass L, Ratnoff OD, Leon MA (1969) Studies on the purification of antihemophilic factor (factor VIII). I. Precipitation of antihemophilic factor by concanavalin A. J Clin Invest 48:351–358

Katzmann JA, Mujwid DK, Miller RS, Fass DN (1981) Monoclonal antibodies to von Willebrand's factor: Reactivity with porcine and human antigens. Blood 58:530–535

Kelton JG, Bishop J, Carter CJ, Hirsh J (1980) A comparison of the quantitative ristocetin von Willebrand factor assay by using fresh and fixed platelets. Thromb Res 18:477–483

Kernoff LM, Rose AG, Hughes J, Jacobs P (1981) Autopsy findings in an elderly man suffering from severe von Willebrand's disease. Thromb Haemostas 46:714

Kernoff PBA, Gruson R, Rizza CR (1974) A variant of factor VIII-related antigen. Br J Haematol 26:435–440

Kessler CM, Floyd CM, Rick ME et al. (1984) Collagen-factor VIII/von Willebrand factor protein interaction. Blood 63:1291–1298

Kinoshita S, Harrison J, Lazerson J, Abildgaard Ch (1984) A new variant of dominant type II von Willebrand's disease with aberrant multimeric pattern structure of factor VIII-related antigen, (Type II D). Blood 63:1369–1371

Köhler M, Hellstern P, Reiter B et al. (1984a) Behandlung des von Willebrand Jürgens Syndroms mit „hepatitissicheren" Faktor VIII-Konzentraten. Dtsch Med Wochenschr 109:1800–1805

Köhler M, Hellstern P, Reiter B et al. (1984b) The subcutaneous administration of the Vasopressin analogue 1-Desamino-8-D-Arginine Vasopressin in patients with von Willebrand's disease and hemophilia. Klin Wochenschr 62:543–548

Korninger Ch, Niessner H (1979) Systemische Therapie des von Willebrand Jürgens Syndroms mit Plasmaderivaten. In: Landbeck G, Marx R, Stolte HP (Hrsg) 10. Haemophilie-Symposion, Hamburg 1979. Pharmazeutische Verlagsgesellschaft, S 93–108

Korninger Ch, Niessner H, Thaler E, Lechner K (1980) Wirkung von DDAVP auf Fibrinolyse- und Gerinnungsparameter. Untersuchung an Normalpersonen, Haemophilen und Patienten mit von Willebrand Jürgens Syndrom. In: Sutor AH (ed) DDAVP in bleeding disorders (1st Int Symposium on DDAVP in Bleeding Disorders, Münster 1979). Schattauer, Stuttgart New York, pp 55–64

Korninger Ch, Niessner H, Lechner K (1981) Impaired fibrinolytic response to DDAVP and venous occlusion in a sub-group of patients with von Willebrand's disease. Thromb Res 23:365–374

Koutts J, Lavergne JM, Meyer D (1977) Immunological evidence that human factor VIII is composed of two linked moieties. Br J Haematol 37:415–428

Koutts J, Walsh PN, Plow EF et al. (1978) Active release of human platelet factor VIII-related antigen by adenosine diphosphate, collagen and thrombin. J Clin Invest 62:1255–1263

Koutts J, Howard MA, Firkin BG (1979) Factor VIII physiology and pathology in man. In: Brown EB (ed) Progress in hematology. Grune and Stratton, New York, pp 115–146

Krishnamurthy M, Miotti AB (1977) Von Willebrand's disease and pregnancy. Obstet Gynecol 49:244

Krizek DM, Rick ME, Williams SB, Gralnick HR (1983) Cryoprecipitate transfusion in variant von Willebrand's disease and thrombocytopenia. Ann Intern Med 98:484

Kröniger A, Kumpe A, Wormsbächer W, Herchenhahn B (1982) Faktor-VIII-Konzentrate. Med Welt 33:1027

Kudo Y, Yokoyama M, Kimura A, Takamatsu H (1977) A case of combined deficiency of factor IX and factor VIII with prolonged bleeding time. Jap J Clin Hematol 18:81

Larrieu MJ, Soulier JP (1953) Deficit en facteur antihemophilique A chez une fille associe a un trouble du saignement. Rev Hematol 8:361–370

Larrieu MJ, Caen JP, Meyer D et al. (1968) Congenital bleeding disorders with long bleeding time and normal platelet count. II. von Willebrand's disease (report of 37 patients). Am J Med 45:354–372

Laurell CB (1965) Antigen-antibody crossed electrophoresis. Anal Biochem 10:358

Laurell CB (1966) Quantitative estimation of protein by electrophoresis in agarose gel containing antibodies. Anal Biochem 15:45

Lazarchick J, Hoyer LW (1978) Immunoradiometric measurement of the factor VIII procoagulant antigen. J Clin Invest 62:1048–1052

Lechner K (1982) Blutgerinnungsstörungen-Laboratoriumsdiagnose hämatologischer Erkrankungen. Springer, Berlin Heidelberg New York

Lechner K, Niessner H, Stych H (1975) Zur Vermeidung postoperativer Blutungszwischenfälle bei Operationen im Hals-, Nasen-, Ohrenbereich. Österr Ärztezeitung 30:1310

Legaz ME, Schmer G, Counts RB, Davie EW (1973) Isolation and characterization of human factor VIII (antihemophilic factor). J Biol Chem 248:3946–3955

Legrand YJ, Rodriguez-Zeballos A, Kartalis G et al. (1978) Adsorption of factor VIII antigen-activity complex by collagen. Thromb Res 13:909

Lehmann W (1959) Neuere Untersuchungen zur Thrombopathie (von Willebrand-Jürgens) auf den Älands-Inseln (Finnland). Acta Genet Med [Suppl] 2:68

Leone G, Pola P, Guerra G et al. (1974) Sindrome di von Willebrand acquisita in corso di malattia disreattiva. Haematologica 59:212

Leone G, Moneta E, Paparotti G, Boni P (1975) von Willebrand's disease in pregnancy. N Engl J Med 293:456

Leupin L, Beck EA, Furlan M, Bucher U (1983) Hämostasestörung mit verminderter Aktivität des von Willebrand-Faktors bei myeloproliferativen Syndromen. Schweiz Med Wochenschr 113:713–716

Lian ECY, Deykin D (1976) Diagnosis of von Willebrand's disease. A comparative study of diagnostic tests on nine families with von Willebrand's disease and its differential diagnosis from hemophilia and thrombocytopathy. Am J Med 60:344–356

Lopez Fernandez MF, Ginsberg MH, Ruggeri ZM et al. (1982) Multimeric structure of platelet factor VIII/von Willebrand factor: The presence of larger multimers and their reassociation with thrombin stimulated platelets. Blood 60:1132–1138

Ludlam CA, Peake IR, Allen N et al. (1980) Faktor VIII and fibrinolytic response to deamino-8-d-arginine vasopressin in normal subjects and dissociate response in some patients with haemophilia and von Willebrand's disease. Br J Haematol 45:499–511

Lynch DC, Williams R, Kirby E et al. (1982) Mechanism of factor VIIIR (von Willebrand factor) synthesis by bovine endothelial cells. Clin Res 30:506a

Lynch DC, Williams R, Zimmerman TS, Kirby E, Livingston DM (1983) Biosynthesis of the subunits of factor VIIIR by bovine aortic endothelial cells. Proc Natl Acad Sci USA 80:2738

MacFarlane DE, Stibbe J, Kirby EP et al. (1975) A method for assaying von Willebrand factor (ristocetin cofactor). Thromb Diath Haemorrh 34:306–308

Mancini G, Carbonara AO, Heremans JF (1965) Immunochemical quantitation of antigens by simple radial immunodiffusion. Immunochemistry 2:235

Mannucci PM, Ruggeri ZM, Gagantelli G (1971) Nervous regulation of factor VIII levels in man. Br J Haematol 20:195

Mannucci PM, Pareti FI, Ruggeri ZM (1974) Enhanced factor VIII activity in von Willebrand's disease. N Engl J Med 290:1259

Mannucci PM, Åberg M, Nilsson IM, Robertson B (1975) Mechanism of plasminogen activator and factor VIII increase after vasoactive drugs. Br J Haematol 30:81–93

Mannucci PM, Meyer D, Ruggeri ZM, Koutts J, Ciavarella N, Lavergne JM (1976a) Precipitating antibodies in von Willebrand's disease. Nature 262:141–142

Mannucci PM, Pareti FI, Holmberg L et al. (1976b) Studies on the prolonged bleeding time in von Willebrand's disease. J Lab Clin Med 88:662–671

Mannucci PM, Ruggeri ZM, Pareti FI, Capitanio A (1977a) 1-deamino-8-d-arginine vasopressin: A new pharmacological approach to the management of haemophilia and von Willebrand's disease. Lancet I:869–872

Mannucci PM, Ruggeri ZM, Pareti FI, Capitanio A (1977b) DDAVP in haemophilia. Lancet II:1171 (letter)

Mannucci PM, Canciani MT, Rota L, Donovan BS (1981a) Response of factor VIII/von Willebrand factor to DDAVP in healthy subjects and patients with haemophilia A and von Willebrand's disease. Br J Haematol 47:283–293

Mannucci PM, Ruggeri ZM, Ciavarella N et al. (1981b) Precipitating antibodies to factor VIII/von Willebrand factor in von Willebrand's disease: Effects on replacement therapy. Blood 57:25–31

Mannucci PM, Lombardi R, Pareti FI, Solinas S, Mazzucconi MG, Mariani G (1983) A variant of von Willebrand's disease (vWd) characterized by recessive inheritance and missing triplet structure of von Willebrand factor multimers. Blood 62:1000–1005

Mannucci PM, Bloom AL, Larrieu MJ, Nilsson IM (1984) On behalf of the European thrombosis research organization (ETRO). Atherosclerosis and von Willebrand factor. 1. Prevalence of severe von Willebrand's disease in Western Europe and Israel. Br J Hemat 57:163–169

Mant MJ, Hirsh J, Gauldie J et al. (1973) Von Willebrand's syndrome presenting as an acquired bleeding disorder in association with a monoclonal gammopathy. Blood 42:429–436

Maragall S, Ordinas A, Rodriguez M, Liendo F, Castillo R (1979) Inhibition to Willebrand factor in von Willebrand disease. Thromb Res 14:495–501

Marco L de, Shapiro SS (1981) Properties of human asialofactor VIII. A ristocetin-independent platelet-aggregating agent. J Clin Invest 68:321–328

Markwardt F (1983) Gefäßwand und Fibrinolyse. Arzneimittelforsch 33:1370

Marx R (1959) The problem of differentiating pseudohemophilias. In: Brinkhous KM, Nicola P de (eds) Hemophilia and other hemorrhagic states. University of North Carolina Press, Chapel Hill, pp 108–121

Marx R, Jean G (1964) Zur Pathogenese der von Willebrand Jürgens Syndrome. Eine klinische und submikroskopische Studie. Klin Wochenschr 42:491

McCarroll DR, Ruggeri ZM, Montgomery RR (1984) The effect of DDAVP on plasma levels of von Willebrand antigen II in normal individuals and patients. Blood 63:532–535

McMichael AJ, Rust NA, Pilch JR, Sochynsky R, Morton J, Mason DY, Ruan C, Tobelem G, Caen J (1981) Monoclonal antibody to human platelet glycoprotein I. I. Immunological studies. Br J Haematol 49:501

Meili EQ, Straub PW, Frick PG (1969) Zur Pathogenese und Behandlung der von Willebrand'schen Krankheit. Schweiz Med Wochenschr 99:1805

Meyer D, Baumgartner HR (1983) Role of von Willebrand factor in platelet adhesion to the subendothelium. Br J Haematol 54:1–9

Meyer D, Lavergne JM, Larrieu MJ, Josso F (1972) Crossreacting material in congenital factor VIII deficiences (Hemophilia A and von Willebrand's disease). Thromb Res 1:183–195

Meyer D, Jenkins CSP, Dreyfus MD et al. (1974) Willebrand factor and ristocetin. II. Relationship between Willebrand factor, Willebrand antigen and factor VIII activity. Br J Haematol 28:579

Meyer D, Frommel D, Larrieu MJ, Zimmerman TS (1979) Selective absence of large forms of factor VIII/von Willebrand factor in acquired von Willebrand's syndrome. Response to transfusion. Blood 54:600–606

Meyer D, Obert B, Pietu G et al. (1980) Multimeric structure of factor VIII/von Willebrand factor in von Willebrand's disease. J Lab Clin Med 95:590–602

Meyer D, Baumgartner HR, Edgington TS (1981) Effect of hybridoma antibodies to human factor VIII/von Willebrand factor on the adhesion of platelets to the subendothelium. Blood 58:237a (abstract)

Meyer D, Lavergne JM, Baumgartner HR, Tobelem G, Pietu G, Edgington TS (1983) Monoclonal antibodies to human von Willebrand factor: Role of intramolecular loci in mediation of platelet adhesion to the subendothelium. Thromb Haemostas 50:191 (abstract)

Mielke CH, Kaneshiro MM, Maher IA et al. (1969) The standardized normal Ivy bleeding time and its prolongation by aspirin. Blood 34:204–215

Miller CH, Graham JG, Goldin LR, Elston RC (1979a) Genetics of classic von Willebrand's disease. I. Phenotypic variation within families. Blood 54:117

Miller CH, Graham JB, Goldin LR, Elston RC (1979b) Genetics of classic von Willebrand's disease. II. Optimal assignment of the heterozygous genotype (diagnosis) by discriminant analysis. Blood 54:137

Miller JL, Castella A (1982) Platelet-type von Willebrand's disease: Characterization of a new bleeding disorder. Blood 60:790–794

Miller JL, Kupinsi JM, Castella A, Ruggeri ZM (1983) Von Willebrand factor binds to platelets and induces aggregation in platelet-type but not type IIB von Willebrand disease. J Clin Invest 72:1532–1542

Minot GR (1928) A familial hemorrhagic condition associated with prolongation of the bleeding time. Am J Med Sci 175:301

Miyashita C, Hellstern P, Köhler M et al. (1984) In vitro characterization of commercial factor VIII concentrates longterm follow-up. Blut 48:1–7

Moake JL, Olson JD, Troll JH, Tang SS, Funicella T, Peterson DM (1980) Binding of radioiodinated human von Willebrand factor to Bernard-Soulier Syndrom, thrombasthenic and von Willebrand platelets. Thromb Res 19:21

Moake JL, Rudy CK, Troll JH, Weinstein MJ, Colannino NM, Azocar J, Seder RH, Hong SL, Deykin DL (1982) Unusually large plasma factor VIII:von Willebrand factor multimers in chronic relapsing thrombotic thrombocytopenic purpura. N Engl J Med 307:1432–1435

Montgomery RR, Zimmerman TS (1978) von Willbrand's disease antigen II (vW:Ag II). A new plasma and platelet antigen deficient in severe von Willebrand's disease. J Clin Invest 61:1498–1507

Morisato DK, Gralnick HR (1980) Selective binding of the factor VIII/von Willebrand factor protein to human platelets. Blood 55:9–15

Mourik JA van, Bouma BN, Bruyere WT la et al. (1974) Factor VIII, a series of homologous oligomers and a complex of two proteins. Thromb Res 4:155–164

Muntz RH, Ekert M, Helliger H (1974) Properties of postinfusion factor VIII in von Willebrand's disease. Thromb Res 5:111

Nachman RL, Jaffe EA (1975) Subcellular platelet factor VIII antigen and von Willebrand factor. J Exp Med 141:1101–1113

Nachman R, Levine R, Jaffe EA (1977) Synthesis of factor VIII-antigen by cultured guineapig megakaryocytes. J Clin Invest 60:914–921

Nielsen EG, Svejgard A (1967) von Willebrand's disease associated with intermittent thrombocytopenia. Lancet II:966

Niessner H (1972) Messung der Plättchenadhäsivität mit einer modifizierten Form der Hellem II-Methodik unter besonderer Berücksichtigung des von Willebrand-Jürgens-Syndrom. Thromb Diath Hämorrh 27:434

Niessner H (1976) Die Laboratoriumsdiagnostik des von Willebrand-Jürgens-Syndroms. Wien Klin Wochenschr 88:221–231

Niessner H (1977) Two cases of acquired von Willebrand's syndrome with associated monoclonal gammopathy. In: Workshop on Inhibitors of Factors VIII and IX, Jan 26th and 27th, 1976, Facultas, Wien, p 185

Niessner H (1978) Das analytische Spektrum zur Diagnostik des von Willebrand Jürgens Syndroms. In: Heene DL (Hrsg) Immunologische Probleme der Blutgerinnung, von Willebrand Jürgens Syndrom. Verhandlungsbericht der Dtsch Arbeitsgemeinschaft für Blutgerinnungsforschung Giessen 1976. Schattauer, Stuttgart New York, S 199

Niessner H (1981) Das erworbene von Willebrand Jürgens Syndrom. In: Scharrer J, Breddin K (Hrsg) Haemostase und Atherosklerose bei Haemophilie und von Willebrand-Syndrom. (14. Angiologisches Symposium in Kitzbühel.) Schattauer, Stuttgart, New York, S 39

Niessner H (1982) Neue Erkenntnisse beim von Willebrand Jürgens Syndrom. Acta Med Austriaca [Suppl] 2:44–50

Niessner H (1983) Die Rolle von Faktor VIII bei der Interaktion von Plättchen und Gefäßendothel. Arzneimittelforsch 33:1379–1383

Niessner H, Brenner B (1982) Zur Methodik der Bestimmung des Ristocetin-Cofaktors. In: Landbeck G, Marx R, Stolte HP (Hrsg), 11. Haemophilie Symp Hamburg 1980. Pharmazeutische Verlags-Gesellschaft, München, S 91–105

Niessner H, Korninger CH (1983) DDAVP – an alternative in the management of mild hemophilia A and von Willebrand's disease. Wien Klin Wochenschr 95:753–757

Niessner H, Lechner K (1979) Failure of cryoprecipitate to normalize platelet retention in heriditary and acquired von Willebrand' disease. Thromb Haemostas 42:442 (abstract)

Niessner H, Korninger CH, Lechner K (1981) Impaired fibrinolytic response to DDAVP and venous occlusion in a subgroup of patients with von Willebrand's disease. Thromb Haemostas 46:123 (abstract)

Nieuwenhuis HK, Sixma JJ (1983) Bleeding time measurements. In: Harker LA, Zimmerman ThS (eds) Measurements of platelet function, methods in hematology, vol 8. Churchill Livingstone, Edinburgh London Melbourne New York, pp 26–45

Nilsson IM (1977) Von Willebrand's disease – fifty years old. Acta Med Scand 201:497

Nilsson IM (1978) Report of working party on factor VIII-related antigens. Thromb Haemostas 39:511–520

Nilsson IM, Blomback M (1963) Von Willebrand's disease in Sweden. Occurence, pathogenesis and treatment. Thromb Diath Haemorrh [Suppl 2] 9:103

Nilsson IM, Hedner U (1977) Characteristics of various factor VIII concentrates used in treatment of haemophilia A. Br J Haematol 37:543–557

Nilsson IM, Holmberg L (1979) Von Willebrand's disease today. Clin Haematol 8:147

Nilsson IM, Robertson B (1968) Effect of venous occlusion on coagulation and fibrinolytic components in normal subjects. Thromb Diath Haemorrh 20:397–408

Nilsson IM, Blomback M, Francken I von (1957a) On an inherited autosomal hemorrhagic' diathesis with antihemophilic globulin (AHG) deficiency and prolonged bleeding time. Acta Med Scand 159:35–57

Nilsson IM, Blomback M, Jorpes E et al. (1957b) Von Willebrand's disease and its correction with human fraction I–O. Acta Med Scand 159:179–188

Nilsson IM, Blomback M, Blomback B (1959) Von Willebrand's disease in Sweden. Its pathogenesis and treatment. Acta Med Scand 164:263–278

Nilsson IM, Magnusson S, Borchgrevink KC (1963) The Duke and Ivy methods for determination of the bleeding time. Thromb Diath Haemorrh 10:223–234

Nilsson IM, Bergentz SE, Larsson SA (1979a) Surgery in von Willebrand' disease. Ann Surg 190:746

Nilsson IM, Walter H, Mikaelson M, Vilhardt H (1979b) Factor VIII concentrate prepared form DDAVP stimulated blood donor plasma. Scand J Haematol 22:42

Nilsson IM, Holmberg L, Aberg M, Vilhardt H (1980a) The release of plasminogen activator and factor VIII after injection of DDAVP in healthy volunteers and in patients with von Willebrand's disease. Scand J Haematol 24:351

Nilsson IM, Peake IR, Bloom AL, Meyer D, Veltkamp JJ, Green D (1980b) Report of the working party on factor VIII related antigen. Addendum: The relationship between ristocetin cofactor activity (VIII:RiCof) and factor VIII related antigen (VIIIR:Ag) Thromb Haemostas 43:167–168

Nilsson IM, Vilhardt H, Holmberg L, Ästedt B (1982) Association between factor VIII related antigen and plasminogen activator. Acta Med Scand 211:105–112

Noller KL, Bowie EJW, Kempers RD et al. (1973) von Willebrand's disease in pregnancy. Obstet Gynecol 41:865

Nyman D (1977) Interaction of collagen with the factor VIII antigenactivity von Willebrand factor complex. Thromb Res 11:433

Nyman D (1980) von Willebrand factor dependent platelet aggregation and adsorption of factor VIII-related antigen by collagen. Thromb Res 17:209

Nyman D, Eriksson AW, Blombäck M, Fronts RR, Wahlberg P (1981) Recent investigations of the first bleeder family in Äland (Finland) described by von Willebrand. Thromb Haemostas 45/1:73–76

Ockelford PA, Chandrasekhara Menon N, Berry EW (1980) Clinical experience with arginine vasopressin (DDAVP) in von Willebrand's disease and mild haemophilia. New Zealand Med J 92:375–378

Ogata K, Saito H, Ratnoff OD (1983) The relationship of the properties of antihemophilic factor (factor VIII) that support ristocetin-induced platelet agglutination (factor VIIIR:RC) and platelet retention by glass beads as demonstrated by a monoclonal antibody. Blood 61:27–35

Olson JD, Brockway WJ, Fass DN et al. (1977) Purification of porcine and human ristocetin Willebrand factor. J Lab Clin Med 89:1278–1294

Over J, Vlooswijk HAA, Sixma JJ (1977) Assay of F VIII-related antigen in a variant of von Willebrand's disease. Thromb Haemostas 37:367–370

Over J, Bouma BN, Mourik JA van et al. (1978) Heterogeneity of human factor VIII. I. Characterization of factor VIII present in the supernatant of cryoprecipitate. J Lab Clin Med 91:32–46

Over J, Sixma JJ, Bouma BN et al. (1981) Survival of iodine-125-labeled factor VIII in patients with von Willebrand's disease. J Lab Clin Med 97:332–344

Owen CA Jr, Bowie EJW, Zollman PE (1974) Carriers of porcine von Willebrand's disease. Am J Vet Res 35:245–248

Owen CA, Bowie EJW, Fass DN, Perez RA, Cole TL, Stewart M (1979) Hypofibrinogenemia-dysfibrinogenemia and von Willebrand's disease in the same family. Mayo Clin Proc 54:375

Owen WG, Wagner RH (1972) Antihemophilic factor: Separation of an active fragment following dissociation by salts or detergents. Thromb Diath Haemorrh 27:502–515

Paulssen MMP, Graaf-Wildschut M van de, Kolhorn A, Planje MC (1975) Radioimmunoassay of antihaemophilic factor (factor VIII) antigen. Clin Chim Acta 63:349–353

Peake IR (1982) Immunoradiometric assays of factor VIII. In: Bloom AL (ed) The Hemophilias, Methods in Hematology 5:92–105

Peake IR, Bloom AL (1977a) Abnormal factor VIII related antigen (FVIIIRAG) in von Willebrand's disease (vWd): Decreased precipitation by concanavalin A. Thromb Haemostas 37:361–362

Peake IR, Bloom AL (1977b) The use of an immunoradiometric assay for factor VIII-related antigen in the study of atypical von Willebrand's disease. Thrombos Res 10:27–32

Peake IR, Bloom AL (1978) Immunoradiometric assay of procoagulant factor VIII-antigen in plasma and serum and its reduction in hemophilia – Preliminary studies on adult and fetal blood. Lancet I:473–475

Peake IR, Bloom AL, Giddings JC (1974) Inherited variants of factor VIII-related protein in von Willebrand's disease. N Engl J Med 291:113–117

Perkins HA (1967) Correction of the hemostatic defect in von Willebrand's disease. Blood 30:375–380

Perret BA, Furlan M, Beck EA (1979) Studies in factor VIII-related protein. II. Estimation of molecular size differences between factor VIII oligomers. Biochim Biophys Acta 578:164–174

Pickering NJ, Brody JI, Barrett MJ (1981) Von Willebrand syndromes and mitral-valve prolapse. N Engl J Med 305:131

Piovella F, Nalli G, Malamani GD et al. (1978) Ultrastructural localization of factor VIII-antigen in human platelets, megakaryocytes and endothelial cells utilizing a ferritin-labelled antibody. Br J Haematol 39:209–213

Pool JG, Shannon AE (1965) Production of high-potency concentrates of antihemophilic globulin in a closedbag system: Assay in vitro and in vivo. N Engl J Med 273:1443

Pool-Wilson PA (1972) Acquired von Willebrand's syndrome and systemic lupus erythematosus. Proc R Soc Med 65:561

Potter EV, Chediak J, Green D (1976) Absence of ristocetin aggregation factor from the skin of a patient with von Willebrand's disease. Lancet I:514

Praga C, Valentini L, Maiorano M, Cortellaro M (1974) A new automatic device for the standardized Ivy bleeding time. In: Mannucci PM (ed) Platelet function and thrombosis: A review of methods. Plenum Press, New York

Prowse CV, Sas G, Gader AMA, Cort JH, Cash JD (1979) Specifity in the factor VIII response to vasopressin infusion in man. Br J Haematol 41:437–447

Quick AJ (1967) Teleangiectasia: its relationship to the Minot-von Willebrand syndrome. Am J Med Sci 254:585

Quick AJ, Adlam RT (1963) Coexistence of von Willebrand's disease and hemophilia in a family. JAMA 185:635

Quick AJ, Hussey CV (1953) Hemophilic condition in the female. J Lab Clin Med 42:929

Ramsay DM, Macleod DAD, Buist TAS, Heading RC (1976) Persistent gastrointestinal bleeding due to angiodysplasia of the gut in von Willebrand's disease. Lancet II:275

Ramsey R, Evatt BL (1979) Rapid assay for von Willebrand factor activity using formalin – fixed platelets and microtitration technic. Am J Clin Pathol 72:996

Rand JH, Gordon RE, Sussman II et al. (1980a) Electron microscopic localization of factor VIII-related antigen in human blood vessels. Circulation 62:111–169

Rand HJ, Sussman II, Gordon RE, Chu SV, Solomon V (1980b) Localization of factor-VIII-related antigen in human vascular subendothelium. Blood 55:752

Ratnoff OD (1978) Antihemophilic factor (factor VIII). Ann Intern Med 88:403–409

Ratnoff OD, Bennett B (1973) Clues to pathogenesis of bleeding in von Willebrand's disease. N Engl J Med 289:1182–1183

Ratnoff OD, Saito H (1974) Bleeding in von Willebrand's disease. N Engl J Med 290:1089

Ratnoff OD, Slover CC, Poon MC (1976) Immunologic evidence that the properties of human antihemophilic factor (factor VIII) are attributes of a single molecular species. Blood 47:657–667

Read MS, Shermer RW, Brinkhous KM (1978) Venom coagglutinin: An activator of platelet aggregation dependent on von Willebrand factor. Proc Natl Acad Sci USA 75:4514–4518

Reddick RL, Griggs TR, Lamb MA, Brinkhous KM (1982) Platelet adhesion to damaged arteries. Comparison in normal and von Willebrand disease swine. Proc Natl Acad Sci USA 79:5076

Reisner HM, Katz HJ, Goldin LR et al. (1978) Use of a simple visual assay of Willebrand factor for diagnosis and carrier identification. Br J Haematol 40:339–350

Reisner HM, Barrow ES, Graham JB (1979) Radioimmunoassay for coagulant factor VIII-related antigen (VIIIC:Ag). Thromb Res 14:235–239

Report of a WHO Scientific group (1972) Inherited blood clotting disorders. WHO technical report 504. Geneva, WHO

Rivard GE, Daviault MB (1978) A simplified assay for von Willebrand factor. Thromb Res 12:677

Rivard GE, Daviault MB, Brault N, D'Aragon L, Raymond R (1977) von Willebrand's disease associated with thrombocytopenia and a fast migrating factor VIII related antigen. Thromb Res 11:507

Rizza CR (1961) Effect of exercise on the level of antihemophilic factor in the human blood. J Physiol 156:128

Rosborough TK, Swaim WR (1978) Acquired von Willebrand's disease, platelet-release defect and angiodysplasia. Am J Med 65:96–100

Ross R, Glomset JA (1976) The pathogenesis of atherosclerosis. N Engl J Med 295:369–377

Roussi JH, Houbouyan LL, Alterescu R, Franc B, Goguel AF (1980) Acquired von Willebrand's syndrome associated with hairy cell leukaemia. Br J Haematol 46:503–506

Ruan C, Tobelem G, McMichael AJ, Drouet L, Legrand Y, Degos L, Kieffer N, Lee H, Caen JP (1981) Monoclonal antibody to human platelet glycoprotein I. II. Effects on human platelet function. Br J Haematol 49:511

Rubin H, Alter AA, Walker MR, Stefanyshyn M, Scott L, Miotti AB (1976) Evidence that the platelet retention factor is separate from the factor VIII-related antigen and factor VIII. J Lab Clin Med 88:14

Ruggeri ZM, Zimmerman TS (1980) Variant von Willebrand's disease: Characterization of two subtypes by analysis of multimeric composition of factor VIII/von Willebrand factor in plasma and platelets. J Clin Invest 65:1318–1325

Ruggeri ZM, Zimmerman TS (1981) The complex multimeric composition of factor VIII/von Willebrand factor. Blood 57:1140–1143

Ruggeri ZM, Pareti FI, Bintadis P, Mannucci PM (1974) Clotting factors in von Willebrand's disease. Lancet II:105–106

Ruggeri ZM, Mannucci PM, Jeffcoate SL, Ingram GIC (1976) Immunoradiometric assay of factor VIII-related antigen. With observations in 32 patients with von Willebrand's disease. Br J Haematol 33:221–232

Ruggeri ZM, Mannucci PM, Bader R, Barbui T (1978) Factor VIII-related properties in platelets from patients with von Willebrand's disease. J Lab Clin Med 91:132–140

Ruggeri ZM, Ciavarella N, Mannucci PM et al. (1979) Familian incidence of precipitating antibodies in von Willebrand's disease. A study of four cases. J Lab Clin Med 94:60–75

Ruggeri ZM, Pareti FI, Mannucci PM et al. (1980) Heightened interaction between platelets and factor VIII/von Willebrand factor in a new subtype of von Willebrand's disease. N Engl J Med 302:1047–1051

Ruggeri ZM, Bader R, Coppola R et al. (1981) The multimeric structure of factor VIII/von Willebrand factor influences binding to a specific thrombin-induced receptor on the platelet surface. Blood [Suppl 1] 58:204a

Ruggeri ZM, Bader R, Marco L de (1982a) Glanzmann thrombasthenia: deficient binding of von Willebrand factor to thrombin-stimulated platelets. Proc Natl Acad Sci USA 79:6038–6041

Ruggeri ZM, Lombardi R, Gatti L et al. (1982b) Type IIB von Willebrand's disease: differential clearance of endogenous versus transfused large multimer von Willebrand factor. Blood 60:1453

Ruggeri ZM, Mannucci PM, Federici AB et al. (1982c) Multimeric composition of factor VIII/von Willebrand factor following administration of DDAVP: Implications for pathophysiology and therapy of von Willebrand's disease subtypes. Blood 59:1272–1278

Ruggeri ZM, Nilsson IM, Lombardi R et al. (1982d) Aberrant multimeric structure of von Willebrand factor in a new variant of von Willebrand's disease (type IIC). J Clin Invest 70:1124–1127

Ruggeri ZM, De Marco L, Gatti L et al. (1983) Platelets have more than one binding site for von Willebrand factor. J Clin Invest 72:1–12

Sakariassen KS, Bolhuis PA, Sixma JJ (1979) Human blood platelet adhesion to artery subendothelium is mediated by factor VIII/von Willebrand factor bound to the subendothelium. Nature 279:636–638

Sakariassen KS, Ottenhof-Rovers M, Sixma JJ (1984) Factor VIII – von Willebrand factor requires calcium for facilitation of platelets adherence. Blood 63:996–1003

Salzman EW (1963) Measurement of platelet adhesiveness: a simple in vitro technique demonstrating an abnormality in von Willebrand's disease. J Lab Clin Med 62:724–735

Santoro SA (1981) Adsorption of von Willebrand factor/factor VIII by the genetically distinct interstitial collagens. Thromb Res 21:689

Santoro SA (1983) Preferential binding of high molecular weight forms of von Willebrand factor to fibrillar collagen. Biochem Biophys Acta 756:123

Sarji KE, Stratton RD, Wagner RH, Brinkhous KM (1974) Nature of von Willebrand factor: a new assay and a specific inhibitor. Proc Natl Acad Sci USA 71:2937

Savidge GF, Carlebjörk G (1979) An optimised radioimmunoassay of F-VIII-related antigen (FVIII-RAg) in plasma and eluates. Thromb Res 15:363–376

Scharrer I (1979) Bedeutung des Ristocetin-Cofaktors und der Ristocetin-induzierten Plättchenaggregation. In: Landbeck G, Marx R, Stolte HP (Hrsg) 10. Haemophilie Symp. Hamburg 1979. Pharmazeutische Verlagsgesellschaft, München, S 57–89

Scharrer I (1980) Treatment of von Willebrand's disease. In: Mammen EF, Barnhart MI, Lusher JM, Walsh RT (eds) Treatment of bleeding disorders. PID Publications Limited, Westbury/NY 11590, p 101

Scharrer I (1981) Klinische Anwendung des DDAVP bei zahnärztlichen Eingriffen. In: Sutor AH (ed) Vasopressin Analogues and Haemostasis (2nd Intern Sympos on DDAVP and Glycylpressin in bleeding disorders, Münster 1980) Schattauer, Stuttgart New York, p 14

Scherer HE, Niehues B, Lechler E (1982) Mitralklappenprolaps bei von Willebrand-Jürgens-Syndrom. In: Loo J van de, Asbeck F (Hrsg) Hämostase, Thrombophilie und Arteriosklerose. (Berichtband 2. Kongreß für Thrombose und Hämostase, Münster 1982). Schattauer, Stuttgart New York, S 511

Schimpf K, Rothmann P (1980) Behandlung mit DDAVP während 18 Zahnextraktionen, 2 Muskelblutungen, 1 Bisswunde und einer Kieferhöhlenspülung bei insgesamt 8 Patienten mit milder Haemophilie A. In: Sutor AH (ed) DDAVP in bleeding disorders (1st Int. Sympos. on DDAVP in bleeding disorders, Münster 1979). Schattauer, Stuttgart New York

Schmitz-Huebner U, Balleisen L, Arends P, Pollmann H, Sutor AH (1980) DDAVP-induced changes of factor VIII-related activities and bleeding time in patients with von Willebrand's syndrome. Haemostasis 9:204

Schneider-Trip MD, Jenkins CSP, Kahle LH et al. (1979) Studies on the mechanism of ristocetin-induced platelet aggregation: Binding of factor VIII to platelets. Br J Haematol 43:99

Scott JP, Montgomery RR (1981) Platelet von Willebrand's antigen II: active release by aggregating agents and a marker of platelet release reaction in vivo. Blood 58:1075–1080

Scott JP, Montgomery RR, Tubergen DG, Hays T (1981) Acquired von Willebrand's disease in association with Wilm's tumor: Regression following treatment. Blood 58:665–669

Shapiro GA, Anderson JC, Pizzo SV, McKee PA (1973) The subunit structure of normal and hemophilic factor VIII. J Clin Invest 52:2198–2210

Shoai I, Lavergne JM, Ardaillou N et al. (1977) Heterogeneity of von Willebrand's disease. Study of 40 Iranian cases. Br J Haematol 37:67–83

Silwer J (1973) von Willebrand's disease in Sweden. Acta Paediatr Scand [Suppl] 238

Silwer N, Cronberg JS, Nilsson IM (1966) Occurrence of ateriosklerosis in von Willebrand's disease. Acta Med Scand 180:475–484

Simone JV, Cornet JA, Abildgaard CF (1968) Acquired von Willebrand's syndrome in systemic lupus erythematosis. Blood 31:806–812

Sixma JJ, Kater L, Bouma BN et al. (1976) Immunofluorescent localization of factor VIII-related antigen, fibrinogen, and several other plasma proteins in hemostatic plugs in humans. J Lab Clin Med 87:112–119

Sixma JJ, Over J, Bouma BN, Bloom AL, Peake IR (1978) Predominance of normal low molecular weight forms or factor VIII in "variant" von Willebrand's disease. Thromb Res 12:929–936

Sixma JJ, Sakariassen KS, Houdijk W, Aarts PAM (1983) Die Bedeutung der Plättchen-Gefäßwand-Reaktion in der Pathogenese der Atherosklerose. Arzneimittelforsch 33:1355–1357

Sixma JJ, Sakariassen KS, Beeser-Visser NH et al. (1984) Adhesion of platelets to human artery subendothelium: effect of factor VIII – von Willebrand factor of various multimeric composition. Blood 63:128–139

Slot JW, Bouma BN, Montgomery R, Zimmerman TS (1978) Platelet factor VIII-related antigen: Immunofluorescent localization. Thromb Res 13:871–881

Sodetz JM, Pizzo SV, McKee PA (1977) Relationship of sialicacid to function and in vivo survival of human factor VIII-von Willebrand factor protein. J Biol Chem 252:5538–5546

Sodetz JM, Paulson JC, Pizzo SV, McKee PA (1978) Carbohydrate on human factor VIII/von Willebrand factor. Impairment of function by removal of specific galactose residues. J Biol Chem 253:7202–7206

Soff GA, Levin J (1981) Familial multiple coagulation factors deficiencies. I. Review of the literature: Differentiation of single hereditary disorders associated with multiple factor deficiencies from coincidental concurrence of single factor deficiency states. Semin Thromb Hemost VII/2:112

Solum NO, Hagen I, Peterka M, Gjemdal T (1979) Absence of the 145000 molecular weight, soluble platelet membrane glycoprotein – lack of agglutination. Thromb Haemostas 42:1626

Solum NO, Hagen I, Filion-Myklebust C, Staback T (1980) Platelet glycocalicin: Its membrane association and solubilization in aqueous media. Biochim Biophys Acta 597:235

Stableforth P, Tamagnini GL, Dormandy KM (1976) Acquired von Willebrand syndrome with inhibitors both to factor VIII clotting activity and ristocetin-induced platelet aggregation. Br J Haematol 33:565–573

Stel HV, Sakariassen KS, Scholte BJ et al. (1984) Characterization of 25 monoclonal antibodies to factor VIII – von Willebrand factor: relationship between ristocetin-induced platelet aggregation and platelet adherence to subendothelium. Blood 63:1408–1415

Stibbe J (1977) Effect of exercise on FVIII-complex: proportional increase of ristocetin cofactor (von Willebrand factor) and FVIII-AGN, but disproportional increase of FVIII-AHF. Thromb Res 1:163–168

Stibbe J, Kirby EP (1976) The influence of haemaccel, fibrinogen and albumin on ristocetin-induced platelet aggregation. Relevance to the quantitative measurement of the ristocetin cofactor. Thromb Res 8:151–165

Stites DP, Hershgold EP, Perlman JD, Fudenberg HH (1971) Factor VIII detection by hemagglutination inhibition: Hemophilie A and von Willebrand's disease. Science 171:196–197

Stratton RD, Wagner RH, Webster WP et al. (1975) Antibody nature of circulating inhibitor of plasma of von Willebrand factor. Proc Natl Acad Sci USA 72:4167–4171

Strauss HS, Bloom GE (1965) von Willebrand's disease. Use of a platelet-adhesiveness test in diagnosis and family investigations. N Engl J Med 273:171–181

Strauss HS, Diamond LK (1963) Elevation of factor VIII (antihemophilic factor) during pregnancy in normal persons and in a patient with von Willebrand's disease. N Engl J Med 269:1251

Stuart MJ, Miller ML, Davey FR, Walk JA (1979) The postaspirin bleeding time: a screening test for evaluating haemostatic disorders. Br J Haematol 43:649–659

Sultan Y (1981) Rationale for the treatment of von Willebrand's disease. In Haemophilia and Haemostasis. Liss AR, Inc, New York, pp 149–162

Sultan Y, Bernal-Hoyos EJ, Levy-Toledano S, Jeanneau C, Caen JP (1974) Dominant inherited familial factor VIII deficiency (von Willebrand disease) associated with thrombo-cytopathic thrombocytopenia (biologic and genetic implications). Pathol Biol 22:27

Sultan Y, Simeon J, Caen JP (1975) Detection of heterozygotes in both parents of homozygous patients with von Willebrand's disease. J Clin Pathol 28:309–316

Sultan Y, Simeon J, Caen JP (1976) Electrophoretic heterogeneity of normal factor VIII/von Willebrand protein, and abnormal electrophoretic mobility in patients with von Willebrand's disease. J Lab Clin Med 87:185–197

Sultan Y, Bouma BN, Graaf S de, Simeon J, Caen JP, Sixma JJ (1977) Factor VIII related antigen in platelets of patients with von Willebrand's disease. Thromb Res 11:23–30

Sultan Y, Jeanneau C, Lamaziere J, Maisonneuve P, Caen JP (1978) Platelet factor VIII-related antigen: Studies in vivo after transfusion in patients with von Willebrand disease. Blood 51:751–761

Sultan Y, Maisonneuve P, Angeles-Cano E (1979) Release of VIIIR:Ag and VIIIR:WF during thrombin and collagen induced aggregation. Thromb Res 15:415–425

Sussman II, Weiss HJ (1978) Dissociation of factor VIII in the presence of proteolytic inhibitors. Thromb Haemostas 40:316–325

Sutor AH, Bowie EJW, Owen CA Jr (1971a) A new method of demonstrating the effect of therapy in von Willebrand's disease. Mayo Clin Proc 46:345–346

Sutor AH, Bowie EJW, Thompson JH, Didisheim P, Mertens BF, Owen CA (1971b) Bleeding from standardized skin punctures: automated technic for recording time, intersity and pattern of bleeding. Am J Clin Pathol 55:541

Sutor AH, Pollmann H, Arends P, Schmitz-Huebner U, Balleisen L (1980) DDAVP-induzierte Veränderungen der primären Haemostase bei Patienten mit von Willebrand-Jürgens-Syndrom. In: Sutor AH (ed) DDAVP in bleeding disorders (1st Intern Sympos on DDAVP in bleeding disorders Münster 1979). Schattauer, Stuttgart New York, p 85

Switzer ME, McKee PA (1976) Studies on human antihemophilic factor. Evidence for a covalently linked subunit structure. J Clin Invest 57:925–937

Takahashi H (1980) Studies on the pathophysiology and treatment of von Willebrand's disease: IV. Mechanism of increased ristocetin-induced platelet aggregation in von Willebrand's disease. Thromb Res 19:857–867

Takahashi H (1981) Studies on the pathophysiology and treatment of von Willebrand's disease. V. Properties of factor VIII after DDAVP infusion in variant von Willebrand's disease. Thromb Res 21:357–365

Takahashi H (1984) Type IIb and platelet-type von Willebrand's disease. Heightened interaction between von Willebrand factor and platelets. Blood Vessel 15:111–127

Takahashi H, Sakuragawa N, Shibata A (1980) von Willebrand disease with an increased ristocetin-induced platelet aggregation and a qualitative abnormality of the factor VIII protein. Am J Hematol 8:299–308

Taylor J (1968) von Willebrand's disease in obstetrics and gynaecology. J Obstet Gynaecol Br Commonw 75:453

Telfer MC, Chediak J (1977) Factor VIII-related disorders and their relationship to pregnancy. J Reprod Med 19:211

Theiss W, Sauer E (1977) DDAVP: Alternative to replacement treatment in mild haemophilia A and von Willebrand-Jürgens syndrome. Dtsch Med Wochenschr 102:1769–1772

Theiss W, Schmidt G (1978) DDAVP in von Willebrand's disease: repeated administration and the behaviour of the bleeding time. Thromb Res 13:1119

Thomson C, Forbes CD, Prentice CRM (1973) Relationship of factor VIII to ristocetin induced platelet aggregation. Effect of heterologous and acquired factor VIII antibodies. Thromb Res 3:363

Tilsner V, Reuter H (1982) Nebenwirkungen der Faktor VIII-Substitution bei Patienten mit Hämophilie A. Münchner Med Wochenschr 124:553

Ts'ao CH, Green D, Schultz K (1976) Function and ultrastructure of platelets of neonates: enhanced ristocetin induced aggregation of neonatal platelets. Br J Haematol 32:225–233

Tschopp TB, Weiss HJ, Baumgartner HR (1974) Decreased adhesion of platelets to subendothelium in von Willebrand's disease. J Lab Clin Med 83:296–300

Tschopp TB, Baumgartner HR, Silberbauer K, Sinzinger H (1979) Platelet adhesion and platelet thrombosis formation on subendothelium of human arteries and veins exposed to flowing blood in vitro. A comparison with rabbit aorta. Haemostasis 8:19–29

Tuddenham EGD, Trabold NC, Collins JA, Hoyer LW (1979) The properties of factor VIII coagulant activity prepared by immunoadsorbent chromatography. J Lab Clin Med 93:40–53

Tuddenham EGD, Lazarchick J, Hoyer LW (1981) Synthesis and release of factor VIII by cultured human endothelial cells. Br J Haematol 47:617–626

Tuddenham EGD, Lane RS, Rotblat F et al. (1982) Response to infusions of polyelectrolyte fractionated human factor VIII concentrate in human haemophilia A and von Willebrand's disease. Br J Haematol 52:259–267

Turitto VT, Baumgartner HR (1983) Platelet adhesion. In: Harker LA, Zimmerman ThS (eds) Measurements of platelet function, methods in hematology, vol 8. Churchill Livingstone, Edinburgh London Melbourne New York, pp 46–63

Turitto V, Weiss H, Sussman I, Zimmerman T (1981) Factor VIII in vessel wall influences platelet interaction with subendothelium. Thromb Haemostas 46:199

Valente A, Volpe E, Gandini M, Buonanna G (1972) von Willebrand's disease: platelet nucleotide alterations in a case with a marked platelet adhesiveness and aggregation defects. Acta Haematol 47:182

Vehar GA, Davie EW (1980) Preparation and properties of bovine factor VIII (antihemophilic factor). Biochemistry 19:401–410

Veltkamp JJ, Tilburg NH von (1973) Detection of heterozygotes for recessive von Willebrand's disease by the assay of antihemophilic factor like antigen. N Engl J Med 289:882–885

Veltkamp JJ, Stevens P, Plas M van de et al. (1970) Production site of bleeding factor (acquired morbus von Willebrand). Thromb Diath Haemorrh 23:412

Vermylen J, Donati MD, Gaetano G de et al. (1973) Aggregation of human platelets by bovine or human factor VIII: role of carbohydrate side chains. Nature 244:167–168

Vermylen J, Gaetano G de, Donati MB et al. (1974) Platelet-aggregating activity in neuraminidase treated human cryoprezipitates: its correlation with factor VIII-related antigen. Br J Haematol 26:645–650

Vermylen J, Bottecchia D, Szpilman H (1976) Factor VIII and human platelet aggregation. III. Further studies on aggregation of human platelets by neuraminidase-treated human factor VIII. Br J Haematol 34:321–330

Vilhardt H, Åberg M, Nilsson IM (1980) Possible uses of DDAVP in coagulation disorders. In: Sutor AH (ed) DDAVP in bleeding disorders. (1st Intern Symposium on DDAVP in bleeding disorders, Münster 1979). Schattauer, Stuttgart New York, p 36

Voss H von (1982) Bestimmungsmethoden des Faktor VIII:RCF. In: Landbeck G, Marx R, Stolte HP (Hrsg) 11. Haemophilie Symp Hamburg 1980. Pharmazeutische Verlagsgesellschaft, München, S 81–90

Vukovich TH, Koller E, Doleschel W, Mayr WR (1980) Faktor VIII-Präparate unterschiedlicher Reinheit – Untersuchung physiko-chemischer Parameter. Wien Klin Wochenschr 92:385

Wagner DD, Marder VJ (1983) Biosynthesis of von Willebrand protein by human endothelial cells: Identification of a large precursor polypeptide chain. J Biol Chem 258:2065

Wahlberg TB, Blomback M, Ruggeri ZM (1983) Differences between heterozygous dominant and recessive von Willebrand's disease type I expressed by bleeding symptoms and combinations of factor VIII variables. Thromb Haemostas 50:864–868

Walker EH, Dormandy KM (1968) The management of pregnancy in von Willebrand's disease. J Obstet Gynaec Br Cwlth 75:459

Wall RT, Counts RB, Harker LA, Striker GE (1980) Binding and release of factor VIII/von Willebrand factor by human endothelial cells. Br J Haematol 46:287–298

Warrier AI, Lusher JM (1983) DDAVP a useful alternative to blood components in moderate haemophilia A and in von Willebrand's disease. J Pediatr 102:228

Wautier JL, Levy-Toledano S, Caen JP (1976) Acquired von Willebrand's syndrome and thrombopathy in a patient with chronic lymphocytic leukemia. Scand J Haematol 16:128

Weinger RS, Cimo PL, Moake JL et al. (1981) Type IIB von Willebrand's disease: Unusual response to cryoprecipitate infusion. Ann Intern Med 94:47–50

Weinstein M, Deykin D (1979) Comparison of factor VIII-related von Willebrand factor proteins prepared from human cryoprecipitate and factor VIII concentrate. Blood 53:1095–1105

Weinstein M, Chute L, Deykin D (1981) Analysis of factor VIII coagulant antigen in normal, thrombin-treated, and hemophilic plasma. Proc Natl Acad Sci USA 78:5137–5141

Weiss HJ (1974) Relation of von Willebrand factor to bleeding time. N Engl J Med 291:420

Weiss HJ (1975) Abnormalities of factor VIII and platelet aggregation – use of ristocetin in diagnosing the von Willebrand syndrome. Blood 45:403–412

Weiss HJ (1977) von Willebrand's disease. In: Williams WJ, Beutler E, Ersley EJ, Rundles RW (eds) Hematology. McGraw-Hill, New York, p 1434

Weiss HJ, Hoyer LW (1973) von Willebrand factor: Dissociation from antihemophilic factor procoagulant activity. Science 182:1149–1151

Weiss HJ, Kochwa S (1970) Molecular forms of antihaemophilic globulin in plasma, cryoprecipitate and after thrombin activation. Br J Haematol 18:89–100

Weiss HJ, Rogers J (1972) Correction of the platelet abnormality in von Willebrand's disease by cryoprecipitate. Am J Med 53:734

Weiss HJ, Phillips LL, Rosner W (1972) Separation of subunits of antihemophilic factor (AHR) by agarose gel chromatography. Thromb Diath Haemorrh 27:212–219

Weiss HJ, Hoyer LW, Rickles FR, Varma A, Rogers J (1973a) Quantitative assay of a plasma factor deficient in von Willebrand's disease that is necessary for platelet aggregation. Relationship to factor VIII procoagulant activity and antigen content. J Clin Invest 52:2708–2716

Weiss HJ, Rogers J, Brand H (1973b) Defective ristocetin-induced platelet aggregation in von Willebrand's disease and its correction by factor VIII. J Clin Invest 52:2697–2707

Weiss HJ, Tschopp TB, Baumgartner HR et al. (1974) Decreased adhesion of giant (Bernard-Soulier) platelets to subendothelium. Further implications on the role of the von Willebrand factor in hemostasis. Am J Med 57:920–925

Weiss HJ, Sussmann II, Hoyer LW (1977) Stabilization of factor VIII in plasma by the von Willebrand factor. J Clin Invest 60:390–404

Weiss HJ, Baumgartner HR, Tschopp TB et al. (1978a) Correction by factor VIII of the impaired platelet adhesion to subendothelium in von Willebrand's disease. Blood 51:267–279

Weiss HJ, Turitto VT, Baumgartner HR (1978b) Effect of shear rate on platelet interaction with subendothelium in citrated and native blood. I. Shear dependent decrease of adhesion in von Willebrand's disease and the Bernard-Soulier syndrome. J Lab Clin Med 92:750–764

Weiss HJ, Ball AP, Mannucci PM (1982a) Incidence of severe von Willebrand's disease. N Engl J Med 307:127 (letter)

Weiss HJ, Meyer D, Rabinowitz R et al. (1982b) Pseudo von Willebrand's disease: An intrinsic platelet defect with aggregation by unmodified human factor VIII/von Willebrand factor and enhanced adsorption of its high molecular weight multimers. N Engl J Med 306:326–333

WHO Expert Committee (1977) Methods for the detection of haemophilia carriers: A memorandum. Bull WHO 55:675

Willebrand EA von (1926) Hereditar pseudohamofili. Finska laeksaellsk handl 68:87–112

Willebrand EA von (1931) Ueber hereditaere Pseudohaemophilie. Acta Med Scand 76:521–550

Willebrand EA von, Jürgens R (1933a) Über eine neue Bluterkrankheit, die konstitutionelle Thrombopathie. Klin Wochenschr 12:414

Willebrand EA von, Jürgens R (1933b) Über ein neues und vererbbares Blutungsübel: Die konstitutionelle Thrombopathie. Dtsch Arch Klin Med 175:453

Winckelmann G, Böttcher D (1980) Die Ristocetin induzierte Plättchenaggregation in der Diagnostik des von Willebrand Syndroms. In: Voss H von, Göbel U (Hrsg) Praktische Anwendung der Thrombozytenfunktionsdiagnostik. Thieme, Stuttgart, S 151

Winckelmann G, Groh R, Schneider J, Huber P (1967) Schwangerschaft und Entbindung bei Patientinnen mit einem von Willebrand-Jürgens-Syndrom. Verhalten des Faktor VIII (antihämophilen Globulin). Dtsch Med Wochenschr 92:436

Zettervall O, Nilsson IM (1978) Acquired von Willebrand's disease caused by monoclonal antibody. Acta Med Scand 204:521

Zimmerman TS, Roberts JR (1980) Factor VIII-related antigen, In: Nakamura RM, Dito WR, Tucker ES III (eds) Immunoassays. Clinical laboratory techniques for the 1980s. Alan R Liss, New York

Zimmerman TS, Ruggeri ZM (1982) Von Willebrand's disease. Prog Hemost Thromb 6:203–236

Zimmerman TS, Ruggeri ZM (1983) Von Willebrand's disease. Clin Haematol 12:175–200

Zimmerman TS, Ratnoff OD, Powell AE (1971) Immunologic differentiation of classic hemophilia (factor VIII deficiency) and von Willebrand's disease. J Clin Invest 50:244–254

Zimmerman TS, Hoyer LW, Dickson L, Edgington TS (1975a) Determination of the von Willebrand's disease antigen (factor VIII-related antigen) in plasma by quantitative immunoelectrophoresis. J Lab Clin Med 86:152–159

Zimmerman TS, Roberts J, Edgington TS (1975b) Factor VIII-related antigen. Multiple molecular forms in human plasma. Proc Natl Acad Sci USA 72:5121–5125

Zimmerman TS, Abildgaard C, Meyer D (1979a) The factor VIII abnormality in severe von Willebrand's disease. N Engl J Med 301:1307–1310

Zimmerman TS, Voss R, Edgington TS (1979b) Carbohydrate of factor VIII/von Willebrand factor in von Willebrand's disease. J Clin Invest 64:1298–1302

Zimmerman TS, Roberts JR, Ruggeri ZM (1982) Factor VIII-related antigen: Characterization by electrophoretic techniques. In: Bloom AL (ed) The hemophilias, methods in hematology, vol 5. Churchill Livingstone, Edinburgh London Melbourne New York, pp 81–91

Zucker MB, Kim SJA, McPherson J, Grant RA (1977) Binding of factor VIII to platelets in the presence of ristocetin. Br J Haematol 35:535

Zucker MB, Broeckman MJ, Kaplan KL (1979) Factor VIII-related antigen in human blood platelets. Localization and release by thrombin and collagen. J Lab Clin Med 94:675–682

Zuzel M, Nilsson IM, Aberg M (1978) A method for measuring plasma ristocetin cofactor activity. Thromb Res 12:745–754

Andere angeborene Koagulopathien

E.F. MAMMEN

Mit 1 Abbildung und 9 Tabellen

A. Einleitung

Verglichen mit den beiden Hämophilieformen und dem von Willebrand-Jürgens-Syndrom handelt es sich bei den anderen angeborenen Koagulopathien um wesentlich seltener vorkommende Erkrankungen. Dennoch sind uns heute Störungen bekannt, die nicht nur jeden Gerinnungsfaktor betreffen, sondern auch das Antithrombin und die Plasmaproteine, die an der Fibrinolyse beteiligt sind. Für viele angeborene Koagulopathien sind zwei genetisch verschiedene Störungen gefunden worden: Eine Form ist durch die völlige Abwesenheit des Faktors im Plasma der Patienten charakterisiert, während im Plasma der zweiten Gruppe von Patienten der Faktor als Protein nachzuweisen ist, jedoch ist keine biologische Aktivität meßbar. Es handelt sich daher um genetisch abnormale Proteine. In einigen Fällen wird die Form mit dem abwesenden Protein als A-Form bezeichnet, während die genetisch abnorme Form, in Analogie zu den Dysproteinämien, als Dys-Form beschrieben ist. In einigen Fällen ist es bereits gelungen, den Defekt im abnormen Protein auf einen einzigen Aminosäurenaustausch an einer funktionell wichtigen Stelle zurückzuführen. Es ist anzunehmen, daß im Laufe der Zeit für jede einzelne angeborene Koagulopathie eine A- und eine Dys-Form gefunden werden wird. Wie bei den Hämoglobinopathien sind die abnormen Faktoren nach den Namen der Städte benannt, in denen die Patienten ansässig waren.

Nachfolgend sind nun die angeborenen Koagulopathien aus der Sicht einzelner Faktorengruppen beschrieben.

B. Fibrinogen und Faktor XIII

Für das Fibrinogenmolekül sind zwei angeborene Störungen bekannt, eine angeborene Hypo- oder Afibrinogenämie und eine angeborene Dysfibrinogenämie. Beide Störungen sind durch eine stark gestörte Fibrinbildung charakterisiert, wobei das klinische Erscheinungsbild in den meisten Fällen recht verschieden ist. Blutungen sind bei fast allen Patienten mit Afibrinogenämie beobachtet worden, während viele Patienten mit Hypofibrinogenämie und mit Dysfibrinogenämie keine hämorrhagischen Erscheinungen haben, insbesondere keine spontanen Blutungen (MAMMEN 1974).

Die spontane Blutungsneigung der afibrinogenämischen Patienten könnte primär auf einer gestörten Plättchenfunktion beruhen. Schon 1964 konnten Born und Cross (1964) nachweisen, daß Fibrinogen als Kofaktor für die Plättchenaggregation durch ADP dient; diese Beobachtung ist inzwischen auch von anderen Autoren gemacht worden (Mustard et al. 1978; Marguerie et al. 1979; Almagro et al. 1979; Peerschke et al. 1980). Unter dem Einfluß von ADP und Adrenalin werden offenbar spezifische Rezeptoren für Fibrinogen an der Plättchenoberfläche freigelegt (Marguerie et al. 1979; Bennett u. Vilaire 1979). Neuerdings konnte nachgewiesen werden, daß Glykoproteine IIb und IIIa an der Plättchenmembran Komplexe mit Fibrinogen bilden (Lee et al. 1981; Nachman u. Leung 1982). Hierauf beruht die Beobachtung, daß Plättchen von Patienten mit Typ I Thrombasthenie (Caen 1972) kein Fibrinogen binden (Bennett u. Vilaire 1979; Peerschke et al. 1980).

Eine gestörte Plättchenadhäsion und Plättchenaggregation mit ADP, Adrenalin und Thrombin bei Patienten mit Afibrinogenämie ist schon mehrfach beschrieben worden (s. Mammen 1974). Derartige Störungen sind bei hypofibrinogenämischen und dysfibrinogenämischen Patienten bislang nicht gefunden worden. Im Fall von Dysfibrinogenämien dürfte das Fibrinogen somit an die Plättchen gebunden werden, obwohl es kein Fibrin bilden kann. Die Bedeutung des Fibrinogens für die Plättchenaggregation durch Bakterien konnte auch an Patienten mit Afibrinogenämie beobachtet werden (Clawson u. White 1980; Clawson et al. 1980).

I. Afibrinogenämie

Seit der Beschreibung des ersten Falles von Afibrinogenämie durch Rabe und Solomon (1920) sind etwa 150 weitere Familien bekannt geworden (Mammen 1983). Kürzlich sind noch einige weitere Familien beschrieben worden (Elizondo et al. 1982; Galetti et al. 1983; Bello-Gonzalez et al. 1983; Elseed u. Karrar 1984). Das Krankheitsbild ist auch bei Hunden (Kammermann et al. 1971) und Ziegen (Brevkink et al. 1972) beobachtet worden. Die Hypofibrinogenämie wurde erstmals von Risak (1935) beobachtet und es sind insgesamt etwa 30 Familien mit dieser Fibrinogenstörung beschrieben worden (Mammen 1983). Wahrscheinlich handelt es sich bei der Hypofibrinogenämie um die heterozygote Form der Afibrinogenämie und nicht um ein eigenständiges Krankheitsbild.

Genetik. Im Gegensatz zu den beiden Hämophilien ist die angeborene Afibrinogenämie keine geschlechtsgebundene Erkrankung. Bei den bislang beschriebenen Familien wurden fast ebensoviele erkrankte Männer wie Frauen beobachtet. Der Erbgang ist vielfach als autosomal rezessiv beschrieben worden (Bommer et al. 1963a; Dube et al. 1970; Girolami et al. 1971a, 1981; Fried u. Kaufman 1980), wobei Girolami et al. (1981) kürzlich einen doppelten Erbgang festgestellt haben, autosomal rezessiv und autosomal intermediär. Der letzt genannte Erbgang soll bei 20% der Familien vorkommen. Obgleich heterozygote Patienten klinisch asymptomatisch sind, haben sie jedoch Fibrinogenspiegel im Plasma, die nur etwa die Hälfte der Normalwerte darstellen. Heterozygote Patienten sind also hypofibrinogenämisch. Da die Fibrinogenspiegel gewöhnlich bei über 100 mg/dl liegen, haben die Patienten keine Blutungen. In vielen Familien ist eine Konsanguinität der Eltern nachzuweisen.

Klinisches Bild. Die meisten homozygoten Patienten mit kongenitaler Afibrinogenämie haben milde, spontane hämorrhagische Diathesen, während heterozygote Patienten gewöhnlich nicht bluten. Wie oben ausgeführt, scheint eine gestörte Plättchenfunktion für die spontanen Blutungen verantwortlich zu sein. Bei einer Vielzahl von Patienten wurden Nabelschnurblutungen beobachtet (BOMMER et al. 1963b; GIROLAMI et al. 1971a); auch Meläna, Hämatemesis und andere Schleimhautblutungen scheinen das klinische Bild zu dominieren. Es kommt jedoch ebenfalls zu schweren posttraumatischen und -operativen Blutungen. Gelenkblutungen und andere Veränderungen des Skelettsystems (LAGIER et al. 1980; ZENNY et al. 1981; GUPTA u. GUPTA 1983) werden relativ selten beobachtet, kommen jedoch häufiger vor als bei den anderen noch zu besprechenden kongenitalen Gerinnungsstörungen (EGBRING et al. 1971). Mensesblutungen können verlängert sein (EGBRING et al. 1971), und verschiedene Patienten sind an Hirnblutungen gestorben (MONTGOMERY u. NATELSON 1977). Eine Patientin mit Hypofibrinogenämie hatte mehrfach abruptio placentae während ihrer Schwangerschaften (NESS et al. 1983). Paradoxerweise sind auch Patienten mit Afibrinogenämie und tödlichen Lungenembolien (INGRAM et al. 1966), sowie arteriellen Verschlüssen (CAEN et al. 1964) beschrieben worden. Post mortem fand sich kein Fibrin in den primären Thromben und in den Emboli. Morphologisch bestanden diese Thromben aus Plättchen und anderen zellulären Elementen.

Laboratoriumsdiagnose. Blut und Plasma von Patienten mit Afibrinogenämie sind durchweg ungerinnbar, da das Substrat zur Fibrinbildung fehlt. Somit sind Vollblutgerinnungszeiten und Plasmagerinnungszeiten, wie Rekalzifizierungszeit, partielle Thromboplastinzeit, Prothrombinzeit, Reptilasezeit, Thrombinzeit und andere Tests, nicht meßbar. Die Zugabe von Normalplasma oder gereinigtem Fibrinogen normalisiert jedoch die verlängerten Gerinnungszeiten. Der Prothrombinverbrauch ist für gewöhnlich normal. In einigen Fällen wurden leicht verringerte Prothrombinspiegel (BOMMER et al. 1963b; MANIOS et al. 1968) und gering erniedrigte Faktor-VII- und VIII-Spiegel (BURGSTEDT u. MARX 1956; HELMS 1959) beschrieben.

Bei einer Anzahl von Patienten mit Afibrinogenämie wurden leicht erniedrigte Plättchenzahlen ermittelt (BOMMER et al. 1963b; EGBRING et al. 1971; YAMAGATA et al. 1968). Rumpel-Leede-Tests sind normalerweise negativ. Verlängerte Blutungszeiten sind jedoch bei 30–40% aller beschriebenen Fälle diagnostiziert worden (s. MAMMEN 1974). Die Ursache hierfür dürfte in der abnormen Plättchenadhäsion und -aggregation liegen, die oben ausführlich beschrieben wurde.

Die letztliche Diagnose und besonders die Differentialdiagnose zur Hypofibrinogenämie und Dysfibrinogenämie erfolgt durch quantitative Fibrinogenbestimmungen im Plasma. Bei der Afibrinogenämie kann kein gerinnbares Fibrinogen gemessen werden. Auch immunologische Methoden zur Fibrinogenbestimmung ergeben negative Werte. Befunde mit Präzipitationsmethoden, bei denen das Protein aus dem Plasma gefällt und dann quantitativ bestimmt wird, sind ebenfalls negativ. Manchmal lassen sich im Plasma geringe Spuren immunologisch messen (Uzan et al. 1984).

Bei heterozygoten Patienten findet sich gerinnbares Fibrinogen im Plasma, dessen Menge gewöhnlich etwa der Hälfte des normal zu erwartenden Spiegels entspricht und über 100 mg/dl beträgt. Die immunologischen Methoden ergeben vergleichbare Werte, so daß das Verhältnis von gerinnbarem Protein und immunologisch meßbarem Protein etwa gleich ist. Dieses steht im Gegensatz zur Dysfibrinogenämie, wo immer wesentlich höhere Fibrinogenspiegel mit immunologischen Methoden nachweisbar sind. Der mit immunologischen Methoden bestimmte Plasmaproteinspiegel ist gewöhnlich normal, wie später ausgeführt wird.

Behandlung. Blutungen bei Patienten mit Afibrinogenämie können nicht nur mit Vollblut und Plasma behandelt werden, sondern besser noch mit Kryopräzipitat (Bove 1978; Ness u. Perkins 1979), Cohn-Fraktion I oder – wo erhältlich – mit gereinigten Fibrinogenpräparaten. Ness und Perkins (1979) haben gefunden, daß eine Kryopräzipitateinheit etwa 250 mg Fibrinogen enthält. Wenn Vollblut verwendet wird, sollte es nicht älter als 5 Tage sein (Johnson u. Greenwalt 1965). Die Hämostase wird offenbar bereits normalisiert, wenn die Fibrinogenspiegel zwischen 50 und 100 mg/dl Plasma liegen (Salzman u. Britten 1965; Mason u. Ingram 1971). Dadurch, daß Fibrinogen in vivo eine Halbwertszeit von 3–5 Tagen hat, brauchen die Injektionen nicht so häufig zu erfolgen wie bei Hämophilie A (Gitlin u. Borges 1953; Mason u. Ingram 1971; Tytgat et al. 1972). Es ist jedoch ratsam, die zu administrierende Menge Fibrinogen vor der Infusion zu kalkulieren, sie dann zu infundieren und danach den Fibrinogenspiegel zu bestimmen. Egbring et al. (1971) haben die Beobachtungen gemacht, daß Patienten lange nach der Fibrinogeninfusion keine Blutungserscheinungen haben, daß die Zeitspanne bei weitem die Halbwertszeit des Fibrinogens in vivo überschreitet, und daß keine Blutungen auftreten, selbst wenn die Plasmafibrinogenspiegel schon wieder auf Spuren abgefallen sind.

Die Infusion von Fibrinogenpräparaten kann zu allergischen Reaktionen führen (Egbring et al. 1971) und – in seltenen Fällen – auch zur Bildung von Fibrinogenantikörpern (Brönnimann 1954; De Vries et al. 1961). Bemerkenswert ist auch, daß die Patienten mit Afibrinogenämie, die tödliche Lungenembolien erlitten, vor den Embolien Fibrinogeninfusionen erhalten hatten (Vries et al. 1961; Ingram et al. 1966). Bei einem Patienten sollen orale Kontrazeptiva möglicherweise einen Einfluß gehabt haben (Mackinnon u. Fekete 1971).

Das für die Klinik bedeutendste Problem stellt jedoch die Hepatitisübertragung dar, die trotz sorgfältigster Untersuchungen und Tests noch nicht ganz zu vermeiden ist (Gerety et al. 1980). Die Gefahr der Hepatitisübertragung dürfte bei der Verwendung von Kryopräzipitaten wesentlich geringer sein als bei anderen Blutfraktionen, die aus einer Vielzahl von verschiedenen Plasmen gewonnen werden. Die Hepatitisgefahr wurde bei Verwendung von Fibrinogenpräparaten auf 25% geschätzt, unter Umständen sogar auf 75% (Bove 1978; Ness u. Perkins 1979). Aus diesem Grunde sind Fibrinogenpräparate in den Vereinigten Staaten für therapeutische Zwecke nicht länger zugelassen.

II. Dysfibrinogenämie

Patienten mit Dysfibrinogenämie haben abnorme Fibrinogenmoleküle. Diese Erkrankung wurde zum ersten Mal von IMPERATO und DETTORI (1958) beschrieben. Die Patientin hatte nicht nur eine Dysfibrinogenämie, sondern auch eine Hypofibrinogenämie. In den letzten Jahren sind mindestens 107 zusätzliche Patientenfamilien beschrieben worden, die in Tabelle 1 zusammengestellt sind. Wie daraus hervorgeht, haben viele Patienten mit Dysfibrinogenämie keine Blutungsneigungen; im Gegenteil, einige leiden sogar an thromboembolischen Erkrankungen. Die meisten Patienten wurden durch Zufall entdeckt, indem Routineuntersuchungen – gewöhnlich präoperativ – verlängerte Gerinnungszeiten des Plasmas ergaben. Dem Vorschlag von BECK (1964, 1968) folgend werden die abnormen Fibrinogenmoleküle nach dem Namen der Stadt benannt, in der die Erkrankung zuerst entdeckt wurde. Dieses Krankheitsbild ist in den letzten Jahren vielfach in Übersichtsarbeiten beschrieben worden (MÉNACHÉ 1973, 1981; MAMMEN 1974, 1976, 1983; RATNOFF u. FORMAN 1976; MARDER 1976; MORSE 1978, 1980; BECK 1979, 1982).

Die Beschreibung einiger Familien ist dadurch erschwert, daß bislang die Information nur im Abstraktformat vorliegt. Dieses betrifft besonders die in den Jahren 1979 bis 1984 beschriebenen Patienten. Aus diesem Grunde ist es auch möglich, daß Tabelle 1 nicht unbedingt vollständig ist.

Genetik. Die angeborene Dysfibrinogenämie ist eine autosomal dominant vererbte Erkrankung, die beide Geschlechter fast gleichmäßig betrifft. In der

Tabelle 1. Dysfibrinogenämien, 1958–1984

Name	Jahr	Autoren	Blutungen	Thrombosen	Gestörte Wundheilung
Parma	1958	IMPERATO u. DETTORI	+	–	–
Vancouver	1963	HASSELBACK et al.	+	–	–
Paris I	1963	MÉNACHÉ (1963, 1964)	–	–	+
Baltimore I	1965	BECK et al.	(+)	+	–
Zürich I	1965	FELTEN et al.	–	–	–
Cleveland I	1967	FORMAN et al. (1967, 1968)	–	–	+
Oslo I	1967	EGEBERG	–	+	–
Detroit	1968	BLOMBÄCK et al. MAMMEN et al. (1969)	+	–	–
Paris II	1968	SAMAMA et al. (1968, 1969)	–	(+)	–
St. Louis	1968	SHERMAN et al. (1968, 1972)	+	–	–
Oklahoma	1968	HAMPTON HAMPTON u. MORTON (1970)	+	–	+
Zürich II	1970	FUNCK u. STRAUB	–	–	–
Louvain	1970	VERSTRAETE; VERHAEGHE et al. (1974)	–	–	–
Los Angeles	1970	ZIETZ u. SCOTT	–	–	–
Bethesda I	1970	GRALNICK et al. (1970, 1971)	+	–	–
Istanbul	1970	ULUTIN u. ULUTIN	+	–	–
Amsterdam	1971	JANSSEN u. VREEKEN	–	–	–

Tabelle 1. (Fortsetzung)

Name	Jahr	Autoren	Blu-tungen	Throm-bosen	Gestörte Wund-heilung
Nancy	1971	Streiff et al.	−	−	−
Wiesbaden	1971	Winckelmann et al. (1971, 1973)	+	(+)	−
Troyes	1971	Soria et al. (1971, 1972)	−	−	−
Metz	1971	Soria et al. (1971, 1972, 1982)	+	−	−
Giessen I	1971	Krause et al. (1971, 1973)	+	−	−
Bethesda II	1972	Gralnick et al. (1972, 1973)	−	−	−
Geneva	1972	Aguercif et al.	+	−	−
Montreal I	1972	Lacombe et al. (1972, 1973)	−	−	−
Lille	1972	Denninger et al. (1972, 1978)	−	−	−
Alba/Geneva	1972	Aguercif et al.	+	−	−
Philadelphia	1972	Martinez et al. (1972, 1974)	+	−	−
Vienna	1973	Thaler et al. (1973, 1976)	+	−	−
Iowa City	1973	Jacobsen u. Hoak	−	−	−
Cleveland II	1973	Ratnoff u. Bennett; Crum et al. (1974)	+	−	−
Aarau	1973	Beck (1979)	−	−	−
Valencia	1974b	Aznar et al.	+	−	−
Paris III	1974	Soria u. Soria	−	−	−
Manila	1974	Wohl u. Bradley	−	−	−
New York I	1975	Mondhiry et al.	−	(+)	−
Giessen II	1975	Krause et al.	+	−	−
Montreal II	1975	D'Angelo et al.	+	−	−
Buenos Aires I	1975	Buraschi et al.	+	−	+
Chapel Hill I	1975	McDonagh et al. (1975, 1980)	+	−	−
Caracas	1975	Bosch u. Arocha-Pinango, Bosch et al. (1977)	+	−	+
Boulogne	1975	Soria et al. (1975a)	−	−	−
Clermont-Ferrant	1975	Soria et al. (1975b)	?	?	?
Tokyo I	1975	Samori et al.	−	−	−
Mitaka	1976	Muraki et al.	−	+	−
Montreal III	1976	Laurin u. Capet-Antonini	?	?	?
Saint Mande I	1976	Thabaut et al.	?	?	?
Saint Mande II	1976	Thabaut et al.	?	?	?
Marburg	1977	Fuchs et al.	+	+	−
Hannover	1977	Barthels u. Sandvoss	(+)	−	−
Seattle I	1977	Branson et al. (1977, 1983)	−	−	−
Charlottesville	1977	Laugen u. Bithell (1977, 1984)	−	+	−
Oslo II	1977	Godal et al. (1977, 1978)	−	−	−
New Orleans I	1977	Beltran et al.; Andes et al. (1982)	+	−	−
Giessen III	1977	Matthias et al.	−	−	−
Chapel Hill II	1977	Carr et al. (1977, 1979)	−	−	−
Paris IV	1978	Amsellem et al.	+	−	−
Buenos Aires II	1978	Amsellem et al.	+	−	−
London I	1978	Lane et al. (1978, 1979, 1980)	−	−	−
Quebec I	1978	Jobin et al.	−	−	−
Quebec II	1978	Jobin et al.	+	−	−
Bern I	1978	Fliedner et al.; Rupp et al. (1981)	−	−	−
Houston	1978	Conlon et al.; Weinger et al. (1980a)	+	−	−

Tabelle 1. (Fortsetzung)

Name	Jahr	Autoren	Blu-tungen	Throm-bosen	Gestörte Wund-heilung
Mexico D.F.	1978	GONZALES et al.	−	−	−
Pontoise	1978	SORIA et al.	?	?	?
Bethesda III	1979	GRALNICK et al.	+	−	−
Puerto Rico	1979	OWEN et al.	+	−	−
Freiburg	1979	BÖTTCHER et al.	+	−	−
Nagoya	1979	TAKAMATSU et al.	−	−	−
Newark	1979	STEIN et al.	+	−	−
Logrono	1979	FERNANDEZ et al.	?	?	?
Homburg	1979	DUMITRESCU et al.	−	−	−
Manchester	1979	CHAVIN et al.; LANE et al. (1980, 1983)	−	−	−
New York II	1979	LIU et al.	?	?	?
Copenhagen I	1979	HANSEN u. CLEMMENSEN; HANSEN et al. (1980)	−	+	−
Frankfurt I	1979	SCHARRER et al.	+	−	−
Frankfurt II	1979	SCHARRER et al.	+	−	−
Versailles	1979	VOINESSON u. SALAÜN	−	−	−
Naples	1979	QUATTRONE et al.	−	+	−
Munich	1980	HENSCHEN u. SOUTHAN	+	−	−
Petoskey	1980	HIGGINS et al. (1980, 1982a)	−	−	−
Marseille	1980	SORIA et al.	−	−	−
Haifa	1981	SORIA et al. BROOK et al. (1983)	−	+	−
Chicago	1981	PAPP et al.	−	+	−
Genova	1981	HASSAN et al. (1981, 1982)	−	−	−
Bondy	1981	JANDROT-PERRUS et al.	+	−	−
Haarlem I	1981	HENSEN et al.	−	−	−
Haarlem II	1981	HENSEN et al.	−	−	−
Grand Rapids	1982	HIGGINS et al. (1982b)	−	−	−
London II	1982	LANE et al. (1982a)	−	−	−
London III	1982	LANE et al. (1982b)	−	−	−
Sydney I	1982	LANE et al. (1982b)			
New Orleans II	1982	ANDES	−	+	−
White Marsh	1983	QURESHI et al.	−	−	−
Orleans	1983	VAUGIER et al.	+	−	−
Paris V (Dusard)	1983	SORIA et al. (1983a); LIJNEN et al. (1984)	−	+	−
Bern II	1983	RUPP et al. (1983a)	−	−	−
Schwarzach	1983	HENSCHEN et al.	?	?	?
Toyko II	1983	MATSUDA et al.	−	−	−
Baltimore II	1983	EBERT u. BELL	−	−	−
Milano I	1983	RUPP et al. (1983b)	−	−	−
Aarhus	1983	STENBJERG et al.	?	?	?
Milano II	1983	HAVERKATE et al.	−	+	−
Adelaide	1984	EXNER et al.	(+)	−	−
Copenhagen II	1984	SANDBJERG HANSEN u. SCHOUSBOE	−	+	−
Grenoble	1984	POLACK et al.	−	−	−
Ales	1984	SORIA et al.	?	?	?
Seattle II	1985	SCHREIBER u. SCHMER	−	−	−

Mehrzahl der in Tabelle 1 beschriebenen Fälle waren auch andere Familienmitglieder betroffen. Im Fall von Fibrinogen Detroit (Mammen et al. 1969) konnte eindeutig nachgewiesen werden, daß homozygote Patienten ausschließlich abnorme Fibrinogenmoleküle synthetisieren, während heterozygote Patienten zur Hälfte normale und zur Hälfte abnorme Moleküle haben. Im Gegensatz zur Afibrinogenämie findet sich bei der Dysfibrinogenämie nur sehr selten Konsanguinität der Eltern.

Klinisches Bild. Während Patienten mit Afibrinogenämie durchweg – wie oben ausgeführt wurde – an einer hämorrhagischen Diathese leiden, ist dies bei der Dysfibrinogenämie nicht der Fall. Wie aus Tabelle 1 erkenntlich wird, hatten nur 37 der beschriebenen Fälle Blutungen, während 61 Patienten nicht bluteten. In 10 Fällen wurden keine entsprechenden Angaben gemacht. Nur wenige Patienten hatten schwere Blutungen, bei den meisten waren die hämorrhagischen Erscheinungen mild. Hämatome und verlängerte Blutungen nach Trauma scheinen am häufigsten aufzutreten. Nabelschnurblutungen sind, im Gegensatz zur Afibrinogenämie, nur sehr selten beschrieben worden. Einige Patienten hatten schwere Menstrualblutungen. Im Fall von Fibrinogen St. Louis könnten die Blutungen durch die konkomitant vorliegende Hämophilie A bedingt sein. Als Erklärung für das seltene, oder wenn, dann nur milde Auftreten von Blutungen bei Patienten mit Dysfibrinogenämie könnte neben der gestörten Plättchenfunktion die in den meisten Fällen vorliegende Heterozygotie dienen.

Sechzehn Familien mit Dysfibrinogenämie hatten thromboembolische Erscheinungen, sowohl venös als auch arteriell (Tabelle 1), während drei dieser zehn Fälle Blutungen *und* thromboembolische Erscheinungen hatten (Fibrinogen Baltimore I, Wiesbaden, Marburg).

Fünf der berichteten Fälle hatten eine gestörte, verlängerte Wundheilung (Tabelle 1).

Alle anderen Patienten mit abnormem Fibrinogen waren klinisch asymptomatisch.

Laboratoriumsdiagnose. Eine Dysfibrinogenämie sollte immer dann differentialdiagnostisch in Erwägung gezogen werden, wenn eine gestörte Fibrinogenumwandlung in Fibrin gefunden wird. Homozygote Patienten haben stark verlängerte, z.T. unmeßbare Vollblut- und Plasmagerinnungszeiten. Bei heterozygoten Patienten dagegen können Vollblut- und einige Plasmagerinnungszeiten, wie partielle Thromboplastin- und Prothrombinzeit, normal sein. Bei diesen ist jedoch die Thrombinzeit stark verlängert. Diese war in fast allen in Tabelle 1 beschriebenen Fällen abnormal, außer bei Fibrinogen Oklahoma (Hampton u. Morton 1970), Fibrinogen Oslo I (Egeberg 1967), und Fibrinogen Tokio I (Samori et al. 1975). Fibrinogen Oslo I ist durch eine beschleunigte Fibrinogenumwandlung charakterisiert. Klinisch hatte die Patientin Thrombosen.

Bei dem Fibrinogen Oklahoma dagegen liegt die funktionelle Störung in der Stabilisierungsphase der Fibrinbildung, wie später ausgeführt werden wird. Dabei ist die eigentliche Fibrinbildung, also die proteolytische Phase und die Polymerisationsphase, nicht gestört, und man findet daher normale Vollblut- und Plasmagerinnungsteste.

Selbst wenn das Fibrinogen aus Plasma isoliert wird, kann es nur sehr verzögert mit Thrombin in Fibrin umgewandelt werden. Diese Beobachtung wies schon sehr früh darauf hin, daß der Gerinnungsdefekt nicht im Plasma, sondern im Fibrinogen zu suchen sei. In fast allen Fällen, in denen Thrombinzeiten bestimmt wurden, war auch die Reptilasezeit verlängert. Eine Ausnahme scheint Fibrinogen Houston zu bilden (WEINGER et al. 1980a). Bei diesem Patienten war die Thrombinzeit verlängert, die Reptilasezeit war jedoch normal.

Bei einigen Patienten, wie z.B. mit Fibrinogen Paris I und II, Cleveland I, Bethesda I und II, Iowa City und Giessen I, wurde die Thrombinzeit durch die Zugabe von mehr Thrombin verkürzt, während z.B. für Fibrinogen Detroit und Metz dieser Befund nicht erhoben werden konnte. Ähnliche Beobachtungen wurden für die Zugabe von Kalziumchlorid gemacht; in einigen Fällen wurde die Thrombinzeit verkürzt, in anderen nicht. Auch die Mischung von Patienten- mit Normalplasma ergab widersprechende Ergebnisse. In einigen Fällen verblieb die Thrombinzeit verlängert, während sie in anderen Fällen verkürzt wurde. Im ersteren Fall scheint das abnorme Fibrinogen eine hemmende Funktion auf die Umwandlung von normalem Fibrinogen in Fibrin auszuüben. Dies könnte erklären, warum *einige* heterozygote Patienten leicht verlängerte Plasmagerinnungszeiten haben.

Die Gerinnbarkeit einiger Fibrinogene wurde nach Zugabe von Protaminsulfat, einem stark positiv geladenen Molekül, geprüft. In vielen Fällen wurde die Thrombinzeit verkürzt (Fibrinogen Zürich I, St. Louis, Los Angeles, Amsterdam, Iowa City, Marburg, Seattle). Dies könnte andeuten, daß durch eine Neutralisierung der negativen Ladung eine Strukturänderung des Fibrinogenmoleküls hervorgerufen wird, die dann zu einer besseren Polymerisierung führen kann (MORSE 1978).

In einigen Fällen wurde auch der Einfluß von Plasmin auf das abnorme Fibrinogen untersucht. Einige Moleküle wurden langsamer proteolysiert (Fibrinogen Giessen I und II, Tokio I), während Fibrinogen Valencia einer schnelleren Proteolyse unterlag.

Die Ergebnisse aller anderen gebräuchlichen Laboratoriumsteste, wie Blutungszeiten, Plättchenfunktion, Gerinnungsfaktoren, Prothrombinverbrauch und Teste, die die Fibrinolyse erfassen, sind bei Patienten mit Dysfibrinogenämie normal. Die Ausnahmen sind Fibrinogen St. Louis (SHERMAN et al. 1968, 1972) und Fibrinogen Puerto Rico (OWEN et al. 1979). Der Patient mit Fibrinogen St. Louis hat auch noch eine Hämophilie A, während in der Familie mit Fibrinogen Puerto Rico Dysfibrinogenämie und von Willebrand-Jürgens-Syndrom kombiniert sind. In einzelnen Fällen können die Teste auch das Vorliegen eines zirkulierenden Inhibitors vortäuschen (Fibrinogen Houston) (WEINGER et al. 1980a).

Die endgültige Laboratoriumsdiagnose kann durch Fibrinogenbestimmungen gemacht werden. Homozygote Patienten haben kein gerinnbares Protein, während eine Fibrinogenbestimmung mittels immunologischer Methoden durchweg normale Werte ergibt. Auch mit Präzipitationsmethoden, in denen das Fibrinogen zunächst aus Plasmen gefällt wird und dann quantitativ als Protein gemessen wird, ergeben sich durchweg normale Werte. Bei heterozygoten

Tabelle 2. Fibrinogenspiegel (mg/dl) im Plasma der Patienten mit Fibrinogen Detroit

Patient	Gerinnbares Fibrinogen	Präzipitierbares Protein	Immunologische Bestimmung
Normal	200–400	250–350	600–900
PH [a]	0	300	960
MH [a]	0	296	600
EH [b]	124	312	720
SH [b]	96	247	880
AH [b]	87	235	670

[a] Homozygot   [b] Heterozygot

Patienten dagegen findet sich vielfach $^1/_2$ soviel gerinnbares Fibrinogen wie präzipitierbares oder immunologisch nachweisbares Fibrinogenprotein, wie aus Tabelle 2 erkenntlich ist.

Es sind jedoch einige Fälle von Dysfibrinogenämie beschrieben worden, in denen zusätzlich eine Hypofibrinogenämie vorlag (Fibrinogen Parma, Vancouver, Philadelphia, Bethesda II, Bethesda III, Giessen II, Puerto Rico, Chapel Hill I, Valencia, Freiburg, New York I, Louvain, Mitaki, Bern I, Baltimore II, Adelaide). Interessanterweise hatten alle Patienten eine hämorrhagische Diathese. Die Infusion von autologem Fibrinogen ergab eine normale Halbwertszeit bei Patienten mit Fibrinogen Bethesda II und Chapel Hill I, während bei Patienten mit Fibrinogen Bethesda III und Philadelphia die Halbwertszeit verkürzt war. Die Infusion von homologem Fibrinogen ergab dagegen in allen vier Fällen normale Werte.

Molekulare Charakterisierung der abnormen Fibrinogene. Die physikalisch-chemischen Eigenschaften der abnormen Fibrinogene wurden in vielen Fällen ausgiebig untersucht. Dabei fanden sich recht unterschiedliche Eigenschaften.

Immunelektrophoretisch waren viele der in Tabelle 1 aufgestellten Fibrinogene nicht von Normalfibrinogen zu unterscheiden. 17 Fibrinogene zeigten jedoch im elektrischen Feld eine schnellere Wanderung, während Fibrinogen Detroit, Amsterdam und Metz langsamer wanderten. Die Signifikanz dieser Beobachtung bleibt bislang unklar. Fibrinogen Cleveland I bestand elektrophoretisch aus zwei Teilen mit unterschiedlicher Wanderungsgeschwindigkeit (Forman et al. 1968).

In einigen Fällen wurde das Fibrinogen in seine drei Ketten getrennt und dann die Ketten elektrophoretisch untersucht. Auch hierbei ergaben sich nur selten abnorme Befunde. Nur Fibrinogen Metz und Montreal zeigten eine veränderte Wanderung der α-Ketten, während Fibrinogen Bern I eine Anomalität in der γ-Kette zeigte.

In den Fällen, wo das Fibrinogen aus Plasma isoliert wurde, fanden sich keine ungewöhnlichen Eigenschaften, und auch Molekulargewichtsbestimmungen ergaben keine Änderungen im Vergleich zu normalem Fibrinogen. Die Bestimmung der endständigen Aminosäuren ergab ebenfalls bislang zu erwartende Daten.

Veränderungen wurden jedoch in der Kohlehydratzusammensetzung einiger Fibrinogene gefunden (s. MAMMEN 1974). Die physiologische Bedeutung dieser Beobachtung bleibt ebenfalls bislang unklar.

Einige Autoren untersuchten die Fibrinstruktur der abnormen Fibrinogene mittels Elektronenmikroskopie und fanden zum Teil erhebliche Abweichungen von der normalen Struktur (Fibrinogen Baltimore I, Paris I, Los Angeles, Giessen I, Cleveland II). Diese Beobachtungen dürften die gestörte Polymerisation der Fibrinmonomere wiederspiegeln.

Funktionsmäßig kann die Umwandlung von Fibrinogen in Fibrin in drei Phasen aufgeteilt werden: eine proteolytische Phase, eine Polymerisationsphase und eine Stabilisierungsphase. In Analogie zu dieser Aufteilung können die Funktionsstörungen der Dysfibrinogenämien auch in drei Untergruppen aufgeteilt werden. Die proteolytische Phase wird durch Thrombin eingeleitet, indem die Fibrinopeptide A vom N-Terminus der zwei identischen Aα-Ketten und die Fibrinopeptide B vom N-Terminus der beiden Bβ-Ketten abgespalten werden. Hierdurch entstehen die sogenannten Fibrinmonomere. Während der nachfolgenden Polymerisationsphase fügen sich diese Monomere spontan End-zu-End und Seit-zu-Seit aneinander. Hierdurch kommt es zur eigentlichen Fibrinbildung. Das so gebildete Fibrin wird nun stabilisiert (Stabilisationsphase), indem das Enzym Faktor XIIIa in Gegenwart von Kalziumionen kovalente Bindungen zwischen ε-Aminogruppen von Lysin („donor" Gruppe) und γ-Amidgruppen von Glyzin („acceptor" Gruppe) an den α-Ketten und den γ-Ketten katalysiert (Einzelheiten siehe FINLAYSON 1974; MURANO 1974, 1980; JACKSON u. NEMERSON 1980; DOOLITTLE 1981).

In Tabelle 3 sind die funktionellen Störungen der Dysfibrinogene zusammengestellt. Bei den im Vergleich zu Tabelle 1 nicht erwähnten Fibrinogenen lagen keine entsprechenden Angaben vor. Von den 84 bislang untersuchten abnormen Fibrinogenen sind 28 durch eine gestörte Freisetzung der Fibrinopeptide durch Thrombin gekennzeichnet. Dabei kann nicht nur die Freisetzung selbst gestört sein, sondern auch die Geschwindigkeit, mit der die Peptide abgetrennt werden. Die meisten davon haben eine verzögerte Fibrinopeptid-A-Freisetzung. Nur die Fibrinogene Detroit, Seattle I, Pontoise und Baltimore II haben eine verzögerte Fibrinopeptid-B-Abtrennung, wobei der Defekt im Fibrinogen Detroit nicht direkt in der Bβ-Kette liegt. Fibrinogen Bethesda I, New York I, Charlottesville und Bondy haben eine Störung in der Freisetzung beider Fibrinopeptide.

Eine weitere Vielzahl von abnormen Fibrinogenen ist durch eine gestörte Polymerisation der Fibrinmonomere gekennzeichnet. In diesen Fällen erfolgt die Abspaltung der Fibrinopeptide normal. Einige Fibrinogene (Paris I, Oklahoma, Tokio I, New Orleans I, Petoskey, Houston) zeigten eine abnorme Stabilisierung der polymerisierten Fibrinmonomere, wobei der Primärdefekt im Fibrinogen Petoskey in der proteolytischen Phase liegt.

In einigen Fällen konnte die gestörte Proteolyse der Peptide auf den Austausch einer bestimmten Aminosäure zurückgeführt werden (Tabelle 4). Wenn das Fibrinopeptid A durch Thrombin von der Aα-Kette abgelöst wird, wird diese zwischen den Positionen 16 und 17 gespalten. Dort findet sich Arginin in Position 16 und Glykokoll in Position 17. Die ersten 16 Aminosäuren bilden dann das Fibrinopeptid A, und Glykokoll in Position 17 wird vorübergehend

Tabelle 3. Funktionelle Störung der Dysfibrinogene

	Proteo-lytische Phase	Polymeri-sations-phase	Stabili-sierungs-phase		Proteo-lytische Phase	Polymeri-sations-phase	Stabili-sierungs-phase
Paris I		+		Chapel Hill II		+	
Baltimore I	+ (A)			Paris IV		+	
Zürich I		+		Buenos Aires II		+	
Cleveland I		+		London I		+	
Detroit	+ (B)			Quebec I		+	
Paris II		+		Quebec II	+		
St. Louis		+		Bern I		+	
Oklahoma			+	Houston		+	
Zürich II		+		Pontoise	+ (B)		
Louvain		+		Bethesda II		+	
Los Angeles		+		Freiburg	+ (A)		
Bethesda I	+ (A u. B)			Nagoya		+	
Amsterdam		+		Logrono		+	
Nancy		+		Homburg		+	
Wiesbaden		+		Manchester	+ (A)		
Troyes		+		New York II	+		
Metz	+ (A)			Copenhagen I	+ (A)		
Giessen I	+ (A)			Versailles		+	
Bethesda II		+		Petoskey	+ (A)		
Montreal I		+		Marseille		+	
Lille	+ (A)			Haifa		+	
Iowa City		+		Genova		+	
Cleveland II	+ (A)			Bondy	+ (A u. B)		
Philadelphia		+		Haarlem I		+	
Valencia		+		Grand Rapids	+ (A)		
Paris III		+		London II		+	
Manila		+		London III	+		
New York I	+ (A u. B)			Sydney I	+		
Giessen II		+		White Marsh	+ (A)		
Montreal II		+		Orleans	+		
Buenos Aires I		+		Paris V (Dusard)		+	
Chapel Hill I		+		Bern II	+ (A)		
Caracas		+		Schwarzach	+ (A)		
Boulogne		+		Tokyo II		+	
Clermont-Ferrand		+		Baltimore II	+ (B)		
Tokyo I			+	Milano I		+	
Marburg		+		Aarhus		+	
Seattle	+ (B)			Adelaide	+		
Charlottesville	+ (A u. B)			Copenhagen II		+	
Oslo II		+		Grenoble		+	
New Orleans I	+ (A)			Ales		+	
Giessen III		+		Seattle II	+ (A)		

die neue N-terminale Aminosäure der α-Kette der Fibrinmonomere. Henschen und Mitarbeiter (1981a, b, 1983) haben bei drei abnormen Fibrinogenen eine Substitution des Arginins in Position 16 durch Cystein gefunden (Fibrinogene Metz, Zürich II, Schwarzach). Die gleiche Aminosäure ist in den Fibrinogenen Manchester und Petoskey durch Histidin ersetzt. Da Thrombin spezifisch nur

Tabelle 4. Aminosäurenaustausch in abnormem Fibrinogen

Normal–Fibrinogen

1	2	3	4	5	6	7	8	9	10	11	12	13	14	15	16
Ala–	Asp–	Ser–	Gly–	Glu–	Gly–	Asp–	Phe–	Leu–	Ala–	Glu–	Gly–	Gly–	Gly–	Val–	Arg–

17	18	19	20	21	22	23	24	25	26	27	28	29	30	31	32
Gly–	Pro–	Arg–	Val–	Val–	Glu–	Arg–	His–	Gln–	Ser–	Ala–	Cys–	Lys–	Asp–	Ser–	Asp–

Fibrinogen Metz, Zürich II, Schwarzach

1	2	3	4	5	6	7	8	9	10	11	12	13	14	15	16
Ala–	Asp–	Ser–	Gly–	Glu–	Gly–	Asp–	Phe–	Leu–	Ala–	Glu–	Gly–	Gly–	Gly–	Val–	Cys–

17	18	19	20	21	22	23	24	25	26	27	28	29	30	31	32
Gly–	Pro–	Arg–	Val–	Val–	Glu–	Arg–	His–	Gln–	Ser–	Ala–	Cys–	Lys–	Asp–	Ser–	Asp–

Fibrinogen Manchester, Petoskey

1	2	3	4	5	6	7	8	9	10	11	12	13	14	15	16
Ala–	Asp–	Ser–	Gly–	Glu–	Gly–	Asp–	Phe–	Leu–	Ala–	Glu–	Gly–	Gly–	Gly–	Val–	His–

17	18	19	20	21	22	23	24	25	26	27	28	29	30	31	32
Gly–	Pro–	Arg–	Val–	Val–	Glu–	Arg–	His–	Gln–	Ser–	Ala–	Cys–	Lys–	Asp–	Ser–	Asp–

Fibrinogen Detroit

1	2	3	4	5	6	7	8	9	10	11	12	13	14	15	16
Ala–	Asp–	Ser–	Gly–	Glu–	Gly–	Asp–	Phe–	Leu–	Ala–	Glu–	Gly–	Gly–	Gly–	Val–	Arg–

17	18	19	20	21	22	23	24	25	26	27	28	29	30	31	32
Gly–	Pro–	Ser–	Val–	Val–	Glu–	Arg–	His–	Gln–	Ser–	Ala–	Cys–	Lys–	Asp–	Ser–	Asp–

Fibrinogen München

1	2	3	4	5	6	7	8	9	10	11	12	13	14	15	16
Ala–	Asp–	Ser–	Gly–	Glu–	Gly–	Asp–	Phe–	Leu–	Ala–	Glu–	Gly–	Gly–	Gly–	Val–	Arg–

17	18	19	20	21	22	23	24	25	26	27	28	29	30	31	32
Gly–	Pro–	Asn–	Val–	Val–	Glu–	Arg–	His–	Gln–	Ser–	Ala–	Cys–	Lys–	Asp–	Ser–	Asp–

Fibrinogen Lille

1	2	3	4	5	6	7	8	9	10	11	12	13	14	15	16
Ala–	Asp–	Ser–	Gly–	Glu–	Gly–	Asn–	Phe–	Leu–	Ala–	Glu–	Gly–	Gly–	Gly–	Val–	Arg–

17	18	19	20	21	22	23	24	25	26	27	28	29	30	31	32
Gly–	Pro–	Arg–	Val–	Val–	Glu–	Arg–	His–	Gln–	Ser–	Ala–	Cys–	Lys–	Asp–	Ser–	Asp–

Fibrinogen Rouen

1	2	3	4	5	6	7	8	9	10	11	12	13	14	15	16
Ala–	Asp–	Ser–	Gly–	Glu–	Gly–	Asp–	Phe–	Leu–	Ala–	Glu–	Val–	Gly–	Gly–	Val–	Arg–

17	18	19	20	21	22	23	24	25	26	27	28	29	30	31	32
Gly–	Pro–	Arg–	Val–	Val–	Glu–	Arg–	His–	Gln–	Ser–	Ala–	Cys–	Lys–	Asp–	Ser–	Asp–

Bindungen bricht, an denen Arginin beteiligt ist, kann bei diesen abnormen Fibrinogenen das Fibrinopeptid A nicht abgelöst werden.

Wenn normales Fibrinogen in Fibrinmonomere umgewandelt wird, muß nach der Spaltung des Fibrinopeptids A noch ein Tripeptid [Glykokoll (17) – Prolin (18) – Arginin (19)] durch Thrombin von der α-Kette getrennt werden, um die Polymerisation einzuleiten. Die Spaltung erfolgt zwischen den Positionen 19 (Arginin) und 20 (Valin). Valin (20) wird somit die endgültige N-terminale Aminosäure der α-Ketten der Monomere. Im Fall von Fibrinogen Detroit konnte schon 1968 eine Aminosäurensubstitution in Position 19 nachgewiesen werden (Blombäck et al. 1968), wobei Arginin durch Serin ausgetauscht ist. Durch diese Substitution kann Thrombin das Tripeptid nicht abspalten, und somit kann keine Polymerisation stattfinden. Es konnte auch gezeigt werden, daß homozygote Mitglieder der betroffenen Familie ausschließlich Fibrinogen-moleküle mit Serin in Position 19 hatten, während heterozygote Patienten zur Hälfte Arginin und zur Hälfte Serin besaßen. Henschen et al. (1980, 1981a) konnten im Fibrinogen München eine ähnliche Substitution nachweisen. Hierbei ist Arginin in Position 19 durch Asparagin substituiert. Fibrinogen Detroit und München sind somit am ähnlichsten, indem die gleiche Aminosäure Arginin in Position 19 ausgetauscht ist, jedoch jeweils durch eine andere Aminosäure.

Morris und Mitarbeiter (1981) haben noch eine andere Aminosäurensubstitution am Fibrinogen Lille beschrieben. Vergleichende Untersuchungen der Aminosäurensequenz der Aα-Ketten von verschiedenen Tierarten haben eine gewisse Homologie in den Positionen 6–8 des Fibrinopeptids A gezeigt, wie auch eine große Homologie in der Region unmittelbar links von dem Arginin 16 und Glykokoll 17 besteht. Wahrscheinlich entsteht in diesen Regionen ein Kontakt des Enzyms Thrombin mit dem Substrat Fibrinogen, so daß das Fibrinopeptid A dann proteolytisch abgespalten werden kann. Im Fibrinogen Lille ist nun Asparaginsäure in Position 7 des Fibrinopeptids A durch Asparagin ersetzt. Diese Substitution könnte eine verzögerte Bindung des Thrombins an das Fibrinogenmolekül zur Folge haben, wodurch es zu einer verlangsamten Fibrinopeptid-A-Spaltung kommt, wie sie zuerst für das Fibrinogen Lille beschrieben wurde (Denninger et al. 1978).

Die Arbeitsgruppe von Henschen hat noch eine weitere Aminosäurensubstitution im Fibrinogen Rouen nachweisen können. In diesem Fibrinogen ist Valin in Position 12 durch Glykokoll ersetzt (Ménaché 1983).

Sicherlich werden im Laufe der nächsten Jahre weitere strukturelle Veränderungen gefunden werden, die für die gestörte Fibrinopeptid-A-Abspaltung verantwortlich sind.

Eine Aminosäurensubstitution an der Bβ- und γ-Kette der abnormen Fibrinogene ist bislang noch nicht beschrieben worden, obgleich, wie oben ausgeführt, einige abnorme Fibrinogene durch eine verzögerte Abspaltung der Fibrinopeptide B gekennzeichnet sind.

Für das Fibrinogen Paris I ist eine abnormale γ-Kette beschrieben worden (Mosesson et al. 1976). Die γ-Ketten hatten ein höheres Molekulargewicht als die von normalem Fibrinogen, und es wird angenommen, daß diese Ketten länger sind. Hierdurch könnte es zu einer gestörten Stabilisierung der Ketten durch Faktor XIIIa kommen (Jandrot-Perrus et al. 1979).

Eine abnorme γ-Kette wird auch für Fibrinogen Haifa (Soria et al. 1981) und Fibrinogen Bern I (Rupp et al. 1981) angenommen. Diese Fibrinogene polymerisieren abnormal, werden jedoch offenbar normal stabilisiert.

Reine Polymerisationsstörungen, d.h. die Polymerisation der Fibrinogenmoleküle, von denen die Fibrinopeptide A und B normal abgespalten werden, ohne daß dann eine normale Polymerisierung erfolgt, sind auch häufig beobachtet worden (Tabelle 3). Kudryk u.Mitarb. (1974) konnten zeigen, daß es am normalen Fibrinogen zwei Polymerisationsdomänen gibt, eine in der C-terminalen Region des Moleküls, die sich auch im fibrinolytischen Fragment D findet, und eine in der N-terminalen Region. Die letztere wird erst aktiviert, wenn Thrombin das Fibrinopeptid A abspaltet. Während der Polymerisation zweier Monomere legt sich die N-terminale Domäne des einen Monomers an die C-terminale Domäne des anderen Monomers, wodurch es dann zur Aneinanderlagerung der einzelnen Fibrinmonomere kommt. 1976 konnten Kudryk et al. (1976) nachweisen, daß die C-terminale Domäne des Fibrinogens Detroit mit der N-terminalen Domäne von normalem Fibrinogen polymerisiert, aber die N-terminale Domäne von Fibrinogen Detroit nicht mit der C-terminalen Domäne von normalem Fibrinogen. Dieser Befund dürfte bedeuten, daß für eine volle Funktionsfähigkeit der N-terminalen Domäne neben dem Fibrinopeptid A noch das oben erwähnte Tripeptid von der α-Kette abgespalten werden muß.

De Bosch et al. (1977) konnten für Fibrinogen Caracas eine abnormale Polymerization der α-Ketten nachweisen, die nicht durch Zugabe von Faktor XIIIa normalisiert werden konnte. Die Fibrinopeptide wurden normal abgespalten. Der Defekt dürfte sich möglicherweise in der α-Kette finden und zwar dort, wo die N-terminale Domäne lokalisiert ist.

Eine ähnliche Anomalität wurde für die Fibrinogene Houston (Weinger et al. 1980a) und Chapel Hill I (McDonagh et al. 1980) beschrieben. Für das Fibrinogen Chapel Hill I wird angenommen, daß ein Segment aus der α-Kette fehlt.

Mit den heute vorhandenen Methoden dürfte es möglich sein, in Zukunft eine ganze Anzahl von abnormen Fibrinogenen bezüglich des präzisen Defekts zu identifizieren, besonders wenn die Patienten homozygot sind. Wir wissen heute schon mit Sicherheit, daß in Analogie zu den abnormen Hämoglobinen eine einzige Aminosäuresubstitution in einer funktionell wichtigen Position ein abnormales Fibrinogen zur Folge haben kann, das entweder Blutungen oder sogar Thrombosen verursacht.

Behandlung. Patienten mit Dysfibrinogenämie brauchen nur dann behandelt zu werden, wenn sie eine lebensbedrohliche Blutung haben, oder wenn eine Operation bevorsteht. Das Behandlungsprinzip dürfte dann das gleiche sein, wie es oben für die Afibrinogenämie beschrieben wurde. Wir haben die Patientin mit Fibrinogen Detroit während und nach der Operation erfolgreich mit Kryopräzipitat versorgt, wobei wir den *gerinnbaren* Fibrinogenspiegel etwas über 100 mg/dl gehalten haben.

Patienten mit thromboembolischen Erscheinungen sollten natürlich dementsprechend versorgt werden.

III. Faktor-XIII-Mangel

Faktor XIII, auch als fibrinstabilisierender Faktor (FSF), Fibrinase, Fibrinoligase oder Plasma Transglutaminase bekannt, ist für die Stabilisierung der Fibrinmonomere verantwortlich. Das Proenzym Faktor XIII besteht aus zwei Untereinheiten, die als Untereinheit a und b (auch A und S genannt) bezeichnet werden. Die Untereinheit a enthält den Enzymanteil, während die Untereinheit b als Träger der Untereinheit a dient. In den Plättchen findet sich z.B. nur die Untereinheit a. Das Molekül zirkuliert im Plasma jedoch als ein Tetramer, das aus zwei Untereinheiten a und zwei Untereinheiten b besteht ($a_2 b_2$) (Lorand et al. 1974).

Seit der ersten Beschreibung eines Falles von angeborenem Faktor-XIII-Mangel durch Duckert et al. (1960) sind über 100 weitere Familien in der Literatur mitgeteilt worden. Einige Übersichtsartikel geben eine gute Aufstellung der Fälle (Lorand et al. 1970, 1980; Duckert 1972; Losowsky 1977; Kitchens u. Newcomb 1979; Mitrakul u. Poolcharern 1983). Verglichen mit der Hämophilie und dem von Willebrand-Jürgens-Syndrom ist auch diese Erkrankung sehr selten.

Genetik. Während anfangs der Erbgang dieser Erkrankung als möglicherweise rezessiv geschlechtsgebunden (männlich) oder unklar angegeben wurde (Ratnoff u. Steinberg 1968, 1972; Hampton et al. 1972), kann es heute als sicher gelten, daß er autosomal rezessiv ist (McDonagh et al. 1974; Girolami et al. 1977a; Barbui et al. 1978; Francis u. Todd 1979; Kitchens u. Newcomb 1979; Castle et al. 1981; Fear et al. 1983). Die Schwierigkeit konnte durch eine bessere Bestimmung der Faktor-XIII-Aktivität und des Faktor-XIII-Proteins im Plasma heterozygoter Patienten beseitigt werden.

Die Krankheit wird sowohl bei Männern als auch bei Frauen beobachtet. Wie bei der Afibrinogenämie besteht auch in den meisten Familien mit Faktor-XIII-Mangel eine hochgradige Konsanguinität.

Mit Bestimmungsmethoden, die die Löslichkeit des Fibrins in 5 M Harnstofflösung oder 1% Monochloressigsäure testen, können heterozygote Patienten nicht erkannt werden, nur Homozygote zeigen eine größere Löslichkeit der Fibringerinnsel. Wenn man jedoch kompliziertere Methoden anwendet (Lorand et al. 1969; Miloszewski et al. 1969; Dvilansky et al. 1970a), die routinemäßig nicht durchgeführt werden, kann man heterozygote und homozygote Patienten unterscheiden (Lorand u. Hsia 1970; McDonagh et al. 1974; Kitchens u. Newcomb 1979; Castle et al. 1981). Auch mit immunologischen Methoden kann man heterozygote und homozygote Patienten diagnostizieren, nur muß man Antikörper sowohl gegen die Untereinheit a des Moleküls als auch gegen die Untereinheit b verwenden. Hierbei zeigt sich dann, daß die Mehrzahl der homozygoten Patienten keine Untereinheit a im Plasma haben, während die Untereinheit b des Moleküls vorhanden ist, wenn auch in erniedrigter Menge (Bohn et al. 1973; Barbui et al. 1974, 1978; Egbring et al. 1976; Girolami et al. 1977a; Francis u. Todd 1979). Es sind normale Mengen von Untereinheit b (Girolami et al.) sowie auch Patienten mit völligem Fehlen der Untereinheit b beschrieben worden (Girolami et al. 1977b). Die erstgenannte Form von kongenitalem Faktor-XIII-Mangel ist als Typ I klassifiziert, während die andere, häufiger vorkommende Form (keine Untereinheit *a*, aber normale oder erniedrigte Untereinheit *b*) als Typ II bezeichnet wurde (GIROLAMI et al. 1977b). Während GIROLAMI et al. (1977a) heterozygote Patienten nicht von normalen Personen unterscheiden konnten, waren BARBUI et al. (1978) und FRANCIS und TODD (1979) in der Lage, einen heterozygoten Zustand zu identifizieren. Heterozygote Patienten hatten erniedrigte Werte für Untereinheit *b* und Untereinheit *a*. Auch CASTLE et al. (1981) konnten kürzlich heterozygote Mitglieder in einer Familie nachweisen.

Klinisches Bild. Nur homozygote Patienten mit Faktor-XIII-Mangel haben eine hämorrhagische Diathese und offenbar nur dann, wenn der Faktor-XIII-Spiegel bei < 1% liegt (KITCHENS u. NEWCOMB 1979). Dabei scheint keine Korrelation zwischen dem Faktor-XIII-Spiegel im Plasma und der Schwere der Blutungen zu bestehen.

Eine Blutung von der Nabelschnur bei Säuglingen wird von fast allen Autoren, die Familien beschrieben haben, als ein charakteristisches diagnostisches Frühsymptom angesehen.

Diese Blutungen sind mit Ausnahme der Afibrinogenämie bei anderen angeborenen Blutungsübeln nur sehr selten beobachtet worden. Nabelschnurblutungen sind tödlich verlaufen (BHARUCHA et al. 1970; KITCHENS u. NEWCOMB 1979), obwohl diese durch die Infusion von Plasma vermieden werden können. Auch Hämatome wurden häufig gefunden, besonders wenn Trauma vorangegangen war. Intrazerebrale Blutungen nach Trauma sind in etwa 25% aller Fälle beobachtet worden (DUCKERT 1972). Dabei können die Blutungen erst mehrere Stunden oder sogar Tage nach einer leichten Verletzung auftreten. Dieses Phänomen ist kürzlich von SAKATA et al. (1984) durch eine mangelnde Bindung von α_2-Antiplasmin an Fibrin erklärt worden. Faktor XIII bindet α_2-Antiplasmin an Fibrin und verhindert somit eine vorzeitige Lyse des Gerinnsels. In Abwesenheit von Faktor XIII dürfte Fibrin schneller aufgelöst werden. Hämaturie, retroperitonale Blutungen und hämorrhagische Knochenzysten sind ebenfalls beschrieben worden, während Gelenkblutungen, Menorrhagien, Schleimhautblutungen und petechiale Blutungen sehr selten sind. Letztere sind nur dann aufgetreten, wenn die Patienten Plättchenaggregationshemmer, wie z.B. Azetylsalizylsäure genommen hatten.

Interessanterweise sind postoperative Blutungen nur selten beschrieben. Dies dürfte wohl auf der häufigen Verabreichung von Blut oder Plasma während Operationen, sowie der für eine Blutstillung ausreichend geringen Menge an Faktor XIII beruhen.

Eine verzögerte Wundheilung, wie sie im ersten von DUCKERT et al. (1960) beschriebenen Fall gesehen wurde, ist nachfolgend nur in etwa 25% der Fälle gefunden worden (DUCKERT 1972).

KITCHENS und NEWCOMB (1979) haben die Beobachtung gemacht, daß alle homozygoten männlichen Familienmitglieder steril waren und Frauen mit Faktor-XIII-Mangel hatten wiederholt Aborte (IKKALA et al. 1964; FISHER et al. 1966; KITCHENS u. NEWCOMB 1979). Bei einer von FISHER et al. (1966) beschriebenen Frau wurde die Diagnose nach dem 13. Abort gemacht. Sie wurde daraufhin alle 10 Tage mit 300 ml Plasma infundiert und trug eine Schwangerschaft komplikationslos aus.

Laboratoriumsdiagnose. Die Diagnose eines Faktor-XIII-Mangels ist dadurch erschwert, daß alle routinemäßig durchgeführten Vollblut- und Plasmagerinnungszeiten normal sind. Auch Faktorenbestimmungen ergeben im Normbereich liegende Resultate. Blutungszeiten, Plättchenzahl und Plättchenfunktion sind ebenfalls normal. Dagegen sind Plasmagerinnsel von Patienten mit schwerem Faktor-XIII-Mangel in 5 M Harnstofflösung, 2%iger Essigsäure oder 1%iger Monochloressigsäure löslich. Dabei muß jedoch der Faktor-XIII-Spiegel <2% im Plasma sein. Daher eignen sich diese Methoden weder zur quantitativen Faktor-XIII-Bestimmung noch zur Diagnose von Patienten mit mildem Faktor-XIII-Mangel oder heterozygoten Familienmitgliedern. Diese Teste erlauben also nur die Aussage ob ein Gerinnsel löslich oder unlöslich ist. Sie sind daher bestenfalls als Globaltests geeignet (screening). Dabei sollte beachtet werden, daß Gerinnsellöslichkeit nicht nur bei Faktor-XIII-Mangel vorkommt (Ragaz et al. 1976).

Zur quantitativen Untersuchung der Faktor-XIII-Spiegel und besonders zur Erfassung von heterozygoten Patienten müssen verfeinerte Methoden angewendet werden, die in einer Übersicht von Curtis und Lorand (1976) und von Francis (1980) im einzelnen aufgeführt sind. Die von Lorand et al. (1969) beschriebene Methode und ihre verschiedenen Modifikationen sind nicht nur spezifisch und sensitiv, sondern ergeben auch gut reproduzierbare Resultate. Im Prinzip wird ein markiertes Amin durch Faktor XIIIa in ein Substrat eingebaut. Mit dieser Methode können auch heterozygote Familienmitglieder und Patienten mit mildem Faktor-XIII-Mangel diagnostiziert werden. Anstatt Amin sind auch gewisse Thioester (Lorand et al. 1972) und radioaktives Putrescin (Dvilanski et al. 1970a, b) benutzt worden. Bei Verwendung dieser Methoden muß jedoch beachtet werden, daß Heparin die Resultate beeinflussen kann, da es das Thrombin, das zur Umwandlung von Faktor XIII in Faktor XIIIa von Wichtigkeit ist, inaktivieren kann (Dvilanski et al. 1970b). Andere Methoden wurden von McKee et al. (1972), Schmer (1973) und Masuda et al. (1976) beschrieben. Kürzlich wurde eine weniger schwierige elektrophoretische Methode angegeben (Carlebjorg 1981).

Schwere Mangelzustände können auch thrombelastographisch erkannt werden (Duckert et al. 1960; Hartert 1974).

Methoden zur Erfassung der biologischen Aktivität von Faktor XIII sollten durch immunologische Bestimmungen des Faktor-XIII-Proteins komplementiert werden. Dabei müssen beide Molekularuntereinheiten (*a* und *b*) mittels spezifischer Antikörper und der von Laurell (1966) beschriebenen elektrophoretischen Bestimmungsmethode individuell bestimmt werden. Wie oben ausgeführt wurde, lassen sich auch mit dieser Methodik heterozygote Patienten finden. Vor kurzem wurde auch eine Radioimmunbestimmungsmethode beschrieben (Ikematsu et al. 1981).

Abnorme Molekularformen, die die Untereinheit *a* des Moleküls betreffen, scheinen bislang noch nicht beschrieben zu sein.

Behandlung. Um eine Blutung bei Faktor-XIII-Mangelpatienten zu stillen, sind offenbar nur geringe Mengen Plasma, Kryopräzipitat oder Faktor-XIII-Konzentrat erforderlich, wie schon DUCKERT et al. (1960) berichteten. Plasma Faktor-XIII-Spiegel von 10% scheinen eine normale Blutgerinnung und Blutstillung zu bewirken. Die Behandlung wird weiterhin günstig beeinflußt durch die Tatsache, daß die Halbwertszeit von Faktor XIII in vivo 4–7 Tage ist (MILOSZEWSKI u. LOSOWSKY 1970; MASON u. INGRAM 1971; IKKALA 1972), wenn nicht sogar länger (KITCHENS u. NEWCOMB 1979).

Eine normale Blutstillung konnte während Zahnextraktionen durch die Infusion von 250 ml Plasma erreicht werden (HUDDY 1971). Auch Kryopräzipitat, das etwa 15–35% der Plasma Faktor-XIII-Aktivität enthält (IKKALA 1972; KITCHENS u. NEWCOMB 1979), und gereinigte Faktor-XIII-Präparate (EGBRING et al. 1976) sind erfolgreich infundiert worden.

Wegen der langen Halbwertszeit in vivo und den geringen zu infundierenden Mengen sind viele Patienten mit Faktor-XIII-Mangel prophylaktisch mit Kryopräzipitat oder Faktorkonzentrat behandelt worden. AMRISS und HILDEN (1968) haben 3 Kryopräzipitateinheiten alle 3–4 Wochen verabreicht, während KITCHENS und NEWCOMB (1979) 4–6 Kryopräzipitateinheiten oder 500 ml frisch gefrorenes Plasma alle 3 Wochen erfolgreich infundiert haben. NAKAMURA et al. (1979) haben Faktor-XIII-Konzentrate prophylaktisch injiziert. Unter dieser Behandlung traten offenbar keine Blutungen auf, so daß KITCHENS und NEWCOMB (1979) eine prophylaktische Behandlung aller blutenden Faktor-XIII-Mangelpatienten empfehlen, besonders im Hinblick auf die häufig auftretenden, z.T. tödlich verlaufenden Hirnblutungen.

Die Nebenwirkungen der Faktor-XIII-Substitution scheinen sehr gering zu sein. Hepatitis ist natürlich zu bedenken, wie oben für die Behandlung der Afibrinogenämie ausgeführt wurde. Offenbar ist bislang nur bei einem Patienten mit kongenitalem Faktor-XIII-Mangel ein erworbener Immunantikörper gegen Faktor XIII beobachtet worden (LORAND et al. 1969; SHAPIRO u. HULTIN 1974).

C. Vitamin-K-abhängige Faktoren

Bei den Vitamin-K-abhängigen Gerinnungsfaktoren handelt es sich um eine Gruppe von Proteinen, die sich in vieler Hinsicht ähneln und durch die Anwesenheit von besonderen γ-Karboxyglutaminsäure Residuen in der N-terminalen Region des Moleküls charakterisiert sind. Diese Regionen sind während der Gerinnung für die Bindung der Proteine an Phospholipidoberflächen von Bedeutung. Bislang sind sieben Vitamin-K-abhängige Proteine entdeckt worden: Prothrombin (Faktor II), Faktor VII, Faktor IX, Faktor X, Protein C, Protein S und Protein Z. Dem Protein Z konnte bislang noch keine sichere Funktion zugeschrieben werden, so daß auch noch keine Mangelzustände erkannt worden sind. Da Faktor-IX-Mangel in einem vorhergehenden Beitrag beschrieben ist, werden an dieser Stelle nur Abnormalitäten des Prothrombins, der Faktoren VII und X und der Proteine C und S besprochen.

I. Prothrombinmangel

In Analogie zu dem Fibrinogen sind auch die kongenitalen Prothrombinab-
normalitäten in zwei Gruppen unterteilt: eine Hypoprothrombinämie und eine
Dysprothrombinämie.

1. Hypoprothrombinämie

Die angeborene Hypoprothrombinämie ist eine sehr selten vorkommende
Erkrankung. Girolami (1971) beschrieb in einer Übersichtsarbeit 21 Familien,
die bis 1971 in der Literatur publiziert waren. Seitdem scheinen sechs weitere
Familien gefunden worden zu sein (Baudo et al. 1972; Biggs 1972; Pina-Cabral u. Justica 1973; Gill et al. 1978; Montgomery et al. 1978). Diese Abnormalität ist auch bei Hunden beschrieben worden (Hill et al. 1982).

Genetik. Die kongenitale Hypoprothrombinämie ist eine autosomal rezessiv
vererbte Erkrankung, die sowohl Männer als auch Frauen betrifft. Blutsverwandschaft der Eltern ist in einigen, aber nicht allen Fällen beobachtet worden.
Homozygote Patienten können Plasmaprothrombinspiegel von 1 bis 25%
haben; die Mehrzahl der beschriebenen Fälle hatte jedoch <10%. Es sind also
immer Spuren von Prothrombin nachweisbar. Aus diesem Grunde wird das
Krankheitsbild Hypo- und nicht Aprothrombinämie genannt. Heterozygote Patienten dagegen haben Prothrombinspiegel um 40–75%. Die Bestimmung des
Prothrombins mit immunologischen Methoden ergibt ähnliche Werte.

Klinisches Bild. Normalerweise ist nur bei homozygoten Patienten eine hämorrhagische Diathese nachzuweisen; heterozygote Personen haben nur selten
sehr milde Blutungen, wie z.B. Epistaxis oder Nachblutungen nach Zahnextraktionen. Das klinische Bild ist von Epistaxis und posttraumatischen Blutungen
beherrscht, obgleich auch Menorrhagien, Hämaturie und eine Neigung zu Hämatomen beschrieben worden sind. Nabelschnurblutungen und Gelenkblutungen sind selten und Hämarthrosen, wie sie bei Hämophilen gesehen werden,
sind nur bei einem Patienten beschrieben worden (Baudo et al. 1972).

Laboratoriumsdiagnose. Homozygote Patienten haben verlängerte Vollblut-
und Plasmagerinnungszeiten, wobei die partielle Thromboplastinzeit gewöhnlich
stärker verlängert ist als die Prothrombinzeit (Girolami 1971). Auch Gerinnungszeiten mit Staphylokoagulase, Stypven und Tests, die andere Schlangen-
gifte als Thromboplastinersatz benutzen, sind verlängert (Girolami et al. 1975).
Selbst mit Trypsin kann nur eine geringe Thrombinaktivität im Plasma erzeugt
werden. Die endgültige Diagnose wird durch die quantitative Prothrombinbestimmung im Plasma gestellt. Homozygote Patienten haben, wie oben ausgeführt
wurde, zwischen 1 und 25% Prothrombinaktivität, gewöhnlich jedoch <10%,
während bei heterozygoten Patienten der Prothrombinspiegel zwischen 43 und
75% liegt (Girolami 1971). Bei diesen Patienten sind gewöhnlich partielle
Thromboplastinzeiten und Prothrombinzeiten normal.
Eine immunologische Bestimmung des Prothrombinproteins im Plasma ergibt ähnliche Werte für homozygote und heterozygote Patienten (Gill et al.
1978; Montgomery et al. 1978).

Bei der Hypoprothrombinämie wird also das gesamte Protein in verminderter Menge von der Leberzelle gebildet.

Blutungszeiten, Plättchenzahl und Plättchenfunktion, sowie die Spiegel aller anderen Gerinnungsfaktoren sind normal, und Inhibitoren lassen sich auch im Plasma dieser Patienten nicht nachweisen.

Behandlung. Zur Behandlung von Patienten mit Hypoprothrombinämie eignen sich frisch gefrorenes Plasma, bei 4° C gelagertes Plasma und auch Prothrombinkonzentrate. Dabei sollte der Prothrombinspiegel im Plasma dieser Patienten auf etwa 40–50% gebracht werden um eine normale Hämostase zu erreichen (MASON u. INGRAM 1971; BIGGS 1972; SEELER 1972a; JOHNSON et al. 1977). Wegen der erhöhten Hepatitisgefahr und der Gefahr von Thromboembolien sollten die sogenannten Prothrombinkomplexpräparate nur in extremen Notfällen benutzt werden (GILL et al. 1978; MONTGOMERY et al. 1978).

Da die Halbwertszeit des Prothrombins in vivo um 72 Stunden zu liegen scheint (SHAPIRO u. MARTINEZ 1969; BAUDO et al. 1972; PINA-CABRAL u. JUSTICA 1973), brauchen nur geringe Mengen von Plasma infundiert zu werden. Gelegentliche Plasmainfusionen sind auch mit gutem Erfolg zur Prophylaxe von Blutungen durchgeführt worden (QUICK 1970; PINA-CABRAL u. JUSTICA 1973). Die Injektion von Vitamin K bleibt ohne Erfolg (BAUDO et al. 1972; PINA-CABRAL u. JUSTICA 1973).

2. Dysprothrombinämie

Die Dysprothrombinämie ist ebenfalls eine sehr selten vorkommende angeborene hämorrhagische Diathese und bislang sind nur 14 Familien beschrieben worden, die in Tabelle 5 zusammengestellt sind. Das entscheidende differentialdiagnostische Merkmal gegenüber der angeborenen Hypoprothrombinämie ist

Tabelle 5. Dysprothrombinämien

Name	Jahr	Autoren	Alter und Geschlecht	Familien-mitglieder	Blutungen
Cardeza	1969	SHAPIRO et al.	13 M	11	+
Barcelona	1971	JOSSO et al.	? M u. W	8	+
San Juan	1974	SHAPIRO et al. SHAPIRO (1975)	? M u. W (Z)	4	+
Padua	1974	GIROLAMI et al. (1974a)	7 M	5	+
Brüssel	1974	KAHN u. GOVAERTS	22 M	5	+
Quick	1978	QUICK et al. (1955) OWEN et al. (1978)	5 W	4	+
Molise	1978	GIROLAMI et al. (1978a)	36 W	6	+
Madrid	1979	BEZEAUD et al.	13 W	2	+
Metz	1979	RABIET et al. (1979b, c)	??	4	+
Denver	1980	MONTGOMERY et al.	4 M	2	+
Houston	1980b	WEINGER et al.	70 M	0	+
Gainesville	1981	SMITH et al.	34 W (Z)	0	+
Habana	1983	RUBIO et al.	5 W	7	+
Salakta	1984	BEZEAUD et al.	17 W	0	−

Z = Zwillinge

Tabelle 6. Prothrombinspiegel bei Dysprothrombinämie

	1-Phasen-bestimmung (%)	2-Phasen-bestimmung (%)	Immunologische Bestimmung (%)	Staphylo-koagulase (%)	Echis carinatus (%)
Cardeza	–	40[a]	100	100	100
Barcelona	5	12	100	100	–
San Juan	–	15–20	93	80	–
Padua	52[a]	48–50[a]	100	105	98
Brüssel	20–35[a]	48[a]	71	50	–
Quick[b]	–	2	34	–	2
Molise[b]	12[a]	10–11[a]	36–52	50	14
Madrid	3	10	103	–	94
Metz[b]	10[a]	–	50	50	–
Denver	1	–	9–18	–	3
Houston[b]	5	10	52	–	9
Gainesville	24[a]	44[a]	71	–	10
Habana	1–5	5–10	45–55	40–50	–
Salakta	15	17	100	18	17

[a] Heterozygot
[b] Hypoprothrombinämie plus Dysprothrombinämie

der immunologische Nachweis von z.T. normalen Mengen von Prothrombinprotein im Plasma der Patienten. Die Prothrombinaktivität ist also stark erniedrigt, während die Prothrombinmenge wesentlich höher ist. Mit diesem Befund ist das Vorliegen eines abnormen Prothrombinmoleküls diagnostiziert.

Genetisch und auch klinisch lassen sich die Dysprothrombinämie und Hypoprothrombinämie nicht voneinander unterscheiden. Der Erbgang ist autosomal rezessiv, beide Geschlechter sind betroffen und homozygote und heterozygote Patienten sind gefunden worden (Tabelle 6).

Das *klinische Bild* ist von Epistaxis und posttraumatischen Blutungen beherrscht. Die Schwere der Blutungen wird von der Höhe des aktivierbaren Prothrombinspiegels im Plasma bestimmt.

Die *Laboratoriumsbefunde* der Dysprothrombinämie sind ähnlich wie sie für die Hypoprothrombinämie beschrieben wurden, nur daß immunologisch annähernd normale Prothrombinmengen im Plasma gefunden werden, wie aus Tabelle 6 ersichtlich wird. Patienten mit Prothrombin Quick, Molise, Metz, Houston und Habana jedoch haben sowohl eine Dysprothrombinämie als auch eine Hypoprothrombinämie (ROBERTS et al. 1981). Im Fall von Prothrombin Molise und Metz liegen beide Abnormalitäten in heterozygoter Form vor und in diesen hatte ein Elternteil eine heterozygote Dysprothrombinämie, während der andere eine heterozygote Hypoprothrombinämie hatte.

In den sieben Patienten mit Dysprothrombinämie, in denen die Gerinnungszeit mit Staphylokoagulase gemessen wurde, entsprachen die Werte den immunologisch nachweisbaren Mengen. Dieses dürfte bedeuten, daß die abnormen Prothrombine durchaus in der Lage waren Komplexe mit der Staphylokoagulase zu bilden, und daß diese Komplexe eine normale biologische Aktivität entwickelten.

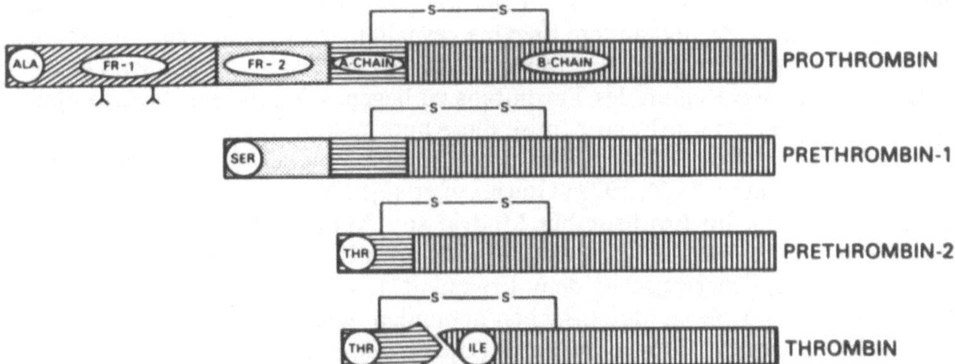

Abb. 1. Schematische Umwandlung von Prothrombin in Thrombin. λ stellen die γ-karboxylierten Glutaminsäure Residuen dar, die im C-terminalen Anteil des Prothrombinmoleküls gefunden werden. *FR-1* Fragment 1, *FR-2* Fragment 2. (MURANO 1980)

Wenn das Thrombin im Plasma einiger Patienten mit synthetischen Substraten, wie z.B. S-2238 oder S-2160, gemessen wurde, konnte eine abnormale Aktivität erhalten werden (GIROLAMI et al. 1980a), obgleich RABIET et al. (1979a) diese Beobachtung nicht bestätigten.

Präzise molekulare Strukturänderungen sind bislang noch nicht nachgewiesen worden. Jedoch kann an Hand verschiedener Testresultate bei einigen abnormen Prothrombinen die etwaige gestörte Position in den verschiedenen Regionen des Moleküls bereits vorausgesagt werden (SHAPIRO u. MCCORD 1978; ROBERTS et al. 1981).

Abbildung 1 gibt eine vereinfachte Sequenz der Umwandlung von Prothrombin in Thrombin wieder (MURANO 1980). Prothrombin wird als eine Kette in der Leberparenchymzelle synthetisiert und besteht aus zwei Teilen von etwa gleichem Molekulargewicht: ein Thrombinfragment, das in der C-terminalen Region des Prothrombins gefunden wird und ein Pro-Fragment, das in der N-terminalen Region liegt. Das Pro-Fragment besteht aus zwei Teilen, Fragment 1 und 2. Im Fragment 1 finden sich die γ-Karboxyglutaminsäure Residuen, die durch Vitamin K und einer Karboxylase aus Glutaminsäure aufgebaut werden. Diese Residuen binden das Molekül während der Gerinnung an die Phospholipidoberflächen. Das Fragment 2 bindet Faktor V in den Komplex, der aus Phospholipidoberflächen, freiem Kalzium, Faktor Xa, Faktor V und Prothrombin gebildet wird.

Thrombin entsteht aus Prethrombin 2, indem eine Spaltung des Proteins in eine A-Kette und eine B-Kette erfolgt. Das Enzymzentrum befindet sich in der B-Kette, dem C-terminalen Anteil des ursprünglichen Prothrombinmoleküls. Einzelheiten dieser Umwandlungssequenz sind bei JACKSON und NEMERSON (1980) und bei SEEGERS (1981) zu finden.

Unter Verwendung mehrerer prothrombinaktivierender Enzyme, die verschiedene Peptidbindungen spalten, kann man nun voraussagen, daß z.B. im Prothrombin Quick, Metz, Salakta und Houston der Defekt in der Thrombinregion liegen muß (RABIET et al. 1979b, c; HENRIKSEN et al. 1980; WEINGER et al.

1980b; HENRIKSEN u. OWEN 1981; BEZEAUD et al. 1984). Die Moleküle werden zwar durch Faktor Xa und andere Enzyme gespalten, jedoch war kein Thrombin nachweisbar. Beim Prothrombin Metz (RABIET et al. 1984) scheint der Defekt in der katalytischen Region des Thrombins zu liegen, während im Prothrombin Barcelona, Padua, Madrid und Molise die Abnormalität in einer der Regionen liegen dürfte, in denen Faktor Xa das Prothrombinmolekül spaltet (JOSSO et al. 1971; BENAROUS et al. 1974, 1977; GIROLAMI et al. 1974a, 1975, 1978a; GUILLIN u. BEZEAUD 1981). Im Prothrombin Madrid soll Arginin-Threonin in Position 273 verändert sein (GUILLIN u. BEZEAUD 1981). Im Prothrombin San Juan liegt die Störung möglicherweise in dem Fragment 1, also an der Stelle, wo das Protein an die Phospholipidoberflächen gebunden wird (SHAPIRO u. MACCORD 1978), während im Prothrombin Cardeza die Störung in der Prethrombin 2-Region liegen soll (SHAPIRO u. MCCORD 1978). Bei den anderen abnormen Prothrombinen liegen bislang ungenügende Testresultate vor um derartige Voraussagen zu machen (ROBERTS et al. 1981). Es darf jedoch als sicher gelten, daß im Laufe der nächsten Jahre eine genaue Identifizierung der Defekte erfolgen wird, zumal die Aminosäurensequenz des menschlichen Prothrombins bereits bekannt ist (SEEGERS 1981).

Die *Behandlung* der Dysprothrombinämien erfolgt nach den gleichen Prinzipien wie sie für die Hypoprothrombinämie beschrieben sind.

II. Faktor-VII-Mangel

Auch der Faktor-VII-Mangel ist eine selten vorkommende kongenitale Blutungskrankheit. Seit der Beschreibung des ersten Falles durch ALEXANDER et al. (1952) sind weit über 100 Fälle in der Literatur publiziert worden. RAGNI et al. (1981) haben 75 Fälle zusammengestellt und inzwischen sind noch etwa 52 weitere Patienten beschrieben worden (MAZZUCCONI et al. 1977; BARBERIO et al. 1977; HAMMERSEN et al. 1978; MARIANI et al. 1978; MATTHAY et al. 1979; ZIMMERMANN et al. 1979; JAIN et al. 1979, 1980; FERNANDEZ et al. 1980; JENSEN et al. 1980; SCHRICKER 1981; NEIDHARDT u. SCHRICKER 1981; BERGNA et al. 1981; SCHRICKER u. NEIDHARDT 1981; CROZE u. BRIZARD 1982; GREENE u. MCMILLAN 1982; LYCHEV et al. 1982; GIROLAMI et al. 1982a, b; OTA et al. 1982; KERNOFF et al. 1982; JANCZARSKI 1983; ZWIERZINA et al. 1983; SHIFTER et al. 1984; HASSAN et al. 1984), einschließlich 14 Fälle aus dem japanischen Schrifttum (TAKAMATSU et al. 1980).

1971 konnten GOODNIGHT et al. (1971) zum ersten Mal zeigen, daß auch bei diesem Krankheitsbild mindestens zwei genetisch verschiedene Formen vorkommen, eine Hypo-Form und eine Dys-Form. Bei der Hypo-Form findet sich nicht nur eine stark erniedrigte Faktor-VII-Aktivität, sondern auch kaum immunologisch nachweisbares Protein. Bei der Dys-Form, dagegen, findet sich eine stark erniedrigte Aktivität, jedoch zum Teil normale Mengen an Faktor-VII-Protein. Diese Form von Faktor-VII-Störung ist auch als CRM$^+$ (cross-reacting material positive type) bezeichnet, während der komplette Mangel an Aktivität *und* Protein CRM$^-$ (cross-reacting material negative type) genannt worden ist.

In den letzten Jahren sind mehrere derartige Dys-Formen (Dysprokonvertin-ämien) oder genetische Varianten des Faktor-VII-Mangels beschrieben worden (DENSON et al. 1972; BRIËT et al. 1976; MAZZUCCONI et al. 1977; GIROLAMI et al. 1977c, 1978b, 1979; KERNOFF et al. 1981; CROZE u. BRIZARD 1982), die zum Teil, in Analogie zu den abnormen Fibrinogenen und Prothrombinen, nach Städtenamen benannt wurden (Faktor VII Verona, Faktor VII Padua 1 und Padua 2). Inzwischen ist auch die Kombination von Hypo-Form und Dys-Form beobachtet worden, die oben bereits für die Fibrinogen- und Prothrombinabnor-malitäten beschrieben wurden. Somit dürfte auch der Faktor-VII-Mangel eine gewisse Heterogenität zeigen (BERTINA et al. 1979; MARIANI u. MAZZUCCONI 1983). MARIANI u.Mitarb. (MARIANI et al.; MARIANI u. MAZZUCCONI 1983) ha-ben daher die *homozygoten* Faktor-VII-Mangelpatienten in die drei folgenden Phenotypen unterteilt:

1. Eine Faktor-VII-*negative* Gruppe (VII$^-$). Diese Patienten haben weder Fak-tor-VII-Aktivität noch Faktor-VII-Protein (immunologische Bestimmung) im Plasma und entsprechen somit der reinen Hypo-Form. Bei diesen Patienten werden offenbar reduzierte Mengen von Faktor VII synthetisiert.
2. Eine Faktor-VII-*reduzierte* Gruppe (VII^R). Diese Patienten haben stark er-niedrigte Faktor-VII-Aktivitäten, jedoch immunologisch nachweisbares Faktor-VII-Protein, das mengenmäßig unter dem Normalwert liegt. Diese Gruppe ent-spricht der kombinierten Hypo-Form und Dys-Form.
3. Eine Faktor-VII-*positive* Gruppe (VII$^+$). Diese Patienten haben stark redu-zierte Faktor-VII-Aktivitäten, jedoch normales Faktor-VII-Protein. Diese Gruppe entspricht der reinen Dys-Form.

Von diesen drei immunologischen Varianten scheint die Faktor-VII$^-$-Gruppe am häufigsten vertreten zu sein, während die VII$^+$-Gruppe bislang am seltensten beschrieben wurde (MARIANI u. MAZZUCCONI 1983).

Heterozygote Faktor-VII-Mangelpatienten sind in zwei Gruppen unterteil-bar (MARIANI u. MAZZUCCONI 1983):

1. Patienten mit ähnlich erniedrigten Faktor-VII-Aktivitäten und Proteinspie-geln. Diese können in den VII$^-$- und VII^R-Gruppen gefunden werden und kom-men scheinbar an häufigsten vor.
2. Patienten mit erniedrigten Faktor-VII-Aktivitäten, jedoch normalen Protein-mengen. Dieses sind heterozygote Patienten der Faktor-VII$^+$-Variante.

Innerhalb der VII^R- und VII$^+$-Gruppe sind nun funktionelle Varianten be-schrieben worden, die durch eine unterschiedliche Aktivierbarkeit mit verschie-denen Thromboplastinen gekennzeichnet sind (MARIANI u. MAZZUCCONI 1983). Die erste derartige Variante ist als Faktor VII Padua I beschrieben worden (GIROLAMI et al. 1978b, 1982b). Unter Verwendung von Kaninchenhirnthrom-bokinase fand man stark verlängerte Prothrombinzeiten, während mit Rinder-hirnthrombokinase dieser Test normal war. Die Faktor-VII-Antigenspiegel wa-ren bei diesen Patienten normal. Eine ähnliche Familie wurde aus Frankreich berichtet (CROZE u. BRIZARD 1982). Eine weitere funktionelle Variante stellt der Faktor VII Padua 2 dar (CROZE u. BRIZARD 1982), die sich durch eine verlängerte Prothrombinzeit mit Rinderhirnthrombokinase auszeichnet. Normale Zeiten werden mit Menschen- und Kaninchenhirnthrombokinasen gemessen. Während der genaue Defekt in diesen Faktor-VII-Molekülen bislang unklar ist, unterstreicht diese unterschiedliche Aktivierbarkeit die Schwierigkeiten der genauen Laboratoriumsdiagnose. Faktor VII Verona (Girolami et al. 1977c) scheint eine Anomalie in einem doppelt heterozygoten Patienten zu sein, bei dem der Vater der VII$^+$-Gruppe angehört, die Mutter jedoch der VII$^-$- oder der VII^R-Gruppe.

Da sich die Hypo-Form und Dys-Form sehr ähneln und da bislang keine strukturellen Untersuchungen bei den Dys-Formen vorgenommen sind, werden beide Formen hier zusammen beschrieben.

Genetik. Der Erbgang dieser Erkrankung ist autosomal rezessiv, beide Geschlechter sind betroffen und eine Blutsverwandschaft der Elternteile liegt bei etwa 18% aller beschriebenen Familien vor (Ragni et al. 1981). Bei homozygoten Patienten fehlt die Faktor-VII-Aktivität fast vollständig ($<10\%$), während sie bei heterozygoten Familienmitgliedern auf etwa die Hälfte des normalerweise meßbaren Spiegels reduziert ist (Hammersen et al. 1978).

Klinisches Bild. Während heterozygote Patienten durchweg asymptomatisch sind, haben Homozygote eine lebenslängliche Blutungsneigung, die sich schon bei der Geburt in Form einer Nabelschnurblutung zeigen kann (Zimmermann et al. 1979). Epistaxis, Ekchymosen, Meläna, Hämatemesis und posttraumatische Blutungen sind häufig beobachtet worden. Männliche Patienten scheinen öfter Hämarthrosen zu haben, während bei weiblichen Patienten schwere Menorrhagien im Vordergrund stehen. Zerebralblutungen, wovon einige tödlich verlaufen sind, kommen in etwa 16% aller Fälle vor (Matthay et al. 1979; Ragni et al. 1981; Hassan et al. 1984). Die Schwere der klinischen Blutungen korreliert nicht unbedingt mit dem Faktor-VII-Spiegel des Plasmas, der meistens $<10\%$ ist (Hammersen et al. 1978). Briët et al. (1976) fanden, daß der von ihnen beschriebene VII$^+$-Patient nur eine milde Blutungsneigung hatte. Daraufhin hat man vielfach ein milderes klinisches Bild bei dieser Variante vorausgesagt. Dies hat sich jedoch nicht als richtig erwiesen (Mazzucconi et al. 1977). Einige Patienten mit Faktor-VII-Mangel haben thromboembolische Erscheinungen gehabt. Diese von Goodnough et al. (1983) zusammengestellten Fälle hatten venöse und arterielle Thrombosen, wobei die Mehrzahl der Patienten venöse Thrombosen und Lungenembolien erlitten. Shifter et al. (1984) haben noch eine weitere Familie mit venösen Thrombosen und Faktor-VII-Mangel (VII$^-$) beschrieben.

Laboratoriumsdiagnose. Homozygote Patienten mit Faktor-VII-Mangel haben zum Teil stark verlängerte Prothrombinzeiten, während partielle Thromboplastinzeiten und die Stypven-Cephalin-Gerinnungszeiten normal sind. Die verlängerten Prothrombinzeiten können durch die Zugabe von Serum normalisiert werden. Faktor VII Padua 1 zeichnet sich durch eine verlängerte Prothrombinzeit mit Kaninchenhirnthrombokinase aus, während die Prothrombinzeit mit Rinderhirnthrombokinase normal ist (Girolami et al. 1978b; Croze u. Brizard 1982). Genau umgekehrte Werte wurden beim Faktor VII Padua 2 gefunden. Diese Unterschiede sind jedoch nicht bei den anderen Dys-Formen des Faktor-

VII-Mangels gefunden worden. Heterozygote Patienten mit Faktor-VII-Mangel haben durchweg normale Prothrombinzeiten.

Die genaue Diagnose wird durch eine quantitative Faktor-VII-Bestimmung gestellt. Wie oben ausgeführt, haben homozygote Patienten aller drei Gruppen (VII$^-$, VII^R, VII$^+$) gewöhnlich Faktor-VII-Spiegel von <10%, meistens sogar <5%, während bei heterozygoten Patienten die Spiegel zwischen 40 und 60% liegen. Blutungszeiten, Plättchenzahl, Plättchenfunktion und die Spiegel der anderen Gerinnungsfaktoren sind normal, obgleich MAZZUCCONI et al. (1977) bei zwei Patienten leicht verlängerte Blutungszeiten fanden.

Die Bestimmung des Faktor-VII-Antigens ist insofern etwas schwierig als es keine präzipitierenden Antikörper gibt. Somit müssen Antikörperneutralisationsteste durchgeführt werden, bei denen in den meisten Fällen eine Modifikation der von ROBERTS et al. (1968) beschriebenen Methodik verwendet worden ist. Die Modifikation wurde von BRIËT et al. (1976) vorgenommen.

Wie oben bereits ausgeführt wurde, haben homozygote Patienten der Faktor-VII$^-$-Gruppe kein Faktor-VII-Protein oder nur Spuren im Plasma. In der Faktor-VII^R-Gruppe läßt sich dagegen Faktor-VII-Protein nachweisen, die Menge liegt jedoch unter den Normalwerten. Bei homozygoten Faktor-VII$^+$-Patienten finden sich normale Faktor-VII-Proteinspiegel im Plasma.

Bei heterozygoten Patienten der VII$^+$-Gruppe findet man etwa $^1/_2$ soviel Aktivität wie Antigen, so daß das Verhältnis von Aktivität zu Antigen bei etwa 0,5 liegt. Bei Heterozygoten der VII$^-$- oder VII^R-Gruppe finden sich Aktivität und Antigen zu etwa der Hälfte des normal zu erwartenden Wertes. Das Verhältnis von Aktivität zu Antigen ist somit 0,9–1,1.

Es konnten also auch mit dieser Methodik heterozygote und homozygote Patienten mit Faktor-VII-Mangel voneinander getrennt werden. Es bleibt natürlich abzuwarten, wo in dem Faktor-VII-Molekül der genaue Defekt der einzelnen Varianten zu finden ist und wieviel verschiedene genetische Störungen zu identifizieren sind. Da heute die Aminosäurensequenz des Faktor-VII-Moleküls bekannt ist, sollten derartige Untersuchungen zu erwarten sein.

Behandlung. Homozygote Patienten mit Faktor-VII-Mangel können mit Plasma und Konzentraten behandelt werden. Eine gute Blutstillung wird offenbar bereits erreicht, wenn der Faktor-VII-Spiegel auf etwa 20% angehoben wird (HAMMERSEN et al. 1978). Wo erhältlich, sollten Faktor-VII-Konzentrate infundiert werden, ansonsten können die sogenannten Prothrombinkomplexpräparate verwendet werden. Dabei ist wiederum die Hepatitisgefahr und die Tendenz Thromboembolien zu erzeugen, wie oben beschrieben wurde, in Erwägung zu ziehen.

Die Halbwertszeit des Faktor VII in vivo scheint 6–6,5 Stunden zu sein (MASON u. INGRAM 1971; GIROLAMI et al. 1980b), obwohl MARIANI et al. (1978) mit einem größeren Patientenkollektiv nur eine Halbwertszeit von 205 Minuten beobachtet haben.

III. Faktor-X-Mangel

Der Faktor-X-Mangel wurde erstmals 1956 und 1957 von zwei Arbeitsgruppen beschrieben. TELFER et al. (1956) beschrieben das Krankheitsbild als eine

„neue" hämorrhagische Diathese. Es wurde später auch Prower-Faktormangel genannt. Hougie et al. (1957) beschrieben ihren Fall als „Stuart"-Faktormangel. Nachdem die Identität beider Krankheitsbilder offensichtlich wurde, nannte man die Störung „Stuart-Prower-Faktor"-Mangel. Heute werden sie generell als Faktor-X-Mangel bezeichnet.

Mori et al. (1981) beschrieben in einer Literaturübersicht 43 Fälle von Faktor-X-Mangel, die bis 1976 berichtet worden waren. Inzwischen sind noch einige neue Fälle beschrieben worden (Bhoweer et al. 1977; Porter et al. 1979; Lechner et al. 1979; Grosse et al. 1979; Hoshi et al. 1980; Endo 1981; Mori et al. 1981; Ercoreca et al. 1982; Girolami et al. 1983a, 1983b), so daß etwa 55 Familien mit diesem seltenen Krankheitsbild bislang bekannt sind.

Auch bei dieser Krankheit findet man genetisch verschiedene Varianten und es sind eine A-Form oder Hypo-Form und eine Dys-Form voneinander zu unterscheiden. Girolami et al. (1970a) beschrieben eine Familie, deren Mitglieder stark erniedrigte Faktor-X-Aktivität hatten, jedoch normale Mengen an Protein, das mit Faktor-X-Antikörpern präzipitierte. Diese offenbar abnorme Faktor-X-Störung wurde als „Faktor-X-Friuli" bezeichnet (Girolami et al. 1970b). Im gleichen Jahr beschrieben Denson et al. (1970) sechs Patienten mit Faktor-X-Mangel, von denen drei immunologisch nachweisbares Protein im Plasma hatten. Darunter fand sich auch der von Telfer et al. (1956) zuerst beschriebene Fall Prower. Denson et al. (1970) untersuchten dann auch das Plasma von Stuart und konnten kein Faktor-X-Protein nachweisen. Inzwischen sind mehrere Familien mit dieser Variante beschrieben (Girolami et al. 1971b, 1974b, 1983a; Parkin et al. 1974; Lechner et al. 1979; Porter et al. 1979).

Da bislang keine genaueren Identifikationsversuche gemacht worden sind, und da sich die A-Form und die Dys-Form des Faktor-X-Mangels klinisch nicht voneinander unterscheiden, werden sie zusammen besprochen.

Genetik. Der Erbgang dieser Gerinnungsstörung ist autosomal rezessiv. Beide Geschlechter sind von der Erkrankung befallen und Konsanguinität der Eltern liegt in weniger als der Hälfte aller beschriebenen Familien vor.

Homozygote Patienten haben gewöhnlich <2% Faktor-X-Aktivität im Plasma, während heterozygote Familienmitglieder zwischen 40 und 68% Faktor-X-Aktivität haben (Mori et al. 1981). Klinisch sind heterozygote Patienten asymptomatisch.

Klinisches Bild. Nabelschnurblutungen können ein Frühsympton eines angeborenen Faktor-X-Mangels sein (Grosse et al. 1979), das lebenslängliche klinische Bild ist jedoch durch Neigung zu Hämatomen, Schleimhautblutungen, Epistaxis, Menorrhagien, Hämaturie und seltener auch Hämarthrosen geprägt. Hautblutungen werden ebenfalls regelmäßig beobachtet. Petechiale Blutungen und Hirnblutungen werden dagegen kaum gesehen (Grosse et al. 1979). Heterozygote Patienten sind, wie oben ausgeführt, klinisch asymptomatisch. Das klinische Bild der Dys-Form ist von der A-Form im allgemeinen nicht zu unterscheiden. Nur die von Parkin et al. (1974) beschriebene Familie hatte keine klinischen Blutungserscheinungen.

Laboratoriumsdiagnose. Homozygote Patienten mit der A-Form des Faktor-X-Mangels, d.h. weder Aktivität noch Antigen im Plasma, haben stark verlän-

Tabelle 7. Plasmagerinnungszeiten bei den Varianten des Faktor-X-Mangels

Patient	Prothrombin-zeit	Partielle Thrombo-plastinzeit	RVV-Gerinnungs-zeit	Antigen-spiegel (%)
GIROLAMI et al. (1970b)	+	+	N	117
GIROLAMI et al. (1971b)	+	+	N	105
DENSON et al. (1970)				
Prower	+	+	+	+ + +[a]
DEC	+	+	N	+ + +[a]
RED	+	(+)	(+)	+
PARKIN et al. (1974)	N	+	N	N
LECHNER et al. (1979)	+	+	(+)	20
PORTER et al. (1979)	+	+	?	71

+ = stark verlängert; (+) = leicht verlängert; N = normal.
[a] = stark positiv

gerte Vollblut- und Plasmagerinnungszeiten, wie Prothrombinzeit, partielle Thromboplastinzeit und Russel's Viper Venom (RVV) Gerinnungszeit. Die endgültige Diagnose wird durch eine quantitative Faktor-X-Bestimmung gestellt, wobei Spiegel von 0,1 bis 14% gefunden worden sind (MORI et al. 1981). Thrombinzeit, Blutungszeit, Plättchenzahl, Plättchenfunktion und die Spiegel der anderen Gerinnungsfaktoren sind normal.

Heterozygote Patienten haben dagegen durchweg normale Vollblut- und Plasmagerinnungszeiten und Faktor-X-Spiegel, die zwischen 40 und 68% schwanken.

Bei den abnormen Varianten können dagegen die Plasmagerinnungszeiten variieren, wie aus Tabelle 7 erkenntlich wird. Im Prinzip kann Faktor X auf drei Wegen in Faktor Xa verwandelt werden:

1. Der sogenannte „extrinsic" Weg erfolgt durch Faktor VIIa in Gegenwart von Gewebsthrombokinase und Kalziumionen. Global wird dieser Weg durch die Prothrombinzeit erfaßt.

2. Der sogenannte „intrinsic" Weg erfolgt durch Faktor IXa in Gegenwart von Faktor VIII, Phospholipidoberflächen und Kalziumionen. Dieser Weg wird global durch die partielle Thromboplastinzeit erfaßt.

3. Eine direkte enzymatische Aktivierung kann durch das Schlangengift der Russel-Viper erreicht werden. Diese wird durch die RVV-Gerinnungszeit erfaßt.

Obgleich auf allen drei Wegen die gleichen Aminosäurebindungen gebrochen zu werden scheinen (ROBERTS et al. 1981), sind dennoch unterschiedliche Aktivierungsmöglichkeiten bei den Dys-Formen des Faktor-X-Mangels gefunden worden (Tabelle 7). Die genauen molekularen Veränderungen müssen daher zu einem späteren Zeitpunkt diese Unterschiede erklären helfen. Derartige Studien sollten durchführbar sein, da wiederum die Aminosäurensequenz des Faktor X und Faktor Xa bereits bekannt ist (JACKSON u. NEMERSON 1980; SEEGERS 1981).

Aus Tabelle 7 wird ebenfalls ersichtlich, daß einige Varianten völlig normale Antigenmengen haben, während bei anderen der Spiegel erniedrigt ist, dennoch wesentlich höher als die Faktor-X-Aktivität. Somit ergibt sich die für Prothrombin und Faktor-VII-Mangel schon angeführte Untergruppierung in Phenotypen X^-, X^R, und X^+.

Auch bei Verwendung synthetischer Substrate zur Faktor-X-Bestimmung, wie z.B. S-2222, können unterschiedliche Faktor-X-Spiegel bei Varianten beobachtet werden (GIROLAMI et al. 1980c).

GIROLAMI et al. (1974b) untersuchten 57 heterozygote Familienmitglieder der beiden oben beschriebenen Familien mit Faktor-X-Varianten und fanden eine durchschnittliche Aktivität von 60%. Bei einigen Mitgliedern war die Prothrombinzeit um 1–2,5 Sekunden verlängert. Interessanterweise hatten etwa $^1/_3$ der untersuchten Patienten eine milde hämorrhagische Diathese.

Behandlung. Die Blutungen bei Patienten mit Faktor-X-Mangel können mit Plasma und mit Konzentraten behandelt werden. Bei Verwendung von Konzentraten sollte wiederum die Hepatitisgefahr und die Neigung zu thromboembolischen Erscheinungen, wie sie oben für die Behandlung der Hypoprothrombinämie beschrieben wurde, in Erwägung gezogen werden.

Die Halbwertszeit des Faktor X in vivo wurde von vielen Autoren untersucht und scheint zwischen 24 und 56 Stunden zu liegen (s. MORI et al. 1981).

Eine normale Gerinnungstendenz scheint bereits dann erreicht zu werden, wenn die Plasmaspiegel um 10% liegen, obwohl die meisten Autoren höhere Spiegel (40–50%) angestrebt haben, besonders wenn die Patienten sich eines operativen Eingriffs unterziehen mußten (MORI et al. 1981).

IV. Protein-C- und Protein-S-Abnormalitäten

Protein C wurde erstmals 1960 als Autoprothrombin II-A beschrieben (MAMMEN et al. 1960), wobei die Designation „A" seine Antikoagulantienwirkung reflektieren sollte. Das Protein wurde 1976 erneut beschrieben (STENFLO 1976; ESMON et al. 1976) und als ein weiteres Vitamin K-abhängiges Protein identifiziert. Während SEEGERS et al. (1972) das Protein als einen kompetitiven Faktor-X-Inhibitor beschrieben, kann es heute als sicher gelten, daß es in seiner aktiven Form, Protein Ca, die Faktoren Va und VIIIa zerstört und somit die Thrombinbildung steuert (KISIEL et al. 1977; WALKER et al. 1979; VEHAR u. DAVIE 1980; MARLAR et al. 1982). Bei dieser enzymatischen Inaktivierung spielt Protein S die Rolle eines Kofaktors, indem es einen equimolaren Komplex mit Protein Ca bildet und somit die Enzymaktivität um ein 10faches steigert (WALKER 1981, 1984). Protein Ca kann auch das fibrinolytische System aktivieren (ZOLTON u. SEEGERS 1973; COMP u. ESMON 1981), indem es den Gewebsaktivator des Plasminogens von den Endothelzellen freisetzt. Hierdurch kommt es zur Aktivierung des fibrinolytischen Systems mit überwiegend Fibrinolyse und nur wenig Fibrinogenolyse. Weitere Einzelheiten über die Rolle des Protein C und S sind aus kürzlich erschienenen Übersichtsreferaten zu entnehmen (ESMON 1983, 1984; MAMMEN 1984).

1. Protein-C-Mangel

GRIFFIN et al. (1981) beschrieben die erste Familie mit Protein-C-Mangel, in der mehrere Mitglieder eine Neigung zu thromboembolischen Erkrankungen hatten. Plasminogen- und Antithrombinspiegel waren normal, die immunologisch nachweisbaren Mengen von Protein C waren jedoch bei allen erkrankten Familienmitgliedern erniedrigt. Mit immunologischen Methoden fanden sich Protein-C-Werte zwischen 35 und 45%. Die biologische Aktivität des Protein C konnte damals wegen Mangel eines spezifischen Testsystems nicht gemessen werden. Die Autoren machten jedoch die Annahme, daß Protein-C-Spiegel zwischen 38 und 49% (normal 71–154%) eine klinische Thrombosebildung zur Folge haben. Ähnliche Veränderungen sind auch für Antithrombin bekannt, wie später ausgeführt werden wird.

In dieser Familie hatten der Vater des Patienten sowie ein Bruder und eine Schwester des Vaters erniedrigte Protein-C-Werte, während die Mutter normale Spiegel hatte. Später wurden auch die biologischen Aktivitäten bei dieser Familie bestimmt und ähnliche Werte erhalten (GRIFFIN 1984). Die Patienten hatten also offenbar einen heterozygoten Protein-C-Mangel. In der Zwischenzeit sind über 50 Familien mit dieser Erkrankung beschrieben worden, die bis zum Sommer 1984 in zwei Übersichtsreferaten zusammengefaßt sind (GRIFFIN 1984; MAMMEN 1984). Seit der Zeit sind noch einige weitere Fälle beschrieben worden (CONARD et al. 1984; KLINGEMANN et al. 1984; MCGEHEE et al. 1984; ESTELLES et al. 1984; MARCINIAK et al. 1985).

Es bleibt abzuwarten, ob die von JOHANSSON et al. (1978a) beschriebene Familie mit Thrombosen und einer erniedrigten Freisetzung des Gewebsaktivators des Plasminogens nicht doch auch einen angeborenen Protein-C-Mangel hat.

Genetik. Der Erbgang dieser Erkrankung ist autosomal dominant und beide Geschlechter sind befallen. Konsanguinität ist nur in seltenen Fällen beobachtet worden. In den wenigen beschriebenen homozygoten Fällen waren die Eltern heterozygot.

Klinisches Bild. Das klinische Bild des Protein-C-Mangels ist durch rezidivierende Thromboembolien gekennzeichnet. Wie beim angeborenen Antithrombinmangel treten die Thrombosen jedoch erst um das 20. Lebensjahr auf und vielfach im Zusammenhang mit operativen Eingriffen, nach schweren Traumen und post partum. Ebenfalls wie bei anderen angeborenen Störungen sind nicht alle Familienmitglieder mit niedrigen Protein-C-Werten klinisch erkrankt. Nur etwa 60% aller betroffenen Patienten scheinen Symptome zu haben (BROEKMANS et al. 1983a). Die große Mehrzahl dieser beschriebenen Fälle umfaßt heterozygote Patienten, die Protein-C-Plasmaspiegel zwischen 25 und 60% haben (GRIFFIN 1984).

Inzwischen sind 5 Fälle mit homozygotem Protein-C-Mangel bekannt geworden, von denen nur zwei am Leben erhalten sind (SILLS et al. 1983; GRIFFIN 1984; SELIGSOHN et al. 1984; MARCINIAK et al. 1985; ESTELLES et al. 1984). Drei der Fälle waren Säuglinge mit Purpura Fulminans (GRIFFIN 1984; MARCINIAK et al. 1985; ESTELLES et al. 1984), die anderen hatten schwere venöse Thrombosen unmittelbar nach der Geburt. Homozygoter Protein-C-Mangel ist somit eine unmittelbar nach der Geburt tödlich verlaufende Form des Protein-C-Mangels, es sei denn, daß die Diagnose sofort gestellt wird.

Laboratoriumsdiagnose. Patienten mit Protein-C-Mangel haben normale Vollblut- und Plasmagerinnungszeiten und normale Faktorenspiegel. Auch

Plättchenzahl und Plättchenfunktion sind normal. Selbst im fibrinolytischen System lassen sich keine Abnormalitäten nachweisen. Somit beruht die Diagnose allein auf einer Protein-C-Bestimmung. Die heute gebräuchlichsten Testmethoden sind immunologische Bestimmungen. Der Nachteil dieser Methodik ist natürlich, daß nur das Protein-C-Protein gemessen wird, nicht jedoch seine Aktivität. Da bereits Patienten mit Protein-C-Mangel beschrieben sind, die immunologisch normale Proteinspiegel hatten (also eine Dys-Form) (Bertina et al. 1984), können rein immunologische Bestimmungen zu falschen Diagnosen führen.

Antikörper gegen Protein C sind kommerziell erhältlich, und somit beruhen viele Methoden auf der von Laurell (1966) beschriebenen immunelektrophoretischen Technik. Es gibt jedoch auch eine ELISA-Technik, die sich durch eine größere Präzision und durch einen kürzeren Testablauf auszeichnet (s. Mammen 1984).

Die funktionellen Methoden zur Protein-C-Bestimmung sind im Augenblick noch kompliziert und keineswegs standardisiert. Die von Francis und Patch (1983) und von Bertina et al. (1984) beschriebenen Methoden ergeben möglicherweise niedrige Werte, da sie kein Thrombomodulin benutzen und Protein C nur mit Hilfe von Thrombomodulin durch Thrombin vollständig in Protein Ca umgewandelt werden kann.

Daher sind die von Comp et al. (1984a) und von Sala et al. (1984) beschriebenen Methoden genauer. Der Nachteil ist, daß Thrombomodulin im Augenblick noch nicht käuflich erworben werden kann.

Idealerweise sollten daher funktionelle und immunologische Methoden verwandt werden, um die verschiedenen Phenotypen des Protein-C-Mangels zu erfassen.

Wie oben bereits ausgeführt wurde, findet man bei heterozygoten Patienten Protein-C-Aktivitäten zwischen 25 und 60%, während bei homozygoten Patienten die Spiegel um <1% liegen. Bei allen bislang beschriebenen Homozygoten waren Funktion und Protein praktisch abwesend.

Behandlung. Heterozygote Patienten mit klinischen Thromboembolien können langzeitig entweder mit oralen Antikoagulantien oder mit niedrig dosierter Heparintherapie behandelt werden (Pabinger-Fasching et al. 1983). Es besteht im Augenblick keine Einigkeit darüber, ob klinisch asymptomatische Patienten behandelt werden sollen.

In einigen Fällen von Protein-C-Mangel sind während der Einleitung der oralen Antikoagulantientherapie Haut- und Fettnekrosen aufgetreten (Broekmans et al. 1983b; Pabinger-Fasching et al. 1983; Klingemann et al. 1984; McGehee et al. 1984). Dieses könnte durch den schnellen Protein-C-Aktivitätsabfall bei noch normalen Prothrombin-, Faktor-IX- und X-Spiegeln bedingt sein, da Protein C ebenso schnell im Plasma absinkt wie Faktor VII (Epstein et al. 1983; Vigano et al. 1983). Diese Nekrosen können offenbar vermieden werden, wenn die Antikoagulantientherapie mit Heparin eingeleitet wird (Griffin 1984; Pabinger-Fasching u. Deutsch 1984; Samama et al. 1984). Es ist bereits angedeutet worden, daß möglicherweise Patienten, die im Gefolge von oraler Antikoagulantientherapie Fettgewebs- und Hautnekrosen erlitten haben, einen Protein-C-Mangel gehabt haben (Broekmans et al. 1983b).

Von den wenigen homozygoten Protein-C-Mangelpatienten sind zwei Fälle mit Faktor-IX-Konzentraten (SILLS et al. 1983; GRIFFIN 1984) oder frisch gefrorenem Plasma behandelt worden (AZNAR et al. 1984a; ESTELLES et al. 1984). Wegen der kurzen Halbwertszeit des Protein C muß eine tägliche Substitutionstherapie durchgeführt werden.

2. Protein-S-Mangel

Da Protein S als Kofaktor für Protein C in der Inaktivierung von Faktor V und VIII fungiert, wie oben ausgeführt wurde, wurde bereits 1981 die Hypothese vertreten, daß angeborene und erworbene Mangelzustände klinisch zu einem dem Protein-C-Mangel-ähnlichen Bild führen könnten (GRIFFIN et al. 1981). Inzwischen sind drei Berichte von Patienten mit Protein-S-Mangel erschienen (COMP et al. 1984b; COMP u. ESMON 1984; SCHWARZ et al. 1984), zwei Familien und sechs Einzelpersonen.

Genetik. Der Erbgang scheint autosomal dominant zu sein (COMP et al. 1984b; SCHWARZ et al. 1984). Heterozygote Patienten haben offenbar Protein-S-Werte zwischen 15 und 45% (Normalwerte 63–160%) (COMP u. ESMON 1984), während homozygote Patienten Werte von < 5% haben (COMP u. ESMON 1984). Bei den beiden beschriebenen homozygoten Patienten waren beide Eltern heterozygot (COMP u. ESMON 1984).

Klinisches Bild. Die meisten bislang beschriebenen Patienten mit Protein-S-Mangel hatten klinisch rezidivierende venöse Thrombosen und Lungenembolien, ein Patient hatte auch einen akuten Myokardinfarkt. Klinisch lassen sich Patienten mit Protein-S-Mangel nicht von denen mit Protein-C-Mangel unterscheiden. Während bei der von SCHWARZ et al. (1984) beschriebenen Familie alle heterozygoten Patienten Thromboembolien hatten, waren bei der von COMP und ESMON (1984) beschriebenen Familie offenbar nur die zwei homozygoten Brüder klinisch betroffen. Diese hatten Protein-S-Werte von < 5% (Aktivität) und etwa 20% Protein-S-Protein, gemessen mit immunologischen Methoden. Bei den von COMP et al. (1984b) beschriebenen Einzelpersonen waren alle heterozygot und alle hatten rezidivierende Thromboembolien.

Laboratoriumsdiagnose. Wie beim Protein-C-Mangel haben Patienten mit Protein-S-Mangel normale Vollblut- und Plasmagerinnungszeiten, normale Faktorenspiegel, normale Antithrombinspiegel und normale Plättchenfunktion. Auch das fibrinolytische System ist normal. Protein-C-Werte sind ebenfalls im Normalbereich.

Während SCHWARZ et al. (1984) Protein S immunologisch in den Patientenplasmen bestimmten, haben COMP und ESMON (1984) und COMP et al. (1984b) eine relativ einfache Protein-S-Bestimmungsmethode beschrieben und somit Protein-S-Aktivität und Protein-S-Protein gemessen.

Die Testmethode basiert auf dem Prinzip, daß Protein S als Kofaktor notwendig ist, um die Faktoren Va und VIIIa durch Protein Ca zu inaktivieren. Als Testbasis wurde eine Einphasen-Faktor-X-Bestimmung benutzt. Durch Zugabe von gereinigtem Protein Ca wurde der Test nur dann abnormal, wenn Protein S vorhanden war. Protein S hatte in Abwesenheit von Protein Ca keine

Wirkung auf die Testergebnisse (Comp et al. 1984b). Mit diesem Test können etwa bis zu 5% Protein S im Plasma gemessen werden.

Die immunologischen Bestimmungsmethoden basieren alle auf der von Laurell (1966) beschriebenen Technik und Werte zwischen 71 und 147% scheinen normal zu sein (Schwarz et al. 1984).

Die Bestimmung von Protein S und auch Protein C kann öfters schwierig sein, wenn die Patienten wegen der rezidivierenden Thromboembolien mit oralen Antikoagulantien behandelt werden. Da beide Faktoren Vitamin-K-abhängig sind, fallen die Spiegel während der Therapie weitgehend ab. Aus diesem Grunde haben Griffin et al. (1981; Griffin 1984) vorgeschlagen, das Verhältnis von Protein C oder S zu Prothrombin oder Faktor X zu bestimmen. Dabei werden immunologische Bestimmungsmethoden verwandt. In Normalpersonen liegen die Relationen zwischen 0,9 und 2,5, während bei Protein-S- oder C-Mangelpatienten das Verhältnis um 0,5 zu liegen scheint (heterozygote Mangelfälle). Mit dieser Methodik kann man Mangelpatienten identifizieren, die gleichzeitig mit oraler Antikoagulantientherapie behandelt werden.

Behandlung. Patienten mit Protein-S-Mangel sollten, wie Patienten mit Protein-C-Mangel, mit oralen Antikoagulantien behandelt werden. Der für den Protein-C-Mangel beschriebene Zusammenhang zu Fett- und Hautnekrosen ist bislang noch nicht beobachtet worden.

3. Protein-C-Inhibitormangel

Die Protein-Ca-Aktivität wird, wie bei allen Gerinnungsenzymen, durch entsprechende Inhibitoren gesteuert (Marlar u. Griffin 1980). Da Protein Ca die Faktoren Va und VIIIa proteolytisch zerstört, könnte man annehmen, daß ein Mangel an Protein-Ca-Inhibitor zu einem kombinierten Faktor-V- und VIII-Mangel führen könne. Diese autosomal dominante kombinierte Gerinnungsstörung wurde von Soff und Levin (1981) detailliert zusammengestellt und als „Familial Multiple Faktor Deficiency I" (FMFD I) bezeichnet.

Marlar und Griffin (1980) beschrieben eine derartige Familie mit kombiniertem Faktor-V- und VIII-Mangel und glaubten einen Protein-Ca-Inhibitormangel nachgewiesen zu haben. Giddings und Bloom (1981) und Giddings et al. (1982) beschrieben ähnliche Befunde, so daß Soff und Levin (1981) die Hypothese aufstellten, daß FMFD I durch einen Protein-C-Inhibitormangel bedingt sein könne.

Seit der Zeit sind mehrere Familien mit dem kombinierten Faktorenmangel beschrieben worden, bei denen die Autoren keinen Protein-C-Inhibitormangel finden konnten. Diese Arbeiten sind von Suzuki (1984) kritisch zusammengestellt worden. Vor kurzem wurde von Marlar (1984) und von Gardiner und Griffin (1984) mitgeteilt, daß die ursprünglichen Befunde nicht reproduziert werden konnten. Somit kann es als sicher gelten, daß der kombinierte Faktor-V- und Faktor-VIII-Mangel nicht durch einen Protein-C-Inhibitormangel bedingt ist. Es bleibt also abzuwarten, ob ein Inhibitormangel mit einem klinischen Bild verbunden ist.

D. Faktor-V-Mangel

Ein kongenitaler Mangel an Faktor V wurde erstmals von OWREN (1947) und von OWREN und COOPER (1955) beschrieben. TERHEGGEN (1971) stellte 69 Fälle aus der Literatur zusammen, während SEELER (1972b) 58 Familien beschrieb. MITTERSTIELER et al. (1978), BADUROWA et al. (1983), GAAZKA et al. (1984) und WHITELAW et al. (1984) haben inzwischen weitere Fälle, homozygot und heterozygot, beschrieben. Es handelt sich also um ein sehr selten vorkommendes Krankheitsbild.

Genetik. Der Erbgang des Faktor-V-Mangels scheint autosomal rezessiv zu sein (TERHEGGEN 1971; SEELER 1972b; MITTERSTIELER et al. 1978), obgleich er von einigen anderen Autoren als autosomal dominant bezeichnet wurde (OWREN 1947; BRINK u. KINGSLEY 1952; LOPEZ et al. 1969). Männer und Frauen sind gleichmäßig befallen und Blutsverwandtschaft der Eltern wurde in einigen Fällen gefunden (siehe SEELER 1972b). Homozygote und heterozygote Patienten können voneinander getrennt werden.

Klinisches Bild. Nur homozygote Patienten mit Faktor-V-Mangel haben eine hämorrhagische Diathese, heterozygote sind asymptomatisch. Selbst bei homozygoten Personen kann die Blutungsneigung jedoch mild sein, und sechs der von SEELER (1972b) zusammengestellten Patienten hatten keine Blutungsneigungen.

Es scheint keine Korrelation zwischen Schweregrad der Blutungen und Faktor-V-Spiegel zu bestehen. MILETICH et al. (1978) haben die Vorstellung vertreten, daß die Anzahl von Faktor-Xa-Bindungen an den Plättchen mit der Schwere der Blutungen zusammenhänge. Ekchymosen, Epistaxis, Blutungen nach Traumen und Zahnextraktionen sowie Menorrhagien scheinen am häufigsten vorzukommen. Gelegentlich sind auch interne Blutungen, Hämatome und Hämarthrosen beobachtet worden. Zerebralblutungen sind sehr selten (WHITELAW et al. 1984). Die Blutungsneigung scheint mit zunehmendem Alter der Patienten abzunehmen (SEELER 1972b).

Insgesamt drei Fälle mit Faktor-V-Mangel und Thromboembolien sind bislang beschrieben worden (MILLER 1965; REICH et al. 1976). Interessanterweise sind bei einer Anzahl von Patienten mit Faktor-V-Mangel auch andere angeborene Anomalien beobachtet worden, die im einzelnen von TERHEGGEN (1971) und SEELER (1972b) beschrieben wurden.

Laboratoriumsdiagnose. Homozygote Patienten mit angeborenem Faktor-V-Mangel haben durchweg verlängerte Vollblutgerinnungszeiten, Prothrombinzeiten und partielle Thromboplastinzeiten, während diese Tests bei heterozygoten Patienten normal sind. Blutungszeiten sind bei einigen Patienten als verlängert gefunden worden, jedoch wurden zu der Zeit keine Angaben über die Einnahme von Azetylsalizylsäure gemacht. Plättchenzahl und Plättchenfunktion scheinen jedoch normal zu sein, und die Spiegel aller Gerinnungsfaktoren, außer Faktor V, liegen im Normbereich. Die Diagnose wird durch eine quantitative Faktor-V-Bestimmung gestellt, wobei homozygote Patienten Faktor-V-Spiegel von <10%

haben, gewöhnlich sogar < 5%. Heterozygote Familienmitglieder haben dagegen Faktor-V-Werte zwischen 30 und 60% (TERHEGGEN 1971; MITTERSTIELER et al. 1978). BREEDERVELD et al. (1975) bestimmten Faktor-V-Antigen mit Hilfe eines Antikörperneutralisationstestes im Plasma eines Patienten mit kongenitalem Faktor-V-Mangel und fanden auch den Antigenspiegel stark erniedrigt. Auch TRACY et al. (1982) haben erniedrigte Antigenspiegel im Plasma eines Patienten mit Faktor-V-Mangel beschrieben. In diesem Fall wurde eine Radioimmunbestimmung mit gereinigtem Faktor-V-Antigen durchgeführt.

CHIU et al. (1983) haben kürzlich zum ersten Mal die Heterogenität des Faktor-V-Mangels gefunden. In Patienten mit stark erniedrigten Faktor-V-Aktivitäten wurden halb normale Faktor-V-Proteinmengen identifiziert. Somit gibt es scheinbar nicht nur eine V^--Gruppe, sondern auch eine V^R-Gruppe. Es bleibt abzuwarten, ob eine volle Dys-Form (V^+) gefunden wird.

TRACY et al. (1984) haben kürzlich eine Familie mit Faktor-V-Mangel beschrieben, in der zwei Patienten eine Faktor-V-Plasmaaktivität von etwa 40% hatten und Faktor-V-Proteinspiegel von etwa 65–75%. Da diese Patienten eine Blutungsneigung hatten, wurde die Faktor-V-Aktivität in den Plättchen bestimmt und nur um 4% gefunden. Die Faktor-V-Proteinmenge in den Plättchen war etwa halb normal. Es handelt sich offenbar bei dieser Familie um eine kombinierte Hypo- und Dys-Form (V^R). Der Defekt wurde deshalb als Faktor V Quebec beschrieben. Dieser Bericht scheint ebenfalls anzudeuten, daß die Faktor-V-Aktivität an der Plättchenoberfläche aus klinischer Sicht wichtiger ist als der Plasmaspiegel.

Behandlung. Der angeborene Faktor-V-Mangel ist mit Frischplasma und frisch gefrorenem Plasma erfolgreich behandelt worden, wobei es noch unklar ist, wie hoch der Plasmaspiegel sein muß, um eine normale Hämostase zu erzielen. WEBSTER et al. (1964) und auch MASON und INGRAM (1971) empfahlen etwa 25% Faktor V. Die Halbwertszeit des Faktor V in vivo wurde mit 12–36 Stunden angegeben (MASON u. INGRAM 1971). Auch Kryopräzipitatpräparationen sollten verwendbar sein, obgleich deren Gebrauch bislang noch nicht beschrieben worden ist. Eine Antikörperbildung im Gefolge einer Behandlung ist bislang nur einmal beobachtet worden (FRATANTONI et al. 1972).

E. Faktor-XI-Mangel

Der kongenitale Faktor-XI-Mangel wurde erstmals von ROSENTHAL et al. (1953) beschrieben und ist auch als Plasma-Thromboplastin-Antecedent-Mangel oder PTA-Mangel bekannt. Im Vergleich zu den oben besprochenen Blutungsstörungen ist der Faktor-XI-Mangel wesentlich häufiger beschrieben und mehrere Hundert Fälle sind bekannt geworden. Sicherlich werden in Anbetracht der Häufigkeit der Erkrankungen in der Literatur nicht mehr viele Fälle mitgeteilt.

Eine Vielzahl der beschriebenen Patienten sind Aschkenasim-Juden (SELIGSOHN 1978). Es wurde eine Häufigkeit von etwa 3% für diese Bevölkerungsgruppe beschrieben (SELIGSOHN u. MODAN 1981). Das Krankheitsbild ist jedoch auch bei Nicht-Juden (ZACHARSKI u. FRENCH 1978; AGHAI et al. 1984), Negern (NISKANEN et al. 1981) und Japanern (HIRANO et al. 1976) gefunden worden.

Genetik. Der Erbgang des angeborenen Faktor-XI-Mangels ist autosomal rezessiv und Männer und Frauen sind betroffen. Konsanguinität ist nur in wenigen Fällen gefunden worden. Homozygote und heterozygote Patienten können differenziert werden.

Klinisches Bild. Nur homozygote Patienten mit Faktor-XI-Mangel haben eine Blutungsneigung. Dabei ist die hämorrhagische Diathese durch postoperative oder posttraumatische Blutungen gekennzeichnet. Spontane Blutungen sind ausgesprochen selten und selbst posttraumatisch sind bei einigen Patienten kaum Blutungen beobachtet worden (ZACHARSKI u. FRENCH 1978). Die Erkrankung wird daher leicht übersehen. Erst wenn postoperativ eine schwere Blutung auftritt, wird bei vielen Patienten die Diagnose gestellt (ROBERT et al. 1980). Dieses Problem hat SIDI et al. (1978) dazu bewogen bei allen gefährdeten Patienten, wie z.B. Aschkenasim-Juden, präoperativ eine partielle Thromboplastinzeitbestimmung zu empfehlen. Ein Fall von heterozygotem Faktor-XI-Mangel mit Blutungen ist kürzlich beschrieben worden (WINTER et al. 1983). Dieser Patient hatte auch verlängerte Blutungszeiten und erniedrigte Plättchenfaktor 3 Werte. Es scheint sich also um einen kombinierten Defekt zu handeln.

Sechs Faktor-XI-Mangelpatienten mit thromboembolischen Erscheinungen sind bislang bekannt geworden, von denen fünf einen akuten Myokardinfarkt erlitten (GOODNOUGH et al. 1983).

Verglichen mit den meisten oben besprochenen angeborenen Koagulopathien ist die milde und variable Blutungsneigung bei Patienten mit Faktor-XI-Mangel zunächst überraschend. Sie kann jedoch vielleicht durch das Vorhandensein von alternativen Aktivierungsmechanismen in vivo erklärt werden. ØSTERUD et al. (1975) konnten zeigen, daß Faktor IX durch Kallikrein auch ohne Faktor XI aktiviert werden kann. Da beim Faktor-XI-Mangel die anderen Kontaktaktivierungsfaktoren vorhanden sind, könnte durchaus durch deren Zusammenspiel Kallikrein entstehen, das dann den Faktor-XI-Mangel umgehen könnte.

Laboratoriumsdiagnose. Homozygote Patienten mit kongenitalem Faktor-XI-Mangel haben verlängerte Vollblutgerinnungszeiten und verlängerte partielle Thromboplastinzeiten. Prothrombinzeiten dagegen sind normal. Auch Blutungszeiten, Plättchenzahl, Plättchenfunktion (GIROLAMI et al. 1980 d) und alle anderen Faktorenspiegel sind normal. Eine Aktivierung des fibrinolytischen Systems ist ebenfalls nicht nachweisbar. Die endgültige Diagnose wird durch eine quantitative Faktor-XI-Bestimmung gemacht. Homozygote Patienten haben Faktor-XI-Spiegel von <1–10%, während heterozygote Patienten Spiegel um 50% haben. Antigenbestimmungen sind bei homozygoten und heterozygoten Patienten durchgeführt worden, jedoch sind bislang noch keine Dys-Formen identifiziert worden (RIMON et al. 1976; SAITO u. GOLDSMITH 1977).

Behandlung. Schwere postoperative oder posttraumatische Blutungen sind mit frischgefrorenem Plasma erfolgreich behandelt worden, wobei 5–20 ml/kg/

Tag verabreicht wurden, die den Faktor-XI-Spiegel auf >30% hielten (Sidi et al. 1978).

Robert et al. (1980) fanden bei verschiedenen Patienten unterschiedlich hohe Faktor-XI-Spiegel, obgleich die gleiche Menge an Plasma infundiert wurde. Sie empfehlen daher während der Behandlung wiederholte Faktor-XI-Bestimmungen. Die Halbwertszeit des Faktor XI in vivo scheint zwischen 40 und 80 Stunden zu liegen (Mason u. Ingram 1971).

Antikörper gegen Faktor XI sind bislang nur selten bei Patienten mit kongenitalem Faktor-XI-Mangel beschrieben worden (Josephson u. Lisker 1958; Shapiro u. Hultin 1974; Stern et al. 1982). Alle waren mit Plasma behandelt worden.

F. Kontaktfaktoren

Die Aktivierung des sog. „intrinsic" Gerinnungssystems wird durch einen Kontakt des Plasmas mit negativ geladenen Oberflächen eingeleitet. Kollagenfasern, Plättchenzellmembranen und verschiedene andere Gewebsstrukturen, die im Gefolge einer Endothelschädigung freigelegt werden, dienen als derartige Oberflächen. Am Kontaktaktivierungssystem sind mindestens drei Proteine oder Gerinnungsfaktoren beteiligt, Faktor XII oder Hageman-Faktor, hochmolekulares (HMW) Kininogen und Präkallikrein. Als Endresultat des Zusammenspiels dieser drei Proteine kommt es nicht nur zu einer Aktivierung des Gerinnungssystems, sondern auch zur Aktivierung des fibrinolytischen Systems, des Kininbildenden Systems und des Komplementsystems (Einzelheiten s. Kaplan et al. 1976; Kaplan 1978; Murano 1978; Griffin u. Cochrane 1979). Faktor XII wird zuerst an die negativ geladenen Oberflächen adsorbiert und dabei offenbar partiell aktiviert (Miller et al. 1980). Diese Faktor-XIIa-Spuren verwandeln nun Präkallikrein in Kallikrein, das nicht nur im positiven Feedback Faktor XII in XIIa aktiviert, sondern auch Faktor XIIa zu noch immer aktiven Fragmenten abbaut. Diese werden Hageman- oder Faktor-XII-Fragmente genannt. Bei dieser Reaktion dient HMW-Kininogen als Kofaktor, indem es zur Bindung des Präkallikreins an die negativ geladenen Oberflächen beiträgt (Kerbiriou u. Griffin 1979; Scott u. Colman 1980). Faktor XIIa, seine Fragmente und Kallikrein aktivieren nun in Gegenwart von HMW-Kininogen Faktor XI zu XIa und initiieren somit das Gerinnungssystem. Faktor XIIa und Kallikrein aktivieren jedoch auch Plasminogen und somit das fibrinolytische System, das zur Bildung von Plasmin führt. Plasmin und Faktor-XIIa-Fragmente können nun C1 des Komplementsystems aktivieren (Ghebrehiwet et al. 1981), während Kallikrein das HMW-Kininogen in Bradykinin verwandelt und somit das vasoaktive System aktiviert (Han et al. 1978).

Es sind nun kongenitale Störungen aller drei Plasmaproteine beschrieben worden. Im Gegensatz zu fast allen bisher beschriebenen kongenitalen Koagulopathien haben jedoch Personen mit Faktor-XII-Mangel, Präkallikreinmangel und HMW-Kininogenmangel keine hämorrhagischen Zeichen. Wegen dieser fehlenden Blutungsneigung hat man den Faktor-XII-Mangel auch Hageman Trait genannt, während ein Mangel an Präkallikrein als Fletcher Trait beschrieben wurde (Hathaway et al. 1965; Wuepper 1973). HMW-Kininogenmangelzustände sind als Fitzgerald Trait (SAITO et al. 1974b, 1975), Williams Trait (COLEMAN et al. 1975a, b), Fleaujac Trait (LACOMBE et al. 1975; WUEPPER et al. 1975a, b), Reid Trait (LUTCHER 1976) und Fujiwara Trait (OH-ISCHI et al. 1981) bezeichnet worden. Das Wort „Trait" soll einen Mangelzustand andeuten, der jedoch offenbar keine Erkrankung zur Folge hat. Alle Patienten mit diesen Mangelzuständen haben stark verlängerte partielle Thromboplastinzeiten, also eine Gerinnungsstörung in vitro, während die Hämostase in vivo offenbar normal verläuft, da keine Blutungsneigungen beobachtet werden.

Bei diesen Patienten ist auch eine erniedrigte fibrinolytische Aktivität meßbar, die in verlängerten Euglobulinlysezeiten zum Ausdruck kommt. Selbst durch den Kontakt der Plasmen mit Kaolin, das als Oberfläche dient, entsteht keine gesteigerte Fibrinolyse (NIEWIAROWSKI u. PROU-WARTELLE 1959; OGSTON et al. 1969; SAITO et al. 1974a). Nur im Präkallikreinmangelplasma kann durch eine verlängerte Inkubation mit Kaolin die abnorme Plasmagerinnungszeit und die gestörte Fibrinolyse normalisiert werden (SAITO et al. 1974a), wie später ausgeführt wird.

Während durch Oberflächenkontakt im Normalplasma erhöhte Kininspiegel gemessen werden können, erfolgt diese Aktivierung nicht in den drei Mangelplasmen (WEISS et al. 1974). Es läßt sich auch keine gesteigerte Gefäßpermeabilität nachweisen (RATNOFF u. MILES 1964; SAITO et al. 1974a). Auch die Chemotaxe der neutrophilen Granulozyten und der Monozyten ist bei diesen Patienten gestört (WEISS et al. 1974; POON et al. 1982).

All diese Abnormalitäten sind auf das gestörte Zusammenspiel der drei sogenannten Kontaktfaktoren zurückzuführen. Überraschend ist jedoch, daß die Patienten trotz der ausgeprägten Gerinnungsstörung in vitro keine in vivo Blutungen zeigen. Dies dürfte darauf zurückzuführen sein, daß das Gerinnungssystem auf alternativen Wegen unter Umgehung des Kontaktfaktorensystems aktiviert werden kann. Wie WALSH (1973) zeigen konnte, wird Faktor XI in Gegenwart von Kollagen an Plättchenoberflächen aktiviert ohne daß Faktor XII notwendig ist. Diese Aktivierungsmöglichkeit wird mit der partiellen Thrombinplastinzeit nicht erfaßt. Weiterhin bestehen Zusammenhänge zwischen dem „intrinsic" und dem „extrinsic" System. Faktor VII z.B. kann offenbar durch Faktor-XIIa-, Faktor-XII-Fragmente und durch Kallikrein aktiviert werden (SAITO u. RATNOFF 1975; RADCLIFFE et al. 1977; SELIGSOHN et al. 1979). Noch wichtiger jedoch ist der Befund, daß Faktor IX durch Faktor VIIa in Gegenwart von Gewebsthrombokinase und Kalzium in Faktor IXa umgewandelt werden kann (ØSTERUD u. RAPAPORT 1977; ZUR u. NEMERSON 1980). Auch dieser Weg wird nicht mit der partiellen Thromboplastinzeit erfaßt.

Dies könnte erklären, warum in vitro eine Gerinnungsstörung besteht, während offenbar in vivo keine Blutungsneigung vorliegt. Es könnte auch erklären, warum Patienten mit Faktor-XI-Mangel, verglichen zu den anderen Koagulopathien, nur eine recht milde Blutungsneigung haben.

I. Faktor-XII-Mangel

Faktor-XII-Mangel, auch Hageman-Faktor-Mangel genannt, wurde erstmals von RATNOFF und COLOPY (1955) beschrieben. Der Patient hatte keine hämorrhagischen Erscheinungen, fiel jedoch durch stark verlängerte Plasmagerinnungszeiten auf, die präoperativ ermittelt wurden. Inzwischen sind mehrere Hundert Patienten mit dieser Gerinnungsstörung beschrieben worden. Wegen der fehlenden klinischen Blutungsneigung wird die Störung auch als „Hageman Trait" bezeichnet. Wie bei vielen oben beschriebenen Krankheitsbildern ist auch für den Faktor-XII-Mangel eine A-Form und eine Dys-Form beschrieben worden (Saito et al. 1979).

Genetik. Bei den meisten Familien ist der Faktor-XII-Mangel als eine autosomal rezessiv vererbte Störung beschrieben worden, die bei Männern und Frauen fast gleichmäßig vorkommt (Ratnoff u. Colopy 1955; McCain et al. 1959; Ratnoff u. Steinberg 1962). In selteneren Fällen kann der Erbgang offenbar auch autosomal dominant sein (Bennett et al. 1972). Bei vielen, jedoch nicht allen, Familien ist eine Blutsverwandtschaft nachweisbar.

Klinisches Bild. Wie oben ausgeführt, haben Patienten mit Faktor-XII-Mangel keine hämorrhagischen Erscheinungen. Bei den meisten Fällen wurden durch Zufall verlängerte partielle Thromboplastinzeiten gefunden, als deren Ursache dann ein Faktor-XII-Mangel diagnostiziert wurde.

Einige Patienten mit Faktor-XII-Mangel hatten jedoch klinisch thromboembolische Erscheinungen und der von Ratnoff und Colopy (1955) zuerst beschriebene Patient namens Hageman verstarb an Lungenembolien (Ratnoff et al. 1968). Schon vorher waren Patienten mit akutem Myokardinfarkt gefunden worden (Hoak et al. 1966; Glueck u. Roehill 1966). Inzwischen sind weitere Patienten mit Faktor-XII-Mangel und Thromboembolien bekannt geworden (Aznar u. Pavon 1974; McPherson 1977; Dyerberg u. Stoffersen 1980; Goodnough et al. 1983; Lodi et al. 1984; Londino u. Luparello 1984). Die oben beschriebene Störung der Fibrinolyse könnte möglicherweise als Erklärung für diese klinischen Befunde dienen (McPherson 1977; Londino u. Luparello 1984).

Laboratoriumsdiagnose. Homozygote Patienten mit Faktor-XII-Mangel haben verlängerte Vollblutgerinnungszeiten, verlängerte partielle Thromboplastinzeiten, jedoch normale Prothrombin- und Thrombinzeiten. Auch Blutungszeiten, Plättchenzahl und die meisten Plättchenfunktionen sind normal. Plättchenadhäsion an Glasoberflächen ist jedoch vielfach als verlängert beschrieben worden (Walsh 1970; Dyerberg u. Stoffersen 1980). Die Euglobulinlysezeiten sind als Ausdruck des nur minimal aktivierten fibrinolytischen Systems stark verlängert. Auch nach Kontakt des Plasmas mit Oberflächen kann keine fibrinolytische Aktivität gemessen werden (Niewiarowski u. Prou-Wartelle 1959; Ogston et al. 1969). Plasminogen- und Antiplasminspiegel sind jedoch normal und Fibrin(ogen)spaltprodukte werden nicht nachgewiesen. Die endgültige Diagnose wird durch eine quantitative Faktor-XII-Bestimmung gestellt, wobei homozygote Patienten Faktor-XII-Spiegel von <1% haben (Ratnoff u. Steinberg 1962), während der Spiegel bei heterozygoten Patienten zwischen 15 und 80% schwanken kann (Lucia et al. 1979; Saito et al. 1979). Es wurde auch eine Faktor-XII-Bestimmungsmethode mitgeteilt, in der die von Faktor XIIa in einem Normalplasmapool aktivierte Kallikreinmenge mit Hilfe eines synthetischen Substrats gemessen wird (VINAZZER 1979; KLESSEN et al. 1982). Während die Mehrzahl der Patienten auch kaum antigenetisch meßbare Faktor-XII-Mengen (XII$^-$) im Plasma haben (SMINK et al. 1967; SAITO et al. 1976), sind kürzlich einige Fälle mit normalen Faktor-XII-Proteinmengen (XII$^+$) gefunden worden (SAITO et al. 1979). Hierbei wurde eine Radioimmunbestimmungsmethode verwendet (SAITO et al. 1976). Diese Dys-Form des Faktor-XII-Mangels ist auch als CRM$^+$ bezeichnet worden (SAITO et al. 1979). Eine Identifizierung des molekularen Defekts dieser Patienten ist jedoch bislang noch nicht erfolgt, obwohl bereits Struktur-Funktionsuntersuchungen am Faktor-XII-Molekül durchgeführt wurden (REVAK u. COCHRANE 1976).

Mit wenigen Ausnahmen, die später besprochen werden, sind alle anderen Gerinnungsfaktoren in normaler Konzentration im Plasma dieser Patienten nachweisbar.

Behandlung. Da Patienten mit kongenitalem Faktor-XII-Mangel keine Blutungsneigungen haben, benötigen sie auch keine Therapie. Selbst operative Eingriffe können ohne Prophylaxe durchgeführt werden. Patienten mit Thromboembolien sollten entsprechend behandelt werden.

II. Präkallikreinmangel

HATHAWAY et al. (1965) beschrieben eine Gerinnungsabnormalität, die einer Faktor-XII-Störung sehr ähnelte, jedoch durch einen Mangel eines anderen Faktors bedingt war. Sie nannten diese Störung „Fletcher Trait" oder Fletcher-Faktor-Mangel. WUEPPER (1973), WEISS et al. (1974) und SAITO et al. (1974a) konnten dann nachweisen, daß Fletcher Trait durch einen Mangel von Präkallikrein verursacht war und somit Fletcher-Faktor und Präkallikrein identische Substanzen sind.

POON et al. (1982) haben 12 Fälle mit angeborenem Präkallikreinmangel zusammengestellt, die durch einige zusätzliche Fälle komplementiert wurden (RAGNI et al. 1980; SAADE 1980; SAITO et al. 1981; SCICLI et al. 1982; PATRASSI et al. 1982; ESTELLES et al. 1983; KYRLE et al. 1984). Diese Störung ist auch bei Ratten beobachtet worden (DAMAS u. ADAM 1980).

Genetik. Der Erbgang dieser Gerinnungsstörung ist unklar. HATTERSLEY und HAYSE (1970), ABILDGAARD und HARRISON (1974) und AZNAR et al. (1978) beschrieben einen autosomal rezessiven Erbgang, während SAADE (1980) ihn als autosomal dominant bezeichnete. Männer und Frauen aller Rassen sind befallen und Konsanguinität ist in nur wenigen Fällen beobachtet worden.

Klinisches Bild. Auch Patienten mit Präkallikreinmangel haben keine Anzeichen einer hämorrhagischen Diathese. Wie beim Faktor-XII-Mangel fallen diese Patienten gewöhnlich durch verlängerte Plasmagerinnungszeiten auf, die präoperativ ermittelt werden. Inzwischen sind auch Patienten mit Präkallikreinmangel und Thromboembolien bekannt geworden (CURRIMBHOY et al. 1976; GOODNOUGH et al. 1983). ESTELLES et al. (1983) haben eine erniedrigte Freisetzung des Plasminogenaktivators nach venösem Verschluß bei einem Patienten mit

Fletcher Trait gefunden. Dieses könnte zur Entwicklung von thromboembolischen Erscheinungen beitragen.

Ein Patient mit Fletcher-Faktor-Mangel und Hyperthyreose (Graves' disease) ist beschrieben worden (KYRLE et al. 1984).

Laboratoriumsdiagnose. Patienten mit angeborenem Präkallikreinmangel haben verlängerte Vollblutgerinnungszeiten und partielle Thromboplastinzeiten. Prothrombinzeiten und Thrombinzeiten sind dagegen normal. Während homozygote Patienten gewöhnlich stark verlängerte partielle Thromboplastinzeiten (>200 Sekunden) haben, sind einige Fälle mit nur mäßiger Verlängerung beschrieben worden (SAADE 1980), obwohl auch diese Patienten Präkallikreinspiegel von <1% hatten. Die Länge der aktivierten partiellen Thromboplastinzeit korreliert somit nicht unbedingt mit dem Plasmaspiegel des Faktors. Es ist charakteristisch für den Präkallikreinmangel, daß die partiellen Thromboplastinzeiten kürzer werden, je länger das Plasma mit Oberflächen, wie z.B. Kaolin, inkubiert wird (HATHAWAY et al. 1965; ENTES et al. 1981; POON et al. 1982). Eine 10–20minütige Inkubation des Patientenplasmas mit Kaolin kann eine stark verlängerte partielle Thrombinplastinzeit praktisch normalisieren. Auch die Zusammensetzung der Reagenzien, die für die partielle Thromboplastinzeit verwendet werden, scheint erhebliche Unterschiede in der Länge der Gerinnungszeiten zu bewirken (ENTES et al. 1981). Kaolin-enthaltende Reagenzien scheinen z.B. am empfindlichsten zu sein.

Blutungszeiten, Plättchenzahl und Plättchenfunktion sind gewöhnlich normal. Wie beim Faktor-XII-Mangel sind auch Euglobinlysezeiten verlängert. Eine fibrinolytische Aktivität kann durch Oberflächenkontakt im Plasma erzeugt werden (SAITO et al. 1974a; WEISS et al. 1974). Diese Beobachtungen deuten die gestörte Fibrinolyse beim Präkallikreinmangelzustand an.

Eine quantitative Präkallikreinbestimmung ergibt die genaue Diagnose. Homozygote Patienten haben Präkallikreinspiegel von <1–10%, während Heterozygote Spiegel um 40–70% haben. Zur Präkallikreinbestimmung können entweder ein bekanntes spezifisches Mangelplasma, ein artifizielles Gerinnungssubstrat (SOULIER u. GOZIN 1979) oder synthetische Substrate (SAITO et al. 1981; FISHER et al. 1982; GALLIMORE u. FRIBERGER 1982) verwendet werden, wobei die letztere Methode präziser ist.

Mehrere Patienten mit Präkallikreinmangel hatten auch erniedrigte Faktor-XII-Spiegel (PATRASSI et al. 1982).

Inzwischen sind auch Methoden entwickelt worden, die eine immunologische Bestimmung des Präkallikreinproteins zulassen.

Während die meisten Fälle mit kongenitalem Präkallikreinmangel auch stark erniedrigte Proteinspiegel haben (BOUMA et al. 1980; SAITO et al. 1981), sind von SAITO et al. (1981) die ersten Fälle mit normalen Präkallikreinspiegel beschrieben worden. Diese wurden als CRM$^+$ bezeichnet und stellen offenbar die Dys-Form dieser Gerinnungsstörung dar. Genaue molekulare Identifizierungen der Defekte sind noch nicht bekannt geworden.

Behandlung. Da Patienten mit dieser Gerinnungsstörung keine klinischen Symptome haben, bedürfen sie auch keiner Therapie.

III. Kininogenmangel

In den Jahren 1974–1976 wurde von verschiedenen Arbeitsgruppen eine Gerinnungsstörung beschrieben, die dem Hageman-Faktormangel und dem Fletcher-Faktormangel sehr ähnelte, jedoch auf einer anderen Abnormalität beruhte. Diese Störung wurde als Fitzgerald Trait (SAITO et al. 1974b, 1975; WALDMANN et al. 1975), Williams Trait (COLMAN et al. 1975a, b), Fleaujac Trait (LACOMBE et al. 1975; WUEPPER et al. 1975a, b) und Reid Trait (LUTCHER 1976) bezeichnet. Vor kurzem wurde auch noch ein Fujiwara Trait (OH-ISCHI et al. 1981) hinzugefügt. Wie MATHESON et al. (1976) dann zeigten, waren alle beschriebenen Traits nicht nur auf die gleiche Störung zurückzuführen, sondern es handelte sich bei allen um eine Abnormalität des Plasmakininogens (WUEPPER et al. 1975a, b; DONALDSON et al. 1975, 1976; COLMAN et al. 1975a, b; LUTCHER 1976). Kininogen findet sich im Plasma in zwei Formen, einer hochmolekularen (HMW) Form und einer niedrigmolekularen (LMW) Form (JACOBSEN u. KRIZ 1967; HABAL u. MOVAT 1972). Es fand sich nun, daß Fitzgerald Trait und Reid Trait einen Mangel an HMW-Kininogen haben (SAITO et al. 1975; DONALDSON et al. 1976), wobei sich auch immunologisch kein HMW-Kininogenprotein finden ließ, während LMW-Kininogenprotein vorhanden war (OH-ISCHI et al. 1981). Beim Fleaujac Trait, Williams Trait und Fujiwara Trait fand sich dagegen weder HMW-Kininogen noch LMW-Kininogen (LACOMBE et al. 1975; WUEPPER et al. 1975b; COLMAN et al. 1975b; OH-ISCHI et al. 1981). Auch immunologisch fehlten beide Proteinformen (OH-ISCHI et al. 1981). Da bei der Gerinnung und Fibrinolyse nur HMW-Kininogen eine Rolle spielt, zeigen beide Formen die gleichen Testergebnisse, obgleich die Plasmastörung offenbar heterogen ist. Dies erklärt auch, daß die verlängerten Plasmagerinnungszeiten aller Mangelplasmen durch eine Zugabe von gereinigtem HMW-Kininogen normalisiert werden konnten, während die Zugabe von LMW-Kininogen keinen Einfluß ausübte (MATHESON et al. 1976; OH-ISCHI et al. 1981). Inzwischen ist diese kongenitale Abnormalität auch bei Ratten beobachtet worden (OH-ISCHI et al. 1984).

Wie Hinweise zeigen, sind HMW-Kininogen und Präkallikrein nicht nur funktionell voneinander abhängig, sondern zirkulieren im Plasma auch in einer Komplexform (MANDLE et al. 1976; DONALDSON et al. 1977; SCOTT u. COLMAN 1980; IKARI et al. 1981). Diese enge Assoziation spiegelt sich nun auch in den Mangelplasmen wieder, indem Plasmen des Fitzgerald Trait, Williams Trait und Fujiwara Trait neben dem Mangel an HMW-Kininogen auch noch stark erniedrigte Präkallikreinspiegel haben (COLMAN et al. 1975b; DONALDSON et al. 1977; OH-ISCHI et al. 1981). Nur Fleaujac Trait hat normale Präkallikreinspiegel (WUEPPER et al. 1975b). Diese Beobachtungen wurden mit Testmethoden gemacht, die die biologische Aktivität sowie die antigenen Eigenschaften des Proteins bestimmten.

Genetik. Der Erbgang des HMW-Kininogenmangels scheint autosomal rezessiv zu sein (LACOMBE et al. 1975; DONALDSON et al. 1976), beide Geschlechter sind betroffen. Aufgrund der oben beschriebenen Unterschiede, die zwischen den einzelnen Mangelplasmen bestehen, wird angenommen, daß zwei verschiedene Gene die Synthese des HMW-Kininogens und des LMW-Kininogens kontrollieren (COLMAN u. WONG 1977).

Klinisches Bild. Wie beim Faktor-XII-Mangel und beim Präkallikreinmangel, sind auch Patienten mit HMW-Kininogenmangel asymptomatisch. Die Diagnose wird in vielen Fällen durch einen Zufall gestellt, wenn z.B. präoperativ stark verlängerte partielle Thromboplastinzeiten gefunden werden.

Laboratoriumsdiagnose. Patienten mit dieser Gerinnungsstörung haben verlängerte Vollblutgerinnungszeiten und partielle Thromboplastinzeiten, während Prothrombinzeiten und Thrombinzeiten normal sind. Im Gegensatz zum Präkallikreinmangel werden jedoch die verlängerten partiellen Thromboplastinzeiten nicht durch Kontakt des Plasmas mit Oberflächen normalisiert, wie auch unterschiedliche Thromboplastinreagenzien gleichmäßig verlängerte Gerinnungszeiten ergeben.

Als Ausdruck der gestörten Fibrinolyse sind die Euglobulinlysezeiten stark verlängert, und durch Kontakt des Plasmas mit Oberflächen läßt sich wiederum keine fibrinolytische Aktivität erzeugen. Blutungszeiten, Plättchenzahl und Plättchenfunktion sind jedoch normal.

Die endgültige Diagnose kann durch eine quantitative HMW-Kininogenbestimmung erfolgen, wobei sich spezifische Mangelplasmen am besten eignen. Hierbei wird die Gerinnungsaktivität gemessen. Kininogen kann auch als Bradykinin gemessen werden, indem das Kininogen im Plasma in Bradykinin umgewandelt wird (UCHIDA u. KATORI 1978).

Immunologisch lassen sich HMW-Kininogen und LMW-Kininogen getrennt voneinander bestimmen und, wie oben beschrieben, lassen sich zwei Störungen nachweisen, eine bei der das Gesamtkininogen stark erniedrigt ist und eine bei der nur das HMW-Kininogen fehlt. Abnorme HMW-Kininogenformen sind offenbar noch nicht beschrieben worden.

Behandlung. Patienten mit HMW-Kininogen bedürfen keiner Behandlung, da sie klinisch asymptomatisch sind.

G. Inhibitoren

Die Aktivierung des Gerinnungssystems wird durch eine Anzahl von Regulationsmechanismen gesteuert. Bei einigen sind Plasmaproteine beteiligt, die gewisse Gerinnungsenzymgruppen inaktivieren können. Diese sind Antithrombin III, α_2-Makroglobulin, α_1-Antitrypsin und der C1-Inhibitor des Komplementsystems. Während die Funktion des C1-Inhibitors auf die Kontaktphase beschränkt zu sein scheint, können die anderen drei zumindest in vitro fast alle Enzyme der Gerinnungskaskade hemmen. In vivo jedoch ist Antithrombin III offenbar von größter Bedeutung. Die Rolle des α_2-Makroglobulins und des α_1-Antitrypsins auf die Hämostase in vivo ist dagegen nicht als sicher bekannt.

Antithrombin III ist eine Antiserinproteinase, die alle während der Gerinnung aktivierten Enzyme neutralisiert, da diese Serin im aktiven Enzymzentrum haben. Antithrombin III wird durch eine Zugabe von Heparin um ein Vielfaches aktiver, worauf die Antikoagulantienwirkung des Heparins zurückzuführen ist.

Obwohl kongenitale Mangelzustände aller vier oben erwähnten Inhibitoren bekannt sind, scheint nur der Antithrombin-III-Mangel von pathophysiologischer Bedeutung für die Hämostase zu sein.

I. Antithrombin-III-Mangel

Die erste Familie mit angeborenem Antithrombin-III-Mangel wurde von EGEBERG (1965) beschrieben. Das klinische Bild der betroffenen Familienmitglieder war von venösen Thrombosen und Lungenembolien geprägt. Die Symptome traten im Alter von 10–25 Jahren zum ersten Mal in Erscheinung. EGEBERG (1965) bezeichnete diese Erkrankung als „Thrombophilie", um die deutlich erhöhte Thromboembolieneigung zum Ausdruck zu bringen. Inzwischen sind eine Vielzahl von Familien mit dieser Störung bekannt geworden. Die bis 1982 beschriebenen Fälle wurden von MAMMEN (1983) und COSGRIFF et al. (1983b) zusammengefaßt. Seit der Zeit sind eine Vielzahl weiterer Fälle beschrieben worden (SOLOWAY u. CHRISTIANSEN 1980; WINTER et al. 1981b, 1982; MANOTTI et al. 1982; HELLGREN et al. 1982; SAKURAGAWA et al. 1983; KOIDI et al. 1983, 1984; GRIFFITH et al. 1983; PROCHOWNIK et al. 1983; GIROLAMI et al. 1983c, 1984a, b; BAUER et al. 1983; COSGRIFF et al. 1983a; WINTER u. BENNETT 1983; LEONE et al. 1983; MORTENSEN 1984; CHASSE et al. 1984; SAMSON et al. 1984; JØRGENSEN et al. 1984; KUSUMI et al. 1984; FISCHER et al. 1985; PETERSON u. BLACKBURN 1985; WOLF et al. 1985). Jedoch schon seit 1901 sind Familien mit Thromboembolieneigungen beschrieben worden ohne nachweisbaren Antithrombinmangel (s. VON KAULLA u. VON KAULLA 1972).

Genetik. Der kongenitale Antithrombin-III-Mangel ist von fast allen oben zitierten Autoren als ein autosomal dominant vererbtes Krankheitsbild beschrieben worden, das bei beiden Geschlechtern gefunden wird. Es sind fast alle Rassen vertreten. Eine Blutsverwandtschaft der Eltern ist nur in sehr wenigen Familien gefunden worden (SAS et al. 1974; SAKURAGAWA et al. 1981). Auch bei dieser Erkrankung hat sich eine Heterogenität herausgestellt. Die meisten betroffenen Familienmitglieder haben eine A-Form oder besser eine Hypo-Form, bei der die biologische Aktivität und das immunologisch nachweisbare Protein stark erniedrigt sind. Einige Fälle stellen jedoch eine sogenannte Dys-Form dar, die durch erniedrigte Antithrombinaktivitäten und normale Antithrombinproteinmengen gekennzeichnet ist, wie unten weiter ausgeführt werden wird. Beide Formen lassen sich genetisch nicht voneinander trennen.

Alle bislang beschriebenen Patienten mit Antithrombinmangel hatten Plasmaspiegel zwischen 20 und 60%, meistens um 50%. Sie scheinen somit heterozygot zu sein. Homozygote Patienten sind bislang nicht gefunden worden.

Klinisches Bild. Eine Vielzahl der bislang beschriebenen Patienten mit angeborenem Antithrombin-III-Mangel hatten thromboembolische Erscheinungen, die überwiegend das venöse System betrafen. Tiefe Beinvenenthrombosen, Lungenembolien und Thrombosen der Beckenvenen und Mesenterialvenen wurden am häufigsten beschrieben. Arterielle Thromboembolien sind beobachtet worden (MENDELSOHN et al. 1976; ØDEGARD u. ABILDGAARD 1977; NAGY u. LOSONCZY 1979; AMBRUSO et al. 1980; SAKURAGAWA et al. 1981; HALE et al. 1981), sind jedoch im Vergleich zu den venösen Manifestationen seltener. Bei den meisten Patienten traten die ersten thromboembolischen Erscheinungen im Alter von 10–25 Jahren auf, wie schon EGEBERG (1965) beschrieb. Es sind jedoch Thromboembolien bei noch jüngeren Patienten beobachtet worden (MENDELSOHN et al. 1976; DE HAAS et al. 1979; SCULLY et al. 1981; STIBBE et al. 1981). Der jüngste Patient dürfte ein 8 Monate alter Junge sein (MENDELSOHN et al. 1976). Es ist jedoch nicht ganz sicher, ob dieser Patient tatsächlich eine angeborene Störung hatte und nicht eine erworbene. Bei mehreren Patienten traten die ersten thromboembolischen Erscheinungen im Zusammenhang mit chirurgischen Eingriffen, während Schwangerschaften, post partum, nach Infektionen, nach Venographien und nach Einnahme von oralen Kontrazeptiva auf (VAN DER MEER et al. 1973; STATHAKIS et al. 1977; JOHANSSON et al. 1978b; MACKIE et al. 1978; BRANDT u. STENBJERG 1979; SCULLY et al. 1981; WINTER et al. 1981b; STIBBE et al. 1981; WOLF et al. 1982). WINTER und BENNETT (1983) haben bei einer Familie Risikofaktoren bestimmt und beobachtet, daß niedrige Faktor-VIII:RAg-Spiegel mit einer geringen Thromboseneigung korrelierten. Auch klinisch lassen sich die Hypo-Form und die Dys-Form des Antithrombin-III-Mangels nicht voneinander unterscheiden. Bislang sind vier Familien mit Antithrombin-III-Mangel beschrieben worden, in denen keine klinischen Symptome vorlagen (PENNER et al. 1979; GIROLAMI et al. 1983c, d; CHASSE et al. 1984).

Es ist sicherlich empfehlenswert bei allen Patienten mit Thromboembolien und einer positiven Familienvorgeschichte Antithrombinbestimmungen durchzuführen, damit eine eventuelle angeborene Störung entdeckt wird. Es ist weiterhin ratsam, das Antithrombin bei all solchen Patienten zu bestimmen, die selbst noch keine thromboembolischen Erscheinungen gehabt haben, jedoch eine positive Familienanamnese haben, besonders wenn diese Patienten eines chirurgischen Eingriffs unterzogen werden sollen, oder wenn sie schwanger werden, oder wenn orale Kontrazeptiva verabreicht werden sollen.

Laboratoriumsdiagnose. Patienten mit Antithrombin-III-Mangel haben normale Vollblut- und Plasmagerinnungszeiten, normale Blutungszeiten, normale Gerinnungsfaktorenspiegel und normale fibrinolytische Werte. Auch Plättchenfunktionen, wie Adhäsion und Aggregation scheinen meistens normal zu sein. Nur bei dem von MATSUO et al. (1979) beschriebenen Fall wurde eine Hyperaggregabilität der Plättchen gefunden. Andere Autoren konnten dagegen diese Störung nicht beobachten (SHAPIRO et al. 1973; CARVALHO u. ELLMAN 1976; HALE et al. 1981; PÉTO et al. 1981). Auch in den Fällen, in denen α_2-Makroglobulinspiegel und α_1-Antitrypsinspiegel bestimmt wurden, fanden sich normale Werte (SHAPIRO et al. 1973; STATHAKIS et al. 1977; ØDEGARD u. ABILDGAARD 1977; DE HAAS et al. 1979; SCULLY et al. 1981).

Die Diagnose wird durch eine Antithrombinbestimmung im Patientenplasma gestellt. Dabei sollte nicht nur die biologische Aktivität gemessen werden, sondern auch die mit monospezifischen Antikörpern bestimmbare Menge an Antithrombinprotein (Antigen). Nur durch diese Doppelbestimmung kann eine

Dys-Form, also ein funktionell abnormes Antithrombin, von der Hypo-Form, d.h. mangelnde Synthese, unterschieden werden.

Die biologische Aktivität des Antithrombin III im Plasma kann mit Gerinnungsmethoden oder mit synthetischen Substraten bestimmt werden. Die letztere Methode ist genauer und ergibt besser reproduzierbare Werte (ØDEGARD u. ABILDGAARD 1978).

Man kann nun entweder die Inaktivierung des Thrombins durch Antithrombin III messen, oder die Inaktivierung des Faktor Xa (MARCINIAK et al. 1974; GITEL u. WESSLER 1975). Synthetische Substrate sind für beide Enzyme erhältlich. Man sollte ebenfalls das Antithrombin mit und ohne Zusatz von Heparin zum Testsystem messen. Ohne Heparinzusatz und nach längerer Inkubation wird die progressive Natur der Enzyminaktivierung durch Antithrombin gemessen, während durch Heparinzusatz die sogenannte Heparinkofaktoraktivität gemessen wird, die eine Bindung von Antithrombin mit Heparin voraussetzt.

Die meisten immunologischen Methoden basieren wiederum auf der von LAURELL (1966) beschriebenen Technik. Vergleichende Untersuchungen zwischen biologischen und immunologischen Bestimmungsmethoden haben relativ gute Korrelationen ergeben (KING et al. 1980; BRANDT u. SENHAUSER 1980; GOODNIGHT et al. 1980). Wichtig ist, daß Antithrombin im Plasma bestimmt wird und nicht im Serum, da erhebliche Diskrepanzen zwischen beiden Medien gefunden wurden (ØDEGARD u. ABILDGAARD 1978; COSGRIFF et al. 1983a).

Bei den meisten beschriebenen Fällen mit angeborenem Antithrombinmangel fanden sich mit biologischen Bestimmungsmethoden Plasmaspiegel zwischen 20 und 60%. Die Mehrzahl der Fälle hatten Werte um 30–40%. Nur ein Patient hatte einen Antithrombinspiegel von 2% (MENDELSOHN et al. 1976). Es besteht jedoch keine Korrelation zwischen Plasmaantithrombinspiegel und der Schwere der thromboembolischen Erscheinungen. Einige Patienten mit niedrigen Spiegeln hatten relativ milde klinische Symptome, während andere mit Werten um 50% schwere klinische Probleme hatten. Wie schon ausgeführt, hatte eine Familie keine thromboembolischen Erscheinungen trotz Antithrombin-III-Spiegel von 23% (PENNER et al. 1979). Trotz dieser Befunde wird generell angenommen, daß kongenitale und erworbene Antithrombinspiegel von < 50% mit thromboembolischen Erscheinungen verbunden sein können.

Die Bestimmung des Antithrombins im Plasma mit immunologischen Methoden hat in den meisten beschriebenen Fällen Werte ergeben, die den biologischen Aktivitäten nahekommen. Bei einigen Patienten jedoch wurden normale Antithrombinproteinmengen gemessen. Es handelt sich also in diesen Fällen um abnorme Antithrombine oder die Dys-Form des Antithrombin-III-Mangels. Diese Familien sind in Tabelle 8 zusammengestellt.

Funktionell haben sich jetzt erhebliche Anomalien bei diesen abnormen Antithrombinen ergeben. SAS (1984) und SAS et al. (1980) haben die verschiedenen Formen des Antithrombinmangels in die folgenden Untergruppen klassifiziert: Typ 1: Ein gleichzeitiger Abfall von Aktivität und Antigen, d.h. heterozygoter Antithrombinmangel, bei dem das Protein in reduzierter Form synthetisiert wird (Werte um 50%) (Hypo-Form).

a) Das Antithrombin hat eine normale Affinität für Heparin.

b) Das Antithrombin hat eine abnormale Affinität für Heparin.

Tabelle 8. Abnorme Antithrombine

Name	Jahr	Autoren	Alter und Geschlecht	Familien-mitglieder	Antithrombinspiegel % Act.	Immunol.
Budapest	1974	Sas et al.	18 M	8	30–35	N
Harrow ?	1978	Brozovic et al.	15 W	3	20	N
Paris	1979	Wolf et al. (1982)	59 W	6	49	N
Pecs ?	1979	Nagy u. Losonczy	? ?	15	?	N
Aalborg I	1980	Sorensen et al. (1982)	33 M	6	75	N
Basel ?	1980a, b	Tran et al.	28 M	1	50	N
Toyama	1981	Sakuragawa et al. (1983)	23 W	3	26	N
Vincenza	1981	Barbui u. Rodeghiero; Barbui et al. (1983)	30 M	5	62	N
Padua 1	1983c	Girolami et al.		4		
Padua 2	1983d	Girolami et al.	23 F	5	65	N
Chicago	1983	Bauer et al.	21 M	12	54	N
Roma	1983	Leone et al.	58 M	6	55	65
Trento	1984a	Girolami et al.	38 F	5	50–66	N
Hvidovre?	1984	Jorgensen et al.	65 F	2	50	N
Tours	1984	Chasse et al.	? M	6	58	N
Aalborg 2	1984	Mortensen	? M	6	70	N
Milano	1985	Wolf et al.	25 M	2	51	N

N = normal; ? = von den Autoren nicht so benannt

Typ 2: Die Aktivität ist reduziert, die Antithrombinproteinmenge (immunologisch bestimmt) ist jedoch normal (Dys-Form).

a) Antithrombin vermag weder Thrombin noch Faktor Xa zu inaktivieren und hat eine abnormale Affinität für Heparin.

b) Antithrombin hat normale Heparinaffinität, jedoch reduzierte Thrombinaktivierung.

c) Antithrombin hat normale Thrombin- und Faktor-Xa-Inaktivierung, jedoch abnormale Heparinaffinität.

Wenn man jetzt diese Klassifikation zugrunde legt und die in Tabelle 8 beschriebenen Fälle einteilt, so dürften Antithrombin Budapest (Sas et al. 1974), Chicago (Bauer et al. 1983), Trento (Girolami et al. 1984a) und Milano (Wolf et al. 1985) dem Typ 2a angehören. Antithrombine Aalborg 1 (Sorenson et al. 1980, 1982), Hvidovre (Jørgensen et al. 1984) und Aalborg 2 (Mortensen 1984) dürften als Typ 2b klassifiziert werden und Antithrombine Paris (Wolf et al. 1979, 1982), Pecs (Nagy u. Losonczy 1979; Nagy et al. 1979), Basel (Tran et al. 1980a, b), Toyama (Sakuragawa et al. 1981, 1983), Padua 2 (Girolami et al. 1983d) und Tours (Chasse et al. 1984) als Typ 2c.

Elektrophoretisch zeigten sich ebenfalls erhebliche Abnormalitäten, besonders wenn die zweidimensionale Elektrophorese in Gegenwart von Heparin durchgeführt wurde. Antithrombin Budapest ist ein abnormes Antithrombin, das sogar möglicherweise ein höheres Molekulargewicht hat als normales Antithrombin (Sas et al. 1975; Sørensen et al. 1982). Viele andere Antithrombine zeigten auch elektrophoretisch eine abnorme Bindung mit Heparin. Nur Antithrombin Aalborg hatte normale elektrophoretische Eigenschaften, sogar in Gegenwart von Heparin (Sørensen et al. 1982).

Interessanterweise wurden elektrophoretische Abnormalitäten und eine gestörte Heparinbindung auch bei zwei Patienten nachgewiesen, die eine sogenannte Hypo-Form des Antithrombinmangels hatten (Gomperts et al. 1976; Penner et al. 1979). Es ist bislang unklar, ob dieser Befund als eine kombinierte Hypo- und Dys-Form zu werten ist, d.h. ob diese Patienten eine reduzierte Menge eines abnormen Antithrombins synthetisieren.

Die von Matsuo et al. (1979) beschriebene Familie ist insofern interessant, als bei diesen Patienten mehr Aktivität als Antigen gefunden wurde. Die Aktivität wurde als Progressivantithrombin, Heparinkofaktor und Anti-Faktor Xa gemessen. Eine Störung wurde jedoch gefunden, wenn die Geschwindigkeit gemessen wurde mit der das Antithrombin Thrombin und Faktor Xa inhibiert (Kondo et al. 1981).

Griffith et al. (1983) beschrieben eine interessante Familie, in der mehrere Familienmitglieder stets mehr Heparinkofaktoraktivität im Plasma hatten als Antithrombinprotein. Diese Beobachtung könnte auf das Vorliegen eines zweiten Heparinkofaktors (Heparinkofaktor A) zurückgeführt werden.

Kürzlich wurde der erste Molekulardefekt für das abnorme Antithrombin Toyama beschrieben (Koidi et al. 1984). Bei Isolierungsversuchen war bereits eine schnellere Wanderungsgeschwindigkeit im elektrophoretischen Feld aufgefallen (Koidi et al. 1983), die anzudeuten schien, daß eine Aminosäure an der Heparinbindungsstelle des Antithrombins ausgetauscht sein könne. Diese Substitution wurde in Position 47 gefunden, in der Arginin durch Zystin ersetzt ist (Koidi et al. 1984). Diese Substitution verhindert offenbar die Bindung des Heparins an das Antithrombinmolekül. Da Thrombin und Faktor Xa normal von Antithrombin Toyama inaktiviert werden, scheint die Heparinbindungsstelle nichts mit der regulären biologischen Aktivität des Antithrombins zu tun zu haben.

Es bleibt abzuwarten, ob andere abnorme Antithrombine Substitutionen an anderen Stellen des Moleküls haben. Dabei sind besonders Unterschiede zu der offenbar schon beim normalen Antithrombin vorliegenden Heterogenität herauszuarbeiten (Peterson u. Blackburn 1985).

Behandlung. Die Behandlung einer akuten Thrombose oder Embolie bei einem Patienten mit angeborenem Antithrombin-III-Mangel ist insofern schwierig als Heparininfusionen zu keiner genügenden Antikoagulation führen. Im Gegenteil, es sind Patienten beschrieben, bei denen sich während der Heparinbehandlung neue Thrombosen entwickelten (Egeberg 1965; Shapiro et al. 1973; Marciniak et al. 1974; Sas et al. 1974; Gruenberg et al. 1975; Filip et al. 1976; Stathakis et al. 1977; Johansson et al. 1978b). Eine Thrombolyse der akuten Thromboembolien ist zwar erfolgreich durchgeführt worden (Johansson et al. 1978b; Genth et al. 1981), es bleibt jedoch das Problem der sofortigen postthrombolytischen Antikoagulation. Orale Antikoagulantien haben sich zwar auf lange Sicht als Dauerbehandlung bei vielen Patienten bewährt, dennoch erbringen sie keine sofortige Antikoagulantienwirkung. Es ist daher empfehlenswert, den Patienten frisch gefrorenes Plasma zu verabreichen (Filip et al. 1976; Mackie et al. 1978) oder, wo erhältlich, Antithrombinkonzentrate (Thaler et al.

1979; Sakuragawa et al. 1981; Winter et al. 1981a; Mannucci et al. 1982). Hierbei wurden die Antithrombinspiegel auf >100% gehalten (Winter et al. 1981; Mannucci et al. 1982), obgleich Sakuragawa et al. (1981) schon Erfolge mit Antithrombinspiegeln von 70% hatten. Während der Behandlung mit Plasma oder Konzentraten müssen die Antithrombinspiegel mit biologischen Methoden bestimmt werden, da immunologische Messungen höhere Werte ergeben haben (Mannucci et al. 1982).

Über die in vivo Halbwertszeit des Antithrombins liegen sich widersprechende Angaben vor, die zwischen 17,5–26,5 Stunden (Thaler et al. 1979) und 58–76 Stunden (Mannucci et al. 1982) schwanken. Winter et al. (1981a) empfehlen, Konzentrate mindestens alle 12 Stunden zu verabreichen.

Patienten mit angeborenen Antithrombinmangelzuständen, die sich eines chirurgischen Eingriffs unterziehen müssen oder während einer Geburt, sollten auch prophylaktisch mit Plasma oder Konzentraten behandelt werden.

Eine Dauerprophylaxe dieser Patienten kann mit oralen Antikoagulantien erfolgen (Shapiro et al. 1973; Marciniak et al. 1974; Brozovic et al. 1978; Matsuo et al. 1979; Manotti et al. 1981; Winter et al. 1981a; Ambruso et al. 1982). Johansson et al. (1978b) haben orale Antikoagulantien und Dextraninfusionen empfohlen, während einige Autoren sogar gute Erfolge mit Heparinminidosen beschrieben haben (von Kaulla u. von Kaulla 1972; Mackie et al. 1978; De Haas et al. 1979; Brandt u. Senhauser 1980). Die letzteren Beobachtungen sind in Anbetracht der bekannten Heparinresistenz dieser Patienten überraschend.

Die meisten Autoren haben während der oralen Antikoagulantienbehandlung einen Anstieg der Antithrombinspiegel (biologische und immunologische Aktivität) beschrieben, einige konnten jedoch den Befund nicht bestätigen (Manotti et al. 1981; Winter et al. 1981a). Ähnliche, sich widersprechende Resultate sind auch bei der Behandlung anderer Patienten mit oralen Antikoagulantien beschrieben worden (siehe Refvem et al. 1973).

Ein besonderes Problem stellt die Schwangerschaft bei Patienten mit Antithrombinmangel dar und etwa 70% aller Frauen sollen Thrombosen bekommen (Hellgren et al. 1982). Da orale Antikoagulantien nicht verabreicht werden können, ist Heparinbehandlung (subkutan und intravenös) erfolgreich angewendet worden (Hellgren et al. 1982; Samson et al. 1984). Während der Geburt wurden zusätzlich Antithrombinkonzentrate verwandt.

Heparinadministration zusammen mit frisch gefrorenem Plasma ist auch erfolgreich bei einem Patienten mit Antithrombinmangel, der einer Herzoperation unterzogen wurde, verwendet worden (Soloway u. Christiansen 1980).

Fischer et al. (1985) haben kürzlich Pentosansulfat (HEMOCLAR®), eine Heparin-ähnliche Substanz, die Thrombin und Faktor Xa in der Abwesenheit von Antithrombin inaktiviert (Fischer et al. 1982), bei Patienten mit Antithrombinmangel benutzt, und eine gute Antikoagulantienwirkung erzielt.

II. α_2-Makroglobulinmangel

Der angeborene α_2-Makroglobulinmangel ist ein sehr seltener Zustand, der bislang nur dreimal in der Literatur mitgeteilt wurde (Mahour et al. 1978;

BERGQVIST u. NILSSON 1979; STENBJERG 1981). Es handelt sich um eine autosomal dominate Erscheinung, die keine klinischen Symptome hervorruft. In der von MAHOUR et al. (1978) mitgeteilten Familie fand sich auch das Ehlers-Danlos-Syndrom. Diese Assoziation scheint jedoch ein Zufall zu sein. Alle bislang beschriebenen Patienten waren heterozygot. Da Patienten mit α_2-Makroglobulinmangel weder Blutungen noch thromboembolische Erscheinungen haben, wird der Zustand hier nicht eingehender beschrieben.

III. α_1-Antitrypsinmangel

Ein angeborener α_1-Antitrypsinmangel wurde zuerst von LAURELL und ERIKSSON (1963) beschrieben und ist seitdem bei einer Vielzahl von Familien gefunden worden (KÜPPERS 1974; DANIELS 1975). Es ist eine autosomal rezessive Erkrankung, die beide Geschlechter befällt. Homozygote und heterozygote Patienten können unterschieden werden. Die meisten homozygoten Patienten haben eine schwere, degenerative, emphysemartige, obstruktive Lungenerkrankung. Heterozygote können die gleichen klinischen Symptome haben, jedoch in wesentlich milderer Form. Bei Kindern ist auch eine Assoziation mit Leberzirrhose beobachtet worden. Ein α_1-Antitrypsinmangel hat offenbar keine abnormen Wirkungen auf die Hämostase, insbesondere keine thromboembolischen Erscheinungen.

IV. Abnormes α_1-Antitrypsin

MESSMORE et al. (1977, 1979) und LEWIS et al. (1978) beschrieben je einen Patienten mit einer seit Kindheit bestehenden hämorrhagischen Diathese. Das klinische Bild war von posttraumatischen Blutungen, post partum Blutungen, Hämatomen, Hämaturie und Meläna geprägt. Keine der untersuchten Familienmitglieder hatten klinische Symptome einer erhöhten Blutungsneigung.

Im Laboratorium fanden sich stark verlängerte Vollblut- und Plasmagerinnungszeiten, wie partielle Thromboplastinzeit, Prothrombinzeit und Thrombinzeit. Zugabe von Normalplasma zum Patientenplasma ergab keine Normalisierung der Gerinnungszeiten, was das Vorliegen eines Hemmkörpers andeutete. Dieser Befund wurde anfangs als das Vorliegen eines Heparin-ähnlichen Antithrombins gedeutet (MESSMORE et al. 1977). Es wurde dann jedoch gefunden, daß dieser Hemmkörper weder mit Protaminsulfat noch mit Toluidinblau zu neutralisieren war und daß er auch nicht, im Gegensatz zum Heparin, an Bariumzitrat adsorbiert werden konnte. Beide Autorengruppen fanden dann erniedrigte α_1-Antitrypsinspiegel im Plasma der Patienten. Es ließ sich dann immunochemisch ein abnormes α_1-Antitrypsin, bzw. eine Variante des α_1-Antitrypsins nachweisen, die Thrombin und auch Faktor Xa inaktivierte. Die verlängerten Thrombinzeiten konnten durch eine Zugabe von Trypsin zum Plasma und durch Zugabe eines Anti-α_1-Antitrypsins normalisiert werden (LEWIS et al. 1978).

Da es sich offenbar nicht um ein abnormes Antithrombin, sondern um ein abnormes α_1-Antitrypsin handelt, ist die Bezeichnung „Antithrombin Pittsburgh" (LEWIS et al. 1978) nicht sehr glücklich.

Eventuell hatten alle vorher beschriebenen Patienten (siehe Lewis et al. 1978) mit Heparin-artigen Hemmstoffen oder mit Hyperheparinämie dieses abnorme α_1-Antitrypsin.

V. C1-Inhibitormangel

Ein angeborener C1-Inhibitormangel wurde zuerst von Donaldson und Evans (1963) als Ursache des angioneurotischen Ödems beschrieben. Es handelt sich um eine seltene Erkrankung, die offenbar nur in der heterozygoten Form bekannt ist (Daniels 1975). Der Erbgang ist autosomal dominant. Auch bei diesen Patienten lassen sich keine Veränderungen in der Hämostase nachweisen, obwohl eine Behandlung der Patienten mit antifibrinolytischen Therapeutika scheinbar erfolgreich war (Blöhme 1972). Auch diese Erkrankung soll an dieser Stelle nicht ausführlicher besprochen werden.

H. Fibrinolyse

Während der Aktivierung des fibrinolytischen Systems wird Plasminogen in Plasmin umgewandelt, das eine Fibrino(geno)lyse zur Folge hat. Diese Umwandlung ist unter physiologischen Bedingungen auf zwei Wegen möglich: Einen „intrinsic" Aktivierungsvorgang, der durch die Kontaktaktivierungsphase der Gerinnung eingeleitet wird, und einen „extrinsic" Weg, der, wie oben ausgeführt, durch die Freisetzung eines Gewebsaktivators von dem Endothel der Gefäßwand eingeleitet wird. Bei der Freisetzung dieses Gewebsaktivators scheint Protein C eine Rolle zu spielen.

Die Bildung des Plasmins wird auch durch Inhibitoren gesteuert, von denen das α_2-Antiplasmin von größter Bedeutung sein dürfte.

Kongenitale Störungen des fibrinolytischen Systems sind nun für das Plasminogen, das α_2-Antiplasmin und der Freisetzung des Gewebsaktivators beschrieben worden. Diese Abnormalitäten wurden kürzlich von Aoki (1981) in einer Übersichtsarbeit beschrieben. Wie bereits ausgeführt, dürfte die kongenitale gestörte Freisetzung des Gewebsaktivators auf einen Protein-C-Mangel zurückzuführen sein, der dann zu einer familiären Thromboembolieerkrankung führt.

I. Plasminogenmangel

Seit der Beschreibung der ersten Familie mit einer angeborenen Plasminogenstörung (Aoki et al. 1978a) sind eine Anzahl weiterer Familien und Einzelfälle bekannt geworden, die entweder dysfunktionelle Moleküle darstellen oder wahre Mangelzustände (Hypo-Form). Die Fälle, die von Hasekawa et al. (1982) und von Ten Cate et al. (1983) berichtet wurden, scheinen heterozygote Mangelzustände zu sein, bei denen Aktivität und Antigen gleichmäßig erniedrigt sind. Alle Patienten hatten thromboembolische Symptome. Die anderen Fälle und Familien sind offenbar Dys-Formen und sind als Plasminogen Tochigi (Aoki et al. 1978a), Chicago I und II (Wohl et al. 1979), Tokio (Kazama et al. 1981),

Paris I (SORIA et al. 1983b), Frankfurt I und II (SCHARRER et al. 1983), Tochigi II und Toyama (MIYATA et al. 1984) bezeichnet worden.

Genetik. Der Erbgang dieser Erkrankung scheint autosomal rezessiv zu sein (AOKI et al. 1978a; SORIA et al. 1983b).

Beide Geschlechter sind betroffen und sowohl homozygote als auch heterozygote Patienten sind gefunden worden. Eine Blutsverwandtschaft der Eltern lag nicht vor.

Klinisches Bild. Das klinische Bild ist von venösen Thrombosen und Lungenembolien geprägt, arterielle Thromboembolien sind bislang nicht beobachtet worden, Die von WOHL et al. (1979) und SORIA et al. (1983b) beschriebenen Familien oder Patienten hatten keine Thrombosen. Ähnlich wie beim Antithrombin-III-Mangel, traten auch bei den Patienten mit Thromboembolien die ersten klinischen Erscheinungen im Alter von 15–30 Jahren auf. In vielen Fällen wurde die erste Thrombophlebitis durch ein Trauma ausgelöst. Danach jedoch kam es zu spontanen, rezidivierenden Thrombosen und Embolien. Auch in der von AOKI et al. (1978a) beschriebenen Familie hatten nicht alle Patienten, bei denen ein abnormes Plasminogen vorlag, thromboembolische Erscheinungen. Selbst eine Schwester des zuerst beschriebenen Patienten, die offenbar homozygot ist, hat noch keine Thromboembolien gehabt.

Laboratoriumsdiagnose. Patienten mit kongenitalem Plasminogenmangel hatten normale Plasmagerinnungszeiten, normale Gerinnungsfaktorenspiegel, normale Plättchenzahl und -funktion, normale Blutungszeiten und normale Antithrombin-III-, α_2-Makroglobulin-, α_1-Antitrypsin- und α_2-Antiplasminspiegel. Die Euglobulinlysezeiten können verlängert sein, und eine Bestimmung der Plasminogenaktivität ergibt erniedrigte Werte. Heterozygote Patienten scheinen Plasminogenspiegel zwischen 20% und 40% zu haben. Bei homozygoten Patienten scheinen die Werte um 5% zu liegen.

Das Plasminogen kann kaseinolytisch und mit synthetischen Substraten bestimmt werden.

Eine immunologische Bestimmung des Plasminogens ergab für alle Fälle mit abnormen Plasminogenen normale Werte.

SAKATA und AOKI (1980a) haben das abnorme Plasminogen (Tochigi I) näher untersucht und konnten im Plasma der heterozygoten Patienten zwei Plasminogengruppen, die elektrophoretisch trennbar waren, nachweisen. Die homozygote Patientin der Familie hatte dagegen nur ein Plasminogenband, das der abnormen Gruppe entsprach. Isoelektrische Fokusierungen ergaben Hinweise für das Vorliegen eines strukturell abnormen Plasminogens. Der Defekt konnte dann auf die Region des Moleküls zurückgeführt werden, in der das aktive Enzymzentrum lokalisiert ist (AOKI 1981). MIYATA et al. (1982) fanden dann, daß Alanin in Position 600 durch Threonin ersetzt war. Plasminogen ist eine 790 Aminosäuren lange Einzelkette, die durch Urokinase oder den Streptokinase-Plasminogenkomplex in zwei Ketten gespalten wird. Diese Trennung erfolgt in Position 560/561. Tatsächlich wird auch Plasminogen Tochigi I in dieser Position in zwei Ketten gebrochen, jedoch ist keine biologische Plasminaktivität nachweisbar (Sakata u. Aoki 1980a). Diese Befunde deuten an, daß Alanin in Position 600 ein Teil des aktiven Enzymzentrums darstellt.

Kürzlich beschrieben Miyata et al. (1984) zwei weitere abnorme Plasminogene (Tochigi II und Nagoya), bei denen die gleiche Aminosäure (Alanin) in Position 600 durch Threonin ersetzt war.

Es bleibt abzuwarten, ob weitere Varianten mit anderen Aminosäurendefekten identifiziert werden.

Behandlung. Eine Behandlung dieser Patienten in der akuten Phase der thromboembolischen Erscheinungen ist nur von Kazama et al. (1981) und Scharrer et al. (1983) beschrieben worden.

Während eine Urokinasebehandlung bei dem von Kazama et al. (1981) beschriebenen Fall offenbar erfolgreich verlief, deuteten Scharrer et al. (1983) Schwierigkeiten mit einer thrombolytischen Therapie an. Als Langzeitbehandlung sind Azetylsalizylsäure, Dipyridamol und orale Antikoagulantien mit Erfolg verabreicht worden (Kazama et al. 1981; Soria et al. 1983b). Da diese Patienten normale Antithrombinmengen haben, sollte auch Heparin in der akuten Phase verwendbar sein.

II. α_2-Antiplasminmangel

α_2-Antiplasmin, auch α_2-Plasmininhibitor genannt, hemmt die durch Plasmin katalysierte Fibrinolyse (Collen 1976; Moroi u. Aoki 1976, 1977) auf verschiedenen Wegen: Es blockt die enzymatische Aktivität mehrerer Serinproteinasen, darunter Gerinnungsenzyme, Plasmin, Trypsin und Chymotrypsin (Moroi u. Aoki 1977), es hemmt die Bindung des Plasminogens an Fibrin und somit die Fibrinolyse (Aoki et al. 1978b) und macht durch seine durch Faktor XIII katalysierte Bindung an Fibrin das Gerinnsel schwerer löslich (Sakata u. Aoki 1980b).

Bislang sind nur sechs Familien mit kongenitalem α_2-Antiplasminmangel beschrieben worden, drei in Japan (Koie et al. 1978; Aoki et al. 1979; Yoshioka et al. 1982), eine in den Niederlanden (Kluft et al. 1979, 1982), eine in den Vereinigten Staaten (Miles et al. 1982) und eine in Norwegen (Stormorken et al. 1983). Fast alle Patienten hatten eine Blutungsneigung.

Genetik. α_2-Antiplasminmangel ist eine autosomal rezessiv vererbte Erkrankung, die beide Geschlechter betrifft. Konsanguinität liegt nur in den von Koie et al. (1978) und Aoki et al. (1979, 1980) beschriebenen Familien vor. Es ließen sich homozygote und heterozygote Familienmitglieder finden. In allen Fällen von Homozygotie waren beide Eltern heterozygot.

Klinisches Bild. Alle homozygoten Patienten mit α_2-Antiplasminmangel haben eine z.T. schwere hämorrhagische Diathese. Hämatombildung und verlängerte Blutungen nach leichten Verletzungen, Hämarthrosen und Hämaturie prägen das klinische Bild. Auch Blutungen in das zentrale Nervensystem und verlängerte Menstrualblutungen sind gefunden worden.

Heterozygote Familienmitglieder dagegen haben im allgemeinen keine Blutungsneigung. Nur zwei heterozygote Patienten der von Miles et al. (1982) beschriebenen Familie hatten eine milde Blutungsneigung, während drei andere Heterozygote der gleichen Familie nicht bluteten.

Laboratoriumsdiagnose. Patienten mit α_2-Antiplasminmangel haben normale Plasmagerinnungszeiten, normale Faktorenspiegel, normale Blutungszeiten, normale Plättchenzahl und -funktion und normale Antithrombin-, α_2-Makroglobulin- und α_1-Antitrypsinspiegel. Vollblutlysezeiten und Euglobulinlysezeiten können dagegen verkürzt sein, sind jedoch unzuverlässig in ihrer Aussagekraft (STORMORKEN et al. 1983). Fibrinogenspiegel und Plasminogenspiegel sind normal, und es können auch keine erhöhten Spaltproduktspiegel im Plasma nachgewiesen werden. Die Diagnose wird durch eine quantitative α_2-Antiplasminbestimmung gestellt, wobei in den bislang beschriebenen Familien sowohl die biologische Aktivität als auch die mit immunologischen Methoden meßbaren Proteinspiegel erniedrigt waren. Homozygote Patienten hatten mit Gerinnungsmethoden kein α_2-Antiplasmin im Plasma und mit Methoden, die synthetische Substrate verwenden, weniger als 10%. Immunologische Teste ergaben ähnliche Werte um 10%. Sie stellen also sogenannte A-Formen dar. Dys-Formen sind bislang noch nicht beschrieben worden.

Heterozygote Patienten haben offenbar α_2-Antiplasminspiegel von 30–50% mit entsprechenden immunologischen Werten.

Der von MILES et al. (1982) beschriebene Fall hatte vielleicht auch einen erniedrigten Faktor-XIII-Spiegel, da Plasmagerinnsel des Patienten in 5M Harnstofflösung löslich waren. Immunologische Faktor-XIII-Bestimmungen sollten jedoch durchgeführt werden, um den Befund tatsächlich zu erklären und eine spontane Lyse für diese Löslichkeit auszuschließen.

Bei allen beschriebenen Fällen konnte die Zugabe von gereinigtem α_2-Antiplasmin zum Plasma der Patienten die verkürzten Lysezeiten normalisieren. Somit handelt es sich tatsächlich um einen Mangel und nicht um einen noch unbekannten Hemmechanismus.

MILES et al. (1982) konnten auch eine erniedrigte α_2-Antiplasminmenge in den Patientenplättchen nachweisen.

Überraschenderweise haben diese Patienten trotz der Blutungen keine Anzeichen einer in vivo Fibrinolyse, denn Fibrinogen- und Plasminogenspiegel sind normal, und die Fibrinogenspaltproduktspiegel sind im Normbereich. AOKI et al. (1980) und AOKI (1981) haben diesen Befund durch eine bei diesen Patienten verfrüht einsetzende Lyse des Hämostasegerinnsels gedeutet. Als Erklärung wird die größere Affinität des Plasminogens und der Plasminogenaktivatoren zu Fibrin, sowie die geringen Mengen Plasmin, die bei Abwesenheit von α_2-Antiplasmin genügen, um das Fibrin aufzulösen, angeführt. Dies könnte die in vitro Lyse der Plasmagerinnsel und die Blutungsneigung in vivo erklären. COLLEN (1979) hat eine ähnliche Erklärung für diese Beobachtung gegeben.

Die von JACOBSEN (1968) und von HEDNER et al. (1970) beschriebene Familie mit Mangel an „Plasminogenaktivatorinhibitor" wurde von STORMORKEN et al. (1983) als α_2-Antiplasminmangel identifiziert.

Behandlung. Alle bislang beschriebenen Patienten mit α_2-Antiplasminmangel sind erfolgreich mit synthetischen Fibrinolyseinhibitoren, wie Epsilonaminokapronsäure oder Tranexansäure, behandelt worden. Es wird nicht nur die klinische Blutungsneigung reduziert, sondern auch die verkürzte Vollblut- oder Plasmagerinnsellöslichkeit normalisiert. Aoki (1981) empfiehlt eine Dosis von 10 mg/kg Körpergewicht dreimal täglich oral verabreicht.

III. Erhöhter Plasminogenaktivatorspiegel

Aznar et al. (1984b) haben eine Familie mit gesteigerter Fibrinolyse beschrieben, die klinisch durch eine erhöhte Blutungsneigung auffiel. Die Laboratoriumsuntersuchungen ergaben verkürzte Euglobulinlysezeiten, normale Spaltproduktwerte, jedoch eine erhöhte Plasminogenaktivatoraktivität. Diese Aktivität konnte durch ein Antiserum gegen Gewebsaktivator neutralisiert werden, so daß die Autoren die Befunde als einen erhöhten Gewebsaktivatorspiegel gedeutet haben. Der Inhibitorspiegel gegen Gewebsaktivator war normal. Ob diese Beobachtung mit einer gesteigerten Freisetzung von Gewebsaktivator durch Protein Ca im Zusammenhang steht, ist bislang nicht bekannt.

IV. Erhöhte Antiplasminogenaktivatorspiegel

Nilsson et al. (1961) und Alexandre et al. (1980) haben Patienten mit schweren, rezidivierenden venösen Thromboembolien beschrieben, die im Fall von Nilsson et al. (1961) bei einem Jungen im Alter von 10 Jahren und im Fall von Alexandre et al. (1980) bei einer Frau im Alter von 25 Jahren begannen. Der von Nilsson et al. (1961) beschriebene Patient hatte keine positive Familienanamnese, während drei Schwestern und die Mutter der von Alexandre et al. (1980) beschriebenen Patienten thromboembolische Erscheinungen hatten. Dies deutet auf einen autosomal rezessiven Erbgang hin.

Die Untersuchung der Plasmen ergab verlängerte Euglobulinlysezeiten mit normalen Plasminogen- und Proaktivatorspiegel. Alexandre et al. (1980) fanden auch normale Werte für α_2-Antiplasmin, α_2-Makroglobulin, α_1-Antitrypsin und C1-Inhibitor, während Nilsson et al. (1961) eine erhöhte Antiplasminaktivität und Antitrypsinaktivität fanden. Beide Autorengruppen fanden jedoch im Plasma und Serum eine Aktivität, die die Plasminogenumwandlung mit verschiedenen Aktivatoren stark hemmte. Der Inhibitor war thermolabil (Alexandre et al. 1980).

Es bleibt abzuwarten, ob es sich bei diesem Hemmstoff um einen Überschuß eines bislang noch unbekannten Proteins handelt, oder ob es eine abnorme Form eines bekannten Plasmaproteins darstellt.

V. Gestörte Freisetzung von Gewebsaktivator

Es wurde bereits oben unter Protein C angedeutet, daß Johansson et al. (1978a) eine Familie mit gestörter Freisetzung von Gewebsaktivator beschrieben haben, bei der schwere venöse Thrombosen auftraten. Bei diesen Patienten wurde seinerzeit noch kein Protein C gemessen, so daß die Möglichkeit besteht, daß es sich bei dieser Familie um einen derartigen Mangel handelt. Kürzlich wurde von STEAD et al. (1983) eine ähnliche Familie berichtet, auch mit venösen Thrombosen, bei der die Autoren einen Protein-C-Mangel glauben ausgeschlossen zu haben.

Diese Patienten haben normale Plasmagerinnungszeiten und Faktoren, normale Antithrombin-, Plasminogenspiegel, normale Plättchenzahl und -funktion, jedoch stark erniedrigte Gewebsaktivatorspiegel. Interessanterweise waren Faktor-VIII-Aktivität (VIII:C) und von Willebrand Faktoraktivität (VIII:RAg) im Plasma dieser Patienten erhöht.

Es bleibt abzuwarten, ob es sich tatsächlich um eine erniedrigte Synthese des Gewebsaktivators handelt, oder ob der Defekt in einer gestörten Freisetzung liegt.

I. Kombinierte angeborene Koagulopathien

Da, wie ausgeführt, die angeborenen Koagulopathien, mit Ausnahme der Hämophilien und dem von Willebrand-Jürgens-Syndrom, selten vorkommende Krankheiten sind, sind kombinierte Koagulopathien noch seltener zu erwarten. SOFF und LEVIN (1981) haben in einem Übersichtsreferat alle kombinierten Störungen zusammengestellt. Aus dem Grund werden diese Erkrankungen hier nur zusammengefaßt. Einzelheiten sind in dem Referat von SOFF und LEVIN (1981) beschrieben.

Angeborene kombinierte Gerinnungsfaktorenmängel können auf zwei Wegen entstehen: 1. Ein Elternteil hat eine Störung und der andere Elternteil die andere. Diese Kombination ist höchst selten und kann nur durch einen ungewöhnlichen Zufall zustandekommen.

2. Den multiplen Störungen liegt möglicherweise *eine* genetische Ursache zugrunde, die in vielen Fällen noch nicht bekannt ist. Diese Art von multipler Störung ist von SOFF und LEVIN (1981) als „Familial Multiple Factor Deficiency" (FMFD) bezeichnet worden.

Bei der Postulierung des sogenannten FMFD haben SOFF und LEVIN (1981) statistische Berechnungen, genetische Befunde und Laboratoriumsdaten in Erwägung gezogen.

Die bislang beschriebenen kombinierten angeborenen Koagulopathien sind in Tabelle 9 zusammengestellt. Die einzelnen Fälle und deren Charakteristika sind bei SOFF und LEVIN (1981) zu finden. Alle Patienten hatten eine hämorrhagische Diathese.

Wie aus Tabelle 9 hervorgeht, sind zwei Formen von Faktor-V + VIII-Mangel beschrieben worden, eine mit einem autosomal dominanten Erbgang und eine, bei der tatsächlich Faktor-V-Mangel bei einem Elternteil bestand und Hämophilie A bei dem anderen. Es wurde bereits oben unter Protein-C-Inhibitormangel ausgeführt, daß MARLAR und GRIFFIN (1980) die Hypothese aufgestellt hatten, daß dieser Kombinationsdefekt durch einen Protein-C-Inhibitormangel bedingt sei. Seit der Zeit sind eine Anzahl von kombinierten Faktor-V/VIII-Mangelpatienten beschrieben worden, die zum Teil von SUZUKI (1984) zusammengestellt wurden. Weitere Fälle wurden von VUJAKLIJA-STIPANOVI et al.

Tabelle 9. Kombinierte angeborene Koagulopathien

Faktorenmangel	Zahl der Familien	Erbgang	Ursache
V + VIII (FMFD I)[a]	24	autosomal dominant	Unbekannt
V + VIII	2	autosomal rezessiv + rezessiv geschlechtsgebunden	Faktor-V-Mangel + Hämophilie A
VIII[b] + IX (FMFD II)[a]	4	autosomal dominant	Unbekannt
VIII + IX	3	rezessiv geschlechtsgebunden	Hämophilie A + B
II + VII + IX + X (FMFD III)[a]	4	autosomal rezessiv?	Störung der γ-Karboxylierung durch Vitamin K
VII + VIII (FMFD IV)[a]	2	autosomal dominant	Unbekannt
VII + VIII	3	autosomal rezessiv + rezessiv geschlechtsgebunden	Faktor-VII-Mangel + Hämophilie A
VIII − IX + XI (FMFD V)[a]	5	autosomal dominant	Unbekannt
IX + XI (FMFD VI)[a]	2	autosomal rezessiv	Unbekannt
VII + IX	7	autosomal rezessiv + rezessiv geschlechtsgebunden	Faktor-VII-Mangel + Hämophilie B
VII + X	1	autosomal rezessiv	Faktor-VII + X-Mangel
VIII[b] + XI	9	rezessiv geschlechtsgebunden oder autosomal dominant + autosomal rezessiv	Hämophilie A oder vWJS + Faktor-XI-Mangel
VIII[b] + XII	11	rezessiv geschlechtsgebunden oder autosomal dominant + autosomal rezessiv	Hämophilie A oder vWJS + Faktor-XII-Mangel
XI + XII	1	autosomal rezessiv	Faktor-XI + XII-Mangel
XII + XIII	1	autosomal rezessiv	Faktor-XII + XIII-Mangel
I + VIII[b]	2	autosomal rezessiv + rezessiv geschlechtsgebunden oder autosomal dominant	Afibrinogenämie + Hämophilie A oder vWJS

[a] Klassifizierung nach SOFF und LEVIN (1981)
[b] Hämophilie oder von Willebrand-Jürgens-Syndrom
vWJS = von Willebrand-Jürgens-Syndrom

(1979), CANFIELD und KISIEL (1982), SELIGSOHN et al. (1982, 1983), MAZZANO et al. (1982), OZSOYLU (1983), SUZUKI et al. (1983) und TAKEUCHI et al. (1984) beschrieben. Wie von SUZUKI (1984) und später auch von MARLAR (1984) und GARDINER und GRIFFIN (1984) ausgeführt wurde, ist diese Hypothese nicht tragbar, so daß die Ursache des kombinierten Mangels weiterhin unbekannt bleibt.

Auch bei dem kombinierten Faktor-VIII + IX-Mangel finden sich zwei Erbgänge, ein autosomal dominanter und ein rezessiv geschlechtsgebundener. Beim letzteren fanden sich beide Hämophilieformen in der Familie, während bei der ersten die genaue Ursache noch unbekannt ist.

Bei dem kombinierten Faktor-II-, VII-, IX- und X-Mangel, FMFD III genannt, dürfte es sich um eine Störung noch unbekannter Natur im Vitamin-K-Stoffwechsel handeln, der zu einer gestörten γ-Karboxylierung der Glutaminsäure-Residuen an den Faktoren führt. Diese Annahme wird durch das Auffinden von normalen Antigenmengen der Faktoren im Patientenplasma gestützt. GOLDSMITH et al. (1982) beschrieben noch eine Familie mit dieser Faktorenkombination, die den von SOFF und LEVIN (1981) beschriebenen Familien hinzugefügt werden sollte. Kürzlich wurde von VINCENTE et al. (1984) ein Mädchen mit einem derartigen kombinierten Mangelzustand beschrieben, bei dem auch die Protein-C-Spiegel erniedrigt waren.

Bei dem Faktor-VII + VIII-Mangel gibt es wiederum zwei genetisch verschiedene Formen. Bei einer sind Faktor-VII-Mangel und Hämophilie A in der Familie und ein doppelter Erbgang ist nachweisbar. Bei der FMFD-IV-Form liegt ein autosomal dominanter Erbgang vor. Die genaue Ursache dieser Störung ist jedoch auch noch nicht bekannt.

Der kombinierte Faktor-VIII-, IX- und XI-Mangel, FMFD V genannt, wurde von SOFF et al. (1981) referiert. Er hat einen autosomal dominanten Erbgang.

Auch der kombinierte Faktor-IX + XI-Mangel (FMFD VI) wurde von SOFF et al. (1981) referiert, und eine zusätzliche Familie ist von GIROLAMI et al. (1980e) beschrieben worden.

Bei allen anderen in Tabelle 9 zusammengestellten Fällen handelt es sich um Patienten, in denen beide Faktorenmangel in den Familien nachweisbar waren. Seit dem Übersichtsreferat von SOFF und LEVIN (1981) sind noch einige zusätzliche Fälle mit kombiniertem Faktor-XII-Mangel und Hämophilie A sowie Faktor-XII-Mangel und von Willebrand-Jürgens-Syndrom gefunden worden (BARTHELS et al. 1982).

Literatur

Abildgaard CF, Harrison J (1974) Fletcher factor deficiency: Family study and detection. Blood 43:641–644

Aghai E, Yaniv I, David M (1984) Factor XI deficiency in an Arab Moslem family in Israel. Scand J Haematol 32:327–331

Aguercif M, Anner R, Ritchard J, Nydegger U, Soria J, Bouvier CA (1972) Syndromes de dysfibrinogénémie congénitales et familiales. A propos de deux nouvelles familles. Pediatrie 27:317–323

Alexander B, Goldstein R, Landwehr G, Cook CD, Addelson E, Wilson C (1952) Congenital SPCA deficiency. A hitherto unrecognized coagulation defect with hemorrhage rectified by serum and serum fractions. J Clin Invest 30:596–608

Alexandre P, Larcan A, Briquel ME (1980) Recurring thrombo-embolic accidents caused by family-related deficiency of the fibrinolysis system. Blut 41:437–444

Almagro D, Espinosa E, Cruz Y, Corral JF (1979) Congenital afibrinogenaemia. Report of two cases. Sangre 24:187–194

Ambruso DR, Jacobson LJ, Hathaway WE (1980) Inherited antithrombin III deficiency and cerebral thrombosis in a child. Pediatrics 65:125–131

Ambruso DR, Leonard BD, Bies RD, Jacobson L, Hathaway WE, Basis Reeve E (1982) Antithrombin III deficiency: decreased synthesis of a biochemically normal molecule. Blood 60:78–83

Amris CJ, Hilden M (1968) Treatment of factor XIII deficiency with cryoprecipitate. Thromb Diath Haemorrh 20:528–533

Amsellem M, Samama M, Conard J, Levyne S, Ohlgiesser C (1978) Dysfibrinogénémie congénitale, deaux observations. Nouv Presse Med 25:3745–3748

Andes WA (1982) Fibrinogen New Orleans III: a new dysfibrinogenemia with venous thrombosis. Blood 60:206 (Abstr)

Andes WA, Chavin SI, Beltran G, Stuckey WJ (1982) Fibrinogen New Orleans: hereditary dysfibrinogenemia with an A chain abnormality. Thromb Res 25:41–50

Aoki N (1981) Genetic abnormalities of the fibrinolytic system. In: Ménaché D, MacN Surgenor D, Anderson H (eds) Hemophilia and hemostasis. Liss, New York, pp 229–247

Aoki N, Moroi M, Sakata Y, Yoshida N, Matsuda M (1978a) Abnormal plasminogen. A hereditary molecular abnormality found in a patient with recurrent thrombosis. J Clin Invest 61:1186–1195

Aoki N, Moroi M, Tachiya K (1978b) Effects of α_2-plasmin inhibitor on fibrin clot lysis. Its comparison with α_2-macroglobulin. Thromb Haemost 39:22–31

Aoki N, Saito H, Kamiya T, Koie K, Sakata Y, Kobakura M (1979) Congenital deficiency of α_2-plasmin inhibitor associated with severe hemorrhagic tendency. J Clin Invest 63:877–884

Aoki N, Sakata Y, Matsuda M, Tateno K (1980) Fibrinolytic states in a patient with congenital deficiency of α_2-plasmin inhibitor. Blood 55:483–488

Aznar J, Pavon AF (1974) Thromboembolic accidents in patients with congenital deficiency of Factor XII. Thromb Diath Haemorrh 31:525–526

Aznar J, Fernandez-Pavon A, Reganon E, Vila V, Arellna F (1974) Fibrinogen Valencia: A new case of congenital dysfibrinogenemia. Thromb Diath Haemorrh 32:564–577

Aznar JA, Espana F, Aznar J, Tascon A, Jimenez C (1978) Fletcher factor deficiency: report of a new family. Scand J Haematol 21:94–98

Aznar J, Estelles A, Dasi MA, Perez-Requejo JL, Garcia-Plaza I, Herraiz P (1984a) Homozygous protein C deficiency. VIII Int Congr Thrombosis, Istanbul, Turkey, Abstr 429

Aznar J, Estelles A, Vila V, Reganon E, Espana F, Vila P (1984b) Inherited fibrinolytic disorder due to an enhanced plasminogen activator level. Thromb Haemost 52:196–200

Badurowa A, Gaazka Z, Sciborski R (1983) Oral surgery in a patient with congenital factor V deficiency. Wiad Lek 36:1797–1800

Barberio G, Cordaro V, Gemelli M, Infortuna M (1977) Isolated congenital deficiency of factor VII. Clinical study. Minerva Pediatr 29:843–845

Barbui T, Rodeghiero F (1981) Hereditary dysfunctional antithrombin III (AT-III Vincenza). Thromb Haemost 45:97 (Letter)

Barbui T, Carteri G, Chisesi T, Dini E (1974) Electroimmunoassay of plasma subunits A and S in a case of congenital fibrin stabilizing factor XIII deficiency. Thromb Diath Haemorrh 32:124–130

Barbui T, Rodeghiero F, Dini E, Mariani G, Papa ML, De Biasi R, Murillo RC, Umana CM (1978) Subunits A and S inheritance in four families with congenital factor XIII deficiency. Br J Haematol 38:267–271

Barbui T, Finazzi G, Rodeghiero F, Dini E (1983) Immunoelectrophoretic evidence of a thrombin-induced abnormality in a new variant of hereditary dysfunctional antithrombin III (AT III "Vincenza"). Br J Haematol 54:561–565

Barthels M, Sandvoss G (1977) „Fibrinogen Hannover," ein weiteres atypisches Fibrinogen. Blut 34:99–106

Barthels M, Edel J, Liese B, Karges HE (1982) Additional factor XII (Hageman factor) deficiency in hemophilia A and in von Willebrand syndrome. Klin Wochenschr 60:303–309

Baudo F, Cataldo De F, Josso F, Silvello L (1972) Hereditary hypoprothrombinaemia. True deficiency of Factor II. Acta Haematol 47:243–249

Bauer KA, Ashenhurst JB, Chediak J, Rosenberg RD (1983) Antithrombin "Chicago": a functionally abnormal molecule with increased heparin affinity causing familial thrombophilia. Blood 62:1242–1250

Beck EA (1964) Abnormal fibrinogen (Fibrinogen "Baltimore") as a cause of a familial hemorrhagic disorder. Blood 24:853–854 (Abstr)

Beck EA (1968) Congenital variants of human fibrinogen. In: Laki K (ed) Fibrinogen. Dekker, New York, pp 269–275

Beck EA (1979) Congenital abnormalities of fibrinogen. Clin Haematol 8:169–187

Beck EA (1982) Congenital disorders of fibrin formation and stabilization. In: Colman RW, Hirsh J, Marder VJ, Salzman EW (eds) Hemostasis and thrombosis: Basic principles and clinical practice. Lippincott, Philadelphia, pp 185–209

Beck EA, Carache P, Jackson DP (1965) A new inherited coagulation disorder caused by an abnormal fibrinogen ("Fibrinogen Baltimore"). Nature 208:143–145

Bello-Gonzalez A, Dorantes S, Ruiz-Reyes G, Marquez JL, Escanero A, Loperena L (1983) Congenital absolute afribrinogenemia. Bol Med Hosp Infant Mex 40:325–329

Beltran G, Andes WA, Chavin SI, Stuckey WJ (1977) Characteristics of Fibrinogen New Orleans. Clin Res 26:341 (Abstr)

Benarous R, Lavergne J-M, Labie D, Sanchez De JM, Josso F (1974) Isolation and partial characterization of a human prothrombin variant: Prothrombin Barcelona. Biochem Biophys Res Commun 60:976–982

Benarous R, Rabiet MJ, Labie D, Josso F (1977) Activation studies on a human prothrombin variant: Prothrombin Barcelona. Thromb Haemost 38:188 (Abstr)

Bennett B, Ratnoff OD, Holt JB, Roberts HR (1972) Hageman trait (Factor XII deficiency): a probable second genotype inherited as an autosomal dominant characteristic. Blood 40:412–415

Bennett JS, Vilaire G (1979) Exposure of platelet fibrinogen receptors by ADP and epinephrine. J Clin Invest 64:1393–1401

Bergna LJ, Dours MT, Gonzalez De Mondini N, Martinez Canaveri AA (1981) Congenital factor VIII deficiency. Report of 4 cases. Medicína [Suppl] 41:242–248

Bergqvist D, Nilsson IM (1979) Hereditary α_2-macroglobulin deficiency. Scand J Haematol 23:433–436

Bertina RM, Briët E, Veltkamp JJ (1979) Variants of vitamin K dependent coagulation factors. Acta Haematol 62:1–3

Bertina RM, Broekmans AW, Krommenhoek-van Es C, van Wijngaarden A (1984) The use of a functional and immunologic assay for plasma protein C in the study of the heterogeneity of congenital protein C deficiency. Thromb Haemost 51:1–5

Bezeaud A, Guillin M-C, Olmeda F, Quintana M, Gomez N (1979) Prothrombin Madrid: a new familial abnormality of prothrombin. Thromb Res 16:47–58

Bezeaud A, Drouet L, Soria C, Guillin M-C (1984) Prothrombin Salatka: an abnormal prothrombin characterized by a defect in the active site of thrombin. Thromb Res 34:507–518

Bharucha C, Cherian M, Bauman J (1970) Congenital deficiency of factor XIII in an Indian kindred. Scand J Haematol 7:325–329

Bhoweer AL, Shirwatkar LG, Desai AJ (1977) Possible congenital deficiency of Factor X (Stuart-Prower): a case report. Ann Dent 36:1–7

Biggs R (1972) Human Blood Coagulation, Haemostasis and Thrombosis. Blackwell, Oxford

Blöhme G (1972) Treatment of hereditary angioneurotic oedema with tranexamic acid: A random double-blind cross-over study. Acta Med Scand 192:293–298

Blombäck M, Blombäck B, Mammen EF, Prasad AS (1968) Fibrinogen Detroit: a molecular defect in the N-terminal disulphide knot of human fibrinogen? Nature 218:134–137

Bohn H, Becker W, Trobisch M (1973) Die molekulare Struktur der fibrinstabilisierenden Faktoren des Menschen. Blut 26:303–311

Bommer W, Künzer W, Schröer H (1963a) Kongenitale Afibrinogenämie, Teil 1. Ann Paediatr (Paris) 200:46–59

Bommer W, Künzer W, Schröer H (1963b) Kongenitale Afibrinogenämie, Teil 2. Ann Paediatr (Paris) 200:180–233

Born GVR, Cross MJ (1964) Effects of inorganic ions and plasma proteins on the aggregation of blood platelets by adenosine diphosphate. J Physiol 170:397–414

Bosch NB De, Arocha-Pinango C (1975) An abnormal fibrinogen in a Venezuelan family (Caracas). Thromb Diath Haemorrh 34:571 (Abstr)

Bosch NB De, Arocha-Pinango CL, Soria J, Soria C, Rodriguez A, Rodriguez S (1977) An abnormal fibrinogen in a Venezuelan family. Thromb Res 1:253–265

Böttcher D, Hasler K, Köttgen E, Maurath T (1979) Hereditary hypodysfibrinogenemia with defective release of fibrinopeptide A (Fibrinogen Freiburg). Thromb Haemost 42:78 (Abstr)

Bouma BN, Kerbiriou DM, Vlooswijk RAA, Griffin JH (1980) Immunological studies of prekallikrein, kallikrein, and high-molecular-weight kininogen in normal and deficient plasmas and in normal plasma after cold-dependent activation. J Lab Clin Med 96:693–710

Bove JR (1978) Fibrinogen – Is the benefit worth the risk? Transfusion 18:129–136

Brandt JT, Senhauser DA (1980) Clinical laboratory determination of antithrombin III. Am J Clin Pathol 73:687–691

Brandt P, Stenbjerg S (1979) Subcutaneous heparin for thrombosis in pregnant women with hereditary antithrombin deficiency. Lancet 1:100–101 (Letter)

Branson HE, Schmer G, Dillard DH (1977) Fibrinogen Seattle. A qualitatively abnormal fibrinogen in a patient with tetralogy of Fallot. Am J Clin Pathol 67:236–240

Branson HE, Schmer G, Theodor I, Pirkle H (1983) Fibrinogen Seattle releases half the normal amount of fibrinopeptide B. Acta Haematol 70:257–263

Breederveld K, Giddings JC, Ten Cate JW, Bloom AL (1975) The localization of factor V within normal human platelets and the demonstration of a platelet-factor V antigen in congenital factor V deficiency. Br J Haematol 29:405–412

Brevkink HJ, Hart HC, Arkel Van C (1972) Congenital afibrinogenemia in goats. Zentralbl Veterinaermed [A] 19:661–676

Briët E, Loeliger A, Tilburg Van NH, Veltkamp JJ (1976) Molecular variant of Factor VII. Thromb Haemost 35:289–294

Brink AJ, Kingsley CS (1952) A familial disorder of blood coagulation due to deficiency of the labile factor. Q J Med 21:19–31

Broekmans AW, Veltkamp JJ, Bertina R (1983a) Congenital protein C deficiency and venous thromboembolism. N Engl J Med 309:340–344

Broekmans AW, Bertina RM, Loeliger EA, Hofmann V, Klingemann HG (1983b) Protein C and the development of skin necrosis during anticoagulant therapy. Thromb Haemost 49:255 (Letter)

Brönnimann R (1954) Kongenitale Afibrinogenämie. Mitteilung eines Falles mit multiplen Knochenzysten und Bildung eines spezifischen Antikörpers (Antifibrinogen) nach Bluttransfusionen. Acta Haematol 11:40–51

Brook JG, Tabori S, Tatarsky I, Hashmonai M, Schramek A (1983) Fibrinogen "Haifa" – a new fibrinogen variant. Haemostasis 13:277–281

Brozovic M, Stirling Y, Hamlyn AN (1978) Thrombotic tendency and probable antithrombin III deficiency. Thromb Haemost 39:778–779

Buraschi JA, Sack ES, Quiroga E, Hendler H (1975) A new fibrinogen anomaly. Fibrinogen Buenos Aires. Thromb Diath Haemorrh 34:570 (Abstr)

Burgstedt HJ, Marx R (1956) Afibrinogenämie, Parahämophiliesyndrom und Dysproteinämie bei Cystinspeicherkrankheit, ein Hinweis zur Pathogenese der Erkrankung. Klin Wochenschr 34:31–37

Caen J (1972) Glanzmann's thrombasthenia. Clin Haematol 1:383–392

Caen J, Faur Y, Inceman S, Chassigneux J, Seligman M, Anagnostopoulos T, Bernard J (1964) Necrose ischemique bilaterale dans un cas de grande hypofibrinogénémie congénitale. Nouv Rev Fr Hematol 4:321–324

Canfield WM, Kisiel W (1982) Evidence of normal functional levels of activated protein C inhibitor in combined factor V/VIII deficiency disease. J Clin Invest 70:1260–1272

Carlebjorg G (1981) A precise routine method for determination of FXIII activity in plasma. Thromb Res 21:507–511

Carr ME, Blatt PM, Roberts HR, Brooker JZ, Hermans J (1977) Detection of an abnormal plasma clot structure by an elastic modulus assay. Blood 50:261 (Abstr)

Carr ME, Blatt PM, Roberts HR, Brooker JZ, Hermans J (1979) Detection of an abnormal plasma clot structure by a simple rigidity assay. Thromb Haemost 42:965–971

Carvalho A, Ellman L (1976) Hereditary antithrombin III deficiency. Effect of antithrombin III deficiency on platelet function. Am J Med 61:179–183

Castle S, Board PG, Anderson RAM (1981) Genetic heterogeneity of factor XIII deficiency: First description of unstable A subunits. Br J Haematol 48:337–342

Chasse JF, Esnard F, Guitton JD, Mouray H, Perigois F, Fauconneau G, Gauthier F (1984) An abnormal antithrombin with no apparent affinity for heparin. Thromb Res 34:297–302

Chavin SI, Andes WA, Beltran WG, Stuckey WJ (1979) Fibrinogen New Orleans: an inherited variant with abnormal peptide release. Thromb Haemost 42:77 (Abstr)

Chiu MC, Whitaker E, Colman RW (1983) Heterogeneity of factor V deficiency. Evidence for the existence of antigen-positive variants. J Clin Invest 72:493–503

Clawson CC, White JG (1980) Platelet interaction with bacteria. V. Ultrastructure of congenital afibrinogenemic platelets. Am J Pathol 98:197–212

Clawson CC, White JG, Herzberg MC (1980) Platelet interaction with bacteria. VI. Contrasting the role of fibrinogen and fibronectin. Am J Haematol 9:43–53

Collen D (1976) Identification and some properties of a new fast-reacting plasmin inhibitor in human plasma. Eur J Biochem 69:209–216

Collen D (1979) α_2-Antiplasmin inhibitor deficiency. Lancet 1:1039–1040 (Letter)

Colman RW, Wong PY (1977) Participation of Hageman factor dependent pathways in human disease states. Thromb Haemost 38:751–775

Colman RW, Bagdasarian A, Talamo RC, Seavey M, Scott CF, Kaplan AP (1975a) Williams trait: Combined deficiency of plasma plasminogen proactivator, kininogen and a new procoagulant factor. Fed Proc 34:859 (Abstr)

Colman RW, Bagdasarian A, Talamo RC, Scott CF, Seavey M, Guimaraes JA, Pierce JV, Kaplan AP (1975b) Williams trait. Human kininogen deficiency with diminished levels of plasminogen proactivator and prekallikrein associated with abnormalities of the Hageman factor-dependent pathways. J Clin Invest 56:1650–1662

Comp PC, Esmon CT (1981) Generation of fibrinolytic activity by infusion of activated protein C into dogs. J Clin Invest 68:1221–1228

Comp PC, Esmon CT (1984) Recurrent venous thromboembolism in patients with a partial deficiency of protein S. N Engl J Med 311:1525–1528

Comp PC, Nixon RR, Esmon CT (1984a) Determination of functional levels of protein C, an antithrombotic protein, using thrombin-thrombomodulin complex. Blood 63:15–21

Comp PC, Nixon RR, Cooper MR, Esmon CT (1984b) Familial protein S deficiency is associated with recurrent thrombosis. J Clin Invest 74:2082–2088

Conard J, Horellou MH, Teger-Nilsson AC, Bertina RM, Samama M (1984) The fibrinolytic system in patients with congenital protein C deficiency. Thromb Res 36:363–367

Conlon CL, Weinger JL, Moake JL, Cimo PL, Peterson DM (1978) Dysfibrinogenemia presenting as a circulating anticoagulant. Proc XVIIth Congr Int Soc Haematol, p 937 (Abstr)

Cosgriff TM, Hershgold EJ, Martin BA, Carlson KS (1983a) False assignment of familial antithrombin III deficiency with the von Kaulla assay. Am J Clin Pathol 80:697–699

Cosgriff TM, Bishop DT, Hersghold EJ, Skolnick MH, Martin BA, Baty BJ, Carlson KS (1983b) Familial antithrombin III deficiency: its natural history, genetics, diagnosis and treatment. Medicine 62:209–220

Croze M, Brizard CP (1982) Factor VII Padua I, another case. Haemostasis 11:185–188

Crum ED, Shainoff JR, Graham RC, Ratnoff OD (1974) Fibrinogen Cleveland II. An abnormal fibrinogen with defective release of fibrinopeptide A. J Clin Invest 53:1308–1319

Currimbhoy Z, Vinciguerra V, Palakavongs P, Kuslansky P. Degnan TJ (1976) Fletcher factor deficiency and myocardial infarction. Am J Clin Pathol 65:970–974

Curtis CG, Lorand L (1976) Fibrin-stabilizing factor (Factor XIII). Methods Enzymol 45:177–198

Damas J, Adam A (1980) Congenital deficiency in plasma kallikrein and kininogen in the brown Norway rat. Experentia 36:586–587

D'Angelo G, Lacombe M, Lemay J, Lavallee R, Bonny Y, Boileau J (1975) Fibrinogen Montreal II. Thromb Diath Haemorrh 34:570 (Abstr)

Daniels JC (1975) Abnormalities of protease inhibitors. In: Ritzmann SF, Daniels JC (eds) Serum protein abnormalities. Diagnostic and clinical aspects. Little Brown, Boston, pp 243–263

Denninger MH, Parquet-Gernez A, Goudemand M, Ménaché D (1972) Un nouveaux cas de dysfibrinogénémie congénitale: Le fibrinogen Lille. Nouv Rev Fr Hematol 18:519 (Abstr)

Denninger MH, Finlayson JS, Reamer LA, Parquet-Gernez A, Goudemand M, Ménaché D (1978) Congenital dysfibrinogenemia: Fibrinogen Lille. Thromb Res 13:453–466

Denson KWE, Lurie A, Cataldo De F, Mannucci PM (1970) The factor-X defect: Recognition of abnormal forms of factor X. Br J Haematol 18:317–327

Denson KWE, Conard J, Samama M (1972) Genetic variants of factor VII. Lancet 1:1234 (Letter)

Donaldson VH, Evans RR (1963) A biochemical abnormality in hereditary angioneurotic edema: absence of serum inhibitor of C'l-esterase. Am J Med 35:37–44

Donaldson VH, Glueck HI, Movat HZ, Habal FM, Miller MA (1975) Deficiency of plasma kininogen in Fitzgerald trait. Clin Res 23:522 (Abstr)

Donaldson VH, Glueck HI, Miller MA, Movat HZ, Habal FM (1976) Kininogen deficiency in Fitzgerald trait: role of high molecular weight kininogen in clotting and fibrinolysis. J Lab Clin Med 87:327–337

Donaldson VH, Kleniewski J, Saito H, Sayed JK (1977) Prekallikrein deficiency in a kindred with kininogen deficiency and Fitzgerald trait clotting defect. Evidence that high molecular weight kininogen and prekallikrein exist as a complex in normal human plasma. J Clin Invest 60:571–583

Doolittle RE (1981) Fibrinogen and fibrin. Sci Am 245:126–135

Dube B, Agarwal SP, Gupta MM, Chawla SC (1970) Congenital deficiency of fibrinogen in two sisters. A clinical and haematological study. Acta Haematol 43:120–127

Duckert F (1972) Documentation of the plasma factor XIII deficiency in man. Ann NY Acad Sci 202:190–199

Duckert F, Jung E, Schmerling DH (1960) A hitherto undescribed congenital haemorrhagic diathesis probably due to fibrin stabilizing factor deficiency. Thromb Diath Haemorrh 5:179–186

Dumirescu E, Taubert W, Nienhaus KH, Wenzel E (1979) Observations on a new variant of hereditary dysfibrinogenaemia ("Homburg") with delayed fibrin polymerization and without clinical abnormality. Thromb Haemost 42:139 (Abstr)

Dvilanski A, Britten AFH, Loewy AG (1970a) Factor XIII assay by an isotope method. I. Factor XIII (transamidase) in plasma, serum, leukocytes, erythrocytes and platelets and evaluation of screening tests of clot solubility. Br J Haematol 18:399–409

Dvilanski A, Britten AFH, Loewy AG (1970b) Factor XIII assay by an isotope method. II. Heparin inhibition of factor XIII activation. Thromb Diath Haemorrh 24:256–264

Dyerberg J, Stoffersen E (1980) Recurrent thrombosis in a patient with factor XII deficiency. Acta Haematol 63:278–282

Ebert RF, Bell WR (1983) Fibrinogen Baltimore II: Congenital hypodysfibrinogenemia with delayed release of fibrinopeptide B and decreased rate of fibrinogen synthesis. Proc Natl Acad Sci USA 80:7318–7322

Egbring R, Andrassy K, Egli H, Meyer-Lindenberg J (1971) Diagnostische und therapeutische Probleme bei kongenitaler Afibrinogenämie. Blut 22:175–201

Egbring R, Andrassy K, Havemann K, Fuchs G, Ruf B, Schander K, Trobisch H (1976) Erfahrungen bei der Langzeitbehandlung des angeborenen Faktor XIII-Mangels mit Faktor XIII-Konzentrat. Blut 33:367–376

Egeberg O (1965) Inherited antithrombin deficiency causing thrombophilia. Thromb Diath Haemorrh 13:516–530

Egeberg O (1967) Inherited fibrinogen abnormality causing thrombophilia. Thromb Diath Haemorrh 17:176–187

Elizondo J, Atmetlla F, Vargas E (1982) Congenital afibrinogenemia. Sangre 27:542–546

Elseed FA, Karrar ZA (1984) Congenital afibrinogenaemia in a Saudi family: a case report and family study. Acta Haemotol 71:388–392

Endo Y (1981) Congenital factor X deficiency and incomplete transverse paralysis. JAMA 246:1708 (Letter)

Entes K, LaDuca FM, Tourbaf KD (1981) Fletcher factor deficiency, source of variations of the activated partial thromboplastin time test. Am J Clin Pathol 75:626–628

Epstein DJ, Bergum PW, Rapaport SI (1983) Kinetics of protein C depression after coumadin administration. Circulation 68:316 (Abstr)

Ercoreca L, Lucia LF, Giralt M, Roncales FJ, De Mingo C, Palomera L, Raichs A (1982) Congenital factor X deficit, study of a new family. Sangre 27:76–87

Esmon CT (1983) Protein C: biochemistry, physiology and clinical implications. Blood 62:1155–1158

Esmon CT (1984) (Guest Editor) Protein C. Semin Thromb Hemost 10:109–166

Esmon CT, Stenflo J, Suttie JW, Jackson CM (1976) A new vitamin K-dependent protein. A phospholipid-binding zymogen of a serum esterase. J Biol Chem 251:3052–3056

Estélles A, Aznar J, Espana F (1983) The absence of release of the plasminogen activator after venous occlusion in a Fletcher trait patient. Thromb Haemost 49:66 (Letter)

Estélles A, Garcia-Plaza I, Dasi A, Aznar J, Duart M, Sanz G, Pérez-Requejo JL, Espana F, Jimenez C, Abeledo G (1984) Severe inherited "homozygous" protein C deficiency in a newborn infant. Thromb Haemost 52:53–56

Exner T, Barber S, Sage RE, Kronenberg H (1984) Fibrinogen Adelaide: a familial hypodysfibrinogenaemia associated with abnormal alpha chains. Br J Haematol 56:95–106

Fear JD, Miloszewski JA, Losowsky MS (1983) Factor XIII levels in five families of patients with inherited factor XIII deficiency: support for an autosomal recessive inheritance. Thromb Haemost 50:588–590

Felten Von A, Duckert F, Frick P (1965) Gerinnungsstörung ohne hämorrhagische Diathese infolge verzögerter Aggregation der Fibrinmoleküle. Schweiz Med Wochenschr 95:1453–1456

Fernandez J, Lasierra J, Narvaiza MJ, Vilades E, Palacios E, Rocha E (1979) Fibrinogen Logrono. A new fibrinogen molecular variant. Thromb Haemost 42:138 (Abstr)

Fernandez PM, Torre Blanca J, Cuesta Garcia MV, Crespo E, Fernandez PA (1980) Congenital factor VII deficiency. An Esp Pediatr 13:611–618

Filip DJ, Eckstein JD, Veltkamp JJ (1976) Hereditary antithrombin III deficiency and thromboembolic disease. Am J Hematol 1:343–349

Finlayson JS (1974) Crosslinking of fibrin. Semin Thromb Hemost 1:33–62

Fischer AM, Barrowcliffe TW, Thomas DP (1982) A comparison of pentosan sulphate (SP54) and heparin. I: Mechanism of action on blood coagulation. Thromb Haemost 47:104–108

Fischer AM, Dautzenberg MD, Aurousseau MH, Beguin S, Goudemand J, Hemker HC (1985) Comparison between the effect of pentosan polysulphate heparin and antithrombin III injections in antithrombin III deficient patients. Thromb Res 37:295–307

Fisher CA, Schmaier AH, Addonizio VP, Colman RW (1982) Assay of prekallikrein in human plasma: Comparison of amidolytic, esterolytic, coagulation, and immunochemical assays. Blood 59:963–970

Fisher S, Rikover M, Naor S (1966) Factor 13 deficiency with severe hemorrhagic diathesis. Blood 28:34–39

Fliedner de V, Perret BA, Furlan M, Beck EA (1978) Hereditäre Dysfibrinogenämie (Fibrinogen Bern) und Hypofibrinogenämie bei Geschwistern. Blut 37:157 (Abstr)

Forman WB, Boyer MH, Ratnoff OD (1967) A hereditary defect in the coagulation of fibrinogen by thrombin: studies in a family with Fibrinogen Cleveland. Blood 30:863 (Abstr)

Forman WB, Ratnoff OD, Boyer MH (1968) An inherited qualitative abnormality in plasma fibrinogen: Fibrinogen Cleveland. J Lab Clin Med 72:455–472

Francis JL (1980) The detection and measurement of factor XIII activity: A review. Med Lab Sci 37:137–147

Francis JL, Todd PJ (1979) Factor XIII deficiency. A family study by measurement of factor XIII subunits A and S. Acta Haematol 62:167–172

Francis RB, Patch MJ (1983) A functional assay for protein C in human plasma. Thromb Res 32:605–613

Fratantoni JC, Hilgartner M, Nachman RL (1972) Nature of the defect in congenital factor V deficiency: Study in a patient with an acquired circulating anticoagulant. Blood 39:751–758

Fried K, Kaufman S (1980) Congenital afibrinogenemia in 10 offsprings of uncle-niece marriages. Clin Genet 17:223–227

Fuchs G, Egbring R, Havemann K (1977) Fibrinogen Marburg. A new genetic variant of fibrinogen. Blut 34:107–118

Funck C, Straub PW (1970) Hereditary abnormality of fibrin monomer aggregation (Fibrinogen Zürich II). Eur J Clin Invest 1:131 (Abstr)

Gaazka Z, Nowosad K, Scheller J, Zukowska B, Sciborski R (1984) Surgical procedures in a patient with congenital deficiency of factor V (proaccelerin). Ginekol Pol 55:225–228

Galletti A, Barone E, Gastaldi G, Rasore Quartino A (1983) A case of congenital afibrinogenemia. Study of a new family. Ric Clin Lab 13:269–274

Gallimore MJ, Friberger P (1982) Simple chromogenic peptide substrate assays for determining prekallikrein, kallikrein inhibition and kallikrein "like" activity in human plasma. Thromb Res 25:293–298

Gardiner JE, Griffin JH (1984) Studies on human protein C inhibitor in normal and factor V/VIII deficient plasmas. Thromb Res 36:197–203

Genth K, Schaefer J, Frank J, Kramer W, Weinel B, Heene D (1981) Antithrombin-III deficiency causing deep vein thrombosis and pulmonary embolism in a young male. Thromb Haemost 46:369 (Abstr)

Gerety RJ, Hoofnagle JH, Barker LF (1980) Hepatitis associated with hemophilia treatment. In: Mammen EF, Barnhart MI, Lusher JM, Walsh RT (eds) Treatment of bleeding disorders with blood components. Reviews of hematology. PJD Publications, Westbury/NY, pp 199–215

Ghebrehiwet B, Silverberg M, Kaplan AP (1981) Activation of the classical pathway of complement by Hageman factor fragments. J Exp Med 153:665–676

Giddings JC, Bloom AL (1981) Inhibition of activated protein C in combined factor V/VIII deficiency. Thromb Haemost 46:61 (Abstr)

Giddings JC, Sugrue A, Bloom AL (1982) Quantitation of coagulant antigens and inhibition of activated protein C in combined factor V and VIII deficiency. Br J Haematol 52:495–502

Gill F, Shapiro SS, Schwartz E (1978) Severe congenital hypoprothrombinemia. J Pediatr 94:264–266

Girolami A (1971) The hereditary transmission of congenital "true" hypoprothrombinaemia. Br J Haematol 21:695–703

Girolami A, Molaro G, Lazzarin M, Scarpa R, Brunetti A (1970a) Congenital haemorrhagic conditions similar but not identical to factor X deficiency. A haemorrhagic state due to an abnormal factor X? Scand J Haematol 7:91–99

Girolami A, Molaro G, Lazzarin M, Scarpa R, Brunetti A (1970b) A "new" congenital haemorrhagic condition due to the presence of an abnormal factor X (Factor X Friuli): Study of a large kindred. Br J Haematol 19:179–192

Girolami A, Zacchello G, D'Elia R (1971a) Congenital afibrinogenemia. A case report with some considerations on the hereditary transmission of this disorder. Thromb Diath Haemorrh 25:460–468

Girolami A, Lazzarin M, Scarpa R, Brunetti A (1971b) Further studies on the abnormal factor X (Factor X Friuli) coagulation disorder: a report of another family. Blood 37:534–541

Girolami A, Bareggi G, Brunetti A, Sticchi A (1974a) Prothrombin Padua: A "new" congenital dysprothrombinemia. J Lab Clin Med 84:654–666

Girolami A, Brunetti A, Bareggi G, Cella G (1974b) Abnormal factor X (Factor X Friuli) coagulation disorder. The heterozygote population. Acta Haematol 51:40–50

Girolami A, Patrassi G, Virgolini L, Zucchetto M (1975) The effect of several viper venoms on Prothrombin Padua. Blut 31:155–160

Girolami A, Burul A, Sticchi A (1977a) Congenital deficiency of factor XIII with normal subunit S and lack of subunit A. Acta Haematol 58:17–26

Girolami A, Burul A, Fabris F, Betterle C (1977b) A tentative classification of factor XIII deficiency in two groups. Acta Haematol 58:318–320

Girolami A, Falezza G, Patrassi G, Stenico M, Vettore L (1977c) Factor VII Verona coagulation disorder: double heterozygosis with an abnormal factor VII and heterozygous factor VII deficiency. Blood 50:603–610

Girolami A, Coccheri S, Palareti G, Poggi M, Burul A, Cappellato G (1978a) Prothrombin Molise: a "new" congenital dysprothrombinemia, double heterozygosis with an abnormal prothrombin and "true" prothrombin deficiency. Blood 52:115–125

Girolami A, Fabris F, Zanon Dal Bo R, Chiotto G, Burul A (1978b) Factor VII Padua: a congenital coagulation disorder due to an abnormal Factor VII with a peculiar activation pattern. J Lab Clin Med 91:387–395

Girolami A, Cattarozzi G, Zanon Dal Bo R, Cella G, Toffanin F (1979) Factor VII Padua 2: another factor VII abnormality with defective ox brain thromboplastin activation and a complex hereditary pattern. Blood 54:46–53

Girolami A, Patrassi G, Toffanin F, Saggin L (1980a) Chromogenic substrate (S-2238) prothrombin assay in prothrombin deficiencies and abnormalities. Am J Clin Pathol 74:83–87

Girolami A, Toffanin F, Gazzetta R (1980b) Factor VII survival studies in Factor VII Padua abnormality. Acta Haematol 63:333–335

Girolami A, Saggin L, Boeri G (1980c) Factor X assays using chromogenic substrate S-2222. Am J Clin Pathol 73:400–402

Girolami A, Casonato A, Randi M, Marco De L, Molaro G (1980d) Normal platelet adhesiveness and aggregation in congenital PTA or Hageman Factor deficiency. Folia Haematol 107:487–491

Girolami A, Zanon Dal Bo R, Marco De L, Capellato G (1980e) Hemophilia B with associated factor VII deficiency: a distinct variant of hemophilia B with low factor VII antigen. Blut 40:267–273

Girolami A, Cappellato G, Falezza G, Gabriella GB, Vianello C (1981) Demonstration of a double hereditary pattern for congenital afibrinogenemia. Blut 43:249–256

Girolami A, Gaio A, Doglioni L, Procidano M, Saltarin P (1982a) Further studies on Factor VII Padua defect: the report of the fourth homozygous patient from the same valley. Blut 44:363–369

Girolami A, Zanon Dal Bo R, Zanella F, Procidano M, Ruffato G (1982b) Factor VII Padua defect: the heterozygote population. Acta Haematol 68:34–38

Girolami A, Lazzarin M, Procidano M, Luzzatto G (1983a) A family with heterozygous Factor X Friuli defect outside of Friuli. Blut 46:149–154

Girolami A, Luzzatto G, Scattolo N, Zanolli FA (1983b) A new family with classical factor X deficiency as demonstrated by electroimmunoassay. Blut 47:53–57

Girolami A, Pengo P, Capellato G, Vianello C, Procidano M, Cartei L (1983c) Antithrombin III Padua: a "new" congenital antithrombin III abnormality with near normal activity, normal antigen, abnormal migration and no thrombotic disease. Folia Haematol 110:98–111

Girolami A, Fabris F, Cappellato G, Sainati L, Boeri G (1983d) Antithrombin III (AT III) Padua 2: A "new" congenital abnormality with defective heparin co-factor activities but no thrombotic disease. Blut 47:93–103

Girolami A, Marafioti F, Rubertelli M, Vicarioto MA, Cappellato G, Mazzuccato M (1984a) Antithrombin III Trento. A "new" congenital AT III abnormality with a peculiar crossed-immunoelectrophoretic pattern in the absence of heparin. Acta Heamatol 72:73–82

Girolami A, Ruzza G, Saggin L, Sticchi A, Melizzi R (1984b) The role of laser nephelometer in the study of abnormal clotting factors: characterization of two abnormal antithrombins (AT Padua and AT Padua 2) Am J Clin Pathol 81:323–328

Gitel SN, Wessler S (1975) Plasma antithrombin III: a quantitative assay of biological activity. Thromb Res 7:5–16

Gitlin D, Borges WH (1953) Studies on the metabolism of fibrinogen in two patients with congenital afibrinogenemia. Blood 8:697–718

Glueck HI, Roehill W (1966) Myocardial infarction in a patient with a Hageman (Factor XII) defect. Ann Intern Med 64:390–396

Godal HC, Brosstad R, Kierulf P (1977) Congenital dysfibrinogenemia (Fibrinogen Oslo III). Thromb Haemost 38:103 (Abstr)

Godal HC, Brosstad R, Kierulf P (1978) Three new cases of an inborn qualitative fibrinogen defect (Fibrinogen Oslo II). Scand J Haemotol 20:57–62

Goldsmith GH, Pence RE, Ratnoff OD, Adelstein DJ, Furie B (1982) Studies on a family with combined functional deficiencies of vitamin K-dependent coagulation factors. J Clin Invest 69:1253–1260

Gomperts ED, Feesey M, Walt Van Der JD (1976) Two dimensional immunoelectrophoretic studies in anti-thrombin III deficiency. Thromb Res 8:713–718

Gonzalés-Llaven J, Vargas-Linares ME, Azaola-Espinoza P, Gonzalés-Angulo A, Watanabe C (1978) An abnormal fibrinogen identified in a Mexican family. Proc XVIIth Congr Int Soc Hematol, p 938 (Abstr)

Goodnight SH, Feinstein DI, Østerud B, Rapaport SI (1971) Factor VII antibody-neutralizing material in hereditary and acquired factor VII deficiency. Blood 38:1–8

Goodnight SH, Schaeffer JL, Sheth K (1980) Measurement of antithrombin III in normal and pathologic states using chromogenic substrate S-2238. Comparison with immunoelectrophoretic and factor Xa inhibition assays. Am J Clin Pathol 73:639–647

Goodnough LT, Saito H, Ratnoff OD (1983) Thrombosis or myocardial infarction in congenital clotting factor abnormalities and chronic thrombocytopenias: A report of 21 patients and a review of 50 previously reported cases. Medicine 62:248–255

Gosse PH, Taytard A, Hourdille P, Meunier R, Verceret J, Freour P (1982) Thromboembolic manifestations and congenital deficiency in antithrombin III. Nouv Presse Med 11:2154 (Abstr)

Gralnick HR, Givelber HM, Finlayson JS (1970) A familial bleeding disorder associated with dysfibrinogenemia (Fibrinogen "Bethesda"). Clin Res 18:405 (Abstr)

Gralnick HR, Givelber HM, Shainoff JR, Finlayson JS (1971) Fibrinogen "Bethesda": a congenital dysfibrinogenemia with delayed fibrinopeptide release. J Clin Invest 50:1819–1830

Gralnick HR, Givelber HM, Finlayson JS (1972) Congenital dysfibrinogenemia: Fibrinogen Bethesda II. III. Congr Int Soc Thromb Hemost (Abstr)

Gralnick HR, Givelber HM, Finlayson JS (1973) A new congenital abnormality of human fibrinogen. Fibrinogen Bethesda II. Thromb Diath Hemorrh 29:562–571

Gralnick HR, Coller BS, Fratantoni C, Martinez J (1979) Fibrinogen Bethesda III: a hypodysfibrinogenemia. Blood 53:28–46

Greene WB, McMillan CW (1982) Surgery for scoliosis in congenital factor VII deficiency. Am J Dis Child 136:411–413

Griffin JH (1984) Clinical studies of protein C. Semin Thromb Hemost 10:162–166

Griffin JH, Cochrane CE (1979) Recent advances in the understanding of contact activation reactions. Semin Thromb Hemost 5:254–273

Griffin JH, Evatt B, Zimmerman TS, Kleiss AJ, Wideman C (1981) Deficiency of protein C in congenital thrombotic disease. J Clin Invest 68:1370–1373

Griffith MJ, Carraway T, White GC, Dombrose A (1983) Heparin cofactor activities in a family with hereditary antithrombin III deficiency: evidence for a second heparin cofactor in human plasma. Blood 61:111–118

Grosse K-P, Seiler G. Neidhardt B, Schricker TH, Kroehling M (1979) Kongenitaler Faktor X-Mangel. Fallbericht und Literaturübersicht. Monatsschr Kinderheilkd 127:285–287

Gruenberg JC, Smallridge RC, Rosenberg RD (1975) Inherited antithrombin-III deficiency causing mesenteric venous infarction: A new clinical entity. Ann Surg 181:791–794

Guillin M-C, Bezeaud A (1981) Characterization of a variant of human prothrombin, Prothrombin Madrid. Ann NY Acad Sci 370:414–421

Gupta DS, Gupta MK (1983) Congenital afibrinogenemia with osteomyelitis of mandible. J Indian Dent Assoc 55:243–246

Haas De HA, Scully MF, Clark SE, Kakkar VV (1979) A case of familial antithrombin III deficiency in an English family. Thromb Haemost 42:185 (Abstr)

Habal FM, Movat HZ (1972) Kininogens of human plasma. Res Commun Chem Pathol Pharmacol 4:477–486

Hale CS, Mattson JC, Zühlke JA (1981) Familial antithrombin III deficiency associated with recurrent arterial thromboembolism. Thromb Haemost 46:285 (Abstr)

Hammersen G, Wahn U, Zimmermann R (1978) Zur Bedeutung des Faktor VII-Mangels im Kindesalter. Monatsschr Kinderheilkd 126:366–370

Hampton JW (1968) Qualitative fibrinogen defect associated with abnormal fibrin stabilization. J Lab Clin Med 72:882 (Abstr)

Hampton JW, Morton RO (1970) Fibrinogen "Oklahoma." Recharacterization of a familial bleeding tendency. XIII Congr Int Soc Hematol (Abstr)

Hampton JW, Garrison D, Morton RO, Bannerjee D (1972) Hereditary aspects of fibrin cross-linking. Ann NY Acad Sci 202:204–212

Han YN, Kato H, Iwanaga S, Komiya M (1978) Actions of urinary kallikrein, plasmin, and other kininogenases on bovine plasma high MW kininogen. J Biochem 83:223–235

Hansen MS, Clemmensen I (1979) An abnormal fibrinogen (Copenhagen) associated with severe thromboembolic disease, but with normal adsorption of plasminogen. Thromb Haemost 42:137 (Abstr)

Hansen MS, Clemmensen I, Winther D (1980) Fibrinogen Copenhagen; an abnormal fibrinogen with defective polymerization and release of fibrinopeptide A, but normal adsorption of plasminogen. Scand J Clin Lab Invest 40:221–226

Hartert H (1974) Rheo-simulation: A new method for the assay of clotting process and factor XIII. A preliminary report. Biorheology 11:355–360

Hasegawa DK, Tyler BJ, Edson IR (1982) Thrombotic disease in three families with inherited plasminogen deficiency. Blood 60:213 (Abstr)

Hassan HJ, Orlando M, Mori PG, Tonini G, Casalbore P, Sarti A, Boeri E, Tentori L (1981) Functional and biochemical studies on a case of dysfibrinogenemia (Fibrinogen Genova). Thromb Haemost 46:360 (Abstr)

Hassan HJ, Orlando M, Tonini GP, Casalbore P, Sarti A, Boeri E, Giacchino R, Tentori L, Mori PG (1982) An abnormal inherited fibrinogen (Fibrinogen Genova) with delayed fibrin aggregation. Scand J Haematol 29:287–294

Hassan HJ, Casalbore P, de Laurenzie A, Petti N, Sinbaldi L, Orlando M (1984) Hereditary factor VII deficiency: report of a case of intracranial hemorrhage. Haemostasis 14:244–248

Hasselback R, Marion RB, Thomas JW (1963) Congenital hypofibrinogenemia in five members of a family. Can Med Assoc J 88:19–22

Hathaway WE, Belhasen LP, Hathaway HS (1965) Evidence for a new plasma thromboplastin factor. I. Case report, coagulation studies and physicochemical properties. Blood 26:521–532

Hattersley PG, Hayse D (1970) Fletcher factor deficiency: a report of three unrelated cases. Br J Haematol 18:411–416

Haverkate F, Mannucci PM, D'Angelo A, Kluft C, Koopman M, Nieuwenhuizen W, Bertina RM, Henschen A, Kehl M (1983) An abnormal fibrinogen (Milan II) with a defective thrombin binding and thrombin clotting time, but with normal Reptilase® and Arvin® times. Thromb Haemost 50:337 (Abstr)

Hedner U, Nilsson IM, Jacobsen CD (1970) Demonstration of low content of fibrinolytic inhibitors in individuals with high fibrinolytic capacity. Scand J Clin Lab Invest 25:329–336

Hellgren M, Tengborn L, Abildgaard U (1982) Pregnancy in women with congenital antithrombin III deficiency: experience of treatment with heparin and antithrombin. Gynecol Obstet Invest 14:127–141

Helms H (1959) Über einen Fall von Afibrinogenämie als Ursache einer bedrohlichen Geburtsblutung. Landarzt 35:439–451

Henriksen RA, Owen WG (1981) Identification of two dysthrombins derived from Prothrombin Quick. Thromb Haemost 46:121 (Abstr)

Henriksen RA, Owen WG, Nesheim ME, Mann KG (1980) Identification of a congenital dysthrombin, Thrombin Quick. J Clin Invest 66:934–940

Henschen A, Southan C (1980) Methode zur Isolierung abnormer Fibrinogene aus Plasma. In: Deutsch E, Lechner K (eds) Fibrinogene, Thrombose, Hämostase. Schattauer, Stuttgart, pp 290–293

Henschen A, Lottspeich F, Southan C, Topfer-Petersen E (1980) Human fibrinogen: sequence, sulfur bridges, glycosylation and some structural variants. In: Peeters H (ed) Protides of the biological fluids. Pergamon, New York, p 51

Henschen A, Southan C, Kehl M, Lottspeich F (1981a) The structural error and its relation to the malfunction in some abnormal fibrinogens. Thromb Haemost 46:181 (Abstr)

Henschen A, Southan C, Soria J, Soria C, Samama M (1981b) Structure abnormality of Fibrinogen Metz and its relationship to the clotting defect. Thromb Haemost 46:103 (Abstr)

Henschen A, Kehl M, Deutsch E (1983) Novel structure elucidation strategy for genetically abnormal fibrinogens with incomplete fibrinopeptide release as applied to Fibrinogen Schwarzach. Hoppe Seyler Z Physiol Chem 364:1747–1751

Hensen A, Brommer E, Gravesen M, Haverkate F (1981) Familiaire dysfibrinogenemieën, fibrinogen Haarlem I en II. Ned Tijdschr Geneesk 125:734–737

Higgins DL, Penner JA, Shafer JA (1980) Characterization of a new dysfibrinogenemia: Fibrinogen Petoskey. Fed Proc 39:1502 (Abstr)

Higgins DL, Penner JA, Shafer JA (1982a) Fibrinogen Petoskey: Identification of a new dysfibrinogenemia characterized by altered release of fibrinopeptide A. Thromb Res 23:491–504

Higgins DL, Lewis SD, Penner JA, Shafer JA (1982b) A kinetic method for characterization of heterogneous fibrinogen and its application to fibrinogen Grand Rapids, a congenital dysfibrinogenemia. Thromb Haemost 48:182–186

Hill BL, Zenoble RD, Dodds WJ (1982) Prothrombin deficiency in a cocker spaniel. J Am Vet Med Assoc 181:262–263

Hirano MR, Hosoi J, Higami M (1976) Congenital factor XI deficiency: a case report. Rinsho Ketsueki 17:184–191

Hoak JC, Swanson LW, Warner ED, Connor WE (1966) Myocardial infarction associated with severe factor XII deficiency. Lancet 2:884–886

Hoshi K, Takahashi Y, Inouchi M, Kojima S, Murayama M, Kato R, Kokubo H, Ishida M, Toguri E, Yamada K, Shirahata A, Yasumuro Y, Ito S (1980) A case of factor X deficiency. Rinsho Ketsueki 21:1370–1377

Hougi C, Barrow EM, Graham JB (1957) Stuart clotting defect. I. Segregation of an hereditary haemorrhagic state from the heterogeneous group heretofore called stable factor (SPCA) deficiency. J Clin Invest 36:485–496

Huddy ECH (1971) Factor XIII deficiency. A rare haemorrhagic disease. Br Dent J 131:365–366

Ikari N, Sugo T, Fujii S, Kato H, Iwanaga S (1981) The role of bovine high-molecular-weight

(HMW) kininogen in contact-mediated activation of bovine factor XII: Interaction of HMW kininogen with kaolin and plasma prekallikrein. J Biochem 89:1699–1709

Ikematsu S, Mc Donagh RP, Reisner HM, Skrzynia C, Mc Donagh J (1981) Immunochemical studies of human factor XIII. Radioimmunoassay for the carrier subunit of the zymogen. J Lab Clin Med 97:662–671

Ikkala E (1972) Transfusion therapy in congenital deficiencies of plasma factor XIII. Ann NY Acad Sci 202:200–203

Ikkala E, Myllyla G, Nevanlinna HR (1964) Transfusion therapy in factor XIII (F.S.F.) deficiency. Scand J Haematol 1:308–312

Imperato C Di, Dettori AG (1958) Ipofibrinogenemia congenita con fibrinoastenia. Helv Paediatr Acta 13:380–399

Ingram GIC, Mc Brien DJ, Spencer H (1966) Fatal pulmonary embolus in congenital fibrinopenia. Report of two cases. Acta Haematol 35:56–62

Jackson CM, Nemerson Y (1980) Blood coagulation. Annu Rev Biochem 49:765–811

Jacobsen CD (1968) Proteolytic capacity in human plasma, part I. Scand J Clin Lab Invest 21:227–237

Jacobsen CD, Hoak JC (1973) Fibrinogen Iowa City: an abnormal fibrinogen with no clinical symptoms. Thromb Res 2:261–270

Jacobsen S, Kriz M (1967) Some data on two purified kininogens from human plasma. Br J Pharmacol 29:25–36

Jain SC, Quadri MI, Garewal G, Bhakoo ON, Das KC (1979) Congenital deficiency of factor VII. Case reports on non-identical twins. Indian J Pediatr 16:809–813

Jain SC, Quadri MI, Garewal G, Bhakoo ON, Das KC (1980) Congenital deficiency of factor VII. Case reports of nonidentical twins. Indian J Pediatr 17:901–905

Janczarski M (1983) Clinical and blood coagulation studies in patients with congenital factor VII deficiency. Pol Tyg Lek 38:959–962

Jandrot-Perrus M, Mosesson MW, Denninger MH, Ménaché D (1979) Comparison of platelet and plasma fibrinogen from a subject with the congenital abnormality, Fibrinogen Paris I. Thromb Haemost 42:78 (Abstr)

Jandrot-Perrus M, Aurousseau MH, Josso F (1981) A new case of dysfibrinogenemia: isolation of the abnormal, unclottable fibrinogen population. Thromb Haemost 46:361 (Abstr)

Janssen CL, Vreeken J (1971) "Fibrinogen Amsterdam," another hereditary abnormality of fibrinogen. Br J Haematol 20:287–298

Jensen SS, Skotton T, Tauris P, Hansen PW, Jørgensen JR (1980) Congenital factor VII deficiency. Ugeskr Laeger 142:2345–2346

Jobin F, Vu L, De Lage JM (1978) Fibrinogéns Québec I et Québec II: Deux nouvelles familles de dysfibrinogénémie. Acta Haematol 59:119–127

Johansson L, Hedner U, Nilsson IM (1978a) A family with thromboembolic disease associated with deficient fibrinolytic activity in vessel wall. Acta Med Scand 203:477–480

Johansson L, Hedner U, Nilsson IM (1978b) Familial antithrombin III deficiency as pathogenesis of deep venous thrombosis. Acta Med Scand 204:491–495

Johnson AJ, Aronson DL, Williams WJ (1977) Preparation and clinical use of plasma and plasma fractions. In: Williams WJ, Beutler E, Erslev AJ, Rundles RW (eds) Hematology, 2. edn. McGraw-Hill, New York, pp 1561–1582

Johnson SA, Greenwalt TJ (1965) Coagulation and transfusion in clinical medicine. Little Brown, Boston

Jørgensen M, Petersen LC, Thorsen S (1984) Purification and characterization of hereditary abnormal antithrombin III with impaired thrombin binding. J Lab Clin Med 104:245–256

Josephson AM, Lisker R (1958) Demonstration of a circulating anticoagulant in plasma thromboplastin antecedent deficiency. J Clin Invest 37:148–152

Josso F, Sanchez De JM, Lavergne JM, Ménaché D, Soulier JP (1971) Congenital abnormality of the prothrombin molecule (Factor II) in four siblings: Prothrombin Barcelona. Blood 38:9–16

Kahn MJP, Govaerts A (1974) Prothrombin Brussels, a new congenital defective protein. Thromb Res 5:141–156

Kammermann B, Gmür J, Stünzi H (1971) Afibrinogenämie beim Hund. Zentralbl Veterinaermed [A] 18:192–205

Kaplan AP (1978) Initiation of the intrinsic coagulation and fibrinolytic pathways in man: the role of surfaces, Hageman factor, prekallikrein, high molecular weight kininogens and factor XI. Prog Hemost Thromb 4:127–175

Kaplan AP, Meier HL, Mandle R (1976) The Hageman factor dependent pathways of coagulation, fibrinolysis, and kinin generation. Semin Thromb Hemost 3:1–26

Kaulla Von E, Kaulla Von KN (1972) Deficiency of antithrombin III activity associated with hereditary thrombosis tendency. J Med 3:349–358

Kazama M, Tahara C, Suzuki Z, Gohchi K, Abe T (1981) Abnormal plasminogen, a case of recurrent thrombosis. Thromb Res 21:517–522

Kerbiriou DM, Griffin JH (1979) Human high molecular weight kininogen. Studies of structure-function relationships and of proteolysis of the molecule occuring during contact activation of plasma. J Biol Chem 254:12020–12027

Kernoff LM, Hughes J, Denson K (1981) Clinical and laboratory observations in congenital factor VII deficiency. Thromb Haemost 46:1088 (Abstr)

Kernoff LM, Hughes J, Denson KW (1982) Congenital factor VII deficiency. Clinical and laboratory characteristics of a newly discovered kindred. Clin Lab Haematol 4:109–115

King PG, Huang AH, Palkuti HA, Farris VL (1980) An evaluation of antithrombin III laboratory tests. Am J Clin Pathol 73:537–540

Kisiel W, Canfield WM, Ericsson LH, Davie EW (1977) Anticoagulant properties of bovine plasma protein C following activation by thrombin. Biochemistry 16:5824–5831

Kitchens CS, Newcomb TF (1979) Factor XIII. Medicine (Baltimore) 58:413–429

Klessen CH, Sturzebecher J, Markwardt F (1982) Determination of factor XII in plasma using the kallikrein substrate Chromozym PK. Thromb Res 25:501–505

Klingemann H-G, Broekmans AW, Bertina RM, Egbring R, Loeliger EA (1984) Protein C-Mangel-Risikofaktor für venöse Thrombosen. Klin Wochenschr 62:975–978

Kluft C, Vellenga E, Brommer EJP (1979) Homozygous α_2-antiplasmin deficiency. Lancet 2:206 (Letter)

Kluft C, Vellenga E, Brommer EJP, Wijngaards G (1982) A familial hemorrhagic diathesis in a Dutch family: An inherited deficiency of α_2-antiplasmin. Blood 59:1169–1180

Koidi T, Takahashi K, Odani S, Ono T, Sakuragawa N (1983) Isolation and characterization of a hereditary abnormal antithrombin III "Antithrombin III Toyama." Thromb Res 31:319–328

Koidi T, Odani S, Takahashi K, Ono T, Sakuragawa N (1984) Antithrombin III Toyama: replacement of arginine-47 by cysteine in hereditary abnormal antithrombin that lacks heparin-binding ability. Proc Natl Acad Sci USA 81:289–293

Koie K, Ogata K, Kamiya T, Takamatsu J (1978) α_2-Plasmin-inhibitor deficiency (Miyasato disease). Lancet 1:1334–1335

Kondo S, Matsuo T, Ohoki Y, Matsuo O (1981) Biological characteristics of antithrombin III in an antithrombin III deficient family. Thromb Haemost 46:373 (Abstr)

Krause WH, Heene DL, Lasch HG (1971) Ein neuer Fall von Dysfibrinogenämie. Klin Wochenschr 49:806–808

Krause WH, Heene DL, Lasch HG (1973) Congenital dysfibrinogenemia (Fibrinogen Giessen). Thromb Diath Haemorrh 29:547–561

Krause WH, Huth K, Heene DL, Lasch HG (1975) Hypodysfibrinogenämie: Fibrinogen Giessen II. Klin Wochenschr 53:781–782

Kudryk B, Collen D, Woods KR, Blombäck B (1974) Evidence for localization of polymerization sites in fibrinogen. J Biol Chem 249:3322–3325

Kudryk B, Blombäck B, Blombäck M (1976) Fibrinogen Detroit – An abnormal fibrinogen with non-functional NH_2-terminal polymerization domain. Thromb Res 9:25–36

Küppers F (1974) Human α_1-Antitrypsin phenotypes. In: Fritz H, Tschesche H, Greene LJ, Truscheit E (eds) Proteinase inhibitors. Springer, Berlin Heidelberg New York, pp 40–46

Kusumi S, Kobayashi M, Takata N, Imanaka F, Maehama S, Taketomi Y, Fujimura K, Kuramoto A (1984) Effect of antithrombin III concentrate infusion therapy on congenital antithrombin III deficiency. Rinsho Ketsueki 25:25–30

Kyrle PA, Niessner H, Deutsch E, Lechner K, Korninger C, Mannhalter C (1984) CRM[+] severe Fletcher factor deficiency associated with Graves' disease. Haemostasis 14:302–306

Lacombe M, Soria J, Soria C, D'Angelo G, Lavallee R, Bonny Y (1972) A new case of congenital dysfibrinogenemia without bleeding tendency. The Fibrinogen Montreal. IIIrd Congr Int Soc Thromb Haemost (Abstr)

Lacombe M, Soria J, Soria C, D'Angelo G, Lavallee R, Bonny Y (1973) Fibrinogen Montreal. A new case of congenital dysfibrinogenemia with defective aggregation of monomers. Thromb Diath Haemorrh 29:536–546

Lacombe MJ, Varet B, Levy JP (1975) A hitherto undescribed plasma factor acting at the contact phase of blood coagulation (Fleaujac factor): Case report and coagulation studies. Blood 46:761–768

Lagier R, Bouvier CA, Van Strijthem N (1980) Skeletal changes in congenital fibrinogen abnormalities. Skeletal Radiol 5:233–239

Lane DA, Cuddigan BJ, Van Ross ME, Kakkar VV (1978) A new case of dysfibrinogenaemia, Fibrinogen London. Br J Haematol 39:148 (Abstr)

Lane DA, Ross Van M, Cuddigan B, Kakkar VV (1979) Polymerisation defect of Fibrinogen London. Thromb Haemost 42:138 (Abstr)

Lane DA, Ross Van M, Kakkar VV, Bottomley J, Dhir K, Holt LPJ, MacIver JE (1980) An abnormal fibrinogen with delayed fibrinopeptide A release. Br J Haematol 46:89–98

Lane DA, Allen A, Markwick J, Thompson E, Mackie I (1982a) Carbohydrate in abnormal fibrinogens. In: Henschen A, Graeff H, Lottspeich F (eds) Fibrinogen – recent biochemical and medical aspects. De Gruyter, Berlin, pp 183–192

Lane DA, Ireland H, Thompson E, Frost TJ, Cuddigan B (1982b) Two more abnormal fibrinogens (London III and Sydney) with impaired fibrinopeptide release. Thromb Res 28:821–824

Lane DA, Southan C, Ireland H, Thompson E, Kehl M, Henschen A (1983) Delayed release of an abnormal fibrinopeptide A from fibrinogen Manchester: effect of the Aα 16 Arg → His substitution upon fibrin monomer polymerization and the immunological crossreactivity of the peptide. Br J Haematol 53:587–597

Laugen RH, Bithell TC (1977) Fibrinogen Charlottesville: hereditary dysfibrinogenemia characterized by slow fibrinopeptide release and competitive inhibition of thrombin. Blood 50:273 (Abstr)

Laugen RH, Bithell TC (1984) Hereditary dysfibrinogenemia characterized by slow fibrinopeptide release and competitive inhibition of thrombin. Acta Haematol 71:150–157

Laurell CB (1966) Quantitative estimation of proteins by electrophoresis in agarose gel containing antibodies. Anal Biochem 15:45–52

Laurell CB, Eriksson S (1963) The electrophoretic α_1-globulin pattern of serum in α_1-antitrypsin deficiency. Scand J Clin Lab Invest 15:132–140

Laurin S, Capet-Antonini FC (1976) Evaluation of a nonhemorrhagic dysfibrinogenemia: Fibrinogen "Montreal III". Proc XVIth Congr Int Soc Haematol, p 310 (Abstr)

Lechner K, Mahr G, Margariteller P, Deutsch E (1979) Factor X Vorarlberg, a new variant of hereditary factor X deficiency. Thromb Haemost 42:58 (Abstr)

Lee H, Nurden AT, Thomaidis A, Caen JP (1981) Relationship between fibrinogen binding and the platelet glycoprotein deficiencies in Glanzmann's thrombasthenia type I and type II. Br J Haematol 48:47–57

Leone G, Cotumaccio R, de Stefano V, Zanetti L (1983) Antithrombin III Roma: a familial quantitative-qualitative AT-III deficiency identifiable by crossed immunoelectrofocusing and by crossed immunoelectrophoresis. Haematologica 68:765–774

Lewis JH, Iammarino RM, Spero JA, Hasiba U (1978) Antithrombin Pittsburgh: An α_1-antitrypsin variant causing hemorrhagic disease. Blood 51:129–137

Lijnen HR, Soria J, Soria C, Collen D, Caen JP (1984) Dysfibrinogenemia (Fibrinogen Dusard) associated with impaired fibrin-enhanced plasminogen activation. Thromb Haemost 51:108–109

Liu CY, Nossel HL, Kaplan KL (1979) Defective thrombin binding by abnormal fibrin associated with recurrent thrombosis. Thromb Haemost 42:79 (Abstr)

Lodi S, Isa L, Pollini E, Bravo AF, Scalvini A (1984) Defective intrinsic fibrinolytic activity in a patient with severe factor XIII deficiency and myocardial infarction. Scand J Haematol 33:80–82

Londino AV, Luparello FJ (1984) Factor XII deficiency in a man with gout and angioimmunoblastic lymphadenopathy. Arch Intern Med 144:1497–1498

Lopez V, Pflugshaupt R, Wirthner H, Butler R (1969) Hereditärer Faktor V Mangel (Parahämophilie) in einer Schweizer Familie. Schweiz Med Wochenschr 99:1354–1356

Lorand L, Hsia DY-Y (1970) Inheritance of factor XIII. Am J Hum Genet 22:598 (Letter)

Lorand L, Urayama T, De Kiewiet JWC, Nossel HL (1969) Diagnostic and genetic studies on fibrin-stabilizing factor with a new assay based on amine incorporation. J Clin Invest 48:1054–1064

Lorand L, Urayama T, Atencio AC, Yi-Yung Hsia D (1970) Inheritance of deficiency of fibrin-stabilizing factor (factor XIII). Am J Hum Genet 22:89–95

Lorand L, Chou C-HJ, Simpson I (1972) Thiolester substrates for transamidating enzymes: studies on fibrinoligase. Proc Natl Acad Sci USA 69:2645–2648

Lorand L, Gray AJ, Brown K, Credo RB, Curtis CG (1974) Dissociation of the subunit structures of fibrin stabilizing factor during activation of the zymogen. Biochem Biophys Res Commun 56:914–922

Lorand L, Losowsky MS, Miloszewski KJM (1980) Human Factor XIII: Fibrin-stabilizing factor. In: Spaet TH (ed) Progress in hemostasis and thrombosis. Grune & Stratton, New York, pp 245–290

Losowski MS (1977) Annotation: Factor XIII. Br J Haematol 37:1–5

Lucia JF, Ercoreca L, Torres M, Giralt M, Raichs A (1979) Factor XII congenital deficiency. A new family study. Thromb Haemost 42:1009–1017

Lutcher CL (1976) Reid trait: a new expression of high molecular weight kininogen (HMW-kininogen) deficiency. Clin Res 24:47 (Abstr)

Lychev VG, Tsiguleva OA, Bishevskii KM, Tarasova NI, Merzliakova NA (1982) Congenital deficiency of factor VII in combination with Willebrand's syndrome. Ter Arkh 54:119–121

Mackie M, Bennett B, Ogston D, Douglas AS (1978) Familial thrombosis: inherited deficiency of antithrombin III. Br Med J 1:136–138

Mackinnon HH, Fekete JF (1971) Congenital afibrinogenemia: vascular changes and multiple thromboses induced by fibrinogen infusions and contraceptive medication. Can Med Assoc J 140:597–599

Mahour GH, Song MK, Adham NF, Rinderknecht H (1978) α_2-Macroglobulin deficiency in a patient with Ehlers-Danlos Syndrome. Pediatrics 61:894–897

Mammen EF (1974) Congenital abnormalities of the fibrinogen molecule. Semin Thromb Hemost 1:184–201

Mammen EF (1976) Congenital dysfibrinogenemias: molecular abnormalities of fibrinogen. Blut 33:229–234

Mammen EF (1983) Congenital coagulation disorders. Semin Thromb Hemost 9:1–72

Mammen EF (1984) Protein C und S. Hämostaseologie 4:138–147

Mammen EF, Thomas WR, Seegers WH (1960) Activation of purified prothrombin to autoprothrombin I or autoprothrombin II (platelet cofactor II) or autoprothrombin II-A. Thromb Diath Haemorrh 5:218–249

Mammen EF, Prasad AS, Barnhart MI, Au CC (1969) Congenital dysfibrinogenemia: Fibrinogen Detroit. J Clin Invest 48:235–249

Mandle R, Colman RW, Kaplan AP (1976) Identification of prekallikrein and high molecular weight (HMW) kininogen as a circulating complex in human plasma. Proc Natl Acad Sci USA 73:4179–4183

Manios SG, Schenck W, Künzer W (1968) Congenital fibrinogen deficiency. Acta Paediatr Scand 57:145–150

Mannucci PM, Boyer C, Wolf M, Tripodi A, Larrieu MJ (1982) Treatment of congenital antithrombin III deficiency with concentrates. Br J Haematol 50:531–535

Manotti C, Pini M, Poti R, Quintavalla R (1981) Inherited deficiency of antithrombin III in two Italien families. Different behavior after long-term anticoagulation treatment. Thromb Haemost 46:370 (Abstr)

Manotti C, Quintavalla R, Poli T, Portioli D (1982) Antithrombin III deficiency in an Italian family. Case report. Haematologica (Paris) 67:424–431

Marciniak E, Farley CH, Simone De PA (1974) Familial thrombosis due to antithrombin III deficiency. Blood 43:219–231

Marciniak E, Wilson HD, Marlar RA (1985) Neonatal purpura fulminans: a genetic disorder related to the absence of protein C in blood. Blood 65:15–20

Marder VJ (1976) The functional defects of hereditary dysfibrinogens. Thromb Diath Haemorrh 36:1–8

Marguerie GA, Plow EF, Edington TS (1979) Human platelets possess an inducible and saturable receptor specific for fibrinogen. J Biol Chem 254:5357–5363

Mariani G, Mazzucconi MG (1983) Factor VII congenital deficiency. Clinical picture and classification of variants. Haemostasis 13:169–177

Mariani G, Mannucci PM, Mazzucconi MG, Capitanio A (1978) Treatment of congenital factor VII deficiency with a new concentrate. Thromb Haemost 39:675–682

Mariani G, Mazzucconi MG, Hermans J, Ciavarella N, Faiella A, Hassan HJ, Mannucci PM, Nenci GG, Orlando M, Romoli D, Mandelli F (1981) Factor VII deficiency: immunological characterization of genetic variants and detection of carriers. Br J Haematol 48:7–14

Marlar RA (1984) Biochemical characterization of human protein C, a vitamin K dependent protein. VIII Int Congr Thrombosis, Istanbul/Turkey, Abstr 67

Marlar RA, Griffin JH (1980) Deficiency of protein C inhibitor in combined factor V/VIII deficiency disease. J Clin Invest 66:1186–1189

Marlar RA, Kleiss AJ, Griffin JH (1982) Mechanism of action of human activated protein C, a thrombin-dependent anticoagulant enzyme. Blood 59:1067–1072

Martinez J, Holburn RR, Shapiro SS, Erslev AJ (1972) Hereditary hypodysfibrinogenemia characterized by fibrinogen hypercatabolism. J Clin Invest 51:62 (Abstr)

Martinez J, Holburn RR, Shapiro SS, Erslev AJ (1974) Fibrinogen Philadelphia: a hereditary hypofibrinogenemia characterized by fibrinogen hypercatabolism. J Clin Invest 53:600–611

Mason DY, Ingram GIC (1971) Management of the hereditary coagulation disorders. Semin Hematol 8:158–188

Masuda K, Ishiyama H, Yasuda J (1976) Latex agglutination-inhibition test for screening blood-clotting factor XIII in human plasma. Jpn J Med Sci Biol 29:211–214

Matheson RT, Miller DR, Lacombe MJ, Han YN, Iwanaga S, Kato H, Wuepper KD (1976) Fleaujac factor deficiency. Reconstitution with highly purified bovine high molecular weight-kininogen and delineation of a new permeability-enhancing peptide released by plasma kallikrein from bovine high molecular weight-kininogen. J Clin Invest 58:1395–1406

Matsuda M, Baba M, Morimoto K, Nakamikawa C (1983) "Fibrinogen Tokyo II" – an abnormal fibrinogen with an impaired polymerization site on the aligned DD domain of fibrin molecules. J Clin Invest 72:1034–1041

Matsuo T, Ohki Y, Kondo S, Matsuo O (1979) Familial antithrombin III deficiency in a Japanese family. Thromb Res 16:815–823

Matthay KK, Koerper MA, Ablin AR (1979) Intracranial hemorrhage in congenital Factor VII deficiency. J Clin Invest 94:413–415

Matthias FR, Krause WH, Ganssert S, Mueller K, Lasch HG (1977) Dysfibrinogenämie. Zugleich ein neuer Fall: Dysfibrinogenämie Giessen III. Klin Wochenschr 55:539–543

Mazzano D, Fichera A, Pratico G, Sciacca F (1982) Combined congenital deficiency of factor V and factor VIII. Acta Haematol 68:337–338

Mazzucconi MG, Mandelli F, Mariani G, Briët E, Veltkamp JJ (1977) A CRM-positive variant of factor VII deficiency and the detection of heterozygotes with the assay of factor-like antigen. Br J Haematol 36:127–135

McCain KF, Chernoff AI, Graham JB (1959) Establishment of the inheritance of Hageman defect as an autosomal recessive trait. In: Brinkhaus KM, DeNicola P (eds) Hemophilia and other hemorrhagic states. University of North Carolina Press, Chapel Hill/NC, pp 179–191

McDonagh J, McDonagh RP, Myllyla G, Ikkala E (1974) Factor XIII deficiency: a genetic study of two affected kindreds in Finland. Blood 43:327–332

McDonagh RP, McDonagh J, Blatt PM, Roberts HR (1975) Fibrinogen "Chapel Hill": a molecular variant with increased susceptibility to Ancrod. Blood 46:1045 (Abstr)

McDonagh RP, Carrell NA, Roberts HR, Blatt PM, McDonagh J (1980) Fibrinogen Chapel Hill: hypodysfibrinogenemia with a tertiary polymerization defect. Am J Haematol 9:23–38

McGehee WG, Klotz TA, Epstein DJ, Rapaport SI (1984) Coumarin necrosis associated with hereditary protein C deficiency. Ann Intern Med 100:59–60

McKee PA, Schwartz ML, Pizzo SV, Hill RL (1972) Crosslinking of fibrin by fibrin-stabilizing factor. Ann NY Acad Sci 202:127–148

McPherson RA (1977) Thromboembolism in Hageman trait. Am J Clin Pathol 68:420–423

Meer Van Der J, Stoepman-Van Dalen A, Jansen JMS (1973) Antithrombin-III deficiency in a Dutch family. J Clin Pathol 26:532–538

Ménaché D (1963) Dysfibrinogénémie constitutionelle et familiale. Proc IX Congr Europ Soc Hematol Karger, Basel, p 1255 (Abstr)

Ménaché D (1964) Constitutional and familial abnormal fibrinogen. Thromb Diath Haemorrh [Suppl] 13:173–185

Ménaché D (1973) Abnormal fibrinogens, a review. Thromb Diath Haemorrh 36:525–534

Ménaché D (1981) Congenital abnormal fibrinogens. In: Ménaché D, MacN Surgenor D, Anderson H (eds) Hemophilia and hemostasis. Liss, New York, pp 205–220

Ménaché D (1983) Congenital fibrinogen abnormalities. Ann NY Acad Sci 408:121–129

Mendelsohn G, Gomperts ED, Gurwitz D (1976) Severe antithrombin III deficiency in an infant associated with multiple arterial and venous thromboses. Thromb Haemost 36:495–502

Messmore HL, Fareed J, Chang RL, Gawlik GM, Kozuh GF (1977) Studies on a novel circulating anticoagulant in a female with bleeding diathesis. Thromb Haemost 38:77 (Abstr)

Messmore H, Parvez Z, Fareed J (1979) Isolation and partial characterization of a novel circulating antithrombin. Thromb Haemost 42:123 (Abstr)

Miles LA, Plow EF, Donnelly KJ, Hougie C, Griffin JH (1982) A bleeding disorder due to deficiency of α_2-antiplasmin. Blood 59:1246–1251

Miletich JP, Majerus DW, Majerus PW (1978) Patients with congenital factor V deficiency have decreased factor Xa binding sites on their platelets. J Clin Invest 62:824–832

Miller G, Silverberg M, Kaplan AP (1980) Autoactivatability of human Hageman factor (Factor XII). Biochem Biophys Res Commun 92:803–810

Miller SP (1965) Coagulation dynamics in factor V deficiency: a family study, with a note on the occurance of thrombophlebitis. Thromb Diath Haemorrh 13:500–507

Miloszewski K, Losowsky MS (1970) The half-life of factor XIII in vivo. Br J Haematol 19:685–690

Miloszewski K, Walls WD, Losowsky MS (1969) Absence of plasma transamidase activity in congenital deficiency of fibrin stabilizing factor (Factor XIII). Br J Haematol 17:159–162

Mitrakul C, Poolcharern V (1983) Factor XIII and its deficiency-review literature and the case report of a Thai boy with congenital factor XIII deficiency. J Med Assoc Thai 66:243–250

Mitterstieler G, Muller W, Geir W (1978) Congenital factor V deficiency. A family study. Scand J Haematol 21:9–13

Miyata T, Iwanaga S, Sakata Y, Aoki N (1982) Plasminogen Tochigi: inactive plasmin resulting from replacement of alanine-600 by threonine in the active site. Proc Natl Acad Sci USA 79:6132–6134

Miyata T, Iwanaga S, Sakata Y, Aoki N, Takamatsu J, Kamiya T (1984) Plasminogens Tochigi II and Nagoya: two additional molecular defects with Ala-60 → Thr replacement found in plasmin light chain variants. J Biochem 96:277–287

Mondhiry HAB, Bilezikian SB, Nossel HL (1975) Fibrinogen New York, an abnormal fibrinogen associated with thromboembolism. Blood 45:607–619

Montgomery R, Natelson SE (1977) Afibrinogenemia with cerebral hematoma. Am J Dis Child 131:555–556

Montgomery RR, Otsuka A, Hathaway WE (1978) Hypoprothrombia: case report. Blood 51:299–306

Montgomery RR, Corrigan JJ, Clarke S, Johnson J (1980) Prothrombin Denver – a new dysprothrombinemia. Circulation [Suppl III] 62:279 (Abstr)

Mori K, Sakai H, Nakano N, Suzuki S, Sugai K, Hisa S, Goto Y (1981) Congenital factor X deficiency in Japan. Tohoku J Exp Med 133:1–19

Moroi M, Aoki N (1976) Isolation and characterization of α_2-plasmin inhibitor from human plasma. A novel proteinase inhibitor which inhibits activator-induced clot lysis. J Biol Chem 251:5956–5965

Moroi M, Aoki N (1977) Inhibition of proteases in coagulation, kinin-forming and complement systems by α_2-plasmin inhibitor. J Biochem 82:969–972

Morris S, Denninger M-H, Finlayson JS, Ménaché D (1981) Fibrinogen Lille: A 7ASP → ASN. Thromb Haemost 46:104 (Abstr)

Morse EE (1978) The fibrinogenopathies. Ann Clin Lab Sci 8:234–238

Morse EE (1980) Fibrinogen and dysfibrinogenemia. Ann Clin Lab Sci 10:351–355

Mortensen JZ (1984) Inherited AT-III deficiency, fast and slow inactivation of thrombin and factor Xa. Thromb Res 33:511–515

Mosesson MW, Amrani DL, Ménaché D (1976) Studies on the structural abnormality of Fibrinogen Paris I. J Clin Invest 57:782–790

Muraki H, Ando Y, Matsuda S, Kikuchi M, Hasegawa M, Ono F, Yamamoto M, Suzuki M, Nakamura S, Iwanaga S (1976) Fibrinogen "Mitaka" – a hereditary hypodysfibrinogenemia. Proc XVIth Congr Int Soc Hematol, p 310 (Abstr)

Murano G (1974) The molecular structure of fibrinogen. Semin Thromb Hemost 1:1–31

Murano G (1978) The Hageman connection. Interrelationships of blood coagulation, fibrino(geno)lysis, kinin generation, and complement activation. Am J Hematol 4:409–417

Murano G (1980) A basic outline of blood coagulation. Semin Thromb Hemost 6:140–162

Mustard JF, Rogoeczi E, Perry DM, Kinlough-Rathbone RL (1978) Fibrinogen and ADP-induced aggregation. Blood 52:453–466

Nachman RL, Leung LLK (1982) Complex formation of platelet membrane glycoproteins IIb and IIIa with fibrinogen. J Clin Invest 69:263–269

Nagy I, Losonczy H (1979) Three types of hereditary antithrombin III deficiency. Thromb Haemost 42:187 (Abstr)

Nagy I, Losonczy H, Szaksz I, Temesi C, Hergert K (1979) An analysis of clinical and laboratory data in patients with congenital antithrombin III (AT III) deficiency. Acta Med Acad Sci Hung 36:53–62

Nakamura K, Iijima K, Itakura T, Chisiro T, Yamane M (1979) Management of patients with congenital Factor XIII deficiency. Thromb Haemost 42:396 (Abstr)

Neidhardt B, Schricker KT (1981) Congenital factor VII deficiency. Med Klin 76:24–26

Ness PM, Perkins HA (1979) Cryoprecipitate as a reliable source of fibrinogen replacement. JAMA 241:1690–1691

Ness PM, Budzynski AZ, Olexa SA, Rodvien R (1983) Congenital hypofibrinogenemia and recurrent placental abruption. Obstet Gynecol 61:519–523

Niewiarowski S, Prou-Wartelle (1959) Role du facteur contact (facteur Hageman) dans la fibrinolyse. Thromb Diath Haemorrh 3:593–603

Nilsson IM, Krook H, Sternby N-H, Søderberg E, Søderstrøm N (1961) Severe thrombotic disease in a young man with bone marrow and skeletal changes and with a high content of an inhibitor in the fibrinolytic system. Acta Med Scand 169:324–337

Niskanen EO, Saito H, Cline MJ (1981) Plasma thromboplastin antecedent (Factor XI) deficiency in a black family. Arch Intern Med 141:936–937

Odegard OR, Abildgaard U (1977) Antifactor Xa activity in thrombophilia. Studies in a family with AT-III deficiency. Scand J Haematol 18:86–90

Odegard OR, Abildgaard U (1978) Antithrombin III: Critical review of assay methods. Significance of variations in health and disease. Haemostasis 7:127–134

Ogston D, Ogston CM, Ratnoff OD, Forbes CD (1969) Studies on a complex mechanism for the activation of plasminogen by kaolin and by chloroform: the participation of Hageman factor and additional cofactors. J Clin Invest 48:1786–1801

Oh-Ischi S, Ueno A, Uchida Y, Katori M, Hayashi H, Koya H, Kitajima K, Kimura I (1981) Abnormalities in the contact activation through Factor XII in Fujiwara Trait: a deficiency in both high and low molecular weight kininogens with low level of prekallikrein. Tohoku J Exp Med 133:67–80

Oh-Ishi S, Hayashi I, Satoh K, Nakano T (1984) Prolonged activated partial thromboplastin time and deficiency of high molecular weight kininogen in brown Norway rat mutant (Katholiek strain). Thromb Res 33:371–377

Østerud B, Rapaport SI (1977) Activation of factor IX by the reaction product of tissue factor and factor VII: Additional pathway for initiating blood coagulation. Proc Natl Acad Sci USA 74:5260–5264

Østerud B, Laake K, Prydz F (1975) The activation of factor IX. Thromb Diath Haemorrh 33:553–563

Ota T, Takita K, Yamamoto T, Arai K (1982) Pregnancy and delivery in a case with congenital factor VII deficiency. Nippon Sanka Fujinka Gakkai Zasshi 34:1797–1800

Owen CA Jr, Henricksen RA, McDuffie FC, Mann KG (1978) Prothrombin Quick: a newly identified dysprothrombinemia. Mayo Clin Proc 53:29–33

Owen CA, Bowie EJW, Fass DN, Perez RA, Cole TL, Stewart M (1979) Hypofibrinogenemia-dysfibrinogenemia and von Willebrand's disease in the same family. Mayo Clin Proc 54:375–380

Owren PA (1947) Parahaemophilia, haemorrhagic diathesis due to absence of a previously unknown clotting factor. Lancet 1:446–448

Owren PA, Cooper T (1955) Parahemophilia. Arch Intern Med 95:194–201

Ozsoylu S (1983) Combined congenital deficiency of factor V and factor VIII. Acta Haematol 70:207 (Letter)

Pabinger-Fasching I, Deutsch E (1984) Protein C deficiency in Austria. VIII Int Congr Thrombosis, Istanbul/Turkey, Abstr 39

Pabinger-Fasching I, Bertina RM, Lechner K, Niessner H, Korninger CH (1983) Protein C deficiency in two Austrian families. Thromb Haemost 50:810–813

Papp AC, Snopko RM, Cole ER, Sassetti RJ, Wu KK (1981) Recurrent venous thrombosis related to a hereditary dysfibrinogen with abnormal crossed immunoelectrophoretic pattern. Thromb Haemost 46:360 (Abstr)

Parkin JD, Madaras F, Sweet B, Castaldi PA (1974) A further inherited variant of coagulation factor X. Aust NZ J Med 4:561–564

Patrassi GM, Martinelli S, Vianello C, Girolami A (1982) Kallikrein and prekallikrein levels in a large number of congenital clotting deficiencies and abnormalities. Folia Haematol 109:644–654

Peerschke EI, Zucker MB, Grant RA, Egan JJ, Johnson MM (1980) Correlation between fibrinogen binding to human platelets and platelet aggregability. Blood 55:841–847

Peterson CB, Blackburn MN (1985) Isolation and characterization of an antithrombin III variant with reduced carbohydrate content and enhanced heparin binding. J Biol Chem 260:610–615

Penner JA, Hassouna H, Hunter MJ, Chockley M (1979) A clinically silent antithrombin III defect in an Ann Arbor family. Thromb Haemost 42:186 (Abstr)

Péto I, Blasko G, Sas G (1981) Platelet functions in different types of congenital antithrombin-III deficiencies. Thromb Res 23:471–472 (Letter)

Pina-Cabral JM, Justica B (1973) Congenital hypoprothrombinemia in a Portuguese family. Thromb Diath Haemorrh 30:451–459

Polack B, Valiron O, Concord E, Freyssinet JM, Hudry-Clergon G (1984) Molecular characterization of an abnormal fibrinogen by two-dimensional electrophoresis. Clin Chem 30:2093–2097

Poon M-C, Moore MR, Castleberry RP, Lurie A, Huang ST, Lehmeyer J (1982) Severe Fletcher Factor (plasma prekallikrein) deficiency with partial deficiency of Hageman factor (Factor XII): report of a case with observation on in vivo and in vitro leukocyte chemotaxis. Am J Hematol 12:261–270

Porter NR, Malia RG, Cooper PC, Preston FE (1979) The heterogeneity of congenital factor X deficiency. A study of two unrelated patients. Thromb Haemost 42:58 (Abstr)

Prochownik EV, Antonarakis S, Bauer KA, Rosenberg RD, Fearon ER, Orkin SH (1983) Molecular heterogeneity of inherited antithrombin III deficiency. N Engl J Med 308:1549–1552

Quattrone A, Colucci M, Donati MB, Mussoni L, Rancaglioni MC, Semeraro N, Carlomagno S, Bonavita V (1979) Cerebral thrombosis in two young siblings with dysfibrinogenemia. Neurosci Lett 3:54–62

Quick AJ (1970) Bleeding Problems in Clinical Medicine. Saunders, Philadelphia

Quick AJ, Pisciotta AV, Hussey CV (1955) Congenital hypoprothrombinemic states. Arch Intern Med 95:2–14

Qureshi GD, Evans HJ, Vennart RM, Magnant JP, Sabau JM, Willoughby JB, Koehn JA (1983) Fibrinogen White Marsh – a new fibrinogen variant with alpha chain defect. Clin Res 31:321 (Abstr)

Rabe F, Solomon E: Über Faserstoffmangel im Blut bei einem Falle von Hämophilie. Deutsch Arch Klin Med 132:240–244

Rabiet MJ, Elion J, Benarous R, Labie D, Josso F (1979a) Activation of prothrombin Barcelona. Evidence for active high molecular weight intermediates. Biochem Biophys Acta 584:66–75

Rabiet MJ, Elion J, Labie D, Josso F (1979b) Prothrombin Metz: purification and characterization of a variant of human prothrombin. Thromb Haemost 42:57 (Abstr)

Rabiet MJ, Elion J, Labie D, Josso F (1979c) Purification and partial characterization of a new variant of human prothrombin: Prothrombin Metz. FEBS Lett 108:287–291

Rabiet MJ, Jandrot-Perrus M, Boissel JP, Elion J, Josso F (1984) Thrombin Metz: characterization of the dysfunctional thrombin derived from a variant of human prothrombin. Blood 63:927–934

Radcliffe R, Bagdasarian A, Coleman RW (1977) Activation of factor VII by Hageman-factor fragments. Blood 50:611–624

Ragaz S, Kemp G, Furlan M, Beck EA (1976) Bleeding disorder with abnormal wound healing, acid soluble clots and normal factor XIII. Thromb Haemost 36:537–546

Ragni MV, Lewis JH, Hasiba V, Spero JA (1980) Prekallikrein (Fletcher factor) deficiency in clinical disease states. Thromb Res 18:45–54

Ragni MV, Lewis JH, Spero JA, Hasiba V (1981) Factor VII deficiency. Am J Hematol 10:79–88

Ratnoff OD, Bennett B (1973) The genetics of hereditary disorders of blood coagulation. Science 179:1291–1298

Ratnoff OD, Colopy JE (1955) A familial hemorrhagic trait associated with a deficiency of a clot-promoting fraction of plasma. J Clin Invest 34:602–613

Ratnoff OD, Forman WB (1976) Criteria for the differentiation of dysfibrinogenemic states. Semin Hematol 13:141–157

Ratnoff OD, Miles AA (1964) The induction of permeability-increasing activity in human plasma by activated Hageman factor. Br J Exp Pathol 45:328–345

Ratnoff OD, Steinberg AG (1962) Further studies on the inheritance of Hageman trait. J Lab Clin Med 59:980–985

Ratnoff OD, Steinberg AG (1968) Inheritance of fibrin stabilizing factor deficiency. Lancet 1:25–26

Ratnoff OD, Steinberg AG (1972) Fibrin cross-linking and heredity. Ann NY Acad Sci 202:186–189

Ratnoff OD, Busse RJ, Sheon RP (1968) The demise of John Hageman. N Engl J Med 279:760–761

Refvem O, Fagerhol MK, Abildgaard U (1973) Changes in antithrombin III levels following cessation of anticoagulant therapy. Acta Med Scand 193:307–309

Reich NE, Hoffman GC, de Wolfe VG, Ordstrand HS (1976) Recurrent thrombophlebitis and pulmonary emboli in congenital factor 5 deficiency. Chest 69:113–121

Revak SD, Cochrane CG (1976) The relationship of structure and function in human Hageman factor. The association of enzymatic and binding activities with separate regions of the molecule. J Clin Invest 57:852–860

Rimon A, Schiffman S, Feinstein DI, Rapaport SI (1976) Factor XI activity and factor XI antigen in homozygous and heterozygous factor XI deficiency. Blood 48:165–174

Risak E (1935) Die Fibrinopenie. Z Klin Med 128:605–629

Robert A, Huguet C, Conard H, Homberg JC, Samama M (1980) Deficit congenital en facteur XI. Interet du depistage et du traitement en milieu chirurgical. Anesth Analg 37:187–190

Roberts HR, Grizzle JE, McLester WD, Penick GD (1968) Genetic variants of hemophilia B: detection by means of a specific inhibitor. J Clin Invest 47:360–365

Roberts HR, Griffith MJ, Braunstein KM, Lundblad RL (1981) Structural abnormalities of the vitamin K-dependent clotting factors. In: Ménaché D, Surgenor DM, Anderson H (eds) Hemophilia and hemostasis. Liss, New York, pp 85–102

Rosenthal RL, Dreskin OH, Rosenthal N (1953) New hemophilia-like disease caused by deficiency of a third plasma thromboplastin factor. Proc Soc Exp Biol Med 82:171–174

Rubio R, Almagro D, Cruz A, Corral JF (1983) Prothrombin Habana: a new dysfunctional molecule of human prothrombin associated with a true prothrombin deficiency. Br J Haematol 54:553–560

Rupp C, Kuyas C, Häberli A, Furlan M, Beck EA (1981) Fibrinogen Bern I: A herediary fibrinogen variant with defective conformational stabilization by calcium ions. Thromb Haemost 46:361 (Abstr)

Rupp C, Sievi R, Furlan M, Beck EA (1983a) Fibrinogen Bern II: Fibrinogen – Erbvariante mit dem Aminosäurenaustausch Arginin → Histidin in Position 16 der Aα-Kette. Schweiz Med Wochenschr 113:1460–1462

Rupp C, Mannucci PM, Furlan M, Beck EA (1983b) Fibrinogen Milano I: a novel inherited abnormality of human fibrinogen. Thromb Haemost 50:202 (Abstr)

Saade M (1980) Fletcher factor deficiency with mildly prolonged activated PTT. South Med J 73:958 (Letter)

Saito H, Goldsmith Jr GH (1977) Plasma thromboplastin antecedent (PTA, factor XI): a specific and sensitive radio-immunoassay. Blood 50:377–385

Saito H, Ratnoff OD (1975) Alteration of factor VII activity by activated Fletcher factor (a plasma kallikrein): a potential link between the intrinsic and extrinsic blood-clotting systems. J Lab Clin Med 85:405–415

Saito H, Ratnoff OD, Donaldson VH (1974a) Defective activation of clotting, fibrinolytic, and permeability-enhancing systems in human Fletcher trait plasma. Circ Res 34:641–651

Saito H, Ratnoff OD, Waldmann R, Abraham JP (1974b) Impaired Hageman factor (factor XII) dependent reactions in Fitzgerald trait. Blood 44:934 (Abstr)

Saito H, Ratnoff OD, Waldmann R, Abraham JP (1975) Fitzgerald trait: deficiency of a hitherto unrecognized agent, Fitzgerald factor, participating in surface-mediated reactions of clotting, fibrinolysis, generation of kinins, and the property of diluted plasma enhancing vascular permeability (PF/dil). J Clin Invest 55:1082–1089

Saito H, Ratnoff OD, Pensky J (1976) Radioimmunoassay of human Hageman factor (factor XII). J Lab Clin Med 88:506–514

Saito H, Scott JG, Movat HZ, Scialla SJ (1979) Molecular heterogeneity of Hageman trait (factor XII deficiency). Evidence that two of 49 subjects are cross-reacting material positive (CRM$^+$). J Lab Clin Med 94:256–265

Saito H, Goodnough LT, Soria J, Soria C, Aznar J, Espana F (1981) Heterogeneity of human prekallikrein deficiency (Fletcher trait). Evidence that five of 18 cases are positive for cross-reacting material. N Engl J Med 305:910–914

Sakata Y, Aoki N (1980a) Molecular abnormality of plasminogen. J Biol Chem 255:5442–5447

Sakata Y, Aoki N (1980b) Cross-linking of α_2-plasmin inhibitor to fibrin by fibrin-stabilizing factor. J Clin Invest 65:290–297

Sakata Y, Mimuro J, Aoki N (1984) Differential binding of plasminogen to crosslinked and noncrosslinked fibrins: its significance to hemostatic defect in factor XIII deficiency. Blood 63:1393–1401

Sakuragawa N, Takahashi T, Horikoshi I (1981) Congenital abnormal antithrombin III. Thromb Haemost 46:285 (Abstr)

Sakuragawa N, Takahashi K, Kondo S, Koide T (1983) Antithrombin III Toyama: a hereditary abnormal antithrombin III of a patient with recurrent thrombophlebitis. Thromb Res 31:305–317

Sala N, Owen WG, Collen D (1984) A functional assay of protein C in human plasma. Blood 63:671–675

Salzman EW, Britten A (1965) Hemorrhage and thrombosis. A practical clinical guide. Little Brown, Boston, pp 59–60

Samama M, Soria J, Soria C, Bousser J (1968) Congenital and familial dysfibrinogenemia without bleeding tendency. Proc XII Congr Int Soc Haematol, p 179 (Abstr)

Samama M, Soria J, Soria C, Bousser J (1969) Dysfibrinogénémie congénitale et familiale sans tendance hemorragique. Nouv Rev Fr Hematol 9:817–832

Samama M, Horellou MH, Soria J, Conard J, Nicolas G (1984) Successful progressive anticoagulation in a severe protein C deficiency and previous skin necrosis at the initiation of oral anticoagulant treatment. Thromb Haemost 51:132–133

Samori T, Yatabe M, Ukita M, Fujimaki M, Fukutake K (1975) A new type of congenital dysfibrinogenemia (Fibrinogen Tokyo) with defective stabilization of fibrin monomers. Thromb Diath Haemorrh 34:329 (Abstr)

Samson D, Stirling Y, Woolf L, Howarth D, Seghatchian MJ, Dechazai R (1984) Management of planned pregnancy in a patient with congenital antithrombin III deficiency. Br J Haematol 56:243–249

Sandbjerg Hansen M, Schousboe I (1984) An abnormal fibrinogen (Copenhagen II) with increased sialic acid content associated with thrombotic tendency and normal liver function. Scand J Haematol 33:9–14

Sas G (1984) Hereditary antithrombin III deficiency: biochemical aspects. Haematologia (Budap) 17:81–86

Sas G, Blasko G, Banhegyi D, Jako J, Palos LA (1974) Abnormal antithrombin III (Antithrombin "Budapest") as a cause of a familial thrombophilia. Thromb Diath Haemorrh 32:105–115

Sas G, Pepper DS, Cash JD (1975) Further investigations on antithrombin III in the plasmas of patients with the abnormality of "Antithrombin III Budapest." Thromb Diath Haemorrh 33:564–572

Sas G, Peto I, Banhegyi D, Blasko G, Domjan G (1980) Heterogeneity of the "classical" antithrombin III deficiency. Thromb Haemost 43:133–136

Scharrer I, Kirchmaier C, Maas C (1979) Untersuchungen zur kongenitalen Dysfibrinogenämie ("Fibrinogen Frankfurt"). Blut 38:62 (Abstr)

Scharrer I, Robbins KC, Wohl RC, Hach V, Maas C (1983) Investigations on two congenital abnormal plasminogens (Frankfurt I and II) and its relationship to thrombosis. Thromb Haemost 50:806 (Abstr)

Schmer G (1973) A solid-phase radioassay for factor XIII activity (fibrin stabilizing factor) in human plasma. Br J Haematol 24:735–742

Schreiber WE, Schmer G (1985) Fibrinogen Seattle II: defective release of fibrinopeptide A in a slow clotting fibrinogen. Thromb Res 37:45–52

Schricker KT (1981) Congenital factor VII deficiency. Med Klin 76:24–26

Schricker KT, Neidhardt B (1981) Gastrectomy in congenital factor VII deficiency with substitution of factor VII concentrate. Med Klin 76:534–536

Schwarz HP, Fischer M, Hopmeier P, Batard MA, Griffin JH (1984) Plasma protein S deficiency in familial thrombotic disease. Blood 64:1297–1300

Scicli AG, Mindroiu T, Scicli G, Carretero OA (1982) Blood kinins, their concentration in normal subjects and in patients with congenital deficiency in plasma prekallikrein and kininogen. J Lab Clin Med 100:81–93

Scott CF, Colman RW (1980) Function and immunochemistry of prekallikrin-high molecular weight kininogen complex in plasma. J Clin Invest 65:413–421

Scully MF, Haas De H, Chan P, Kakkar VV (1981) Hereditary antithrombin III deficiency in an English family. Br J Haematol 47:235–240

Seegers WH (1981) A personal perspective on hemostasis and thrombosis (1937–1981). Semin Thromb Hemost 7:177–307

Seegers WH, McCoy LE, Groben HD, Sakuragawa N, Agrawal BBL (1972) Purification and some properties of autoprothrombin II-A: an anticoagulant perhaps also related to fibrinolysis. Thromb Res 1:443–460

Seeler RA (1972a) Congenital hypoprothrombinemias, deficiency of factors II, VII, and X. Med Clin North Am 56:127–132

Seeler RA (1972b) Parahemophilia. Factor V deficiency. Med Clin North Am 56:119–125

Seligsohn U (1978) High gene frequency of factor XI (PTA) deficiency in Ashkenazi Jews. Blood 51:1223–1228

Seligsohn U, Modan M (1981) Definition of the population at risk of bleeding due to factor XI deficiency in Ashkenazi Jews and the value of activated partial thromboplastin time in its detection. Isr J Med Sci 17:413–415

Seligsohn U, Østerud B, Brown SF, Griffin JH, Rapaport SI (1979) Activation of human factor VII in plasma and in purified systems. Roles of activated factor IX, kallikrein and activated factor XII. J Clin Invest 64:1056–1065

Seligsohn U, Zivelin A, Zwang E (1982) Combined factor V and factor VIII deficiency among non-Ashkenazi Jews. N Engl J Med 307:1191–1195

Seligsohn U, Zivelin A, Zwang E (1983) Decreased factor VIII clotting antigen levels in the combined factor V and VIII deficiency. Thromb Res 33:95–98

Seligsohn U, Berger A, Abend M, Rubin L, Attias D, Zivelin A, Rapaport SI (1984) Homozygous protein C deficiency manifested by massive venous thrombosis in the newborn. N Engl J Med 310:559–562

Shapiro SS (1975) Prothrombin San Juan: a complex new dysprothrombinemia. In: Hemker HC, Veltkamp JJ (eds) Prothrombin and related coagulation factors. University Press, Leiden

Shapiro SS, Hultin M (1974) Acquired inhibitors to blood coagulation factors. Semin Thromb Hemost 1:336–385

Shapiro SS, Martinez J (1969) Human prothrombin metabolism in normal man and in hypocoagulable subjects. J Clin Invest 48:1292–1298

Shapiro SS, McCord S (1978) Prothrombin. In: Spaet TH (ed) Progress in hemostasis and thrombosis, vol 5. Grune and Stratton, New York, pp 177–210

Shapiro SS, Martinez J, Holburn RR (1969) Congenital dysprothrombinemia: an inherited structural disorder of human prothrombin. J Clin Invest 48:2251–2259

Shapiro SS, Prager D, Martinez J (1973) Inherited antithrombin III deficiency associated with multiple thromboembolic phenomena. Blood 42:1001 (Abstr)

Shapiro SS, Maldonado NI, Fradera J, McCord S (1974) Prothrombin San Juan: a complex new dysprothrombinemia. J Clin Invest 53:73 (Abstr)

Sherman LA, Gaston LW, Spivak AR (1968) Studies on a patient with a fibrinogen variant and hemophilia. J Lab Clin Med 72:1017 (Abstr)

Sherman LA, Gaston LW, Kaplan ME, Spivak AR (1972) Fibrinogen "St. Louis": a new inherited fibrinogen variant, coincidentally associated with hemophilia A. J Clin Invest 51:590–597

Shifter T, Machtey I, Geter D (1984) Thromboembolism in congenital factor VII deficiency. Acta Haematol 71:60–62

Sidi A, Seligsohn U, Jonas P, Many M (1978) Factor XI deficiency: detection and management during urological surgery. J Urol 119:528–530

Sills RH, Humbert JR, Montgomery RR, Marlar RA (1983) Clinical course and therapy of an infarct with severe "homozygous" protein C deficiency. Blood 62:310 (Abstr)

Smink M McL, Daniel TM, Ratnoff OD, Stavitzky AB (1967) Immunologic demonstration of a deficiency of Hageman factor-like material in Hageman trait. J Lab Clin Med 69:819–832

Smith LG, Coone LAH, Kitchens CS (1981) Prothrombin Gainesville. A dysprothrombinemia in a pair of identical twins. Am J Hematol 11:223–231

Soff GA, Levin J (1981) Familial multiple coagulation factor deficiencies. I. Review of the literature: differentiation of single hereditary disorders associated with multiple factor deficiencies from coincidental concurrence of single factor deficiency states. Semin Thromb Hemost 7:112–148

Soff GA, Levin J, Bell WR (1981) Familial multiple coagulation factor deficiencies. II. Combined Factor VIII, IX and XI deficiency and combined factor IX and XI deficiency: two previously uncharacterized familial multiple factor deficiency syndromes. Semin Thromb Hemost 7:149–169

Soloway HB, Christiansen TW (1980) Heparin anticoagulation during cardiopulmonary bypass in an antithrombin-III deficient patient. Implications relative to the etiology of heparin rebound. Am J Clin Pathol 73:723–725

Sorensen PJ, Dyerberg J, Stoffersen E, Krogh Jensen M (1980) Familial functional antithrombin III deficiency. Scand J Haematol 24:105–109

Sorensen PJ, Sas G, Peto I, Blasko G, Kremmer T, Samua A (1982) Distinction of two pathologic antithrombin III molecules: Antithrombin III "Aalborg" and Antithrombin III "Budapest." Thromb Res 26:211–219

Soria J, Soria C (1974) Dysfibrinogénémie familiale avec anomalie de l'aggregation des monomeres. Le fibrinogéne Paris III. Pathol Biol [Suppl] 22:72–79

Soria J, Samama M, Soria C, Conard J, Kling C, Bousser J (1971) Two new cases of congenital dysfibrinogenemia. Proc IInd Congr Int Soc Thromb Hemost, p 416 (Abstr)

Soria J, Soria C, Samama M, Poirot E, Kling C (1972) Fibrinogen Troyes-Fibrinogen Metz. Two new cases of congenital dysfibrinogenemia. Thromb Diath Haemorrh 27:619–633

Soria J, Soria C, Houbouyan L, Goguel A (1975a) Fibrinogen Boulougne. A congenital abnormality in the aggregation of fibrin monomers. Proc IIIrd Congr Europ African Div Int Soc Haematol 23:3 (Abstr)

Soria J, Soria C, Bezou MJ, Bernard-Griffiths I, Coulet M (1975b) Dysfibrinogénémie par anomalie de l'aggrégation des monomères. Le fibrinogéne Clermont-Ferrand. Proc Ist Congr Franc Haematol, p 66 (Abstr)

Soria J, Soria C, Haverkate F, Guyader AM, Sabater F (1978) Description of a new fibrinogen containing an abnormal Bβ-chain. Proc XVIIth Congr Int Soc Haematol, p 940 (Abstr)

Soria J, Soria C, Juhan I, Perrimond H, Haverkate F, Orsini A (1980) Fibrinogen Marseille. A new case of congenital dysfibrinogenaemia. Haemostasis 9:214–225

Soria J, Soria C, Tavori S, Samama M, Rimon A, Tatarsky I (1981) A new fibrinogen variant with abnormal gamma chain: Fibrinogen Haifa. Thromb Haemost 46:359 (Abstr)

Soria J, Soria C, Samama M, Henschen A, Southan C (1982) Detection of fibrinogen abnormality in dysfibrinogenemia: special report on fibrinogen Metz characterized by an amino acid substitution located at the peptide bond cleaved by thrombin. In: Henschen A, Graeff H, Lottspeich F (eds) Fibrinogen – recent biochemical and medical aspects. De Gruyter, Berlin, pp 129–143

Soria J, Soria C, Caen JP (1983a) A new type of congenital dysfibrinogenaemia with defective fibrinolysis – Dusard syndrome: possible relation to thrombosis. Br J Haematol 53:575–581

Soria J, Soria C, Bertrand O, Dunn F, Drouet L, Caen JP (1983b) Plasminogen Paris I: congenital abnormal plasminogen and its incidence in thrombosis. Thromb Res 32:229–238

Soria J, Soria C, Mirshahi M, Desvignes P, Dunn F, Bonnet P (1984) Homozygous dysfibrinogen variant characterized by an absence of reactivity of the polymerizing site "a" located in the γ chain. Proc VIIIth Int Congr Thrombosis, Istanbul, 81 (Abstr)

Soulier JP, Gozin D (1979) Assay of Fletcher factor (plasma prekallikrein) using an artificial clotting reagent and a modified chromogenic assay. Thromb Haemost 42:538–547

Stathakis NE, Papayannis AG, Antonopoulos M, Gardikas C (1977) Familial thrombosis due to antithrombin III deficiency in a Greek family. Acta Haematol 57:47–54

Stead NW, Bauer KA, Kinney TR, Lewis JG, Campbell EE, Shifman MA, Rosenberg RD, Pizzo SV (1983) Venous thrombosis in a family with defective release of vascular plasminogen activator and elevated plasma factor VIII/von Willebrand's factor. Am J Med 74:33–39

Stein ID, Poskitt TR, Arkel Y, Wu HV (1979) Minimal dysfibrinogenemia. Blood 54:196 (Abstr)

Stenbjerg S (1981) Inherited alpha₂ macroglobulin deficiency. Thromb Res 22:491–495

Stenbjerg S, Hessel B, Blombäck B, Larsson U, Therkildsen L, Rigler R (1983) Studies on the activation, polymerization, and gelation in abnormal fibrinogen: Fibrinogen Aarhus. Thromb Haemost 50:337 (Abstr)

Stenflo J (1976) A new vitamin K-dependent protein. Purification from bovine plasma and preliminary characterization. J Biol Chem 251:355–363

Stern DM, Nossel HL, Owen J (1982) Acquired antibody to factor XI in a patient with congenital factor XI deficiency. J Clin Invest 69:1270–1276

Stibbe J, Adhin S, Ong GL, Panday RS, Peters SH, Smith SJ, Snel LA, Went LN (1981) Antithrombin III deficiency in a large family with 41 affected members. Thromb Haemost 46:370 (Abstr)

Stormorken H, Gogstad GO, Brosstad F (1983) Hereditary α_2-antiplasmin deficiency. Thromb Res 31:647–651

Streiff F, Alexandre P, Vigneron C, Soria J, Soria C, Mester L (1971) Un nouveau cas d'anomalie constitutionnelle et familiale du fibrinogéné sans diatheses hemorragique. Thromb Diath Haemorrh 26:565–576

Suzuki K (1984) Activated protein C inhibitor. Semin Thromb Hemost 10:154–161

Suzuki K, Nishioka J, Hashimoto S, Kamiya T, Saito H (1983) Normal titer of functional and immunoreactive protein-C inhibitor in plasma of patients with congenital combined deficiency of factor V and factor VIII. Blood 62:1266–1270

Takamatsu J, Ogata K, Kamiya T, Koie K (1979) A novel dysfibrinogenemia with abnormal γ-chain (Fibrinogen Nagoya). Thromb Haemost 42:78 (Abstr)

Takamatsu J, Hayashi K, Ogata K, Kamiya T, Koie K (1980) A family of congenital factor VII deficiency. Rincho Ketsuki 21:834–839

Takeuchi M, Shikimori M, Kaneda T (1984) Dental extraction in a patient with congenital deficiencies of factor V and VIII. J Oral Maxillofac Surg 42:327–330

Telfer TP, Denson KWE, Wright DR (1956) A "new" coagulation defect. Br J Haematol 2:308–316

Ten Cate JW, Peters M, Büller H (1983) Isolated plasminogen deficiency in a patient with recurrent thromboembolic complications. Thromb Haemost 50:166 (Abstr)

Terheggen HG (1971) Faktor V-Mangel bei einem 8 Monate alten Mädchen. Monatsschr Kinderheilkd 119:627–632

Thabaut A, Durosoir JL, Voinesson A, Laverdant C, Essioux H (1976) Les dysfibrinogénémies congenitales: A propos de deux nouveaux cas. Méd Armées 4:677–680

Thaler E, Lechner K, Deutsch E (1973) Fibrinogen Wien. Verhandl Dtsch Arbeitsgemeinschaft Blutgerinnungsforschung, Münster, 1973 (Diskussion)

Thaler E, Niessner H, Lechner K (1976) Fibrinogen Vienna. I Gerinnungsphysiologische und biochemische Studien. Acta Med Austriaca 3:148–152

Thaler E, Niessner H, Kleinberger G, Gassner A (1979) Antithrombin III replacement therapy in patients with congenital and acquired antithrombin III deficiency. Thromb Haemost 42:327 (Abstr)

Tracy PB, Eide LL, Bowie EJW, Mann KG (1982) Radioimmunoassay of factor V in human plasma and platelets. Blood 60:59–63

Tracy PB, Giles AR, Mann KG, Eidell LL, Hoogendoom H, Rivard GE (1984) Factor V Quebec: a bleeding diathesis associated with a qualitative platelet factor V deficiency. J Clin Invest 74:1221–1228

Tran TH, Bounameaux H, Bondeli C, Honkanen H, Marbet GA, Duckert F (1980a) Purification and partial characterization of a hereditary abnormal antithrombin III fraction of a patient with recurrent thrombophlebitis. Thromb Haemost 44:87–91

Tran TH, Bondeli C, Marbet GA, Duckert F (1980b) Reactivity of a hereditary abnormal antithrombin III fraction in the inhibition of thrombin and factor Xa. Thromb Haemost 44:92–95

Tytgat GN, Collen D, Vermylen J (1972) Metabolism and distribution of fibrinogen. II. Fibrinogen turnover in polycythemia, thrombocytosis, haemophilia A, congenital afibrinogenemia and during streptokinase therapy. Br J Haematol 22:701–717

Uchida Y, Katori M (1978) An improved method for determination of the total kininogen in rabbit and human plasma. Biochem Pharmacol 27:1463–1470

Ulutin ON, Ulutin SB (1970) Fibrinogen Istanbul. Proc Vth Congr Turkish Soc Haematol, p 153 (Abstr)

Uzan G, Courtois G, Besmond C, Frain M, Sala-Trepat J, Kahn A, Marguerie G (1984) Analysis of fibrinogen genes in patients with congenital afibrinogenemia. Biochem Biophys Res Commun 120:376–383

Vaugier GL, Maze A, Griffault J, Vacher J, Plutino C (1983) Fibrinogéne Orléans – un nouveau cas de dysfibrinogénémie congénitale. Presse Med 12:1079–1080

Vehar GA, Davie EW (1980) Preparation and properties of bovine factor VIII. Biochemistry 19:401–410

Verhaeghe R, Verstraete M, Vermylen J, Vermylen C (1974) Fibrinogen "Leuven," another genetic variant. Br J Haematol 26:421–433

Verstraete M (1970) Diskussionsbemerkung. Thromb Diath Haemorrh [Suppl] 34:334

Vigano S, Mannucci PM, Solinas S, Botasso B, D'Angelo A, Marani G (1983) Early fall in protein C during short-term anticoagulant therapy. Thromb Haemost 50:310 (Abstr)

Vinazzer H (1979) Assay of total factor XII and of activated factor XII in plasma with a chromogenic substrate. Thromb Res 14:155–166

Vincente V, Maia R, Alberca I, Tamagnini GPT, Lopez Borrasca A (1984) Congenital deficiency of vitamin K-dependent coagulation factors and protein C. Thromb Haemost 51:343–346

Voinnesson A, Salaün M (1979) Les dysfibrinogénémies héréditaires. Rapport d'une etude familiale. Sem Hop Paris 55:1507–1512

Vries De A, Rosenberg T, Kochwa S, Boss JH (1961) Precipitating antifibrinogen antibody appearing after fibrinogen infusions in a patient with congenital afibrinogenemia. Am J Med 30:486–494

Vujaklija-Stipanovi CK, Smokvina M, Wolf I (1979) Case report of congenital deficiency of factor V and factor VIII. Bilt Hematol Transfuz 7:125–129

Waldmann R, Rebuck JW, Saito H, Abraham JP, Caldwell J, Ratnoff OD (1975) Fitzgerald factor: a hitherto unrecognized coagulation factor. Lancet 1:949–951

Walker FJ (1981) Regulation of activated protein C by protein S: the role of phospholipid in factor Va inactivation. J Biol Chem 256:11128–11131

Walker FJ (1984) Protein S and the regulation of activated protein C. Semin Thromb Hemost 10:131–138

Walker FJ, Sexton PW, Esmon CT (1979) The inhibition of blood coagulation by activated protein C through the selective inactivation of activated factor V. Biochem Biophys Acta 571:333–342

Walsh PN (1970) Platelet adhesiveness in Hageman trait. Lancet 2:575 (Letter)

Walsh PN (1973) Platelet coagulant activities: evidence for multiple different functions of platelets in intrinsic coagulation. Ser Haematol 6:579–592

Webster WP, Roberts HR, Penick GD (1964) Hemostasis in factor V deficiency. Am J Med Sci 248:194–202

Weinger RS, Rudy C, Moake JL, Conlon CL, Cimo PL (1980a) Fibrinogen Houston: a dysfibrinogen exhibiting defective fibrin monomer aggregation and α-chain cross-linkages. Am J Hematol 9:237–248

Weinger RS, Rudy C, Moake JL, Olson JD, Cimo PL (1980b) Prothrombin Houston: a dysprothrombin identifiable by crossed immunoelectrofocusing and abnormal Echis carinatus venom activation. Blood 55:811–816

Weiss AS, Gallin JI, Kaplan AP (1974) Fletcher factor deficiency: a diminished rate of Hageman factor activation caused by absence of prekallikrein with abnormalities of coagulation, fibrinolysis, chemotactic activity, and kinin generation. J Clin Invest 53:622–633

Whitelaw A, Haines ME, Bolsover W, Harris E (1984) Factor V deficiency and antenetal intraventricular haemorrhage. Arch Dis Child 59:997–999

Winckelmann G (1973) Kongenitale Dysfibrinogenämie – Bericht über eine neue Familie. Thromb Diath Haemorrh [Suppl] 55:345–350

Winckelmann G, Augustin R, Baudilla K (1971) Congenital dysfibrinogenemia. Report of a new family (Fibrinogen "Wiesbaden"). Proc IInd Congr Int Soc Thromb Hemost (Abstr)

Winter JH, Bennett B (1983) Factors influencing thrombosis in familial antithrombin III deficiency. Br J Haematol 53:527–529

Winter JH, Fenech A, Bennett B, Douglas AS (1981a) Transfusion studies in patients with familial antithrombin III (AT III) deficiency: half-disappearance time of infused At III and influence of such infusion on platelet life-span. Br J Haematol 49:449–453

Winter JH, Fenech A, Bennett B, Douglas AS (1981b) Thrombosis after venography in familial antithrombin III deficiency. Br Med J 283:1436–1437

Winter JH, Fenech A, Ridley W, Bennett B, Cumming AM, Mackie M, Douglas AS (1982) Familial antithrombin III deficiency. Q J Med 51:373–395

Winter M, Needham J, Barkhan P (1983) Factor XI deficiency and a platelet defect. Haemostasis 13:83–88

Wohl RC, Bradley TB (1974) Impaired monomer aggregation in congenital dysfibrinogenemia. Blood 44:935 (Abstr)

Wohl RC, Summaria L, Robbins KC (1979) Physiological activation of the human fibrinolytic system. Isolation and characterization of human plasminogen variants Chicago I and Chicago II. J Biol Chem 254:9063–9069

Wolf M, Boyer C, Lavergne JM, Larrieu MJ (1979) A new variant of antithrombin III. Study of three related cases. Thromb Haemost 42:186 (Abstr)

Wolf M, Boyer C, Lavergne JM, Larrieu MJ (1982) A new familial variant of antithrombin III: "Antithrombin III Paris." Br J Haematol 51:285–295

Wolf M, Boyer C, Tripodi A, Meyer D, Larrieu MJ, Mannucci PM (1985) Antithrombin Milano: a new variant with monomeric and dimeric inactive antithrombin III. Blood 65:496–500

Wuepper KD (1973) Prekallikrein deficiency in man. J Exp Med 138:1345–1355

Wuepper KD, Miller DR, Lacombe MJ (1975a) Fleaujac trait: deficiency of kininogen in man. Fed Proc 34:859 (Abstr)

Wuepper KD, Miller DR, Lacombe MJ (1975b) Fleaujac trait: deficiency of human plasma kininogen. J Clin Invest 56:1663–1672

Yamagata S, Mori K, Kayaba T, Hiratsuka I, Kitamura T, Ishimori A, Takahashi O, Tozawa Y, Matsuyama K, Toyohara M (1968) A case of congenital afibrinogenemia and review of reported cases in Japan. Tohoku J Exp Med 96:15–35

Yoshioka A, Kamitsuji H, Takase T, Iida Y, Tsukada S, Mikami S, Fukui H (1982) Congenital deficiency of α_2-plasmin inhibitor in three sisters. Haemostasis 11:176–184

Zacharski LR, French EE (1978) Factor XI (PTA) deficiency in an English-American kindred. Thromb Haemost 39:215–222

Zenny JC, Chevrot A, Sultan Y, Godofroy D, Horreard P, Pallardy G (1981) Intraosseus hemorrhagic lesions in congenital afibrinogenemia. J Radiol 62:263–266

Zietz BH, Scott JL (1970) An inherited defect in fibrinogen polymerization: Fibrinogen Los Angeles. Clin Res 18:179 (Abstr)

Zimmermann R, Ehlers G, Ehlers W, Voss Von H, Göbel U, Wahn U (1979) Congenital Factor VII deficiency. A report of four new cases. Blut 38:119–125

Zolton RP, Seegers WH (1973) Autoprothrombin II-A: thrombin removal and mechanism of induction of fibrinolysis. Thromb Res 3:23–33

Zur M, Nemerson Y (1980) Kinetics of factor IX activation via the extrinsic pathway. Dependence of K_m on tissue factor. J Biol Chem 255:5703–5707

Zwierzina WD, Kunz F, Glatzl J (1983) Studies on a family with factor VII defect. Blut 46:47–55

Erworbene Koagulopathien

Vitamin-K-Resorptions- und Verwertungsstörungen, Hämostasedefekte bei Lebererkrankungen

E. Deutsch

Mit 9 Abbildungen und 10 Tabellen

Verzeichnis der Abkürzungen

aPh	alkalische Phosphatase	F VIIIR:RCoF	Ristocetin Kofaktoraktivität
AT III	Antithrombin III	FDP	Fibrin(ogen)abbau(spalt)pro-
APl	Antiplasmin		dukte
β-Tg	Beta-Thromboglobulin	FMFD	Familial Multiple Factor Defi-
CAH	chronische aggressive Hepatitis		ciency
CPH	chronisch persistierende Hepa-	FPA	Fibrinpeptid A
	titis	HMW	Hochmolekulargewichtig
C1-INA	C_1-Inaktivator	HMW-K	Hochmolekulares Kininogen
DFP	Difluorophosphat	h. Synthese-	durch Leberparenchymschaden
DIC	Disseminierte, intravasale Ge-	störungen	bedingte Synthese (Bildungs-)
	rinnung		störungen
ELP	Elastinase-like Protease	LMW	Niedermolekulargewichtig
ELT	Euglobulinlysezeit	Mg	Molekulargewicht
F II	Prothrombin	NT	Normotest
F II:C	Prothrombinaktivität, mit	(t-)PA	(Gewebe)-Plasminogenaktiva-
	funktionellen (chronome-		tor
	trischen, amidolytischen) Te-	v-PA	vaskulärer Plasminogenaktiva-
	sten bestimmt		tor
F II:Ag	Prothrombinmenge, immuno-	PA-IgG	plättchenassoziiertes Immun-
	logisch bestimmt (Prothrom-		globulin G
	bin-Antigen)	PF 4	Plättchenfaktor 4
		PIVKA	Protein in Vitamin K-Absence
	Diese Abkürzungen können	PKK	Präkallikrein
	auf alle Gerinnungsfaktoren	PTT	Partielle Thromboplastinzeit
	übertragen werden.	PTZ	Prothrombinzeit
F VIII:C	Gerinnungsaktivität von Fak-	RHS	Retikulo-histiozytäres System
	tor VIII	SFMC	lösliche Fibrinmonomerkom-
F VIII:CAg	immunologisch bestimmter		plexe
	Faktor VIII:C	TA	Transaminasen
F VIIIR:Ag	Faktor-VIII-assoziiertes Anti-	TT	Thrombotest
	gen = von Willebrand Faktor	VOD	Veno-occlusive Disease
	(VIII vW)		

A. Einleitung

I. Allgemeine Vorbemerkungen

Die große Bedeutung der Gerinnungsveränderungen für die Beurteilung, Diagnose und Prognose der Lebererkrankungen ist seit langem anerkannt. Deutsch (1965) hat darauf hingewiesen, daß man bei 85% der Leberkranken mindestens einen von der Norm abweichenden Gerinnungstest findet. Dies wurde von Aoiki et al. (1977) mit 90% bestätigt.

Eine große Anzahl ausgezeichneter älterer Übersichten (Deutsch 1965; Walls u. Losowsky 1971; Lechner et al. 1977; Poller 1977; Ratnoff 1977; Workman u. Lundblad 1977)[1] enthalten bereits die wesentlichen Erkenntnisse, die auch heute weitgehend unverändert Gültigkeit haben. In den letzten Jahren wurde vieles bestätigt, einige Befunde erweitert, manches bleibt weiterhin umstritten, wie Bedeutung und Ursache der Verbrauchsreaktion, oder ungeklärt, wie die Ursache des Anstieges von Faktor VIII.

Die Leber steht im Mittelpunkt der Proteinsynthese. Neben vielen anderen Plasmaeiweißkörpern bildet sie einen Großteil der fördernden und hemmenden Faktoren des Gerinnungssystems [die Faktoren I, II, V, VII, IX, X, XI, XII, XIII, Präkallikrein, Antithrombin III und die Proteine C, M und S (Deutsch 1982b)] und wichtige Faktoren des fibrinolytischen Systems [Plasminogen, Plasminogenaktivator, α_2-Antiplasmin (Sharnoni et al. 1982; Högstorp u. Saldeen 1982a, b)] sowie α_1-Antitrypsin, Inter-α-Trypsininhibitor, α_2-Makroglobulin und Fibronektin.

Die Proteinsynthese ist ein mindestens zweistufiger Vorgang. Zunächst bilden die Ribosomen den Angaben des Messengers entsprechend die Peptidkette. Dann folgen posttranslationelle Glycosylierung (die Gerinnungsfaktoren sind Glycoproteine) und bei einer Gruppe von Gerinnungsfaktoren die γ-Carboxylierung. Die Menge der gebildeten Peptidketten ist abgesehen von regulatorischen Vorgängen weitgehend abhängig von der funktionierenden Leberzellmasse, die γ-Carboxylierung von Vitamin K.

Im ersten Hauptteil der folgenden Ausführungen werden die Folgen der Störung der Peptidkettensynthese – kurz als hepatische (h.) Bildungsstörung bezeichnet – und im zweiten Hauptteil die Vitamin-K-abhängigen Bildungsstörungen besprochen.

Neben der Synthesefunktion hat die Leber auch eine Ausscheidungsfunktion, die in enger Beziehung zur Blutgerinnung und Fibrinolyse steht. Sie entfernt nämlich über ihr retikulo-histozytäres System (RHS) aktivierte Gerinnungsfaktoren und den Plasminogenaktivator. Eine Funktionsstörung des Leberparenchyms muß sich auf beide Systeme in entsprechender Weise auswirken. Prinzipiell sinken fördernde und hemmende Faktoren dem Ausmaß der Leberschädigung entsprechend proportional ab, so daß das hämostaseologische Gleichgewicht zunächst erhalten bleibt, wenn auch auf einem niedrigeren Niveau. Das mag die Erklärung dafür sein, daß man bei Leberparenchymerkrankungen wesentliche Abweichungen des Spiegels zahlreicher Faktoren ohne hämorrhagische Diathese und ohne besondere Thromboseneigung finden kann. Eine Ausnahme macht nur der Faktor VIII (s. Abschn. B.I.4.).

Dieses Gleichgewicht wird durch verschiedene Mechanismen modifiziert, die sich z.T. zwangsläufig, z.T. nur unter bestimmten Voraussetzungen auswirken:
Zu den zwangsläufig auftretenden Mechanismen gehören:

1. Unterschiede in der biologischen Halbwertszeit der Gerinnungsfaktoren, die das Verhältnis der betroffenen Proteine zueinander modifizieren. Bei kurzer

---

1 Im folgenden werden nur dann Zitate vor 1977 angeführt, wenn es sich um grundlegende Arbeiten oder um Sachverhalte handelt, für die aus neuerer Zeit keine Literatur zur Verfügung steht

Halbwertszeit (z. B. Faktor VII 2–4 Stunden) kommt es zu einem schnelleren und überproportionalen Absinken des Spiegels als bei langer Halbwertszeit (z. B. Fibrinogen 4 Tage).

2. Unterschiede der Reserveproduktionskapazität, die für verschiedene Proteine verschieden groß ist, so daß sich eine gleichstarke Schädigung unterschiedlich stark auswirkt. Ein derartiges Verhalten wird z. B. für die Faktoren XI und XII diskutiert.

3. Eine Bildungsmöglichkeit außerhalb der Leber kann den Ausfall der Leber für einzelne Gerinnungsfaktoren teilweise kompensieren (Fibrinogen, A-Kette des Faktor XIII, beide Komponenten des Faktor VIII, Plasminogen und Plasminogenaktivator, Fibronektin).

Die zweite Gruppe der Störfaktoren sind Umsatzsteigerungen:

1. das Auftreten prokoagulatorischer Mechanismen:
   a) durch Störung der Ausscheidungsfunktion der RHS der Leber können sich aktivierte Gerinnungsfaktoren, die durch irgendeinen Prozeß im Organismus entstehen oder durch therapeutische Maßnahmen zugeführt werden, in der Zirkulation anhäufen;
   b) durch Freisetzung thromboplastischen Materials aus zugrundegehenden Hepatozyten, Erythrozyten und Thrombozyten, aus Endothelzellen, aus Leukozyten durch Endotoxinwirkung, nach Blutungen u. a.
   Die Folge ist eine Störung des hämostaseologischen Gleichgewichtes mit intravasalem Verbrauch von Gerinnungsfaktoren, intravasalen Gerinnungsvorgängen und Thrombosen in der Mikrozirkulation.

2. Freisetzung Fibrinolyse-fördernder Faktoren, wie Proaktivator aus den Endothelzellen, verminderte Ausscheidung desselben durch das RHS der Leber, verminderte Bildung von α_2-Antiplasmin können selten primär, meistens sekundär nach vorangegangener intravasaler Gerinnung zu einer Aktivierung des fibrinolytischen Systems und zu einer Umsatzstörung der Gerinnungs- und der fibrinolytischen Faktoren führen.

3. Wirkung anderer Proteasen (z. B. elastaseähnliche Proteasen), die Gerinnungsfaktoren spalten.

Diese Vorgänge bedingen eine schwere Störung des hämostaseologischen Gleichgewichtes, die Anlaß zu einer bedrohlichen hämorrhagischen Diathese sein kann. Diese Ereignisse bleiben allerdings im wesentlichen auf schwere Leberfunktionsstörungen wie fulminante Hepatitis, fortgeschrittene Leberzirrhose, Intoxikationen u. a. beschränkt.

Zwei weitere Prozesse interferieren mit dem Bild der durch Leberparenchymschädigung bedingten Synthesestörung:

Der eine ist der *Mangel an Vitamin K,* der sich als Verminderung der Faktoren II, VII, IX und X sowie der Proteine C, M und S manifestiert, während die übrigen Gerinnungsfaktoren nicht beeinflußt werden. Beim Menschen gelangt allerdings zumindest ein Teil der unfertigen, funktionsuntüchtigen, aber den fertigen Gerinnungsfaktoren immunologisch sehr ähnlichen, gelegentlich auch gerinnungshemmenden (PIVKA-X) (HEMKER et al. 1963; HEMKER u. REEKERS 1974; HEMKER u. VELTKAMP 1975; LOELIGER 1979) Vorstufen in die Zirkulation.

Der andere ist die *Cholostase,* die zu einer Stimulierung der Proteinsynthese und damit zu einem Anstieg von Faktor V, in geringerem Maße auch von Fibrinogen, Antithrombin III und anderen Gerinnungsfaktoren führt, solange kein komplizierender Leberparenchymschaden oder Vitamin-K-Mangel hinzutritt.

II. Bildungsstätten der Faktoren des Gerinnungs- und fibrinolytischen Systems

1. Intrahepatisch

Die Leber als Bildungsort der Faktoren des Gerinnungs- und des fibrinolytischen Systems ist durch zahlreiche tierexperimentelle Untersuchungen erwiesen.

Im wesentlichen wurden 3 Wege zum Nachweis herangezogen, nämlich

1. das isoliert perfundierte Organ;
2. immunologischer Nachweis in den Zellen der Leber mit natürlichen, oder monoklonalen zum Licht- oder elektronenmikroskopischen Nachweis markierten Antikörpern, eventuell unter Anwendung einer Doppelantikörpermethode; und
3. die Untersuchung von Leberzellen, bzw. Endothelzellen in der Kultur bzw. Analyse des Kulturmediums.

ad 1. Die ersten Untersuchungen an der isoliert durchströmten Leber wurden von OLSON et al. (1963) durchgeführt und die Bildung von Fibrinogen nachgewiesen. Es folgte dann der Nachweis der Bildung der Faktoren II, V, VII, VIII:C, IX, X, XI, XII, Präkallikrein, Plasminogen, α_2-Antiplasmin, Antithrombin-III, α_1-Antitrypsin und Fibronektin (Literatur s. Tabelle 1). Da hinsichtlich der älteren Arbeiten immer wieder Bedenken dahingehend geäußert wurden, daß Gerinnungsfaktoren oder Vorstufen derselben, die mit dem Durchströmungsmedium in die Leber eingebracht werden, als in der Leber gebildet fehlinterpretiert werden könnten, wurde eine rein synthetische Durchströmungsflüssigkeit entwickelt. Mit einer solchen haben schließlich OWEN u. BOWIE (1981) die Bildung der Faktoren II, V, VII, IX, X, XI, XII, Antithrombin III und Plasminogen in der Leber endgültig bewiesen. Beträchtliche Mengen von Faktor VIII:C werden in der Rattenleber allerdings nur dann gebildet, wenn die Durchströmungsflüssigkeit Plasma- oder Serumbestandteile, wahrscheinlich Faktor VIII R:Ag enthält (OWEN et al. 1979). Die Methoden am isolierten Organ haben den Nachteil, daß sie nur die Leber als Bildungsstelle erweisen, aber nichts über den involvierten Zelltyp aussagen.

ad 2. Mit den immunologischen Methoden konnte die Bildung von Fibrinogen, Fibronektin, Prothrombin, Faktor V und α_2-Antiplasmin in den Hepatozyten und von Faktor VIII R:Ag in den Endothelzellen der Leber nachgewiesen werden (Literatur s. Tabelle 1). Faktor VIII:CAg konnte mit monoklonalen Antikörpern in den die Sinusoide auskleidenden Endothelzellen auch in Lebern von Patienten mit schweren Leberparenchymschäden nachgewiesen werden (STEL et al. 1983; VAN DER KWAST et al. 1983).

Tabelle 1. Bildung der Gerinnungsfaktoren in der Leber. (Aus DEUTSCH 1982b ergänzt)

Gerinnungsfaktor	Isoliert perfundiertes Organ	Leberschnitt Immunhistologie	Isolierte Hepatozyten bzw. Hepatozytenkultur
Fibrinogen	OLSON et al. (1963)	FORMAN u. BARNHART (1964) H.[a]	CRANE u. MILLER (1976) H.[a]
Prothrombin	SHAW et al. (1979)	BARNHART (1960) H.	POOL u. ROBINSON (1959) H.
Faktor V	SHAW et al. (1979)	BARNHART et al. (1963) H.	GIDDINGS et al. (1975) H.
Faktor VII	OWEN u. BOWIE (1977)	–	POOL u. ROBINSON (1959) H.
Faktor VIII:C	SHAW et al. (1979)	VAN DER KWAST et al. (1983) E.[b]	KELLY et al. (1983) H. E.[b]
Faktor VIIIR:Ag		HOLMBERG et al. (1974) E.	JAFFE (1973) E. JAFFE et al. (1982)
Faktor IX	SHAW et al. (1979)	–	POOL u. ROBINSON (1959) H.
Faktor X	SHAW et al. (1979)	–	
Faktor XI	OWEN u. BOWIE (1978)	–	–
Faktor XII	OWEN u. BOWIE (1978)	–	–
Faktor XIII (A-Kette)	–	–	LEE u. CHUNG (1976) H.
Faktor XIII (B-Kette)	–	–	LEE u. CHUNG (1976) H.
Präkallikrein	BORGES et al. (1981)	–	–
Plasminogen	SAITO et al. (1980)	–	BOHMFALK u. FULLER (1980) H.
Antiplasmin	JEDRYCHOWSKI (1974)	–	–
Antithrombin	KOJ et al. (1978)	WATADA et al. (1981) H.	–
Alpha$_1$-Antitrypsin	KOJ et al. (1978)	–	Zit. nach WORKMAN u. LUNDBLAD (1977)
Alpha$_2$-Antiplasmin	–	AOKI (1979) H.	HÖGSTORP u. SALDEN (1982b) H.
Fibronektin	OWENS u. CIMINO (1982)	MATSUDA et al. (1982) H.	–
t-Plasminogenaktivator	–	–	BARLOW et al. (1984)

[a] H., Bildung in Hepatozyten
[b] E., Bildung in Endothelzellen

ad 3. In isolierten Hepatozyten, bzw. dem Kulturmedium konnten Fibrinogen (CRANE u. MILLER 1976; AMRANI et al. 1983), Prothrombin, die Faktoren V, VII und IX, die A- und die B-Kette des Faktor XIII sowie Plasminogen, in Endothelzellkulturen Faktor VIII R:Ag nachgewiesen werden (Literatur s. Tabelle 1). Faktor VIII:CAg wurde in durch Differentialzentrifugation getrennten Hepatozyten, Endothelzellen und Kupffer'schen Sternzellen des Meerschweinchens nachgewiesen (KELLY et al. 1983), wobei die höchste Konzentration in den Hepatozyten gefunden wurde (KELLY et al. 1984). Der Nachweis von Faktor VIII:CAg in den Hepatozyten steht im Gegensatz zu den Untersuchungen von VAN DER KWAST et al. (1983) und STEL et al. (1983), die mit immunologischen Methoden Faktor VIII:CAg bei Menschen in Leberzellen nicht nachweisen konnten, sondern nur in den Sinusendothelien. Es bleibt auch weiterhin unklar, in welchen Zellen Faktor VIII:CAg gebildet und in welchen Zellen es eventuell nur gespeichert wird.

Die Zellen einer Hepatomlinie (hepG2) bilden in der Kultur Fibrinogen, Plasminogen und α_2-Antiplasmin (FAIR u. PLOW 1983), jene der Hepatomlinie SK-HEP-1, α_1-Antitrypsin (GLASGOW et al. 1982), die sich immunologisch nicht von den entsprechenden Proteinen im Normalplasma unterscheiden.

Mit Hilfe der Bestimmung des genetischen Plasminogentyps vor und nach Lebertransplantation konnte die Plasminogensynthese in der Leber beim Menschen nachgewiesen werden (RAUM et al. 1980). Es ist gelungen, aus Tierlebern (PRINCEN et al. 1983) und aus Hepatomzellen (GRAVES et al. 1980) mRNA's für Gerinnungsfaktoren zu isolieren. So wird die Bildung der Ketten des Fibrinogens von getrennten Messengers, allerdings mengenmäßig gut aufeinander abgestimmt, vermittelt. Jede Kette trägt an ihrem N-Terminal ein Signalpeptid (CARBTREE et al. 1983; FULLER et al. 1983). Das Gen für die Bildung der β-Kette wurde isoliert und geklont (CHUNG et al. 1983). Die Fibrinogenbildung in Hühnerhepatozyten wird durch Insulin und selektiv durch Trijodthyronin und Dexamethason stimuliert. Gleichzeitig wird auch die Menge der mRNA vermehrt (GRIENINGER et al. 1983). Auch die Initiationssequenz des Präprothrombins ist bereits bekannt.

2. Extrahepatisch

Fibrinogen, Fibronektin, die A-Kette des Faktor XIII, Faktor VIIIC:Ag und Faktor VIII R:Ag, Plasminogen und Plasminogenaktivator werden auch außerhalb der Leber, Gewebethrombokinase in nahezu allen Zellen in wesentlichen Mengen, Prothrombin, Faktor V, VII, IX und X in geringen, praktisch bedeutungslosen Mengen in Macrophagen (ØSTERUD et al. 1981), Faktor VII auch in Nierenzellen (PRYDZ 1964) und Faktor X in Pancreasinseln (keine überzeugende Beweisführung) (BETTERLE et al. 1982) gebildet. Faktor VIII C:Ag kann mit monoklonalen Antikörpern auch in mononukleären, nicht lymphoiden Zellen der Lunge, Milz und Lymphknoten nachgewiesen werden. Faktor VIII-R:Ag findet sich in Endothelzellen von Milz, Lunge, Pankreas, Niere, Kolon, Thymus (VAN DER KWAST et al. 1983).

III. Eignung der Gerinnungsfaktoren zur Beurteilung der Leberfunktion

Das Verhalten einzelner Gerinnungsfaktoren hat sich als ein wichtiger Parameter für die Beurteilung der Leberfunktion bzw. der funktionierenden Zellmasse erwiesen. Aus der Verfolgung der Konzentration dieser Gerinnungsfaktoren lassen sich Schlüsse auf den Verlauf (Besserung oder Verschlechterung) und die Prognose ziehen. Das Verhalten einer Gruppe von Gerinnungsfaktoren kann aber auch als Argument in der Diagnose und Differentialdiagnose von Lebererkrankungen herangezogen werden.

Die Voraussetzungen für die Eignung eines Gerinnungsfaktores zur Beurteilung der Leberfunktion sind:

1. ausschließliche Bildung in der Leber (s. Abschn. A.II.1.ff)
2. kurze Halbwertszeit
3. geringe Reservesynthesekapazität in der Leber
4. fehlende Beeinflussung durch extrahepatische Krankheitsprozesse, wie z. B. Entzündung, maligne Erkrankungen u. a.
5. fehlende oder möglichst geringe Permeation aus dem Gefäßsystem in andere Kompartments (Interstitium, Pleuraergüsse, Ascites) oder Verlust in den Harn (Proteinurie) oder in den Darm (eiweißverlierende Darmerkrankungen);
6. Ausschluß einer Umsatzsteigerung (intravenöse Gerinnung oder Fibrinolyse), die besonders die Faktoren I, V, VIII und AT III, Protein C und Fibronektin sowie Plasminogen und Antiplasmin betreffen kann;
7. einfache, überall durchführbare Bestimmungsmethoden und schnelle Verfügbarkeit der Testergebnisse.

Hieraus ergibt sich, daß als Leberfunktionstest die Bestimmung von Faktor VII (s. Abschn. B.I.2.) am besten geeignet wäre, aber aus praktischen Gründen die Bestimmung der PTZ mit einer Faktor-VII-empfindlichen Thrombokinase, die P & P-Methode, Normotest oder Hepatoquick vorzuziehen sind, wobei die beiden letztgenannten Methoden den ersteren überlegen sind. Auch die Betimmung von AT III ist zur Bestimmung der Synthesekapazität der Leber sehr geeignet. Die Gerinnungsteste sind ein gutes Maß für die funktionierende Leberzellmasse (Lechner et al. 1977; Nakaya et al. 1977; Ogura et al. 1977; Tilsner 1981). Sie sind gut untereinander korreliert, bei akuten Erkrankungen auch mit Präalbumin und Cholinesterase (Lechner et al. 1977), bei chronischen Erkrankungen s. Tabelle 2. Die Gerinnungsteste sind wertvoll in der Differentialdiagnose zwischen Leberparenchymerkrankungen und Cholostasen, zwischen Leberparenchymerkrankungen und Vitamin-K-Mangel (s. Abschn. B.I.2) sowie zwischen CPH und CAH (s. Abschn. B.II.3.a).

Die Hauptbedeutung liegt aber in der Möglichkeit prognostischer Aussagen. Absinken von Normotest unter 30% bedeutet bei jeder Lebererkrankung ohne Unterschied eine starke Verschlechterung der Funktion und Werte unter 10–15% weisen auf eine lebensbedrohende Situation hin. Antithrombin III sinkt parallel ab, Faktor VIII steigt mit all seinen Funktionen an, doch ist die Schärfe der Aussage dieser Teste geringer als die der Prothrombinzeit bzw. Normotest. Aus dem Verhalten von NT, AT III und Faktor VIII ist der Übergang in eine chronische Verlaufsform gut zu erkennen (s. Abschn. B.II.2.ff) (Wenzel et al. 1983; Literatur bei Lechner et al. 1977).

IV. Methodik

In der Regel wird man mit einfachen gerinnungsanalytischen Methoden das Auslangen finden. Als Screening-Methode empfehlen sich die Prothrombinzeit (PTZ) mit einer Faktor-VII-empfindlichen Thrombokinase, Normotest (NT) oder Hepatoquick; zusätzlich die Thrombinzeit, die Fibrinogenbestimmung nach Clauss (1957), Antithrombin III immunologisch und amidolytisch sowie der Heparin-Cofaktortest nach Ødegard et al. (1975), ferner die Zählung der Thrombozyten, zur Erfassung des fibrinolytischen Systems die Euglobulin-Lysezeit (ELT) und die Fibrinplattenmethode nach Astrup u. Müllertz (1952). Die aktivierte PTT hat in diesem Zusammenhang nur geringe praktische Bedeutung.

Für spezielle Fragestellungen sind die spezifischen Spezialmethoden heranzuziehen, doch sei diesbezüglich auf die entsprechenden Laboratoriumsbücher und Spezialartikel verwiesen (Latallo 1981; Lechner 1982; Deutsch 1983; Dukkert 1983b).

B. Hämostasedefekte bei Lebererkrankungen

Die Ausarbeitung gliedert sich in 2 Abschnitte: Im ersten sollen zunächst die Veränderungen der einzelnen Gerinnungsfaktoren bei Lebererkrankungen besprochen werden, im zweiten die bei den einzelnen Lebererkrankungen auftretenden charakteristischen Muster der Gerinnungsveränderungen.

I. Verhalten der einzelnen Gerinnungsfaktoren bei Lebererkrankungen

1. Fibrinogen, SFMC und FDP

Fibrinogen ist für eine subtile Beurteilung der Leberfunktion wenig geeignet, da es der Gerinnungsfaktor mit der längsten Halbwertszeit ist, eine wirksame extrahepatische Fibrinogenbildung möglich ist und auch zahlreiche von der Leberfunktion unabhängige Mechanismen (Entzündung, Malignome) die Fibrinogenbildung beeinflussen können. Es findet sich ein *normaler* Fibrinogenspiegel in den meisten Fällen von akuter und chronisch persistierender Hepatitis, portaler Hypertension, chronischer Hepatitis und kompensierter Leberzirrhose (Tytgat et al. 1971; Lechner et al. 1975) bei normaler oder erhöhter Biosynthese. Letztere geht mit einer verkürzten Halbwertszeit einher (Tytgat et al. 1971; Verstraete et al. 1974; Collen et al. 1978; Stein u. Harker 1982). Ein erhöhter Fibrinogenkatabolismus findet sich auch bei schwer verlaufender akuter Hepatitis und chronisch aktiver Hepatitis (CAH) (Clark et al. 1975; Uehara u. Hirayama 1977).

Die Synthesesteigerung wird möglicherweise durch Entstehung von Fibrinmonomeren oder Fibrin(ogen)abbauprodukten (BARNHART et al. 1970) ausgelöst. Diese wirken nicht direkt auf die Leberzellen, sondern über einen hepatozytenstimulierenden Faktor (Mg 15000), der von durch Plasmin-degradierte FDP stimulierten Monozyten gebildet wird (CARBTREE et al. 1983; RITCHIE u. FULLER 1983). Die gesteigerte Fibrinogenbildung ist ein Zeichen einer kompensierten Verbrauchsreaktion.

Eine *Verminderung* von Fibrinogen findet sich bei akutem Leberversagen, chronischen Lebererkrankungen und fortgeschrittener dekompensierter Leberzirrhose bei starker Ausprägung als Zeichen einer schlechten Prognose (s. ältere Literatur sowie UEHARA u. HIRAYAMA 1977; YOSHIMURA et al. 1977). Absinken unter 100 mg/dl ist häufig Ausdruck einer kompensierten Umsatzstörung (s. Abschn. B.I.11.). Bei der Beurteilung der Bedeutung einer Hypofibrinogenämie muß man allerdings bedenken, daß diese auch durch Hämodilution, durch Verlust von Fibrinogen durch Blutung oder durch Übertritt in den extravasalen Raum (Ödem, Aszites, Pleuraerguß) zustande kommen kann.

Eine *Vermehrung* von Fibrinogen findet sich als Ausdruck eines entzündlichen oder neoplastischen Geschehens bei Cholangitis, Obstruktion der Gallenwege (DEUTSCH 1965; WALLS u. LOSOWSKY 1971; TAKEDA et al. 1977), bei Hepatomen (WALLS u. LOSOWSKY 1971) und sekundären Lebertumoren (WALLS u. LOSOWSKY 1971) sowie nach extensiver Leberresektion (POLLER 1977).

Die Endstrecke der Gerinnung wird mittels der Thrombinzeit erfaßt. Eine Verlängerung derselben findet sich nicht nur bei einer Verminderung von Fibrinogen, sondern auch bei Auftreten gewisser Hemmstoffe (Heparin, FDP) oder bei Polymerisationsstörungen. Bei letzteren sind Thrombin- und Reptilasezeit verlängert. Dies findet sich selten bei akuter oder bei chronisch persistierender Hepatitis (CPH), häufig jedoch bei schwerem akuten Leberversagen (GREEN et al. 1976; LANE et al. 1977a, b; 86% der Fälle von FRANCIS u. ARMSTRONG 1982a, b), bei schwerer CAH (31% der Fälle von PENGO et al. 1981; 78% der Fälle von FRANCIS u. ARMSTRONG 1982a, b), bei kompensierten Zirrhosen seltener (39%) als bei dekompensierten (65%) (GREEN et al. 1976; LANE et al. 1977a, b; SORIA et al. 1980; PENGO et al. 1981; HIGUCHI et al. 1981a) und bei Hepatomen (hepatozellulärem Karzinom) (GREEN et al. 1976; GRALNIK et al. 1978; SORIA et al. 1980; BALLARD et al. 1981; HIGUCHI et al. 1981b).

Da in diesen Fällen mit der immunologischen Fibrinogenbestimmung normale oder zumindest deutlich höhere Werte als mit den Gerinnungstesten erhalten werden, wird allgemein angenommen, daß es sich um ein abnormes Fibrinogen handle (GREEN et al. 1976; DETTORI et al. 1977; PALASCAK u. MARTINEZ 1977; MARTINEZ u. PALASCAK 1979; HIGUCHI et al. 1981; PALARETI et al. 1981; PENGO et al. 1981).

Die Veränderungen wurden von GREEN et al. (1976) und POLLER (1977) eingehend analysiert. Wird die Zunahme der optischen Dichte während der Gerinnung von Plasma untersucht, so nimmt sie viel langsamer zu und erreicht geringere Endwerte als bei Normalplasma (Abb. 1). Wird dieselbe Untersuchung mit isoliertem Fibrinogen dieser Patienten durchgeführt, so ist die Störung in den meisten Fällen, aber nicht immer in gleicher Weise nachweisbar (SORIA et al. 1980), was sehr für eine Veränderung am Fibrinogen selbst spricht. Die

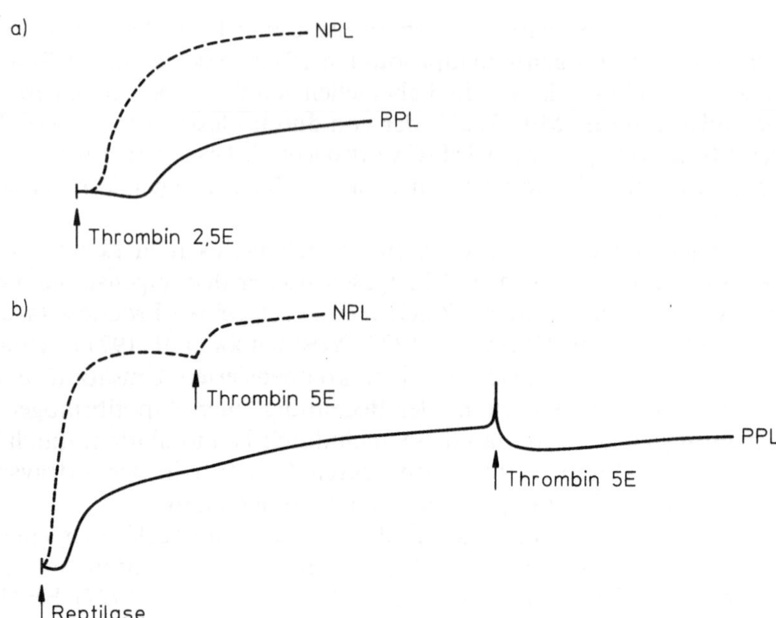

Abb. 1 a, b. Polymerisationsstörung. **a** 1 ml Normalplasma und das Plasma eines Patienten mit schwerer Leberzirrhose wurden auf 200 mg% Fibrinogen (Gerinnungstest) eingestellt, mit 0.1 ml Thrombin (2.5 E/ml) versetzt, die Zunahme der optischen Dichte in einem Photometer registriert und die Absorptionskurve kontinuierlich geschrieben. **b** 1 ml der gleich eingestellten Plasmen wurde zunächst mit 0.2 ml Reptilase-Reagens versetzt und nach Abschluß der Polymerisation wurde 0.1 ml Thrombin (5 E/ml) zugesetzt. In dem Normalplasma kommt es zu einer weiteren Zunahme der optischen Dichte als Zeichen für die Abspaltung des Fibrinpeptid B. Bei dem Patientenplasma unterbleibt die Zunahme der optischen Dichte. —— Normalplasma; ——— Patientenplasma; *Abszisse* Zeit in Minuten; Ordinate Änderung der optischen Dichte

Thrombinzeit verkürzt sich bei Erhöhung der Thrombinkonzentration und bei Zusatz von Calzium und in einzelnen Fällen von Protaminsulfat (Dettori et al. 1977) oder Polybren, ohne aber die Vergleichswerte mit Normalplasma mit den gleichen Zusätzen zu erreichen.

Das elektrophoretische Verhalten des Fibrinogens und seiner Ketten (in der SDS-PAA-Gel-Elektrophorese) ist normal (Lane et al. 1977a, b; Klingemann et al. 1976, 1980a; Ballard et al. 1981). Auch die Freisetzung der Fibrinpeptide dürfte normal erfolgen (Palascak u. Martinez 1977; Gralnik et al. 1978; Klingemann et al. 1980a; Soria et al. 1980; Ballard et al. 1981).

Die Ursache der verzögerten Polymerisation ist in den meisten Fällen ein erhöhter Neuraminsäuregehalt (0,79 bis 0,9 mg/100 mg Fibrinogen im Vergleich zu einem Normalwert von 0,70±0,13 mg/100 mg Fibrinogen [Palareti et al. 1981]) der Kohlenhydratseitenketten des Fibrinogenmoleküls (Palareti et al. 1981; Soria et al. 1980; Higuchi et al. 1981a, b, 1982; Francis u. Armstrong 1982b; Martinez et al. 1978; 1983a, b). Neuraminsäure, Galaktose und N-Acetylglukosamin sind äquimolar vermehrt, die Mannose jedoch nicht, was für eine vermehrte Verzweigung der Seitenketten distal der Mannose spricht (Martinez et al. 1983a, b, c). Es konnte gezeigt werden, daß Des-sialo-Fibrino-

gen viel schneller polymerisiert und Plättchen stärker aggregiert und daß diese Funktionen mit zunehmendem Gehalt an Neuraminsäure abnehmen (MARTINEZ u. PALASCAK 1979; FRANCIS u. ARMSTRONG 1982a, b). Ebenso wird die Thrombinzeit entsprechend der Zunahme des Neuraminsäuregehaltes länger. Der erhöhte Neuraminsäuregehalt betrifft die Bβ- und die γ-Kette des Fibrinogens (TOWNSEND et al. 1982; MARTINEZ et al. 1983b). Für die Richtigkeit dieser Annahme spricht, daß in der zirrhotischen Leber und im Plasma die Neuraminsäuretransferase vermehrt ist (FRANCIS u. ARMSTRONG 1983; FRANCIS et al. 1983) und auch andere Proteine (z. B. B_{12}-bindendes Globulin [WAXMAN et al. 1977], alkalische Phosphatase von Hepatompatienten, Isoferritin [BULLOCK et al. 1980]) sowie die Plättchen (HEISIG et al. 1983) einen erhöhten Neuraminsäuregehalt aufweisen, ferner daß enzymatische Abspaltung der Neuraminsäure die Thrombinzeit und Polymerisation normalisiert. Gleichzeitig geht die polymerisationsfördernde Wirkung von Calzium, Protaminsulfat und Polypren verloren (FRANCIS u. ARMSTRONG 1982b). Abnorme Kohlenhydratseitenketten wurden auch in Fibrinogen von Hepatompatienten nachgewiesen (NISHIBE et al. 1981).

Als weitere Erklärungsmöglichkeiten stehen zur Diskussion:

1. Das Vorliegen abnormer α-Ketten, wobei ungeklärt ist, ob diese Veränderung Ausdruck einer Synthesestörung (WEINSTEIN u. DEYKIN 1978) oder Folge einer partiellen Proteolyse ist (LIPINSKI et al. 1977; COCCHERI et al. 1979; SORIA et al. 1980). Ein Fibrinogen mit niederem Molekulargewicht (LMWF) und geringerer Polymerisationstendenz kommt auch im Normalplasma vor und kann nicht für die hier auftretende Störung allein verantwortlich gemacht werden (LANE et al. 1977a).

2. Nach KLINGEMANN et al. (1976, 1978, 1980a) soll ein normales Fibrinogen gebildet werden. Die Bildung der α-Polymere soll aber proportional zu einer Verminderung des Faktor XIII reduziert sein und nach Absinken desselben unter 80% nicht mehr erfolgen. Die γ-Dimere sollen jedoch normal gebildet werden. SORIA et al. (1980) finden hingegen eine normale Vernetzung des Fibrins. Gegen diese Hypothese spricht auch, daß bei Patienten mit kongenitalem Faktor-XIII-Mangel die Thrombinzeit nicht verlängert ist.

3. Wird ein im Plasma enthaltener Hemmstoff diskutiert (SORIA et al. 1980). Hierbei wäre auch an FDP zu denken. Es ist möglich, daß nicht immer derselbe Mechanismus für die Polymerisationsstörung verantwortlich ist. Hierfür spricht insbesondere, daß SORIA et al. (1980) in ihren Untersuchungen bei verschiedenen Patienten unter Verwendung derselben Technik verschiedene Mechanismen nachweisen konnten.

Bei CAH, Leberzirrhose und akutem Leberversagen jeder Ätiologie können Fibrinmonomere in der Zirkulation gefunden werden. Diese werden als Zeichen einer intravasalen Aktivierung der Gerinnung aufgefaßt (s. Abschn. B.I.11.a) (OEHLER u. MATTHIAS 1980). Gleichzeitig wird auch ein erhöhter Spiegel von Fibrinpeptid A (FPA) gefunden (2,7 bis 156 ng/ml, normal 0,16 bis 2,2 ng/ml [HARENBERG et al. 1980], LIPINSKI et al. 1977; COCCHERI et al. 1982) (Abb. 2). Mit Hilfe der Gel-Filtration können in diesen Fällen drei fibrinogenbezogene Fraktionen gefunden werden.

Die eine hat ein niedrigeres Mg als Fibrinogen und besteht wahrscheinlich aus Spaltproduktion infolge vermehrten Abbaues (Fibrinolyse, Wirkung anderer

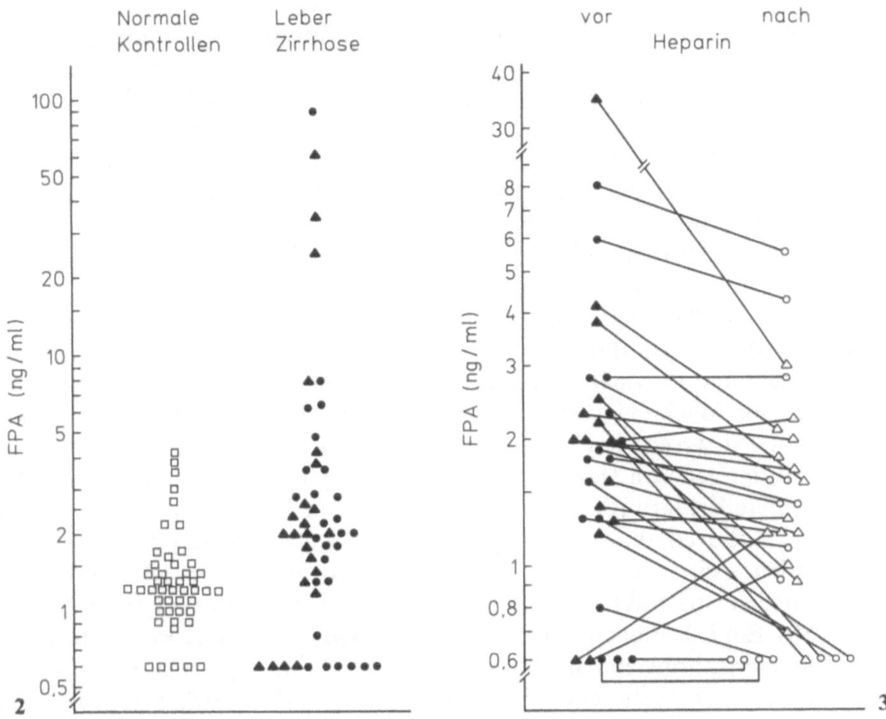

Abb. 2. FPA (ng/ml) bei normalen Kontrollen (□) und bei milder (●) und schwerer (▲) Leberzirrhose. *Ordinate* FPA (logarithmisch)

Abb. 3. FPA (ng/ml) bei Zirrhotikern vor und nach einer Bolusinjektion von Heparin. Mäßig schwere Zirrhose vor (●) und nach (o) Heparin, schwere Zirrhose vor (▲) und nach (△) Heparin. *Ordinate* Log. FPA. (Aus Coccheri et al. 1982)

Proteasen), die zweite entspricht dem Fibrinogen, die dritte hat ein höheres Mg und besteht aus löslichen Fibrinogen-Fibrinmonomerkomplexen (SFMC) und wäre dann ein Zeichen für intravasale Thrombinwirkung ebenso wie der erhöhte FPA-Spiegel, der durch einen Heparin-Bolus normalisiert werden kann (Abb. 3) (Coccheri et al. 1979, 1981, 1982). Da aber die Autoren keine Korrelation zwischen SFMC und FPA fanden, diskutieren sie andere Möglichkeiten der Entstehung der SFMC als eine Thrombinwirkung, nämlich Wirkung anderer Proteasen (ELP), Komplexbildung zwischen abnormalem Fibrinogen und anderen Plasmaproteinen oder eine Vernetzung durch Transglutamidasen. Bei Annahme unterschiedlicher Halbwertszeiten oder eines differenten Katabolismus für SFMC und FPA wären diese Befunde doch nicht im Widerspruch zu einer Thrombinwirkung, die immer noch die größte Wahrscheinlichkeit besitzt.

2. Die Vitamin-K-abhängigen Gerinnungsfaktoren (II, VII, IX, X, Protein C)

Eine Verminderung dieser Gerinnungsfaktoren kann durch mangelnde Synthesekapazität der Leber bei akuten und chronischen Lebererkrankungen jeg-

licher Pathogenese oder durch Mangel an Vitamin K [Mangelernährung, Resorptionsstörung (langdauernde Diarrhöen, Gallengangsverschluß, Medikamente wie Cholestyramin) oder durch Vitamin-K-Antagonisten] zustande kommen (s. Abschn. C.). Auf die Veränderungen bei den Neugeborenen wird hier nicht eingegangen (s. Kap. KÜNZER u. NIEDERHOFF, S. 539). Im Plasma findet sich bei der h. Synthesestörung eine geringere Menge der vollständigen Gerinnungsfaktoren (OSTERMANN et al. 1982), bei Vitamin-K-Mangel und unter Einwirkung von Kumarinderivaten werden die inaktiven Vorstufen in annähernd normaler oder geringfügig verminderter Menge gebildet (BLANCHARD et al. 1981), die Carboxylierung unterbleibt jedoch ganz oder zum Teil (GANROT u. NILEHN 1971; PRYDZ 1977; BERTINA et al. 1980; MALHORTA 1981) und es kommen inaktive Vorstufen in die Zirkulation.

Zwischen h. Bildungsstörung und Vitamin-K-Mangel kann auf verschiedene Weise unterschieden werden:

a) an dem Verhalten von Faktor V, der bei h. Synthesestörung ebenfalls vermindert ist, bei Vitamin-K-Mangel jedoch in normaler Menge gebildet wird;

b) durch immunologische Methoden, mit denen nicht nur die gerinnungsaktiven Gerinnungsfaktoren (II:C, VII:C, IX:C, X:C) sondern auch die inaktiven Vorstufen gemeinsam mit diesen (II:Ag, VII:Ag, IX:Ag, X:Ag) erfaßt werden. Bei h. Synthesestörung stimmen die Ergebnisse der funktionellen [chronometrischen und amidolytischen (LATALLO 1981)] Teste mit jenen der immunologischen überein, bei Vitamin-K-Mangel ergeben letztere höhere Werte. Dieses Verhalten ist bei Patienten mit Leberzirrhose für Faktor VII (ORLANDO et al. 1982), für Faktor IX (LECHNER et al. 1975, 1977) und Prothrombin (GIROLAMI et al. 1980; CARANOBE et al. 1982), aber auch bei anderen Lebererkrankungen (GANROT u. NILEHN 1971) gefunden worden.

Allerdings wird eine geringe Menge nicht carboxylierter Prothrombinvorstufen von mehreren Autoren auch bei Lebererkrankungen gefunden (ARIAS 1982; LIEBMAN et al. 1982). So berechnen OEHLER et al. (1980) einen Quotienten Faktor II:C/II:Ag von 0,82 (zum Vergleich bei Cumarinbehandlung 0,4), LAUTZ et al. (1982) fanden bei 3 von 26 Patienten mit akuter Hepatitis beträchtliche Mengen von Präprothrombin, möglicherweise als Folge eines gleichzeitigen Vitamin-K-Mangels.

OSTERMANN et al. (1982) haben gezeigt, daß im Lebergewebe auch bei Parenchymerkrankungen eine beträchtliche Menge an Decarboxyprothrombin vorhanden ist, daß dieses aber im Plasma nicht nachgewiesen werden kann. Es besteht keine Korrelation zwischen der Art der Erkrankung und der Menge an Decarboxyprothrombin in der Leber und zwischen dieser und dem Prothrombinspiegel im Plasma.

Im Gegensatz zu den meisten Autoren fanden CORRIGAN et al. (1982) bei zahlreichen Patienten mit akuter Hepatitis und Leberzirrhose einen beträchtlichen Antigenüberschuß (Vergleich Gerinnungstest mit Elektroimmunoassay) und stellten neben einem Carboxylasedefekt die Bildung einer veränderten Prothrombinvorstufe zur Diskussion, die durch Vitamin K nicht carboxyliert werden kann. Die Autoren haben allerdings nicht routinemäßig geprüft, ob die Differenzen unter der Gabe von Vitamin K bestehen bleiben, so daß der Aussagewert dieser Arbeit gering ist.

Baele (1980) fand bei Leberzirrhose für Faktor X mit S 2222 deutlich höhere Werte als mit Gerinnungsmethoden, ein Befund, der kaum erklärbar ist;

c) durch direkte radioimmunologische Bestimmung von Prothrombin und (Des-γ-carboxy)-Prothrombin. Die Menge des nachweisbaren (Des-γ-carboxy)-Prothrombins beträgt bei Hepatitiden ungefähr 2%, bei Zirrhosen 1% des vorhandenen Prothrombins (Blanchard et al. 1981);

d) durch direkte Bestimmung von PIVKA-II (mit einem spezifischen an Latex-Kügelchen adsorbierten Antikörper nach Adsorption des kompletten Prothrombins aus der Probe), die bei Vitamin-K-Mangel positiv, bei h. Bildungsstörung negativ ist (Meguro u. Yamada 1982);

e) Durch elektrophoretische Untersuchung, bei der die Vorstufen im Calzium-hältigen Gel deutlich schneller wandern als die vollkommenen Gerinnungsfaktoren;

f) für Prothrombin durch die Diskrepanz bei Aktivierung mit Thrombokinase und mit Staphylokoagulase oder Ecarin, die auch (Des-γ-carboxy)-Prothrombin aktivieren (Hemker 1984). Mit dieser Methodik fanden Bertina et al. (1980), daß ein Quotient unter 0,86 für wesentliche Mengen von abnormem Prothrombin spricht. Einen solchen beobachteten sie bei 3 von 28 Patienten mit Lebererkrankungen. Bei 2 von diesen war der niedrige Quotient durch einen Vitamin-K-Mangel bedingt, so daß nur 1 Patient mit Leberparenchymerkrankung und relativer Vermehrung abnormen Prothrombins übrig bleibt;

g) durch den Koller-Test mit Gabe von Vitamin K. Bei Vitamin-K-Mangel kommt es zur Normalisierung der Vitamin-K-abhängigen Gerinnungsfaktoren, bei h. Synthesestörung bleiben diese Werte unverändert. In Anbetracht der oben angeführten Möglichkeiten hat dieser Test an Bedeutung verloren.

Bei Beurteilung der mit den angeführten Methoden erhaltenen Befunde muß man eine angeborene Dysprothrombinämie ausschließen, bei der sich ein abnorm verhaltendes Prothrombin finden kann (Roberts et al. 1981). Zusammenfassend kann man feststellen, daß die Vitamin-K-abhängigen Gerinnungsfaktoren bei Leberparenchymerkrankungen vermindert gebildet werden. Nur in vereinzelten Fällen können mit den derzeit zur Verfügung stehenden Methoden nach Ausschluß eines Vitamin-K-Mangels nicht carboxylierte Vorstufen in der Zirkulation nachgewiesen werden. Hier müßte es sich um einen zusätzlichen Defekt im Vitamin-K-Zyklus (Abb. 9, S. 509) handeln.

Da die Vitamin-K-abhängigen Gerinnungsfaktoren praktisch ausschließlich in der Leber gebildet werden, eine Bildung von Faktor VII in Nierenzellen (Prydz 1977) und aller Faktoren in Makrophagen (Østerud et al. 1981) ohne physiologische Bedeutung ist, sind sie ein empfindliches Maß für die Syntheseleistung der Leber. Zuerst sinken Faktor VII und Protein C (Broekmans et al. 1983), dann Faktor X, Prothrombin und zuletzt Faktor IX ab (Deutsch 1965; Lechner et al. 1975).

Da *Faktor VII* weder durch entzündlich-neoplastische Prozesse noch durch intravenöse Aktivierung der Gerinnung oder Fibrinolyse beeinflußt wird und die kürzeste biologische Halbwertszeit aufweist, wäre er der empfindlichste Parameter zur Erfassung der Leberfunktion. Seiner routinemäßigen Bestimmung steht jedoch die Schwierigkeit der Herstellung eines geeigneten artifiziellen

(LECHNER u. DEUTSCH 1967) und die seltene Verfügbarkeit eines natürlichen Mangelplasmas entgegen. Als Ersatz empfiehlt sich die Verwendung der Prothrombinzeitbestimmung mit einer Faktor-VII-empfindlichen Thrombokinase oder der käuflichen Reagenzien Normotest und Hepatoquick.

Eine dem Schweregrad der Erkrankung bzw. dem Verlust an funktionstüchtigem Lebergewebe parallelgehende *Verminderung* der Vitamin-K-abhängigen Gerinnungsfaktoren findet sich bei allen akuten und chronischen Lebererkrankungen (DEUTSCH 1965; WALLS u. LOSOWSKY 1971; OGURA et al. 1977; ANDO et al. 1977; MAEHARA et al. 1977; CARANOBE et al. 1982), Intoxikationen (s. Abschn. B.II.9.), nach partieller Hepatektomie (s. Abschn. B.II.10.), bei Thrombose der Arteria hepatica und der Vena hepatica (s. Abschn. B.II.5.d.α) und bei Hepatomen (s. Abschn. B.II.8.).

Ein *normaler* Spiegel wird eigentlich nur bei ganz mild verlaufenden akuten und chronischen Lebererkrankungen, bei Fettleber (s. Abschn. B.II.4), bei akuter Alkoholintoxikation (s. Abschn. B.II.9.a.η), im Frühstadium des Verschlußikterus und bei biliärer Zirrhose gefunden. Bei letzteren kann anfangs auch eine *Vermehrung* dieser Gerinnungsfaktoren beobachtet werden (DEUTSCH 1965). Bei längerem Bestehen kommt es auch hier infolge sekundärer Leberschädigung oder zusätzlichen Vitamin-K-Mangels infolge Resorptionsstörung zu einem Absinken der Vitamin-K-abhängigen Gerinnungsfaktoren.

Ein isolierter Mangel an Faktor VII wird bei Dubin-Johnson- (SELIGSOHN et al. 1970b; SHANI et al. 1970), Gilbert- und Rotor-Syndrom (SELIGSOHN et al. 1970a) gefunden (s. Abschn. B.II.6.b).

Protein C ist bei Leberparenchymerkrankungen vermindert (MANNUCCI u. VIGANO 1982), bei schweren Leberzerfalls- und Umgehungskoma unter die immunologische Nachweisgrenze. In einem noch kleinen Krankengut mit Patienten mit akuter Hepatitis und schwerem Leberversagen war Protein C:Ag mit Faktor II:C, II:Ag und Faktor V:C aber nicht mit Faktor X:C korreliert. Es fand sich keine Korrelation zu Faktor VIII:C und VIIIR:Ag, doch mag das Krankengut noch zu klein für eine endgültige Aussage sein (PABINGER u. DEUTSCH 1984) (Abb. 4).

Bei DIC ist Protein C ebenfalls beträchtlich vermindert (GRIFFIN et al. 1982). Bei Leberzirrhose ist das aktivierte Protein C deutlich vermindert (1,2–4,4 µg/ml, Mittel 2,5 gegen Normalwerte von 3,9–5,9 µg/ml, Mittel 4,8) in guter Übereinstimmung mit Protein C:Ag (COMP et al. 1984). Eine Verminderung von Protein C:Ag und Antithrombin III bei Patienten mit verschiedenen Formen akuter Leukämien wird auf eine Synthesestörung in der Leber und nicht auf eine DIC zurückgeführt, da beide Parameter hochsignifikant mit Albumin und Pseudocholinesterase korreliert sind. Niedrigere Werte bei hyperleukozytären Formen werden auf die stärkere Leberschädigung bei diesen Patienten zurückgeführt (RODEGHIERO et al. 1984).

3. Faktor V

Die Bestimmung von Faktor V ist wichtig zur Differentialdiagnose zwischen Leberparenchymerkrankungen und Vitamin-K-Mangel sowie zwischen Leberparenchymerkrankungen und Gallengangsverschluß (POLLER 1977).

Eine *Verminderung* von Faktor V findet man bei schwer verlaufenden akuten

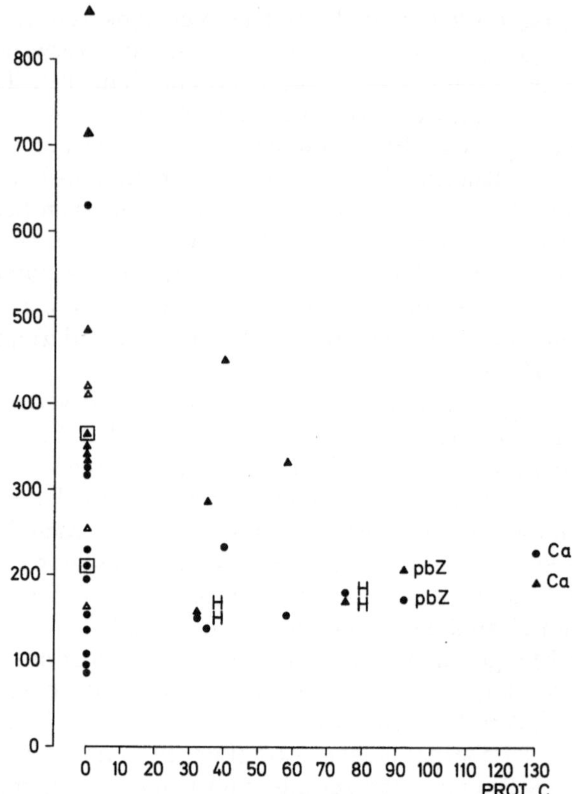

Abb. 4. Verhalten von F VIIIR:Ag und F VIII:C in Abhängigkeit von Protein C:AG. *Abszisse* Protein C:Ag in %; *Ordinate* F VIII:C und F VIIIR:Ag in %. *H* Hepatitis; *pbZ* primär biliäre Zirrhose; *Ca* Patient mit metastasierendem Pankreas-Karzinom

● F VIII:C   ▣ Mittelwert ⎫
▲ F VIIIR:Ag   ▪ Mittelwert ⎬ bei Patienten mit Protein C < 5%

(Owren 1977) und chronischen Lebererkrankungen (Deutsch 1965; Walls u. Losowsky 1971; Lechner et al. 1977) sowie nach ausgedehnter partieller Hepatektomie. Eine überproportionale Verminderung von Faktor V bei schwerem akuten oder chronischen Leberversagen spricht für Aktivierung einer Verbrauchsreaktion (Poller 1977).

Eine *Erhöhung* von Faktor V beobachtet man bei akuter Cholangitis und Gallengangsverschluß (Deutsch 1965), bei Lebertumoren und selten bei beginnender Hepatitis. Als Ursache der Vermehrung wird eine erhöhte Proteinsynthese ausgelöst durch unspezifische Stimuli angenommen. Hierfür spricht auch der bei diesen Erkrankungen nachgewiesene gesteigerte Einbau von Aminosäuren in Lebereiweiß (Stakeberg 1974; Lechner et al. 1977).

4. Faktor VIII

Das Verhalten der beiden Komponente des Faktor VIII, Faktor VIII:C und Faktor VIII R:Ag ist völlig abweichend von dem der anderen Gerinnungsfaktoren. In der Regel steigen bei Lebererkrankungen alle Aktivitäten des Faktor VIII (Faktor VIII:C, Faktor VIIIR:Ag, Faktor VIIIR:RCoF) (siehe unten) an, wobei das Ausmaß des Anstieges der einzelnen Aktivitäten unterschiedlich sein kann (MEILI u. STRAUB 1970; GREEN u. RATNOFF 1974; CASTILLO et al. 1977; KAMIYA et al. 1977; KUTO et al. 1979; KOTITSCHKE u. SCHARRER 1980; LOMBARDI et al. 1981; Literatur bei LECHNER et al. 1975, 1977 und bei POLLER 1977).

Faktor VIII:C ist geringgradig *erhöht* bei leichter Hepatitis und leichten chronischen Leberschäden sowie bei Gallengangsverschluß (DEUTSCH 1965; LECHNER et al. 1977), stark erhöht bei fortgeschrittener Leberzirrhose jeder Ätiologie (GREEN u. RATNOFF 1974; LECHNER et al. 1975), um so mehr, je mehr Umgehungskreislauf nachweisbar ist, und insbesondere bei Ösophagusvarizenblutung (465%, BRUNSWIG 1978), bei Hepatomen (LECHNER et al. 1975), bei fulminanter Hepatitis und bei akuter Leberinsuffizienz anderer Genese (Literatur bei LECHNER et al. 1977; BRUNSWIG 1978; KUTO et al. 1979; MORFINI et al. 1979b), nicht jedoch bei Knollenblätterpilzvergiftung (Literatur bei LECHNER et al. 1977). Bei Hämophilen unterbleibt der Anstieg von Faktor VIII:C (DEUTSCH 1965; SULTAN et al. 1977). Der von GAZZARD et al. (1975a) beschriebene Hämophile, bei dem Faktor VIII:C von 14% auf 200% angestiegen war, dürfte eine Ausnahme sein. Faktor VIIIR:Ag wurde bei akuter Hepatitis B 1,8-fach, bei non-A-non-B-Hepatitis 2-fach und bei chronischer Hepatitis B 3,9-fach gegenüber der Norm gesteigert gefunden (KOTITSCHKE u. SCHARRER 1979, 1980). Bei Virusträgern hingegen ist Faktor VIIIR:Ag vermindert (KOTITSCHKE u. SCHARRER 1979). Faktor VIIIR:Ag und Faktor VIIIR:RCoF sind bei akuter Hepatitis auch bei Hämophilen erhöht (SULTAN et al. 1977). KUTO et al. (1979), KAMIYA et al. (1977) fanden bei akuter Hepatitis einen stärkeren Anstieg von Faktor VIII:C als Faktor VIIIR:Ag, bei chronischer Hepatitis, bei kompensierter und dekompensierter Zirrhose das umgekehrte Verhalten.

Bei Zirrhosen ist der Anstieg der 3 Aktivitäten zwar parallelgehend, aber sehr unterschiedlich stark (z.B. Faktor VIII:C 147±103 E/dl, Faktor VIIIR: Ag 633±259 E/dl, Faktor VIII:RCoF 330±215 E/dl [CASTILLO et al. 1977], Faktor VIII:C 193 E/dl, Faktor VIIIR:Ag 432 E/dl [LOMBARDI et al. 1981]). Die Initialgeschwindigkeit der ristozetininduzierten Aggregation ist vermindert, jene mit Rinderfaktor VIII jedoch normal (CASTILLO et al. 1977).

Die in der Literatur bestehenden Diskrepanzen sind eher methodisch oder durch unvergleichbares Krankengut verursacht als echt.

Die Ursache dieses Anstieges der Komponenten des Faktor VIII ist ungeklärt. Es handelt sich offenbar nicht um eine Vortäuschung durch Aktivierung, da die Lagerungsstabilität gleich wie in Normalplasma ist und da funktionelle und immunologische Teste für Faktor VIII:C und Faktor VIIIR:Ag gleiche Ergebnisse liefern. Es besteht hinsichtlich Hitzeverhaltens, pH, Adsorption, Proteolyse, Aussalzung, Euglobulinfällung und Neutralisation durch einen Faktor VIII-Inhibitor sowie chromatographisch und elektrophoretisch kein abweichendes Verhalten (MEILI u. STRAUB 1970; GREEN u. RATNOFF 1974). Aber auch andere Ergebnisse sind bekannt geworden. So haben KUTO et al. (1979) aus Plasma von Patienten mit Leberzirrhose, bei denen eine besonders starke Differenz in der Vermehrung von Faktor VIII:C und VIIIR:Ag nachweisbar war, ein Kryopräzipitat hergestellt und chromatographisch gereinigt. Die Faktor-

VIII-Fraktion hatte eine auffallend geringe von-Willebrand-Faktor-Aktivität und wanderte in der zweidimensionalen gekreuzten Immunelektrophorese stärker anodisch mit einer abnorm geformten Präzipitationslinie, so daß die Autoren annehmen, daß Faktor VIII in diesen Fällen durch abweichende Synthese, Abbau (Plasmin) oder Molekülkomplexbildung verändert ist. Zu ähnlichen Ergebnissen kommen Mizuguchi et al. (1984), Lombardi et al. (1981) sowie Schimpf u. Zimmermann (1980). Von einer weiteren Verfeinerung der Untersuchungstechnik ist eine Klärung der multimeren Konstitution von Faktor VIIIR:Ag bei Lebererkrankungen zu erwarten.

Als mögliche Ursachen der Vermehrung werden diskutiert:

a) eine gesteigerte Synthese oder Freisetzung aus Endothelzellen sowohl der Leber (Meili u. Straub 1970; Sultan et al. 1977; Literatur bei Poller 1977) als auch extrahepatisch. Für die erstere Möglichkeit sprechen der Anstieg des Faktor-VIII-Spiegels nach Lebertransplantation, der höhere Faktor-VIII-Spiegel im Blut der Lebervene verglichen mit dem in peripheren Venen und der Anstieg von Faktor VIII nach Schweineleberperfusion (Literatur bei Poller 1977). Möglicherweise ist die verstärkte Faktor-VIII-Bildung Folge der vergrößerten Menge von Gefäßendothelzellen in der fibrotisch umgebauten Leber, eine Erklärung, die für das Verhalten bei akuter Leberinsuffizienz nicht zutreffen kann. Die Aktivität des RHS scheint gesteigert zu sein. Für die zweite Möglichkeit spricht, daß der Faktor-VIII-Spiegel nach kompletter Leberausschaltung beim Schwein (portocavaler Shunt und Unterbindung aller Arterien) dennoch kontinuierlich ansteigt, während die anderen Gerinnungsfaktoren absinken (Morfini et al. 1979a);

b) Freisetzung aus erkrankten Hepatozyten ähnlich den Transaminasen. In diesem Sinne wird der Anstieg von Faktor VIIIR:Ag bei Hämophilen mit Hepatitis interpretiert (Meili u. Straub 1970; Gazzard et al. 1975a; Sultan et al. 1977). Es ist aber noch nicht eindeutig erwiesen, ob die Hepatozyten überhaupt Faktor VIII enthalten und ob sie in die Faktor-VIII:C-Bildung oder Lagerung involviert sind, da diesbezüglich widersprechende Befunde vorliegen (s. Abschn. A.II.1) (van der Kwast et al. 1983; Kelly et al. 1983). Bezüglich des Bestehens einer Korrelation zwischen dem Anstieg der Transaminasen und des Faktor VIII besteht keine einheitliche Ansicht;

c) Verminderter Katabolismus von Faktor VIII (Meili u. Straub 1970; Sultan et al. 1977);

d) Verminderte Ausscheidung durch das RHS der Leber entweder infolge Insuffizienz dieses Systems oder durch Ausbildung eines Umgehungskreislaufes. Der Faktor-VIII-Spiegel erwies sich in Untersuchungen von Brunswig (1978) als um so höher, desto stärker der Umgehungskreislauf ausgebildet war. Es bestand eine negative Korrelation zwischen der Elimination von Goldkolloid und dem Spiegel des Faktor VIII;

e) Verminderte Zerstörung von Faktor VIII infolge Verminderung von Protein C, das ebenso wie andere Vitamin-K-abhängige Gerinnungsfaktoren bei Leberparenchymschäden vermindert ist. Pabinger u. Deutsch (1984) haben bei schwerer Leberinsuffizienz Protein C:AG, hochgradig vermindert, Faktor VIII:C und Faktor VIIIR:Ag stark vermehrt gefunden, aber keine Korrelation zwischen Protein C:Ag und Faktor VIII:C bzw. Faktor VIIIR:Ag (Abb. 4), was gegen diese Hypothese spricht. Das Fehlen einer Vermehrung von Faktor V, der auch von Protein C zerstört wird, spricht an sich nicht gegen diese Annahme, da Faktor V infolge der Leberschädigung vermindert gebildet wird, so daß sich die fehlende Zerstörung nicht in gleicher Weise auswirken kann wie bei Faktor-VIII;

f) In letzter Zeit wurde eine Protein-Fraktion mit Mg 40000 aus der Leber isoliert, die die Aktivität von Faktor VIIIC:Ag 6–10-fach steigert, indem sie vermutlich eine große Menge verborgener antigener Determinanten freisetzt. Diese Beobachtung entbehrt allerdings noch jeglicher Bestätigung (COCKBURN u. SAVIDGE 1983).

Zusammenfassend muß festgestellt werden, daß die Erhöhung der Komponenten des Faktor VIII keine Täuschung ist, daß aber die verantwortlichen Mechanismen noch völlig ungeklärt sind.

5. Die Gerinnungsfaktoren der Vorphase

a) Faktor XI

Die Eiweißsynthesekapazität der Leber und/oder die extrahepatische Bildungsmöglichkeit für Faktor XI, aber auch für Faktor XII, Präkallikrein und HMW-Kininogen dürfte relativ groß sein, da diese Faktoren nur bei schweren Leberschäden vermindert sind. So findet sich eine Verminderung von Faktor XI selten bei chronischen Lebererkrankungen, bei toxischen Leberschäden und bei Leberzirrhose (SAITO u. GOLDSMITH 1977; TILSNER 1981), eine *Vermehrung* bei Verschlußikterus und biliärer Zirrhose (Literatur bei LECHNER et al. 1977). Es besteht kein wesentlicher Unterschied im Verhalten von Faktor XI:C und Faktor XI:Ag.

b) Faktor XII

Dieser verhält sich analog. Er ist bei toxischen Leberschädigungen, Leberzirrhose (TAKAMIYA et al. 1980) und selten bei Hepatitis (TILSNER 1981) *vermindert* und bei Verschlußikterus und biliärer Zirrhose *vermehrt* (Literatur bei RATNOFF 1977). Es besteht kein wesentlicher Unterschied zwischen Faktor XII:C und Faktor XII:Ag (TAKAMIYA et al. 1980). In eigenen Untersuchungen (DEUTSCH et al. 1983) war Faktor XII nur bei dekompensierten Leberzirrhosen vermindert, bei akuter und chronischer Hepatitis im Referenzbereich.

c) Präkallikrein (PKK)

In eigenen Untersuchungen (DEUTSCH et al. 1983) war Präkallikrein am Beginn der akuten Hepatitis stark vermindert und stieg allmählich mit der Heilung, jedoch langsamer und später als Normotest an. Es besteht eine signifikante Korrelation zwischen Normotest und PKK (DEUTSCH et al. 1983; CORDOVA et al. 1984). Im Gegensatz hiezu fanden UEHARA u. HIRAYAMA (1984) PKK leicht erhöht. PKK ist bei CAH (DEUTSCH et al. 1983; UEHARA u. HIRAYAMA 1984) und bei Leberzirrhose stark (COLMAN u. WONG 1977; SAITO et al. 1978; RAGNI et al. 1980; MARONGIOU et al. 1982; DEUTSCH et al. 1983; CORDOVA et al.

1984; Uehara u. Hirayama 1984), bei akutem Leberversagen und Leberumgehungscoma sehr stark *vermindert* (Deutsch et al. 1983). Die chronometrisch, amidolytisch und immunologisch bestimmten PKK-Werte stimmen bei Lebererkrankungen (Fisher et al. 1982) außer bei dekompensierter Leberzirrhose, bei der der funktionell bestimmte Wert viel niedriger als der immunologisch bestimmte sein kann (Colman u. Wong 1977), gut überein. Bei Leberzirrhose besteht eine signifikante Korrelation zwischen PKK und NT, TT, Thrombozytenzahl, AT III und α_2-Antiplasmin (Marongiou et al. 1982).

d) HMW-Kininogen (HMW-K)

Dieses ist bei akuter Hepatitis vermindert und normalisiert sich im Heilungsverlauf (Deutsch et al. 1983), nach Uehara u. Hirayama (1984) jedoch leicht erhöht. Normotest und HMW-K sind signifikant miteinander korreliert. Bei CAH und Leberzirrhose ist HMW-K vermindert und erreicht bei akutem Leberversagen und im Coma bei Leberzirrhose prämortal extrem niedrige Werte (Colman u. Wong 1977; Deutsch et al. 1983; Uehara u. Hirayama 1984).

Generell kann gesagt werden, daß das Verhalten der Faktoren der Oberflächenphase der Gerinnung keine Bedeutung für die Beurteilung der Lebererkrankungen hat, außer daß sehr niedrige Werte ein Zeichen schlechtester Prognose sind.

6. Faktor XIII

Faktor XIII scheint sich bei den einzelnen Lebererkrankungen sehr unterschiedlich zu verhalten. Jedenfalls schwanken die Angaben stark, was methodisch aber auch durch unterschiedliches Krankengut bedingt sein könnte. So wurde Faktor XIII bei verschiedenen Lebererkrankungen *normal* (Hedner et al. 1975) oder auch *vermindert* gefunden; so bei akuter Hepatitis (Literatur bei Lechner et al. 1977), Tetrachlorkohlenstoffvergiftung (Egbring et al. 1983), bei chronischen Hepatitiden und Leberzirrhose (Nakamura et al. 1977; Okabe et al. 1977; Klingemann et al. 1976, 1978, 1980a), bei 75% der Patienten mit Lebermetastasen sowie bei primären Leberkarzinomen (Deutsch 1965; Literatur bei Lechner et al. 1977). Bei weit fortgeschrittenen Fällen von Leberzirrhose können sehr niedrige Werte gefunden werden (Walls u. Losowsky 1971). Im Gegensatz hiezu fanden Maruyama et al. (1977) eine Vermehrung bei Leberzirrhosen und in Übereinstimmung mit anderen eine Verminderung bei Hepatomen. Lechner et al. (1975) fanden bei 38% der untersuchten Leberzirrhosen eine Verminderung der A-Kette, aber nur selten eine solche der B-Kette.

Bei Verschlußikterus ist Faktor XIII normal (Walls u. Losowsky 1971; Lechner et al. 1977).

7. Fibronektin

Fibronektin, das abgesehen von anderen Organen auch in den Hepatozyten gebildet wird (Voss et al. 1979; Saba u. Jaffe 1980; Owens u. Cimino 1982), ist bei akuter und chronischer Hepatitis, Fettleber und in dem Frühstadium der Leberzirrhose geringfügig, bei Cholostase in der Gravidität stark *vermehrt,* bei stabiler cryptogenetischer und alkoholischer Leberzirrhose *normal* (Hahn et al. 1981; Gressner et al. 1981; Matsuda et al. 1982) und bei dekompensierter

Leberzirrhose mit Ascites sowie bei *DIC vermindert* (MATSUDA et al. 1981, 1982; BERTHIER et al. 1982). Es ermöglicht eine Differenzierung zwischen kompensierter und dekompensierter Zirrhose und mag hilfreich bei der Erkennung einer DIC sein. In teilweisem Gegensatz fanden GLUUD et al. (1983) Fibronektin bei akuter Hepatitis und bei Fettleber Übergewichtiger erhöht, bei CPH, CAH, primär biliärer Zirrhose, alkoholischer Fettleber, alkoholischer Hepatitis oder alkoholischer Zirrhose normal. Es bindet sich während der Gerinnung an das Fibrin (SHERMAN u. LEE 1982) und wird von Plasmin abgebaut (MATSUDA et al. 1982). Letztere Autoren konnten Fibronektin in Leberbiopsien in den Nekrosen und den fibrillären Strukturen, nicht aber in den Hepatozyten nachweisen.

Es findet sich aber bei Leberzirrhose keine Korrelation mit der Monoaminooxydase und der N-Acetyl-β-D-Glucosaminidase (GRESSNER et al. 1981) oder zum Albumin (MATSUDA et al. 1982). Die Erhöhung ist entweder Folge einer verstärkten Bildung oder eher eines verminderten Katabolismus durch verminderte hepatische Clearance.

8. Inhibitoren des Gerinnungssystems

Bei der Aufrechterhaltung des hämostaseologischen Gleichgewichtes spielen die Hemmstoffe von Gerinnung und Fibrinolyse eine wesentliche Rolle. Unter diesen kommt die Hauptbedeutung dem Antithrombin III, das alle Serinproteasen, insbesondere Thrombin und Faktor Xa hemmt, dem α_2-Antiplasmin, das in erster Linie Plasmin hemmt, und dem C1-Inaktivator (C1-INA) zu, der die C1-Esterase, die Faktoren der Vorphase und Plasmin spezifisch hemmt. Den übrigen Hemmstoffen wie α_2-Makroglobulin, das etwa $^1/_4$ der Aktivität des Antithrombin III besitzt, α_1-Antitrypsin, Inter-α-Trypsin-Inhibitor, Antiurokinasen, etc. kommt nur eine geringe Bedeutung bei Ausfall der wichtigen Inhibitoren zu (Abb. 5).

a) Antithrombin III

Dieses hat sich in den letzten Jahren als ein sehr empfindlicher Parameter für die Beurteilung der Leberfunktion erwiesen. Die älteren Befunde sind aus methodischen Gründen nur mit Vorbehalt verwertbar. Eine Diskrepanz der mit Gerinnungsmethoden (niedrigere Werte) und immunologischen sowie amidolytischen Methoden (höhere Werte) erhaltenen Ergebnisse ist vorwiegend darauf zurückzuführen, daß bei den Gerinnungsmethoden defibriniert werden muß, wobei ein Teil des Antithrombins verbraucht wird, wenn die Untersuchung im Serum oder nach Thrombinzusatz erfolgt, oder durch Adsorption an Fibrin verloren geht. Durch Defibrinierung mit Ancrod kann ein derartiger Verlust vermieden werden (PHILO u. GAFFNEY 1982). Immunologische und amidolytische Tests erfassen zum Teil auch komplex an Thrombin gebundenes gerinnungsinaktives Antithrombin, weil nicht jeder Antikörper zwischen freiem und gebundenem Antithrombin III unterscheiden kann, bzw. weil das kleine im amidolytischen Test verwendete Substrat noch an das aktive Zentrum innerhalb des Komplexes herankommt. Aus diesen Gründen sind auch die mit verschiedenen neuen Methoden erhaltenen Ergebnisse mit Kritik zu beurteilen. Thrombin-Antithrombin-Komplexe werden von normalen Hepatozyten aufgenommen, wozu eine normal funktionierende Zellmembran erforderlich ist, und geklärt,

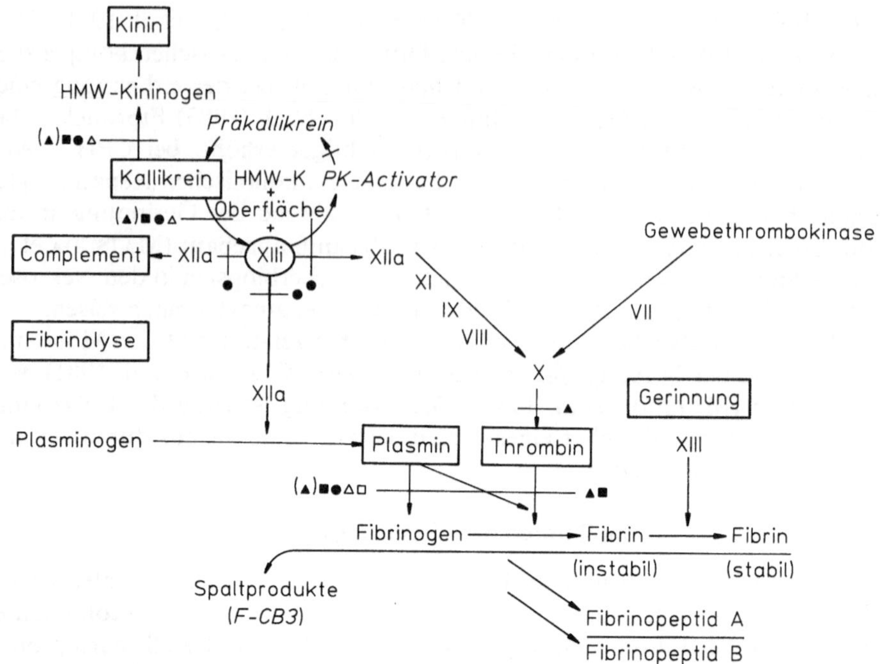

Abb. 5. Gleichgewicht zwischen gerinnungsfördernden und gerinnungshemmenden Faktoren. Inhibitoren: ▲ Antithrombin III, ■ α_2-Makroglobulin, ● C_1-Inaktivator, △ α_1-Antitrypsin, □ α_2-Antiplasmin. (Nach Schramm 1982)

was möglicherweise bei Leberschädigung unterbleibt (Bauer et al. 1982; Shifman u. Pizzo 1982). *Normale* bis *leicht erhöhte* Werte finden sich bei Cholostase (z.B. 125 ± 19,2% Iwabuchi et al. 1981), biliärer Zirrhose (Lechner et al. 1975), Verschlußikterus (Literatur bei Lechner et al. 1977), chronischer Hepatitis mit Cholostase (Lechner et al. 1975), akuter Hepatitis und Vitamin-K-Mangel.

Eine *Verminderung* findet sich bei akuten (z.B. 67 ± 38,6% Iwabuchi et al. 1981) und chronisch aktiven Lebererkrankungen (CAH) (Lechner et al. 1975; Arnman et al. 1980; Monreal et al. 1981; Rak 1983; Rak et al. 1981; Berthier et al. 1982; Bick 1982; Rodzynek et al. 1983; Cordova et al. 1984; Literatur bei Lechner et al. 1977 u. Poller 1977), insbesondere bei Leberzirrhose mit portaler Hypertension und Umgehungskreislauf (Chan et al. 1979, 1981; Tanaka u. Kato 1981; Thaler 1981; Boneu et al. 1982; Caranobe et al. 1982; Schramm 1982; Rak 1983; Knot et al. 1983; z.B. 22,3 ± 9,8%; Iwabuchi et al. 1981; Cordova et al. 1984); bei Leberfibrose bei Bilharziose, bei Hepatomen (Chan et al. 1981) und bei Lebermetastasen (Honegger et al. 1981). Bei Bestehen eines Aszites oder im Anschluß an Blutungen sind die Werte noch niedriger. Bei akuter Fettleber in der Gravidität (verbunden mit DIC) (Mosvold et al. 1982; Hellgren et al. 1983), bei fulminanter Hepatitis und bei akutem Leberversagen finden sich sehr niedrige Werte (z.B. 16,2 ± 12% Iwabuchi et al. 1981; Egbring et al. 1983; Schramm 1983; Vogel 1983). Die Ergebnisse chronometrischer und immunologischer Tests stimmen bei Leberzirrhosen gut überein

(SCHARF et al. 1983), nach KNOT et al. (1984) beträgt der Aktivität/Antigen-Quotient 0,74.

Die Antithrombin-III-Werte sind mit Serumalbumin (GOUBRAN et al. 1982) sowie mit Plasminogen und APl (RODZYNEK et al. 1983) gut korreliert. Dem Verhalten von Antithrombin III kommt eine große diagnostische und praktische Bedeutung bei chronischen Lebererkrankungen zu.

Hier ist es mit der PTZ (RAK et al. 1981) und bei akuten Lebererkrankungen mit der klinischen Entwicklung der Erkrankung gut korreliert. Hingegen ist es bei Lebermetastasen ohne Aussagekraft (MONREAL et al. 1981). Bei Verschlußikterus bleibt es normal.

Die biologische Halbwertszeit von Antithrombin III ist bei grobknotiger Zirrhose geringfügig, bei kleinknotiger stärker und bei Karzinomen und akutem Leberversagen jeder Ätiologie sehr stark verkürzt (BRAUDE et al. 1981; CHAN et al. 1981; EGBRING et al. 1981; VOGEL et al. 1981a; KNOT et al. 1983, 1984), ein Befund, der im Sinne eines Verbrauches durch Thrombinaktivierung in der Zirkulation interpretiert werden kann, von KNOT et al. (1984) aber bei normaler fractional catabolic rate auf einen veränderten transkapillären Austausch zwischen Plasma- und Extravasalraum zurückgeführt wird.

Trotz manchmal beträchtlicher Verminderung von Antithrombin III werden thromboembolische Ereignisse bei Leberparenchymerkrankungen nur höchst selten beobachtet, was wahrscheinlich darauf zurückzuführen ist, daß die Synthesestörung prokoagulatorische und antikoagulatorische Faktoren gleichzeitig betrifft und ein ausgewogenes Gleichgewicht nur auf niedrigerem Niveau lange Zeit aufrecht erhalten wird. Dieses labile Gleichgewicht kann durch oft nur geringfügige zusätzliche Einflüsse wie Endotoxinwirkung, interkurrente fieberhafte Erkrankungen, Sepsis, Blutungen, Ascitespunktion, Gabe prokoagulatorischer Präparate gestört werden, wodurch es dann zur Umsatzstörung (intravasalen Gerinnung) kommen kann (s. Abschn. B.I.11.a).

b) α_1-Antitrypsin

Dieses verhält sich abweichend von den meisten hier besprochenen Proteinen. Es findet sich nämlich eine *Vermehrung* bei akuter (OYABU et al. 1980) und bei chronischer Hepatitis (OYABU et al. 1980), bei Leberzirrhosen verschiedener Ätiologie (MOWAT et al. 1974; AOKI u. YAMANAKA 1978), bei Cholostasen (biliäre Zirrhose, Cholangitis, Verschlußikterus) (MOWAT et al. 1974; TAKEDA et al. 1977), bei Hepatomen (OGURI et al. 1977; OYABU et al. 1980) und bei granulomatöser Hepatitis (Literatur bei LECHNER et al. 1977). Es wurden aber auch über *normale* (OGURI et al. 1977) und *verminderte* Werte (KUTO et al. 1977) für α_1-Antitrypsin bei akuter und bei chronischer Hepatitis sowie insbesondere bei fulminanter Hepatitis (YOSHIMURA et al. 1977) berichtet. Diese Veränderungen sind nicht mit dem Schweregrad der Leberschädigung korreliert (HOSOI et al. 1977).

Bei kongenitalem α_1-Antitrypsin-Mangel entwickelt sich in der Kindheit in 75% der Fälle ein cholostatischer Ikterus, bei einem Teil der Kinder und bei den Erwachsenen eine Leberzirrhose (BURKE et al. 1976; KARITZKY et al. 1978; SHARP 1982) (s. Abschn. B.II.3.b.γ).

c) α_2-Makroglobulin

Dieses verhält sich weitgehend aber doch nicht immer analog dem α_1-Antitrypsin. Eine *Vermehrung* findet sich bei akuter Hepatitis (OYABU et al. 1980), chronischer Hepatitis (OGURI et al. 1977; OYABU et al. 1980), alkoholischer und biliärer Leberzirrhose (KUTO et al. 1977; OGURI et al. 1977; AOKI u. YAMANAKA 1978; ARNMAN et al. 1980; OYABU et al. 1980; BONEU et al. 1982), granulomatöser Hepatitis, Verschlußikterus und Cholangitis. Es ist *normal* bei Hepatomen (OGURI et al. 1977) und nach einzelnen Untersuchungen auch bei Leberzirrhosen (MARUYAMA et al. 1977). Eine *Verminderung* findet sich bei schweren Lebererkrankungen (OYABU et al. 1980; Literatur bei POLLER 1977 u. RATNOFF 1977) und bei Cholostase (ARNMAN et al. 1980).

d) C_1-Inaktivator

Der C_1-*INA* ist bei Leberkrankheiten normal und sinkt bei Auftreten einer DIC ab (COLMAN u. WONG 1977).

e) Kallikrein-Inhibitor

Dieser ist bei akuter Hepatitis stark, bei chronischer Hepatitis und Leberzirrhose geringer erhöht (UEHARA u. HIRAYAMA 1984).

9. Faktoren des fibrinolytischen Systems

Obwohl eine erhöhte fibrinolytische Aktivität bei Patienten mit Leberzirrhose bereits seit langem bekannt ist (POLLER 1977; RATNOFF 1977), finden sich nur wenige Angaben über das Verhalten der einzelnen Faktoren.

a) Plasminogen

Eine *Verminderung* von Plasminogen findet sich bei akuter und bei chronischer Hepatitis sowie bei Leberzirrhose (MOWAT et al. 1974; LECHNER et al. 1975; HOSOI et al. 1977; KUTO et al. 1977; MARUYAMA et al. 1977; OKABE et al. 1977; OYABU et al. 1980; Literatur bei RATNOFF 1977; CORDOVA et al. 1984) insbesondere bei akutem Leberversagen (WALLS u. LOSOWSKY 1971; MAEDA et al. 1977; EGBRING et al. 1983), bei Intoxikationen, nach Leberresektion sowie bei Verschlußikterus, wobei es nicht klar ist, ob es sich um eine Synthesestörung oder einen Verbrauch durch primäre oder sekundäre Fibrinolyse handelt. Bei stabiler schwerer Leberzirrhose besteht eine verkürzte Halbwertszeit, die nicht durch eine Mehrproduktion kompensiert werden kann (STEIN u. HARKER 1982). Dieselben Ergebnisse werden mit immunologischen und enzymatischen Testen erhalten.

Eine *Vermehrung* von Plasminogen findet sich bei primär biliärer Zirrhose (MOWAT et al. 1974).

b) Plasminogenaktivator

Dieser ist bei chronisch aggressiver Hepatitis und Leberzirrhose *vermehrt* (WALLS u. LOSOWSKY 1971; MOWAT et al. 1974; DOUGLAS et al. 1979; COMP et al. 1981; JUHAN-VAGUE et al. 1982), möglicherweise mit anderem Molekulargewicht und Eigenschaften (BOOTH et al. 1983); bei nicht zirrhotischer alkoholischer Leberschädigung, bei primär biliärer Zirrhose (MOWAT et al. 1974), bei schweren Leberschäden und bei Verschlußikterus (TAKEDA et al. 1977) *vermindert*. In Leberschnitten ist der Plasminogenaktivator um Endothelzellen von Kapillaren, Kapillarsprossen und um jugendliches Bindegewebe nachweisbar (DENK et al. 1970). Menschliche Leberzellen bilden in der Kultur Plasminogen-Aktivator-Aktivität, die zu 95% dem tPA (Mg 108 und 72 kD), im Rest UK-ähnlich (Mg 50 und 30 kD) ist. Zellen aus Biopsien von Patienten mit Lebererkrankungen bilden mehr t-PA (ELEZ et al. 1984; SHARONI u. BERGER 1984). PA und Plasmin-α_2-APl-Komplexe können im Aszites in höherer Konzentration als im Plasma gefunden werden (PATRASSI et al. 1984).

c) α_2-Antiplasmin

Dieses ist bei Hepatitis fulminans und Leberzirrhose *vermindert* (OKABE et al. 1977; AOKI u. YAMANAKA 1978; ARNMAN et al. 1980; MURAKAMI et al. 1982; BOOTH et al. 1983; CORDOVA et al. 1984), bei CAH normal (CORDOVA et al. 1984), bei Verschlußikterus *erhöht* (TAKEDA et al. 1977; ARNMAN et al. 1980). Es besteht eine gute Korrelation zwischen α_2-Antiplasmin und Albumin bzw. Cholinesterase (AOKI u. YAMANAKA 1978).

d) Andere Inhibitoren

Der Antiaktivator ist bei akutem Leberversagen und bei Zirrhose vermehrt, bei akuter und chronischer Hepatitis und bei Hepatomen normal (OGURI et al. 1977). Hemmstoffe von Urokinase, Gewebeaktivator und Plasmin sowie ein noch nicht näher klassifizierter histidinreicher Hemmstoff der Fibrinolyse (Glykoprotein, Mg 60000), an den 50% des Plasminogens gebunden sein sollen, sind bei chronischen Lebererkrankungen vermindert (LIJNEN et al. 1981; CASTEL et al. 1982).

10. Thrombozytenzahl und Funktion

Die Thrombozyten werden nicht in der Leber gebildet. Es müßte daher in diesem Zusammenhang nicht auf die Thrombozyten eingegangen werden. Dies dennoch zu tun hat drei Gründe: Zunächst ist es nicht möglich, die bei einer Erkrankung auftretende Störung des Gerinnungssystems ohne Erwähnung der Thrombozyten vollständig zu beschreiben; zweitens ist die Verminderung der Thrombozytenzahl weitgehend für die Manifestation einer hämorrhagischen Diathese bei Lebererkrankungen maßgebend; schließlich ist das Verhalten der Thrombozyten bei der Aufklärung der Pathogenese und der Differentialdiagnose der komplexen Gerinnungsstörung bei schweren Leberfunktionsausfällen von wesentlicher Bedeutung.

Eine Thrombozytopenie findet sich bei akuter Hepatitis nur selten als Ausdruck einer Splenomegalie, eher im Rahmen eines aplastischen Syndroms (HAVEMANN u. EGBRING 1973; Literatur bei RATNOFF 1977) oder als Folge des Auftretens antithrombozytärer Antikörper (KLEINMAN u. FRIEDMAN 1982). LANDOLFI et al. (1980) fanden allerdings keine Vermehrung des plättchenassoziierten IgG

(PA IgG) bei akuter und chronisch persistierender Hepatitis, wohl aber bei CAH und Zirrhose, wie auch von uns bei Leberzirrhose bestätigt werden konnte (Graninger et al. 1983). Hier muß erwähnt werden, daß ganz allgemein die Angaben über das Vorkommen einer Vermehrung des PA IgG und seine Bedeutung äußerst kontrovers sind, was methodisch bedingt sein dürfte.

Bei chronischen Lebererkrankungen sind Thrombozytopenien jedoch häufiger. Nach Lechner u. Thaler (1976) bei $^2/_3$ der Patienten, nach Havemann u. Egbring (1973) bei 50%, nach Breddin (1973) bei 37% der Patienten mit chronischer Hepatitis und bei 63% der Patienten mit Leberzirrhose, bei 20% sind sie auf weniger als 50000 vermindert (Matsuno u. Terada 1977; Maruyama et al. 1977; Kuto et al. 1977; Uehara u. Hirayama 1977). Schneider et al. (1982) sowie Scharf et al. (1982a, b, 1983) untersuchten Patienten mit stabiler, nicht dekompensierter Leberzirrhose und fanden eine Thrombozytopenie bei 84% der Patienten.

Die Entstehung der Thrombozytopenie ist multifaktoriell. Sie kann bedingt sein

a) durch Pooling in der Milz (Lechner u. Thaler 1976; Okabe et al. 1977; Toghill et al. 1977, 1983; Reiffers et al. 1981), wobei die Thrombozytenzahl mit dem Milzgewicht invers korreliert ist (Matsuno u. Terada 1977; Schneider et al. 1982; Scharf u. Schneider 1984). Hierbei handelt es sich um eine Verteilungsstörung.

b) durch Sequestration in der Milz (Toghill et al. 1977; Reiffers et al. 1981; Literatur bei Ratnoff 1977). Dies führt zu einer Verminderung der biologischen Halbwertszeit. Dieser Mechanismus wurde von Scharf et al. (1982a, b, 1983) und Schneider et al. (1982) an ausgewählten Patienten mit kompensierter Leberzirrhose untersucht. Die biologische Plättchenhalbwertszeit ist verkürzt. Es bestehen jedoch keine Zeichen einer intravasalen Thrombinwirkung und Thrombozytenstimulation. Im Plasma sind PF 4, βTG, FPA und FCB-3 nicht vermehrt, in den Thrombozyten sind PF 4, βTG und Serotonin in normaler Menge vorhanden. Dies spricht für eine extravasale Plättchenclearance, die im Monozyten-Makrophagen-System der Milz erfolgt.

c) Fixierung der Plättchen an dem geschädigten Endothel der Lebersinusoide. Diesen Mechanismus postulieren Stein u. Harker (1982), die aufgrund des Fehlens einer Korrelation zwischen dem erhöhten Umsatz von Plättchen, Fibrinogen und Plasminogen und der Beobachtung, daß Heparin zwar den Umsatz von Fibrinogen, nicht aber jenen der Plättchen, Dipyridamol hingegen den Umsatz von Plättchen und Fibrinogen vermindert, ebenfalls eine DIC als Ursache des gesteigerten Plättchenumsatzes bei ihren Fällen mit schweren kompensierten Zirrhosen ablehnen. Sie nehmen an, daß die Plättchen zunächst an dem schadhaften Endothel der Lebersinusoide adhaerieren und agglutinieren gefolgt von einer lokalen Fibrinbildung. Der erste Vorgang wird von Dipyridamol gehemmt, der zweite auch durch Heparin;

d) durch verminderte oder nicht ausreichend gesteigerte oder ineffektive Bildung im Knochenmark trotz normaler oder sogar erhöhter Zahl der Megakaryozyten (Mayer et al. 1977; Okabe et al. 1977; Okabe u. Watanabe 1978; Edmondson 1980; Reiffers et al. 1981). Bei fortgeschrittener Leberzirrhose insbesondere bei Alkoholschädigung des Knochenmarks spielt eine zytoplasmatische Reifungsstörung eine wesentliche Rolle (Literatur bei RATNOFF 1977; SCHNEIDER et al. 1982). Dennoch sind die hochploiden Megakaryozyten vermehrt (SCHNEIDER et al. 1983). MAYER et al. (1977) fanden nach Aufsättigung der Patienten mit Vitamin B_{12} und Folsäure und ^{75}Se-Methionin-Markierung eine verkürzte Reifungszeit und Lebenszeit der Thrombozyten und interpretieren diese Veränderungen als Ausdruck einer defekten Megakaryozytopoese. Es besteht eine Reifungsdissoziation zwischen Kern und Plasma der Megakaryozyten. Es findet sich eine verminderte Bildungsrate für Thrombopoetin oder für einen Megakaryozyten-stimulierenden Proliferationsfaktor (SCHARF u. SCHNEIDER 1984). STEIN u. HARKER (1982) beweisen, daß die zirkulierende Plättchenzahl in erster Linie durch die Funktion des Knochenmarks determiniert ist;

e) durch Folsäure- und/oder Vitamin B_{12}-Mangel bei Alkoholikern (HAVEMANN u. EGBRING 1973; Literatur bei RATNOFF 1977);

f) durch Bildung von antithrombozytären Antikörpern (KLEINMAN u. FRIEDMAN 1982). Ein erhöhtes PA IgG findet sich bei 84% der Patienten mit chronisch aktiver Hepatitis und bei 75% der Patienten mit Leberzirrhose im Schub (LANDOLFI et al. 1980; BARRISON et al. 1981). Bei äthylischer Hepatitis mit Thrombozytopenie kann man an der Thrombozytenoberfläche Antiphospholipid-Antikörper nachweisen. Da diese jedoch nur mit aktivierten Thrombozyten reagieren, wird angenommen, daß die Plättchen vorher durch zirkulierende Immunkomplexe stimuliert wurden (HEER et al. 1983);

g) durch Verbrauch bei intravasaler Gerinnung;

h) durch Verbrauch bei Blutungen;

i) durch Verdünnung bei erhöhtem Plasmavolumen;

k) durch Verdünnung bei Blutersatz mit thrombozytenarmen Konserven;

l) durch eine Verminderung der Thrombopoetinbildung in der Leber (SIEMENSMA et al. 1975).

Die biologische Halbwertszeit der Thrombozyten ist je nach der Art und dem Stadium der Lebererkrankung unterschiedlich, weshalb die Angaben in der Literatur kontroversiell erscheinen. Die Halbwertszeit wird von einem Teil der Autoren als normal (RATNOFF 1977), von einem Teil als verkürzt (OKABE et al. 1977; TOGHILL et al. 1977; 1983; OKABE u. WATANABE 1978; REIFFERS et al. 1981; STEIN u. HARKER 1982) beschrieben, wobei der Umsatz auf ein mehrfaches der Norm erhöht sein kann.

Geringfügige Thrombozytopenien sind klinisch bedeutungslos und in keiner Korrelation mit der Prognose. Hochgradige Thrombozytopenien jedoch sind häufig Ausdruck einer ernsten Prognose (RUBIN et al. 1979), tragen wesentlich zur Manifestation einer hämorrhagischen Diathese bei und werden häufig als Zeichen eines Verbrauches interpretiert (MAEDA et al. 1977; KUTO et al. 1977; TANIKAWA et al. 1977; u.a.a.O.), der jedoch nicht ohne weiteres mit intravasaler Aktivierung der Gerinnung identifiziert werden darf.

Bei Kindern mit akuter Hepatitis sind Veränderungen der Aggregation, Adhäsion und Ausbreitung der Thrombozyten beschrieben (PODOLSAK u. STRÖDER 1974), aber bisher nicht weiter bestätigt worden. Gelegentlich werden bei chronischer Hepatitis und Leberzirrhose auch Funktionsstörungen der Thrombozyten beobachtet wie mangelhafte Aggregation mit ADP, Thrombin, Kollagen und Adrenalin, verminderte Retraktion und Verminderung von Thrombozytenfaktor 3, sowie eine Verminderung der Thrombozytenfermente, des ADP-Gehaltes und der Aufnahme und Abgabe von Serotonin (Cowan u. Graham 1975; Cowan 1975; Okabe u. Watanabe 1978), wobei eine direkte Alkoholschädigung, aber auch das Auftreten von Fibrin-Abbauprodukten als ursächlich diskutiert werden (Walls u. Losowsky 1971; Ballard u. Marcus 1976; Ratnoff 1977; Matsuno u. Terada 1977; Okabe et al. 1977; Uehara et al. 1977; Rubin et al. 1979). Die Plättchenretention in Glaskugelsäulen ist bei fulminanter Hepatitis erhöht, bei Leberzirrhose vermindert (Langley et al. 1982).

Eine *Thrombozytose* findet sich sehr selten bei CAH und Leberzirrhose, möglicherweise als Überkompensation nach Blutungen, nach Aufhören der Alkoholeinnahme und Normalisierung des Folsäurespiegels und bei Eisenmangel. Diese Erklärungsversuche sind allerdings insbesondere in den Fällen von CAH nicht befriedigend.

11. Umsatzstörungen

a) Intravasale Gerinnung

Bezüglich der Umsatzstörungen sei auf die ausführlichen Darstellungen in den Kapiteln Heene u. Lasch, sowie Matthias u. Mueller-Eckhardt in Bd. II/8 dieses Handbuches verwiesen.

Da jedoch – wie bereits eingangs erwähnt – die Umsatzsteigerungen ganz wesentlich die durch die h. Bildungsstörungen hervorgerufene Konstellation der Gerinnungsfaktoren verändern, muß doch kurz darauf insbesondere vom Blickpunkt der Lebererkrankungen aus eingegangen werden. Dies um so mehr, als die Ansichten außerordentlich kontroversiell sind.

Die Ursache der Verwirrung ist multifaktoriell:

1. ist es sicher nicht statthaft, einen vermehrten Verbrauch blind mit intravasaler Aktivierung der Gerinnung und/oder Fibrinolyse gleichzusetzen. Verschiedene andere Mechanismen wie die Aktivierung anderer Proteasen, insbesondere von ELP, oder Vorgänge wie sie z.B. in Abschnitt B.I.10.c, diskutiert werden, müssen differentialdiagnostisch berücksichtigt werden;

2. kann es zu einem Verlust von Gerinnungsfaktoren nach außen (Blutung, Diarrhoe, Proteinurie) und durch Verschiebung in andere Kompartments (Interstitium, Ascites, Ödem) kommen, wobei eine Permeation in beiden Richtungen, also auch aus dem Interstitium in die Zirkulation erfolgen kann. Dies gilt besonders für Fibrinogen und seine Abbauprodukte (Ruegg u. Straub 1980; Mombelli et al. 1983). Hierdurch können Veränderungen der Konstellation der Gerinnungsfaktoren entstehen, die jenen bei intravasaler Aktivierung der Gerinnung ähnlich sind;

3. gibt es keinen einfachen Test mit schnell verfügbarem Ergebnis, mit dem die intravasale Thrombinwirkung zweifelsfrei erwiesen werden könnte.

Die sonst zur Stellung der Diagnose verwendeten Veränderungen der Gerinnungsfaktoren I, II, V, VIII, XIII, Protein C (Griffin et al. 1982), Antithrombin III und Fibronektin (Sherman u. Lee 1982) werden durch die bestehende Bildungsstörung modifiziert und sind nicht verwertbar. Der Äthanolgelierungstest zum Nachweis von SFMC ist unter den vorliegenden Bedingungen unzuverlässig. Es müssen daher komplizierte Verfahren herangezogen werden, die im allgemeinen nur zur wissenschaftlichen Grundlagenforschung angewendet werden. Von diesen sind am ehesten noch dem klinischen Laboratorium die radioimmunologische Bestimmung von FPA und FPB zur Erfassung einer Thrombinwirkung auf Fibrin(ogen) sowie von PF4 und βTG zum Nachweis einer Thrombozytenstimulierung zugänglich. Neben Thrombin kommen allerdings auch andere Stimuli für die Freisetzung der Plättcheninhaltsstoffe in Frage, so daß dieser Befund nicht für eine Thrombinwirkung beweisend ist. Die gel-, affinitätschromatographischen und elektrophoretischen Methoden zur Auftrennung von SFMC, Fibrinogen und FDP (ALKJAERSIG et al. 1975) bzw. der FDP (GRAEFF u. HAFTER 1982) sind wenigen Speziallaboratorien vorbehalten. Beweisend für eine Thrombinwirkung ist aber auch nur der Nachweis quervernetzter FDP, deren Erfassung wahrscheinlich mit der Entwicklung spezifischer Antikörper in näherer Zukunft einfacher werden könnte (MATSUSHIMA et al. 1982; ELMS et al. 1983). Aber auch dieser Nachweis beweist noch nicht eine intravasale Thrombinwirkung, da die vermehrt nachweisbaren, vernetzten FDP auch aus unabhängig entstandenen Thromben stammen oder ebenso wie FPA, FPB und SFMC aus einem anderen Kompartment in das Blut permeiert sein könnten. Andererseits könnte bei starker Verminderung von Faktor XIII trotz Aktivierung von Thrombin eine Vernetzung ausbleiben.

4. Etwas günstiger ist die Situation für den Nachweis der Plasminwirkung, da das Auftreten von Fibrin(ogen)abbauprodukten für eine Proteolyse spricht, die in den meisten Fällen durch Plasmin, aber allerdings auch durch andere Proteasen ausgelöst sein kann. Auch könnte die Lyse extravasal erfolgt sein. Auch hier werden erst verfeinerte Analysenmethoden der FDP Klärung bringen.

5. Sollte man nicht versuchen, *einen* einzigen Mechanismus zur Erklärung der Umsatzstörungen bei allen Lebererkrankungen heranzuziehen. Schon bei ihren so sorgfältig ausgewählten Patienten mit kompensierter Leberzirrhose haben STEIN u. HARKER (1982) verschiedene Mechanismen nachgewiesen. Die Vielfalt der möglichen Mechanismen spielt natürlich bei Patienten mit Leberzerfall oder Umgehungscoma bei gleichzeitigem Vorliegen komplizierender Erkrankungen eine noch viel größere Rolle.

Zusammenfassend sei festgestellt, daß durch Endothelläsionen in den Sinusoiden der Leber und im ausgeweiteten Umgehungskreislauf (BERTAGLIA et al. 1983) das endogene Gerinnungssystem und durch Freisetzung von Thrombokinase aus nekrotischen Leberzellen das exogene Gerinnungssystem aktiviert werden kann. Aus Leukozyten werden insbesondere nach Endotoxinwirkung, Proteasen (z.B. ELP) freigesetzt, die an den Gerinnungsfaktoren Veränderungen hervorrufen, die gegenüber jenen bei Thrombinwirkung nur schwer differenziert werden können. ELP spaltet die Faktoren I, VIII, XII, XIII stark, V etwas weniger und die Faktoren II, VII, HMWK, AT III, α_2-Antiplasmin, Fibronektin und Plasminogen schwach. In diesem Fall sollten allerdings Elastase-α_1-Antitrypsin-Komplexe immunologisch nachweisbar sein (EGBRING et al. 1983). Auch aus dem Verhalten von Fibronektin kann man zwischen ELP und Thrombinwirkung unterscheiden. Thrombin vermindert die Konzentration von Fibronektin hochgradig, während ELP sie nicht beeinflußt. Die Makrophagen der Milz entfernen auch intakte Plättchen aus der Zirkulation (Scharf et al. 1983). Auch haften Plättchen an den geschädigten Sinusoiden der Leber (Stein u. Harker 1982). Diese verschiedenen Mechanismen führen dazu, daß man bei einzelnen Fällen von akuter und chronischer Hepatitis sowie bei zahlreichen Patienten mit vollkompensierter Leberzirrhose eine verkürzte Halbwertszeit und einen erhöhten Umsatz von Fibrinogen, Plasminogen, Prothrombin (Tytgat et al. 1971; Verstraete et al. 1974; Collen et al. 1978; Schipper et al. 1979; Schipper u. Ten Cate 1982) und Antithrombin III findet, wobei der Plasmaspiegel normal sein kann oder zumindest auf einem niedrigeren Spiegel konstant bleibt. Bei einem Großteil dieser Patienten handelt es sich um eine chronische, voll kompensierte Thrombinwirkung. Die Gabe von Heparin (Verstraete et al. 1974; Collen et al. 1978; Coccheri et al. 1982; Cordova et al. 1982; Stein u. Harker 1982) und/oder Antithrombin III (Schipper et al. 1977; Schipper u. Ten Cate 1982) normalisiert bei diesen den Umsatz von Fibrinogen, ist aber häufig ohne Einfluß auf die Thrombozytopenie, die zusätzlich durch einen anderen Mechanismus (Haftung am geschädigten Endothel, extravasale Clearance in der Milz) verursacht wird. Die zwar bereits mehrfach in einer Versuchsanordnung (Tytgat et al. 1971; Verstraete et al. 1974) nachgewiesene Normalisierung der biologischen Halbwertszeit von Fibrinogen durch Heparin, deren Beweiskraft angezweifelt wurde (Straub 1977), wurde neuerdings von Stein u. Harker (1982) mit einer neuen Versuchsanordnung, die so gut abgesichert ist, daß die bisherigen Einwände nicht mehr relevant sind, bestätigt. Auch dies spricht dafür, daß eine intravasale Thrombinwirkung zumindest für einen Teil der Veränderungen verantwortlich ist.

Bei schweren Leberschäden wie bei Hepatitis fulminans (Abschn. B.II.2), Intoxikationen (s. Abschn. B.II.9.b.α), Ischämie (s. Abschn. B.II.5.a), Fettleber in der Gravidität (Cano et al. 1975; Liebman et al. 1981; Mosvold et al. 1982; Zwierzina et al. 1983) (s. Abschn. B.II.4.a), bei CAH, in den Endstadien der Leberzirrhose mit portaler Hypertension treten weitere Triggermechanismen zu den oben angeführten hinzu: Eine Störung des hämostatischen Gleichgewichtes durch Verminderung der Hemmstoffe AT III, α_2-Makroglobulin und α_2-Antiplasmin, die eingeschränkte Clearance im RHS für aktivierte Gerinnungsfaktoren, eine Aktivierung der Gerinnung in dem langsam perfundierten Kollateralkreislauf, eine Einschwemmung gerinnungsfördernder Substanzen aus dem Splanchnikusgebiet in den großen Kreislauf unter Umgehung der Leber, eine Blutung, eine Sepsis, eine Endotoxinämie mit Freisetzung von Thrombokinase aus Monozyten und von ELP und Thrombokinase aus den Granulozyten (Wilkinson 1977) sowie eine Therapie mit Gerinnungsfaktorenkonzentraten mit aktivierten Faktoren. Im ausgedehnten Kollateralkreislauf und den ausgeweiteten Milzsinus fördert eine große Endotheloberfläche bei langsamer Zirkulation und Hypoxie ähnlich dem Riesenhämangiom die Gerinnung. Eine mechanische Hämolyse mit Fragmentozyten und Schistozyten führt zur Freisetzung von Phospholipiden und ADP aus Erythrozyten und zu einer verstärkten Thrombozytenaggregation. Bei toxischen Lebernekrosen findet man Thrombosen in den Lebersinusoiden, die allerdings nur von beschränkter Ausdehnung sind und nur selten bei der Autopsie gefunden werden (Mannucci u. Mari 1981), was aber möglicherweise auf postmortale Fibrinolyse zurückzuführen ist. Es kommt zu einer schweren über die Synthesestörung weit hinausgehenden Verminderung der Thrombozytenzahl, des Fibrinogens (YOSHIMURA et al. 1977; UEHARA u. HIRAYAMA 1977), des Faktor V (POLLER 1977) und des Antithrombin III (CHAN et al. 1979, 1981; THALER 1981; IWABUCHI et al. 1981; MOSVOLD et al. 1982; BERTAGLIA et al. 1983) verbunden mit Auftreten von FPA (LIPINSKI et al. 1977; HARENBERG et al. 1980; COCCHERI et al. 1982), SFMC (OKABA et al. 1977; KANAYAMA et al. 1979; OEHLER u. MATTHIAS 1980; COCCHERI et al. 1982) und FDP (KANAZAWA u. SATO 1977; KUTO et al. 1977; MARUYAMA et al. 1977; MATSUNO et al. 1977; TAKEDA et al. 1977; OEHLER u. MATTHIAS 1980; OYABU et al. 1980; BERTAGLIA et al. 1983) sowie einem positiven Äthanoltest. Faktor VIII:RAg bleibt mit allen seinen Funktionen hoch, Faktor VIII:C ist bei Blutungen niedriger (BERTAGLIA et al. 1983) als bei nicht blutenden Zirrhosen. Die Folge ist eine akut exazerbierte, disseminierte, dekompensierte Verbrauchsreaktion, häufig mit hämorrhagischer Diathese, die aber nicht ausschließlich durch Thrombin bedingt sein muß.

Sie ist von einer Aktivierung der Fibrinolyse gefolgt, wofür der Anstieg der FDP spricht. Eine Analyse der für und gegen die intravasale Aktivierung der Gerinnung sprechenden Befunde findet sich bei STRAUB (1977). Insbesondere ist auf die Vermeidung von Artefakten durch unsachgemäße Blutentnahmen und Analysen zu achten.

Kein Zweifel besteht hingegen darüber, daß bei Patienten mit Le Veen-Shunt unmittelbar im Anschluß an die Operation häufig eine DIC auftritt (HARMON et al. 1979; SCHWARTZ et al. 1979; MURR et al. 1980; GIBSON et al. 1981; SALEM et al. 1981; HRYNSCHYN et al. 1983 und eigene Erfahrung), die zum Stillstand kommt, wenn der Le Veen-Shunt spontan thrombosiert oder unterbunden wird (GIBSON et al. 1981 und eigene Erfahrungen). Die einschlägigen Befunde sind sehr widersprüchlich wie auch die hiefür diskutierten Ursachen. Als prokoagulatorisch wirkende Faktoren im Ascites werden genannt: Faktor-X-Aktivator, gerinnungsaktive Endotoxin-Lipopolysaccharide und Thrombokinase-freisetzende Makrophagen (LERNER et al. 1978; FUMAROLA 1979; LEE 1979; PHILLIPS u. RODGERS 1979; VIALLET u. VILLENEUVE 1979; MURR et al. 1980; JOHNSTON et al. 1981; OJIRO et al. 1981; KÖTTGEN et al. 1982), eine Verminderung von α_1-Antitrypsin und eine Vermehrung der Thrombokinaseinhibitoren (TILSNER u. REUTER 1981) sowie der Kollagengehalt. Aus Ascites isoliertes Kollagen aggregiert Plättchen. Seine Injektion verursacht bei Kaninchen das Bild einer DIC, die durch Aspirin verhindert werden kann (SALEM et al. 1983). RAGNI et al. (1983) haben bei 10 von 11 Patienten mit Le Veen-Shunt eine DIC gefunden. Im Ascites waren alle Gerinnungsfaktoren nur in geringen Mengen nachweisbar, am höchsten Faktor VIII R:Ag, Faktor XI und Faktor XII, keine aktivierten Gerinnungsfaktoren, keine aktivierte Fibrinolyse, aber reichlich FDP. Eine deutliche postoperative DIC wird bei Patienten mit präoperativer DIC gefunden, Blutungen nur bei gleichzeitig sehr schlechter Leberfunktion.

Aber auch hier ist eine kritische Beurteilung der Befunde am Platz, da BEER et al. (1983) bei 61% ihrer in der Literatur gefundenen Patienten Laboratoriumsparameter einer intravasalen Gerinnung ohne klinische Symptomatologie beobachtet haben. Bei den 19% der Fälle mit klinischen Manifestationen bestand allerdings eine Letalität von 71%. Sie meinen, daß bei der ersten Gruppe die Laboratoriumsparameter der DIC durch den infundierten Aszites vorgetäuscht werden, der große Mengen an FDP, aber kein Fibrinogen und kein Plasminogen enthält. Die Verminderung von Fibrinogen und Plasminogen sei nur ein Verdünnungseffekt, der FDP-Anstieg sei durch Zufuhr derselben und nicht durch Entstehung in der Zirkulation bedingt. Im Ascites sind Plasmin-α_2-Antiplasmin-Komplexe und PA in höherer Konzentration als im Plasma enthalten (Patrassi et al. 1984).

Trotz dieser Diskussion muß empfohlen werden, vor einer Ascitesableitung in das Venensystem in vitro den Aszites auf Gerinnungsaktivität zu testen und eventuell durch eine Probeinfusion zu zeigen, daß keine Gefahr der Entstehung eines Verbrauches besteht (Murr et al. 1980; Köttgen et al. 1982). Günstig wirken sich auch die intensive Spülung der Bauchhöhle während der Shuntoperation (Hrynschyn et al. 1983) und die Infusion von Antithrombin III aus (Büller u. ten Cate 1983).

·b) Aktivierung der Fibrinolyse

Die durch die Bildungsstörung bedingte Verminderung des α_2-Antiplasmins bei gestörter hepataler Ausscheidung des Plasminogenaktivators, der überdies in den bei progredienter Zirrhose stark vermehrten Endothelzellen der Kapillaren und Kapillarsprossen im neu gebildeten Bindegewebe bei Zirrhotikern vermehrt gebildet wird (Denk et al. 1970; Smokovitis 1979), bedingt eine Labilisierung des fibrinolytischen Systems im Sinne einer erhöhten Spontanlyse. Das Vorkommen kompletter Gerinnsellyse bei Zirrhose ist schon seit langem bekannt (Goodpasture 1914) und wurde seither vielfach bestätigt (Walls u. Losowsky 1971; dort auch die ältere Literatur; Poller 1977; Ratnoff 1977). Die Angaben über die Häufigkeit schwanken zwischen 20 und 90%. Diese Veränderungen verursachen auch eine verstärkte und verlängerte Fibrinolysesteigerung nach intravenöser Injektion von Nikotinsäure oder subkutaner Injektion von Adrenalin bei Zirrhotikern. Auch bei partieller Hepatektomie und portocovalen Shuntoperationen wurden Spontanlysen beschrieben, nicht jedoch bei akuter Hepatitis, Hepatomen, primär-biliärer Zirrhose und Verschlußikterus.

Diese erhöhte fibrinolytische Aktivität ist von fraglicher praktisch klinischer Bedeutung. Sie könnte die Intensität, Dauer und Wiederholung von Blutungen aus peptischen Ulcera und Oesophagusvarizen beeinflussen (Poller 1977). Praktisch bedeutungsvoller kann jedoch die in der Mucosa von Ösophagus, Magen und Duodenum bestehende beträchtliche lokale fibrinolytische Aktivität sein (Poller 1977; Oka u. Tanaka 1979; Stenberg et al. 1981a, b; 1982; Helgstrand 1981). Für die Bedeutung dieses Mechanismus spricht auch die Verminderung der Blutungsintensität durch Tramexansäure im Tierexperiment (Stenberg et al. 1981a, b; 1982) und beim Menschen. Vielleicht ist diese Aktivität im Gewebe auch für das Auftreten von FDP ohne manifest nachweisbare, intravasale Fibrinolyse verantwortlich.

Plasminogen im Blut ist bei chronischen Lebererkrankungen meist vermindert, wobei zwischen den Auswirkungen einer verminderten Synthese und eines erhöhten Verbrauches durch Aktivierung nur schwer unterschieden werden kann.

Eine intravasale Aktivierung der Fibrinolyse findet sich eigentlich nur im Anschluß an eine DIC bei schwerem Leberversagen (MAEDA et al. 1977), fortgeschrittener Leberzirrhose, bei Leberresektionen und während Lebertransplantationen (FLUTE et al. 1969; CONARD et al. 1976; BÖHMIG 1977). Hier entstehen schwerwiegende Veränderungen, die sehr wohl zu der Blutungsneigung bei diesen Patienten beitragen können.

II. Hämostasedefekte bei den einzelnen Lebererkrankungen

1. Akute Hepatitis

In der Frühphase, die nur selten zur Beobachtung kommt, kann es zu einem vorübergehenden leichten Anstieg der Vitamin-K-abhängigen Gerinnungsfaktoren kommen (DEUTSCH 1965). Mit vollem Einsetzen des Krankheitsbildes und Anstieg der Aminotransferasen sinken die Gerinnungsfaktoren in der Reihenfolge Faktor VII, Protein C, X, II, IX ab, erreichen den jeweils tiefsten Wert am Höhepunkt der Erkrankung und steigen dann entsprechend der fortschreitenden Abheilung an, um den Normalbereich noch vor den Aminotransferasen zu erreichen (OWREN 1977; KOBAYASHI et al. 1977). Unterbleibt der Anstieg, so ist dies ein Hinweis auf Übergang in eine chronische Verlaufsform. Bei leichtem Verlauf kann Faktor IX im Normbereich bleiben.

Dieser Verlauf wird am einfachsten mit dem Normotest, mit Hepatoquick oder mit der Prothrombinzeit mit einer Faktor-VII-empfindlichen Thrombokinase verfolgt (LECHNER et al. 1977; POLLER 1977; RATNOFF 1977; ANDO et al. 1977; AOKI et al. 1977; HOSOI et al. 1977; KAWABE et al. 1977; KOBAYASHI et al. 1977; KONDO et al. 1977; OGURA et al. 1977, OWREN 1977). Die Verminderung ist proportional dem Ausmaß des Funktionsausfalles (Nekrose) der Leber, also ein Hinweis auf den Schweregrad der Erkrankung. Aus dem Vergleich mehrerer Bestimmungen im Abstand von wenigen Tagen läßt sich die Verlaufsrichtung der Erkrankung prognostizieren (LECHNER et al. 1975; AOKI et al. 1977; YAMASHINA et al. 1978).

Normotestwerte über 50% sprechen für einen leichten, solche zwischen 30 und 50% für einen mittelschweren Verlauf, während Werte unter 15% oder ein II-V-VII-Index (Addition der entsprechenden Prozentwerte) von weniger als 150 einen schweren Verlauf, ein solcher von weniger als 80 die Gefahr eines akuten Leberversagens signalisieren (OWREN 1977). Die angeführten Veränderungen sind Ausdruck der h. Synthesestörung, weshalb auch nur Spuren von des-γ-carboxy-Gerinnungsfaktoren nachzuweisen sind (OEHLER et al. 1980; BERTINA et al. 1980; BLANCHARD et al. 1981; LAUTZ et al. 1982; LIEBMAN et al. 1982).

Antithrombin III (LECHNER et al. 1975, 1977; KUTO et al. 1977; UEHARA u. HIRAYAMA 1980; IWABUCHI et al. 1981; BICK 1982), Präkallikrein (FANCIULLACI et al. 1976; DEUTSCH et al. 1983) und HMW-K (DEUTSCH et al. 1983) verhalten sich analog und gestatten dieselben prognostischen Aussagen. Selten findet sich eine Verminderung von Faktor XI oder XII (TILSNER 1981). Faktor XII wurde von uns immer im Normalbereich gefunden.

Es wurden wiederholt gute Korrelationen zwischen den Ergebnissen der Gerinnungsuntersuchungen und anderen Leberfunktionsparametern errechnet, so zwischen Normotest und Präalbumin (Nakaya et al. 1977), Normotest und GOT, Normotest und Albumin bzw. Cholinesterase (Kobayashi et al. 1977; Ando et al. 1977) sowie zwischen Normotest und HMW-K (Deutsch et al. 1983).

Faktor VIII verhält sich spiegelbildlich, indem VIII:C und in stärkerem Ausmaß VIIIR:Ag ansteigen und mit der Abheilung sich wieder normalisieren oder bei Übergang in einen chronischen Verlauf erhöht bleiben (Kamiya et al. 1977; Brunswig et al. 1978; Kuto et al. 1979; Kotitschke u. Scharrer 1980). Die prognostische Bedeutung entspricht jener der Vitamin-K-abhängigen Gerinnungsfaktoren. Bei Virusträgern der Hepatitis B soll Faktor VIIIR:Ag vermindert sein (Kotitschke u. Scharrer 1980). Bei Hämophilen unterbleibt der Anstieg von Faktor VIII:C (Deutsch 1965; Sultan et al. 1977), während Faktor VIIIR:Ag stark, Faktor VIIIR:RCoF etwas weniger stark parallel zu den Transaminasen ansteigen und bei der Abheilung wieder absinken (Sultan et al. 1977). Bei polytransfundierten Hämophilen ohne manifeste Hepatitis mit erhöhten Transaminasen ist Faktor VIIIR:Ag höher (163,2%) als bei solchen ohne Erhöhung derselben (112,4%) (Schimpf u. Zimmermann 1980).

Faktor V ist nur bei schweren Verlaufsformen vermindert. Sein Verhalten ist von prognostischer Bedeutung.

Bei schweren Verlaufsformen wird gelegentlich das Auftreten von FDP (nach Kanazawa u. Sato 1977 bei 31% der Patienten) und Fibrinmonomerkomplexen (Kanayama et al. 1979) sowie eine Verlängerung der Thrombinzeit durch Polymerisationsstörung der Fibrinmonomere (Soria et al. 1979a, b) und eine geringe Verminderung von Faktor XIII beobachtet. Selten sind die Faktoren XI und XII vermindert (Tilsner 1981).

PKK und HMWK wurden bei akuter Hepatitis stark vermindert und dem Heilungsverlauf entsprechend ansteigend (Deutsch et al. 1983) oder leicht erhöht (Uehara u. Hirayama 1984) gefunden. Der KK-Inhibitor ist erhöht.

Eine Erhöhung der fibrinolytischen Aktivität wird selten gefunden. Plasminogen ist bei 50% der Patienten leicht vermindert (Kanazawa u. Sato 1977), bleibt bei mildem Verlauf jedoch im Normalbereich.

Uncharakteristisch ist das Verhalten von α_1-Antitrypsin, α_2-Macroglobulin und α_1-Antichymotrypsin. Sie können erhöht, unverändert (Oguri et al. 1977) oder vermindert sein (Kuto et al. 1977; Oyabu et al. 1980). Schmitz-Huebner et al. (1978) beschreiben das Auftreten eines gegen Faktor VIII gerichteten Hemmstoffes bei einem Fall von akuter Hepatitis.

Die Thrombozyten sind selten vermindert, meist als Folge der Hepatitisbedingten Knochenmarksaplasie, ihre Funktion selten gestört (s. Abschn. B.I.10). Ihre biologische Halbwertszeit kann verkürzt sein (Musumeci et al. 1975). Eingehende Untersuchungen über die Plättchenfunktion liegen nur bei Kindern mit Virushepatitis vor. In der ersten Krankheitswoche waren Plättchenaggregation und Adhäsion bei einem Drittel der Kinder erhöht, bei den anderen vermindert, in der 3. Krankheitswoche bei allen vermindert. Die Ausbreitung war gesteigert, die Thrombozyten wiesen eine Linksverschiebung auf. Bei zwei Drittel der Kinder war die Thrombozytenfaktor-3-Verfügbarkeit vermindert (Podolsak u. Ströder 1974). Das PA-IgG ist normal (Landolfi et al. 1980). Kleinman u. Friedman (1982) konnten bei einer Patientin mit akuter Hepatitis und ausgeprägter Thrombozytopenie (18000) einen antithrombozytären Antikörper nachweisen, dessen Titer mit Normalisation der Thrombozytenzahl wieder negativ wurde.

Es besteht kein Unterschied in der Konstellation der Gerinnungsfaktoren bei den verschiedenen Formen der Virushepatitis (A, B, non-A-non-B, CMV, EBV) sowie bei Leberparenchymveränderungen im Rahmen einer Leukämie, Morbus Hodgkin, Sarkoidose oder Tuberkulose.

Entwickelt sich im Verlauf der Rückbildung der akuten Hepatitis eine cholostatische Komponente, so wirkt sich dies nicht in einer charakteristischen Weise auf die Konstellation der Gerinnungsfaktoren aus. Besteht hingegen bereits frühzeitig eine solche Komponente, so können die Gerinnungsfaktoren höher als erwartet sein, so daß die Bestimmung der Gerinnungsfaktoren als Hilfe in der Differentialdiagnose gegenüber einer Cholostase aus anderen Ursachen versagen kann.

2. Fulminante Hepatitis

Die Mechanismen, die bei Leberzerfall zur Gerinnungsstörung führen, sind in Abb. 6 dargestellt.

Bei der Entwicklung eines akuten Leberversagens im Verlauf einer Hepatitis (fulminante Hepatitis) kommt es zu einem rapiden weiteren Abfall der Faktoren II, V, VII, IX, X (Literatur bei LECHNER et al. 1977; RATNOFF 1977), Präkallikrein und HMW-K (DEUTSCH et al. 1983), Antithrombin III (YOSHIMURA et al. 1977; MORFINI et al. 1979b; IWABUCHI et al. 1981; MURAKAMI et al. 1982), Fibrinogen und Plasminogen (MAEDA et al. 1977; KUTO et al. 1977; YOSHIMURA et al. 1977), bei einem Teil der Patienten zu einer hochgradigen Thrombozytopenie, zu einer Erhöhung der Plättchenretention (LANGLEY et al. 1982) und bei

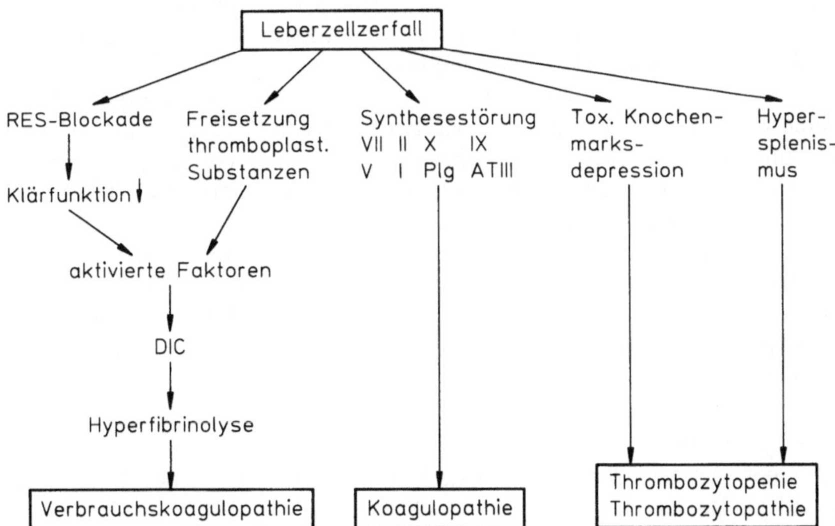

Abb. 6. Pathogenese der hämorrhagischen Diathese beim akuten Leberzerfallskoma. (Aus FRITSCHE et al. 1981b)

mehr als 50% der Patienten zum Auftreten von FDP (Dymock et al. 1975; Yoshimura et al. 1977), wobei auffallend ist, daß meist keine erhöhte fibrinolytische Aktivität nachweisbar ist, ferner zu einer Verlängerung der Thrombinzeit und Reptilasezeit als Ausdruck einer Fibrinpolymerisationsstörung (s. Abschn. B.I.1.ff) (Green et al. 1976; Lane et al. 1977a, b; Maeda et al. 1977; Francis u. Armstrong 1982a). Die Faktoren XI und XII können vermindert sein, Faktor XII kann aber auch im Normalbereich verbleiben (Deutsch et al. 1983). α_2-Antiplasmin (Murakami et al. 1982), α_2-Makroglobulin und α_1-Antitrypsin sind vermindert (Kuto et al. 1977; Yoshimura et al. 1977). Faktor VIII:C und VIIIR:Ag steigen weiter an (Meili u. Straub 1970; Brunswig et al. 1978; Kuto et al. 1979; Morfini et al. 1979b).

Ein Absinken der Vitamin-K-abhängigen Gerinnungsfaktoren und von Faktor V unter 10% ist als Hinweis auf einen möglicherweise infausten Verlauf aufzufassen. Nach Dymock et al. (1975) läßt nur die spezifische Faktor-VII-Bestimmung mit einem diskriminierenden Wert von 8% eine sichere Aussage bezüglich der Überlebenschance zu, doch kann aus dem Verlauf der übrigen Gerinnungsfaktoren einschließlich Normotest durchaus eine prognostische Aussage gemacht werden. Keinen Rückschluß auf die Überlebenschance lassen AT III (Braude et al. 1981), FDP und das Ausmaß der Thrombozytopenie (Dymock et al. 1975) zu, wenn diese auch wesentlich zur Blutungsneigung beiträgt. Eine sehr starke Verminderung von Antithrombin III und α_2-Antiplasmin kann zur Differenzierung zwischen schwerer akuter Hepatitis und Hepatitis fulminans herangezogen werden (Murakami et al. 1982). Esposito et al. (1979) stehen mit ihrer Feststellung, daß die Höhe der Gerinnungsfaktoren keine prognostische Aussage zulasse, allein. Ob für die Erklärung des Zustandekommens der Gerinnungsveränderungen das Auftreten einer Verbrauchsreaktion mitherangezogen werden muß, ist noch keineswegs ausdiskutiert (s. Abschn. B.I.11.a, und Kapitel Heene u. Lasch, Teilband II/8 dieses Handbuches). Jedenfalls wird vielfach die Meinung vertreten, daß der Abfall der Gerinnungsfaktoren und die Konstellation der einzelnen Faktoren zueinander nicht durch den Synthesestopp allein ausreichend erklärt werden könne, sondern daß zusätzlich insbesondere auf Grund des Auftretens von FDP, SFMC, einer hochgradigen Thrombozytopenie und einer sehr starken Verminderung von Antithrombin-III und α_2-Antiplasmin sowie aufgrund des klinischen Effektes von Heparin eine Verbrauchsreaktion (DIC) angenommen werden müsse (Kuto et al. 1977; Maeda et al. 1977; Yoshimura et al. 1977; Kanayama et al. 1979; Zimmermann et al. 1982). Im gleichen Sinne sprechen Tierversuche mit akuter Leberischaemie und die günstige Wirkung einer Antithrombin-III-Substitution und Heparinisierung, in denen die Folgen des Leberzerfalls ohne Störung durch andere Erkrankungen und therapeutische Maßnahmen beobachtet werden können (Fritsche et al. 1981a, b, c).

Straub (1977) findet im Gegensatz hierzu bei $^2/_3$ seiner Fälle normale Thrombozytenzahlen, sonst nur geringfügige Thrombozytopenien und nur einen geringfügigen Anstieg der FDP, so daß er das Auftreten einer DIC ablehnen zu müssen glaubt.

Die Thrombozytenaggregation mit ADP und Kollagen ist vermindert und die Adhäsion an Glaskugeln erhöht. Diese Funktionsstörung wird auf Veränderungen der Plasma- und Thrombozytenlipidprofile mit Verminderung der Gesamtlipide, Anstieg des Cholesterin-Phospholipid-Quotienten und erhöhten Arachidonsäurestoffwechsel zurückgeführt (LANGLEY et al. 1984).

Zweifellos müssen in jedem Einzelfall die Ergebnisse möglichst umfassender Gerinnungsuntersuchungen einer kritischen Beurteilung unterzogen werden, um das Vorliegen einer Verbrauchsreaktion bestätigen oder ausschließen zu können, eine Entscheidung, die therapeutische Konsequenzen hat und im gegebenen Fall möglichst schnell getroffen werden sollte, was infolge der angeführten methodischen Probleme Schwierigkeiten bereitet.

Weitgehend analoge Konstellationen der Gerinnungsfaktoren können bei Zirrhose mit Leberumgehungskoma (s. Abschn. B.II.3.a), bei Intoxikationen (s. Abschn. B.II.9), bei der akuten Fettleber in der Schwangerschaft (s. Abschn. B.II.4.a), im Schock und bei akuter Leberischämie (s. Abschn. B.II.5.a,b) auftreten.

3. Chronische Lebererkrankungen

a) Chronisch persistierende, chronisch aktive Hepatitis, Leberzirrhose

Es empfiehlt sich, diese in einem gemeinsamen Abschnitt zu besprechen. Bei Übergang einer akuten Hepatitis in eine chronisch persistierende steigen die relevanten Gerinnungsfaktoren (die Vitamin-K-abhängigen Gerinnungsfaktoren, Faktor V, Fibrinogen, Antithrombin III, Plasminogen) bis in den unteren Normbereich an oder bleiben geringgradig vermindert, Faktor VIII bleibt mäßiggradig erhöht.

Bei der chronisch aggressiven Hepatitis (CAH) bleiben die relevanten Gerinnungsfaktoren stark vermindert, Protein C ist geringfügig vermindert (MANNUCCI u. VIGANO 1982), Faktor VIII:C und VIII R:Ag bleiben hoch. Ein signifikanter Unterschied gegenüber CPH besteht im Ausmaß der Veränderungen im Quicktest, NT und TT, von Faktor V, Fibrinogen, Lysezeit und AT III (OWREN 1977; MURAKAMI et al. 1982; Literatur bei LECHNER et al. 1977 und RATNOFF 1977), hinzu kommt häufig eine Thrombozytopenie. Bei schwerem Verlauf treten FDP, SFMC (OEHLER u. MATTHIAS 1979, 1980) und eine Polymerisationsstörung mit Verlängerung der Thrombinzeit auf, deren Ursache auf Seite 447f. diskutiert wurde (LANE et al. 1977a, b; POLLER 1977; SORIA et al. 1979a, b, 1980; MORSE 1980).

Es ist also nicht nur sehr gut möglich, aufgrund der Konstellation der Gerinnungsfaktoren zwischen CPH und CAH als Kollektiv, sondern auch weitgehend im Einzelfall zu unterscheiden, eine Ansicht, die AOKI et al. (1977) nicht teilen. Für diese Unterscheidung sind Normotest und Thrombotest am besten geeignet. Zusätzliche Gerinnungsteste sind hilfreich. Im Gegensatz hierzu ist weder eine Differenzierung zwischen CAH und Leberzirrhose, noch eine solche zwischen den verschiedenen Ätiologien der Leberzirrhose mit Gerinnungstests möglich (MAEHARA et al. 1977; LECHNER et al. 1977). Die gleichzeitige Bestimmung der Transaminasen und der Elektrophorese (γ-Globuline) ist sehr hilfreich, das Ergebnis der Biopsie entscheidend.

Bei der *Leberzirrhose* hängt die Konstellation der Faktoren des Gerinnungs- und des fibrinolytischen Systems weitgehend vom jeweiligen Stadium der Erkrankung ab. Die widersprüchlichen Untersuchungsergebnisse sind wohl weitgehend auf die unterschiedlich zusammengesetzten Patientenkollektive zurückzuführen.

Bei *stabiler voll kompensierter Zirrhose* können die relevanten Gerinnungsfaktoren nahe dem oder im Referenzbereich gelegen sein (Tygstrup 1973; Lechner 1975; Aoki et al. 1977; Kawabe et al. 1977; Lechner et al. 1977). Die Halbwertszeit von Fibrinogen, Antithrombin III, Prothrombin und Plasminogen ist verkürzt (Uehara et al. 1977; Collen et al. 1978; Schipper et al. 1979, 1982; Stein u. Harker 1982). Der Fibrinogen- und Plasminogenumsatz ist erhöht (Stein u. Harker 1982) als Ausdruck einer voll kompensierten chronischen intravasalen Gerinnung. Brunswig et al. (1978) und Klingemann et al. (1980b) konnten zeigen, daß die portale Hypertension einen wesentlichen Einfluß auf die Konstellation der Gerinnungsfaktoren ausübt. Mit zunehmender Hypertension sinken die Gerinnungsfaktoren einschließlich Faktor XIII und Antithrombin III sowie die Thrombozyten ab, die Zeichen intravasaler Gerinnung nehmen zu. Faktor VIII:C wird nicht beeinflußt, aber Faktor VIII R:Ag und FDP steigen entsprechend an. Bei prä- und posthepatalem Block ohne Leberzirrhose finden sich derartige Veränderungen nicht.

Plasminogen ist infolge der verkürzten Halbwertszeit frühzeitig vermindert, da keine kompensatorische Mehrproduktion erfolgt.

Auch die β-Halbwertszeit von Antithrombin III und α_2-Antiplasmin sind signifikant verkürzt, die fractional catabolic rate ist jedoch normal und der transkapilläre Influx ist besonders bei micronodulärer Zirrhose stark erhöht, eine Konstellation, die nicht für das Vorliegen einer DIC spricht (Knot et al. 1984).

Bei *aktiver und/oder dekompensierter Zirrhose* sind die Gerinnungsfaktoren signifikant vermindert, um im *präkomatösen* und *komatösen* Stadium auf sehr niedrige Werte abzusinken, allerdings erst prämortal auf ebenso niedrige Werte wie beim Leberzerfallskoma. Bei fortgeschrittener Zirrhose sind Faktor XI (Saito u. Goldsmith 1977; Tilsner 1981), Faktor XII (Takamiya et al. 1980; Tilsner 1981; Deutsch et al. 1983), Faktor XIII (Walls u. Losowsky 1971; Nakamura et al. 1977; Okabe et al. 1977; Klingemann et al. 1976, 1978, 1980a), Präkallikrein (Van Vliet 1981; Deutsch et al. 1983; Cordova et al. 1984; Uehara u. Hirayama 1984), HMW-Kininogen (Deutsch et al. 1983; Uehara u. Hirayama 1984), Protein C:Ag (Mannucci u. Vigano 1982; Fasching u. Deutsch 1983) und aktiviertes Protein C (Comp et al. 1984), Antithrombin III (Chan et al. 1979, 1981; Tanaka u. Kato 1981; Thaler 1981; Boneu et al. 1982; Anker et al. 1983; Scharf et al. 1983; Cordova et al. 1984), aber auch Plasminogen (Kanazawa u. Sato 1977; Baele et al. 1979; Cordova et al. 1984) und α_2-Antiplasmin (Oguri et al. 1977; Baele et al. 1979; Boneu et al. 1972; Schipper u. ten Cate 1982; Cordova et al. 1984; Violi et al. 1984) sehr stark vermindert. FDP, FPA und SFMC (s. Abschn. B.I.11.a) sind nachweisbar (Violi et al. 1984). Die schweren Veränderungen in der Homöostase der Gerinnung, bedingt durch unausgeglichene Verminderung der prokoagulatorischen und antikoagulatorischen (AT III) Faktoren, führen zu einer Labilisierung des Systems, so daß die bereits bestehende vollkompensierte low grade DIC durch die geringsten zusätzlichen Belastungen (neuerliche Leberzellnekrosen, Varizen- oder Ulkusblutung, Schock, Infektionen, Transfusionen und Substitution von Gerinnungsfaktoren) in eine dekompensierte intravasale Gerinnung mit klinisch manifester hämorrhagischer Diathese übergehen kann (THALER u. KLEINBERGER 1982; ZIMMERMANN et al. 1982). Für die Regulation der fibrinolytischen Aktivität dürfte der schnell reagierende t-Plasminogenaktivator-Inhibitor, dessen Konzentration bei den einzelnen Patienten aber auch bei denselben Patienten innerhalb kurzer Zeit zwischen niedrigen und sehr hohen Werten schwanken kann, von größter Bedeutung sein. Er wird wahrscheinlich nicht in der Leber gebildet (BROMMER et al. 1984). Immerhin findet sich eine low grade DIC bei 46% der Zirrhotiker unabhängig vom Schweregrad der Erkrankung (MARONGIU et al. 1984).

Bei Patienten mit Blutungen aus Oesophagusvarizen sind F VIII:C und FDP negativ und der Quotient F VIII R:Ag/F VIII:C positiv korreliert, nicht aber bei nicht blutenden Patienten. Die Verminderung von F VIII:C, der Thrombozytenzahl, von Fibrinogen, NT, AT III, positiver Äthanoltest und Vermehrung der FDP bei Blutungen spricht für das Vorliegen einer DIC während bzw. nach der Blutung, läßt aber keine Aussage darüber zu, ob die Hyperkoagulabilität bereits vor der Blutung bestand, oder erst durch diese ausgelöst wurde (BERTAGLIA et al. 1983).

Für die Diagnostik der Leberzirrhose erweisen sich Quick, Normotest, Faktor VII, aktivierte PTT und Antithrombin III als besonders geeignet (CARANOBE et al. 1982; Literatur bei LECHNER et al. 1977). Faktor V hat bei Zirrhose nur eine geringe Aussagekraft.

Faktor VIII:C, Faktor VIII R:Ag und Faktor VIII R:RCoF sind bei etwa $^2/_3$ der Fälle erhöht (LOMBARDI et al. 1981), wobei jedoch keine signifikante Korrelation im Ausmaß der Veränderungen der Funktionen zueinander besteht (BAELE et al. 1977; CASTILLO et al. 1977; BRUNSWIG 1978). Ob dies auf einer unterschiedlichen Verteilung der Multimere des Faktor VIII R:Ag ähnlich wie bei den verschiedenen Typen der Willebrandschen Erkrankung beruht, kann nur vermutet werden. Entsprechende Untersuchungen liegen bisher nicht vor. Die Werte sind um so höher, je schlechter der Zustand des Patienten und je stärker der Umgehungskreislauf ausgebildet ist. Bei Blutungskomplikationen ist er am höchsten. Diese Veränderungen sind mit der Einschränkung der [185]Au-Kolloid-Clearance korreliert.

Eine Thrombozytopenie findet sich häufig bei Leberzirrhose (nach MATSUNO et TERADA [1977] bei 65,5%, mit 20% unter 50000, nach UEHARA u. HIRAYAMA [1977] bei 50%, HIRAKAWA et al. [1978], REIFFERS et al. [1981]). Die verschiedenen möglichen Mechanismen der Entstehung einer Thrombozytopenie sind im Abschnitt B.I.10. diskutiert. Verschiedene Mechanismen können bei demselben Patienten zur Geltung kommen. Zu Beginn der Erkrankung ist die Thrombozytenzahl noch normal, auch bei bereits verkürzter Plättchenhalbwertszeit, da der Mehrbedarf zunächst vom Knochenmark kompensiert wird. TOGHILL u. GREEN (1983) fanden keine Korrelation zwischen Plättchenzahl und biologischer Halbwertszeit bzw. Milzgröße. Bei stabiler kompensierter Zirrhose ist die Thrombozytopenie durch Sequestrierung in der Milz und/oder durch Adhäsion der Plättchen an den geschädigten Endothelzellen der Lebersinusoide bedingt und wird bei Splenomegalie durch den Pooling-Effekt verstärkt. Bei Alkoholikern verstärken die äthylische Knochenmarkschädigung und der Folsäure- und Vitamin-

B_{12}-Mangel den Plättchenmangel. Es findet sich eine Reifungsdissoziation zwischen Kern und Zytoplasma der Megakaryozyten. In der Regel besteht keine hämorrhagische Diathese. Das Vorliegen einer wenn auch nur chronischen geringfügigen Verbrauchsreaktion wird von Scharf u. Schneider (1984) abgelehnt, da Thromboglobulin und Thrombozytenfaktor 4, aber auch FPA und FCB3 nicht vermehrt und βTG und Thrombozytenfaktor 4 in den Plättchen nicht vermindert sind. Es finden sich keine Zeichen einer erhöhten Thrombozytenaktivität, bzw. Aktivierung.

Bei dekompensierter Leberzirrhose hingegen können sehr wohl andere Mechanismen, wie z.B. DIC für die bestehende Thrombozytopenie mitverantwortlich sein. Im Plasma sind βTG und ThZF 4 vermehrt und in den Thrombozyten vermindert als Zeichen einer Thrombozytenaktivierung. Auch FPA und FCB3 sind vermehrt (Scharf u. Schneider 1984). Hier besteht häufig auch eine manifeste hämorrhagische Diathese.

Die Angaben über Plättchenfunktionsstörungen sind widersprüchlich. Stein u. Harker (1982) fanden in ihrem Krankengut keine Plättchenfunktionsstörung. Es finden sich jedoch besonders bei Alkoholikern Thrombozytenfunktionsstörungen häufig, am häufigsten eine gestörte Aggregation (63,6%), dann folgen die Störungen der Ausbreitung, Retraktion (35%), Adhäsion (20%), gelegentlich eine verminderte Thrombozytenfaktor-3-Verfügbarkeit (Ballard u. Marcus 1976; Matsuno u. Terada 1977), Plättchenretention an Glaskugelsäulen (Langley et al. 1982), eine Verminderung von ADP, Serotoninaufnahme und -abgabe (Okabe u. Watanabe 1978; Ahtee et al. 1981). Der Gehalt der Plättchen an N-Acetylneuraminsäure ist bei Zirrhose 10-fach erhöht und könnte möglicherweise für einen Teil der Funktionsstörungen verantwortlich sein (Heisig et al. 1983; Scharf u. Schneider 1984). Das Thrombozytenvolumen ist erhöht (Uehara et al. 1977) oder eher gering vermehrt (Karpatkin u. Freeman 1978) oder normal (Scharf u. Schneider 1984). Die Blutungszeit ist normal, trotz Thrombozytopenie (Manucci u. Mari 1981; Stein u. Harker 1982).

Bei 3 Patienten haben Ordinas et al. (1978) ein Fehlen von Glycoprotein I in der Thrombozytenmembran nachgewiesen. Die Blutungszeit war bei diesen Patienten verlängert, andere Plättchenfunktionen wurden nicht mitgeteilt.

Die Aktivität der Glucose-6-Phosphat-Dehydrogenase ist erhöht, was ebenso wie das Vorkommen vieler großer Plättchen für das Vorliegen jugendlicher Plättchen als Folge eines erhöhten Plättchenumsatzes spricht.

Das plättchenassoziierte IgG ist bei CAH und bei Zirrhose stark erhöht (Landolfi et al. 1980; Barrison et al. 1981; Leone et al. 1981).

Die Recovery transfundierter markierter Thrombozyten ist bei Patienten mit Leberzirrhose wegen des pooling-Effektes in der Milz mit 20% sehr schlecht (Havemann u. Egbring 1973). Milzexspiration (Ratnoff 1977) und splenorenaler Shunt führen zu einem Anstieg der Plättchenzahl (Toghill et al. 1977), während nach portocavalem Shunt der Anstieg meist unterbleibt.

FDP werden bei etwa $^1/_3$ der Patienten erhöht gefunden (Kanazawa u. Sato 1977; Kuto et al. 1977; Maruyama et al. 1977; Matsuno u. Terada 1977; Oyabu et al. 1980). SFMC sind bei Patienten mit und ohne portaler Hypertension gleich häufig nachweisbar (Oehler u. Matthias 1980), aber bei dekompensierter Zirrhose, bei Blutungen und Coma häufiger und in größerer

Menge als bei kompensierter Zirrhose (OKABE et al. 1977; COCCHERI et al. 1979; KANAYAMA et al. 1979) oder chronischer Hepatitis (OEHLER u. MATTHIAS 1979). Fibrinpeptid A und hochmolekulare Fibrin(ogen)komplexe (Komplexe zwischen Fibrinogen und Fibrinmonomeren, aber auch zwischen abnormem Fibrinogen und anderen Eiweißkörpern) können bei Zirrhose unabhängig vom Schweregrad und Vorhandensein eines Ascites vermehrt sein (COCCHERI et al. 1981, 1982; MALINVERNI u. MOMBELLI 1983), sind aber nicht miteinander korreliert. Das spricht dafür, daß ihr Auftreten nicht unbedingt auf Thrombin, sondern möglicherweise auf die Wirkung anderer proteolytischer Fermente (z. B. ELP) zurückzuführen sein könnte.

Eine erhöhte spontane fibrinolytische Aktivität ist seit GOODPASTURE (1914) bekannt und wurde von MATSUNO u. TERADA (1977) bei 78,6% der Fälle bestätigt. Das Plasminogen ist bei etwa $^2/_3$ der Patienten vermindert (KANAZAWA u. SATO 1977; BAELE et al. 1979), der Lysin-adsorbierbare Plasminogenaktivator erhöht (COMP et al. 1981). Der Plasminogenaktivator ist mit Plasmaalbumin und Prothrombin Ratio korreliert (DOUGLAS et al. 1979).

Hinsichtlich des Verhaltens von Antithrombin III findet sich regelmäßig eine dem Allgemeinzustand des Zirrhotikers entsprechende gleichstarke Verminderung des amidolytisch und immunologisch bestimmten Antithrombin III und der Heparin-Co-Faktoraktivität mit guter Korrelation zu Normotest (OGURI et al. 1977; BAELE et al. 1979; CHAN et al. 1979, 1981; AUROUSSEAU et al. 1981; IWABUCHI et al. 1981; LIEHR et al. 1981; TANAKA u. KATO 1981; THALER 1981; BONEU et al. 1982; SCHIPPFER u. TEN CATE 1982; SCHARF et al. 1983; CORDOVA et al. 1984). Die Angaben über das Verhalten der übrigen Hemmstoffe sind widersprüchlich. α_2-Makroglobulin, α_1-Antitrypsin und Antiaktivator werden häufiger erhöht, α_2-Antiplasmin häufiger vermindert gefunden, doch liegen auch gegenteilige Angaben vor (OGURI et al. 1977; BAELE et al. 1979; OKI u. YAMANAKA 1979; BONEU et al. 1982; SCHIPPER u. TEN CATE 1982).

Die Inhibitoren von Urokinase, Gewebeaktivator und Plasmin sind vermindert.

Bei einem Patienten mit alkoholischer Zirrhose wurde ein Faktor-V-Inhibitor (IgG-Lambda) (BROCKHAUS 1978) und bei einem Patienten mit CAH mit ANA 1:320 und einem falsch pos. VDRL ein Inhibitor der Faktoren XI und XII (ZINN et al. 1978) gefunden. Bei diesem Fall erscheint die Möglichkeit, daß es sich um einen Lupus Inhibitor gehandelt haben könnte, nicht ausgeschlossen. Bei chronischen Hepatitiden können Antiphospholipid-Antikörper vorkommen, die eine Faktor-VIII-Hemmung vortäuschen können (MEILI u. VON FELTEN 1982).

Das Auftreten gastrointestinaler Blutungen bei Zirrhose ist schlecht mit den Gerinnungsbefunden korreliert. So fanden SCHUSTER et al. (1976) nur bei 10 von 30 Patienten mit gastrointestinaler Blutung eine Verminderung eines oder mehrerer Gerinnungsfaktoren unter 20% oder eine Thrombozytopenie unter 30000. Die Blutungen sind in erster Linie durch lokale Veränderungen (Ulcus ventriculi oder duodeni, Ösophagusvarizen) bedingt, wobei eine erhöhte fibrinolytische Aktivität des Gewebes eine Rolle spielen könnte (s. Abschn. B.I.11.b). Bei Oesophagusvarizenblutungen steigen βTg, PF4 und FPA als Zeichen einer intravasalen Thrombinaktivierung und erhöhter Thrombozytenaktivität deut-

Tabelle 2. Korrelationen bei chronischen Lebererkrankungen

	Korreliert mit	Literatur
Normotest	Albumin	Kobayashi et al. (1977), Fujii et al. (1980)
	Präalbumin	Ritland et al. (1973)
	Cholinesterase	Ando et al. (1977), Kobayashi et al. (1977), Nakamura et al. (1977)
	Prothrombinzeit	Kobayashi et al. (1977) Fujii et al. (1980)
	Bromsulfaleintest	Aoki et al. (1977)
	Lecithin-Cholesterin-Acyl-Transferase	Ando et al. (1977)
	^{185}Gold-Kolloid-Clearance	Fujii et al. (1980)
	Antithrombin III	Lechner et al. (1975) Cordova et al. (1984)
	Präkallikrein	Marongiou et al. (1982) Cordova et al. (1984)
Prothrombinzeit	Überlebenszeit	Lechner et al. (1975)
	Antithrombin III	Aurousseau et al. (1981) Rak et al. (1981)
	Albumin	Fujii et al. (1980)
Fibrinogen	Cholinesterase	Nakamura et al. (1977)
Faktor VIII	Überlebenszeit	Lechner et al. (1975)
Präkallikrein	Normotest	Marongiou et al. (1982) Cordova et al. (1984)
	Thrombotest Thrombozytenzahl Antithrombin III Antiplasmin	
α_2-Antiplasmin	Albumin Cholinesterase	Aoki u. Yamanaka (1978)
Antithrombin III	Plasminogen α_2-Antiplasmin	Rodzynek et al. (1983)
Plasminogenaktivator	Albumin Prothrombin Ratio	Douglas et al. (1979)

lich an (Scharf et al. 1983). Ebenso können nach Sklerosierung von Oesophagusvarizen Thrombozytenzahl, Normotest und Fibrinogen vorübergehend absinken und ein positiver Äthanol-Gelierungstest als Ausdruck lokaler Gerinnungsvorgänge oder einer low grade DIC auftreten (Palareti et al. 1982).

Die Korrelationen zwischen verschiedenen Gerinnungsparametern bei chronischen Lebererkrankungen sind in Tabelle 2 zusammengestellt. Orlando et al. (1982) fanden keine Korrelation zwischen Gerinnungstesten und Leberfunktionsproben. Die Halbwertszeit von Heparin ist bei Zirrhose signifikant erhöht. Die gute Korrelation zum Galaktosetest spricht für Abbau von Heparin in Leberzellen (TEIN 1977).

b) Besondere Formen der Leberzirrhose

Über das Verhalten der Blutgerinnung bei den Sonderformen der Leberzirrhose liegen nur wenige und meist unvollkommene Untersuchungen vor. Es scheint aber so zu sein, daß auch hier die Veränderungen dem Schweregrad der Leberschädigung entsprechen.

α) *Hämorrhagische Teleangiectasie.* So wurden bei einem Patienten mit hereditärer hämorrhagischer Teleangiektasie und dadurch bedingter Zirrhose eine Thrombozytopenie und eine geringe Verlängerung der Prothrombinzeit bei auch nur geringfügigen Veränderungen der Transaminasen beschrieben (FEIZI 1972).

β) Bei *Morbus Wilson* finden sich analoge Veränderungen an den Gerinnungsfaktoren und Thrombozyten, die bei einer rechtzeitig einsetzenden und erfolgreichen Pencillamintherapie rückbildungsfähig sind (FURRER u. TÖNZ 1974; OWEN et al. 1976; DOERING et al. 1979). Von Interesse könnte der Hinweis sein, daß Kupferkomplexe die Vitamin-K-abhängige Carboxylase und damit die γ-Carboxylierung der Glutamylresiduen im Prothrombin hemmen (ESNOUF et al. 1979).

Bei Patienten mit vorwiegend neurolog. Symptomatik sind die Gerinnungsveränderungen unbedeutend, bei Ausbildung einer Zirrhose sind die Faktoren I, II, V, VII, IX, X, Antithrombin III vermindert (PROCHAZKA u. HAUFTOVA 1965; TSCHÄPPELER u. GUGLER 1968), die Euglobulinlysezeit ist verkürzt. Plättchenfunktionsstörungen, insbesondere eine gestörte Aggregation mit ADP, Adrenalin oder Kollagen fand sich bei 15 von 16 Patienten, eine milde Thrombozytopenie bei 5 von 16 (OWEN et al. 1976). Bei einem eigenen Frühfall führte die nach einer hämolytischen Krise vermindert bleibende und durch Vitamin K nicht beeinflußbare Verlängerung der PTZ (55%) zur Diagnose

Bei dem 14jährigen Patienten waren Fibrinogen, Faktor II:C, VII:C, IX:C, X:C auf 40–55% vermindert, Faktor VIII:C auf 283% erhöht, während die TA im Referenzbereich lagen und nur die γ-GT auf 56 E/l erhöht war. Histologischer Befund: chronische Hepatitis mit zirrhotischem Umbau.

Bei einem 43jährigen Patienten mit ebenfalls schwerer Hämolyse bei bekanntem Morbus Wilson und Leberzirrhose war die PTZ auf 28%, Normotest auf 32% vermindert, die Faktoren II:C, VII:C stark, IX:C, X:C mäßig stark vermindert, Faktor VIII:C auf 576% erhöht. Fibrinogen und Faktor V waren normal. Die TA waren auf etwa 100 E/l erhöht, die alk. Phosphatase war normal.

SCHMIDT et al. (1983) beschreiben 3 akut verlaufene Fälle mit schwerer Hämolyse, die im Koma verstarben. Bezüglich der Gerinnung ist lediglich in einem Fall ein Quick-Wert von 16%, in einem anderen ein solcher von weniger als 10% angegeben. Autoptisch fand sich bei allen 3 Fällen eine schwere generalisierte hämorrhagische Diathese.

4 von 17 Patienten von SCOTT et al. (1978) entwickelten eine fulminante Leberinsuffizienz mit schwerer Koagulopathie (keine detaillierten Befunde angegeben), in einem Fall mit Anstieg der FDP.

γ) α₁-*Antitrypsinmangel* führt bei Kindern zu einer Cholostase mit einer durch Vitamin-K-Mangel bedingten hämorrhagischen Diathese (MAHDI et al. 1984), aber häufig auch zu einer Leberzirrhose (BURKE et al. 1976; HOPE et al.

1982; Nemeth et al. 1983), während bei Erwachsenen in der Regel eine Leberzirrhose gefunden wird (Sharp 1982).

Bei dieser wird gelegentlich über eine Verlängerung der Prothrombinzeit berichtet (Palmer et al. 1978; Dramard et al. 1983), die durch eine erfolgreiche Lebertransplantation normalisiert werden kann (Hood et al. 1980). Bei der Gruppe der Patienten mit Leberzirrhose kann eine der Splenomegalie entsprechende Thrombozytopenie bestehen (Nebbia et al. 1983), die durch eine Splenektomie günstig beeinflußt werden kann.

Durch Entgegenkommen von Prof. Thalhammer und Prof. Kummer hatten wir Gelegenheit, 2 Kinder (5a und 7a) und einen Erwachsenen mit Antitrypsinmangel zu untersuchen. Bei beiden Kindern waren α_2-Makroglobulin, α_2-Antiplasmin und Faktor XII vermehrt, Faktor VIII:C und VIII R:Ag waren bei einem Kind auf 50% vermindert, bei dem anderen normal. Die übrigen untersuchten Gerinnungsfaktoren (Fibrinogen$_{i,f}$, Antithrombin III$_{i,f}$, Plasminogen$_i$, Kallikrein und HMW-K) waren normal.

Die alk. Phosphatase war bei beiden Kindern, die LDH bei einem erhöht, die Transaminasen normal. Bei dem Erwachsenen fand sich eine leichte Erhöhung von Faktor V und eine geringe Verminderung von Faktor X, sonst waren alle Gerinnungsfaktoren und Leberenzyme normal.

δ) *Fruktosämie, Galaktosämie.* Auch bei anderen, zu Leberveränderungen im Sinne einer Zirrhose führenden Stoffwechselstörungen wie Fruktosämie und Galaktosämie sind Gerinnungsstörungen beschrieben. Bei Galaktosämie findet sich eine Verminderung der Faktoren I, II, V, X, die sich nach entsprechender galaktosefreier Diät allmählich wieder normalisieren (Freese 1982).

ε) Bei der *Mukoviscidose* findet sich eine Verminderung von Faktor VII mit unterschiedlichem Ansprechen auf Vitamin K. Bei einem Teil der durch Vitamin K korrigierbaren Fälle ist Faktor II:C stärker als II:Ag vermindert, bei einem Teil gleich stark (Isenberg 1982). In einem eigenen Fall konnten wir die Verminderung von Faktor VII bei gleichzeitiger Fibrinogenvermehrung bestätigen.

ζ) Bei der *kongenitalen Leberfibrose* besteht ebenfalls eine Bildungsstörung, die sich in einer verlängerten PTZ bei gleichzeitiger Leuko- und Thrombozytopenie manifestiert (Siegert et al. 1981).

4. Fettleber

Bei *Fettleber* findet man in der Regel normale Gerinnungsbefunde (Literatur bei Lechner et al. 1977).

a) Fettleber in der Schwangerschaft

Bei der akuten Fettleber in der Schwangerschaft findet sich hingegen das Bild des akuten Leberversagens kombiniert mit einer DIC. Es bestehen die charakteristischen Befunde einer sehr starken Verminderung von Antithrombin III, der Faktoren V, VII, niedrigem NT, stark verlängerter aPTT, Thrombozytopenie, starker Vermehrung der FDP bei noch hohen Fibrinogenwerten (durch die Gravidität) und positivem Äthanoltest (Cano et al. 1975; Mosvold et al. 1982; Rentsch et al. 1983; Hellgren et al. 1983; Laursen et al. 1983). Während bisher angenommen wurde, daß die DIC, die wegen des Antithrombinmangels noch 2–6 Tage nach der Entbindung anhalten kann, erst durch die

Entbindung ausgelöst wird, konnten LIEBMAN et al. (1981) zeigen, daß diese schon vorher bestehen kann, mit Entleerung des Uterus aufhört und einer Behandlung mit frisch gefrorenem Plasma bzw. Antithrombinkonzentraten zugänglich ist, die noch während des Wochenbettes weiter verabreicht werden sollen.

ZWIERZINA et al. (1983) diskutieren, ob nicht eine DIC der Schwangerschaftsfettleber vorausgeht und diese verursacht. Heparin kann einen guten therapeutischen Effekt ausüben (TANIKAWA et al. 1977). Zur Entwicklung der Schwangerschaftsfettleber könnte auch die Langzeittokolyse (mit Partussisten) beitragen (RENTSCH et al. 1983). Als Therapie empfehlen sich FFP, AT III-Konzentrat und niederdosiertes Heparin (HELLGREN et al. 1983; LAURSEN et al. 1983).

b) Reye's Syndrom

In Reye's Syndrom sind die in der Leber gebildeten Gerinnungsfaktoren vermindert, insbesondere Fibrinogen und Prothrombin. Eine hämorrhagische Diathese oder DIC findet sich selten, doch soll vor allen Eingriffen (Leberbiopsie, Einführen intracranieller Katheter) die Gerinnungsstörung durch Vitamin K und frisch gefrorenes Plasma ausgeglichen werden (CROCKER 1982).

5. Leberschädigungen durch Zirkulationsstörung

a) Leberischaemie

Leberischaemie für 180 Minuten im Tierversuch führt zu einem signifikanten Absinken der Faktoren I, II, V, VII, X, das viel schneller ist, als der Halbwertszeit entspricht. α_1-Antitrypsin, α_2-Antiplasmin, α_2-Makroglobulin, Antithrombin III, Plasminogen und die Thrombozytenzahl sinken ebenfalls ab und Plättchenretention und Aggregation sind unmittelbar nach der Ischämie gestört. Es findet sich eine Vermehrung von FDP. Zur Erklärung dieser Befunde muß neben einer Synthesestörung eine Umsatzstörung (DIC und Hyperfibrinolyse) angenommen werden (FRITSCHE et al. 1981a, c). Beim Menschen treten analoge Veränderungen auf.

b) Schockleber

Bei der Schockleber führt die Minderperfusion zur Hypoxie der Leberzellen mit Stauungszeichen und zentrolobulären Leberzellnekrosen. Außerdem besteht eine zentrale Stauung. Diese geht einher mit einem starken Anstieg von GOT, GPT, LDH und geringem Anstieg von Bilirubin, alk. Phosphatase, LAP und γ-GT (KUNTZ u. MAY 1983). NT ist entsprechend dem Ausmaß der Leberschädigung (mitunter sehr stark) vermindert und steigt mit Besserung des Zustandes wieder an (SHERLOCK 1981; LENZ et al. 1982).

c) Stauungsleber

Bei der akuten Stauungsleber wirken sich vor allem die Venendrucksteigerung und die Hypoxie aus. Es entsteht ein perisinusoidales Ödem mit oder ohne fokale Leberzellnekrosen, Vermehrung von Reticulum und Kollagen.

GOT, GPT, LDH, γ-GT sind erhöht, die Prothrombinzeit verlängert (Sherlock 1981; Kuntz u. Straub 1982; Kuntz u. May 1983).

Bei chronischer Stauung tritt eine Fibrosierung zentrolubulär hinzu und dehnt sich bandartig bis zu den periportalen Feldern aus, so daß das Bild einer Zirrhose entsteht. Das Prothrombin ist in einem hohen Prozentsatz der Fälle (84%) mäßiggradig (50–85%), selten höhergradig vermindert (Dunn et al. 1973). Eine gleichzeitige Verminderung der Cholinesterase und PTZ spricht für eine bereits fortgeschrittene, stauungsbedingte Leberschädigung.

d) Thrombosen der Zirkulation der Leber

α) Verschluß der Vena hepatica und der kleinen postsinusoidalen Venen. Das klinische Bild wird als Budd-Chiari-Syndrom bezeichnet, das weder morphologisch, noch ätiologisch einheitlich ist. Es kann sich primär ohne bekannte Ursache, häufig aber sekundär auf der Basis verschiedener hämatologischer Erkrankungen (Polycythämia vera [Offenstadt et al. 1982; Soulier 1982], Antithrombin III-Mangel [McClure et al. 1982], paroxysmale nächtliche Hämoglobinurie [Hartmann et al. 1980], Leukämie [Chillar u. Paladugu 1981], Lymphogranulom [Houghton et al. 1979], orale Kontrazeptiva [Jester et al. 1983], Gravidität [Braun et al. 1983]) in Gegenwart eines Lupus antikoagulans (Pomeroy et al. 1983) sowie allergischer, entzündlicher und maligner Grundkrankheiten sowie kongenitaler Septen und Stränge entwickeln (Literatur bei Bützow et al. 1976; Lehmann et al. 1980; Koller 1983b) (Abb. 7). Die Veno-occlusive Disease (VOD) findet sich nach Bestrahlung in der Lebergegend, nach Knochenmarkstransplantationen (Farthing et al. 1982) und nach dem Genuß pflanzlicher Alkaloide (Busch-Tee, Senecio, Crotalaria, Heliotropum und Cynoglossum mit den Alkaloiden Pyrrolizidin und Monocrotalin). Der thrombotische Verschluß kann primär in der Vena hepatica oder sekundär im Anschluß an eine Thrombose der Vena cava inferior entstehen, er kann aber auch als Folge entzündlicher Wandveränderungen (Endophlebitis hepatica) an den Ostien der großen Gefäße beginnen oder in den kleinen postsinusoidalen Venen (VOD, Endophlebitis hepatica obliterans) ablaufen. Bei Erkrankung der großen Venen entsteht das histologische Bild einer Stauungsleber mit zentrozonaler venöser Dilatation, Stauung in den Sinusoiden mit Blutungen und zentraler Leberzellnekrose, bei VOD sind die kleinen und mittelgroßen intrahepatalen Venen betroffen. Es besteht eine zentrizonale Stauung mit Leberzellnekrosen sowie ein subendotheliales Ödem mit Kollagenbildung, die zu einer zentrozonalen Fibrose führt (Sherlock 1981). Als Komplikation kann eine Pfortaderthrombose auftreten.

Die Erkrankung kann akut mit plötzlichen Oberbauchbeschwerden, Aszites, Hepatomegalie beginnen (Maddrey 1984) und innerhalb weniger Tage zum Tod durch Leberinsuffizienz führen, oder auch langsam, schleichend verlaufen und das Bild einer Leberzirrhose hervorrufen. Die Gerinnungsveränderungen werden eher durch die Verlaufsform als durch die Art der Verschlußkrankheit geprägt, wie die Untersuchungen von Ghanem u. Hershko (1981) gezeigt haben, und können durch die durch die hämatologische Grundkrankheit bedingten Gerinnungsveränderungen überlagert sein. Diese Autoren fanden keinen Unter-

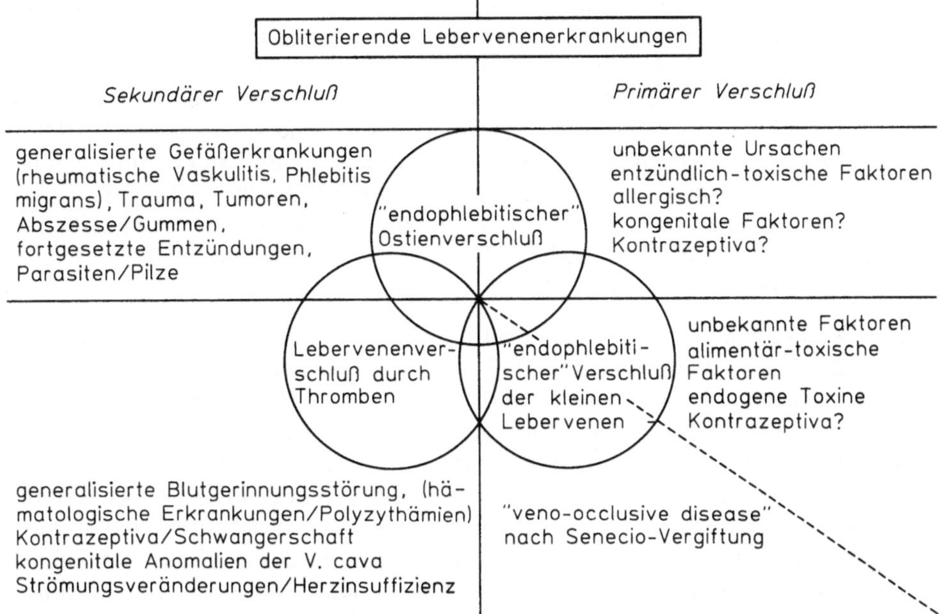

Abb. 7. Pathogenetische Einteilung der obliterierenden Lebervenenerkrankung. Die Kreise symbolisieren die Verschlußmechanismen und ihre Kombinationsmöglichkeiten (formale Pathogenese), die einzelnen Quadranten enthalten mögliche ätiologische Faktoren (kausale Pathogenese), unterteilt in bekannte Faktoren mit Lokalisation vorwiegend außerhalb der Leber (linke Hälfte) und solche mit vorwiegender Wirkung in der Leber (rechte Hälfte). Hiervon greifen einige besonders an den großen Lebervenen an (obere Quadranten), andere an den kleinen Venen (rechter unterer Quadrant). Zu den letzteren gehört die ätiologisch gesicherte „veno-occlusive disease" (mit gestrichelter Linie abgehoben). Die vorwiegend über eine Thrombose wirkenden Faktoren sind im linken unteren Quadranten eingetragen. Das Schema wurde nach 190 Kasuistiken erarbeitet. (Aus BÜTZOW et al. 1976)

schied in den Gerinnungsveränderungen bei Thrombosen der Vena hepatica und bei VOD. Bei der akuten Verlaufsform finden sich nach anfänglich nur geringer Verminderung der PTZ sehr bald schwere Gerinnungsstörungen mit starker Verminderung von PTZ, der Faktoren II, V, VII + X, XIII, Fibrinogen, Plasminogen, α_2-Antiplasmin, Antithrombin III, der Thrombozyten, gelegentlich einem positiven Äthanoltest, Auftreten von FDP. Eine Veränderung der ELT konnte nicht beobachtet werden. Die Befunde werden als Folge einer Kombination eines schweren Leberparenchymschadens (sehr hohe Werte für GOT, GPT) mit einer intravasalen Gerinnung interpretiert (LEHMANN et al. 1980; OFFENSTADT et al. 1982; BRAUN et al. 1983).

Bei den chronischen Verlaufsformen sind die Gerinnungsveränderungen zunächst nur geringfügig und nehmen allmählich an Intensität zu (BÜTZOW et al. 1976; PHILIPP et al. 1977). Die Thrombozytenzahl kann erhöht, normal oder vermindert, die PTZ leicht vermindert, Fibrinogen selten vermindert und die biologische Thrombozytenhalbwertszeit verkürzt sein (GHANEM u. HERSHKO 1981). Diesen protrahierten Verlauf zeigt sehr gut eine Patientin von MCCLURE et al. (1982), bei der trotz Zeichen schwerer Leberschädigung zunächst PTZ, PTT nur geringgradig verlängert, Fibrinogen etwas vermindert, Faktor V und

Antithrombin III stark vermindert, die Faktoren VII und VIII normal waren. Nach erfolgloser Streptokinase-, Heparin- und Cumarintherapie entwickelten sich wahrscheinlich als Folge des ausgeprägten Antithrombin-III-Mangels (in der Familie kein derartiger Mangel) Thrombosen in verschiedenen Körperregionen und schließlich eine DIC mit Thrombozytopenie und stark erhöhten FDP.

Die Therapie mit Streptokinase oder Urokinase kann im Frühstadium erfolgreich sein (Bützow et al. 1976; Barthels et al. 1982; Jester et al. 1983). Eine Antikoagulantientherapie oral oder mit Heparin wurde mit unterschiedlichen Erfolgen versucht, auch verschiedene Shuntoperationen (Volk et al. 1983; Cameron et al. 1983; Maddrey 1984).

β) Thrombose der Vena portae. Pfortaderthrombosen verursachen keine Leberveränderungen. Gerinnungsveränderungen sind meist Folge bestehender Grundkrankheiten [Leberzirrhose, Blutkrankheiten (z. B. Polycythaemia vera), Hypersplenismus, Therapie mit Prothrombinkomplex-Präparaten]. Gelegentlich wird eine Hyperkoagulabilität, manchmal auch eine Thrombozytopenie oder eine Vitamin-K-resistente Verminderung der PTZ auf 40–50% beobachtet (Sherlock 1982; Koller 1983b). Beim Hund zumindest konnten eine Hyperkoagulabilität, Fibrinablagerungen in den Kapillaren der Mukosa des Dünndarms als Zeichen einer DIC und das Verschwinden des vaskulären Plasminogenaktivators in den Gefäßen nach Unterbindung der Vena portae nachgewiesen werden. Anlegen eines porto-femoralen Shunts verhindert diese Gerinnungsveränderungen (Makao 1984).

Nach distalem splenorenalem Shunt finden sich total verschließende Pfortaderthrombosen in 4–6% und inkomplette in 14–22% der Fälle. Man kann in den meisten Fällen mit einer spontanen Lyse in 3–6 Monaten rechnen und soll sich daher exspektativ verhalten. Es besteht häufig eine geringe Verlängerung der PTZ präoperativ, die auch postoperativ über mehrere Monate nachweisbar bleibt (Henderson et al. 1982).

Ähnliches kann nach Milzvenenthrombosen und nach Splenektomie beobachtet werden. Bei Cruveilhier-von-Baumgarten-Syndrom kommen Thrombozytopenien infolge von Hypersplenismus vor.

γ) Thrombose der Arteria hepatica. Diese führt zu kleineren und größeren Leberinfarkten, unter Umständen auch zu einer tödlichen Lebernekrose (s. Abschn. B.II.5.a). Es kommt zu einem Anstieg von GOT und GPT und einer Verlängerung der PTZ (Bücheler 1980) und einer Verminderung der Gerinnungsfaktoren in Abhängigkeit und Größe der Infarkte, manchmal auch zu Blutungen. Häufig ist sie Folge primärer Leber- oder hämatologischer Erkrankungen, die selbst zu Veränderungen der Hämostase führen.

6. Cholostase

a) Erkrankungen der Gallenwege

Bei den mit Cholostase einhergehenden Erkrankungen kommt es zunächst zu einem leichten Anstieg der Gerinnungsfaktoren, insbesondere von Fibrinogen, der Faktoren V, II, VII, VIII, IX, XI, XII und Antithrombin III, Faktor XIII ist normal, die Fibrinolyse ist gehemmt (Lechner et al. 1977). Cholostase stimuliert die Proteinsynthese in der Leber, was durch Nachweis eines gesteigerten Einbaus markierter Aminosäuren in Eiweiß erwiesen werden konnte (STAKEBERG 1974). Bleibt der Gallengangsverschluß längere Zeit bestehen, so entwickelt sich ein Vitamin-K-Mangel mit Absinken der Faktoren II, VII, IX und X. Thrombotest ergibt jetzt deutlich niedrigere Werte als Normotest. Kommt eine Leberparenchymschädigung dazu, dann sinken Fibrinogen und Faktor V, Antithrombin III und Plasminogen ebenfalls ab. Eine Polymerisationsstörung gelangt nur selten zur Beobachtung. Die Plättchenaggregation und Adhäsion kann erhöht sein (FÜRSTENBERG et al. 1974).

Dieses Verhalten findet sich bei Gallengangsverschluß, bei Cholangitis (ABE et al. 1980), Miritzi-Syndrom (MAROSI et al. 1982), angeborener Gallengangsatresie (TSCHÄPPERLE u. GUGLER 1968; ROBERTS u. CEDERBAUM 1972), Hepatitis mit Cholostase sowie im Frühstadium der primären biliären Zirrhose (RATNOFF 1977). Hier steigt Faktor VIII:C etwas, Faktor VIII R:Ag sehr stark an (LECHNER et al. 1975). Fibrinogen, Faktor V, Antithrombin III sind zunächst auch erhöht, sinken aber mit Fortschreiten der Erkrankung gemeinsam mit den anderen Gerinnungsfaktoren ab, allerdings nicht so stark, wie bei der posthepatitischen oder alkoholischen Leberzirrhose. Bei primär biliärer Zirrhose ist der Plasminogenaktivator vermindert, α_1-Antitrypsin und α_2-Makroglobulin sowie α_2-Antiplasmin vermehrt (MOWAT et al. 1974; TAKEDA et al. 1977; ARNMAN et al. 1980).

Die Konstellation der Gerinnungsfaktoren ist anfangs ein in der Differentialdiagnose gegenüber Hepatitis verwertbarer Befund, später jedoch nicht mehr. Dann hilft die Beobachtung der Gerinnungsfaktoren bei der Beurteilung des Fortschreitens der Erkrankung und der auftretenden Komplikationen (Vitamin-K-Mangel, Leberparenchymschaden). Das Antithrombin III ist nach der Beobachtung von MONREAL et al. (1981) an 200 Fällen für die Differentialdiagnose wertlos. Die zu Beginn des Verschlußikterus bestehende Hyperkoagulabilität trägt höchstwahrscheinlich zu den häufigen thromboembolischen Komplikationen nach Gallenwegsoperationen bei. Es wurden auch FDP und SFMC bei etwa einem Drittel der Patienten präoperativ und bei einer größeren Zahl postoperativ nachgewiesen (HUNT et al. 1982). Bei längerem Bestehen der Verschlußkrankheit jedoch, insbesondere bei den durch Malignomen bedingten Verschlüssen, kommt es zu einer Hypokoagulabilität und zur Blutungsneigung.

Ein größeres Krankengut (43 Fälle) wurde mindestens 2 Wochen nach einer Porto-enterostomie in einem stabilen Zustand ohne besondere Therapie untersucht. Bei 46,5% fand sich keine Gerinnungsstörung, bei 30,2% eine durch Leberschädigung und bei 23,3% eine durch Vitamin-K-Mangel bedingte Gerinnungsstörung. Die niedrigsten Werte für PTZ, Faktor VII–X und die größte Differenz der Faktor-II-Bestimmung mit Thrombokinase und Echisgift fand sich bei Vitamin-K-Mangel, die tiefsten Werte für Faktor XII, Faktor V, AT III und die längsten Thrombinzeiten in der Gruppe mit Leberschädigung. Faktor VIII war bei allen erhöht, die Thrombozyten bei Patienten, die älter als 5 Jahre waren, vermindert. Normaler Faktor V war keine Hilfe in der Differentialdiagnose zwischen Vitamin-K-Mangel und Leberparenchymschaden (YANOFSKY et al. 1984).

Bei primär *sklerosierender Cholangitis* hat KUNTZ (1982) eine Verminderung von Prothrombin beschrieben. Da bei dem Patienten bereits eine mittelgrobknotige Zirrhose bestand, muß die Veränderung wohl eher der Zirrhose zugeschrieben werden.

Bei einem eigenen Fall einer sklerosierenden Cholangitis vom extrahepatischen Typ (Thaler 1982) (36jähriger Mann, Bili 5,8/4,2 mg/dl, GOT 62 E/l, GPT 146 E/l, GammaGT 253 E/l, LAP 27 E/l, aPh 973 E/l, PCHE 1,34 kE/l) war Fibrinogen stark vermehrt (720 mg/dl), während PTZ, NT, PTT und die Faktoren II, V, X normal waren.

b) Dubin-Johnson-, Rotor- und Gilbert-Syndrom

Shani et al. (1970), die das größte in einer Hand vereinigte Krankengut mit Dubin-Johnson-Syndrom beobachtet haben (101 Fälle), bestimmten die PTZ und fanden eine zum Teil hochgradige Verminderung, die durch einen Faktor-VII-Mangel bedingt war (Tabelle 3). Die gleichzeitig gefundenen GOT-Werte waren bei 96 Patienten unter und bei 5 Patienten über 40 E (kein Normalbereich angegeben). Es zeigte sich ferner, daß bei iranischen Juden ohne Dubin-Johnson-Syndrom Faktor VII etwas niedriger war als bei normalen nicht iranischen Juden. Auch die übrigen Vitamin-K-abhängigen Gerinnungsfaktoren waren, obwohl im Normalbereich, bei Patienten mit Dubin-Johnson-Syndrom niedriger, als bei normalen, nicht iranischen Juden (Tabelle 4). Die biologische Halbwertszeit von Faktor VII war normal. Vitamin K hatte keinen Einfluß. Auch bei 51 von 138 Verwandten ohne manifestes Dubin-Johnson-Syndrom war Faktor VII vermindert. Nur bei 10 Familien war Faktor VII weder bei den Patienten mit Dubin-Johnson-Syndrom noch bei den normalen Verwandten vermindert. Bei 2 Geschwistern mit Rotor-Syndrom und deren normalen Vater und Mutter war Faktor VII vermindert, bei einem dritten, nicht verwandten Patienten normal.

Tabelle 3. PTZ und Faktor VII bei 96 bzw. 78 Patienten mit Dubin-Johnson-Syndrom. (Nach Shani et al. (1970)

	PTZ	Faktor VII
3–12%	4	4
13–40%	5	29
41–70%	55 }	45
>71%	32 }	

Tabelle 4. Vergleich der Spiegel der Faktoren VII, II, IX und X bei Patienten mit Dublin-Johnson-Syndrom und normalen Kontrollen. (Aus Seligsohn et al. (1970b)

G-Faktor	Dubin-Johnson		Kontrollen		Signifikanz
	n	Mittelwert	n	Mittelwert	
Faktor VII	78	$51,9 \pm 25,5$	109	$85,2 \pm 31,3$	$p < 0.00003$
Faktor II	66	$88,9 \pm 18,1$	40	$96,6 \pm 16,9$	$0.05 > p > 0.02$
Faktor IX	59	$80,4 \pm 32,3$	21	$85,0 \pm 27,1$	$p > 0.05$
Faktor X	63	$98,9 \pm 26,1$	40	$100,6 \pm 25,2$	$p > 0.05$

Die Kombination von Faktor-VII-Mangel mit Dubin-Johnson-Syndrom, Rotor-Syndrom und Gilbert-Syndrom scheint häufig in jüdischen Familien aus Iran, Irak und Marokko, selten jedoch bei europäischen jüdischen Familien vorzukommen, wobei der Erbgang der Bilirubin-Stoffwechselstörung und des Faktor-VII-Mangels bei einem Teil der Familien völlig unabhängig zu sein scheint, bei anderen wieder nicht. Es bleibt einstweilen offen, ob es sich um das unerwartet häufige Zusammentreffen zweier Erbkrankheiten handelt, oder ob doch ein genetischer Zusammenhang besteht (SELIGSOHN et al. 1970a, b). Bei 22 Fällen von Gilbert-Syndrom fanden IDEO et al. (1973) hingegen keine pathologischen Gerinnungsbefunde.

7. Leberveränderungen nach Knochenmarkstransplantation

Nach Knochenmarkstransplantation kommen Leberveränderung im Rahmen einer akuten sowie einer chronischen Leber-GvH und als Veno-occlusive Disease bei GvH in anderen Organen zur Beobachtung.

a) Akute Leber-GvH

Die akute Leber-GvH verläuft unter dem Bild eines akuten Leberparenchymschadens. Bei einem Fall unserer Transplantationsgruppe mit Grad II einer akuten Leber-GvH (40. Tag nach der Transplantation, histolog. bestätigt), waren die Leberfermente geringgradig erhöht, PTZ normal, PTT, Thrombinzeit und Reptilasezeit geringgradig verlängert.

b) Chronische Leber-GvH

Die chronische Leber-GvH weist die Symptome einer Cholostase auf. Bei einem eigenen Fall (γ-GT 900 E/l, aPh 530 E/l) war Normotest auf 180% erhöht, die PTT deutlich verkürzt. Die Faktoren V, VII, VIII und X waren stark vermehrt, die Faktoren I, II, IX, XI und XII im Normbereich. Der Patient erhielt allerdings zu dieser Zeit 1 mg/kg Prednisolon jeden 2. Tag, so daß schwer zu entscheiden ist, welcher Anteil der Veränderungen auf die Cortisonwirkung und welcher auf die Cholostase zurückzuführen ist.

c) Veno-occlusive Disease

Die Veno-occlusive Disease findet sich nach FARTHING et al. (1982) bei Patienten, bei denen eine GvH an anderen Organen abläuft, besonders bei Patienten mit akuter Leukämie und Ganzkörperbestrahlung oder Behandlung mit Dimethylbusulfan, Cytosinarabinosid und 6-Thioguanin vor der Transplantation. PTZ und PTT sind stark verlängert, Faktor V vermindert (WOODS et al. 1980).

8. Primäre und sekundäre Lebertumore

Bei primären Hepatomen sind nur geringfügige Veränderungen zu erwarten, die durch die unspezifischen Tumorreaktionen wie Vermehrung von Fibrinogen und Faktor VIII bzw. begleitende thrombotische Komplikationen überlagert werden. Entwickelt sich das Hepatom in einer zirrhotisch umgebauten Leber, so steigt das Fibrinogen wieder an, Faktor VIII:C ist deutlich, Faktor VIII R:Ag stark (über 500% Lechner et al. 1975) vermehrt bei einer Verminderung der Faktoren II, V, VII, IX, X, XIII, Plasminogen, Antithrombin III (Roberts u. Cederbaum 1972; van der Walt et al. 1977; Oikawa et al. 1977; Chan et al. 1981). Ferner findet sich eine Vermehrung von α_1-Antitrypsin, α_2-Antiplasmin, α_1-Antichymotrypsin bei normalem Antiaktivator (Oguri et al. 1977), eine Verminderung von Inter-α-Trypsininhibitor (Oyabu et al. 1980) und sehr häufig eine Polymerisationsstörung des Fibrins (Gralnick et al. 1978; Soria et al. 1980; Ballard et al. 1981; Higuchi et al. 1981b) verbunden mit Verlängerung von Thrombinzeit, Reptilasezeit, Normotest und aktivierter PTT. α_2-Makroglobulin ist im Normbereich (Oguri et al. 1977). Eine erfolgreiche Therapie mit 5-Fluorouracil führte bei einem Patienten mit leichter Hämophilie B und hepatocellulärem Karzinom zu einer vorübergehenden Tumorrückbildung, die von einem vorübergehenden Verschwinden der Polymerisationsstörung begleitet war (Ballard et al. 1981).

Eine weitgehende Zerstörung eines hepatozellulären Karzinoms durch eine Chemotherapie kann zu einer schweren DIC führen (Harada et al. 1978).

Bei sekundären Lebertumoren findet man nur geringfügige uncharakteristische Gerinnungsveränderungen in Abhängigkeit vom Ausmaß des zerstörten (verdrängten) Lebergewebes und der Lokalisation der Metastasen. AT III:C und AT III:Ag, (Honegger et al. 1981) sowie Faktor XIII (Lechner et al. 1977) sind vermindert.

Bezüglich der seltenen Lebertumore finden sich nur vereinzelte kasuistische Mitteilungen; Leberhämangiome (Martinez et al. 1973) und Hämangiosarkome (Truell et al. 1973) können bei entsprechender Größe mit den auch sonst bei Hämangiomen beschriebenen Veränderungen einer DIC einhergehen.

Gallengangskarzinome können die für Cholostase charakteristischen Gerinnungsveränderungen aufweisen und durch eine Thromboseneigung und/oder intravasale Gerinnung kompliziert sein (Kunz et al. 1974).

9. Toxische Leberschädigungen

Eine große Anzahl von Substanzen, darunter viele Medikamente sind direkt oder indirekt hepatotoxisch (Schmid 1975; Dölle 1975, 1982; Estler 1976; Thaler 1983). Die beiden Gruppen unterscheiden sich vor allem darin, daß die direkt hepatotoxischen Substanzen bei allen exponierten Individuen dosisabhängig ihre Wirkung entfalten, während die indirekt hepatotoxischen Substanzen nur bei einzelnen Individuen dosisunabhängig wirken. Weitere Unterschiede sind der Tabelle 5 zu entnehmen (Estler 1976). Die verfügbaren Informationen über die Beeinflussung der Gerinnung und Fibrinolyse sind zum Teil recht mangelhaft, während über die histologischen Veränderungen sehr ausführliche Untersuchungen vorliegen (Popper u. Gerber 1976). Meist wurde nur über das Verhalten der PTZ berichtet, ausführliche Gerinnungsuntersuchungen fehlen bis auf die Darstellung von Einzelfällen. Bei der großen Anzahl leberschädigender Agentien kann nur auf einzelne beispielhaft eingegangen werden.

Tabelle 5. Eigenschaften direkt und indirekt hepatotoxischer Pharmaka. (Aus ESTLER 1976)

Direkt hepatotoxische Pharmaka	Indirekt hepatotoxische Pharmaka
Hepatotoxische Wirkung bei allen exponierten Individuen	Hepatotoxische Wirkung nur bei einer geringen Zahl aller exponierten Individuen
Häufigkeit der Leberschäden groß	Häufigkeit der Leberschäden gering
Hepatotoxische Wirkung auch bei Tieren nachweisbar	Hepatotoxische Wirkung nur beim Menschen nachweisbar
Ausmaß der Leberschädigung dosisabhängig	Ausmaß der Leberschädigung nicht dosisabhängig
Latenzzeit zwischen Arzneimittelgabe und Auftreten der Leberschädigung konstant und kurz	Latenzzeit zwischen Arzneimittelgabe und Auftreten der Leberschädigung variabel und länger
	Leberschädigung häufig mit anderen Zeichen einer allergischen Reaktion vergesellschaftet

Tabelle 6. Direkt hepatotoxische Pharmaka, die Leberverfettung und -nekrosen hervorrufen. (Aus ESTLER 1976)

Halogenierte Kohlenwasserstoffe	Chlorphenotan (DDT)
Chloroform	Chlorierte Naphthalene
Trichloräthylen (Anamenth)	Trinitrotoluol
Tetrachlorkohlenstoff u. a.	Dimethylnitrosamin
Tetracycline	Azofarbstoffe
Rifampicin	Äthionin
Cytostatika	Äthanol
Mercaptopurin (Puri-nethol)	Phosphor
Methotrexat	Eisen
Urethan u. a.	Arsenverbindungen
Mithramycin	Toxine des Knollenblätterpilzes
Tannin	Paxillus involutus
Paracetamol (Ben-u-ron)	

a) Direkt hepatotoxisch wirkende Substanzen (Tabelle 6)

Diese Substanzen verursachen vorhersehbar, dosisabhängig, mit kurzer Latenz verschiedene feingewebliche Veränderungen (POPPER u. GERBER 1976), wobei aber das Bild des schweren akuten Leberversagens mit ausgedehnter Leberverfettung und Nekrose häufig gefunden wird, das mit einer Konstellation der Gerinnungsfaktoren wie bei der Hepatitis fulminans einhergeht, auch die Symptome einer DIC aufweisen und mit einer schweren hämorrhagischen Diathese verbunden sein kann (HRUBY et al. 1981). In einer großen Sammlung von 2300 Vergiftungen wurden 15 Fälle von DIC gefunden und von 130 Fällen von DIC waren 15 durch Vergiftungen verursacht (LARCAN 1978). Hierher gehören die Vergiftungen mit Knollenblätterpilz (Amanita phalloides) (LECHNER et al. 1975; LARCAN 1978; FLOERSHEIM et al. 1982; HRUBY et al. 1983), Tetrachlorkohlenstoff (LARCAN 1978; EGBRING et al. 1981, 1983; HRUBY et al. 1981; LAGGNER u. LENZHOFER 1981; SCHÄFER et al. 1982), Phosphor, Paracetamol (GAZZARD

Tabelle 7. Prognose der Knollenblätterpilzvergiftung in Abhängigkeit vom Prothrombinspiegel (168 Fälle, nach Floersheim et al. 1982)

PTZ	% Patienten verstorben
0–10%	84%
10–20%	17%
20–30%	13%
30–40%	5%

et al. 1974; Prescott u. Cregeen 1982), Carbromal (Königshausen et al. 1976) u. v. a. (Tabelle 6).

α) Knollenblätterpilz. Das α-Amanitin ist bereits in einer Dosis von 7 mg entsprechend 50 g frischen Pilzes tödlich. Das Gift dringt in die Leberzellen ein, wo es die DNS-abhängige RNS-Polymerase B hemmt und dadurch die Bildung der mRNS verhindert. Es führt zur akuten Leberdystrophie. Hierdurch werden Gerinnungsveränderungen ausgelöst, die jenen bei Hepatitis fulminans ähnlich und häufig durch eine DIC kompliziert sind. Sie unterscheiden sich aber dadurch, daß es zu keinem Anstieg von Faktor VIII:C und VIII R:Ag kommt (Literatur bei Lechner et al. 1977). Der Grund hiefür ist unklar. Es werden eine fehlende Stimulierung des RHS und ein Verlust durch die massiven Diarrhoen diskutiert. Auch in der Verlängerung der Thrombinzeit besteht ein Unterschied, der aber zu gering ist, um differentialdiagnostisch im Einzelfall Bedeutung haben zu können. Das Verhalten der Gerinnungsfaktoren hat einen großen Wert für die Beurteilung der Prognose. Die Faktoren I, II, V, VII, X sowie α_2-Makroglobulin und Antithrombin III sind dem Schweregrad entsprechend vermindert. In der Routine genügt die Bestimmung von PTZ oder Normotest als Indikator des Schweregrades und der Prognose der Vergiftung (Larcan 1978; Floersheim et al. 1982; Hruby et al. 1983) (Tabelle 7).

Auch bei der Vergiftung mit kahlem Krempling (Paxillus involutus) kann es zu schweren Leberschäden (GOT, GPT > 1000, LDH 7000) mit herabgesetzter PTZ (49%) und Entwicklung einer DIC kommen. Letztere ist in der einzigen vorliegenden Arbeit behauptet, aber nicht entsprechend dokumentiert (Winkelmann et al. 1982).

β) Tetrachlorkohlenstoff. Der Verlauf der Tetrachlorkohlenstoffvergiftung wurde von Egbring et al. (1983) detailliert untersucht. Neben den Gerinnungsfaktoren I, II, V, VII, IX, X, XI und XIII sind auch Plasminogen, α_2-Antiplasmin und Antithrombin III stark vermindert. Faktor VIII kann ebenfalls unter 50% absinken und erreicht bei Überleben der Vergiftung Werte über 100% ebenso wie Faktor IX. Nach einem Jahr waren alle Gerinnungsbefunde normalisiert (Egbring et al. 1981, 1983). Zwei eigene Fälle (Laggner u. Lenzhofer 1981) verhielten sich unterschiedlich. Trotz gleich schwerer Leberschädigung (GOT und LDH etwa 7000 E/l) sanken in dem einen Fall NT und Antithrombin III stark ab, Thrombinzeit und FDP stiegen an, in dem anderen Fall waren keine Gerinnungsveränderungen nachweisbar.

γ) Phosphor. Die Vergiftung mit anorganischem Phosphor führt zu einer schweren akuten Leberschädigung mit den bereits angeführten Gerinnungsveränderungen. Organophosphatvergiftungen (z. B. Parathion) verursachen nur eine unbedeutende Leberschädigung, die sowohl mit einer Hyperkoagulabilität (verkürzte PTZ, erhöhter Prothrombinverbrauch und Faktor VII, Thrombophlebitis, Coronarthrombose in 2 von 15 Fällen) als auch mit einer Hypokoagulabilität (verlängerte PTZ, Verminderung von Faktor VII, Hämaturie) einhergehen kann (NAMBA et al. 1971).

Die Vergiftung mit Phosphorpasten verläuft different. Jene Patienten, die vorwiegend gastrointestinale Symptome entwickeln, haben eine Verlängerung der PTZ und PTT (14 von 82), gelegentlich auch eine milde Thrombozytopenie (4 von 82), während Patienten mit neurolog. Symptomen keine Gerinnungsveränderungen entwickeln. 31 Patienten hatten eine hämorrhagische Diathese (McCARRON et al. 1981).

δ) Paracetamol. GAZZARD et al. (1974) haben für die Paracetamolvergiftung gezeigt, daß die Faktoren II, VII und X gleich schnell abfallen, obwohl die Halbwertszeit dieser Faktoren unterschiedlich lang ist, woraus sie postulieren, daß neben der Blockierung der Synthese ein anderer Mechanismus (Verbrauch?) zusätzlich wirksam sein muß. Da auch Albumin schneller als der Halbwertszeit entsprechend parallel zu den Gerinnungsfaktoren absinkt, wird dieses Verhalten von Kritikern der Hypothese einer DIC als Hinweis dafür aufgefaßt, daß nicht Thrombin, sondern ein anderes Agens wirksam ist. Der Abfall setzt 24 bis 48 Stunden nach einer Einzeldosis ein, hat das Maximum nach 3 bis 4 Tagen erreicht und normalisiert sich nach 8 Tagen, wenn die Vergiftung überlebt wird. Die Prothrombinzeit kann als Index des Schweregrades der Vergiftung dienen (PRESCOTT u. CREGEEN 1982). Präalbumin soll ein noch verläßlicherer prognostischer Parameter sein, wenn die Prothrombinzeit durch eine intensive Plasmatherapie verändert wird (HUTCHINSON et al. 1980). Diese Feststellung muß bezweifelt werden, da bei der Plasmatherapie auch Präalbumin zugeführt wird.

ε) Disopyramid führt zu schweren Leberschäden mit Zeichen intravasaler Gerinnung, Thrombozytopenie, Anstieg von FDP (DOODY 1982).

ζ) Mithramycin führt dosisabhängig zu einem Absinken der Faktoren II, V, VII und X sowie der Inhibitoren C1-INA, α_1-Antitrypsin, α_2-Makroglobulin, Antithrombin III und schließlich von Plasminogen bei gleichzeitigem Anstieg von GOT und GPT (SCHWARZ et al. 1982).

η) Alkohol. Die akute Alkoholintoxikation führt zu einer kurzdauernden Leberparenchymschädigung, die in der Regel ohne wesentliche Gerinnungsveränderungen schnell abheilt. Eine Stunde nach 2 ml/kg 40% Alkohol ist die Template-Blutungszeit signifikant verlängert und die Plättchenaggregation mit ADP und Kollagen vermindert (ELMER et al. 1984). Der chronische Alkoholismus verursacht zunächst die Ausbildung einer Fettleber. Die Fettanhäufung bedingt eine schwere metabolische Störung, die zur Schädigung der Leberzellen, später zur Nekrose gefolgt von Entzündung (alkoholische Hepatitis) und schließlich zur Leberzirrhose führt (LIEBER 1975). Parallelgehend mit dieser Entwicklung kommt es zu jenen Gerinnungsveränderungen, die in den Abschnitten Fettleber

(s. B.II.4), chronische Hepatitis und Leberzirrhose (s. B.II.3.ff) beschrieben sind und mit gewissen Einschränkungen den Veränderungen der TA entsprechen.

Unabhängig davon übt der Alkohol eine toxische Wirkung auf die Thrombozytopoese aus. Bei der akuten Alkoholintoxikation kommt es zu einer wenige Tage andauernden Thrombozytopenie durch Hemmung der Thrombopoese und durch beschleunigte Destruktion. Die Serotoninaufnahme in die Plättchen wird etwas gesteigert (KENT et al. 1983). Im Anschluß daran kann es zu einer passageren Thrombozytose kommen (SCHMIDT 1983). Bei chronischem Alkoholgenuß bleibt bei einem Teil der Patienten die Thrombozytenzahl normal. Hier findet sich eine Zunahme der Megakaryozytenmasse und der Thrombozytenbildung bei verkürzter Thrombozytenlebenszeit und erhöhtem Thrombozytenumsatz (etwa 1,9- bis 3,6fach), der aber zum Teil ineffektiv bleibt, da die effektive Erhöhung nur etwa 1,2fach ist (COWAN 1975; COWAN u. GRAHAM 1975).

Bei 14 bis 81% der chronischen Alkoholiker (GOEBEL 1978; GOEBEL et al. 1979) jedoch entwickelt sich eine bleibende Thrombozytopenie, da die Megakaryozytopoese infolge der toxischen Schädigung der Stammzellen (HILLMAN 1975; EDMONDSON 1980) nicht ausreichend ist und sich außerdem ein Hypersplenismus entwickelt. In neuester Zeit wurde bei alkoholischer Hepatitis ein Antiphospholipid-Antikörper an der Plättchenmembran gefunden (s. Abschn. B.I.10) (HEER et al. 1983). Die Thrombozyten sind bei diesen Patienten sehr unterschiedlich groß und morphologisch abnorm mit Riesengranula und Störung des mikrotubulären Systems und erhöhtem Proteingehalt. Der Stoffwechsel ist gestört mit erhöhtem Glucoseverbrauch, erhöhter Laktat- und Hypoxantinbildung (COWAN 1975), die Oxydation der Glucose zu CO_2 nach Stimulierung mit Adrenalin ist vermindert. FRANKE et al. (1979) haben bei Patienten ohne Thrombozytopenie mit Zirrhose eine Verminderung verschiedener Fermente des energieliefernden Stoffwechsels beschrieben. Nach intensiver mehrtägiger Belastung ist die Plättchenfunktion gestört. Adhäsion, Aggregation mit ADP, Adrenalin, Kollagen und Thrombin, die Thrombozytenfaktor-3-Verfügbarkeit sind vermindert, ADP in den Thrombozyten reduziert, der Quotient ATP durch ADP erhöht, so daß eine Funktionsstörung wie bei der Storage Pool Disease entsteht (COWAN 1975; COWAN u. GRAHAM 1975; GOEBEL 1978; FRANKE et al. 1979; SCHMIDT 1983).

ϑ) Verbrennungen. Zu einer toxischen Leberschädigung kommt es auch bei schweren Verbrennungen. Ungefähr um den 12. Tag sind die Parenchymveränderungen am stärksten ausgeprägt, die Leberfermente erreichen ein Maximum und das Prothrombin sinkt auf niedrige Werte ab (ZELLNER et al. 1976).

ι) Schwermetallintoxikation. Bei chronischer Quecksilbervergiftung konnten keine Gerinnungsveränderungen nachgewiesen werden, bei chronischer Bleivergiftung findet sich ein grenzwertiger Faktor V (PRELLWITZ, pers. Mitteilung). Die Inhalation von Aluminiumstaub über lange Zeit führt zu einer geringfügigen, aber doch signifikanten Verlängerung der PTZ (WALDRON-EDWARD et al. 1971). Bei Eisenintoxikation (oral) kommt es sofort zu einem steilen Abfall von TT, der sich nur langsam über Wochen normalisiert. Äthanoltest ist negativ und FDP nicht erhöht. Die TA und Bilirubin steigen als Zeichen der Leberschädigung an. Die unmittelbare Wirkung auf TT wird durch eine Hemmung der

Gerinnung durch die hohe Eisenkonzentration interpretiert. TT bleibt aber als Folge einer Synthesestörung nach weitgehender Reduktion des Eisenspiegels niedrig (EVENSEN et al. 1982).

x) Blockade bestimmter Partialfunktionen der Leber. Bei zwei Substanzgruppen kommt es zu einer prompten, vorhersehbaren Blockade bestimmter Partialfunktionen ohne wesentlich nachweisbare histologische Veränderungen.

– *Orale Antikoagulantien.* Diese führen auch bei Überdosierung und in toxischen Dosen nur zu einer Blockade der Bildung der Faktoren II, VII, IX und X, Protein C und in geringem Ausmaß Protein S. Andere Gerinnungsfaktoren werden beim Menschen nicht beeinflußt (SCHNEIDER et al. 1975; CARTER et al. 1980; HELD et al. 1980; Literatur bei DEUTSCH 1971; WALLS u. LOSOWSKY 1971; O'REILLY u. AGGELER 1976). Bei Ratten senkt Warfarin allerdings auch die Faktoren V, VIII, IX und XII geringgradig und langsam (OWEN u. BOWIE 1978). Ein Anstieg der Aminotransferasen unterbleibt oder ist geringfügig (SCHIMPF 1982). Es soll hier auf die gar nicht so seltene mißbräuchliche Anwendung hingewiesen werden, die meist durch Frauen, die Kontakt zur Medizin haben, erfolgt. Es wird entweder eine große Dosis auf einmal in suicidaler (HELD et al. 1980) oder mörderischer Absicht (SCHNEIDER et al. 1975) verabreicht, die zu einer schweren generalisierten hämorrhagischen Diathese führt, oder über lange Zeit in wechselnder mittlerer Dosierung, um bei sich oder anderen eine hämorrhagische Diathese (Ecchymosen, Haematurie) vorzutäuschen (CARTER et al. 1980; KOLLER 1983a; Literatur bei O'REILLY u. AGGELER 1976). Die klinische Symptomatologie der Gerinnungsstörung entspricht jener bei Vitamin-K-Mangel (s. Abschn. C.III), bezüglich des Wirkungsmechanismus s. Abschn. C.II.2. Bei einer Vergiftung mit Acenocumarin wurde ein deutlicher Anstieg der LAP und eine Verminderung der Kreatininclearance beobachtet (GRANDITSCH u. PILGERSTORFER 1971).

Unabhängig davon kann es selten bei therapeutischer Dosierung zu einer allergischen Reaktion mit Leberzellnekrosen und intrahepatischer Cholostase mit starkem Anstieg der Aminotransferasen und Icterus kommen, ohne daß über die normale Wirkung hinausgehende Gerinnungsveränderungen auftreten (REHNQUIST 1978; MORIMOTO et al. 1978). Infolge des sehr schnellen Absinkens von Protein C oder bei Bestehen eines Protein-C-Mangels kann es zu Beginn der Antikoagulantienbehandlung zur Thrombosierung in der Mikrozirkulation der Haut mit Nekrosebildung kommen (BROECKMANS et al. 1983; KOLLER u. LOELIGER 1983b).

Auch die Salizylatintoxikation führt zu einer Hypoprothrombinaemie, die durch einen den oralen Antikoagulantien ähnlichen Mechanismus zustande kommt (s. Abschn. C.II.2) (BECHTOLD 1983).

– *Asparaginase* führt zu einer Blockade der Proteinsynthese in der Leber und dadurch zu einer starken Verminderung der Faktoren I, II, V, IX, X, Antithrombin III, Plasminogen, Antiplasmin. Die Thrombozytenzahl wird nicht beeinflußt. Faktor VIII sinkt geringgradig und steigt noch während der Therapie über den Ausgangswert an (DEUTSCH et al. 1970; SCHÖNDORF et al. 1982), wie auch die anderen Veränderungen trotz Fortsetzung der Therapie sich vermindern können (Abb. 8).

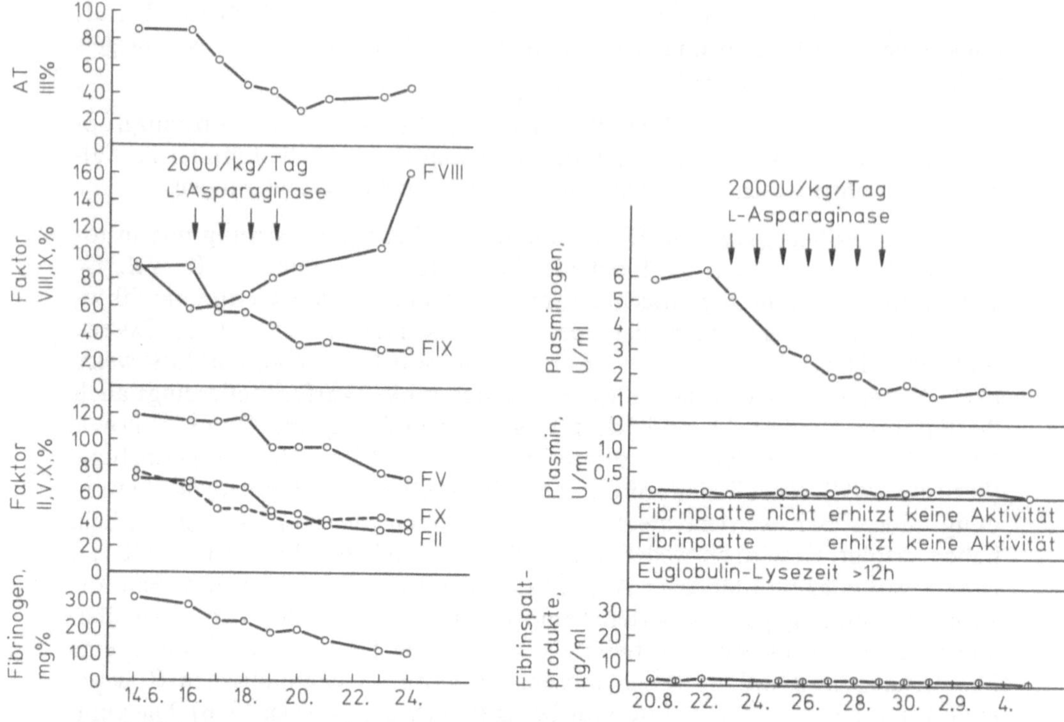

Abb. 8. Wirkung von Asparaginase auf die Faktoren der Gerinnung und Fibrinolyse. (Nach Deutsch et al. 1970)

b) Indirekt hepatotoxisch wirkende Substanzen

Die indirekt hepatotoxischen Substanzen schädigen die Leber bei einzelnen Personen nicht vorhersehbar, dosisunabhängig, nach eher langer Latenz (Tabelle 5, S. 491). Die histologischen Veränderungen sind sehr unterschiedlich (Tabelle 8) und dementsprechend auch die Gerinnungsveränderungen und die Prognose. Diese ist bei den cholostatischen Verlaufsformen eher gut, bei den hepatitisähnlichen zum Teil gut, zum Teil jedoch ernst, mit einer Mortalität zwischen 25 und 50% infolge häufigen Überganges in eine akute Leberinsuffizienz. Die Situation wird noch dadurch kompliziert, daß ein Agens verschiedene Reaktionsformen hervorrufen kann, so daß die Einteilungen sehr unterschiedlich sind, bzw. eine Substanz in verschiedenen histologischen Klassifikationen genannt werden kann (Tabelle 8) (Estler 1976; Schmid 1975; Dölle 1975, 1982; Martini 1982). Die begleitenden Gerinnungsveränderungen verhalten sich wahrscheinlich analog. Der Mechanismus, über den diese nicht vorhersehbaren Leberschädigungen zustande kommen, ist unklar. Mischformen zwischen den verschiedenen Verlaufstypen kommen häufig zur Beobachtung. Es können im folgenden nur einige Beispiele genannt werden.

α) mit hepatitisähnlicher Wirkung (Tabelle 9). Die Gerinnungsveränderungen entsprechen weitgehend jenen, die bei Hepatitiden gefunden werden.

Tabelle 8. Einteilung der durch indirekt hepatotoxische Agentien verursachten Leberschädigungen aufgrund der histologischen Veränderungen. (Nach POPPER u. GERBER 1976)

1. Unspezifische Arzneimittelhepatitis
2. Granulomatöse Arzneimittelhepatitis
3. Einfache Arzneimittelcholostase
4. Cholostatische Arzneimittelhepatitis
5. Einer Virushepatitis ähnliche Arzneimittelhepatitis
   a) mit ernster Prognose
   b) mit guter Prognose
6. Chronische Arzneimittelhepatitis (wie CAH)

Tabelle 9. Indirekt wirkende Pharmaka, die vorwiegend ein Hepatitis-ähnliches Bild hervorrufen. (Aus ESTLER 1976)

Monoaminooxydase-Hemmstoffe	Antikonvulsiva
Iproniazid	Carbamezepin (Tegretal)
Tuberkulostatika	Phenytoin (Citrullamon, Epanutin u. a.)
p-Aminosalicylsäure (Aminox, PAS, Pasalon)	Trimethadion (Tridione)
Ethionamid (Iridocin)	Valproinsäure
Isoniazid (Neoteben, Rimifon)	Narkotika
Pyrazinamid (PAZ)	Halothan (Fluothan)
Rifampicin	Methoxyfluran (Penthrane)
Antirheumatika	Sonstige
Cinchophen	Chlorothiazid (Chlotride)
Amidopyrin (Pyramidon)	Ethacrynsäure (Hydromedin)
Oxyphenbutazon (Tanderil)	Methyldopa (Aldometil, Presinol, Sembrina)
Phenylbutazon (Butazolidin, Elmedal)	Oxyphenisatin
Indometacin (Amuno)	Phenindion (Thrombasal)
Sulfonamide	Hydralazin
Sulfadimethoxin (Madribon)	
Sulfafurazon (Gantrisin)	
Sulfamethoxazol (in Bactrim, Eusaprim)	
Sulfonylharnstoffe	

– *Halothan.* Bei der Halothanintoxikation (SCHMIDT-WILCKE et al. 1977) kann es insbesondere nach mehrmaliger Anwendung zu einer schweren hepatitis-ähnlichen Leberparenchymschädigung anfangs ohne wesentliche cholostatische Komponente kommen. Im weiteren Verlauf kann sich wie bei einer Hepatitis eine Cholostase entwickeln.

In einem eigenen tödlich verlaufenen Fall war NT unter 10%, Fibrinogen auf 72 mg% vermindert, eine Thrombozytopenie von 50000, eine mäßige Verlängerung der Thrombinzeit und Reptilasezeit, ein positiver Äthanoltest und ein Anstieg der FDP auf max. 60,8 µg/ml nachweisbar, eine Konstellation, die sehr für das Vorliegen einer komplizierenden DIC spricht. Histologisch bestanden Zeichen einer akuten Leberdystrophie.

Bei einem zweiten Patienten war es 4 Tage nach der 3. Halothannarkose zum akuten Leberzerfall (GOT 2500 E/l, GPT 4600 E/l, Chol 29 mg/dl) gekommen. Die Gerinnung war schwer gestört: NT 7%, PTT 91″, AT III 14%, Faktor VIII:C 425%, Fibrinogen 100 mg/dl, Thrombozyten 48000, Äthanoltest ++pos. Nach 14 Tagen waren GOT und GPT nur mehr geringgradig erhöht, dafür bildeten sich deutliche Zeichen einer Cholostase (aPh 380 E/ml, LAP 42 E/ml) aus, während die Gerinnungsparameter sich nur ganz langsam besserten, wobei immer wieder Perioden mit neuerlichem

Absinken und positivem Äthanoltest im Sinne einer chronischen low-grade-DIC beobachtet werden konnten. Der Patient konnte schließlich nach 3 Monaten mit den Zeichen einer chronischen Leberschädigung mit gebesserten, aber keineswegs befriedigenden Gerinnungsbefunden (NT 50%, AT III 18%, Thrombozyten 70000) zur Rehabilitation entlassen werden.

– *Valproinsäure.* Natrium Valproat scheint in seiner Wirkungsweise zwischen beiden Gruppen zu stehen, indem es einerseits Zeichen eines Parenchymunterganges, andererseits solche einer schweren Cholostase verursacht. Die Gerinnungsbefunde sprechen für eine schwere Parenchymschädigung mit einer starken Verlängerung von PTZ und PTT, einer starken Verminderung von Faktor VII (in einem Fall bis auf 5%) und von Fibrinogen (0–45 mg/dl). Die Leberfermente sprechen mit einem starken Anstieg der aPh neben jenen von GOT, GPT und LDH für eine gleichzeitig bestehende Cholostase (Suchy et al. 1979; Sussman u. McLain 1979). In anderen Fällen finden sich bei gleichen klinischen Symptomen und Laboratoriumsbefunden zentrolobuläre Nekrosen und eine intensive Verfettung (Ware u. Millward-Sadler 1980). 20 Todesfälle im akuten Leberversagen waren bis 1980 beschrieben (Goodman u. Gilman 1980).

– Bei Behandlung mit *Aspirin* kann eine akute Leberzellschädigung mit Verlängerung der PTZ und Anstieg der TA (Athreya 1977), gelegentlich auch eine massive Lebernekrose mit Verlängerung der PTZ, Anstieg von FDP und Zeichen einer DIC auftreten (Sbarbaro u. Bennett 1977; Literatur bei Zimmermann 1981). Auch Intoxikationen mit Acetaminophen erhöhten die PTZ, GOT und GPT und steigern den Fibrinogen-Catabolismus (Zimmermann 1981).

– *INH* führt wahrscheinlich über die Wirkung seines azetylierten Metaboliten zu einem sofort einsetzenden dosisabhängigen Absinken von Prothrombin und Faktor VII (Reinhardt et al. 1981). Bei Kombination von *INH mit Rifampicin* kann ein akutes Leberversagen mit Verbrauchskoagulopathie auftreten (Larcan 1978).

– *Oxyphenisatin* verursacht eine Leberparenchymschädigung ähnlich einer akuten oder chronischen Hepatitis mit Cholostase. Dies geht mit einer Verminderung von Prothrombin einher (Mörl et al. 1976).

– Nach Einnahme einer therapeutischen Dosis von *Nitrofurantoin* wurde eine toxische Hepatitis mit Abfall von Prothrombin und Faktor VII und einer hämorrhagischen Diathese beobachtet (Murphy u. Innis 1968).

β) Substanzen, die eine intrahepatische Cholostase verursachen (Tabelle 10). Hier entsprechen die Gerinnungsveränderungen weitgehend jenen, die bei Cholostase aus anderen Ursachen beobachtet werden, doch sind sie nicht so eindeutig und man kann oft ein abweichendes Verhalten beobachten.

– Die meisten *Thyreostatika* führen zu einer Cholostase mit signifikanter Erhöhung von Normotest und Fibrinogen bei starkem Anstieg von aPh, LAP und γ-GT ohne wesentliche Erhöhung der Transaminasen. Weitere Substanzen siehe Tabelle 10.

– Als weiteres Beispiel einer medikamentös bedingten Cholostase sei ein Fall von *Azathioprin*-bedingter Cholostase analysiert. Bei der Aufnahme mit hochgradigem Ikterus betrug der Normotest 63% und war nach 1 Woche zum Zeitpunkt des Maximums des Bilirubins bereits auf 70% angestiegen und stieg

Tabelle 10. Indirekt wirkende Pharmaka, die vorwiegend eine intrahepatische Cholestase (cholestatische Hepatitis) hervorrufen. (Aus ESTLER 1976)

Phenothiazine	Sulfonamide
Chlorpromazin (Megaphen)	Sulfapyridin (Eubasinum) u. a.
Perphenazin (Decentan)	Antidiabetika
Trifluoperazin (Jatroneural) u. a.	Acetohexamid
Andere Psychopharmaka	Carbutamid (Invenol, Nadisan)
Chlordiazepoxid (Librium)	Chorpropamid (Chloronase, Diabetoral)
Diazepam (Valium)	Tolbutamid (Artosin, Rastinon)
Amitriptylin (Laroxyl, Saroten u. a.)	Thyreostatika
Imipramin (Tofranil)	Methylthiouracil (Thyreostat)
Thioridazin (Melleril)	Propylthiouracil (Thyreostat II)
Haloperidol	Thiamazol (Favistan)
Antibiotika	Sonstige
Erythromycin-Estolat (Neo-Erycinum u. a.)	Nitrofurantoin (Fua-Med, Furadantin)
Triacetyloleandomycin (Oleandocyn)	Propoxyphen (Depromic, Develin, Erantin u. a.)
Penicilline	Azothioprin (Imurek)
Chloramphenicol (Leukomycin, Paraxin u. a.)	Carbimazol
	Ajmalin
	Triazolam

kontinuierlich weiter bis auf 130% an. Gleichzeitig waren die Faktoren II, V, IX und X signifikant erhöht, Faktor VIII:C im oberen Normbereich. Histologisch fanden sich massive intrahepatozelluläre Gallepigmentablagerungen, aber keine Zeichen einer Hepatitis.

– Eine vorbestehende Leberschädigung dürfte für die Entwicklung der Cholostase durch Azathioprin und durch 17-alkylierte Steroide Bedeutung haben. 17-methyliertes Testosteron kann aber auch zu einer *Peliosis hepatis* mit excessiv erweiterten Sinusoiden führen, die in seltenen Fällen mit einer generalisierten hämorrhagischen Diathese und den Laboratoriumssymptomen einer DIC einhergeht. Die Veränderungen sind nach Absetzen des Medikamentes rückbildungsfähig (BAUMGARTEN et al. 1981; LYON et al. 1984).

– Die *totale parenterale Ernährung* verursacht bei Neugeborenen eine gelegentlich zum Tod führende Cholostase (s. Kapitel KÜNZER), beim Erwachsenen eine rückbildungsfähige Fettleber (BROWN 1982). Es kommt zu einer Erhöhung von Bili, GOT, GPT und aPh. Eine Verlängerung der PTZ findet sich meist erst nach 3 Wochen langer Behandlung und wird als Vitamin-K-Mangel interpretiert (GRANT et al. 1977), weshalb dieses routinemäßig substituiert werden sollte.

10. Großchirurgische Eingriffe an der Leber

Leberresektionen (partielle Hepatektomien) und Lebertransplantation greifen mit verschiedenen Mechanismen in die Homöostase von Gerinnung und Fibrinolyse ein. Die hiermit verbundenen Fragen wurden in Tierversuchen und beim Menschen um 1970 sehr eingehend untersucht (BÖHMIG 1977). In der neueren Literatur findet die Blutgerinnung nur wenig Berücksichtigung.

a) Leberresektion

Bei der Leberresektion werden wirksam:

1. Dieselben Mechanismen, die bei allen großen Operationen ablaufen, also eine phasenhafte Hyperkoagulabilität beginnend bereits während der Operation und bis etwa zum 14. postoperativen Tag wechselnd stark andauernd. Sie führt lokal zur Thrombosierung in Venen, bei stärkerem Ausmaß kann sie aber auch zu einer intravasalen Gerinnung gefolgt von einer sekundären Fibrinolyse führen. Eine Hyperkoagulabilität kann bei Patienten mit Hepatomen bereits vor und während der Leberresektion bestehen (Howland et al. 1974).

2. Eine dem Ausmaß der Resektion proportionale Verminderung der Syntheseleistung und der Klärfunktion der Leber (Högstorp et al. 1980).

Klinisch bedeutsamer als die verminderte Bildung prokoagulatorischer Faktoren ist wahrscheinlich die verminderte Bildung der Hemmstoffe (Antithrombin III, α_2-Antiplasmin) und die verminderte Ausscheidung aktivierter Gerinnungsfaktoren und von Plasminogenaktivator.

Beide Mechanismen können sich unterschiedlich in schlecht überschaubarer Weise kombinieren. Ein Stimulus für vermehrte Bildung von Gerinnungsfaktoren durch das chirurgische Trauma und die reduzierte Leberzellmasse antagonisieren sich. Eine erhöhte fibrinolytische Aktivität manifestiert sich während der Mobilisation der Leber, normalisiert sich aber spontan mit dem Ende der Operation, außer bei Bestehen einer Leberzirrhose (Conard et al. 1976), bei der die Gabe von Antifibrinolytica erforderlich sein kann. Zeichen intravasaler Gerinnung komplizieren das Bild.

Im postoperativen Verlauf normalisiert sich Fibrinogen am schnellsten (wesentliche extrahepatische Synthese), die Vitamin-K-abhängigen Faktoren und Antithrombin III langsam. Der Anstieg von Faktor V und speziell Faktor VII ist ein wichtiges Zeichen der Regeneration der Leber und der Wiedererlangung einer ausreichenden Syntheseleistung (Conard et al. 1976; Hrynschyn u. Kremer 1984). Bei der Ratte führt die Leberresektion zu einem Abfall von Fibrinogen, Plasminogen, Plasminogenaktivator und der Fibrinolyseinhibitoren. Die Inhibitoren normalisieren sich unterschiedlich schnell, während Plasminogen nur sehr langsam ansteigt (Högstorp et al. 1980). Faktor VIII, insbesondere die kleinen Multimere, sind erhöht (150–250%) (Hrynschyn u. Kremer 1984).

b) Lebertransplantation

Bei der Lebertransplantation ist die Situation ähnlich, aber noch komplizierter. Wenn man von den allgemein technisch-chirurgischen Problemen und der großen Zahl von technisch bedingten Blutungen (gestaute Gefäße bei portaler Hypertension, Schwierigkeiten bei der Anastomosierung, Nahtinsuffizienz [Farman et al. 1974]) absieht, so bleibt doch eine unverhältnismäßig große Zahl von Patienten, bei denen der Mißerfolg der Transplantation auf unbeherrschbare Blutungen und auf Thrombosen der Arteria hepatica und der Vena portae beruht (Roddy et al. 1976; Calne 1978).

Folgende Mechanismen wirken sich auf die Homöostase der Gerinnung bei der Lebertransplantation aus:

1. Kommen auch hier die unspezifischen postoperativen Veränderungen zur Auswirkung, die wesentlich zur Entstehung einer intravasalen Gerinnung und zu Thrombosen beitragen können.

2. Durch die massiven Bluttransfusionen und Anwendung von Blutersatzmitteln kann es zur Verminderung von Gerinnungsfaktoren durch Verdünnung, aber auch zur Freisetzung bzw. Infusion prokoagulatorischer Substanzen und dadurch zu einer Überlagerung der durch die Hepatektomie bedingten Gerinnungsveränderungen kommen.

3. Bereits während der Hepatektomie entsteht eine unterschiedlich starke Verminderung von Thrombozyten, Fibrinogen, Plasminogen und anderen Gerinnungsfaktoren. Während der anhepatischen Phase besteht ein vorübergehender vollkommener Synthesestopp. Die Gerinnungsfaktoren sinken entsprechend ihrer biologischen Halbwertszeit ab, wobei sicher auch hier die Abnahme der antikoagulatorischen Faktoren klinisch bedeutsamer ist als jene der prokoagulatorischen. Die Veränderungen setzen prompt mit der Abklemmung der Pfortader ein (MORFINI et al. 1979 a). Die Verminderung der Thrombozyten und Gerinnungsfaktoren ist jedoch manchmal stärker ausgeprägt als dem Abfall durch den Produktionsstopp entspricht, so daß an das Auftreten einer Umsatzstörung gedacht werden muß (MULLER et al. 1981). Dies entspricht auch den Tierversuchen. Beim Hund kann z. B. während der anhepatischen Phase eine intravasale Gerinnung mit Verminderung von Thrombozyten, Fibrinogen, der Faktoren II, V, VIII, X, Antithrombin III und einem beschleunigten Umsatz von Thrombozyten und Fibrinogen entstehen. Diese Veränderungen verschwinden 30 bis 60 Minuten nach erfolgreicher Transplantation (LECHNER et al. 1972).

4. Während der anhepatischen Phase kommt es auch zu einem zeitlich begrenzten Ausfall der Klärfunktion, wodurch sich aktivierte Gerinnungsfaktoren und Plasminogenaktivator anhäufen können. Gleichzeitig fehlen die Inhibitoren. Die Folge ist eine intravasale Aktivierung von Gerinnung und Fibrinolyse (FLUTE 1969). Unmittelbar nach Unterbrechung der Leberzirkulation kommt es bei allen Species (Mensch, Schwein, Hund, Ratte, Kaninchen) zu einer Verkürzung der Euglobulinlysezeit, zu einem Abfall von Fibrinogen und Thrombozyten (VON KAULLA et al. 1979). Die Fibrinolyse kann beim Menschen mit ε-Aminocapronsäure gehemmt werden, wodurch aber die thrombotischen Komplikationen gefördert werden.

5. Von entscheidender Bedeutung ist jedoch der Funktionszustand des transplantierten Organs (STARZL et al. 1976; STARZL 1980).

Im Tierversuch (Hund) bedingt ein schlecht erhaltenes Transplantat unkontrollierbare Blutungen, das suffiziente Organ eine Hyperkoagulabilität mit Gefahr von Thrombosen der Arteria hepatica und der Vena portae. Ähnliche Beobachtungen haben GUTGEMAN et al. (1975) beim Menschen gemacht. Bei ausgezeichnetem Zustand übernimmt das Transplantat schnell Synthese- und Klärfunktion, so daß die Homöostase von Gerinnung und Fibrinolyse schnell wiederhergestellt wird.

Bei schlechtem Zustand fehlt das Gefäßendothel in großen Bereichen, die Plättchen aggregieren und bleiben in der Leber haften. Es entwickelt sich eine Thrombozytopenie, die die Blutungsgefahr stark erhöht. Fast alle Tiere, die 24 Stunden alte Lebern erhalten hatten, starben an unkontrollierbaren Blutungen. Es werden aktivierte Gerinnungsfaktoren, insbesondere Thrombokinase aus den geschädigten Endothelzellen freigesetzt. Es kommt in den geschädigten Organen zu Thrombozytenadhäsion, -Aggregation und Thrombenbildung wie auch durch Analyse des Blutes vor und hinter einer geschädigten auxiliären Leber gezeigt werden konnte. Hinzu kommt, daß die geschädigte Leber auch nicht imstande ist, die Produktion der Gerinnungsfaktoren aufzunehmen. Diese Veränderungen haben große klinische Relevanz (BÖHMIG 1977).

6. Aus der Leber können große Mengen von heparinähnlichem Material ausgespült werden und das Gerinnungssystem im Sinne der Blutung beeinflussen, wenn das Transplantat mit heparinhältiger Lösung durchströmt worden war. Die Aufnahme von Heparin in Endothelzellen der Leber und in Kupffer'sche Sternzellen konnte zumindest beim Kaninchen nachgewiesen werden (HIEBERT 1981). Bei guter Transplantatfunktion wird Heparin schnell ausgeschieden, bei schlechter Funktion muß mit Protamin neutralisiert werden, wobei Rebounds häufig vorkommen (BÖHMIG 1977). Auch FDP können mit der Gerinnung interferieren.

7. Unmittelbar nach der Operation sind Fibrinogen, Plasminogen und Thrombozyten vermindert, die Einstufenteste um einige Sekunden verlängert, FDP vermehrt. In der ersten postoperativen Woche normalisieren sich die Einstufenteste, Thrombozytenzahl, Fibrinogen, Prothrombin steigen langsam, Faktor VIII sogar auf 200–500% an. Zwischen dem 3. und 5. Tag sinkt Fibrinogen bei stark verkürzter Halbwertszeit nochmals ab. Die Fibrinolyse ist vermindert (FLUTE 1973). In dieser Periode kommt es vielfach zu Blutungen, die jedoch nicht mit besonderen charakteristischen Gerinnungsveränderungen einhergehen.

8. Beim Auftreten einer Abstoßungsreaktion werden Immunvorgänge in der Leber mit Gefäßwandveränderungen ausgelöst.

Hyperakute Abstoßungen sind beim Menschen nicht beschrieben. Bei *akuter Abstoßung* kommt es zu einem Abfall von Fibrinogen, Prothrombin, Thrombozytenzahl, Verlängerung der Einstufenteste, niedrigem Plasminogen ohne nachweisbare fibrinolytische Aktivität und Anstieg der FDP als Folge einer Synthesestörung, Haftung der Plättchen am geschädigten Endothel gefolgt von lokalisierter intravasaler Gerinnung (Thromben in der Mikrozirkulation der Leber) und Fibrinolyse. Gleichzeitig kommt es zu einem Anstieg von Bilirubin, TA, aPh und einem Abfall des Albumins. Histologisch findet sich eine intrahepatale Cholostase neben Leberzellnekrosen (CALNE u. WILLIAMS 1976). Die *chronische Abstoßung* verläuft schubweise über längere Zeit; Thrombozyten, Leukozyten, Fibrinogen und Gerinnungsfaktoren werden im transplantierten Organ festgehalten. Die Fibrinolyse wird aktiviert. Faktor VIII bleibt erhöht, Plasminogen ist normal oder vermindert, der Fibrinogenumsatz ist erhöht. Eine Verschlechterung und eine Verbesserung der biochemischen Leberteste geht mit einem analogen Verhalten der Syntheseleistung der Leber und der Gerinnungsteste einher.

9. BÖHMIG (1977) kommt zu dem Schluß, daß die Aktivierung der Fibrinolyse meist nur mäßige Ausmaße annimmt und für das Zustandekommen der Blutungen nur von untergeordneter Bedeutung ist. Abfall von Plasminogen, Anstieg von FDP ohne nachweisbare Aktivatoraktivität spricht für lokalisierte Fibrinolyse sekundär nach intravasaler Gerinnung. Immerhin ist bei einem Viertel der nicht erfolgreich operierten eine Störung im Gerinnungs- und Gefäßsy-

stem (ischämische Lebernekrose, Thrombose in der Spenderleber, unkontrollierbare Blutung) Ursache des operativen Versagens (STARZL et al. 1976). In einer neuen Untersuchung zeigen LEWIS et al. (1984), daß die Euglobulinlysezeit in der frühen anhepatischen Phase stark verkürzt sein kann und daß F VIII:C in der späten anhepatischen Phase auf 50% des Ausgangswertes oft aber auf sehr niedrige Werte (0,03–0,42 E/ml) vermindert ist. Beim letzten Befund dürfte die starke Verdünnung durch Transfusionen und frisch gefrorenem Plasma eine wesentliche Rolle spielen.

c) Lebertraumen

Schwere Lebertraumen (Stich-, Schuß- und stumpfe Traumen) führen bei etwa 10% der Patienten (109 Fälle) zur Synthesestörung der Gerinnungsfaktoren, die sich in einer verlängerten PTZ und PTT begleitet von einer verminderten Thrombozytenzahl manifestiert und eine Behandlung mit Bluttransfusionen, frisch gefrorenem Plasma und Thrombozytenkonzentraten erforderlich macht (SVOBODA et al. 1982).

11. Hämorrhagische Diathesen

Während abnorme Gerinnungsbefunde bei Lebererkrankungen nahezu immer gefunden werden, sind manifeste hämorrhagische Diathesen jedoch selten. Die Gefahr der Manifestation einer hämorrhagischen Diathese besteht, wenn die Thrombozyten unter 50000, mehrere Gerinnungsfaktoren unter 10%, Fibrinogen unter 100 mg/dl absinken, ferner wenn zur Bildungsstörung eine Umsatzstörung (intravasale Gerinnung oder primäre oder sekundäre Aktivierung der Fibrinolyse) oder wenn zu einer Cholostase ein hochgradiger Vitamin-K-Mangel hinzutritt. Hingegen müssen bei eventuell interkurrent erforderlichen chirurgischen Eingriffen einschließlich der Leberbiopsie viel geringere Gerinnungsveränderungen unbedingt berücksichtigt werden. Eine Leberbiopsie darf nur bei PTZ oder NT über 50% und einer Thrombozytenzahl über 60000 bei Ausschluß anderer Veränderungen durchgeführt werden (BROUSSE et al. 1983; VOGEL 1984), obwohl EWE et al. (1978) keine Korrelation zwischen der laparoskopisch beobachteten Dauer der Nachblutung aus dem Stichkanal bei Leberbiopsien und den Gerinnungsveränderungen gefunden haben. Vor chirurgischen Eingriffen ist eine weitgehende Normalisierung der Gerinnung anzustreben.

Häufig findet sich eine schwere hämorrhagische Diathese bei akutem Leberversagen im Verlauf einer Hepatitis fulminans oder bei schweren akuten Intoxikationen, bei Fettleber in der Schwangerschaft, bei schwerer chronisch aggressiver Hepatitis, bei Endzuständen der Leberzirrhose, im Verlaufe der Lebertransplantation, bei Operationen an der Leber und den Gallenwegen sowie bei Anlegung eines portocavalen Shunts und im Anschluß an einen LeVeen Shunt.

Die klinische Symptomatologie der auftretenden hämorrhagischen Diathese bei akutem Leberversagen jeder Ätiologie und Pathogenese hängt weitgehend von den betroffenen Komponenten des Gerinnungssystems ab. Steht die Thrombozytopenie im Vordergrund, so finden sich Purpura, Epistaxis, Zahnfleischblutungen, gastrointestinale Blutungen, Hämaturie, Menometrorrhagie. Steht der Mangel an Gerinnungsfaktoren insbesondere in Kombination mit intravasaler Gerinnung und Fibrinolyse im Vordergrund, dann finden sich profuse Blutungen aus Stichstellen, Hämatome, Ecchymosen, gastrointestinale Blutungen, massive Blutungen aus den Harnwegen und dem Genitale.

Gerinnungsveränderungen sind für das Zustandekommen gastrointestinaler Blutungen von untergeordneter Bedeutung. So fanden Klingemann et al. (1981b) zwar bei $^1/_3$ der Patienten mit Oesophagusvarizenblutungen schwere Gerinnungsveränderungen, konnten aber zeigen, daß der Verlauf bei den Patienten mit und ohne Gerinnungsveränderungen nicht unterschiedlich war. Lokale Veränderungen spielen hingegen eine große Rolle. 69% der gastrointestinalen Blutungen bei Leberzirrhose erfolgt aus Oesophagusvarizen, 8% aus Magenulcera und 14% aus Duodenalulcera (Galambos 1982). 30–60% der Patienten haben eine portale Hypertension. Von diesen bluten 30% aus Oesophagusvarizen mit einer Mortalität von 60–80% (Thorn et al. 1977). Eine Gerinnungsstörung und eine eventuelle Aktivierung der Fibrinolyse mögen als ein die Blutung verstärkender oder das Frührezidiv fördernder Faktor hinzukommen. Zahlreiche in der letzten Zeit erschienene Untersuchungen zeigen, daß in der Mucosa des Oesophagus und des Magens bei Ulcusträgern eine beträchtlich höhere fibrinolytische Aktivität als bei Normalpersonen vorhanden ist, die offenbar einen wesentlichen Beitrag zur Blutung aus Ulcerationen bzw. zu Rezidiven derselben in diesem Bereich leistet (Stenberg et al. 1981a, b, 1982; Helgstrand 1981; Oka u. Tanaka 1979b). Ob daraus therapeutische Schlußfolgerungen gezogen werden können, ist fraglich. So soll eine antifibrinolytische Therapie wesentlich wirksamer zur Blutstillung beitragen als Cimetidin (Stenberg et al. 1982), dieses aber auch die Fibrinolyse hemmen (Helgstrand 1981). Bei Patienten mit Oesophagusvarizenblutungen (Hiller et al. 1981a, b) und insbesondere im Anschluß daran (Scharf et al. 1983) finden sich Zeichen einer erhöhten Thrombozytenaktivierung (Anstieg von βTg, PF4) und einer Aktivierung von Thrombin in der Zirkulation (Verminderung von Antithrombin III, Anstieg von FPA und SFMC).

Unterbleiben entsprechende therapeutische Maßnahmen, insbesondere Volumssubstitution, kann sich ein hämorrhagischer Schock entwickeln, der die bereits bestehende Umsatzstörung noch wesentlich verstärkt. Eine weitere Steigerung des Verbrauches kann durch eine ungünstige Zusammensetzung der Substitution (Prothrombinkonzentrate, Blutkonserven) ohne gleichzeitige Gabe von Antithrombin III bewirken, daß aus einer schleichenden latenten DIC eine manifeste wird. Aus diesen Gründen ist eine antifibrinolytische Therapie gewagt und man sollte eher von dieser abraten.

12. Therapie

Eine spezielle Therapie der h. Bildungsstörung ist nur insofern möglich, als diese sich ebenfalls bessern, wenn die hepatale Grundkrankheit günstig beeinflußt wird. Hier kann nur auf die Therapie der Gerinnungsveränderungen eingegangen werden, die ein sehr vorsichtiges und differenziertes Vorgehen erfordert. Gerinnungsveränderungen ohne manifeste hämorrhagische Diathese sollen nur dann behandelt werden, wenn ein chirurgischer Eingriff bei einer interkurrenten Erkrankung nötig wird. Hier ist eine weitgehende Normalisierung der Gerinnung anzustreben.

Bezüglich der Therapie eines begleitenden Vitamin-K-Mangels sei auf Abschnitt C.IV verwiesen.

Manche Autoren empfehlen, Vitamin K bei jeder Blutung bei vermindertem Prothrombin zu verabreichen (WALLS u. LOSOWSKY 1971; ROBERTS u. CEDERBAUM 1972), was nach Ansicht des Referenten nicht gerechtfertigt ist, da das Vitamin K in der geschädigten Leber infolge der fehlenden Synthese der Vorstufen der Gerinnungsfaktoren nicht zur Wirkung kommen kann.

Das therapeutische Vorgehen bei den schweren Gerinnungsstörungen bei fulminanter Hepatitis, akutem Leberversagen (z. B. nach CCl_4 EGBRING et al. 1981, 1982), Verschlechterung des Gerinnungsspektrums im Anschluß an Oesophagusvarizenblutungen, bei Leberumgehungscoma sowie bei Operationen an der Leber hängt von den jeweiligen Befunden ab. Wird eine DIC angenommen, deren Vorkommen keineswegs allgemein anerkannt ist (s. Abschn. B.I.11.a ff), so wäre eine Heparintherapie indiziert (CORDOVA et al. 1982). Bei Antithrombin-III-Mangel kann diese jedoch nicht wirksam werden. Es muß gleichzeitig Antithrombin-III-Konzentrat oder frisch gefrorenes Plasma gegeben werden. Die Dosierung beträgt im Mittel 250 E Heparin pro Stunde und wird bei hohen Thrombozytenzahlen etwas erhöht, bei niedrigen reduziert. Antithrombin III wird in einer Dosis von 40 E/kg pro Tag bzw. 250 bis 300–500 E alle 3 Stunden verabreicht (VOGEL et al. 1979, 1981a, b; SCHRAMM u. MARX 1980; LECHNER et al. 1980; LAURSEN et al. 1981; THALER 1981, 1982; EGBRING et al. 1983; SCHRAMM 1983; VOGEL et al. 1984).

Es wird über günstige Wirkungen von Heparin auf Fibrinogenspiegel, Thrombozytenzahl, Normotest und PTT (KLEIN et al. 1975) sowie ein Abfall von Fibrinpeptid A und SFMC berichtet (COCCHERI et al. 1982), andererseits wurde bei 22 Patienten mit akutem Leberversagen nach Paracetamolintoxikation die Behandlung mit fresh-frozen-Plasma allein und kombiniert mit Heparin verglichen und kein Unterschied gefunden (GAZZARD et al. 1974).

In der letzten Zeit wurde zur Unterbrechung der DIC auch Antithrombin III allein mit 250 E alle 3 Stunden versucht (VOGEL et al. 1981a, b; HEIMBURGER et al. 1981; THALER 1982). So konnten SCHIPPER u. TEN CATE (1982) durch eine einmalige Dosis von 1650 bis 4400 E Antithrombin III gefolgt von 1000 bis 1725 E alle 12 Stunden die verkürzte biologische Halbwertszeit von Antithrombin III sowie die „fractional catabolic rate constant" normalisieren. Die Behandlung mit Antithrombin III scheint bei der Fettleber in der Schwangerschaft besonders indiziert und erfolgreich zu sein (LAURSEN et al. 1981; FEINSTEIN 1982; HELLGREN et al. 1983). Bei fulminantem Leberversagen durch Virushepatitis oder Paracetamolvergiftung kann Antithrombin III (1500–2000 E als Bolus, 500 E alle 6 Stunden) den Plättchenverbrauch hemmen und die während der Haemoperfusion erforderliche Heparinwirkung verbessern (BRAUDE et al. 1981).

Eine Substitution der Vitamin-K-abhängigen Gerinnungsfaktoren kann gefährlich sein und bedarf besonderer Überlegungen. Sie ist mit Hilfe der Faktor IX (Prothrombin)-Konzentrate, die die Faktoren II, VII, IX und X enthalten, möglich (25 bis 50 E/kg). Für einen Anstieg um 1% Faktor IX benötigt man 1 E/kg, für 1% Faktor X 0,25 E/kg und für 1% Faktor VII 0,5 E/kg (LECHLER 1982). Die Konzentrate haben den Vorteil, daß in kleinen Mengen hohe

Aktivitäten mit nur wenigen anderen Proteinen verabreicht werden können. Die Recovery beträgt bei Leberparenchymerkrankung etwa 55%, bei fortgeschrittener Zirrhose nur 10–25% (Fischer 1983). Nicht alle kommerziellen Präparate enthalten Faktor VII, dessen Fehlen die Wirksamkeit beträchtlich beeinträchtigen kann (Dioguardi u. Mannucci 1975; Preston et al. 1977).

Die Gefahr dieser Behandlung besteht darin, daß manche Präparate aktivierte Gerinnungsfaktoren enthalten, die eine bestehende intravasale Gerinnung verstärken oder erst eine solche auslösen können und auch zu Thrombosen und Myocardinfarkten führen (Lechler 1982). So berichten Marassi et al. (1978) über 2 Fälle mit Auftreten einer Pfortaderthrombose bei Zirrhotikern, die anschließend an eine Operation mit Prothrombinkomplex behandelt worden waren. Durch Kombination mit frisch gefrorenem Plasma, das auch Antithrombin und Antiplasmin enthält und eventuell Heparin können diese Nebenwirkungen vielleicht etwas vermindert werden (Fischer 1976; Mannucci et al. 1976; Vogel et al. 1981 a, b).

Jedenfalls muß man sich die Anwendung sehr wohl überlegen (Lechler 1982) und darf nur Präparate verwenden, die frei von aktivierten Gerinnungsfaktoren sind (Bick 1975; Dioguardi et al. 1975; Gazzard et al. 1975b; Prowse u. Cash 1981).

Es wird daher heute die Gabe von Frischplasma oder frisch gefrorenem Plasma vorgezogen, das alle Gerinnungsfaktoren aber auch Antithrombin III und Antiplasmin enthält und so die Substitution fehlender Faktoren und eine Hemmung der Umsatzsteigerung ermöglicht. Es sind jedoch recht große Mengen erforderlich (1,0 bis 1,5 l), die aus Gründen einer Volumsüberlastung und einer Hypernatriämie oft nicht verabreicht werden können (Mannucci et al. 1976). Deshalb wird man bei schwerem Leberversagen Antithrombin III auf 80% erhöhen und PPSB verabreichen oder Austauschtransfusionen oder besser Plasmapherese vorziehen, die die proportionale Zufuhr von Gerinnungsfaktoren, Inhibitoren und Komponenten des fibrinolytischen Systems mit Entfernung schädlicher Stoffwechselprodukte verbindet (Brunner 1982; Fischer 1984). Sie führt zu einem Anstieg der Gerinnungsfaktoren (I, II, V, VII), zu einer Verkürzung der PTZ und PTT und einem Absinken von Faktor VIII (Lösgen et al. 1982; Krummenerl et al. 1983). Die Wirkung bleibt bis 16 Stunden nachweisbar, doch ist zu diesem Zeitpunkt Faktor VIII bereits wieder über den Ausgangswert angestiegen. Ist die Behandlung mit täglichen Plasmapheresen erfolgreich, so bleibt Faktor VIII niedrig und die übrigen Gerinnungsfaktoren steigen allmählich an. Es werden auch prokoagulatorische Substanzen, die aus zerfallenden Leber-, Endothel- und Blutzellen stammen, intermediäre Metabolite, Endotoxine und regenerationshemmende Substanzen (Phenole, Mercaptane) entfernt (Lösgen et al. 1982).

Nach bisher nicht bestätigten Befunden sollen in gefrorenen Spenderplasmen und nach Plasmapherese Zeichen einer Thrombozytenaktivierung mit freigesetzten Plättcheninhaltsstoffen (PF4, βTG, Thromboxan) gefunden werden, was zur Vorsicht bei dieser Therapie Anlaß sein müßte (Stratta et al. 1983).

Beim akuten Leberversagen empfiehlt Vogel (1983) aufgrund der (unbewiesenen) Hypothese der Möglichkeit, weitere Leberzellnekrosen durch Beeinflussung einer Thrombosierung der Mikrozirkulation zu verhindern, die Frühbehandlung mit AT III.

Die Thrombozytopenie wird bei Alkoholikern durch Alkoholentzug, bei der chronisch aggressiven Hepatitis am besten langfristig durch die Behandlung der Grundkrankheit mit Cortison und Azathioprin beeinflußt. Thrombozytenkonzentrate werden nur selten benötigt. Eine durch eine DIC bedingte Thrombozytopenie kann manchmal durch die Gabe von Heparin gebessert werden. Die Thrombozytopenie wird durch einen splenorenalen Shunt meistens verbessert, durch einen portocavalen Shunt jedoch häufig verschlechtert.

Bei der Oesophagusvarizenblutung ist abgesehen von lokal komprimierenden Maßnahmen und Senkung des Portaldruckes Ersatz des Blutverlustes erforderlich, der am besten durch Erythrozytenkonzentrate erfolgt.

War der Verlust groß, so daß es durch einen Verdünnungseffekt zu einem starken Absinken der Gerinnungsfaktoren gekommen ist, wird zwischendurch frisch gefrorenes Plasma verabreicht (COCCHERI 1984) (s. S. 506).

Eine Indikation zur Gabe von Antifibrinolytika (ε-Aminocapronsäure oder AMCHA) ist kaum je gegeben. Bei geringstem Verdacht auf das Vorliegen einer intravasalen Gerinnung ist sie strengstens kontraindiziert. Bei der Aktivierung der Fibrinolyse während der Lebertransplantation wurde ε-Aminocapronsäure zur Unterbrechung der Fibrinolyse gelegentlich erfolgreich verwendet (BÖHMIG 1977). Es wird ferner bei gastrointestinalen Blutungen unter der Annahme empfohlen, daß lokale Fibrinolyse ein pathogenetischer Faktor sein könnte (POLLER 1977; OKA u. TANAKA 1979b; HELGSTRAND 1981; STENBERG et al. 1981b, 1982). COMP et al. (1981) beobachteten bei 2 Patienten mit Zirrhose eine starke Verminderung des lysinadsorbierbaren Plasminogenaktivators, bei denen Blutungen durch die Gabe von Antifibrinolytika prompt gestillt wurden.

Bedauerlicherweise liegen für keines der angeführten therapeutischen Schemata prospektive Untersuchungen vor. Es wird allerdings kaum möglich sein, derartige Untersuchungen durchzuführen, da die zur Verfügung stehende Fallzahl auch für cooperative Studien gering ist, die einzelnen Fälle zu unterschiedlich und so akut sind, daß man sie nur schwer in ein ausreichend kontrolliertes Therapieprogramm aufnehmen kann.

Die Sklerosierungstherapie führt abgesehen von einer geringen Verminderung von F V zu keiner Veränderung der Gerinnung und Fibrinolyse (BAELE et al. 1984).

Auch die Gabe von DDAVP (Desamino-d-Arginin-Vasopressin) wurde bei chronischen Leberkranken versucht. Es soll 15 und 60 Minuten nach der Injektion zu einem Anstieg der Faktoren VII, VIII, IX, XI und XII kommen. Dieses Ergebnis ist höchst unwahrscheinlich, da es bedeuten würde, daß DDAVP nicht nur auf die Endothelzellen, sondern auch auf die Leberzellen wirkt. Leider ist die Art der chronischen Lebererkrankungen (lediglich die Angabe, daß kein Ascites bestand) nicht näher spezifiziert. Es ist auch der niedrige Faktor-VIII-Ausgangswert ($89{,}6 \pm 5{,}8\%$) verwunderlich (AGNELLI et al. 1983). Lysinvasopressin setzt aus der normalen und zirrhotischen Leber Plasminogenaktivator frei, Glypressin nicht. Über das Verhalten der Gerinnungsfaktoren ist nichts ausgesagt (DOUGLAS et al. 1979). Weitere Untersuchungen sind erforderlich.

Verschiedene therapeutische Maßnahmen, die zur Therapie des akuten Leberversagens angewendet werden, interferieren mit der Homöostase der Gerinnung und bringen dadurch weitere Gefahren:

1. Die Veränderung der Gerinnung durch Hämoperfusion an Tierkohlesäulen (Hämocol 100) wird unterschiedlich beurteilt. So finden sich eine Aktivierung der Plättchen mit Plättchenaggregaten in der Zirkulation, Freisetzung von βTg und PF4 und eine Thrombozytopenie (Hughes et al. 1979). Diese Veränderungen können durch Prostazyklin-Infusionen vor und während der Perfusion verhindert werden (Gimson et al. 1980). Andere fanden einen Anstieg von Fibrinogen und Thrombozyten nach 1 Stunde gefolgt von einem Abfall, einen leichten Abfall der Faktoren II, V, VII und X nach 1 Stunde, gefolgt von einem Anstieg und einem deutlichen Abfall von Faktor VII nach 4 Stunden, einen starken Abfall des erhöhten βTG und einen kontinuierlichen Anstieg von Antithrombin III und Plasminogen (Cordopatri et al. 1982). Es kann aber auch eine DIC verstärkt werden (Pott et al. 1983).

2. Bei Behandlung mit heterologer Leberperfusion kommt es häufig zu Blutungen, vor allem in den Gastrointestinaltrakt. Bei der Perfusion von Schweine-, Kalbs- oder Pavianlebern werden zunächst die Thrombinzeit, PTZ und aktivierte PTT deutlich verkürzt, die Faktoren II, V und IX sowie Antiplasmin steigen befriedigend an. Faktor VIII wird reduziert. Bei längerer Dauer der Perfusion entwickelt sich aber oft eine Hypofibrinogenämie und Thrombozytopenie. Diese Veränderungen sind wahrscheinlich Folge der Aggregation und des Festhaltens der Plättchen am geschädigten Endothel der perfundierten Leber und ist um so geringer, je besser das Organ erhalten ist (Böhmig 1977). Bei Anwendung einer auxiliären Affenleber verhindert Heparin (1000 E initial und 500 bis 750 E pro Stunde oder 900 E initial und 250 bis 500 E Antithrombin III alle 3 Stunden) eine Thrombenbildung in der Leber und im Bypass, wodurch das Organ länger funktionsfähig erhalten wird (Stemberger et al. 1979; Fritsche et al. 1980; Brunner 1982). Der Erfolg kann durch Erhöhung des Antithrombin III auf 80% und Gabe kleiner (125–250 E/h) Heparindosen noch weiter verbessert werden (Vogel 1983). Mißerfolge dieser Therapie sind häufig und eine Verminderung der Todesfälle konnte nicht nachgewiesen werden. Es liegt auch keine prospektive vergleichende Studie vor. Es ist fraglich, ob man die Gefahr einer Heparinisierung auf sich nehmen darf. Zur Substitution des Fibrinogens, wenn dieses zu niedrig ist, so daß es zu Blutungen beitragen könnte, werden 4 bis 8 g Kryopräzipitat oder Fibrinogen verabreicht. Heparin wird nach der Leberperfusion mit Protaminsulfat neutralisiert, um Blutungen zu vermeiden.

Der großvolumige Blutersatz, der im Laufe einer Lebertransplantation erforderlich ist, erfolgt am besten zu $^1/_3$ aus Frischblut und wird mit frisch gefrorenem Plasma, Cohn-Fraktion I und Thrombozytenkonzentrat kombiniert. Ob die empfohlene Gabe von Faktor-VIII-Präparaten wirklich erforderlich ist, sei angezweifelt (Schaps et al. 1978).

C. Vitamin-K-Resorptions- und Verwertungsstörungen

Vitamin K ist für den letzten Schritt der Synthese der Faktoren II, VII, IX, X sowie von Protein C, M und S, für die γ-Carboxylierung, erforderlich.

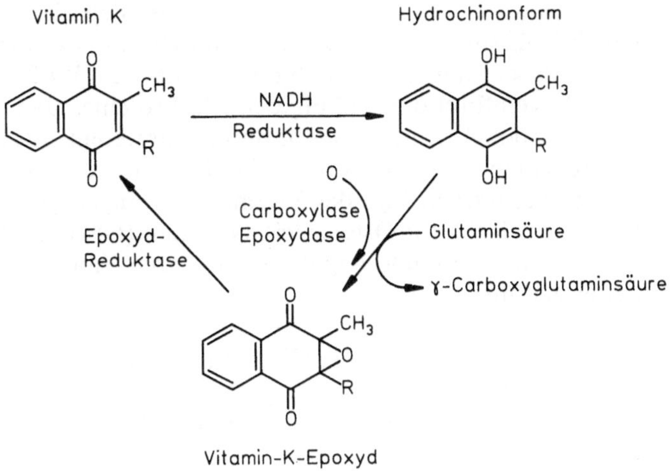

Abb. 9. Vitamin-K-Zyklus. (Nach Liebman et al. 1982)

Darüber hinaus ist Vitamin K an der Synthese einer in Tumorzellen vorkommenden, Faktor X direkt aktivierenden Serinprotease (Delaini et al. 1981) und anderer Proteine, z.B. Osteocalcin, Gla-Protein (Poser et al. 1980) beteiligt. Das für die Vitamin-K-Wirkung erforderliche Fermentsystem ist nicht auf die Leber beschränkt, sondern findet sich auch in anderen Organen, z.B. der Niere (Friedman et al. 1982) und im Knochen. Das erforderliche Fermentsystem (Carboxylase, Vitamin-K-Epoxydase und Epoxyd-Reduktase) ist an der Lumenseite der Membranen des rauhen endoplasmatischen Reticulums lokalisiert, die Vorstufen sind ebenfalls lumenseitig an die Membranen des Reticulums gebunden (Wallin u. Prydz 1979; Carlisle u. Suttie 1980; Swanson u. Suttie 1982). In diesem Schritt dient die Hydrochinonform des Vitamin K als O_2-Akzeptor und wird durch eine Epoxydase in 2,3-Epoxyd umgewandelt, während eine Carboxylase Glutaminsäure zu γ-Carboxy-Glutaminsäure carboxyliert. CO_2 oder Bicarbonat dienen als Substrat für diese Reaktion. Sie wird durch die Menge der vorhandenen Präkursoren aktiviert (Dubin et al. 1980). Vitamin K dürfte ein γ-Wasserstoffatom labilisieren, so daß die CO_2 in das Molekül eintreten kann (Suttie 1980). In welcher Weise beide Vorgänge miteinander gekoppelt sind, ist noch unklar (Friedman et al. 1979). Epoxydase und Carboxylasekomplex werden gemeinsam aus Lebermikrosomen eluiert (Giradot 1982). Durch eine Epoxyd-Reduktase wird das Vitamin K regeneriert, das durch eine NADH-abhängige Reduktase wieder in die Hydrochinonform umgewandelt wird (Vitamin-K-Zyklus, Abb. 9). Die nicht carboxylierten Vorstufen können kein Calcium binden und können deshalb unter physiolog. Bedingungen nicht aktiviert werden (s. Kapitel Roka in Bd. II/8 dieses Handbuches). Bei manchen Species bleiben diese Vorstufen bei Vitamin-K-Mangel in der Leber gespeichert, bei anderen, so auch beim Menschen, gelangt ein Teil dieser Vorstufen in die Zirkulation. Diese Speicherung der Vorstufen ermöglicht, daß bereits wenige Stunden nach Gabe von Vitamin K die kompletten Gerinnungsfaktoren im Blut ansteigen, was nicht möglich wäre, wenn erst eine Synthese der Peptidketten erforderlich wäre. Bezüglich Erfassung dieser Vorstufen und Differenzierung gegen eine Synthesestörung bei Leberparenchymschädigung (s. Abschn. B.I.2.).

Auch Vitamin D beeinflußt die Bildung der Gla-Proteine, aber nicht durch Interferenz mit der Carboxylierung, sondern durch Interferenz mit der Bildung der mRNA, wahrscheinlich aber nicht aller Gla-Proteine, da hämorrhagische Diathesen nicht zum klassischen Bild des Vitamin-D-Mangels gehören. Möglicherweise wird nur die mRNA für Osteocalcin betroffen (Deyl u. Adam 1983).

Eine klinisch relevante Verminderung des verfügbaren Vitamin K findet sich
1. bei mangelhafter Zufuhr;
2. bei gestörter Resorption.

Das vorhandene Vitamin K kann seine Wirkung nicht entfalten, wenn
1. die Peptidketten fehlen;
2. wenn seine Wirkung unter dem Einfluß des Vitamin-K-Antagonisten verhindert wird;
3. bei Störungen des Vitamin-K-Zyklus.

I. Verminderung des verfügbaren Vitamin K

1. Vitamin-K-Mangel

Vitamin K ist in grünen Gemüsen und pflanzlichen Ölen in unserer Nahrung in ausreichender Menge vorhanden. Der Tagesbedarf beträgt 0,5–1 µg/kg (Goodman u. Gilman 1980). Außerdem wird Vitamin K durch Darmbakterien gebildet. Wie weit dieses im Dickdarm gebildete Vitamin K tatsächlich für die Resorption zur Verfügung steht, ist umstritten. Die Speicher im Organismus sind klein und reichen für 1 bis max. 3 Wochen aus. Starke Einschränkung der oralen Nahrungszufuhr z.B. prä- und postoperativ, bei Anorexia nervosa verbunden mit artifiziellem Erbrechen und Abführen (Niiya et al. 1983) oder eine parenterale nicht entsprechend mit Vitaminen supplementierte Ernährung kann bereits nach 1 Woche zum Auftreten von Mangelerscheinungen (Abfall der Gerinnungsfaktoren und hämorrhagische Diathese) führen. Dies um so mehr, wenn gleichzeitig Sulfonamide oder Antibiotika, insbesondere Breitband-Antibiotika verabreicht werden (Ansell et al. 1977; Colvin u. Lloyd 1977; Hooper et al. 1980; Barckow et al. 1983).

2. Resorptionsstörungen

a) Darmerkrankungen

Eine Resorptionsstörung kann bei allen Darm- insbesondere Dünndarmerkrankungen, die mit lange anhaltendem Durchfall einhergehen, wie Sprue, Coeliakie, Mukoviscidose, Morbus Crohn, Colitis ulcerosa, Darmresektion, innere und äußere Darmfisteln etc. sowie bei Anwendung resorptionshemmender Medikamente (z.B. Cholestyramin) vorkommen (Colvin u. Lloyd 1977).

b) Cholostase

Zur Resorption des Vitamin K ist Galle erforderlich. Bei allen Formen der länger anhaltenden Cholostase, aber auch bei inneren und äußeren Gallenfisteln, durch die zu wenig Galle in den Darm gelangt, ist die Vitamin-K-Resorption in Frage gestellt. Die Folge ist eine hämorrhagische Diathese (BOUVOT et al. 1977). Bei kongenitaler Gallengangshypo- oder -aplasie kann die durch Vitamin-K-Mangel bedingte hämorrhagische Diathese erstes wegweisendes Symptom sein (MOVAT 1982). Auch beim congenitalen Antitrypsinmangel bildet sich in der Kindheit ein cholostatisches Syndrom aus, bei dem eine hämorrhagische Diathese durch Vitamin-K-Mangel auftreten kann (SHARP 1982).

3. Verhalten bei Neugeborenen

Auf die Frage, inwieweit die Veränderungen der Vitamin-K-abhängigen Gerinnungsfaktoren beim Neugeborenen auf einen Vitamin-K-Mangel zurückgehen, wird hier nicht eingegangen (s. Kap. KÜNZER u. NIEDERHOFF, S. 539).

II. Vitamin-K-Verwertungsstörungen

1. Fehlen der Peptidketten (Gerinnungsfaktoren-Vorstufen)

Bei Leberparenchymerkrankungen werden die Peptidketten der Vitamin-K-abhängigen Gerinnungsfaktoren vermindert gebildet, so daß das Substrat für die Vitamin-K-Wirkung zum Teil fehlt. Soweit Peptidketten gebildet werden, werden sie unter dem Einfluß des vorhandenen Vitamin K carboxyliert und gelangen funktionstüchtig in die Zirkulation. Da Vitamin K ausreichend vorhanden ist, ist eine Vitamin-K-Medikation in diesen Fällen nicht erforderlich (s. S. 505).

2. Verhinderung der Vitamin-K-Wirkung (Vitamin-K-Antagonisten)

Die Derivate des Dicumarols (Äthylbiscumazetat, Acenocumarin, Phenprocoumon, Warfarin) sowie Phenindandione verhindern die Vitamin-K-Wirkung auf die Vorstufen der Gerinnungsfaktoren durch Verhinderung der Regeneration von Vitamin K_1 aus seinem 2,3-Epoxydmetaboliten (REN et al. 1977). Warfarin hemmt in niedriger Dosis die Epoxyd-Reduktase, höhere Konzentrationen hemmen auch die Reduktion des Vitamin K durch die NADH-abhängige Reduktase (Abb. 9) (FASCO et al. 1982; LIEBMAN et al. 1982). Im Plasma finden sich Des-γ-carboxy-Gerinnungsfaktoren (z. B. PIVKA II) sowie eine Akkumulation von Vitamin-K_1-Epoxyd (BECHTOLD et al. 1984). Die Ausscheidung von γ-Carboxyglutamat im Harn ist bei Warfarinbehandlung stark vermindert (LEVY u. LIAN 1979). Nach Vitamin-K_1-Gabe kommt es zu einem charakteristischen Anstieg der Vitamin-K_1-Epoxyd-Reduktase im Blut. Dasselbe ist der Fall, wenn Vitamin K_1 nach einer Salizylatintoxikation verabreicht wird, was für einen analogen Wirkungsmechanismus des Salizylates spricht (BECHTOLD 1983), ebenso nach Phenytoin. Es wird angenommen, daß die hämorrhagische Diathese und die Knochenveränderungen bei Neugeborenen, deren Mütter mit Anticonvulsantien, insbesondere Phenytoin und Hydantoin behandelt worden waren, auf die Störung der Bildung der Vitamin-K-abhängigen Proteine zurückzuführen ist (s. Abschn. II.3.) (KEITH u. GALLOP 1979; KEITH et al. 1980; TROUG et al. 1980).

Eine Vitamin-K-abhängige Warfarin-hemmbare Carboxylase konnte neben der Leber auch in den Mikrosomen der Milz und Niere (bei Pferden) nachgewiesen werden, also in Organen, in denen keine Bildung Vitamin-K-abhängiger Gerinnungsfaktoren erfolgt, so daß man annehmen muß, daß die Gruppe Vitamin-K-abhängiger Proteine vermutlich größer ist, als bisher angenommen wurde (Vermeer u. Ulrich 1982).

Unter Einwirkung der Dicumarinderivate gelangen nicht oder nur ungenügend γ-carboxylierte Gerinnungsfaktoren in die Zirkulation (s. Kap. Roka in Bd. II/8 dieses Handbuches), die in physiologischen Systemen nicht aktiviert werden und sogar in manchen Systemen eine gerinnungshemmende Wirkung (PIVKA-X) ausüben können (Hemker 1977) (s. S. 441).

Es ist hier sicher nicht die Stelle, auf die therapeutische Anwendung (Dukkert 1983) und die Gefahren der Antikoagulantientherapie sowie auf die vielen Interaktionen zwischen Antikoagulantien und anderen Medikamenten einzugehen. Es wird auf die entsprechenden Übersichten verwiesen (Deutsch 1971; Gugler 1979; Matthias 1981; Pitney 1981; Weber et al. 1981; Koller 1983b; Koller u. Loeliger 1983a, b). (Bezüglich Intoxikationen mit Antikoagulantien s. auch Abschnitt B.II.9.a.$\varkappa$.)

Bei Behandlung mit Moxalactam (Latamoxef) (Bang et al. 1982; D'Elia et al. 1983; MacLennan et al. 1983), Cephamandol (Clancy u. Glew 1983), Cephazolin, Cephaperazon (Bruch 1983), Ceftriaxon (Haubenstock et al. 1983) und Cefazedon (Bechtold et al. 1984) kann eine Hypoprothrombinämie verbunden mit einer hämorrhagischen Diathese beobachtet werden, die etwa 3–4 Tage nach Behandlungsbeginn mit dem Antibiotikum besonders bei Patienten mit Malnutrition oder parenteraler Ernährung auftritt. Bei dem Patienten von MacLennan et al. (1983) wurde die hochgradige Verminderung der Faktoren II, VII, IX und X bei hohen Werten für Fibrinogen (580 mg/dl) und Faktor VIII (680 E/dl) nachgewiesen, wodurch eine postoperative und septisch bedingte DIC als Ursache ausgeschlossen werden kann. Die Ursache der Hypoprothrombinämie ist noch nicht endgültig geklärt. Als Ursachen werden
a) eine Zerstörung der Vitamin-K-bildenden Darmflora (Wold et al. 1983);
b) eine Hemmung der Vitamin-K_1-Resorption;
c) eine Hemmung des Vitamin-K_1-Stoffwechsels im Epoxyd-Zyklus;
d) eine Hemmung der Vitamin-K_1-abhängigen Carboxylierung diskutiert.

Im Blut konnten Des-γ-carboxyprothrombin und eine Vermehrung von Vitamin-K_1-Epoxyd, letzteres besonders nach Gabe von 10 mg Vitamin K_1 nachgewiesen werden, was für eine Unterbrechung des Vitamin-K_1-Epoxyd-Zyklus spricht (Bechtold et al. 1984; Koderisch et al. 1984). Diese Nebenwirkung der Cephalosporine wird darauf zurückgeführt, daß bei der Ausscheidung dieser Antibiotika durch die Galle im Darm die N-Methyl-thio-tetrazol-Seitenkette durch Bakterienenzyme freigesetzt wird. Diese wird resorbiert und hemmt die γ-Carboxylierung der Glutaminsäure (Lipsky 1983a) ähnlich den Dicoumarolderivaten. Auch die Gabe der Seitenkette allein verursacht bei Ratten eine Hypoprothrombinämie (Lipsky 1983b), was von Wold et al. (1983) bei Hunden und Ratten nicht bestätigt werden konnte.

3. Angeborene Störung des Vitamin-K-Zyklus

Diesen dürfte keine wesentliche praktische Bedeutung zukommen. Immerhin sind einzelne Fälle mit angeborener, gemeinsamer Verminderung der Faktoren II, VII, IX und X durch mangelhafte Carboxylierung (Familial Multiple Factor Deficiency III [FMFD III]) (SOFF u. LEVIN 1981) beschrieben. Bei einem 15jährigen Patienten war die Aktivität der 4 Faktoren <1%, die Antigene zwischen 55 und 100%. Die orale Gabe großer Mengen von Vitamin K_1 bewirkte einen Anstieg der Funktion auf 7–18% der Norm. Es werden als Ursache ein Carboxylase- oder ein Vitamin-K-Transport-Defekt diskutiert (CHUNG et al. 1979; GALLOP et al. 1980). Die Ausscheidung der γ-Carboxyglutaminsäure im Harn war hochgradig vermindert. Bei einem anderen Patienten fand sich eine milde Verminderung der 4 Faktoren (auf 20–30% der Norm) mit abnormer Wanderungsgeschwindigkeit ohne Beeinflußbarkeit durch Vitamin K_1: Immunologisch fanden sich Normalwerte, Prothrombin konnte mit Echis carinatus-Gift voll aktiviert werden (JOHNSON et al. 1980). Bei einem weiteren Patienten fand sich eine starke Verminderung der Faktoren II und X und eine geringe der Faktoren VII und IX bei normalem Antigen und Normalisierung durch große Dosen Vitamin K_1. Hier wird eine Störung der Carboxylierung angenommen (GOLDSMITH et al. 1982). Bei diesen Fällen dürfte es sich um angeborene Störungen des Vitamin-K-Zyklus handeln.

Hinsichtlich erworbener Störungen (außer durch Vitamin-K-Antagonisten) ist nicht viel bekannt. Immerhin werden mit Verfeinerung der Methodik bei Patienten mit Leberparenchymerkrankungen neben der Verminderung der Bildung der Vitamin-K-abhängigen Gerinnungsfaktoren auch kleine Mengen nicht oder nicht vollständig carboxylierter Faktoren in den Leberzellen und im Plasma gefunden (s. Abschn. B.I.2. u. B.II.1.) (BERTINA et al. 1980; OEHLER et al. 1980; BLANCHARD et al. 1981; ARIAS 1982; LAUTZ et al. 1982; LIEBMAN et al. 1982). Dies könnte seine Ursache in einer Störung der am Vitamin-K-Zyklus beteiligten Fermente, aber auch in einer fehlerhaften Synthese der Peptidketten (CORRIGAN et al. 1982) haben. Um den Befund richtig beurteilen zu können, muß in jedem einzelnen Fall eine begleitende Verminderung von Vitamin K durch eine probatorische Vitamin-K-Therapie ausgeschlossen werden.

III. Klinik des Vitamin-K-Mangels

Der Vitamin-K-Mangel wird meist erst entdeckt, wenn er hochgradig ist und die Symptome einer schweren hämorrhagischen Diathese mit Epistaxis, Ecchymosen, Suffusionen, Hämatomen, Gingivablutungen, schweren gastrointestinalen Blutungen, Haematurie, vaginalen, retroperitonealen, selten cerebralen Blutungen und gelegentlich auch Haemarthrosen auftreten (ANSELL et al. 1977; BOUVOT et al. 1977; COLVIN u. LLOYD 1977; CARTER et al. 1980; HOOPER et al. 1980). In diesem Stadium ist der Gerinnungsdefekt bereits voll ausgebildet und leicht zu diagnostizieren. Es findet sich bei der Gerinnungsanalyse eine exzessive Verlängerung von PTZ und aPTT bei normaler Thrombinzeit, eine starke Diskrepanz zwischen NT und TT, sehr niedrige Werte für die Faktoren II, VII, IX und X bei normalen Faktoren V und VIII. In der Elektrophorese in Gegenwart von Calcium wandert das abnorme Prothrombin deutlich schneller (Iizuka et al. 1980) als das normale. In der zweidimensionalen Immunelektrophorese finden sich 2 Präzipitationslinien. Die immunologische Bestimmung der Gerinnungsfaktoren ergibt wesentlich höhere Werte als die funktionellen Teste. Das unvollständige Prothrombin kann mit Staphylocoagulase oder Echis carinatus-Gift (Ecarin) aktiviert werden. Besteht der Verdacht einer mißbräuchlichen Anwendung oraler Antikoagulantien, müssen chemische Methoden zur Sicherung der Diagnose herangezogen werden.

Die FMFD III zeigt analoge klinische Symptome mit Nabelblutungen, Ecchymosen, Hämatomen, Hämaturien, Menorrhagien, Hämoptysen, gastrointestinalen, zerebralen und postoperativen Blutungen.

IV. Therapie

Die Therapie besteht in der Gabe von 5–40 mg Vitamin K (Phytomenadion). Vitamin K_1 (Konakion) kann oral verabreicht werden, wenn die Resorption gewährleistet ist, sonst i.m. und sehr vorsichtig wegen der Gefahr von Nebenwirkungen i.v. Menadion kann nur verwendet werden, wenn eine zur Umwandlung in Vitamin K ausreichende Leberfunktion vorhanden ist. Menadion ist wasserunlöslich und wird oral oder i.m. verabreicht. Menadion-Natriumbisulfit ist gut wasserlöslich und kann oral oder parenteral verabreicht werden. Es kann auch bei Fehlen der Gallensäuren resorbiert werden.

Bei beträchtlichen Blutungen, bei denen man nicht auf das Einsetzen der Vitamin-K-Wirkung warten kann, kann auf Prothrombinkonzentrate, die keine aktivierten Gerinnungsfaktoren enthalten, zurückgegriffen werden, doch ist auch hier entsprechende Vorsicht nötig (Fischer 1983).

Literatur

Abe Y, Yoshida K, Honma K, Kawaguchi H, Murayama Y, Sakuragawa N (1980) Changes in plasma complement system in relation to the coagulation and fibrinolysis systems in obstructive jaundice. Blood Vessel 11:305–308

Adraillou N, Yvart J, Larrieu MJ (1979) In vivo catabolism of human fibrinogen fragment D in normal subjects and patients with liver cirrhosis. Thromb Haemost 42:189

Agnelli G, Berrettini M, Cunto M de, Nenci GG (1983) DDAVP-induced improvement of abnormal coagulation in chronic liver disease (CLD). Thromb Haemost 50:208 (Abstr)

Ahtee L, Briley M, Raismann R, Lebrec D, Langer SZ (1981) Reduced uptake of serotonin unchanged ^{3}H-imipramine binding in the platelets from cirrhotic patients. Life Sci 29:2323

Alkjaersig N, Fletcher A, Burnstein R (1975) Association between oral contraceptive use and thromboembolism: A new approach to its investigation based on plasma fibrinogen chromatography. Am J Obst Gynecol 122:199–211

Amrani DL, Plant PW, Pindyck J, Mosesson MW, Grieninger G (1983) Structural analysis of fibrinogen synthesized by cultured chicken hepatocytes in the presence or absence of dexamethasone. Biochim Biophys Acta 743:394–400

Ando T, Okabayashi M, Shimonaka E, Sakai M, Yoshida H, Kawade M, Takahahasi Y (1977) Utilization of hepaplastintest for diagnosis and prognosis of liver diseases. Blood Vessel 8:51–55

Anker E, Abildgaard U, Andersen R, Fagerhol M (1983) Low antithrombin in severe disease: Consumption or decreased synthesis? Scand J Haematol [Suppl 39] 30:59–63

Ansell JE, Kumar R, Deykin D (1977) The spectrum of vitamin K deficiency. JAMA 238:40–42

Aoki N (1979) α_2-Plasmininhibitor. A newly discovered protease inhibitor in human plasma. In: Saldeen T (ed) The microembolism syndrom. Almquist and Wiksell International, Stockholm, pp 123–151

Aoki N, Yamanaka T (1978) The α_2-plasmin inhibitor levels in liver diseases. Clin Chim Acta 84:99–105

Aoki T, Aoki E, Ito Y, Kano H, Ueda Y, Okado K, Okuda N (1977) Diagnostic value of coagulation test in liver disease. Blood Vessel 8:28–32

Ardaillou N, Yvart J, Le Bras P, Larrieu MJ (1980) Catabolism of human fibrinogen fragment D in normal subjects and patients with liver cirrhosis. Thromb Haemorrh 44:146–149

Arias IM (1982) Prothrombin and vitamin K revisited. Hepatology 2:511

Arnman R, Gyzander E, Hedner U, Olsson R, Teger-Nilsson AC (1980) Natural protease inhibitors to fibrinolysis in liver diseases. Hepatogastroenterology 27:254–258

Astrup T, Müllertz S (1952) The fibrin plate method for estimating fibrinolytic activity. Arch Biochem Biophys 40:346–351

Athreya B (1977) Salicylates and the liver. Arthritis Rheum 20:529–530

Aurousseau MH, Angeli JL de, Josso F (1981) Antithrombin III versus prothrombin in liver cirrhosis. Haemostasis 10:104–107

Baele G (1980) Spectophotometric determination of faktor X with S-222 in anticoagulated and cirrhotic patients. In: Lijnen HR, Collen D, Verstraete M (eds) Synthetic substrates in clinical blood coagulation assays. Martinus Nijhoff, The Hague Boston London, pp 37–43

Baele G, Matthijs E, Barbier F (1977) Antihaemophilic factor A activity, F VIII-related antigen and von Willebrand faktor in hepatic cirrhosis. Acta Haemat 57:290–297

Baele G, Heuverswyn T van, Colardyn F, Thiery M, Barbier F (1979) Chromogenic substrate assays of antithrombin III, plasminogen and antiplasmin in disseminated intravascular coagulation and in liver cirrhosis. Int Soc Haematol Europ Afric Div, 5. Meeting Hamburg, p 148

Baele G, Vos M de, Huble F, Elewaut A, Barbier F (1984) Influence of injection sclerotherapy of oesophageal varices in liver cirrhosis on the haemostatic system. Haemostasis 14:131

Ballard HS, Marcus AJ (1976) Platelet aggregation in portal cirrhosis. Arch Intern Med 136:316–319

Ballard JO, Kelly GA, Kukrika MD, Sanders JC, Eyster ME (1981) Acquired dysfibrinogenemia in a hemophiliac with hepatoma: Resolution of fibrinogen dysfunction following chemotherapy. Cancer 48:686–690

Bang NU, Tessler SS, Heidenreich RO, Marks CA, Mattler LE (1982) Effect of Moxalactam on blood coagulation and platelet function. Rev Infec Dis [Suppl 1] 4:546–554

Barckow D, Schwigon CD, Schirop TH (1983) Blutgerinnungsstörungen bei Intensivpatienten unter Therapie mit Cephalosporinen. Intensivmed 20:175

Barlow GH, Firestone SL, Robbins KG (1984) Characterization of the activators synthesized by human foetal liver and by three different transformed human liver cell lines. Haemostasis 14:95 (Abstr)

Barnhart MI (1960) Cellular site for prothrombin synthesis. Am J Physiol 199:360–366

Barnhart MI, Ferar J, Aoki N (1963) Demonstration of A_c-Globulin in bovine hepatocytes. Fed Proc 22:164

Barnhart MI, Cress DC, Noonan ShM, Walsh RT (1970) 10. Influence of fibrinolytic products on hepatic release and synthesis of fibrinogen. In: Brinkhous KM, Owren PA, Wright IS, Roberts HR, Hinnom S, Kiesselbach TH (eds) Fibrinogen: structure, metabolic and pathophysiologic aspects. Schattauer, Stuttgart New York, pp 143–159

Barrison IG, Knight ID, Viola L, Boots MA, Murray-Lyon IM, Mitchell TR (1981) Platelet associated immunoglobulins in chronic liver disease. Br J Haematol 48:347–350

Barthels M, Wellmann W, Pries K (1982) Successful therapy with streptokinase and urokinase in a woman with Budd-Chiari syndrome. In: Mannucci PM, D'Angelo A (eds) Urokinase: basic and clinical aspects. Academic Press, London, p 163

Bauer PI, Mandl J, Machovich R, Antoni F, Garzo T, Horvath I (1982) Specific binding of thrombin-antithrombin III complex to hepatozytes. Thromb Res 28:595–606

Baumgarten R, Fengler JD, Bartke D, Roschlau G, May D (1981) Peliosis hepatis – eine seltene Form der arzneimittelinduzierten Leberschädiugung. Dtsch Ges Wes Z Klin Med 36:2158–2160

Beard MEJ, Hickton ChM (1982) Haemostasis in heat stroke. Br J Haematol 52:269–274

Bechtold H (1983) Untersuchungen zum Mechanismus der Hypoprothrombinämie bei Salicylat-Intoxikation. Intensivmed Prax 20:175 (Abstr)

Bechtold H, Weilemann LS, Lorenz J, Andrassy K, Trenk D, Meinertz T, Jähnchen E (1984) Coumarinähnliche Wirkung von Zephalosporinen. 90. Tgg Dtsch Ges Inn Med, Wiesbaden, S 237 (Abstr)

Beecroft LJ (1979) Chromogenic assays for the determination of prothrombin related material in rat liver fractions. Thromb Haemost 42:451

Berr F, Engelhardt D, Paulus W, Rindfleisch GE, Witte J (1983) Peritoneovenöser Shunt nach LeVeen bei refraktärem Aszites. Internist 24:59–63

Bertaglia E, Delmonte P, Vertolli U, Azzurro M, Martines D (1983) Bleeding in cirrhotic patients: a precipitating factor due to intravascular coagulation or to hepatic failure? Haemostasis 13:328–334

Berthier A, Brissot P, Morel H, Pommereuil M (1982) Fibronectine. Anti-thrombine III et atteinte hépatique chez l'hémophile. Nouv Rev Fr Hematol 24:117

Bertina RM, Marel-van Nieuwkoop W van der, Dubbeldam J, Boekhout-Mussert RJ, Veltkamp JJ (1980) New method for the rapid detection of vitamin K-deficiency. Clin Chim Acta 105:93–98

Betterle C, Trevisan A, Girolami A (1982) Factor X and pancreatic islet A cell. Blut 45:415–416

Bick RL (1975a) Prothrombin complex concentrates and chronic liver disease. Thromb Diath Haemorrh 34:873–874

Bick RL (1975b) Prothrombin complex concentrates and chronic liver disease. Thromb Res 7:825–826

Bick RL (1982) Clinical relevance of antithrombin III. Semin Thromb Haemost VIII:276–287

Blanchard RA, Furie BC, Kruger SF, Furie B (1981) Prothrombin and abnormal (Des-γ-carboxy)-prothrombin: Assessment of plasma levels by RIA in disorders of hepatic vitamin K-dependent carboxylation. Thromb Haemost 46:121 (Abstr)

Bohmfalk JF, Fuller GM (1980) Plasminogen is synthesized by primary cultures of rat hepatocytes. Science 209:408–410

Böhmig HJ (1977) The coagulation disorder of orthotopic hepatic transplantation. Semin Thromb Haemost 4:57–82

Boneu B, Sie P, Caranobe C, Cassigneul J, Pascal J (1982) Progressive Antithrombin activity and the concentration of three thrombin inhibitors in liver cirrhosis. Thromb Haemost 47:78

Booth NA, Anderson JA Bennet B (1983) Molecular forms of plasminogen activator in liver disease. Thromb Haemost 50:145

Borges DR, Webster ME, Guimaraes JA, Prado JL (1981) Synthesis of prekallikrein and metabolism of plasma kallikrein by perfused rat liver. Biochem Pharmacol 30:1065–1069

Bouvot JL, Reiffers J, Broustet A, Parneix M (1977) Une bien curieuse carence en Vitamine K. Nouv Press Med 6:3647

Braude S, Arias J, Hughues RD, Canalese J, Gimson AES, Williams R, Scully MF, Kakkar VV (1981) Antithrombin III infusion during fulminant hepatic failure. Thromb Haemost 46:369

Braun B, Rückel E, Rückel A, Börner N, Pfeiffer J, Lang H (1983) Sonographische Diagnose eines Budd-Chiari-Syndroms. Dtsch Med Wochenschr 108:700–702

Breddin K Disc zu Havemann und Egbring

Brockhaus W (1978) Erworbener Hemmkörper gegen Faktor V bei posthepatitischer Leberzirrhose. In: Breddin K (ed) Prostaglandine und Plättchenfunktion. Schattauer, Stuttgart New York, 6:437–442

Broekmans AW, Bertina RM, Loeliger EA, Hofmann V, Klingemann RG (1983) Protein C and the development of skin necrosis during anticoagulation therapy. Thromb Haemost 49:251

Brommer EJP, Boks AL, Rijken DC, Verheijen JH (1984) Fast inhibitor of plasminogen activator in severe liver disease. Haemostasis 14:111 (Abstr)

Brousse N, Solal-Celigny P, Degott C, Lebrec D (1983) Transvenous liver biopsy in blood diseases with altered coagulation. Presse Med 12:2439–2444

Brown RO (1982) Total parenteral nutrition induced liver dysfunction. A review. Nutr Supp Serv 2:14–17

Bruch K (1983) Hypoprothrombinaemia and cephalosporins. Lancet I:535–536

Brunner G (1982) Akutes Leberversagen – therapeutische Aspekte 1982. Fortschr Med 100:1290–1294

Brunswig D (1978) Veränderungen des F VIII-assoziierten Antigens bei Leber und Nierenerkrankungen. In: Heene DL (ed) Immunologische Probleme der Blutgerinnung – von Willebrand-Jürgens-Syndrom. Schattauer, Stuttgart New York, S 157–163

Bücheler E (1980) Postpartaler akuter Leberarterienverschluß. ROFO 133:285–289

Büller HR, Ten Cate JW (1983) Antithrombin III infusion in patients undergoing peritoneovenous shunt operation: failure in the prevention of disseminated intravascular coagulation. Thromb Haemost 50:48 (Abstr)

Bullock S, Bomford A, Williams R (1980) A biochemical comparison of normal human liver and hepatocellular carcinoma ferritins. Biochem J 185:639–645

Burke JA, Kiesel JL, Blair JD (1976) Alpha₁-antitrypsin deficiency and liver disease in children. Am J Dis Child 130:621–629

Bützow GH, Burkhardt A, Novak D, Becker K (1976) Obliterierende Erkrankungen der Lebervenen. Dtsch Med Wochenschr 101:329–334

Calne RY (1978) Transplantation of the liver. Ann Surg 188:129–138

Calne RY, Williams R (1976) Der jetzige Stand der Lebertransplantation. Auswertung der Erfahrung aus 50 eigenen Lebertransplantationen. Verbesserung der frühen postoperativen Überlebenszeit durch Einführen einer neuen Technik für die Gallenwegsdrainage. Internist 17:597–604

Cameron JL, Herlong F, Sanfey H, Boitnott J, Kaufman SL, Gott VL, Maddrey WC (1983) The Budd-Chiari syndrome: treatment by mesenteric-systemic venous shunts. Ann Surg 198:335–346

Cano RI, Delman MR, Pitchumoni CS, Lev R, Rosenthal WS (1975) Acute fatty liver of pregnancy-complication by disseminated intravascular coagulation. JAMA 231:159–161

Caranobe C, Letrenne E, Sie P, Boneu B (1982) Dosage immunologique de la prothrombine et de l'antithrombine III: deux marqueurs d'insuffisance hépatique au cours des coagulopathies de consommation. Nouv Rev Fr Hématol 24:113

Carbtree GR, Kant JA, Fornace AJ, Rauch CA, Fowlkes DA (1983) Regulation and characterization of the mRNAs for the Aα, Bβ and γ-chains of fibrinogen. Ann NY Acad Sci 408:457–466

Carlisle TL, Suttie JW (1980) Vitamin K dependent carboxylase: subcellular localization of the carboxylase and enzymes involved in vitamin K metabolism in rat liver. Biochemistry 19:1161–1167

Carter A, Tatarsky I, Osterweil D, Tavori S (1980) Multiple acquired haemostatic defects. Case report and review of the literature. Haemostasis 9:79–84

Castel M, Horellou MH, Conard J, Samama M (1982) Détermination immunologique de l'inhibiteur de la fibrinolyse: HRGP application clinique. Nouv Rev Fr Hematol 24:115

Castillo R, Maragall S, Rodés J, Clemente C, Profitos J, Ordinas A (1977) Increased factor VIII complex and defective ristocetin-induced platelet aggregation in liver disease. Thromb Res 11:899–906

Chan V, Chan TK, Wong V, Tso SC, Todd D (1979) The determination of antithrombin III by radioimmunoassay and its clinical application. Br J Haematol 41:563–572

Chan V, Lai CL, Chan TK (1981) Metabolism of antithrombin III in cirrhosis and carcinoma of the liver. Clin Sci 60:681–688

Chillar RK, Paladugu RR (1981) Hepatic vein thrombosis (acute Budd-Chiari syndrome) in acute leucemia. Am J Med Sci 282:153–156

Chopra S, Edelstein A, Koff RS, Zimelman AP, Lacson A, Neiman RS (1978) Peliosis hepatis in hematologic disease. JAMA 240:1153–1155

Chouraqui JP, Bessard G, Favier M, Kolodie L, Rambaud P (1982) Hémorragie par avitaminose K chez la femme enceinte et le nouveau-né. Thérapie 37:447–450

Chung DW, Rixon MW, Que BG, Davie EW (1983) Cloning of fibrinogen genes and their cDNA. Ann NY Acad Sci 408:449–456

Chung KS, Bezeaud A, Goldsmith JC, McMillan CW, Menache D, Roberts HR (1979) Congenital deficiency of blood clotting factors II, VII, IX and X. Blood 53:776–787

Clancy CM, Glew RH (1983) Hypoprothrombinaemia and bleeding associated with cephamandole. Lancet I:250

Clark RD, Gazzard BG, Lewis ML, Flute PT, Williams R (1975) Fibrinogen metabolism in acute hepatitis and active chronic hepatitis. Br J Haematol 30:95–102

Clauss A (1957) Gerinnungsphysiologische Schnellmethode zur Bestimmung des Fibrinogens. Acta Haemat 17:237–246

Coccheri S, Palareti G, Dalmonte PR, Poggi M, Boggian O (1979) Investigations on intravascular coagulation in liver disease: Soluble fibrin-monomer complexes in liver cirrhosis. Haemostasis 8:8–18

Coccheri S, Mannucci PM, Palareti G, Cateano M, Poggi M, Vigano S (1981) Fibrinogen in liver cirrhosis. Lack of correlation between soluble fibrin monomer complexes and fibrinopeptide A levels. Thromb Haemost 46:359

Coccheri S, Mannucci PM, Palareti G, Gervasoni W (1982) Significance of plasma fibrinopeptide A and high molecular weight fibrinogen in patients with liver cirrhoses. Br J Haematol 52:503–509

Coccheri S, Palareti G, Dalmonte PR (1984) Medical therapy in bleeding oesophageal varices. In: Tilsner V, Matthias FR (eds) Leber, Blutgerinnung und Hämostase. Editiones Roche, S 87–96

Cockburn CG, Savidge GF (1983) Dramatic enhancement of factor VIII C:Ag activity in highly purified factor VIII/vWF by liver protein and to a lesser extent by FX_a, thrombin and phospholipases. Thromb Haemost 50:204

Collen D, Rouvier J, Chamone DAF, Verstraete M (1978) Turnover of radiolabelled plasminogen and prothrombin in cirrhosis of the liver. Eur J Clin Invest 8:185–188

Colman RW, Wong PY (1977) Participation of Hageman factor dependent pathways in human disease states. Thromb Haemost 38:751–775

Colvin BT, Lloyd MJ (1977) Severe coagulation defect due to a dietary deficiency of vitamin K. J Clin Pathol 30:1147–1148

Comp PC, Jacocks RM, Rubenstein C, Radcliffe R (1981) A lysine-adsorbable plasminogen activator is elevated in conditions associated with increased fibrinolytic activity. J Lab Clin Med 97:637–645

Comp PC, Nixon RR, Esmon CT (1984) Determination of functional levels of protein C, an antithrombotic protein, using thrombin-thrombomodulin complex. Blood 63:15–21

Conard J, Morisot P, Huguet C (1976) Les troubles de l'hémostase au cours des hepatectomies partielles. Etude de 20 observations. Nouv Press Med 38:2519–2523

Cordopatri F, Boncinelli S, Marsili M, Lorenzi P, Fabbri LP, Paci P, Salvadori M, Morfini M, Cinotti S, Casparini P (1982) Effects of charcoal hemoperfusion with prostacyclin on the coagulation-fibrinolysis system and platelets of patients with fulminant hepatic failure – Preliminary observations. Int J Artif Organs 5:243–247

Cordova C, Musca A, Violi F, Alessandri C, Vezza E (1982) Improvement of some blood coagulation factors in cirrhotic patients treated with low doses of heparin. Scand J Haematol 29:235–240

Cordova C, Musca A, Violi F, Allesandri C, Ferro D, Piromalli A, Balsano F (1984) Prekallikrein behaviour in chronic active hepatitis and in cirrhotic patients. Haemostasis 14:218–222

Corrigan JJ, Jeter M, Earnest DL (1982) Prothrombin antigen and coagulant activity in patients with liver disease. JAMA 248:1736–1739

Cowan DH (1975) The platelet defect in alcoholism. Ann NY Acad Sci 252:328–341

Cowan DH, Graham RC Jr (1975) Studies on the platelet defect in alcoholism. Thromb Diath Haemorrh 33:310–327

Crane LJ, Miller DL (1976) Synthesis and secretion of fibrinogen and albumin by isolated rat hepatocytes. Biochem Biophys Res Commun 60:1269–1277

Crocker JFS (1982) Reye's Syndrom. Semin Liver Dis 2:340–352

Delaini F, Colucci M, Bellis Vitti G de, Locati D, Poggi A, Semeraro N, Donati MB (1981) Cancer cell procoagulant: A novel vitamin K-dependent activity. Thromb Res 24:263–266

D'Elia JA, Kaldany A, Miller DG, Yoburn DC, Kaye WA (1983) Moxalactam, bleeding and renal insufficiency. JAMA 249:1565

Denk H, Schnack H, Deutsch E (1970) Histochemischer Nachweis fibrinolytischer Aktivität in Leberbiopsien. Acta Hepato-Splenol 17:221–228

Dettori AG, Ponari O, Civardi E, Megha A, Pini M, Poti R (1977) Impaired fibrin formation in advanced cirrhosis. Haemostasis 6:137–148

Deutsch E (1965) Blood Coagulation changes in liver diseases. In: Popper H, Schaffner F (eds) Progress in liver diseases, vol II. Grune & Stratton, New York, pp 69–83

Deutsch E (1971) Klinische Anwendung der Antikoagulantien. In: Markward F (Hrsg) Anticoagulantien. Springer, Berlin Heidelberg New York, S 302–508 (Handbuch der experimentellen Pharmakologie, Band 27)

Deutsch E (1982a) Blutgerinnungsstörungen bei nicht hämatologischen Erkrankungen. In: Wilmanns W, Hartenstein R (Hrsg) Aktuelle Probleme der Hämatologie und Onkologie. Karger, Basel, S 276–289

Deutsch E (1982b) Bildungsstörungen. Verh Dtsch Ges Inn Med 88:1330–1335

Deutsch E (1983) Blutgerinnung und Fibrinolyse. In: Deutsch E, Geyer G (Hrsg) Laboratoriumsdiagnostik, 3. Aufl.

Deutsch E, Fischer M, Frischauf H, Honetz N, Lechner K, Pesendorder F, Stych H, Weissmann A (1970) Blood coagulation changes under L-Asparaginase therapy. Recent Results Cancer Res 33:331–341

Deutsch E, Dragosics B, Kopsa H, Mannhalter Ch, Rainer H (1983) Prekallikrein, HMW-Kininogen and factor XII in various disease states. Thromb Res 31:351–364

Deyl Z, Adam M (1983) Evidence for vitamin D dependent carboxylation in osteocalcin related proteins. Biochem Biophys Res Commun 113:294–300

Dioguardi N, Mannucci M, Blatt PM, Roberts HR (1975) Prothrombincomplex concentrate in liver disease. Lancert II:188

Doering EJ, Savage RA, Dittmer TE (1979) Hemolysis, coagulation defects, and fulminant hepatic failure as a presentation of Wilsons disease. Am J Dis Child 133:440–441

Dölle W (1975) Arzneimittelbedingte Leberschäden. In: Neumayr A (ed) Aktuelle Probleme der klinischen Hepatologie. Witzstrock, Baden-Baden Brüssel, S 12–21

Dölle W (1982) Leberschädigung durch Arzneimittel. Dtsch Z VerdauStoffwechselkr 42:237–244

Doods WJ, Evensen StA (1974) Effect of endotoxin on the activity of coagulation factors VII, VIII and IX produced during organ perfusion. Thromb Diath Haemorrh 32:528–537

Doody PT (1982) Disopyramide hepatotoxicity and disseminated intravascular coagulation. South Med J 75:496–498

Douglas JG, Forrest JAH, Prowse CV, Cash JD, Finlayson NDC (1979) Effects of lysine vasopressin and glypressin on the fibrinolytic system in cirrhosis. Gut 20:565–567

Dramard JM, Allouche M, Marche C, Gislon J (1983) Chronic active hepatitis and cirrhosis in a 60-year old man with alpha-1-antitrypsin deficiency. Gastroenterol Clin Biol 7:81–85

Dubin A, Suen ET, Delaney R, Chiu A, Johnson BC (1980) Regulation of vitamin K-dependent carboxylation. J Biol Chem 255:344–352

Duckert F (1983a) Orale Antikoagulantien. In: Koller F, Duckert F (Hrsg) Thrombose und Embolie. Schattauer, Stuttgart New York, S 308–334

Duckert F (1983b) Analytische Methoden. In: Koller F, Duckert F (Hrsg) Thrombose und Embolie. Schattauer, Stuttgart New York, S 761–778

Duda D, Heyes H, Wenske C (1984) Antibiotika-induzierte Hämostasestörungen und Blutungsneigungen. Dtsch Med Wochenschr 109:388–392

Dunn GD, Hayes P, Breen KJ, Schenker S (1973) The liver in congestive heart failure: a review. Am J Med Sci 265:174–189

Dymock IW, Tucker JS, Woolf IL, Poller L, Thomson JM (1975) Coagulation studies as a prognostic index in acute liver failure. Br J Haematol 29:385–395

Edmondson HA (1980) Pathology of alcoholism. Am J Clin Pathol 74:725–742

Egbring R, Klingemann HG, Heimburger N, Karges HE, Beule J, Seitz R, Havemann K (1981) Antithrombin III substitution in acute hepatic failure due to CCl_4 intoxication. Thromb Haemost 46:373

Egbring R, Klingemann HG, Seitz R, Heimburger N, Karges HE, Havemann K (1982) Erfahrungen mit der Antithrombin III-Substitution bei Patienten mit akutem Leberversagen nach Tetrachlorkohlenstoff-Vergiftung. In: Loo J van de, Asbeck F (Hrsg) Hämostase, Thrombophilie und Arteriosklerose. Schattauer, Stuttgart New York, S 642–646

Egbring R, Fuchs G, Klingemann HG, Seitz R, Karges HE (1983) Therapie von Patienten mit schwerer Leberinsuffizienz mit Antithrombin III und Plasmaderivaten. Behring Institut Mitteilungen 73:94–110

Egbring R, Fuchs G, Seitz R, Klingemann HG, Kröniger A (1983) Gerinnungsstörungen bei akutem Leberversagen und Septikämie. Gelbe Hefte 23:8–18

Elez I, Fontcuberta J, Fabra A, Carretero F, Adan J, Marti A, Rutllant ML (1984) Fibrinolytic activity from short term culture of human hepatocytes. Haemostasis 14:108 (Abstr)

Elmer O, Göransson G, Zoucas E (1984) Impairment of primary hemostasis and platelet function after alcohol ingestion in man. Haemostasis 14:223–228

Elms MJ, Bunce IH, Bundesen PG, Rylatt DB, Webber AJ, Masci PP, Whitaker AN (1983) Measurement of crosslinked fibrin degradation products. – An immunoassay using monoclonal antibodies. Thromb Haemost 50:591–594

Esnouf MP, Green MR, Hill HAO, Walter SJ (1979) The inhibition of the vitamin K-dependent carboxylation of glutamyl residues in prothrombin by some copper complexes. FEBS Lett 107:146–150

Esposito R, Almavivia M, Rinaldi E, Lalla F de (1979) Behaviour of the coagulation factors in liver coma from viral hepatitis. Boll Ist Sieroter Milan 58:41–47

Estler CJ (1976) Pharmakologische Aspekte der durch Arzneimittel verursachten Leberschäden und

-funktionsstörungen. In: Wannagat L (Hrsg) Toxische Leberschäden. Thieme, Stuttgart, S 197–208

Evensen SA, Førde R, Opedal I, Stormorken H (1982) Acute iron intoxication with abruptly reduced levels of vitamin K-dependent coagulation factors. Scand J Haematol 29:25–30

Ewe K, Reinhardt P, Müller H, Ohler W (1978) Blutungsdauer nach Leberbiopsie korreliert nicht mit peripheren Gerinnungsfaktoren. Verh Dtsch Ges Inn Med 84:1060–1062

Fair DS, Plow EF (1983) Synthesis and excretion of the fibrinolytic components, including α_2-antiplasmin, by a human hepatoma cell line. J Lab Clin Med 101:372–384

Fanciullaci M, Galli P, Monetti MG, Pela L, Del Bianco PL (1976) Prekallikrein and kallikrein inhibitor in liver cirrhosis and hepatitis. Adv Exp Med Biol 70:201–208

Farman JV, Lines JG, Williams RS, Evans DB, Samuel JR, Mason SA, Ashby BS, Calne RY (1974) Liver transplantation in man. Anaesthetic and biochemical management. Anaesthesia 29:17–32

Farthing MJG, Clark ML, Sloane JP, Powles RL, Mcelwain TJ (1982) Liver disease after bone marrow transplantation. Gut 23:465–474

Fasco MJ, Hildebrandt EF, Suttle JW (1982) Evidence that warfarin anticoagulant action involves two distinct reductase activities. J Biol Chem 257:11210–11212

Feinstein DI (1982) Diagnosis and management of disseminated intravascular coagulation: The role of heparin therapy. Blood 60:284–287

Feizi Ö (1972) Hereditary hemorrhagic telangiectasia presenting with portal hypertension and cirrhosis of the liver. Gastroenterology 63:660–664

Fischer M (1976) Therapie von Hämostasestörungen bei Lebererkrankungen: Prothrombinkomplex-Konzentrate. Z Gastroenterol 14:650–653

Fischer M (1983) Substitutionstherapie mit Konzentraten des Prothrombinkomplexes bei erworbenen Gerinnungsstörungen. Wien Klin Wochenschr 95:82–85

Fischer M (1984) Therapie von Blutungen bei hepatogener Hämostasestörung. In: Tilsner V, Matthias FR (Hrsg) Leber, Blutgerinnung und Hämostase. Editiones Roche 1984, S 53–70

Fisher CA, Schmaier AH, Addonizio VP, Colman RW (1982) Assay of prekallikrein in human plasma: comparison of amidolytic, esterolytic, coagulation and immunochemical assays. Blood 59:963–970

Floersheim GL, Weber O, Tschumi P, Ulbrich M (1982) Die klinische Knollenblätterpilzvergiftung (Amanita phalloides): prognostische Faktoren und therapeutische Maßnahmen. Eine Analyse anhand von 205 Fällen. Schweiz Med Wochenschr 112:1164–1177

Flute PT (1973) Fibrinogen metabolism after liver transplantation. In: Deutsch E (ed) IV Int Congr Thromb Haemat, Abstractbook. Gistel, Vienna, p 352

Flute PT, Rake MO, Williams R, Seaman MJ, Calne RY (1969) Liver Transplantation in man. IV. Haemorrhage and thrombosis. Br Med J III:20–23

Forman WB, Barnhart MJ (1964) Cellular site for fibrinogen synthesis. JAMA 187:128–132

Francis JL, Armstrong DJ (1982a) Acquired dysfibrinogenaemia in liver disease. J Clin Pathol 35:667–672

Francis JL, Armstrong DJ (1982b) Fibrinogen-bound sialic acid levels in the dysfibrinogenaemia of liver disease. Haemostasis 11:215–222

Francis JL, Armstrong DJ (1983) Sialic acid and sialyltransferase in the pathogenesis of acquired dysfibrinogenaemia. In: Haverkate F, Henschen A, Nieuwenhuizen W, Straub PW (ed) Fibrinogen structure, functional aspects, metabolism. de Gruyter, Hawthorne, pp 195–205

Francis JL, Simmonds VJ, Armstrong DJ (1983) Fibrinogen bound sialic acid and liver sialic transferase activity in an experimental animal model of cirrhosis. Thromb Haemost 50:202 (Abstr)

Franke U, Bode Ch, Dürr HK, Bode JCh (1979) Enzymausstattung von Thrombozyten bei Alkoholikern mit und ohne Thrombopenie. Verh Dtsch Ges Inn Med 85:786–790

Freese D (1982) Intracellular cholestatic syndromes in infance. Semin Liver Dis 2:255–270

Friedman PA, Shia MA, Gallop PM (1979) Vitamin K-dependent γ-carbonhydrogen bound cleavage and non-mandatory concurrent carboxylation of peptide-bound glutaminic acid residues. Proc Natl Acad Sci USA 76:3126–3129

Friedman PA, Mitsch WE, Silva P (1982) Localization of renal vitamin K-dependent γ-glutamyl carboxylase to tubule cells. J Biol Chem 257:11037–11040

Friedrichs O (1983) Blutungskomplikationen des LeVeen Shunts. Med Welt 34:754–755

Fritsch WP, Förster H, Knieriem HJ, Rick W, Hausamen TU (1972) Laboratoriumsdiagnostik bei Fettleber. Med Welt 23:1820–1821

Fritsche HM, Stemberger A, Blümel G, Vogel G, Bottermann P, Fischer M (1980) Heparinisierung bei extrakorporaler Affenleberperfusion im Coma hepaticum unter kontrollierter AT-III-Substitution. In: Schimpf Kl (Hrsg) Fibrinogen, Fibrin und Fibrinkleber. Schattauer, Stuttgart New York S 419–425

Fritsche HM, Sommoggy S von, Stemberger A, Fischer M, Blümel G (1981a) Haemorrhagic disorders following liver cell necrosis. Pathogenetic investigations in pigs. Thromb Haemost 46:447

Fritsche HM, Stemberger A, Sommoggy S von, Fischer M, Blümel G (1981b) Zur Pathogenese des Gerinnungsdefektes im akuten Leberversagen – experimentelle Untersuchungen. Med Welt 12:390–392

Fritsche HM, Stemberger A, Sommoggy S von, Fischer M, Wendt P, Wriedt-Lübbe I, Schmeller ML, Neumann G, Blümel G (1981c) Untersuchungen zur Pathophysiologie und Therapie der Gerinnungsstörungen im akuten Leberversagen. In: Blümel G, Haas S (Hrsg) Mikrozirkulation und Prostaglandinstoffwechsel – Interaktion von Blutgerinnung und Fibrinolyse mit anderen proteolytischen Enzymsystemen – Neues über Fibrinogen, Fibrin und Fibrinkleber. Schattauer, Stuttgart New York, S 465–469

Fujii M, Yasunaga K, Uchino H (1980) Correlation analysis of relationships between vitamin-K-dependent clotting factors and effective hepatic blood flow, albumin and other liver function tests. Haemostasis 9:9–14

Fuller GM, Nickerson JM, Adams MA (1983) Translational and cotranslational events in fibrinogen synthesis. Ann NY Acad Sci 408:440–448

Fumarola D (1979) Endotoxin and coagulopathic disorders after ascitic fluid infusion. Mayo Clin Proc 54:815

Furrer HU, Tönz O (1974) Die hämolytische Krise bei Morbus Wilson. Z Kinderheilk 118:147–162

Fürstenberg HS, Schneider B, Rothaas W (1974) Ein Beitrag über die Veränderung der Thrombozytenfunktion beim Verschlußikterus. Med Welt 25:453–454

Galambos JT (1982) Esophageal variceal hemorrhage: Diagnosis and an over view of treatment. Semin Liver Dis 2:211–226

Gallop PM, Lian JB, Hauschka PV (1980) Carboxylated Calciumbinding proteins and vitamin K. N Engl J Med 302:1460–1466

Ganrot PD, Niléhn JE (1971) Synthesis of an abnormal prothrombin in malnutrition and biliary obstruction and during dicumarol treatment. Scand J Clin Lab Invest 28:245–249

Gazzard BG, Clark R, Borirakchanyavat V, Williams R (1974) A controlled trial of heparin therapy in the coagulation defect of paracetamol-induced hepatic necrosis. Gut 15:89–93

Gazzard BG, Clark R, Flute PT, Williams R (1975a) Factor VIII levels during the course of acute hepatitis in a haemophiliac. J Clin Pathol 28:972–974

Gazzard BG, Henderson JM, Williams R (1975b) The use of fresh frozen plasma or a concentrate of factor IX as replacement therapy before liver biopsy. Gut 16:621–625

Gehrmann G, Elbers C (1970) Thrombopenisches Hypersplieniesyndrom bei splenomegaler Leberzirrhose. Dtsch Med Wochenschr 95:1429–1432

Ghanem J, Hershko C (1981) Veno-occlusive disease and primary hepatic vein thrombosis in Israeli Arabs. Isr J Med Sci 17:339–347

Gibson PR, Dudley FJ, Jakobovits AW, Salem HH, McInnes IE (1981) Disseminated intravascular coagulation following peritoneovenous (LeVeen) shunt. Aust NZJ Med 11:8–12

Giddings JC, Shaw E, Tiddenhaus EJD, Bloom AL (1975) The synthesis of factor V in tissue culture and isolated organ perfusion. Thromb Diath Haemorrh 34:321

Gimson AES, Langley PG, Hughes RD, Canalese J, Mellon PJ, Williams R, Woods HF, Weston MJ (1980) Preliminary communications – Prostacyclin to prevent platelet activation during charcoal haemoperfusion in fulminant hepatic failure. Lancet I:173–175

Giradot JM (1982) Vitamin K-dependent Carboxylase. J Biol Chem 247:15008–15011

Girolami A, Patrassi G, Cappellato G, Quaino V (1980) An immunological study of prothrombin in liver cirrhosis. Blut 41:61–66

Glasgow JE, Bagdasarian A, Colman RW (1982) Functional α_1 protease inhibitor produced by a human hepatoma cell line. J Lab Clin Med 99:108–117

Gluud C, Dejgaard A, Clemmensen J (1983) Plasma fibronectin concentrations in patients with liver diseases. Scand J Clin Lab Invest 43:533–538

Goebel KM (1978) Akoholbedingte hämatologische Störungen. Internist 19:110–115

Goebel KM, Schubotz R, Schneider J, Kaffarnik H (1979) Akute alkoholtoxische Thrombozytenstörung. Verh Dtsch Ges Inn Med 85:785–786

Goldsmith GH Jr, Pence RE, Ratnoff OD, Adelstein DJ, Furie B (1982) Studies on a family with combined functional deficiencies of vitamin K-dependent coagulation factors. J Clin Invest 69:1253–1260

Goodman LS, Gilman A (1980) The pharmacological basis of therapeuties, 6. edn MacMillan, New York Toronto London, p 1593

Goodpasture EW (1914) Fibrinolysis in chronic hepatic insufficiency. Bull John Hopk Hosp 25:330

Goubran F, Shaker A, Ramadan M (1982) Antithrombin III in Bilharzial liver fibrosis. Haemostasis 12:92

Graeff H, Hafter R (1982) Detection and relevance of cross-linked fibrin derivatives in blood. Semin Thromb Haemost 8:57–68

Gralnick HR, Givelber H, Abrams E (1978) Dysfibrinogenemia associated with hepatoma. Increased carbohydrate content of the fibrinogen molecule. N Eng J Med 299:221–226

Granditsch G, Pilgerstorfer HW (1971) Vergiftung mit Acenocoumarin (Sintrom) bei einem Kind. Wien Klin Wochenschr 83:62–63

Graninger W, Deutsch E, Schneeweiss B, Korninger S, Sertl K, Haas B (1983) An enzymimmunoassay for platelet associated IgG and its clinical value in diagnosis of thrombocytopenias. Blut 47:180

Grant JP, Cox ChE, Kleinman LM, Maher MM, Pittman MA, Tangrea JA, Brown JH, Gross E, Brazley RM (1977) Serumhepatic enzyme and bilirubin elevations during parenteral nutrition. Surg Gynecol Obstet 145:573–580

Graves CB, Grabau GG, Olson RE, Munns ThW (1980) Immunochemical isolation and electrophoretic characterization of precursor prothrombins in H-35 rat hepatoma cells. Biochemistry 19:266–272

Green AJ, Ratnoff OD (1974) Elevated antihemophilic factor (AHF, factor VIII) procoagulant activity and AHF-like antigen in alcoholic cirrhosis of the liver. J Lab Clin Med 83:189–197

Green G, Thomson JM, Dymock IW, Poller L (1976) Abnormal fibrin polymerization in liver disease. Br J Haemat 34:427–439

Gressner AM, Wallraff P, Roebruck P, Tittor W (1981) Fibronectin and β_2-Mikroglobulin im Plasma chronisch Leberkranker und ihre Beziehung zu „zirrhoseanzeigenden" Enzymaktivitäten im Serum. Lab Med 5:290–296

Grieninger G, Plant PW, Liang TJ, Kalb RG, Amrani D, Mosesson W, Hertzberg KM, Pindyck J (1983) Hormonal regulation of fibrinogen synthesis in cultured hepatozytes. Ann NY Acad Sci 408:469–488

Griffin JH, Mosher DF, Zimmerman ThS, Kleiss AJ (1982) Protein C, an antithrombotic protein, is reduced in hospitalized patients with intravascular coagulation. Blood 60:261–264

Gugler R (1979) Arzneimittelwechselwirkungen in der Therapie mit Cumarin-Derivaten. Internist 20:238–244

Gütgeman A, Lie TS, Käufer C, Eßer G, Schriefers KH, Paquet KJ, Siedek M (1975) Aktuelle Probleme der Lebertransplantation. Dtsch Med Wschr 100:2047–2052

Hahn EG, Ott U, Martini GA (1981) Fibronectin and the liver. In: Berk PD, Chalmers ThC (eds) Frontiers in liver disease. Thieme Stratton, New York Stuttgart, pp 27–43

Harada T, Makisaka Y, Nishimura H, Okuda K (1978) Complete necrotization of hepatocellular carcinoma by chemotherapy and subsequent intravascular coagulation. A case report. Cancer 42:67–73

Harenberg J, Hepp G, Schmidt-Gayk H, Zimmermann R (1980) Eine neue Methode zur Bestimmung des Fibrinopeptid A mittels Doppelantikörper. In: Schimpf Kl (Hrsg) Fibrinogen, Fibrin und Fibrinkleber. Schattauer, Stuttgart, New York, S 387–390

Harmon DC, Demirjian Z, Ellamn L, Fischer JE (1979) Disseminated intravascular coagulation with the peritoneovenous shunt. Ann Intern Med 90:774–776

Hartmann RC, Luther AB, Jenkins DE, Tenorio LE, Saba HI (1980) Fulminant hepatic venous thrombosis (Budd-Chiari syndrome) in paroxysmal nocturnal hemoglobinuria – definition of a medical emergency. John Hopk Med J 146:247–254

Haubenstock A, Schmidt P, Zazgornik J, Balcke P, Kopsa H (1983) Hypoprothrombinaemic bleeding associated with ceftriaxone. Lancet I:1215–1216

Havemann K, Egbring R (1973) Leber und Blutplättchen. In: Egli H, Beeser H (Hrsg) Leber und Blutstillung, Antikoagulantien, Aggregationshemmer. Schattauer, Stuttgart New York, S 115–144

Hayek HW, Schnack H, Widhalm S (1973) D-Penicillamin-Langzeittherapie bei Morbus Wilson im Kindesalter. Veränderungen der Blutgerinnung und Auswirkungen auf das hämatopoetische System. Wien Klin Wochenschr 85:122–125

Heck J, Gehrmann G (1973) Plättchenkinetik bei chronischem Alkoholismus. Dtsch Med Wochenschr 98:2123–2126

Hedner U, Henriksson P, Nilsson IM (1975) Factor XIII in a clinical material. Scand J Haematol 14:114–119

Heer M, Pirovino M, Altorfer A, Schmid M, Felten A von (1983) Reversible Thrombozytopenie bei aethylischer Hepatitis: Nachweis eines immunologischen Mechanismus. 51. Jahresversammlung Schweiz Ges Inn Med, Luzern 1983, S 226 (Abstr)

Heimburger N, Ronneberger H, Hein B (1981) Antithrombin III (AT III) in acute liver failure (ALF): experimental data after intoxication of dog. Thromb Haemat 46:372

Heisig S, Scharf RE, Winkelmann M, Schneider W (1983) Elevated platelet sialic acid concentration in patients with hepatic cirrhosis. Thromb Haemost 50:138

Held H, Busse G, Meissner J (1980) Beobachtungen bei Phenprocoumon-(Marcoumar-)vergiftung. Dtsch Med Wochenschr 105:860–863

Helgstrand U (1981) The influence of cimetidine on the fibrinolytic activity in the gastric mucosa in patients with duodenal ulcer. In: Davidson JF, Nilsson IM, Astedt B (eds) Progress in fibrinolysis V. Livingstone, London Melbourne New York, pp 294–295

Hellgren M, Hägnevik K, Robbe H, Björk O, Blombäck M, Eklund J (1983) Severe acquired antithrombin III deficiency in relation to hepatic and renal insufficiency and intrauterine fetal death in late pregnancy. Gynecol Obstet Invest 16:107–118

Hemker HC (1977) Drugs affecting coagulation factor synthesis. In: Ogston D, Bennett B (eds) Haemostasis: Biochemistry, physiology and pathology. Wiley, London New York Sydney Toronto, pp 467–473

Hemker HC, Hamulyák K (1984) Physiologie und Pathophysiologie in der Leber synthetisierter Gerinnungsfaktoren. In: Tilsner V, Matthias FR (Hrsg) Leber, Blutgerinnung und Hämostase. Editiones Roche 1984, S 5–15

Hemker HC, Reekers PPM (1974) Isolation and purification of proteins induced by vitamin K-absence. Thromb Diath Haemorrh Suppl 57:83–85

Hemker HC, Velkamp JJ (1975) Prothrombin and related coagulation factors. University Press, Leiden

Hemker HC, Veltkamp JJ, Hensen A, Loeliger EA (1963) Nature of prothrombin-synthesis: preprothrombinaemia in vitamin K-deficiency. Nature 200:589–590

Henderson JM, Millikan WJ, Chipponi J, Wright L, Sones PJ, Meier L, Warren WD (1982) The incidence and natural history of thrombus in the portal vein following distal splenorenal shunt. Ann Surg 196:1–7

Henny ChP, Büller HR, Ten Cate JW (1981) Spontaneous liver rupture in pregnancy associated with severe DIC: Management of the coagulation disorder prior to surgery. Thromb Haemost 46:396

Hiebert L (1981) The uptake of heparin by liver simusoidal cells in normal and atherosclerotic rabbits. Thromb Res 21:383–390

Higuchi A, Sakurada K, Miyazaki T (1981a) Studies on abnormal fibrinogen in several hepatic diseases. Blood Vessel 12:61–64

Higuchi A, Sakurada K, Miyazaki T, Suzuki J (1981b) Studies on abnormal fibrinogen in umbilical cord blood: comparison with fibrinogen of hepatoma and umbilical cord blood. Blood Vessel 12:267–270

Higuchi A, Sakurada K, Miyazaki T (1982) Abnormal fibrinogenemia in severe hepatic diseases (the fourth report) – Studies on asialofibrinogen derived from fibrinogen in them. Blood Vessel 13:198–201

Hiller E, Hegemann F, Possinger K (1981a) Hypercoagulability in acute esophageal variceal bleeding. Thromb Res 22:243–251

Hiller E, Hegemann F, Riess H (1981b) Hypercoagulability in acute esophageal variceal bleeding. Thromb Haemost 46:367

Hillman RS (1975) Alcohol and hematopoesis. Ann NY Acad Sci 252:297–306

Hirakawa H, Ohta W, Shimada Y (1978) Clinical studies of hemorrhagic diathesis in liver disease. Blood Vessel 9:174–178

Högstorp H, Saldeen T (1982a) Rat hepatocytes synthesize alpha$_2$-antiplasmin. Haemostasis 11 [Suppl 1] 46

Högstorp H, Saldeen T (1982b) Synthesis of α_2-antiplasmin by rat liver cells. Thromb Res 28:19–26

Högstorp H, Jacobsson H, Saldeen T (1980) Effect of hepatectomy on the posttraumatic fibrinolysis inhibition and the primary fibrinolysis inhibitor in the rat. Thromb Res 18:361–368

Holmberg L, Mannucci PM, Turesson I, Ruggeri ZM, Nilsson IM (1974) Factor VIII-antigen in the vessel walls in von Willebrand's disease and haemophilia A. Scand J Haematol 13:33–38

Honegger H, Anderson N, Hewitt LA, Tullis JL (1981) Antithrombin III profiles in malignancy, relationship to primary tumors and metastatic sites. Thromb Haemat 46:500–503

Hood JM, Koep LJ, Peters RL, Schröter GPH, Weil R, Redeker AG, Starzl ThE (1980) Liver transplantation for advanced liver disease with alpha$_1$-antitrypsin deficiency. N Engl J Med 302:272–275

Hooper A, Haney BB, Stone HH (1980) Gastrointestinal bleeding due to vitamin K deficiency in patients on parenteral cefamandole. Lancet I:39–40

Hope PL, Hall MA, Millward-Sadler GH, Normand IC (1982) α_1-antitrypsin deficiency presenting as a bleeding diathesis in the newborn. Arch Dis Child 57:68–70

Hosoi A, Suzuki T, Kato T (1977) Studies on coagulation and fibrinolysis of liver disease. Blood Vessel 8:95–98

Houghton AN, Shafi N, Rickles FR (1979) Acute hepatic vein thrombosis occurring during therapy for Hodgkins disease – Case report. Cancer 44:2324–2329

Howland WS, Castro EB, Fortner JB, Gould P (1974) Hypercoagulability: Thrombelastographic monitoring during extensive hepatic surgery. Arch Surg 108:605–608

Hruby K, Thaler E, Lenz K (1981) Toxische Leberschädigung und Blutgerinnung. Ergebn Exp Med 38:43–55

Hruby K, Fuhrmann M, Csomos G, Thaler H (1983) Pharmakotherapie der Knollenblätterpilzvergiftung mit Silibinin. Wien Klin Wochenschr 95:225–231

Hrynyschyn K, Kremer B (1984) Operative Eingriffe an der Leber. XXVII. Symp Blutgerinnung, Hamburg 1984

Hrynyschyn K, Schumpelick V, Koch W (1983) Erfahrungen mit dem peritoneo-venösen Shunt. Z Gastroenterol 21:462

Hughes RD, Lane DA, Cella G, Clark SE, Kakkar VV, Ton HY, Langley PG, Williams R (1979) Heparin and platelet during haemoperfusion of patients with acute liver disease. Thromb Haemost 42:133

Hunt DR, Allison MEM, Prentice CRM, Blumgart LH (1982) Endotoxinemia, disturbance of coagulation, and obstructive jaundice. Am J Surg 144:325–329

Hutchinson DR, Smith MG, Parke DV (1980) Prealbumin as an index of liver function after acute paracetamol poisoning. Lancet II:121–123

Ideo G, Ninno E del, Bitto T, Mannucci PM (1973) Gilbert's syndrome and coagulation factors synthetized by the liver. Rendiconti di Gastroenterologia 5:51

Iizuka A, Satoh Ch, Nagao T (1980) Study of two-dimensional immunoelectrophoresis of prothrombin in a 6 months old patient with secondary vitamin K deficiency and thirty seven infants aged one month. Blood Vessel 11:568–572

Isenberg JN (1982) Cystic fibrosis: Its influence on the liver, biliary tree and bile salt metabolism. Semin Liver Dis 2:302–313

Iwabuchi S, Mizuguchi A, Okabe K (1981) Clinical significance of antithrombin III activity in liver disease. Blood Vessel 12:412–414

Jaffe EA (1982) Synthesis of factor VIII by endothelial cells. Ann NY Acad Sci 401:163–170

Jaffe EA, Hoyer LW, Nachman RL (1973) Synthesis of antihemophilic factor antigen by cultured human endothelial cells. J Clin Invest 52:2757–2764

Jedrychowski A (1974) The role of the liver in mechanisms regulating fibrinolytic activity. Klin Gastroenterol IMW/Folia Med Cracov 16:151–192

Jester HG, Witzke G, Weyrauch D (1983) Fibrinolytische Therapie beim Budd-Chiari-Syndrom. In: Trübestein G, Etzel F (Hrsg) Fibrinolytische Therapie. Schattauer, Stuttgart New York, S 265–272

Johnson CA, Chung KS, McGrath KM, Bean PE, Roberts HR (1980) Characterization of a variant prothrombin in a patient congenitally deficient in factor II, VII, IX, X. Br J Haematol 44:461–469

Johnston MFM, Vargo J, Joist JH (1981) Isolation and characterization of procoagulant substances from human ascites. Thromb Haemost 46:353 (Abstr)

Juhan-Vague I, Rijken DC, Collen D (1982) Extrinsic plasminogen activator levels in clinical plasma samples. Haemostasis 11 [Suppl 1] 11

Kamiya T, Ogata K, Ueda R, Ishiguro J, Koie K, Masuko K (1977) AHF activity and AHF-like antigen in liver diseases. Blood Vessel 8:83–88

Kanayama M, Suzuki S, Matsui N (1979) Plasma high molecular weight fibrinogen complexes in patients with various liver diseases. Blood Vessel 10:657–660

Kanazawa T, Sato T (1977) The patterns of fibrinolytic activity in liver diseases. Blood Vessel 8:150–155

Karitzky D, Lesch R, Goedde HW, Witt I, Boehm R, Jobke A, Künzer W (1978) Hepatopathie bei homozygotem α_1-Antitrypsin-Mangel. Dtsch Med Wochenschr 103:161–166

Kashiwabara T, Kaito I, Sato S, Nakazawa K, Yamashina A, Suzuki K, Ikeda T, Tanaka S, Yoshida T (1980) Significance of the changes of blood FDP in fulminant hepatitis. Blood Vessel 11: 285–290

Kaulla KN von, Kaulla E von, Wasantapruek S (1979) Rapid increase of fibrinolytic activity in pig and rat after exlcusion of the liver from the circulation and its control by various organs. Acta Hepato-Gastroent 26:4–8

Kawabe H, Nara H, Chiba Y (1977) Studies on hepaplastintest in hepatobiliary diseases. Blood Vessel 8:326–330

Keith DA, Gallop PM (1979) Phenytoin, skeletal defects and vitamin K in the newborn. Med Hypotheses 5:1347–1351

Keith DA, Gundberg CM, Gallop PM (1980) Phenytoin therapy and hemorrhagic disease. J Pediatr 97:501

Kelly DA, Summerfield JA, Tuddenham EGD (1983) Localization of factor VIII:C antigen in guinea pig tissues. Thromb Haemost 50:17 (Abstr)

Kelly DA, Summerfield JA, Tuddenham EGD (1984) Localization of factor VIII C:antigen in guinea-pig tissues and isolated liver cell fractions. Br J Haematol 56:535–543

Kent TA, Pazdernik TL, Gunn WH, Penick EC, Marples BW, Jones MP, Goodwin DW (1983) Platelet uptake of serotonin in ethanol intoxication: a preliminary study. Biol Psychiatry 18:929–933

Klein HJ, Falkensammer Ch, Gauss P, Fischer M (1975) Heparintherapie bei Leberzirrhose. Acta Med Austriaca 2:99–103

Kleinman Y, Friedman G (1982) Transient autoimmune thrombocytopenia associated with acute infectious hepatitis. Hepato-Gastroenterol 29:144–145

Klingemann HG, Brunswig D, Liehr H (1976) Fibrinstruktur bei Hepatitis und Leberzirrhose. Verh Dtsch Ges Inn Med 82:1649–1652

Klingemann HG, Brunswig D, Liehr H (1978) Fibrinogen- und Fibrinstruktur bei Leberzirrhose. Z Gastroenterol 16:564–573

Klingemann HG, Egbring R, Havemann K (1980a) Structure of fibrin and fibrinmonomer in renal and hepatic failure. Klin Wochenschr 58:533–535

Klingemann HG, Schmidt U, Brunswig D, Egbring R, Kaffarnik H (1980b) Störungen der Blutgerinnung bei Leberzirrhose in Beziehung zum Ausmaß der portalen Hypertension. Fortschr Med 98:1561–1566

Knot EAR, Drijfhout H, Cate JW ten, Tijtgat GA (1983) Turnover studies of radiolabelled antithrombin III in liver disease. Thromb Haeamost 50:121

Knot EAR, Drijfhout HR, Kahle LH, Ten Cate JW, Tijtgat GN (1984) Kinetic studies of radiolabelled α_2-antiplasmin and antithrombin III simultaneously in patients with liver disease. Haemostasis 14:110 (Abstr)

Knot EAR, Ten Cate JW, Drijfhout HR, Kahle LH, Tytgat GN (1984) Antithrombin III metabolism in patients with liver disease. J Clin Pathol 37:523–530

Kobayashi N, Sudo J, Nagase K, Sakurada K, Yama H, Matsuzuka N, Chikama T, Shiraishi T, Sano M (1977) A study on hepaplastintest in liver diseases. Blood Vessel 8:331–335

Koderisch H, Koderisch J, Bechtold H, Andrassy K, Ritz E (1984) Hämostasestörungen unter Zephalosporinen der dritten Generation. 90. Tgg Dtsch Ges Inn Med, Wiesbaden 1984, S 439–440 (Abstr)

Koj A, Regoeczi E, Toews CJ, Gauldie J (1978) Synthesis of antithrombin III and alpha$_1$-antitrypsin by the perfused rat liver. Biochim Biophys Acta 539:496–504

Koller F (1983a) Intoxikationen mit oralen Antikoagulantien (akzidentelle, iatogene, suizidale, hysterische und kriminelle). In: Koller F, Duckert F (Hrsg) Thrombose und Embolie. Schattauer, Stuttgart New York, S 330–334

Koller F (1983b) Venöse Thrombosen besonderer Lokalisation. In: Koller F, Duckert F (Hrsg) Thrombose und Embolie. Schattauer, Stuttgart New York, S 514–535

Koller F, Loeliger EA (1983a) Interaktionen zwischen oralen Antikoagulantien und anderen Medikamenten. In: Koller F, Duckert F (Hrsg) Thrombose und Embolie. Schattauer, Stuttgart New York, S 318–322

Koller F, Loeliger EA (1983b) Nebenwirkungen der Antikoagulantien. In: Koller F, Duckert F (Hrsg) Thrombose und Embolie. Schattauer, Stuttgart New York, S 338–354

Kondo I, Kakiuchi S, Kato K, Takase K, Okuda Y, Tameda Y, Nakagiri S, Akeda S, Matsuda Y, Kato S, Kosaka Y, Takezawa H (1977) The significance of hepaplastintest in liver diseases. Blood Vessel 8:336–340

Königshausen Th, Förster H, Trobisch H, Borchard F, Grabensee B, Hausamen TU (1976) Toxisches Leberzerfallskoma mit Verbrauchskoagulopathie nach Carbromal-Intoxikation. Med Welt 27:330–332

Kotitschke R, Scharrer J (1979) F VIII R:Ag in Hepatitis. Thromb Haemost 42:126

Kotitschke R, Scharrer J (1980) F VIII R:Ag bei Hepatitis. Erfahrung mit einem Fertig-System. In: Schimpf Kl (Hrsg) Fibrinogen, Fibrin, Fibrinkleber. Schattauer, Stuttgart New York, S 441–447

Köttgen E, Schmölmerich J, Böttcher D, Diener W, Gerok W (1982) Untersuchungen zur Blutungsneigung bei Aszitesreinfusion. Verh Dtsch Ges Inn Med 88:1170–1173

Kroner Th (1973) α_1-Antitrypsin-Mangel mit Hepatopathie und Eisenüberladung. Schweiz Med Wochenschr 103:1192–1195

Krummenerl T, Lohmann J, Kamanabroo D, Pott G, Wawerka J, Gerlach U (1983) Behandlung des akuten Leberversagens durch Plasmapherese. Dtsch Med Wochenschr 108:261–266

Kuntz HD (1982) Primär sklerosierende Cholangitis. Münch Med Wochenschr 124:65–66

Kuntz HD, May B (1983) Veränderungen der Leberfunktion bei Schockleber und akuter Stauungsleber. Int Med 20:17–20

Kuntz HD, Straub H (1982) Stauungsleber. Münch Med Wochenschr 124:94–96

Kunz F, Amor H, Hörtnagl H, Weiser G, Holzknecht F, Braunsteiner H (1974) Disseminierte intravaskuläre Gerinnung und letale Makrothrombosierung bei einem Patienten mit Gallenwegskarzinom. Dtsch Med Wochenschr 99:2643–2647

Kuto M, Konishi M, Tanaka T, Kanedo D, Yamaguchi T, Beppu H, Kusunose K, Deguchi K, Izuchi Y, Yamada S (1977) Studies on coagulation and fibrinolysis abnormalities in liver diseases. Blood Vessel 8:99–104

Kuto M, Umemoto D, Kato M, Konishi M, Ito S, Morito T, Ree Sh, Deguchi K, Izuchi Y, Yamada S (1979) Studies on factor VIII complex in liver diseases. Blood Vessel 10:350–356

Kwast Th van der, Stel HV, Veerman ECI, Bertina RM (1983) Localization of factor VIII C:Ag using different monoclonal antibodies against VIII C. Thromb Haemost 50:17 (Abstr)

Laggner A, Lenzhofer R (1981) Akzidentelle Vergiftung mit Tetrachlorkohlenstoff. Österr Ärzteztg 36:937–939

Landolfi R, Leone G, Fedeli G, Storti S, Laghi F, Bizzi B (1980) Platelet-associated IgG in acute and chronic hepatic diseases. Scand J Haematol 25:417–422

Lane DA, Scully MF, Kakkar VV (1977a) Prolonged thrombin clotting times in liver disease. Thromb Res 10:773–774

Lane DA, Scully MF, Thomas DP, Kakkar VV, Woolf IL, Williams R (1977b) Acquired dysfibrinogenaemia in acute and chronic liver disease. Br J Haematol 35:301–308

Langley PG, Hughes RD, Williams R (1982) Platelet adhesiveness to glass beads in liver disease. Acta Haematol 67:124–127

Langley PG, Gove CD, Williams R (1984) Altered plasma and platelet lipids and their effect on platelet function in fulminant hepatic failure. 5. Intern Symp Ammonia, Semmering, 1984 (Abstr)

Larcan A (1978) Coagulopathies de consommation et intoxication aigués. Ann Med Nancy 17:593–602

Latallo ZS (1981) Chromogenic substrates. In: Poller L (ed) Recent advances in blood coagulation 3. Livingstone, Edinburgh London Melbourne New York, pp 261–286

Laursen B, Mortensen JZ, Frost L, Hansen KB (1981) Disseminated intravascular coagulation in hepatic failure treated with antithrombin III. Thromb Res 22:701–704

Laursen B, Frost L, Mortensen JZ, Hanse KB, Paulsen SM (1983) Acute fatty liver of pregnancy with complicating disseminated intravascular coagulation. Acta Obstet Gynecol Scand 62:403–408

Lautz HU, Barthels M, Schmidt E, Schmidt FW (1982) Präprothrombin bei akuter Virushepatitis B. Klin Wochenschr 60:1423–1425

Lechler E (1982) Prothrombinkomplexkonzentrate (Faktor II-VII-IX-X-Komplex). Eigenschaften und klinische Anwendung. Hämostaseologie 2:116–127

Lechner K (1972) Immune reactive factor IX in acquired factor IX deficiency. Thromb Diath Haemorrh 27:19–24

Lechner K (1982) Laboratoriumsdiagnose hämatologischer Erkrankungen. 2. Blutgerinnungsstörungen. Springer, Berlin Heidelberg New York

Lechner K, Deutsch E (1967) Eine einfache Methode zur Herstellung von menschlichem Faktor VII-Mangelplasma. Thromb Diath Haemorrh 18:252–258

Lechner K, Thaler E (1976) Gerinnungsstörungen bei Lebererkrankungen. In: Harrer G, Zängl A (Hrsg) Kongreßband Van Swieten Tagung 1976. Verlag der Österreichischen Ärtzekammer, Wien, S 81–83

Lechner K, Fritsch A, Mach K, Benckdorff P, Reich N, Kux M, Boehmig HJ (1972) Intravascular coagulation in orthotopic transplantation of the canine liver. In: Kaulla KN von (ed) Coagulation problems in transplanted organs. Thomas, Springfield, pp 5–15

Lechner K, Bayer PH, Fill WD, Niessner H, Stych H, Thaler E, Thaler H, Weisskirchner R, Wewalka F (1975) Bestimmung von Gerinnungsfaktoren als Leberfunktionstest. In: Neumayr A (Hrsg) Aktuelle Probleme der klinischen Hepatologie. Witzstrock, Baden-Baden, S 41–51

Lechner K, Niessner H, Thaler E (1977) Coagulation abnormalities in liver disease. Semin Thromb Haemost 4:40–56

Lechner K, Niessner H, Thaler E (1980) Angeborener und erworbener Antithrombin III-Mangel – ein prädisponierender Faktor zu lokalisierter und generalisierter intravaskulärer Gerinnung. In: Deutsch E, Lechner K (Hrsg) Fibrinolyse, Thrombose, Hämostase. Schattauer, Stuttgart New York, S 124–127

Lee SY, Chung SI (1976) Biosynthesis and degradation of plasma transglutaminase (factor XIII). Fed Proc 35:1486

Lee WM (1979) Intravascular coagulation and ascites fluid infusion. Ann Intern Med 91:319

Lehmann H, Klein EE, Stutte HJ (1980) Die Lebervenenverschlußkrankheiten. Klinik und Diagnostik des Budd-Chiari-Syndroms. Schweiz Med Wochenschr 110:314–323

Lenz K, Kleinberger G, Druml W, Laggner A (1982) Die Schockleber. Leber Magen Darm 12:198–202

Leon M, Aiach M, Guennec JY, Jarnet J, Girot R, Fiessinger JN, Jaubert F (1982) Antithrombin III in rat hepatocytes. Thromb Res 28:115–124

Leone G, Agostini A, Mango G, Landolfi R, Valori VM, Bizzi B (1981) Megathrombocytes, platelet regeration time and platelet-associated IgG in idiopathic thrombocytopenic purpura and in thrombocytopenia associated with chronic liver disease. Acta Haematol 65:40–47

Lerner RG, Nelson JC, Corines P, Guercio LR del (1978) Disseminated intravascular coagulation: Complication of LeVeen peritoneovenous shunt. JAMA 240:2064–2066

Levy RJ, Lian JB (1979) γ-carboxyglutamic acid excretion and warfarin therapy. Clin Pharmacol Ther 25:562–570

Lewis JH, Bontempo FA, Spero JA, Kang Y, Ragni MV, Starzl TE (1984) Liver transplantation: intraoperative coagulation findings. Haemostasis 14:112 (Abstr)

Lieber ChS (1975) Liver disease and alcohol: Fatty liver, alcoholic hepatitis, cirrhosis, and their interrelationships. Ann NY Acad Sci 252:63–84

Liebman H, Sandler R, Patch MJ, McGehee WG (1981) Disseminated intravascular coagulation in patients with fatty liver of pregnancy. Onset of DIC prior to labor. Thromb Haemost 46:396

Liebman HA, Furie BC, Furie B (1982) Hepatic vitamin K-dependent carboxylation of blood-clotting proteins. Hepatology 2:488–494

Liehr H, Brunswig D, Grün M, Sautter Th (1978) Intestinale Endotoxine in der Pathogenese von Gerinnungsstörungen bei Lebererkrankungen. In: Heene DL (Hrsg) Immunolog Probleme der Blutgerinnung. Schattauer, Stuttgart New York, S 342–353

Liehr H, Doht F, Brugger G, Feldmann K, Brunswig D (1981) Zur Pathophysiologie von Antithrombin III und Alpha$_2$-Makroglobulin bei Lebercirrhose. Verh Dtsch Ges Inn Med 87:946–949

Lijnen HR, Jacobs G, Collen D (1981) Histidine-rich glycoprotein in a normal and clinical population. Thromb Res 22:519–523

Lipinski B, Lipinski I, Nowak A, Gurewich V (1977) Abnormal fibrinogen heterogeneity and fibrinolytic activity in advanced liver disease. J Lab Clin Med 90:187–194

Lipsky JJ (1983 a) N-Methyl-thio-tetrazole inhibiton of the gamma carboxylation of glutamic acid: possible mechanism for antibiotic-associated hypoprothrombinaemia. Lancet II:192–193

Lipsky JJ (1983 b) Latamoxef-associated hypoprothrombinaemia. Lancet II:624

Loeliger EA (1979) The optimal therapeutic range in oral anticoagulation. History and proposal. Thromb Haemost 42:1141–1152

Lombardi R, Mannucci PM, Seghatchian MJ, Garcia VV, Coppola R (1981) Alterations of factor VIII/von Willebrand factor in clinical conditions associated with an increase in its plasma concentration. Br J Haematol 49:61–68

Lösgen H, Brunner G, Schmidt FW (1982) Die Bedeutung des Plasmaaustausches für die Hämostase bei Patienten mit akutem und chronischen Leberversagen. Verh Dtsch Ges Inn Med 88:1169–1170

Lyon J, Bookstein JJ, Cartwright CA, Romano A, Heeney DJ (1984) Peliosis hepatis: Diagnosis by magnification wedged hepatic venography. Radiology 150:647–649

MacLennan FM, Ah-See AK, Wong AE, Andersen JA, Bennett B (1983) Severe depletion of vitamin K dependent clotting factors during postoperative latamoxef therapy. Lancet I:1215

Mac Mahon AG (1973) Disseminated intravascular coagulation in acute alcoholic liver disease. S Afr Med J 47:227–228

Maddrey WC (1984) Hepatic vein thrombosis (Budd-Chiari syndrome). Hepatology 4:44S–46S

Maeda Y, Soezima K, Takeda S, Takaki A, Ohsato K, Iwata Y (1977) Effect of heparin on coagulation and fibrinolysis in fulminant hepatic failure. Blood Vessel 8:167–172

Maehara M, Kimura K, Sugaya H, Hisauchi T, Harada T, Kiyose H (1977) Blood coagulation activities in chronic liver diseases. Blood Vessel 8:56–60

Mahdi S, Bopp E, Henke-Wolter J, Stockhausen HB v (1984) Zerebrale Blutung bei einem 4 Wochen alten Säugling mit homozygotem α_1-Antitrypsinmangel. Klin Paediatr 196:115–117

Malhotra OmP (1981) Dicumarol-induced prothrombins. Ann NY Acad Sci 370:426–437

Malinverni R, Mombelli G (1983) Diffuse intravasale Gerinnung (DIC) bei Leberzirrhose? Eine Untersuchung mit Fibrinpeptid A (FPA). 51. Jahresversammlung Schweiz Ges Inn Med, Luzern, S 223

Mannucci PM, Mari D (1981) Hemostasis and liver disease. Haematologica 66:233–248

Mannucci PM, Vigano S (1982) Deficiencies of protein C an inhibitor of blood coagulation. Lancet II:463–466

Mannucci PM, Franchi F, Dioguardi N (1976) Correction of abnormal coagulation in chronic liver disease by combined use of fresh-frozen plasma and prothrombin complex concentrates. Lancet II:542–545

Mannucci PM, Boyer C, Wolf M, Tripodi A, Larrieu MJ (1982) Treatment of congenital antithrombin III deficiency with concentrates. Br J Haematol 50:531–535

Marassi A, Manzullo V, Carlo V di, Mannucci PM (1978) Thromboembolism following prothrombin complex concentrates and major surgery in severe liver disease. Thromb Haemost 39:787–788

Marchand C, Trzeciak MC, Follea G, Dechavanne M (1982) Sodium valproate and alterations in haemostasis. Nouv Press Med 11:2718

Marongiu F, Mamusa AM, Solinas A, Demelia L, Mulas G, Perpignano G (1982) Plasmatic prekallikrein (Fletcher factor) in liver cirrhosis. Haematologica 67:926–930

Marongiu F, Mamusa AM, Mameli G, Mulas D, Solinas A, Demelia L, Contu L (1984) α_2-Antiplasmin and fibrinopeptide A in liver cirrhosis. Haemostasis 14:110 (Abstr)

Marosi L, Wittich G, Tscholakoff D, Pötzi R, Lochs H, Meryn S, Pollak Ch, Minar E (1982) Mirizzi-Snydrom. Dtsch Med Wochenschr 107:1195–1197

Martin JF, Bee D (1981) Acute liver failure and platelet aggregation. Thromb Res 22:697–700

Martinez J, Palascak JE (1979) Influence of the carbohydrate moiety in the dysfibrinogenemia of liver disease. Thromb Haemost 42:189

Martinez J, Shapiro SS, Holburn RR, Ralph A, Carabasi RA (1973) Hypofibrinogenemia associated with hemangioma of the liver. Am J Clin Pathol 59:192–197

Martinez J, Palascak JE, Kwasniak D (1978) Abnormal sialic acid content of the dysfibrinogenaemia associated with liver disease. J Clin Invest 61:535–538

Martinez J, Keane PM, Gilman PB (1983 a) Carbohydrate composition of normal fibrinogen compared to the abnormal fibrinogen in liver disease. Ann NY Acad Sci 408:655–657

Martinez J, Keane PM, Gilman PB, Palascak JE (1983 b) The abnormal carbohydrate composition of the dysfibrinogenemia associated with liver disease. Ann NY Acad Sci 408:388–396

Martinez J, MacDonald KA, Palascak JE (1983 c) The role of sialic acid in the dysfibrinogenemia associated with liver disease: distribution of sialic acid on the constituent chains. Blood 61:1196–1202

Martini GA (1982) Toxische arzneimittelbedingte Leberschäden. In: Gross R, Schölmerich P (Hrsg) Lehrbuch der Inneren Medizin, 6. Aufl. Schattauer, Stuttgart New York, S 720–722

Maruyama I, Kazama M, Yamanaka M, Mizuno Y, Tahara C, Hidano E, Abe T (1977) The relation between the activity and antigenicity of the factors of coagulation and fibrinolysis in liver diseases. Blood Vessel 8:105–110

Matsuda M, Sakata Y, Yoshida N, Aoki N, Yamanaka T (1981) Plasma level of cold-insoluble globulin in liver diseases, especially in liver cirrhosis and its clinical implications. Blood Vessel 12:65–68

Matsuda M, Yamaka T, Matsuda A (1982) Distribution of fibronectin in plasma and liver in liver diseases. Clin Chim Acta 118:191–199

Matsuno K, Terada H (1977) Investigations on the coagulation and platelet function in liver cirrhosis. Blood Vessel 8:65–71

Matsuo T, Matsunaga K (1977) Fibrinolytic activity and serum lipids in patients with liver cirrhosis. Blood Vessel 8:156–161

Matsushima A, Takahama Y, Inada Y (1982) Preparation of guinea pig antiserum to quantitate serum fragment D-dimer derived from cross-linked fibrin. Thromb Res 27:111–115

Matthias FR (1981) Interaktion von einigen Antithrombotika mit einigen anderen Pharmaka. In: Marx R, Thies HA (Hrsg) Kontrolle von Antithrombotika. Roche, Basel, S 261

Matthias FR (1982) Umsatzstörungen im Gerinnungs- und Fibrinolysesystem bei Erkrankungen der Leber. Verh Dtsch Ges Inn Med 88:1347–1353

Mayer M, Herrmann I, Kempgens U, Queisser W (1977) In vivo labeling of platelets with ^{75}Se-selenomethionine in patients with hepatic cirrhosis and thrombocytopenia. Thromb Haemost 37:47–52

McCarron MM, Gaddis GP (1981) Acute yellow phosphorus poisoning from pesticide pastes. Clin Toxicol 18:693–711

McClure St, Dincsoy HPl, Glueck H (1982) Budd-Chiari syndrome and antithrombin III deficiency. Am J Clin Pathol 78:236–241

Meguro T, Yamada K (1982) A simple and rapid test for PIVKA-II in plasma. Thromb Res 25:109–114

Meili EO, Felten A von (1982) Anti-phospholipid-Antikörper können bei Haemophilen mit chronischer Hepatopathie Faktor (F.)VIII-Hemmkörper vortäuschen. 50. Jahresversammlung Schweiz Ges Inn Med, Lausanne 1982, S 92

Meili EO, Straub PW (1970) Elevation of factor VIII in acute fatal liver necrosis. Thromb Diath Haemorrh 24:161–174

Mizuguchi A, Kamogawa A, Iwabuchi S, Fujii M, Shizawa Y, Okabe K (1984) Studies on factor VIII complex in advanced liver diseases; large pore polacrylamide gel – crossed immunoelectrophoretic patterns. Blood Vessel 15:183–185

Mörl M, Classen M, Demling L (1976) Nebenwirkungen von Laxantien auf die Leber. In: Wannagat L (Hrsg) Toxische Leberschäden. Thieme, Stuttgart, S 305–307

Mombelli G, Haeberle A, Rindlisbacher B, Straub PW (1983) Extravaskulärer Katabolismus von Fibrin(ogen) und Spaltprodukten in Höhlenergüssen unterschiedlicher Genese. 51. Jahresversammlung Schweiz Ges Inn Med, Luzern 1983, S 26

Monreal M, Rodriguez R, Vanentin P, Monasterio J (1981) AT-III diagnostic and prognostic value in hepatic disease. Thromb Haemost 46:372 (Abstr)

Morfini M, Biliotti G, Cinotti S, Turchi A, Marsili M, Tonelli F, Grossi A, Cordopatri F, Lorenzi P, Rossi Ferrini P (1979a) Liver devascularisation in pig. Alterations of coagulation and fibrinolysis. Thromb Haemost 42:152

Morfini M, Martinelli F, Cinotti S, Boncinelli S, Mazzotta F, Paci P, Bandini S, Tonelli F, Cordopatri F, Morettini A, Pacini F, Rossi Ferrini P (1979b) Coagulation disorders in fulminant hepatitis treated by dialysis. Thromb Haemost 42:312

Morimoto S, Aosaki M, Ryono M, Hirosawa K, Hisamitsu T, Obata H (1978) Hepatic injury probably induced by warfarin. Report of a case. Blood Vessel 9:286–290

Morse EE (1980) Fibrinogen and dysfibrinogenaemia. Ann Clin Lab Sci 10:351–355

Mosvold J, Abildgaard U, Jenssen H, Andersen R (1982) Low antithrombin III in acute hepatic failure at term. Scand J Haematol 29:48–50

Movat AP (1982) Biliary disorders in childhood. Semin Liver Dis 2:271–281

Mowat NAG, Brunt PW, Osgston D (1974) The fibrinolytic enzyme system in acute and chronic liver injury. Acta Haematol 52:289–293

Muller C, Fleischer J, Rennser F, Wolff H (1981) Das Gerinnungssystem bei Leberkrankheiten unter besonderer Berücksichtigung der Lebertransplantation. Z Ges Inn Med 36:660–665

Murakami A, Sato S, Kurosawa T, Kashiwabara T, Yoshida T, Suzuki K, Kaito L (1982) Early diagnosis of fulminant hepatitis: significance of blood coagulation and fibrinolytic activities. Blood Vessel 13:556–560

Murphy KJ, Innis MD (1968) Hepatic disorder and severe bleeding diathesis following nitrofurantion ingestion. JAMA 204:396–397

Murr K, Grunst J, Eisenburg J, Hiller E, Zumtobel V (1980) Untersuchungen zur Frage der Genese der diffusen intravasalen Gerinnung nach Implantation der peritoneal-jugularen Shunts nach LeVeen. Klin Wochenschr 58:85–90

Murr K, Schüssler P, Rindfleisch GE, Eisenburg J, Hiller E (1981) Endotoxins and procoagulant activities of ascitic fluid. Thromb Haemost 46:232 (Abstr)

Musumeci S, D'Agata A, Panebianco MG, Li Volti S (1975) Platelet and fibrinogen survival with ^{75}Se-selenomethionine in acute infectious hepatitis. Thromb Diath Haemorrh 33:493–500

Nakamura K, Chisiro T, Suou T, Yoshioka T (1977) Studies on some clotting factors in liver diseases, particularly liver cirrhosis. Blood Vessel 8:72–75

Nakao A (1984) The experimental study of blood coagulation and fibrinolysis in acute portal vein occlusion. Blood Vessel 15:294–297

Nakaya H, Takada A, Kanayama R, Matsuda Y, Takase S, Nei J (1977) The indices determining the severity of the disease and evaluating the total functioning hepatic cell mass. Blood Vessel 8:45–50

Namba T, Nolte CT, Jackrel J, Grob D (1971) Poisoning due to organophosphate insecticides. Am J Med 50:475–492

Nebbia G, Hadchouel M, Odievre M, Alagilley D (1983) Early assessment of evolution of liver disease associated with α_1-antitrypsin deficiency in childhood. J Pediatr 102:661–665

Nemeth A, Strandvik B, Glaumann H (1983) α_1-antitrypsin deficiency and juvenile liver disease. Ultrastructural observations compared with light microscopy and routine liver tests. Virchows Arch [Cell Pathol] 44:15–34

Niiya K, Kitagawa T, Fujishita M, Yoshimoto S, Kobayashi M, Kubonishi I, Taguchi H, Miyoshi I (1983) Bulimia nervosa complicated by deficiency of vitamin K-dependent coagulation factors. JAMA 250:792–793

Nishibe H, Takahashi N, Tsukada K, Takeuchi T (1981) Quantitative analysis of oligosaccharides of fibrinogen and appearance of abnormal oligosaccharides in liver diseases. J Clin Chem Clin Biochem 19:784

Ødegard OR, Lie M, Abildgaard U (1975) Heparin cofactor activity measured with an amidolytic method. Thromb Res 6:287–294

Oehler G, Matthias FR (1980) Lösliches Fibrin im Plasma bei Patienten mit chronischen Erkrankungen der Leber. In: Schimpf Kl (Hrsg) Fibrinogen, Fibrin und Fibrinkleber. Schattauer, Stuttgart New York, S 135–139

Oehler G, Bleyl H, Roka L (1980) Immunologische Prothrombinbestimmung bei Patienten mit Leberkrankheiten. Blut 40:52–53

Offenstadt G, Dessaint B, Conard J, Denis J, Pinta P, Herve JP, Robert A (1982) Syndrome de Budd-Chiari avec thrombose massive du systéme veineux sous-diaphragmatique et fibrinopenie majeure. Nouv Presse Méd 11:2139–2141

Ogura K, Yamauchi M, Kojima M, Kimura A, Inshikawa H, Kurihara N, Fujisawa K, Kameda H (1977) Significance of coagulation test in liver disease. Blood Vessel 8:33–38

Oguri T, Sugawara Y, Sugie I, Yamamoto H (1977) Changes of antithrombin III, antiplasmins and antiactivator in liver diseases. Blood Vessel 8:138–142

Oikawa I, Tamaki A, Saito I, Ikeda E, Kasai Y (1977) Studies on coagulation and fibrinolysis in patients with liver cirrhosis and primary liver carcinoma. Blood Vessel 8:111–115

Ojiro M, Takenoshita M, Nishi M (1981) Coagulant and procoagulant factors in ascitic fluid. – About etiology of DIC induced by ascitic fluid infusion. Thromb Haemost 46:396 (Abstr)

Oka K, Tanaka K (1977) Clinicopathological study on thrombus formation and disseminated intravascular coagulation in the liver diseases. Blood Vessel 8:162–166

Oka K, Tanaka K (1979a) Intravascular coagulation in autopsy cases with liver diseases. Thromb Haemost 42:564–570

Oka K, Tanaka K (1979b) Local fibrinolysis of esophagus and stomach as a cause of hemorrhage in liver cirrhosis. Thromb Res 14:837–844

Okabe K, Watanabe Y (1978) Platelet ADP release reaction in cirrhosis of the liver. Blood Vessel 9:436–439

Okabe K, Watanabe Y, Iwabuchi Sh, Otake K (1977) Coagulation and fibrinolysis in hepatic cirrhosis. Blood Vessel 8:61–64

Okinaga Y, Kondo Sh, Ohki Y, Matsuo T (1980) Clinical significance of antithrombin III concentration with immunological and biological methods. Blood Vessel 11:125–128

Olson JP, Miller LL, Troup StB (1963) Synthesis of coagulation factors by the in vitro perfused liver. Blood 22:828

Ordinas A, Maragall S, Castillo R, Nurden AT (1978) A glycoprotein I defect in the platelets of three patients with severe cirrhosis of the liver. Thromb Res 13:297–302

O'Reilly RA, Aggeler PM (1976) Covert antocoagulant ingestion: Study of 25 patients and review of world literature. Medicine (Baltimore) 55:389–399

Orlando M, Casalbore P, Camagna A, Lauro R, Tardella L, Hassan HJ (1982) Factor VII in liver cirrhosis. Haemostasis 11:73–78

Ostermann H, Kirchhof B, Pott G (1982) Prothrombin determination in plasma and in liver biopsies in chronic liver diseases. Res Exp Med 180:271–276

Østerud B, Lindahl U, Bøgwald J, Seljelia R (1981) The extravascular coagulation system: the production of prothrombin, factor V, X, IX, VII and tissue factor in macrophages. Thromb Haemost 46:14 (Abstr)

Owen CA Jr, Bowie EJW (1977) Generation of coagulation factors V, XI and XII by the isolated rat liver. Haemostasis 6:205–212

Owen CA Jr, Bowie EJW (1978) Rat coagulation factors V, VIII, IX and XII: Vitamin K dependent. Haemostasis 7:189–201

Owen CA Jr, Bowie EJW (1981) Generation of plasmatic coagulation factors by the isolated rat liver perfused with completely synthetic blood substitute. Thromb Res 22:259–266

Owen CA Jr, Goldstein NP, Bowie EJW (1976) Platelet function and coagulation in patients with Wilson disease. Arch Intern Med 136:148–152

Owen CA Jr, Bowie EJW, Fass DN (1979) Generation of factor VIII:C by isolated pig and rat livers. Thromb Haemost 42:112

Owens MR, Cimino CD (1982) Synthesis of fibronectin by the isolated perfused rat liver. Blood 59:1305–1309

Owren PA (1977) Blood coagulation in liver diseases. Blood Vessel 8:1–22

Oyabu H, Tsumoto S, Toda H, Sugiyama S, Kageyama T (1980) Studies on coagulation and fibrinolysis in hepatic diseases. Blood Vessel 11:291–295

Pabinger I, Deutsch E (1984) Diskussionsbeitrag zu Heene DL. Bildungs- und Umsatzstörungen im Gerinnungssystem. In: Tilsner V, Matthias FR (Hrsg) Leber, Blutgerinnung und Hämostase. XXVII. Hamburger Symposion über Blutgerinnung 1984 (im Druck)

Palareti G, Poggi M, Coccheri S (1981) Fibrinogen in liver cirrhosis. Sialic acid content of fibrinogen in moderate and severe cirrhosis and relation to thrombin time. Thromb Haemost 46:358 (Abstr)

Palareti G, Bernardi M, Poggi M, Caletti GC, Tricarico MG, Coccheri S (1982) Consumption of platelets and clotting factors after injection sclerotherapy of oesophageal varices in liver cirrhosis. Haemostasis 12:38

Palascak JE, Martinez J (1977) Dysfibrinogenemia associated with liver disease. J Clin Invest 60:89–95

Palmer PE, Gherardi GJ, Baldwin JM, Wolfe HJ (1978) Adult liver disease in SZ phenotype alpha-1-antitrypsin deficiency. Ann Intern Med 88:59–60

Patrassi GM, Martinelli S, Sgarabotto D, Sturmiolo GC, Girolami A (1984) Fibrinolytic study in plasma and ascites fluid of cirrhotic patients before and after peritoneovenous shunt. Haemostasis 14:109

Pengo V, Bertaglia E, Carmignoto F, Schivo P, Guerra C (1981) Polimerizzazione anomala della fibrina e sua rilevanza clinica in gruppi di pazienti con epatopatia cronica. Haematologica 66:171–180

Philipp H, Böhm N, Lesch R, Zimmermann WE, Heimbach W (1977) Akute Lebervenenverschlußkrankheit mit Pfortaderthrombose, Milzruptur und Leberversagen. Med Welt 28:587–590

Phillips LL, Rodgers JB (1979) Procoagulant properties of ascitic fluid in hepatic cirrhosis. Thromb Haemost 42:152

Philo RD, Gaffney PJ (1982) Comparison of antithrombin III assays using biological and chromogenic substrates. Br J Haematol 50:147–156

Pitney WR (1981) Anticoagulant drugs. In: Pitney WR (ed) Venous and arterial thrombosis. Livingstone, Edinburgh London Melbourne New York, pp 169–187

Podolsak B, Ströder J (1974) Störungen von Thrombozytenfunktionen während der ikterischen Phase der akuten Virushepatitis. Z Kinderheilk 116:153–176

Poller L (1977) Coagulation abnormalities in liver disease. In: Poller L (ed) Recent advances in blood coagulation. Livingstone, Edinburgh London New York, pp 267–292

Pomeroy C, Knodell RG, Swaim WR, Arneson P, Mahowald ML (1983) Budd-Chiari syndrome in a patient with the lupus anticoagulant. Gastroenterology 86:158–161

Pool JP, Robinson J (1959) In vitro synthesis of coagulation factors by rat liver slices. Am J Physiol 196:423–428

Popper H, Gerber MA (1976) Klassifizierung von Leberschäden, die auf Arzneimittel und Chemikalien zurückzuführen sind. In: Wannagat L (Hrsg) Toxische Leberschäden. Thieme, Stuttgart, S 87–99

Poser JW, Esch FS, Ling NC, Price PA (1980) Isolation and sequence of the vitamin K-dependent protein from human bone. J Biol Chem 255:8685–8691

Pott G, Kamanabroo D, Krummenerl Th, Lohmann J, Gerlach U (1983) Therapie des akuten Leberversagens. Dtsch Med Wochenschr 108:1327–1329

Prescott LF, Cregeen RJ (1982) The hepatotoxicity of praracetamol. Clinical aspects. Agressologie 23 A:17–20

Preston FE, Malia RG, Lilleyman JS, Blackburn EK (1977) Heparinised clotting factor concentrates in patients with christmas disease and liver disease. Thromb Haemost 38:504–509

Princen HMG, Selten GCM, Nieuwenhuizen W, Yap SH (1983) Changes of synthesis of fibrinogen polypeptide and albumin messenger RNAs in rat liver after turpentine injection and after partial hepatectomy or laparotomy. In: Haverkate F, Henschen A, Nieuwenhuizen W, Straub PW (eds) Fibrinogen structure, functional aspects, metabolism. de Gruyter, Hawthorne, pp 263–278

Prochazka J, Hauftova D (1965) Changes of some clotting factors in hepatolenticular degeneration (Wilson's disease). Gastroenterologia 104:325–334

Prowse CV, Cash JD (1981) The use of factor IX concentrates in man: a 9-year experience of Scottish concentrates in the south-east of Scotland. Br J Haematol 47:91–104

Prydz H (1964) Studies on proconvertin (factor VII) V. Biosynthesis in suspension cultures of rat liver cells. Scand J Clin Lab Invest 16:540–548

Prydz H (1977) Vitamin K-dependent clotting factors. Semin Thromb Haemost 4:1–14

Ragni MV, Lewis JH, Hasiba U, Spero JA (1980) Prekallikrein (Fletcher factor) deficiency in clinical disease states. Thromb Res 18:45–54

Ragni MV, Lewis JH, Spero JA (1983) Ascites-induced LeVeen shunt coagulopathy. Ann Surg 198:91–95

Rak K (1983) Attempt to better assess the haemostatic functions in patients with chronic liver diseases (CLD). Thromb Haemost 50:273 (Abstr)

Rak K, Boda Z, Misz M, Beck P (1981) Antithrombin III in chronic liver diseases. Thromb Haemost 46:370 (Abstr)

Ratnoff OD (1977) The hemostatic defects of liver diseases. In: Ogston D, Bennett B (eds) Haemostasis: Biochemistry, physiology and pathology. Willey, London New York Sydney Toronto, pp 446–466

Raum D, Levy R, Taylor PD, Starzl ThE (1980) Synthesis of human plasminogen by the liver. Science 208:1036–1037

Rehnqvist N (1978) Intrahepatic jaundice due to warfarin therapy. Acta Med Scand 204:335–336

Reiffers J, Couzigou P, Vuillemin L, Amouretti M, Beraud C, Ducassou D (1981) Indium labeled platelet kinetics in ascitic cirrhosis. Thromb Haemost 46:418 (Abstr)

Reinhardt D, Goebel U, Puetter J (1981) Isoniacid Intoxikation: Beziehung zwischen Blutspiegel und Gerinnungsstörungen? Klin Pädiatr 193:122–124

Ren P, Stark PY, Johnson RL, Bell RG (1977) Mechanism of action of anticoagulants: correlation between the inhibition of prothrombin synthesis and the regeneration of vitamin K_1 from vitamin K_1 epoxide. J Pharmacol Exp Ther 201:541–546

Rentsch J, Sickor HJ, Zenker K, Ebermann W, Stosiek P (1983) Akute Schwangerschafsleber – eine Kasuistik. Dtsch Gesundh-Wesen 38:717–719

Ritchie DG, Fuller GM (1983) Hepatocyte-stimulating factor. A monocyte-derived acute-phase regulatory protein. Ann NY Acad Sci 408:490–500

Ritland S, Skrede S, Blomhoff JP, Gjone E (1973) Coagulation factors as indicators of protein synthesis in chronic liver disease. Scand J Gastroenterol [Suppl 19] 8:113–117

Roberts HR, Cederbaum AI (1972) The liver and blood coagulation: Physiology and pathology. Gastroenterology 63:297–320

Roberts HR, Griffith MJ, Braunstein KM, Lundblad RL (1981) Structural abnormalities of the vitamin K-dependent clotting factors. In: Menache D, MacN Surgenor D, Anderson H (eds) Hemophilia and hemostasis. Liss, New York, pp 85–102

Rodeghiero F, Mannucci PM, Vigano S, Barbui T, Gugliotta M, Cortellaro M, Dini E (1984) Liver dysfunction rather than intravascular coagulation as the main cause of low protein C and antithrombin III in acute leukemia. Blood 63:965–969

Rodzynek JJ, Urbain D, Leautuad P, Wettendorf P, Delcourt A (1983) Antithrombin III, plasminogen and α_2-antiplasmin in jaundice. Thromb Haemost 50:49 (Abstr)

Rodriguez-Erdman F (1978) Acquired hypofibrinogenemias: differential diagnosis between liver disease and intravascular coagulation. XVII. Congr Int Soc Hematol Paris 1978, p 939

Roody H, Putnam ChW, Fennell RH (1976) Pathology of liver transplantation. Transplantation 22:625–630

Rubin MH, Weston MJ, Langley PG, White Y Williams R (1979) Platelet function in chronic liver disease. Relationship to disease severity. Dig Dis Sci 24:197–202

Rubin RN, Kies MS, Posch JJ (1980) Measurements of antithrombin III in solid tumor patients with and without hepatic metastases. Thromb Res 18:353–360

Ruegg R, Straub PW (1980) Exchange between intravascularly and extravascularly injected radioiodinated fibrinogen and its in vivo derivatives. J Lab Clin Med 95:842–856

Saba TM, Jaffe E (1980) Plasma fibronectin (opsonic glycoprotein): its synthesis by vascular endothelial cells and role in cardiopulmonary integrity after trauma related to reticuloendothelial function. Am J Med 68:577–594

Saito H, Goldsmith GH Jr (1977) Plasma thromboplastin antecedent (PTA, Factor XI): A specific and sensitive radioimmunoassay. Blood 50:377–385

Saito H, Poon MC, Vicic W, Goldsmith GH Jr, Menitove JE (1978) Human plasma prekallikrein (Fletcher factor) clotting activity and antigen in health and disease. J Lab Clin Med 92:84–95

Saito H, Hamilton SM, Tavill AS, Louis L, Ratnoff OD (1980) Production and release of plasminogen by isolated perfused rat liver. Proc Natl Acad Sci 77:6837–6840

Salem HH, Koutts J, Handley Ch, Weyden MB van der, Dudley FJ, Firkin BG (1981) The aggregation of human platelets by ascitic fluid: a possible mechanism for disseminated intravascular coagulation complicating LeVeen shunts. Am J Hematol 11:153–157

Salem HH, Dudley FJ, Merrett A, Perkin J, Firkin BG (1983) Coagulopathy of peritoneovenous shunts: studies on the pathogenetic role of ascitic fluid collagen and value of antiplatelet therapy. Gut 24:412–417

Sbarbaro JA, Bennett RM (1977) Aspirin hepatotoxicity and disseminated intravascular coagulation. Ann Intern Med 86:183–185

Schäfer K, Ukida M, Bode JCh (1982) Aminosäurekonzentration im Plasma bei Lebernekrose nach Tetrachlorkohlenstoffvergiftung. Dtsch Med Wochenschr 107:860

Schaps D, Hempelmann G, Pichlmayr R (1978) Zur orthotopen Lebertransplantation aus anaesthesiologischer Sicht. Anaesthesist 27:405–415

Scharf RE, Heisig S, Schramm W, Berges W, Schneider W (1982a) Radioimmunologische Untersuchungen zur Thrombozytopenie bei kompensierter Leberzirrhose. Acta Med Austriaca 9:129

Scharf RE, Schramm W, Heisig S, Schneider W (1982b) Does chronic disseminated intravascular coagulation (DIC) cause thrombocytopenia in patients with stable liver cirrhosis? Haemostasis 12 [Suppl 1]:39

Scharf RE, Schneider W, Heisig S, Schramm W (1983) Thrombozytopenie bei Leberzirrhose. Klin Wochenschr 61:703–708

Scharf RE, Schneider W (1984) Klinische, biochemische und zytomorphometrische Aspekte zur Thrombozytopenie und Thrombozytopathie bei Leberzirrhose. Haemostasis 4:43–49

Schimpf K (1982) Lebererkrankungen durch Therapie von Hämostasestörungen. Verh Dtsch Ges Inn Med 88:1354–1361

Schimpf Kl, Zimmermann K (1980) Hepatitishäufigkeit, serologische Befunde und Leberhistologie nach Therapie schwerer hämorrhagischer Diathesen mit Gerinnungsfaktorenkonzentraten. In: Schimpf Kl (Hrsg) Fibrinogen, Fibrin, Fibrinkleber. Schattauer, Stuttgart, S 299–308

Schipper HG, Lamping R, Kahle L, Ten Cate JW (1979) Antithrombin III transfusion in patients with liver cirrhosis. Thromb Haemost 42:327

Schipper HG, ten Cate JW (1982) Antithrombin III transfusion in patients with hepatic cirrhosis. Br J Haemat 52:25–34

Schmid M (1975) Umweltbedingte Leberschäden. In: Neumayr A (Hrsg) Aktuelle Probleme der klinischen Hepatologie. Witzstrock, Baden-Baden Brüssel, S 1–11

Schmidt H, Bartels O, Strömmer P, Wagner-Thiessen E (1983) Akutes Leberversagen bei abdominellem Morbus Wilson im frühen Erwachsenenalter. Dtsch Med Wochenschr 108:614–618

Schmidt PM (1983) Anomalies hematologiques dans la cirrhose ethylique. Schweiz Med Wochenschr 113:1030–1034

Schmidt-Wilcke HA, Wolfert W, Grundmann E (1977) Halothan und Tuberkulostatika als hepatotoxische Arzneimittelkombination. Z Gastroenterol 15:504–511

Schmitz-Huebner U, Kamanabroo D, Asbeck F (1978) Spontane F VIII-Hemmkörper-Bildung als Komplikation der akuten Hepatitis? Verh Dtsch Ges Inn Med 84:1363–1364

Schneider W, Girmann G, Wagner HJ (1975) Mordversuch mit Phenprocuman (Marcoumar). Dtsch Med Wochenschr 100:1838–1841

Schneider W, Scharf RE, Schramm W (1982) Thrombozyten und Lebererkrankungen. Verh Dtsch Ges Inn Med 88:1336–1339

Schneider W, Winkelmann M, Schmitz G, Aul C, Scharf R, Pfitzer P (1983) Stages of maturity and ploidy pattern of megakaryocytes in patients with hepatic cirrhosis. Thromb Haemost 50:166 (Abstr)

Schöndorf TH, Pralle H, Graubner M (1982) Hypercoagulability due to antithrombin III-decrease under long-term asparaginase administration Blut 45:199

Schramm W (1982) Hämostasestörungen bei Lebererkrankungen. Die Rolle des Inhibitorpotentials (AT-III). Verh Dtsch Ges Inn Med 88:1340–1346

Schramm W (1983) Erfahrungen mit der Substitution von Antithrombin III-Konzentraten bei angeborenen und erworbenen Mangelzuständen. Behring Werke Mitt 73:66–78

Schramm W, Marx R (1980) Zur Behandlung thrombophiler Diathesen-Substitution mit Antithrombin-III-Konzentrat. In: Deutsch E, Lechner K (Hrsg) Fibrinolyse, Thrombose, Hämostase. Schattauer, Stuttgart, S 491–494

Schuster HP, Prellwitz W, Schönborn H, Olbermann M (1976) Blutgerinnungsstörungen als Mitursache massiver gastrointestinaler Blutungen bei Patienten mit Leberzirrhose. Med Welt 27:1392–1394

Schwartz ML, Swaim WR, Vogel SB (1979) Coagulopathy following peritoneovenous shunting. Surgery 85:671–676

Schwarz HP, Aiginger P, Kuzmits R (1982) Influence of Mithramycin on fibrinolytic inhibitors. Blut 45:212

Scott J, Gollan JL, Samourian S, Sherlock Sh (1978) Wilson's disease, presenting as chronic active hepatitis. Gastroenterology 74:645–651

Seligsohn U, Shani M, Ramot B (1970a) Gilbert Syndrom and factor VII deficiency. Lancet I:1398

Seligsohn U, Shani M, Ramot B, Adam A, Sheba Ch (1970b) Dubin Johnson Syndrome in Israel. II. Association with factor VII-deficiency. Q J Med XXXIX:569–584

Shani M, Seligsohn U, Gilon E, Sheba Ch, Adam A (1970) Dubin Johnson Syndrome in Israel. I. Clinical, laboratory and genetic aspects of 101 cases. Q J Med XXXIX:549–567

Sharoni Y, Berger H Jr (1984) Human hepatocytes secrete mainly a latent form of tissue plasminogen activator. Haemostasis 14:108

Sharoni Y, Topal MC, Tuttle PR, Berger H (1982) A comparison of plasminogen activators derived from rat plasma, primary rat hepatocytes and isolated perfused rat liver. Thromb Haemost 47:166–172

Sharp HL (1982) Alpha-1-antitrypsin: An ignored protein in understanding liver diseases. Semin Liver Dis 2:314–328

Shaw E, Giddings JC, Peake IR, Bloom AL (1979) Synthesis of procoagulant factor VIII, factor

VIII related antigen and other coagulation factors by the isolated perfused rat liver. Br J Haematol 41:585–596

Sherlock DS (1981) Diseases of the liver and biliary system, 6th edn. Blackwell, Oxford

Sherlock Sh (1982) Non cirrhotic extrahepatic and intrahepatic portal hypertension. Semin Liver Dis 21:202–210

Sherman LA, Lee J (1982) Fibronectin: Blood turnover in normal animals and during intravascular coagulation Blood 60:558–563

Shifman MA, Pizzo SV (1982) The in vivo metabolism of antithrombin III and antithrombin III-complexes. J Biol Chem 257:3243–3248

Siegert W, Löhrs U, Eisenburg J (1981) Hepatosplenomegalie und hämorrhagische Diathese. Internist 22:49–51

Siemensma NP, Bathal PS, Pennington DG (1975) The effect of massive liver resection on platelet kinetics in the rat. J Lab Clin Med 86:817–833

Smokovitis A (1979) Normal liver actually possesses a high vascular plasminogen activator activity. Experientia 35:776–777

Soff GA, Levin J (1981) Familial Multiple coagulation factor deficiencies I. Review of the literature: Differentiation of single hereditary disorders associated with multiple factor deficiencies from coincidental concurrence of single factor deficiency states. Semin Thromb Haemost 7:112–148

Solomon GE, Hilgartner MW, Kutt H (1972) Coagulation defects caused by diphenylhydantoin. Neurology 22:1165–1171

Soria J, Soria C, Ryckewaert JJ, Samama M (1979a) Abnormalities in fibrin formation in hepatic disease. Consequences of acquired dysfibrinogenemia on fibrin formation and on platelet aggregation cofactor activity. Thromb Haemost 42:188

Soria J, Soria C, Ryckewaert JJ, Thomson J, Poller L, Samana M (1979b) Diagnosis of an acquired dysfibrinogenemia in severe hepatitis. Int Soc Haematol Europ Afric Div 5. Meeting Hamburg III, p 104

Soria J, Soria C, Ryckewaert JJ, Samama M, Thomson JM, Poller L (1980) Study of acquired dysfibrinogenemia in liver disease. Thromb Res 19:29–41

Soulier JP (1982) Syndrome de Budd-Chiari avec thrombose massive du système veineux sous-diaphragmatique et fibrinopénie majeure. Nouv Press Méd 11:2718

Stakeberg H (1974) Substrate incorporation into lipids and proteins in human liver slices. Acta Med Scand [Suppl] 561:7–30

Starzl TE (1980) Orthotopic liver transplantation. Biol Bone Marrow Transplant 17:545

Starzl TE, Porter KA, Putnam CW, Schroter GPJ, Halgrimson CG, Weil R, Hoelscher M, Reid HAS (1976) Orthotopic liver transplantation in 93 patients. Surg Gynecol Obstet 142:487–505

Stein F, Harker LA (1979) The evaluation of hemostasis in patients with hepatic cirrhosis. Thromb Haemost 42:151

Stein SF, Harker LA (1982) Kinetic and functional studies of platelets, fibrinogen, and plasminogen in patients with hepatic cirrhosis. J Lab Clin Med 99:217–230

Stel HV, Kwast ThH van der, Veerman ECI (1983) Detection of factor VIII/coagulant antigen in human liver tissue. Nature 303:530–532

Stemberger A, Vogel G, Fritsche HM, Fischer M, Bottermann P, Blümel G (1979) Management of hemostasis in acute liver failure. Thromb Haemost 42:152

Stenberg B, Alpsten M, Kjellström T, Risberg B (1981a) The effect of tranexamic acid on experimental gastric haemorrhage. Thromb Haemost 46:387 (Abstr)

Stenberg B, Peterson HI, Risberg B (1981b) Gastric tissue fibrinolytic activity in experimental ulcer disease. In: Davidson JF, Nilsson IM, Astedt B (eds) Progress in fibrinolysis. Livingstone, London Melbourne New York, pp 295–297

Stenberg B, Karlsson L, Alpsten M, Risberg B (1982) Reduction of gastric haemorrhage – Effect of antifibrinolytic agents versus H_2-blocking agents. Haemostasis 11 [Suppl 1]:24

Stratta P, Canavese C, Peiretti F, Vallauri P, Vercellone A (1983) Warning: Platelet factor 4, β-thromboglobulin and thromboxane in Donor's plasma units. Thromb Haemost 49:61

Straub PW (1977) Diffuse intravascular coagulation in liver disease? Semin Thromb Haemost 4:29–39

Suchy FJ, Balistreri WF, Buchino JJ, Sondheimer JM, Bates SR, Kearns GL, Stull JD, Bove KE (1979) Acute hepatic failure associated with the use of sodium valproate. N Engl J Med 300:962–966

Sultan Y, Maisonneuve P, Simeon J, Intrator L (1977) Modifications of factor VIII related antigen in haemophiliacs with acute hepatitis and subclinical liver disease. Scand J Haemat [Suppl 1] 30:16–26

Sussman NM, McLain LW (1979) A direct hepatotoxic effect of valproic acid. JAMA 242:1173–1174

Suttie JW (1980) The metabolic role of vitamin K. Fed Proc 39:2730–2735

Svoboda JA, Peter ET, Dang CV, Parks SN, Ellyson JH (1982) Severe liver trauma in the face of coagulopathy. A case for temporary packing and early reexploration. Am J Surg 144:717–721

Swanson JC, Suttie JW (1982) Vitamin K dependent in vitro production of prothrombin. Biochemistry 21:6011–6018

Takamiya O, Yoshioka K, Sakata M, Yoshikawa I (1980) Immunologic assay of Factor XII by Laurell's method. Blood Vessel 11:26–30

Takeda Sh, Ishibushi T, Takaki A, Ohsato K (1977) Hemostatic studies in obstructive jaundices. Blood Vessel 8:121–126

Tamaki A, Kawanishi N, Saitoh I, Ikeda E, Oikawa I, Kasai Y, Inoue K (1977) Changes in some blood coagulation factors and in fibrinolysis on hepatic operation. Blood Vessel 8:179–182

Tanaka M, Kato K (1981) Determination of antithrombin III by sandwich enzyme immunoassay technique. Thromb Res 22:67–74

Tanikawa K, Abe H, Maeyama T (1977) Heparin treatment for acute hepatic failure. Blood Vessel 8:173–178

Tein AN (1977) Heparin elimination in patients with liver cirrhosis. Thromb Haemost 38:701–706

Thaler E (1981) Pathogenese und klinische Bedeutung des erworbenen Antithrombin III-Mangels in der inneren Medizin. Wien Klin Wochenschr 93:563–572

Thaler E (1982) Antithrombin III-Konzentrate: Klinische Anwendung. Hämostaseologie 2:128–136

Thaler H (1982) Leberkrankheiten. Springer, Berlin Heidelberg New York, S 177

Thaler H (1983) Der medikamentös induzierte Ikterus. Acta Med Austriaca 10:113–116

Thaler E, Kleinberger G (1982) Die hepatische Koagulopathie – Grundlagen und therapeutische Ansätze. Leber Magen Darm 12:193–197

Thaler E, Lechner K (1981) Antithrombin III deficiency and thromboembolism. Clin Haematol 10:369–390

Thoghill PJ, Green S (1983) Platelet dynamics in chronic liver disease using the [111]Indium oxine label. Gut 24:49–52

Thorn GW, Adams RD, Braunwald E, Isselbacher KJ, Petersdorf RG (1977) Harrison's principles of internal medicine, 8th edn. McGraw-Hill, New York, pp 1612

Tilsner V (1981) Gerinnungsparameter bei Lebererkrankungen: Klinische Relevanz. Laboratoriumsblätter 31:75–82

Tilsner V, Reuter H (1981) Thrombokinaseinhibitoren und α_1-Antitrypsinmangel bei Leberzirrhosen als Blutungsursachen bei Aszitesinfusion. Med Welt 32:1956–1958

Toghill PJ, Green Sh, Ferguson R (1977) Platelet dynamics in chronic liver disease with special reference to the role of the spleen. J Clin Pathol 30:367–371

Townsend RR, Hilliker E, Li YT, Laine RA, Bell WR, Lee YC (1982) Carbohydrate structure of human fibrinogen. J Biol Chem 257:9704–9710

Troug WE, Feusner JH, Baker DL (1980) Association of hemorrhagic disease and the syndrome of persistent fetal circulation with the fetal hydantoin syndrome. J Pediatr 96:112–114

Truell JE, Peck SD, Reiquam CW (1973) Hemangiosarcoma of the liver complicated by disseminated intravascular coagulation. Gastroenterology 65:936–942

Tschäppeler H, Gugler E (1968) Gerinnungsuntersuchungen bei Hepatopathien im Kindesalter. Z Kinderh 103:349–364

Tygstrup N (1973) The prognostic value of laboratory tests in liver disease. Scand J Gastroenterol [Suppl 19] 8:47–50

Tytgat GN, Collen D, Verstraete M (1971) Metabolism of fibrinogen in cirrhosis of the liver. J Clin Invest 50:1690–1701

Uehara S, Hirayama A (1977) Haemostatic studies in hepatitis. Blood Vessel 8:127–132

Uehara S, Hirayama A (1980) Haemostasis in hepatitis – Especially aspects from endotoxemia using about chromogenic assay. Blood Vessel 11:508–511

Uehara S, Hirayama A (1984) Studies on kallikrein-kinin system in liver disease. Blood Vessel 15:128–134

Uehara S, Hirayama A, Ishikura M (1980) Coagulation and fibrinolytic studies in hepatitis II. Blood Vessel 11:354–358

Vermeer C, Ulrich M (1982) Vitamin K-dependent carboxylase in horse liver, spleen and kidney. Thromb Res 28:171–178

Verstraete M, Vermylen J, Collen D (1974) Intravascular coagulation in liver disease. Ann Rew Int Med 25:189–198

Viallet A, Villeneuve JP (1979) Intravascular coagulation and asciticfluid infusion. Ann Intern Med 91:318–319

Violi F, Allessandri C, Iuliano L, Frattorali S, Gallina G, Balsano F (1984) Behaviour of FDP, plasminogen and alpha$_2$-antiplasmin in chronic active hepatitis and liver cirrhose patients showing high FPA values. Haemostasis 14:109

Vliet ACM van, Vliet HHDM van, Dzoljic-Danilovic G, Wilson JHP (1981) Plasma prekallikrein and endotoxemia in liver cirrhosis. Thromb Haemost 45:65–67

Vogel GE (1983) Early treatment with AT III in acute liver failure. Behring Institut Mitteilungen 73:93–97

Vogel G, Bottermann P, Kuhlencordt M, Fritsche HM, Stemberger A, Blümel G, Fischer M, Schleicher P, Sommoggy S v (1979) Antithrombin III in der Behandlung von Gerinnungsstörungen beim akuten Leberversagen. Verh Dtsch Ges Inn Med 85:477–480

Vogel GE, Bottermann P, Clarman M v, Komm Ch, Oberdorfer A (1981a) Antithrombin III treatment in acute liver failure. Thromb Haemost 46:373 (Abstr)

Vogel GE, Tuchtenhagen S, Oberndorfer A (1981b) Improvement of plasmatic coagulation in patients with liver disease to enable necessary diagnostic and therapeutic steps. Thromb Haemost 46:353

Vogel GE, Komm Ch, Lorenz R, Bottermann P (1984) Das akute Leberversagen – neue therapeutische Aspekte. Intensivbehandlung 9:60–66

Volk BA, Schölmerich J, Hoppe-Seyler P, Wilms H (1983) Budd-Chiari-Syndrom: Erfolgreiche Therapie mittels peritoneo-venösem Shunt. Z Gastroenterol 21:477

Voss B, Allam S, Ranterberg J, Ullrich K, Gieselmann V, Figura K von (1979) Primary cultures of rat hepatozytes synthesize fibronectin. Biochem Biophys Res Commun 90:1348–1354

Waldron-Edward D, Chan P, Skoryna SC (1971) Increased prothrombin time and metabolic changes with high serum aluminium levels following long-term exposure to Bayer-process alumina. Can Med Assoc J 105:1297–1305

Wallin R, Prydz H (1979) Studies on a subcellular system for Vitamin K-dependent carboxylation. Thromb Haemost 41:529–536

Walls WD, Losowsky MS (1971) The hemostatic defect of liver disease. Gastroenterology 60:108–119

Walt JA van der, Gomperts ED, Kew MC (1977) Hemostatic factors in primary hepatocellular cancer. Cancer 40:1593–1603

Ware S, Millward-Sadler GH (1980) Acute liver disease associated with sodium valproate. Lancet II:1110–1113

Watada M, Nagakawa M, Kitani T, Okajima Y, Maeda Y, Urano S, Ijichi H (1981) Identification of the AJIII synthesizing hepatocytes by immunofluorescent technique. Thromb Haemost 46:284

Waxman S, Liu CK, Schreiber C, Helson L (1977) The clinical and physiological implications of hepatoma B$_{12}$-binding proteins. Cancer Res 37:1908–1914

Weber E, Walter E, Harenberg J (1981) Antikoagulantien: Medikamenteninteraktion und Anwendung bei gestörter Leber- und Nierenfunktion. In: Gross R, Holtmeier HJ (Hrsg) Blutgerinnung und Fibrinolyse. Thieme, Stuttgart New York, S 35–42

Weinstein MJ, Deykin D (1978) Quantitative abnormality of an Aα chain molecular weight form in the fibrinogen of cirrhotic patients. Br J Haematol 40:617–630

Wenzel E, Köhler M, Hellstern P, Reiter B, Blohn G v, Dumitrescu E, Schwarze G (1983) Zur Bedeutung gerinnungsphysiologischer Untersuchungen bei Lebererkrankungen. Berichte d ÖGKC 6:22–27

Wilkinson SP (1977) Endotoxins and liver disease. Scand J Gastroenterol 12:385

Winkelmann M, Borchard F, Stangel W, Grabensee B (1982) Tödlich verlaufene immunhämolytische Anämie nach Genuß des Kahlen Kremplings (Paxillus involutus). Dtsch Med Wochenschr 107:1190–1194

Wold JS, Buening MK, Hanajono GK (1983) Latamoxef-associated hypoprothrombinaemia. Lancet II:408

Woods WG, Dehner LP, Nesbit ME, Krivit W, Coccia PF, Ramsay NKC, Kim TH, Kersey JH (1980) Fatal veno-occlusive disease of the liver following high dose chemotherapy, Irradiation and bone marrow transplantation. Am J Med 68:285–290

Workman EF Jr, Lundblad RL (1977) The role of the liver in biosynthesis of the non-vitamin K-dependent clotting factors. Semin Thromb Haemost 4:15–28

Yamashina A, Kaito I, Sato S, Ishi T, Motoyama S, Hatakeyama N, Kashiwabara T, Yoshida T (1978) Experimental and clinical studies on blood coagulation in fulminant hepatitis. Blood Vessel 9:169–173

Yanofsky RA, Jackson VG, Lilly JR, Stellin G, Klingensmith WC, Hathaway WE (1984) The multiple coagulopathies of biliary atresia. Am J Hematol 16:171–180

Yoshimura R, Fujiyama S, Yamamoto S (1977) Clinical and experimental studies on the pathophysiology of liver diseases and intravascular coagulation. Blood Vessel 8:133–137

Yoshimura R, Fujiyama S, Yamamoto S (1978) Significance of coagulation tests in early diagnosis of acute hepatic failure. XVII. Congr Int Soc Haematol, Paris 1978, p 795

Yoshimura R, Asai H, Harihara S, Kamata T, Monna T, Yamamoto S, Fukuda T, Maeda H (1979) Studies on haemorrhagic tendency in cirrhosis of the liver. Gastroenterol Jpn 14:353–365

Zellner PR, Vondung R, Chorianopoulos E (1976) Leberschädigung bei Verbrennung. In: Wannagat L (Hrsg) Toxische Leberschäden. Thieme, Stuttgart, S 160–162

Zimmerman HJ (1981) Effects of aspirin and acetaminophen on the liver. Arch Intern Med 141:333–342

Zimmermann R, Czygan P, Harenberg J, Kommarell B (1982) Zur Bedeutung von Antithrombin III bei der hepatischen Hämostasestörung. Inn Med 9:270–276

Zinn W, Graham DY, Grose NP, Frankel N (1978) Circulating anticoagulant associated with chronic active hepatitis. South Med J 71:1308–1309

Zwierzina WD, Kunz F, Judmaier G, Mikuz G (1983) Aktue Schwangerschaftsfettleber mit Verbrauchskoagulopathie. Dtsch Med Wochenschr 108:703–707

Hämorrhagische Diathesen des Neugeborenen*

W. KÜNZER und H. NIEDERHOFF

Mit 13 Abbildungen und 15 Tabellen

A. Physiologie der Neugeborenen-Hämostase

Die Hämostase ist mit zahlreichen anderen Abwehrsystemen wie dem Kallikrein-Kinin-System, dem Komplementsystem, dem Prostaglandin-System, der zellulären und humoralen Abwehr und der Wundheilung, unmittelbar oder mittelbar zu einem lebenswichtigen Verbund verknüpft. Dadurch wird der Organismus in Stand gesetzt, auf eine exogene Schädigung traumatischer oder infektiöser Natur sinnvoll zu reagieren. Die einzelnen Glieder des gesamten Systems werden pränatal und erst recht während der frühen postnatalen Lebenszeit nicht gleichmäßig beansprucht; sie gehen daher wohl auch in ihrer phylogenetischen und ontogenetischen Entwicklung zum Teil unterschiedliche Wege.

Die Hämostase ihrerseits läßt vier Komponenten erkennen, die funktionell eng ineinandergreifen: Blutgefäße, Plättchen, plasmatische Gerinnung und Fibrinolyse. Jede dieser Komponenten bietet entwicklungsbedingte Besonderheiten, deren Erforschung und Kenntnis für die Betreuung reifer und unreifer Neugeborener unerläßlich ist (BLEYLER et al. 1971; KÜNZER 1971 b).

Von vornherein sei darauf hingewiesen, daß sich die Meinung auch weiterhin erstaunlich hartnäckig hält, die Hämostase von reifen Neugeborenen sei physiologischerweise unvollständig entwickelt und insuffizient. Dieser Ansicht muß grundsätzlich und energisch widersprochen werden. Historisch ist diese Fehleinschätzung auf die irreführende Interpretation isolierter Laborbefunde zurückzuführen, die während der Anfangsjahre der Gerinnungsforschung, beispielsweise an einzelnen plasmatischen Faktoren, in vitro erhoben wurden. Dabei haben dann viele Untersucher die Hämostasefunktion als Ganzes nicht in ihr Blickfeld bekommen.

Daß es sich bei dieser Frage nicht um einen akademischen Streit handelt, ließe sich vielfältig belegen; hier sei allein auf die schlechten Erfahrungen verwiesen, die man noch bis in die 60iger Jahre hinein mit der hochdosierten Gabe von wasserlöslichem Vitamin K (Synka-Vit) an Früh- und Neugeborene gemacht hat (FOMON u. CHAIRMAN 1961; STRÖDER et al. 1959).

---

* Wir danken Frau Dr. B. SCHMIDT, Herrn Dr. H. SEYDEWITZ, Herrn Prof. A.H. SUTOR und Frau Prof. I. WITT für deren wertvolle Hilfe bei der Bearbeitung des Themas.

I. Entwicklungsbedingte Besonderheiten der Blutgerinnung

1. Pränatale Periode

Unsere vorerst noch lückenhaften Kenntnisse über die plasmatische Gerinnung basieren im wesentlichen auf Untersuchungen an Blutproben von abortierten Feten, die insbesondere aus sozialmedizinisch für indiziert gehaltenen Schwangerschaftsabbrüchen gesunder Mütter stammten und damit aus dem zweiten Trimester der Gravidität, vereinzelt auch aus früheren Entwicklungsstadien (Holmberg et al. 1974). Darüber hinaus gelang es in den letzten Jahren, fetales Plasma mit Hilfe der Fetoskopie zum Zwecke einer pränatalen Diagnostik zu gewinnen und darin beispielsweise die Gerinnungsaktivität der antihämophilen Faktoren zu bestimmen (Firshein et al. 1979).

Als Ergebnis dieser pränatalen Gerinnungsstudien läßt sich zweierlei festhalten: Einerseits können fetale Blutproben, die aus dem zweiten Schwangerschaftstrimenon stammen, bereits gerinnen; ja sie weisen zum Teil so kurze Gerinnungszeiten auf, daß einzelne Autoren bei der Blutentnahme Schwierigkeiten hatten. Vor Ende des ersten Trimenons hingegen kann das Blut noch nicht gerinnen. Andererseits sind die einzelnen Gerinnungsfaktoren im zweiten Schwangerschaftstrimenon zwar nachweisbar, jedoch bei der Mehrzahl der untersuchten Parameter in deutlich geringerer Aktivität (Konzentration) als beim ausgetragenen Neugeborenen. Abbildung 1 gibt einen Überblick.

Die Produktion von Fibrinogen war immerhin in Leberzellkulturen aus der 5. Gestationswoche nachweisbar; im Blut selbst fand sich Fibrinogen allerdings erst einige Wochen später. Die Konzentration des Faktors I bleibt dann offenbar über viele Wochen auf einem niedrigen Niveau und erreicht erst gegen Ende der Schwangerschaft verhältnismäßig rasch die Höhe der Neugeborenen-Werte (Holmberg et al. 1974).

Die mit Gruppen-Tests erfaßbaren Faktoren II, VII und X sind bereits ab der 10. Woche der Gravidität in jedoch sehr niedrigen Aktivitäten nachzuweisen. Diese Vitamin-K-abhängigen Gerinnungsfaktoren erreichen bis zur Geburt nach und nach rund 50% der für Erwachsene normalen Aktivität.

Die Konzentration des Faktors XIII liegt im zweiten Schwangerschaftstrimenon deutlich unter 50% der Erwachsenen-Norm (Henriksson et al. 1974). Die Aktivität des Faktors V hingegen befindet sich praktisch schon gegen Ende der ersten Schwangerschaftshälfte im unteren Normbereich für Neugeborene.

Im gleichen Zeitraum sind sowohl der Faktor VIIIC wie auch das Faktor-VIII-assoziierte Antigen nachweisbar, allerdings in recht niedrigen Werten. Gleichwohl lassen sich durch das isolierte Fehlen der Faktor-VIIIC-Aktivität Hämophilie-A-verdächtige Feten als genetisch von diesem Defekt tatsächlich betroffene mit weitgehender Sicherheit identifizieren. Solche Untersuchungen haben außerdem Bedeutung für die pränatale Diagnostik des von-Willebrand-Jürgens-Syndroms. Auch die Hämophilie B läßt sich pränatal nachweisen, auf immunologischem Weg weniger störanfällig als mit funktioneller Methodik, da die Amnionflüssigkeit beträchtliche Mengen an thromboplastischem Material enthält (Holmberg 1980). Soweit die Blutgerinnung mit Globaltests überprüft wurde, weisen diese pränatal unterschiedlich verlängerte Reaktionszeiten auf,

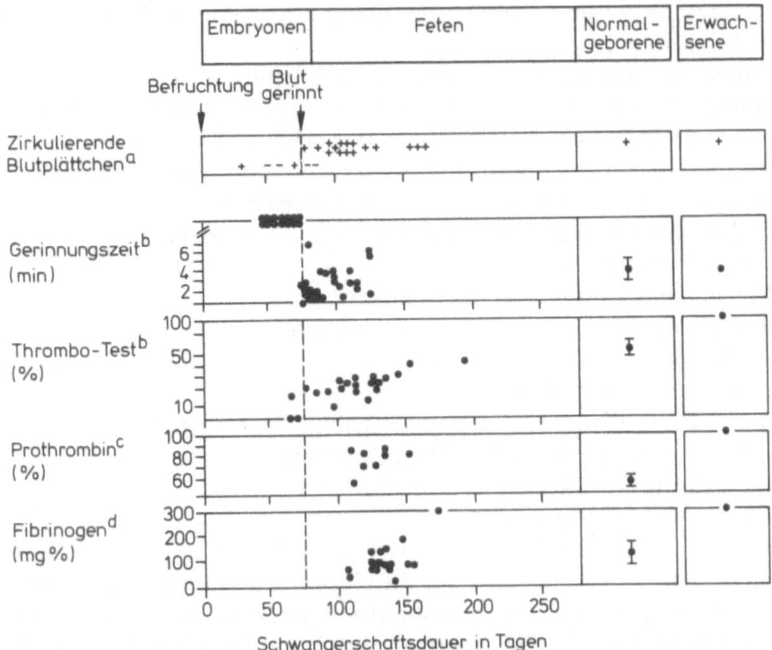

Abb. 1. Ontogenese der Blutgerinnung. Verhalten wichtiger Gerinnungskriterien bei menschlichen Embryonen und Feten. Die untersuchten Früchte stammen von therapeutischen Schwangerschaftsunterbrechungen. [a] Nach BLEYER et al. (1971), [b] nach ZILIACUS et al. (1966), [c] nach VAHLQUIST et al. (1953), [d] nach EKELUND et al. (1970a)

die wohl mit der deutlich erniedrigten Aktivität der meisten Einzelfaktoren zwanglos zu erklären ist.

Die bisher vorliegenden Arbeiten zu Fragen der pränatalen Hämostase gründen auf *quantitativen* Veränderungen im Vergleich zu späteren Lebensabschnitten. Aus methodischen Gründen fehlen noch Studien über *qualitative* Abweichungen der Hämostasefaktoren während der Fetalzeit, mit denen jedoch analog zum fetalen Fibrinogen (KÜNZER 1961, 1962, 1963) zu rechnen ist (s.S. 545ff.).

2. Natale Periode

Die Literatur über das Verhalten der plasmatischen Gerinnungsfaktoren bei reifen und unreifen Neugeborenen ist außerordentlich umfangreich. Manches Widersprüchliche in ihren Ergebnissen läßt sich durch mangelhafte Berücksichtigung und fehlende Standardisierung der Untersuchungsbedingungen erklären (EKELUND et al. 1970b; GMÜR u. STRAUB 1970). Folgende Umstände insbesondere vermögen das Ergebnis hämostaseologischer Untersuchungen in der Neonatalperiode zu beeinflussen, weshalb deren Beachtung beim Planen einer Studie sowie beim Aufstellen sogenannter Normwerte (Richtwertebereiche) für dieses Alter unerläßlich ist:

– Gestationsalter und Geburtsgewicht des Kindes
– Postpartum-Alter in Tagen oder sogar Stunden

- Schwangerschafts- und Geburtsanamnese (Asphyxie, Hypoxie, Schock, pränatale Infektionen)
- Einnahme von Medikamenten seitens der Mutter
- Zustand des Kindes (Apgar-Werte, Säure-Basen-Haushalt, Schock, bakterielle Sepsis, virale Infektionen, Hämolyse, Hyperbilirubinämie)
- Geschlecht des Kindes (dieser Parameter wurde im Neugeborenenalter hämostaseologisch bisher wohl zu unrecht wenig beachtet)
- Beginn, Art und Umfang etwaiger oraler (parenteraler) Ernährung innerhalb der ersten 24 Lebensstunden
- Ernährung an den folgenden Lebenstagen
- Verabreichung von Arzneimitteln an das Kind
- Anwendung von Fototherapie
- Tageszeit der Blutentnahme
- Quelle der Blutprobe (Nabelschnurvenenblut, Nabelvenenblut, Nabelarterienblut, Venenblut, arterielles Blut, Kapillarblut)
- Hämatokrit (Viskosität) der Blutprobe
- Volumengröße der Blutprobe
- Technik der Blutentnahme (Nabelschnur: Punktion der Nabelschnurvene oder spontanes Abtropfen aus der durchtrennten Nabelschnur; Nabelgefäße: venöses oder arterielles Blut, Größe des Katheters und dessen Verweildauer vor der Blutentnahme; Venenblut: Ausmaß und Dauer der proximal angelegten Stauung, Kanülengröße, Kanülenmaterial; Kapillarblut: Art und Größe der Kapillare, Beschichtung der Innenwand mit gerinnungs- oder fibrinolyserelevanten Substanzen, Dauer etwaigen „Melkens")
- Zusatz eines Antikoagulans und/oder Antifibrinolytikums (Mischungsverhältnis)
- Verarbeitung der Blutproben (Transportdauer, Zentrifugieren, Lagerung, Einfrieren, Auftauen)
- Vergleichskollektiv (ältere Kinder, Erwachsene, eigene Mutter unter der Geburt oder im Wochenbett)
- Labormethode (Fotometrie mit Hilfe chromogener Substrate, immunologische Verfahren, funktionelle Tests).

Gesichert bezüglich der Hämostase in der Neonatalperiode sind folgende Fakten: Reife Neugeborene bluten trotz der erheblichen physikalischen Alteration durch Scherkräfte, Druck und Zug, die jede vaginale Entbindung mit sich bringt, vergleichsweise selten. Zu diesem Zeitpunkt verfügen die Kinder bereits über ein voll leistungsfähiges System der Blutstillung, obgleich die Aktivität der meisten plasmatischen Gerinnungsfaktoren deutlich niedriger liegt, als man dies von Erwachsenen her kennt. Dies ist ein besonders anschauliches Beispiel für das entwicklungsphysiologisch bedeutsame Prinzip, demzufolge jede Entwicklungsstufe über eine für ihre Lebensumstände optimale Gesamtfunktion verfügt, obschon einzelne Teilfunktionen, nach Erwachsenen-Maßstäben, unzureichend ausgebildet sein können.

Diese Verhältnisse werden durch Tabelle 1 verdeutlicht. Das reife Neugeborene hat sogar eine im Vergleich zur Erwachsenennorm verkürzte Vollblutgerinnungszeit. Ein gleichsinniges Verhalten wird bei den übrigen Testen beobachtet,

Tabelle 1. Vergleich zwischen reifen Neugeborenen und Erwachsenen. Grenzen des oberen bzw. unteren Normbereichs für Blutungszeit, Globaltests der plasmatischen Gerinnung, einschließlich TEG[a] sowie für die Gruppentests (PTT und Thromboplastinzeit). (Modif. nach SUTOR 1978b)

Lebensalter der Neugeborenen	Blutungszeit	Vollblut-Gerinnungszeit	Rekalzifizierungszeit	Thrombelastogramm[a]		Gruppentests	
				Reaktionszeit r	Gerinnselbildungszeit k	PTT, aktiviert	Thromboplastinzeit (Quick-Wert)
	(min)	(min)	(s)	(min)	(min)	(s)	
1. Tag	<2,5	<4,0	<120			<60	>35%
2. Tag		<4,5				<65	>25%
3. bis 4. Tag		<5,0				<55	>40%
7. bis 10. Tag	<4,5	<4,7		10	6	<50	>50%
Erwachsene	<5,5	<5,2	<130	15	9	<40	>70%
Erreichen des Normbereiches für Erwachsene	nach dem 4. bis 5. Lebensjahr	nach dem 1. Lebensmonat	nach dem 1. Lebensmonat	nach dem 1. Lebensjahr	nach dem 1. Lebensjahr	nach der 2. Lebenswoche	nach der 2. Lebenswoche
Literatur-Referenz	SUTOR 1978b	SUTOR 1978b	SUTOR 1978b	KABUS 1967	KABUS 1967	SUTOR 1978b	SUTOR 1978b

[a] TEG, Vollblut-Thrombelastogramm (Angabe von Mittelwerten)

welche die Gesamtfunktion der Gerinnung widerspiegeln: Rekalzifizierungszeit, Heparintoleranzzeit sowie Reaktionszeit (r) und Gerinnselbildungszeit (k) im Thrombelastogramm. Die plasmatische Gerinnung ist bei Neugeborenen eher zur Hyperkoagulämie verschoben. Dazu paßt die alltägliche klinische Erfahrung, daß die abgenommene Blutprobe von Neugeborenen sehr leicht gerinnt, sowie die Leistungsfähigkeit der primären Hämostase in vivo, die methodisch am treffendsten mittels der Blutungszeit zu erfassen ist. So erhält man mit der modifizierten IVY-Methode unter standardisiertem Auflagedruck des Schneppers kürzere Zeiten als bei Erwachsenen (SUTOR et al. 1974). Auch andere Untersucher bestätigen übereinstimmend dieses Resultat (HATHAWAY et al. 1969).

Überprüft man hingegen die plasmatische Gerinnung mit Globaltests (Prothrombinzeit, partielle Thromboplastinzeit), so sind die Reaktionszeiten bei reifen Neugeborenen im Vergleich zu Erwachsenen verlängert (Tabelle 1), eine unmittelbare Folge der erniedrigten Aktivitäten der meisten Einzelfaktoren (Tabelle 2). Eine Ausnahme bildet der Faktor VIII; seine Aktivität bewegt sich von Geburt an bereits im Normbereich für Erwachsene, in den ersten Lebenstagen liegt die Faktor-VIII-Aktivität sogar darüber, noch ausgeprägter die des Faktor-VIII-assoziierten Antigens (MAAK et al. 1978; MUNTEAN et al. 1977). Andere Autoren haben auf eine beträchtliche Schwankungsbreite der Faktor-VIIIC- und der Faktor-VIII-Ag-Aktivität hingewiesen (von VOSS 1980). Weitere Ausnahmen betreffen die Faktoren I und V. Die Fibrinogenkonzentration liegt im Nabelvenenblut zwar niedrig (STRÖDER u. KÜNZER 1959), sie steigt aber bereits am ersten Lebenstag an auf Werte im unteren Normbereich Erwachsener. Untersuchungen, die bei Frühgeborenen durchgeführt worden sind (KARITZKY

Tabelle 2. Vergleich zwischen reifen Neugeborenen und Erwachsenen. Konzentration (Aktivität) plasmatischer Gerinnungsfaktoren[a]

Gerinnungs-faktor	I mg/100 ml	II	V	VII	VIII	IX	X	XI	XII	XIII
		in Prozent der Erwachsenen-Norm								
1. Lebenstag (Nabelschnur- oder Venenblut)	245	45	100	55	100	30	55	30	50	100
Erwachsene	315	100	100	100	100	100	100	100	100	100
Erreichen des Normbereichs für Erwachsene	am oder bald nach dem 1. Lebenstag	nach wenigen Wochen	bei Geburt	nach wenigen Wochen	bei Geburt	nach mehreren Monaten	nach wenigen Wochen	nach mehreren Monaten	nach wenigen Wochen	bei Geburt

[a] geglättete Mittelwerte. (Nach Hathaway 1975)

et al. 1969), sprechen dafür, daß auch diese sehr rasch und zwar bereits im Verlauf der ersten 12 Lebensstunden ihre Fibrinogenwerte signifikant bis in den Normbereich Erwachsener anheben. Die Faktor-V-Aktivität liegt bei reifen und unreifen Kindern bereits am ersten Lebenstag im Normbereich Erwachsener oder nur wenig darunter. In der Literatur finden sich allerdings auch Angaben über eine Erniedrigung der Aktivität der Faktoren V und VIII am ersten Lebenstag (Künzer 1971 b).

Die Ergebnisse der Faktor-XIII-Bestimmungen am ersten Lebenstag sind uneinheitlich: Es gibt Autoren, die bereits zu diesem Zeitpunkt über Werte im Bereich der Erwachsenen-Norm berichten (Hathaway 1975). Andere Untersucher haben unmittelbar nach der Geburt Werte für den Faktor XIII gefunden, die nur 25 bis 50% der Erwachsenen-Norm betrugen und sich erst nach etwa 3 Wochen dem Erwachsenenniveau angeglichen hatten (Henriksson et al. 1974).

Die Faktoren des Prothrombinkomplexes (II, VII, IX und X) fallen nach der Geburt vorübergehend noch weiter ab und bleiben dann während einiger Tage auf diesem niedrigen Niveau (Beller 1957). An diesem Phänomen hat sich schon vor 40 Jahren eine Diskussion darüber entzündet, ob es einen „physiologischen" Vitamin-K-Mangel gibt oder nicht (s. Abschn. B.I.2.). Allerdings haben spätere Untersuchungen gezeigt, daß die Faktorenreduktion unmittelbar nach der Geburt beginnt und bereits nach zwei Lebensstunden praktisch abgeschlossen ist (Künzer et al. 1964).

Bei unreifen Neugeborenen sind die Aktivitäten der Einzelfaktoren dem Gestationsalter entsprechend, noch stärker erniedrigt als bei ausgetragenen Kindern. Das gilt noch am wenigsten für die Faktoren I, V, VIII und XIII. Bestimmungen der partiellen Thromboplastinzeit und der Prothrombinzeit ergeben als Folge der niedrig liegenden Einzelfaktoren-Aktivitäten, daß die Reaktionszeiten noch ausgeprägter verlängert sind als bei reifen Neugeborenen (Sutor 1978 b). Es ist daher zu verstehen, daß man bei hochgradig unreifen Kindern, die dann auch eine Verlängerung der Blutungszeit haben, die Leistungsfähigkeit des gesamten Hämostasesystems beeinträchtigt findet. Ein Beleg dafür ist auch die größere Blutungshäufigkeit bei Frühgeborenen im Vergleich zu reifen Kindern (s. Abschn. A.IV.).

Die Ursache für die erstaunliche Diskrepanz zwischen dem Verhalten der einzelnen plasmatischen Gerinnungsfaktoren und der Hämostase als Gesamtfunktion ist vermutlich mehrschichtig. Zu den Erklärungsmöglichkeiten zählen einerseits quantitative Besonderheiten bei den Gegenspielern der plasmatischen Gerinnung, ebenso wie eine im Vergleich zu Erwachsenen veränderte Kinetik der Gerinnungsfaktoren und ihrer Gegenspieler, andererseits aber auch qualitative Abweichungen bei den Gerinnungsfaktoren selbst (KÜNZER 1971 b).

Gut dokumentiert ist inzwischen der Befund, daß die Konzentration des Antithrombin III (Heparin-Kofaktor) im Vergleich zu Erwachsenen auf rund die Hälfte reduziert ist. Auch das neuerdings entdeckte Protein C, ein Vitamin-K-abhängiger Inhibitor der Faktoren V und VIII (sowie ein Stimulator der Fibrinolyse), ist in seiner Konzentration – bislang allerdings erst in kleinen Serien untersucht – auf rund ein Drittel der Erwachsenennorm erniedrigt (MANUCCI u. VIGANO 1982; POLACK et al. 1984; VON KRIESS et al. 1985; THAISS et al. 1985). Somit herrscht wohl zwischen den plasmatischen Gerinnungsfaktoren und ihren hauptsächlichen Gegenspielern ein Gleichgewicht auf „niedrigem Niveau" (Tabelle 4).

Bisher noch kaum beachtet, als Erklärungsmöglichkeit für die Diskrepanz aber durchaus attraktiv ist die *Kinetik* der Plasmaproteine, die an der Hämostase beteiligt sind. Schon vor 15 Jahren haben Untersuchungen mit J^{125}-markiertem Fibrinogen gezeigt, daß die biologische Halbwertzeit des Faktors I beim ausgetragenen wie auch beim unreifen Neugeborenen um rund die Hälfte kürzer ist als beim Erwachsenen (KARITZKY et al. 1969); dieser Befund macht die gut ausgebildete Fähigkeit des Neugeborenen-Organismus zur Regeneration abgebauter (verbrauchter) Gerinnungsfaktoren deutlich und die nicht seltenen überschießenden Syntheseleistungen verständlich, denen man in der Anfangsphase einer disseminierten intravasalen Gerinnung gerade in dieser Altersstufe begegnet. Hierdurch wird die Diagnose einer Verbrauchskoagulopathie oft erschwert.

In jüngster Zeit ist die Bedeutung der Kinetik bei der Erörterung der Besonderheiten der Neugeborenen-Hämostase durch Untersuchungen am Antithrombin III in den Vordergrund gerückt: An Hand von 7 Neugeborenen, die wegen Blutgruppenunverträglichkeit oder Bilirubinkonjugierungsschwäche eine Austauschtransfusion bekommen mußten, und deren Antithrombin-III-Spiegel infolge dieser Maßnahme naturgemäß im doppelt so hohen Erwachsenen-Niveau lag, wurde das anschließende Abfallen der Antithrombin-III-Konzentration messend verfolgt. Daraus wurde mit Hilfe eines vereinfachten mathematischen Modells eine deutlich verkürzte Halbwertzeit des Antithrombin III im Vergleich zu den Erwachsenen-Werten berechnet (SCHMIDT et al. 1984). Ganz offensichtlich ist also im Neugeborenenalter ein beschleunigter Umsatz von Fibrinogen und Antithrombin III vorhanden. Bei den übrigen Gerinnungsfaktoren sind möglicherweise ähnliche Verhältnisse zu erwarten. Diese Erkenntnis hat nicht nur grundsätzliche Bedeutung, sondern ist auch für die Dosierung von gerinnungsaktiven Plasmaderivaten wichtig.

Was die molekulare Struktur und die Gerinnungseigenschaften anbelangt, so sind gesicherte Abweichungen vom adulten Molekül bisher nur beim Faktor

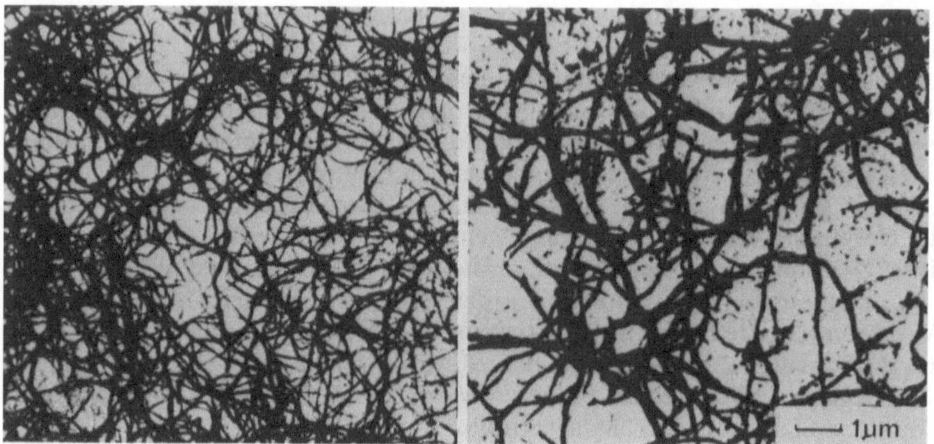

Abb. 2. Elektronenmikroskopische Bilder des fetalen und adulten Fibringerinnsels. *Links* fetales Fibrin, *rechts* adultes Fibrin. Originalvergrößerung 6000fach. (Aus Witt u. Tesch 1980)

Tabelle 3. Unterschiede zwischen fetalem und adultem Fibrinogen (Aus Witt u. Tesch 1980; Müller et al. 1981)

Fetales Fibrinogen unterscheidet sich von adultem Fibrinogen durch:
1. eine höhere negative Ladung bei der Chromatographie an DEAE-Cellulose,
2. einen doppelt so hohen Phosphatanteil an der alpha-Kette,
3. eine verlängerte Umwandlungsgeschwindigkeit zu Fibrin bei alkalischen pH-Werten,
4. eine Hemmung der Umwandlung in Fibrin durch hohe Fibrinogenkonzentrationen (Substrathemmung),
5. eine höhere Affinität zu Thrombin,
6. den Aufbau des Fibrinnetzes, charakterisiert durch geringere Faserdicke und kürzere Fasersegmente (Elektronenmikroskopie und Lichtstreuung).

I bekannt geworden, wofür sich die Bezeichnung „fetales Fibrinogen", analog zum fetalen Hämoglobin, eingebürgert hat. Schon vor 30 Jahren fiel erstmals auf, daß Fibringerinnsel aus dem Plasma von Neugeborenen physikalische Eigenheiten (geringere Kompressibilität, erhöhte Transparenz) aufweisen (Burstein et al. 1954). Dieser Befund wurde jedoch erst relevant, als die unter dem Eindruck des außergewöhnlichen Verhaltens der Neugeborenen-Hämostase durchgeführten qualitativen Gerinnungsuntersuchungen auch funktionelle Besonderheiten des Neugeborenen-Fibrinogens aufzeigten (Künzer 1961, 1962, 1963). Inzwischen ist das fetale Fibrinogen isoliert und in der Freiburger Kinderklinik weiter charakterisiert worden (Witt et al. 1973a; Witt u. Tesch). Zweifellos stellt das fetale Fibrinogen zumindest einen der Schlüssel zum Verständnis der Weise dar, in der das gesunde Neugeborene seine Hämostase bewerkstelligt (Abb. 2, Tabelle 3).

Was die immunologischen Eigenschaften betrifft, so sind auch bei anderen Einzelfaktoren der plasmatischen Gerinnung gewisse Varianten in den ersten Lebenstagen vermutet worden und zwar mit höherer wie auch vor allem mit niedrigerer Gerinnungsaktivität, beispielsweise bei den Faktoren VII und XII (Andrew et al. 1981; Maak u. Frenzel 1977).

Die Frage, ob zwischen Mutter und Kind zum Zeitpunkt der Geburt quantitative Korrelationen einzelner Hämostase-Parameter nachweisbar sind, dürfte zu verneinen sein, in erster Linie wohl wegen der Plazentarschranke, die für Gerinnungs- und Fibrinolyse-Faktoren besteht (BILANT u. DUCKERT 1973).

3. Postnatale Periode

Fetales Fibrinogen läßt sich noch während der ersten 8 Lebenstage nachweisen (WITT et al. 1973a).

Mit Ausnahme des Faktors IX erreichen die übrigen Faktoren des Prothrombinkomplexes (II, VII und X) aus ihrem postnatalen Tief heraus innerhalb weniger Wochen in ihrer Aktivität Erwachsenen-Werte. Das gilt auch für den Faktor XII. Lediglich die Aktivität des Faktors IX und vermutlich auch die des Faktors XI benötigen mehrere Monate zur Angleichung an das adulte Niveau (Tabelle 2).

Insgesamt läßt sich auch für die postnatale Periode festhalten, daß die plasmatische Gerinnung, wie auch die gesamte Hämostase, beim jungen Säugling zuverlässig funktioniert. Unbeschadet dieser Feststellung neigen Kinder in dieser Altersgruppe zur Hyperkoagulämie und deren Folgen (Verbrauchskoagulopathie).

II. Entwicklungsbedingte Besonderheiten der Fibrinolyse

1. Pränatale Periode

Das fibrinolytische System weist in seinem Verhalten eine bemerkenswerte Analogie zur plasmatischen Gerinnung auf: Einer gesteigerten fibrinolytischen Aktivität während der Fetalzeit (die im Hinblick auf die Offenhaltung des fetoplazentaren Kreislaufs und die Gewährleistung des fetomaternalen Stoffaustausches über fibrinfreie Plazentarzotten zweckmäßig erscheint) steht eine recht niedrige Konzentration von Plasminogen gegenüber (Tabelle 4).

Daß die Fibrinolyse schon während der gesamten Fetalzeit eine hohe Wirksamkeit entfalten kann, läßt sich an großen Lysehöfen auf nichterhitzten Fibrinplatten, an kurzen Euglobulin-Lysezeiten und am Auftreten von fibrinolytischen Spaltprodukten zeigen (Abb. 3). Eine freie Plasmainaktivität findet sich hingegen nicht, da die Lysehöfe auf erhitzten Fibrinplatten klein bleiben oder fehlen und im Serum von fetalem Blut, das auf Epsilon-Aminokapronsäure abgenommen wurde, höchstens Spuren von Spaltprodukten nachweisbar werden. Diese Ergebnisse sprechen im übrigen dafür, daß im pränatalen Blut eine hohe Plasminogen-Aktivator-Aktivität vorliegt, die unter physiologischen Verhältnissen allerdings erst in vitro zum Tragen kommt (Abb. 3).

Die Plasminogenkonzentration im Fetalblut hingegen fand sich ganz erheblich erniedrigt, und zwar weitgehend unabhängig vom untersuchten Gestationsalter über einen weiten Bereich zwischen 7,5 und 50% der Erwachsenen-Norm streuend, mit einem Medianwert von nur 20% (Abb. 4).

Die Inhibitoren der Fibrinolyse zeigen pränatal ein unterschiedliches Verhalten. Das alpha-2-Makroglobulin ist abhängig vom Gestationsalter deutlich erniedrigt. Andere Hemmer, wie das Antiplasmin (alpha-2-Antiplasmin) und der

Tabelle 4. Besonderheiten der Neugeborenen-Hämostase

Entwicklungs- bedingte Phämomene	Blutgefäße	Thrombozyten	Plasmatische Gerinnung	Fibrinolyse
Gesamtfunktion leistungsfähig	Blutungszeit verkürzt		Vollblut-Gerinnungszeit verkürzt	Fibrinolytische Kapazität erhöht
Zuerst entdeckte Teilfunktionen „unreif"	Kapillarwand und Gefäßbett empfindlich gegen Druck- und Volumenschwankungen	Aggregation in vitro herabgesetzt, Gehalt an ADP, ATP u. Serotonin sowie Prostaglandin Synthese vermindert	Aktivitäten der Faktoren II, VII, IX, X, XI und XII deutlich erniedrigt	Plasminogen-Konzentration deutlich erniedrigt
Später entdeckte Kompensation	Schutz des intrauterinen Milieus	Aggregation prompt induzierbar durch stärkere In-vivo-Stimuli	Antithrombin-III- und Protein-C-Konzentration erniedrigt / Erhöhter Umsatz von Faktor I und Antithrombin III (veränderte Kinetik auch der anderen Faktoren?) / Fetales Fibrinogen (Qualitative Unterschiede auch der anderen Faktoren?)	Aktivität der Fibrinolyse-Inhibitoren erhöht (Qualitative Unterschiede beim Plasminogen?) / Konzentration des Fibrinolyse-Stimulators Protein C erniedrigt
Gleichgewicht der Gegenspieler	**auf niedrigem Niveau**	**auf niedrigem Niveau**		**auf hohem Niveau**
Resultat für *gesunde, reife* Neugeborene	Perinatale Blutungen vergleichsweise selten trotz Geburtsstreß			Plazenta-Zotten fibrinfrei, daher fetomaternaler Stoffaustausch unbehindert; Thrombosen, Embolien selten
Gefahr für *kranke* oder *unreife* Neugeborene		Hirnblutungen	Umkippen der Hyperkoagulämie in eine lokalisierte oder disseminierte intravasale Gerinnung	

Inhibitor der Urokinase, liegen im Fetalblut bereits in Erwachsenen-Konzentrationen oder sogar in noch höheren Spiegeln vor (Abb. 4). Auch das alpha-1-Antitrypsin ist pränatal in Konzentrationen nachweisbar, die bereits dem Neugeborenenalter entsprechen.

Über das pränatale Verhalten von Antithrombin III scheint nichts Sicheres bekannt zu sein.

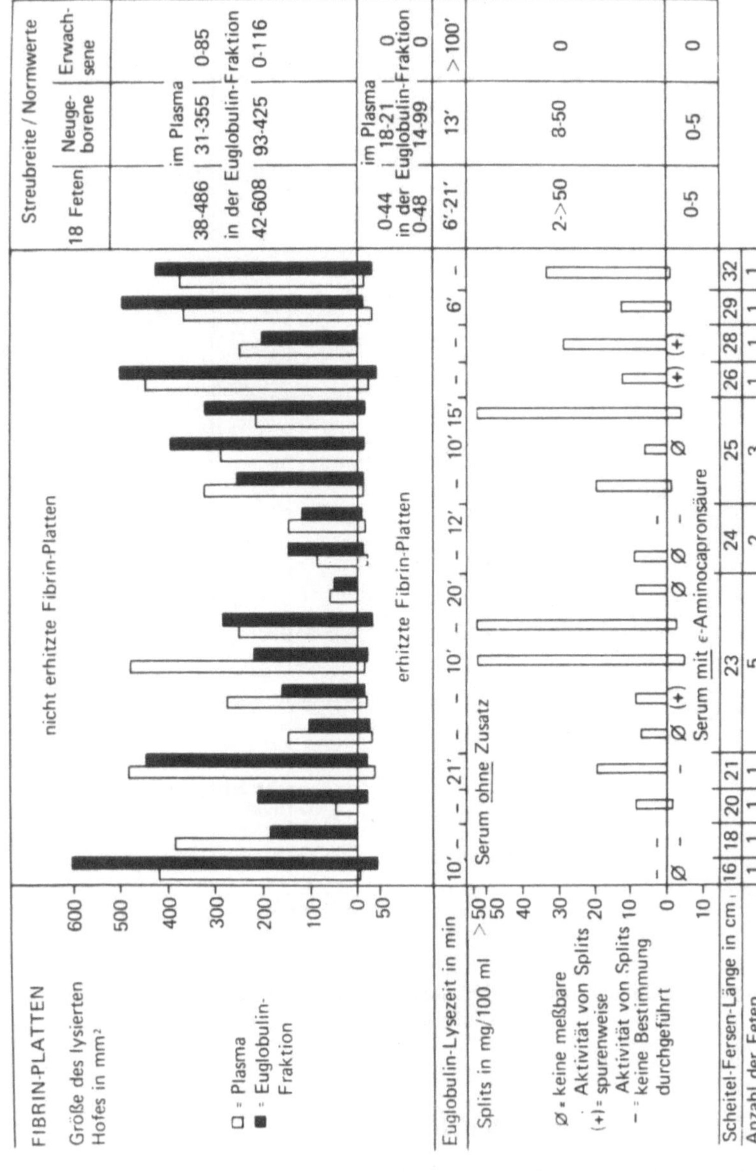

Abb. 3. Pränatale Fibrinolyse. Fibrinolytische Aktivität auf Fibrinplatten bei 18 Feten; Vergleich mit Euglobulin-Lysezeit und Splits bei einigen dieser Feten. (Aus EKELUND et al. 1970a)

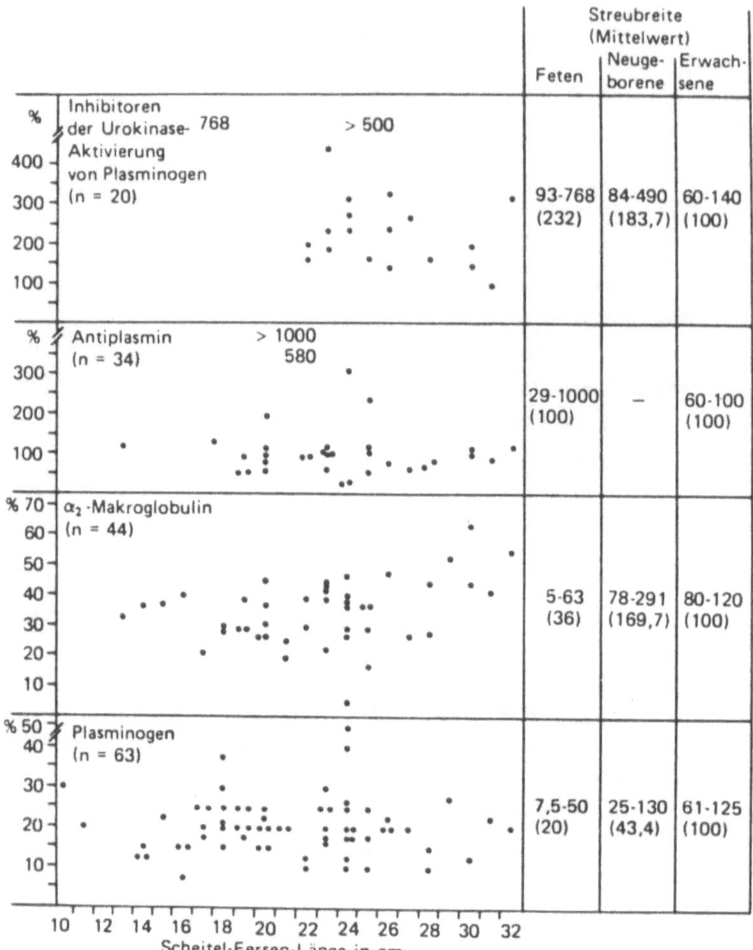

Abb. 4. Plasminogen und Inhibitoren der Fibrinolyse bei menschlichen Feten (aus Ekelund et al. 1970a)

2. Natale Periode

Die physiologische Situation der Neugeborenen-Fibrinolyse ist wie die der fetalen Fibrinolyse dadurch gekennzeichnet, daß sie eine hohe Effektivität entwickeln kann (Ekelund et al. 1970b; Ströder u. Künzer 1959). Allerdings läßt sich eine erhöhte fibrinolytische Aktivität in vitro nur in den ersten 4 Lebensstunden nachweisen; danach ist von einem dem Erwachsenen-Niveau entsprechenden Verhalten auszugehen (Ekelund et al. 1970b). Der Nachweis gelingt mit einfacher Methodik durch Inkubation entsprechender Blutproben im Reagenzglas ebenso wie mit der Messung der Euglobulin-Lysezeit und den Fibrinplatten-Tests (Abb. 5, 6).

Die immunologisch bestimmte Plasminogen-Konzentration in Blutproben, die unter Epsilon-Aminokapronsäure abgenommen wurden, beträgt bei reifen

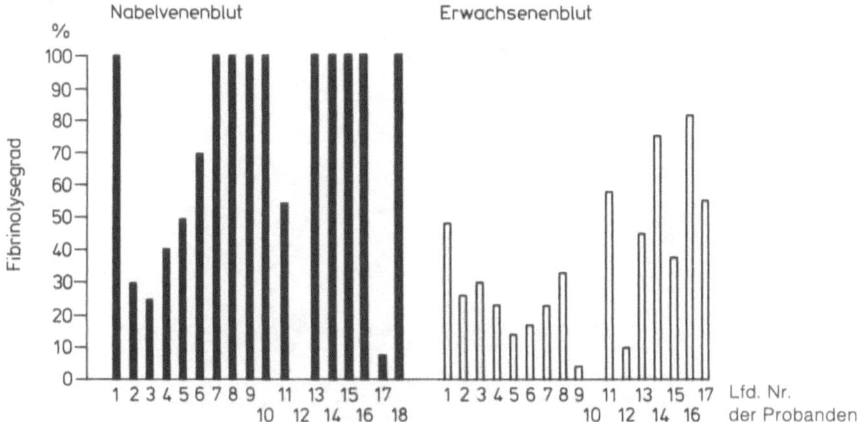

Abb. 5. Fibrinolyse in 18 Nabelvenen- und 17 Erwachsenenblutproben nach 24stündiger Inkubation bei 37° C. (Aus STRÖDER u. KÜNZER 1957)

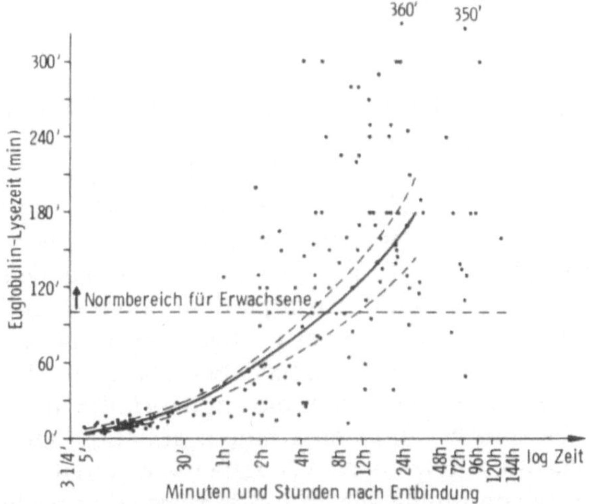

Abb. 6. Natale Fibrinolyse: Euglobulin-Lysezeit bei 155 Neugeborenen. Korrelation zwischen Euglobulin-Lysezeit (*Ordinate*) und dem Logarithmus der ersten Lebensminuten und -stunden (*Abszisse*). Da die so gewonnenen Meßwerte offensichtlich keine lineare Abhängigkeit erkennen ließen, wurde ein Polynom zweiten Grades benutzt und die Regressionskurve mit der Formel

$$\log y = 0,06 + 1,13\,X - 0,14\,x^2$$

errechnet. Der nichtlineare Verlauf dieser Kurve ist statistisch signifikant: Für beide Regressionskoeffizienten ist $p < 0,001$. Die beiden gestrichelten Kurven stellen den Bereich der 95%-Vertrauensgrenzen dar. (Aus EKELUND et al. 1970b)

Neugeborenen im Mittel nur rund die Hälfte der Erwachsenen-Norm mit einer Streuung zwischen 25 und 130% der adulten Norm (EKELUND et al. 1970b). Die Plasminogen-Spiegel bleiben während der Neugeborenenperiode auf diesem niedrigen Niveau.

Unreife Neugeborene weisen der Erwachsenen-Norm gegenüber ein noch größeres Plasminogen-Defizit auf als reife Kinder, was vermutlich zur Labilität

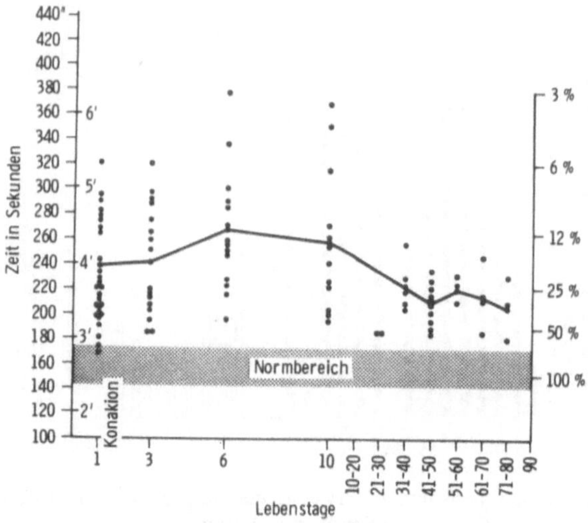

Abb. 7. Plasminogen bei Frühgeborenen. (Aus Künzer u. Ströder 1961)

des Hämostasesystems von Frühgeborenen beiträgt, die stärker als ausgetragene Kinder zur Hyperkoagulämie neigen (Abb. 7).

Die Inhibitoren der Fibrinolyse finden sich im Blut von reifen Neugeborenen eher in größerer Menge als im Erwachsenenblut (Ekelund u. Finnström 1972; Ekelund et al. 1970b). So findet man bei reifen, wie im wesentlichen auch bei unreifen Neugeborenen das Erwachsenen-Niveau sogar deutlich übersteigende Anti-Aktivatorwerte. Auch das Antiplasmin (alpha-2-Antiplasmin) liegt bei ausgetragenen Neugeborenen wie bei Frühgeborenen mengenmäßig in der gleichen Größenordnung wie im Erwachsenenalter. Das alpha-2-Makroglobulin weist bei reifen Neugeborenen Werte auf, die um die Hälfte über der Erwachsenen-Norm liegen. Sie sind bei unreifen Kindern gestationsalterabhängig eher niedriger. Das alpha-1-Antitrypsin ist bei reifen wie unreifen Neugeborenen etwa in derselben Größenordnung wie im Erwachsenenalter nachweisbar.

Anders als bei der plasmatischen Gerinnung finden wir also bei der Fibrinolyse zwischen der hohen Plasminogen-Aktivator-Aktivität und der im Vergleich zu Erwachsenen erhöhten Aktivität der Anti-Aktivatoren (und Antiplasmine) ein Gleichgewicht auf „hohem Niveau" (Tabelle 4). Das trifft zumindest für die ersten Stunden des ersten Lebenstages zu.

In diesem Zusammenhang sei ein weiterer Befund erwähnt, der ursprünglich eine Kontroverse in der Literatur ausgelöst hat, inzwischen aber aufgeklärt ist (Ekelund et al. 1970b). Nabelvenenblutproben reifer Neugeborener weisen nach komplikationsloser Entbindung während der ersten 4 Lebensstunden eine hohe Konzentration von Fibrinogen- und Fibrinspaltprodukten (Splits) auf, die angesichts der gesteigerten fibrinolytischen Kapazität der Neugeborenen auch plausibel erscheint. Versetzt man jedoch die Blutprobe bereits bei der Entnahme mit einem Antifibrinolytikum (Epsilon-Aminokapronsäure), so findet man in den ersten 4 Lebensstunden und auch danach höchstens noch Spuren

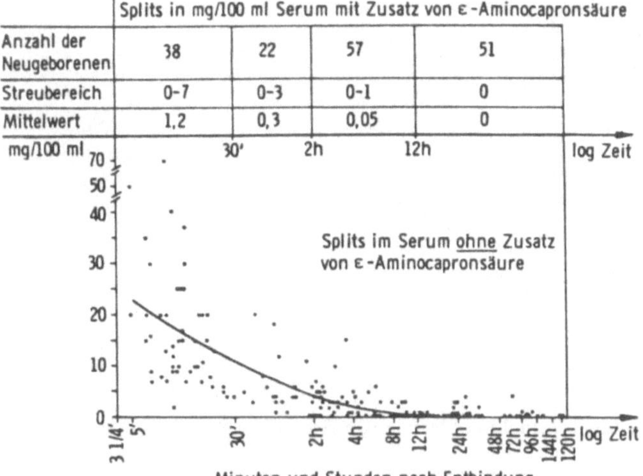

Abb. 8. Natale Fibrinolyse: Splits im Serum ohne Zusatz (174 Neugeborene) und im Serum mit Zusatz von Epsilonaminocapronsäure (168 Neugeborene). Korrelation zwischen Splits im Serum ohne Zusatz (*Ordinate*) und dem Logarithmus der ersten Lebensminuten und -stunden (*Abszisse*). Da die so gewonnenen Meßwerte offensichtlich keine innere lineare Abhängigkeit erkennen ließen, wurde ein Polynom zweiten Grades benutzt und die Regressionskurve mit der Formel

$$y = 39.88 - 26.13\,X + 4.28\,x^2$$

errechnet. Der nichtlineare Verlauf dieser Kurve ist statistisch signifikant: Für beide Regressionskoeffizienten ist $p < 0,001$. Vertrauensgrenzen wurden wegen zahlreicher O-Werte nach etwa 8 Stunden nicht berechnet. Für Splits im Serum mit Zusatz von Epsilonaminocapronsäure sind am oberen Rand der Abbildung Streubreite und Mittelwerte in Abhängigkeit vom Alter aufgeführt. Die Korrelation mit der Zeit nach Entbindung ist statistisch signifikant ($r = -0,45$; $p < 0,001$). (Aus EKELUND et al. 1970b)

von Splits im Blut. Daraus läßt sich folgern, daß der Plasminogen-Aktivator nur in vitro nach Glaskontakt, jedoch unter normalen Umständen nicht in vivo wirksam ist (Abb. 8).

3. Postnatale Periode

In diesem Lebensabschnitt ist das fibrinolytische System dadurch charakterisiert, daß die Plasminogen-Aktivator-Aktivität bereits am ersten Lebenstag auf das Erwachsenen-Niveau zurückgeht; die Plasminogenspiegel im Blut hingegen liegen noch über mehrere Monate niedrig. Sie erreichen erst in der Mitte des ersten Lebensjahres den unteren Normbereich für Erwachsene (Abb. 9). Bei frühgeborenen Kindern ist mit einer noch stärkeren Ausprägung dieser Verhältnisse zu rechnen (Abb. 7) (STRÖDER u. KÜNZER 1959).

Das Zusammenspiel zwischen der Fibrinolyse und ihren Inhibitoren ist postnatal insofern recht labil, als sich nicht nur die Plasminogen-Werte, sondern auch die verschiedenen Inhibitoren jeweils in unterschiedlichen Zeiträumen dem Normbereich des Erwachsenen angleichen: Die Aktivität des Anti-Aktivators fällt vom erhöhten Neugeborenen-Niveau erst nach und nach im Verlaufe des ersten Lebensjahres auf den Pegel des Erwachsenen-Alters. Die Aktivitäten des

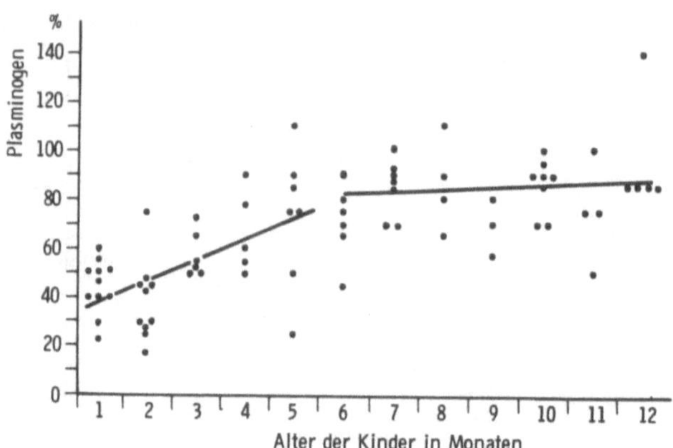

Abb. 9. Postnatale Fibrinolyse: Plasminogen-Spiegel im Säuglingsalter. (Aus Ekelund 1972)

Antiplasmins (alpha-2-Antiplasmin) und des alpha-2-Makroglobulins hingegen differieren vom zweiten Lebenstag an nicht mehr nennenswert von den Erwachsenen-Werten (Ekelund 1972). Diese Verhältnisse können wohl mit dazu beitragen, daß junge Säuglinge mit ihrer Hämostase leichter als Kinder höherer Altersstufen entgleisen, sobald das System schwerwiegend belastet wird (Sepsis, Exsikkose, Schock). Beispiele hierfür sind die Nierenvenenthrombose, die Enzephaloenteritis und die Urosepsis, die häufig mit einer Verbrauchskoagulopathie gerade in diesem Alter einhergehen (Künzer u. Breuer 1970; Künzer et al. 1972, 1980).

III. Entwicklungsbedingte Besonderheiten der Thrombozyten

1. Pränatale Periode

Die Thrombozyten erscheinen vom Ende des ersten Gestationstrimenon an in der Blutzirkulation und zwar anfänglich als besonders große Plättchen (Bleyler et al. 1971), also zu einer Zeit, in der auch die plasmatischen Gerinnungsfaktoren in niedrigen Aktivitäten nachweisbar werden und das Fetalblut bereits gerinnen kann (Abb. 1).

Megakaryozyten werden ebenfalls zu diesem Zeitraum (10. Gestationswoche) im hämatopoetischen Gewebe der Milz und Leber beobachtet. Von der 30. Schwangerschaftswoche an ist auch im Knochenmark mit einer lebhaften Megakaryozyten-Tätigkeit zu rechnen (Bleyler et al. 1971).

Über die Plättchenfunktionen während der Fetalzeit sind nur wenige Fakten und Daten bekannt. Die Thrombozyten scheinen vor dem zweiten Gestationstrimenon weniger Granula zu enthalten als später (Bleyler et al. 1971). Im zweiten Schwangerschaftsdrittel finden sich aneinanderhaftende Plättchen. Zu Beginn der zweiten Hälfte der Gestationszeit zeigen die Thrombozyten im Aggregometer bereits eine gewisse Fähigkeit zur Aggregation nach ADP-Zusatz, jedoch noch keine Kollagen- oder Adrenalin-induzierte Aggregation (Muntean 1980).

Tabelle 5. Thrombozytenzahlen Neugeborener in Abhängigkeit vom Gestationsalter (Modifiziert nach SELL u. CORRIGAN 1973)

Schwangerschaftsdauer der Neugeborenen[a]	Thrombozytenzahl/mm^3		Zahl der Probanden
	Mittelwert	±1 SD	
27 bis 30 Wochen	270000	240000 bis 310000	n = 8
31 bis 33 Wochen	280000	260000 bis 300000	n = 29
33 bis 36 Wochen	300000	280000 bis 310000	n = 24
37 bis 42 Wochen	295000	280000 bis 310000	n = 45
ältere Kinder	250000	225000 bis 270000	n = 100

Zum Vergleich Angaben[b] aus NELSON 1979

Alter	Normbereich
Frühgeborene, Geburt bis 1 Monat	100000 bis 300000
Neugeborene, Geburt bis 1 Woche	140000 bis 300000
Neugeborene, 1 Woche bis 1 Monat	150000 bis 390000
Kinder, 1 Monat bis 2 Jahre	200000 bis 473000
Kinder, älter als 2 Jahre	150000 bis 400000

[a] Klinisch gesunde Probanden ohne Blutungsneigung und ohne Medikamente, abgesehen von 1 mg Vitamin K_1 routinemäßig unmittelbar nach jeder Geburt; Zitratblutentnahme aus einem Nabel- oder Femoralgefäß innerhalb der ersten 36 Lebensstunden; Zählung der Plättchen im Phasenkontrast-Mikroskop; Ergebnisse ohne signifikante Unterschiede im t-Test.
[b] Clinical Laboratories, University of Kentucky Medical Center, Lexington, KY, USA

2. Natale Periode

a) Plättchenzahl

Die Plättchenzahlen *ausgetragener* Kinder liegen von Geburt an in der gleichen Größenordnung wie die älterer Kinder und Erwachsener (MUNTEAN 1980; NELSON 1979; SELL u. CORRIGAN 1973). Werte unter 100000/mm^3 sind als pathologisch zu werten. Unreifgeborene haben am ersten Lebenstag im Vergleich dazu im Mittel nur geringfügig niedrigere Thrombozytenzahlen, die sich gewöhnlich zwischen 100000 und 300000/mm^3 bewegen. Es besteht keine signifikante Abhängigkeit vom Gestationsalter (Tabelle 5). Auch bei hochgradig unreifen Kindern beobachtet man nur ausnahmsweise Werte zwischen 50000 und 100000/mm^3. Bei der Beurteilung der für diese Altersstufe publizierten Normbereiche ist nicht nur auf die Zählmethode zu achten, sondern auch darauf, ob das Gestationsalter berücksichtigt ist. In älteren Arbeiten, deren Ergebnisse häufig eine größere Schwankungsbreite, vor allem nach unten, aufweisen, wurde das untersuchte Kollektiv oft nicht nach Früh- und Mangelgeborenen aufgeteilt (SCHULZ et al. 1974).

Mangelgeborene haben nämlich im Gegensatz zu reifen und unreifen Kindern nicht selten erniedrigte Thrombozytenzahlen und zwar wohl aus unterschiedlichen Gründen: Als Symptom einer pränatalen Infektion (Röteln-Embryopathie) sowie als Folge einer Hyperviskosität, einer Polyglobulie oder einer Neigung zu intravasaler Gerinnung, die man unabhängig von der Ätiologie der intrauterinen Dystrophie bei einem Teil der Mangelgeborenen antrifft (Gross et al. 1973; Perlman u. Dvilansky 1975). Auch Nikotin-Abusus ist zu bedenken. In einer 1977 mitgeteilten Erhebung (Meberg et al. 1977) wiesen fast drei Viertel einer Gruppe von 31 Mangelgeborenen während der ersten Lebenswoche im Mittel zwischen nur 80000 und 90000 Plättchen/mm^3 auf; die Mehrzahl der Mütter hatte während der Schwangerschaft geraucht.

Bemerkenswert ist ferner der Hinweis, daß Neugeborene mit autosomaler Trisomie in der Mehrzahl der Fälle eine Thrombozytopenie aufweisen. Trisomie-21-Kinder hatten in den ersten 3 Lebenstagen im Durchschnitt nur 104600 Plättchen/mm^3 mit einer Standardabweichung von ± 53000, einen Medianwert von 90500/mm^3 und eine Streuung von 45000 bis 175000/mm^3 (Thüring u. Tönz 1979).

b) Plättchenfunktionen

Über die Ergebnisse von funktionellen und biochemischen Untersuchungen an Thrombozyten im Neugeborenenalter liegen inzwischen zahlreiche Arbeiten vor: Neben Werten, die im Normbereich für Erwachsene liegen, gibt es auch solche, die sich davon deutlich unterscheiden.

α) *Morphologie der Plättchen.* Auf Nabelvenenblutausstrichen läßt sich in der Verteilung der Plättchendurchmesser eine leichte, aber statistisch signifikante Verschiebung zu den größeren Formen (über 2,02 μ) hin feststellen (Stuart 1978). Möglicherweise ist dies ein Hinweis darauf, daß die Thrombozyten-Population des Neugeborenen einen höheren Anteil junger und damit hämostatisch besonders funktionstüchtiger Megathrombozyten besitzt. Elektronenmikroskopisch waren keine signifikanten Unterschiede in der Ultrastruktur zwischen Plättchen des Kindes und seiner Mutter zu erkennen (Ts'ao et al. 1976).

β) *Osmotische Resistenz der Plättchen.* Die vorliegenden Daten lassen bezüglich des Lebensalters und Geburtsgewichtes übereinstimmend keine Unterschiede in der Grenze der Alteration gegenüber hypotonen Kochsalzlösungen erkennen, die zwischen 0,4 und 0,5% NaCl liegt (Altemeyer et al. 1972).

γ) *Enzymausstattung der Plättchen.* Neugeborenen-Thrombozyten verfügen über die Enzymsysteme der Glykolyse, des Pentosephosphat- und des Zitronensäurezyklus sowie der Glutathionreduktion in etwa dem gleichen Ausmaß wie die Plättchen Erwachsener. Lediglich die Aktivität der Phosphofructokinase liegt am ersten Lebenstag noch um 30 bis 50% niedriger als in adulten Vergleichsproben. Die Bedeutung dieses Befundes wird nicht einheitlich beurteilt (Oski et al. 1970; Witt et al. 1966).

Der Glukoseumsatz der Neugeborenen-Plättchen, gemessen an der CO_2-Bildung aus C-14-markierter Glukose, übertrifft den der adulten Thrombozyten deutlich (Witt et al. 1966).

δ) *Nitroblautetrazolium-(NBT)Test und Phagozytose der Plättchen.* Der NBT-Test ergibt in nicht stimulierten Plättchen reifer Neugeborener eine verminderte Aktivität in der Reduktion des löslichen gelben Farbstoffs zu unlöslichen Nitroblautetrazolium verglichen mit adulten Thrombozyten (Del Principe et al.

1974). Hier scheint ein umgekehrtes Verhalten vorzuliegen wie bei den neutrophilen Leukozyten Neugeborener, wo sich während der ersten zwei Lebensmonate eine erhöhte Reduktionsaktivität findet (PARK 1971; WEHINGER et al. 1972). Die Fähigkeit zur NBT-Reduktion ist an die Aktivität der Pyridinnukleotidabhängigen Oxydase gebunden und gilt damit auch als Parameter für das Phagozytose-Vermögen: Der Sauerstoffverbrauch von Plättchen Neugeborener steigt deshalb erwartungsgemäß nach Zusatz von NADH meßbar an, wenn auch nicht im gleichen Ausmaß wie bei den Thrombozyten Erwachsener (DEL PRINCIPE et al. 1977). Über die Phagozytose der Plättchen ist bezüglich des Neugeborenenalters noch wenig bekannt. Gemessen an ihrer Fähigkeit, in vitro Latexpartikel zu inkorporieren, wurden keine Unterschiede zwischen Thrombozyten Neugeborener und ihrer Mütter gefunden (TS'AO et al. 1976).

ε) Ausbreitung, Adhäsivität und Retention der Plättchen. Die Vielzahl der hierfür eingesetzten Untersuchungsmethoden, deren mangelhafte Standardisierung und auch die unterschiedliche Nomenklatur erschweren die Beurteilung der vorliegenden Resultate und schränken ihre Vergleichbarkeit ein (s. Abschn. A.I.2.). Soweit man jedoch die sich daraus ergebenden Vorbehalte nicht aus dem Blick verliert, läßt sich folgendes für das Neugeborene festhalten:

Die Plättchen*ausbreitung* ist in den ersten Lebenstagen im Vergleich zu adulten Blutproben verringert (ALTEMEYER et al. 1972; GÖBEL et al. 1972). Bei untergewichtigen Neugeborenen ist der Prozentsatz vollständig ausgeprägter Plättchenformen noch stärker vermindert (ALTEMEYER et al. 1972).

Die *Adhäsivität* der Thrombozyten ist im Nabelschnurblut gegenüber Erwachsenen-Blutproben höchstens geringfügig, nicht signifikant vermindert (GÖBEL et al. 1972). Auch untergewichtige Neugeborene haben keine verminderte Plättchenadhäsivität (ALTEMEYER et al. 1972). Von geburtshilflicher Seite wurde darauf aufmerksam gemacht, daß die Plättchenadhäsivität bei der Mutter unter der Geburt gesteigert ist (BEUTNAGEL et al. 1971). Zu beachten ist, daß die Adhäsivität unter anderem auch von der Zahl der Thrombozyten abhängt (MAAK et al. 1971).

Die *Retention* der Plättchen steht als Funktionsprobe der Adhäsivität nahe, ist aber mit ihr nicht identisch. Im englischen Sprachgebrauch wird zwischen „adhesiveness to glass beads columns" und „retention" nicht scharf unterschieden. Andererseits hat die Plättchen-Retention auch methodische Beziehungen zur Aggregation; beispielsweise läßt sich in einem Vollblut-Aggregationstest, der insbesondere auch auf neonatologische Bedürfnisse zugeschnitten wurde (SUTOR et al. 1978), der Prozentsatz der im aggregationssubstanzfreien NaCl-Milieu „spontan" eliminierten Thrombozyten als Retention definieren, also diejenigen Plättchen, die während des zu dieser Methode gehörigen Rotationsvorganges an den Fremdoberflächen zurückgehalten werden.

Die Retentionsmessung im Glasperlenfilter hat für das Neugeborenenalter keinen Hinweis auf eine Funktionsminderung ergeben. Die Retention wies bei reifen Kindern am 2. bis 4. Lebenstag sogar erhöhte Werte im Vergleich zu adulten Blutproben auf (VON VOSS et al. 1976).

ζ) Aggregation und Freisetzungsreaktionen der Blutplättchen. Die hier zu besprechenden Thrombozytenfunktionen spiegeln neben der Adhäsion die wesentlichen Schritte im Ablauf der primären Hämostase wider. Die zirkulierenden Plättchen werden durch verletzte Gefäßendothelien adhärent sowie durch Kollagen, aber auch durch zahlreiche andere im Blut vorhandene (oder in vitro hinzuzufügende hoch- oder niedermolekulare) Substanzen über die Freisetzungsreaktionen I und II zur Aggregation stimuliert (Schneider u. Morgenstern 1980). Die Aufklärung der hieran beteiligten Vorgänge hat in den letzten 15 Jahren erhebliche Fortschritte gemacht, so daß neben die Messung der reversiblen (first wave) und der irreversiblen (second wave) Aggregation als Funktionstests auch biochemische Assays getreten sind. Diese messen zum Beispiel Stoffwechselprodukte der Freisetzungsreaktionen oder sagen etwas über den Plättchengehalt an freizusetzenden Substanzen aus.

Die vorliegenden Daten lassen sich folgendermaßen gliedern:

Nukleotid- und Serotonin-Stoffwechsel der Plättchen. Unter den in den dichten Granula gespeicherten und bei der Freisetzungsreaktion I abgegebenen Substanzen spielen Adenosindiphosphat (ADP), Adenosintriphosphat (ATP) und Serotonin (5-Hydroxytryptamin) neben Kalzium-Ionen die wichtigste Rolle. ADP und Serotonin (sowie Adrenalin) übernehmen insofern eine Doppelfunktion als sie auch zu den Substanzen gehören, die die Freisetzungsreaktion sowohl auslösen, als auch verstärken können. Nicht zuletzt dadurch erhält die primäre Hämostase ihre autokatalytische Beschleunigung. Einen inzwischen gesicherten Befund stellt der verminderte Gesamtgehalt der Neugeborenen-Thrombozyten an ADP und ATP dar (Corby u. Zuck 1976). Der Nukleotidgehalt ist allerdings nicht so stark vermindert, wie man das von Patienten mit der als Storage-pool-Defekt bezeichneten Thrombozytenfunktionsstörung infolge angeborenen Mangels an ADP-Vorräten in den dichten Granula der Plättchen her kennt.

In-vitro-Studien mit radioaktiv markierten Nukleotiden haben nun gezeigt, daß unabhängig vom Lebensalter der zirkulierende (nicht-stimulierte)Thrombozyt nur etwas mehr als die Hälfte seines ADP-ATP-Gehaltes in den dichten Granula als metabolisch nicht aktiven „storage pool" beherbergt; dieser Nukleotid-Anteil läßt sich radioaktiv nur verzögert markieren. Der Rest der Nukleotide hingegen, der nach bereits einstündiger Inkubation die radioaktive Markierung annimmt, findet sich als stoffwechselaktive Komponente im freien „metabolic pool" des Zytoplasmas, der Membranen und Mitochondrien. Der Quotient aus dem Gehalt an markiertem Nukleotid und seiner Gesamtmenge im Thrombozyten wird als „spezifische Aktivität" des Nukleotids bezeichnet. Somit steigt bei Plättchen, die zur Freisetzungsreaktion I stimuliert wurden, infolge Ausschüttung ihres nicht-markierten ADP-Vorrats aus den dichten Granula, die spezifische Aktivität des ADP an. Ebenso liegt bei Patienten mit Storage-pool-Defekt die spezifische Aktivität des ADP von vornherein höher als bei Normalpersonen (Holmsen u. Weiss 1972).

Wendet man nun diese Methode auf die Thrombozyten aus Nabelvenenblut reifer Neugeborener an, so zeigt sich, daß sich die spezifischen Aktivitäten von ADP und ATP nicht von denjenigen der zugehörigen Mütter unterscheiden (Corby u. Zuck 1976), daß also der Nukleotidgehalt in beiden Kompartimenten, im „storage pool" und im „metabolic pool", gleichmäßig vermindert ist. Auch im ATP:ADP Quotienten fand sich kein Unterschied.

Aus diesen Befunden ist zu folgern, daß die während der Neonatalperiode beobachteten Besonderheiten der Thrombozyten durch den sogenannten „Storage-pool-Defekt" keinesfalls adäquat beschrieben sind (CORBY u. ZUCK 1976). Vielmehr ist eine solche Interpretation für die Neugeborenen-Hämostase irreführend und für weitergehende Schlußfolgerungen schon deshalb falsch, weil das kardinale Symptom jeder Thrombozytopathie die verlängerte Blutungszeit ist; gerade diese aber fällt im Neugeborenenalter verkürzt aus (Tabelle 1).

Wichtig für das Verständnis der entwicklungsbedingten Besonderheiten im thrombozytären System sind hingegen Befunde, denen zufolge bei Neugeborenen-Thrombozyten erheblich stärkere Stimuli benötigt werden, um die Freisetzungsreaktion I auszulösen.

In vitro kann dies beispielsweise durch höher konzentriertes Kollagen (Thrombin) oder ADP geschehen: letzteres muß etwa 10fach konzentrierter sein gegenüber der Mindestkonzentration, die in Blutproben Erwachsener bereits als Auslöser wirkt. Die Menge an ADP, die daraufhin aus den dichten Granula der Plättchen freigesetzt wird, reicht dann aber völlig aus, um eine prompte Aggregation der Neugeborenen-Thrombozyten zu bewirken (CORBY u. ZUCK 1976). Bisher ist offen, wodurch in vivo die volle Funktionstüchtigkeit der Neugeborenenplättchen in Bezug auf ihre Aggregation und Freisetzungsreaktionen kompensiert wird.

Das Serotonin, von dem ein bedeutender Teil des Gesamtbestandes ebenfalls in den dichten Granula der Blutplättchen gespeichert ist, wird bei der Freisetzungsreaktion I, zusammen mit Nukleotid und Ca^{++}-Ionen, in die Umgebung des Plättchens abgegeben. Die Funktion des Serotonins ist jedoch bislang noch nicht so eindeutig umschrieben wie die des ADP. Möglicherweise verstärkt es nach seiner Freisetzung, zusammen mit Adrenalin, die zweite Phase der ADP-induzierten Aggregation. Wahrscheinlich spielt das freigesetzte Serotonin außerdem eine Rolle bei der initialen Konstriktion der Kapillaren unmittelbar nach Auftreten einer Verletzung.

Reife Neugeborene weisen in den dichten Granula ihrer Plättchen einen geringeren Serotonin-Gehalt auf als die zugehörigen Mütter und auch als erwachsene Kontrollpersonen (WHAUN u. OSKI 1972). Bei der in-vitro-Aufnahme von C^{14}-markiertem Serotonin zeigte sich seitens der Plättchen kein Unterschied zwischen Neugeborenen und Erwachsenen (TS'AO et al. 1976; WHAUN 1976). Hinsichtlich der durch Kollagen induzierten Freisetzung von markiertem Serotonin unterscheiden sich die Thrombozyten allerdings signifikant von den Plättchen sowohl der dazugehörigen Mütter wie auch der adulten Kontrollpersonen, indem sie in vitro weniger von dieser Substanz abgeben (WHAUN 1976). Andere Untersucher fanden über diese Besonderheiten hinaus noch eine geringere Empfindlichkeit der neonatalen Thrombozyten gegenüber der Serotonin-induzierten Aggregation (ALEBOUYEH et al. 1978).

Da die Hämostase des Neugeborenen unter Einflüssen wie Hypoxie, Schock oder Exsikkose leicht aus ihrem hyperkoagulabilen Gleichgewicht gerät, und unter den genannten Umständen im Blut mit einem erhöhten Adrenalin- und Serotonin-Spiegel zu rechnen ist, könnte, teleologisch gesehen, die verminderte Serotonin-induzierte Aggregabilität der neonatalen Thrombozyten einen sinnvollen Schutz vor unerwünschten Verbrauchsreaktionen darstellen (ALEBOUYEH et al. 1978). In der Diskussion um diese experimentellen Daten überwiegt bisher aber die Annahme einer Thrombozyten-„Funktionsstörung" (ALEBOUYEH et al. 1978; CORBY u. ZUCK 1976; HATHAWAY 1975; HRODEK 1966; MULL u. HATHAWAY 1970; DEL PRINCIPE et al. 1977; STUART 1978; TS'AO et al. 1976; WHAUN 1973).

Weniger gesicherte Daten als über die erste Freisetzungsreaktion liegen über die zweite vor. Das gilt erst recht für deren eventuelle Besonderheiten während der Neonatalperiode. Die Freisetzungsreaktion II wird normalerweise wohl durch höher konzentriertes Kollagen und auch Thrombin ausgelöst. Somit würden dann bei der zweiten Freisetzungsreaktion generell ähnliche Bedingungen für ihre Auslösung gelten, wie sie bei der Freisetzungsreaktion I in der Neugeborenenperiode bestehen. Als Ergebnis entleeren sich aus den alpha-Granula der Thrombozyten saure Hydrolasen, Plättchenfaktor 4, welcher Heparin zu binden vermag, und andere Substanzen in die Umgebung des Thrombozyten.

Prostaglandin-Stoffwechsel der Plättchen. Die Prostaglandine spielen im Stoffwechsel der Plättchen eine wichtige Rolle und nehmen mit ihren Derivaten einen sowohl fördernden als auch hemmenden Einfluß auf den Aggregationsvorgang. Der Angelpunkt, durch den die Prostaglandine ins Spiel kommen, ist der Übergang vom zirkulierenden zum stimulierten Plättchen.

Der zirkulierende Thrombozyt ist in seinem Inneren durch einen hohen Gehalt an cyklischem AMP und eine hohe Kalziumbindungsfähigkeit charakterisiert, wobei die Ca^{++}-Ionen subzellulär stark kompartimentiert sind (SCHNEIDER u. MORGENSTERN 1980). Die Plättchen-Oberfläche ist mit einer reichlich N-Azetylneuraminsäure-haltigen Glykoprotein-Schicht bedeckt. Dies alles zusammen macht den zirkulierenden Thrombozyt zu einer kontaktgehemmten Zelle (SCHNEIDER u. MORGENSTERN 1980).

Wird nun der Thrombozyt, beispielsweise durch Kollagen stimuliert, so zeigt er einen Abfall des cAMP und ein Ausströmen der Ca^{++}-Ionen aus den subzellulären Kompartimenten ins Zytoplasma (SCHNEIDER u. MORGENSTERN 1980). Und an seiner Zelloberfläche werden N-Azetylneuraminsäurehaltige Gruppen abgespalten (was in vitro beispielsweise durch Neuraminidase möglich ist), so daß jetzt vorher verdeckt gewesene, plättchenspezifische interzelluläre Erkennungsmuster freigelegt werden (SCHNEIDER u. MORGENSTERN 1980). Dies ermöglicht dann galaktosespezifischen Plättchen-Rezeptoren sich mit Galaktoseresten am Kollagen zu verbinden (KÖTTGEN et al. 1979). Entsprechendes stellt man sich auch für die Bindung von Thrombin an die Thrombozyten-Oberfläche vor.

Bei diesen Vorgängen wird auch eine kalziumabhängige Phospholipase aktiviert, die in der zur Zellmembran gehörigen Lipidschicht aus Phospholipiden *Arachidonsäure* abspaltet, das Ausgangsmolekül für weitere Hämostase-relevante Stoffwechselschritte.

Da zur Synthese der Arachidonsäure-haltigen Phospholipide der Plättchenmembran eine ausreichende Menge essentieller Fettsäuren (vor allem Linolsäure) zur Verfügung stehen muß (FRIEDMANN et al. 1977; VON VOSS 1980) erhebt sich die Frage, ob es einen Zusammenhang zwischen der Blutungsneigung hochgradig unreifer Frühgeborener und deren Ernährung gibt. Ohne Sicheres zu wissen, dürfte es jedenfalls auch unter diesen Umständen unzweckmäßig sein, unreifen Kindern über längere Zeit eine fettfreie (parenterale) Ernährung zuzumuten. Der hohe Gehalt der Frauenmilch an Linolsäure, der den der Kuhmilch um ein Mehrfaches übertrifft, sollte in diesem Zusammenhang ebenfalls zu denken geben.

Im einzelnen spielen sich auf der *aggregationsfördernden* Seite folgende Schritte ab (SMITH 1978): Die Arachidonsäure des stimulierten Thrombozyten wird unter Aufnahme von Sauerstoff mit Hilfe von Cyclooxygenase zu labilen Endoperoxiden oxidiert. Diese Endoperoxide werden dann durch Glutathion rasch zu Prostaglandinen und Thromboxan A_2 reduziert, welche neben den labilen Endoperoxiden potente Auslöser der Freisetzungsreaktion I sind. Da diese hämostasewirksamen Substanzen aber alle eine nur sehr kurze Halbwertszeit haben (für Thromboxan A_2 wird ein Wert von 30 Sekunden angegeben), werden sie rasch in inaktive Metabolite abgebaut; so entstehen unter anderem HHT (12-Hydroxy- 5,8,10-heptadecatriensäure) und Malonyldialdehyd. Analytisch hat letztere Verbindung den Vorteil, daß sie relativ einfach photometrisch zu messen ist und ihr Abfall einen guten Maßstab für das Leistungsvermögen der Prostaglandin-Synthese in den Plättchen abgibt.

Auf die Neugeborenenperiode angewendet, wurde nun nachgewiesen, daß die Prostaglandin-Synthese im Plättchen aus Nabelschnurblut ausgetragener Kinder (STUART 1978) wie auch aus dem Blut von Neugeborenen der ersten Lebenstage (VON VOSS 1980), im Vergleich zu ihren Müttern, um rund $^1/_4$ bis $^1/_3$ verringert ist. Das Ausmaß dieser Verringerung der Prostaglandin-Synthese Neugeborener, die jedenfalls in vitro zu einer prompten Auslösung der irreversiblen Aggregation genügt, ist im übrigen nicht zu vergleichen mit der pharmakologischen Blockade, die man durch die Verabreichung von Azetylsalicylsäure erzielt: Hierbei wird die Cyclooxygenase azetyliert, so daß die Malonyldialdehyd-Produktion der Plättchen auf weniger als $^1/_{10}$ absinkt und diese dann auch meßbar schlechter aggregieren. Zugleich wird daraus ersichtlich, daß es, wie geschehen, abwegig ist, diese Besonderheiten der neonatalen Thrombozyten als „Aspirin-like Defekt" zu interpretieren (CORBY u. ZUCK 1976).

Aggregationshemmend wirkt von den Prostaglandin-Derivaten vor allem das Prostazyklin (PGI_2), das in den Gefäßendothelzellen aus Thromboxan A_2 durch die Prostazyklinsynthetase gebildet wird. Die Nabelschnurarterienwand ist beispielsweise besonders reich an Prostazyklin (DADAK et al. 1982), was zur Verhütung einer Thrombose in der Nabelarterie wichtig sein könnte. Die Prostazyklin-Syntheserate in der Nabelschnur-Arterie scheint vermindert zu sein, wenn die Mutter raucht oder eine Diabetikerin ist oder eine Präeklampsie hat (DADAK et al. 1982).

Der Plättchenfaktor 3, ein hochmolekularer Lipoprotein-Komplex, der an mehreren Stellen in die plasmatische Gerinnung eingreift, wird im Verlauf des gesamten Aggregationsvorganges auf der Thrombozytenoberfläche zunehmend verfügbar. Möglicherweise nimmt auch für die Bildung dieses Lipoproteins die Arachidonsäure eine Schlüsselstellung ein (VON VOSS et al. 1980). Beim Neugeborenen ist die Plättchenfaktor-3-Verfügbarkeit im Vergleich zu Erwachsenen deutlich herabgesetzt (KÜNZER u. STRÖDER 1957).

Angesichts der vorliegenden Fakten über den Prostaglandin-Stoffwechsel verwundert es nicht, daß die Thrombozyten Neugeborener in ihrem funktionellen Verhalten durch Medikamente wie Azetylsalizylsäure, auch pränatal an die Mutter verabreicht, besonders schwerwiegend beeinträchtigt werden. So wurde über eine prospektive Studie berichtet (Rumack et al. 1981), nach der frühgeborene Kinder von Müttern, die zwischen 1 und 5 Tabletten Aspirin innerhalb der letzten Woche vor der Entbindung eingenommen hatten, einem signifikant höheren Risiko einer Hirnblutung ausgesetzt waren als Kontrollkinder, nämlich 71% gegen 49%. Diese medikamentös bedingte Blutungsgefahr dürfte in abgeschwächter Form auch für ausgetragene Neugeborene gelten (Corby u. Schulman 1971; Künzer u. Niederhoff 1981; Niederhoff u. Zahradnik 1982).

Ristozetin-induzierte Aggregation der Plättchen. Den vorliegenden Daten ist zu entnehmen, daß Ristozetin die Aggregation von Thrombozyten aus Nabelschnurblut deutlich stärker fördert als diejenige von Plättchen der zugehörigen Mütter; obendrein wirkt diese Substanz auf neonatale Plättchen weitaus effektiver ein als ADP, Adrenalin oder Kollagen (Ts'ao et al. 1976). Ob und was das für die primäre Hämostase bei Neugeborenen bedeuten könnte, ist offen. Möglicherweise läßt sich daraus der Hinweis auf eine unterschiedliche Ontogenese der hoch- und niedermolekularen Komponente des Faktor-VIII-Molekülkomplexes ableiten, wozu auch passen würde, daß Neugeborene in den ersten Lebenstagen vielfach über mehr Faktor-VIII-assoziiertes Antigen als über Faktor-VIIIC-Aktivität verfügen (Maak et al. 1978).

Sonstige Einflüsse auf die Aggregation der Plättchen. Unter den zahlreichen physiko-chemischen Einflüssen auf die Plättchenfunktionen, mit denen zu rechnen ist, dürfte für Neugeborene die Wirkung des unkonjugierten Bilirubins wichtig sein. So gibt es Hinweise dafür, daß eine Hyperbilirubinämie über eine Zunahme der negativen elektrischen Ladung der Plättchen-Oberfläche die Aggregabilität der Plättchen neugeborener Kinder steigert (Kosztolányi u. Jobst 1979). Derartige Veränderungen könnten als hilfreich für die Auslösung der Aggregation bei neonatalen Plättchen im bilirubinreichen Blut gedeutet werden; sie könnten aber auch als Gefahrenquelle gesehen werden wegen der ohnehin beim Icterus gravis verstärkt vorhandenen Neigung zur Hyperkoagulabilität.

Tabelle 6 soll abschließend zeigen, daß die Vielzahl vom adulten Maßstab abweichender Teilfunktionen der Thrombozyten Neugeborener nicht den Blick verstellen dürfen für die optimal funktionierende primäre Hämostase in der Neugeborenenzeit, an welcher die Plättchen ja einen wesentlichen Anteil haben.

η) Gerinnselretraktion. Bei dieser Funktionsprobe werden wesentliche Teile der sekundären Hämostase geprüft, mehr als ausschließlich die kontraktile Fähigkeit der Plättchen. Die vorliegenden Daten geben ein klares Bild dahingehend, daß die Retraktion der Gerinnsel ausgetragener Kinder schon vom ersten Lebenstag an nicht von der adulter Thrombozyten abweicht (Altemeyer et al. 1972; Göbel et al. 1972; Hrodek 1966; Mull u. Hathaway 1970). Lediglich untergewichtige Neugeborene zeigen am ersten Lebenstag eine mäßige, aber signifikante Verminderung der Gerinnselretraktion: Während sich die Gerinnsel Erwachsener und normalgewichtiger Neugeborener um deutlich über 95% ihres Ausgangsvolumens retrahieren, vermögen dies die Gerinnsel untergewichtiger Neugeborener nur zu knapp 80% (Altemeyer et al. 1972).

Tabelle 6. Thrombozytäre Funktionen: Neugeborene im Vergleich zu Erwachsenen[a]

Parameter der Plättchenfunktionen	Neonatale Plättchen		Adulte Plättchen		
	ausgetragene, gesunde Neugeborene	unter Einfluß von Azetylsalizylsäure	gesunde Kontroll-personen	unter Einfluß von Azetylsalizylsäure	mit Storage-pool-Defekt
a) Gesamtfunktion in vivo					
Primäre Hämostase	einwandfrei	deutlich beeinträchtigt	einwandfrei	beeinträchtigt	beeinträchtigt
Blutungszeit	verkürzt	deutlich verlängert	normal	verlängert	verlängert
In-vivo-Aggregation	prompt	deutlich beeinträchtigt	prompt	beeinträchtigt	beeinträchtigt
Sekundäre Hämostase	einwandfrei		einwandfrei		
b) Teilfunktionen in vitro					
ADP- und ATP-Gehalt	vermindert		normal		stark vermindert
Spezifische Aktivität des ADP	normal		normal		erhöht
ADP-Ausschüttung	vermindert	deutlich vermindert	normal	vermindert	stark vermindert
Aggregation, induziert durch					
ADP, Konzentration 2 µM	vermindert		normal		stark vermindert
ADP, Konzentration 20 µM	normal		normal		stark vermindert
Serotonin-Gehalt	vermindert		normal		vermindert
Serotonin-Ausschüttung	vermindert		normal		vermindert
Prostaglandin-Synthese[b]	leicht vermindert	stark vermindert	normal	stark vermindert	vermindert
Mischungsversuch: Aggregation von Azetylsalicylsäure-blockierten adulten Plättchen nach Zumischung von neonatalen bzw. adulten Plättchen	prompt		prompt		
Ristozetin-induzierte Aggregation	gesteigert		normal		
Aggregation unter Einfluß steigender Bilirubin-Konzentrationen	gesteigert		?		
Gerinnselretraktion, Adhäsivität	normal		normal		

[a] Unter Verwendung der im Text zitierten Literatur   [b] Gemessen an der Produktion von Malonyldialdehyd

Darüber hinaus gilt das *Gerinnselgewicht* im plättchenreichen Plasma mit konstanter Thrombozytenzahl im Vergleich zur Größenmessung des Gerinnsels als besonders einfacher und methodisch überlegener Parameter der Retraktion: Hierbei weichen die Gerinnselgewichte reifer Neugeborener während der ersten Lebenswoche nicht von denen bei Kindern im Schulalter ab; Kinder mit Geburtsgewichten zwischen 2500 und 2000 g tendieren am 2. Lebenstag sogar zu (allerdings nicht signifikant) niedrigeren Gerinnselgewichten, also zu einer besseren Retraktion ihrer Gerinnsel als Kinder mit normalem Geburtsgewicht (MAAK et al. 1972).

9) Thrombelastogramm. Die im Vollblut durchgeführte Thrombelastografie integriert als Globaltest der Hämostase nicht nur die Gesamtheit der thrombozytären (und der übrigen zellulären) Funktionen, sondern auch die plasmatische Gerinnung und die Fibrinolyse. Die im Vergleich zu Erwachsenen bei Neugeborenen verkürzten Reaktionszeiten (r) und verkürzten Gerinnselbildungszeiten (k) wurden bereits bei der plasmatischen Gerinnung besprochen (s.S. 543). Sie sind zugleich die am meisten beachteten Parameter im TEG. Von Bedeutung ist aber auch die maximale Scherelastizität des Thrombus (m_ε), die Hinweise auf die physikalischen Eigenschaften der Blutgerinnsel gibt. Diese Thrombuseigenschaft unterscheidet sich für normal- und untergewichtige Kinder am ersten Lebenstag nicht wesentlich von den Werten Erwachsener (ALTEMEYER et al. 1972; GÖBEL et al. 1972; HRODEK u. HERMANSKY 1960), zeigt aber dann in der postnatalen Zeit vorübergehend eine Verfestigung des Gerinnsels an, was eindeutige Rückschlüsse auf das Verhalten in vivo aber nicht zuläßt.

3. Postnatale Periode

Verfolgt man die einzelnen funktionellen Kriterien der Thrombozyten weiter über die ersten Lebensmonate hinweg, so erkennt man vom Ende der Neugeborenenperiode an keine wesentlichen Besonderheiten mehr. Die *Blutungszeit* ist allerdings nicht nur während der Neugeborenenzeit verkürzt, sondern liegt auch zwischen dem zweiten Lebensmonat und 3. Lebensjahr mit Werten um durchschnittlich 2,5 Minuten noch deutlich niedriger als später (SUTOR et al. 1974). Die durchschnittliche Thrombozyten*zahl* steigt nach der ersten Lebenswoche an und übertrifft, allerdings mit erheblicher Streubreite, vorübergehend die mittleren Erwachsenenwerte, und zwar bei unreifen (untergewichtigen) Kindern ausgeprägter als bei ausgetragenen. Die mittleren Werte liegen dann im Bereich der oberen Grenze des Streubereiches für Erwachsene (ALTEMEYER et al. 1972; APPLEYARD u. BRINTON 1971; BRÜSTER u. RICHERT 1964; LUNDSTRÖM 1979; MAAK et al. 1971; OSKI u. STOCKMAN 1981; SUSCHKE et al. 1973). Über die Dauer dieser Erhöhung der Plättchenzahlen schwanken die Angaben zwischen einigen Wochen und einigen Monaten. In der Altersgruppe der Zwei- bis Vierjährigen finden sich ebenfalls noch höhere mittlere Thrombozytenzahlen (PODOLSAK et al. 1977).

Über die Ursache dieser passageren Anstiege der Plättchen läßt sich wenig Schlüssiges sagen. Diskutiert wird einerseits eine überschießende Reaktion auf einen gesteigerten Umsatz (MAAK et al. 1971). Andererseits wird angenommen, daß im frühen Lebensalter die Plättchen langsamer im Retikuloendothelialen

System abgebaut werden (PODOLSAK et al. 1977). Ein ursächlicher Zusammenhang mit der kritischen Situation im Eisenstoffwechsel ist für das Säuglingsalter nicht ersichtlich (LUNDSTRÖM 1979).

Ob *Mangelgeborene* mit ihren während der ersten Lebenstage vielfach leicht erniedrigten Thrombozytenzahlen im weiteren Verlauf ebenfalls einen über die spätere Altersnorm hinausgehenden passageren Anstieg der Plättchenzahl aufweisen, läßt sich aus den vorliegenden Daten nicht eindeutig ablesen, vor allem weil in den vorliegenden Untersuchungen mehr auf das Geburtsgewicht als auf das Gestationsalter geachtet wurde (ALTEMEYER et al. 1972; APPLEYARD u. BRINTON 1971; MAAK et al. 1971; SUSCHKE et al. 1973).

Wegen der praktischen Bedeutung sei darauf hingewiesen, daß in einer prospektiven Studie (BURSTEIN et al. 1979) alle 33 Kinder *drogenabhängiger Mütter*, die während ihrer Schwangerschaft Methadon und meist auch noch andere Suchtmittel zusätzlich eingenommen hatten, nach anfänglich altersnormalen Plättchenzahlen mit Beginn der zweiten Lebenswoche eine Thrombozytose entwickelten, die mindestens 4 Monate anhielt (RAUSEN 1981). Die mittleren Plättchenzahlen dieser Säuglinge lagen von der 2. bis 16. Lebenswoche zwischen 550000 und 800000 pro mm^3, bei sieben Säuglingen sogar über 1000000 pro mm^3. Alle übrigen hämatologischen Werte waren altersgemäß. Die weiteren Daten der Studie sprechen dafür, daß dieser Thrombozytose eine verstärkte Neuproduktion im Knochenmark und keine Überalterung in der Peripherie zugrunde liegt (RAUSEN 1981).

Die *osmotische Resistenz* der Plättchen gegenüber hypotoner NaCl-Lösung bleibt über das Neugeborenenalter hinaus auch in allen folgenden Altersgruppen konstant (ALTEMEYER et al. 1972).

Die Fähigkeit der Thrombozyten zur *Ausbreitung* ist während der ersten beiden Lebenswochen im Vergleich zum Erwachsenenalter signifikant vermindert (ALTEMEYER et al. 1972; GÖBEL et al. 1977). Der weitere Verlauf wird unterschiedlich beurteilt; so fanden einige Autoren innerhalb des Kleinkindesalters ein allmähliches Erreichen des Erwachsenen-Niveaus (ALTEMEYER et al. 1972), andere erst nach dem 14. Lebensjahr (PODOLSAK et al. 1977).

Die Prüfung der Plättchen-*Adhäsivität* ergibt auch jenseits der Neonatalperiode keine statistisch signifikanten Unterschiede im Vergleich zu Erwachsenen; dies gilt für alle pädiatrischen Altersgruppen (ALTEMEYER et al. 1972; GÖBEL et al. 1977; MAAK et al. 1971; MULL u. HATHAWAY 1970; PODOLSAK et al. 1977; SUSCHKE et al. 1973). Hingegen haben andere Faktoren, die nicht (JACOBI u. KRÜSKÄMPER 1975) oder nur mittelbar mit dem Alter des Kindes zusammenhängen, durchaus einen Einfluß auf die Adhäsivität. So korreliert die Zahl der Plättchen positiv mit ihrer Adhäsivität (s. Abschn. A.III.2.ε); dies gilt zumindest für den Anstieg der Thrombozytenzahl in der zweiten und dritten Lebenswoche (MAAK et al. 1971), und für Hämatokritwert und Erythrozytenzahl scheint in dieser Periode eine ähnliche Beziehung zur Plättchen-Adhäsivität zu bestehen (BEUTNAGEL et al. 1971; SUSCHKE et al. 1973).

Darüber hinaus gibt es Hinweise, daß der Östrogenspiegel bei Mädchen im Schulalter positiv mit der Plättchen-Adhäsivität korreliert (SUSCHKE et al. 1973).

Die vorliegenden Daten über altersabhängige Veränderungen der *Freisetzungsreaktionen* und der *Aggregation* jenseits der Neugeborenenperiode beziehen sich im wesentlichen auf die Spontanaggregation in isotoner Kochsalz- oder MgCl₂-Lösung. Sie zeigen, daß die verminderte Aggregationsleistung der Thrombozyten reifer wie auch unreifer Neugeborener ab der zweiten Lebenswoche bis zum Ende der dritten Lebenswoche ansteigt (Maak et al. 1972; Mull u. Hathaway 1970). Darüber hinaus scheint auch noch während des Kleinkindes- und Schulalters innerhalb der adulten Streubreite eine Tendenz zur Steigerung der Aggregationsleistung vorhanden zu sein (Podolsak et al. 1977).

Die *Gerinnselretraktion* weist auch über das Neugeborenenalter hinaus keine altersabhängigen Veränderungen im Vergleich zu adulten Blutproben auf (Altemeyer et al. 1972; Göbel et al. 1977; Maak et al. 1972). Legt man allerdings das Gerinnselgewicht anstelle seiner Größe als Maß für die Retraktion zugrunde, so zeigt sich in der zweiten und dritten Lebenswoche eine vorübergehende Abnahme der Retraktionsfähigkeit (Maak et al. 1972). Sollte diese Veränderung in Abhängigkeit von der passageren Zunahme der Zahl älterer Plättchen erfolgen, so würde es sich hier wieder nur um eine mittelbare altersabhängige Veränderung einer Plättcheneigenschaft handeln, analog zur passageren Zunahme der Adhäsivität in der zweiten und dritten Lebenswoche (Maak et al. 1972).

Das *Thrombelastogramm* zeigt im Rahmen der bekannten Verkürzung der Reaktionszeit r und der Gerinnselbildungszeit k vom ersten Lebenstag an eine geringfügige Verlängerung dieser Werte im Verlauf der ersten Lebenswoche (Altemeyer et al. 1972) und danach eine erneute Verkürzung im zweiten bis vierten Lebensmonat (Kabus et al. 1967), wobei k von einigen Untersuchern auch während des restlichen Säuglingsalters verkürzt gefunden wurde (Altemeyer et al. 1972; Göbel et al. 1977; Kabus et al. 1967). Die Werte für die Gerinnselbildungszeit k und die maximale Scherelastizität m_ε verhalten sich während der altersabhängigen Veränderungen in etwa gegenläufig (Hrodek u. Hermansky 1960; Kabus et al. 1967).

Thrombelastographisch scheinen dann im Kleinkindes- und Schulalter keine relevanten Unterschiede mehr zum Erwachsenen zu bestehen (Altemeyer et al. 1972; Göbel et al. 1977).

IV. Entwicklungsbedingte Besonderheiten der Blutgefäße

Fragt man nach Funktion und Morphologie der Blutgefäße in der pränatalen Zeit, so kannte man vor gut 10 Jahren nur sporadische Beobachtungen an abortierten Feten: Die Fähigkeit, auf Schnittverletzungen hin sich zu kontrahieren, ist bereits im Fetalstadium und offenbar sogar schon im Embryonalstadium vorhanden, insbesondere bei Arteriolen (Bleyler et al. 1971). Zumindest postmortal sind die kleineren Gefäße auffallend durchlässig, was an Extravasaten und Diapedese-Blutungen sichtbar wird (Bleyler et al. 1971). Dazu paßt auch die in Abhängigkeit vom Gestationsalter erniedrigte Kapillarresistenz der Frühgeborenen und die klinische Erfahrung, daß hochgradig unreife Kinder sehr häufig „spontane" Ekchymosen und Petechien bekommen. Außerdem ist ihre Blutungszeit verlängert.

In jüngerer Zeit haben nun aber wenigstens unsere Kenntnisse über die Gefäßentwicklung im Bereich desjenigen anatomischen Gebietes, in dem die

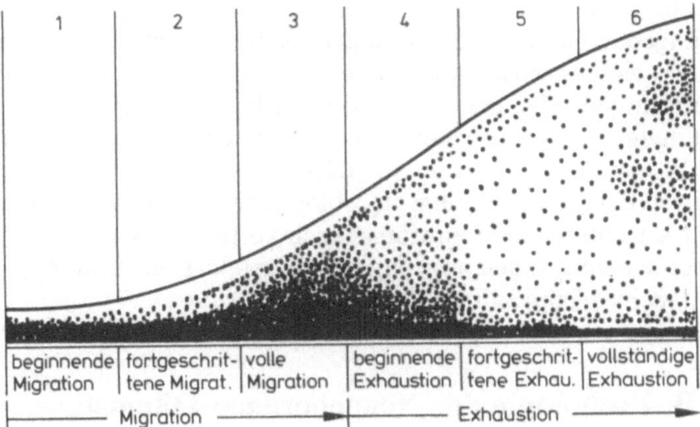

Abb. 10. Schema der Matrixphasen während der zweiten Hälfte der Schwangerschaft, nach KAHLE (1951, 1958). 6 Stadien in der Richtung von links nach rechts fortschreitend. Während der Migrationsphasen (*1–3*) zugleich Verbreiterung der Matrix und Verwischung der Grenze gegen die Oberflächenzonen. Wenn die Matrix sich erschöpft (*4–6*), wird sie wieder scharf abgrenzbar. (Nach STARCK 1975)

folgenschwersten Blutungen der Frühgeborenen entstehen, einige Fortschritte gemacht. Dazu muß man sich zunächst vor Augen führen, daß analog zur Phylogense des Großhirns die für die Hirnrinde bestimmten Zellen in der Fetalzeit von einer periventrikulär gelegenen Keimschicht (Matrix) peripherwärts auswandern (PAPE u. WIGGLESWORTH 1979; STARCK 1975). Dadurch wird diese mit Zellen zunächst dicht gepackte Keimschicht in der zweiten Hälfte der Schwangerschaft nach und nach aufgebraucht (Abb. 10). Während dieser Gestationswochen mit lebhafter Zellproliferation in der Matrix ist jenes Gebiet, und das ist gut verständlich, außerordentlich stark vaskularisiert. Allerdings sind diese Gefäße, von ihrem histologischen Aufbau her gesehen, noch in hohem Maße auf den mechanischen Schutz und die physiologische Homöostase angewiesen, die eigentlich nur das intrauterine Leben gewährleistet. Die Venen beispielsweise haben selbst in ihren größeren Sammelästen noch sehr dünne Endothelwände, die von Kapillaren stammen könnten. Überhaupt machen die Gefäße lichtmikroskopisch hinsichtlich ihrer Wandung und ihres mangelhaften Halts durch das umgebende Stützgewebe einen hochgradig unreifen Eindruck, so daß es dem Histologen oft schwerfällt, Kapillaren, Arterien und Venen voneinander zu unterscheiden (PAPE u. WIGGLESWORTH 1979). So ist es auch verständlich, daß Druck- und Volumenschwankungen im cerebralen Blutkreislauf wie auch Veränderungen des osmotischen Druckes im Blut und vergleichsweise geringe mechanische Alterationen des Schädels, die postnatal bei der Frühgeborenen-Aufzucht schwer zu vermeiden sind, die Kontinuität dieser cerebralen Gefäßwände überbeanspruchen können. Hinzu kommen phylogenetisch bedingte Besonderheiten der Gefäßverzweigungen auf der arteriellen Seite sowohl wie auf der venösen Seite, die die Neigung zu intrakraniellen Blutungen bei Unreifgeborenen noch weiter verstärkt (PAPE u. WIGGLESWORTH 1979).

Es sei daher schon hier angemerkt, daß die gestationsaltersabhängige Neigung der Frühgeborenen zu Hirnblutungen nach den bisherigen Erkenntnissen weniger auf entwicklungsbedingten Besonderheiten der plasmatischen Gerinnung, der Fibrinolyse oder der Thrombozyten beruht, sondern mehr den entwicklungsbedingten Besonderheiten der Blutgefäße in der periventrikulären Keimschicht entspringt (s. Abschn. B.II.2.). Dies ist im übrigen ein weiteres Beispiel dafür, daß das entwicklungsphysiologische Prinzip, wonach jede Altersstufe über für sie optimale Gesamtfunktionen verfügt, obschon Teilfunktionen nach Erwachsenen-Maßstäben ungenügend ausgebildet sein können, für die Unreifgeborenen nicht uneingeschränkt gilt.

B. Pathologie der Neugeborenen-Hämostase

Die Pathologie der Neugeborenen-Hämostase wird erst vor dem Hintergrund ihrer Physiologie eigentlich verständlich. Dies gilt nicht nur für die vorstehend angesprochenen Hirnblutungen bei unreifen Neugeborenen, sondern ebenso für alle weiteren Störungen, die sich am Hämostasesystem der Neugeborenen abspielen.

I. Störungen im Blutgerinnungs- und Fibrinolysesystem

1. Hereditäre Koagulopathien

Im Neugeborenen-Alter sind die hereditären Koagulopathien zahlenmäßig von untergeordneter Bedeutung. Im Einzelfall hat aber die rechtzeitige Erkennung dieser Krankheiten für das betroffene Neugeborene eine oft lebenswichtige Bedeutung (Sutor u. Künzer 1973).

a) Gesichtspunkte zur Manifestation

Wichtig zu wissen ist, daß für Neugeborene die Hämophilien A und B zahlenmäßig mit Abstand die größte Bedeutung haben, obgleich sie sich beim überwiegenden Teil der Probanden erst jenseits des Neugeborenen-Alters manifestieren (Tabelle 7). Unter Einschluß auch der mittelschweren und leichten Formen liegt die neonatale Manifestationsrate bei knapp 10% (Baehner u. Strauss 1966; Kraus et al. 1982; von Kries et al. 1982; Künzer 1971a; Künzer u. Kämmerer 1962).

Diese erstaunlich niedrige Rate führt zu der wichtigen Frage: Warum bluten infolge des „physiologischen Geburtstraumas" nicht alle Neugeborenen mit Hämophilie, zumindest die mit der schweren Form? Und weiter ist zu fragen: Warum bluten hämophile Säuglinge mit fehlender Faktor-VIIIC- bzw. -IX-Aktivität so höchst selten in den ersten Lebensmonaten unter den physiologischen mechanischen Belastungen dieses Alters? Der übliche Erklärungsversuch beschränkt sich bislang auf den Hinweis, daß Kinder in den ersten Lebensmonaten ein vor Traumen behütetes Leben führen. Ob der Unterschied zwischen den Bagatelltraumen des Schul- und Kleinkindes und denen des Säuglings aber

Tabelle 7. Hereditäre Koagulopathien

Gerinnungsfaktor und Krankheit	Erbgang	Anteil spontaner Mutationen	pränatale Diagnose möglich	Häufigkeit	Anteil der Erstmanifestationen im Neugeborenenalter	Typische Blutungen beim Neugeborenen	Verminderte oder fehlerhafte Produktion des Gerinnungsfaktors
I Afibrinogenämie	autosomal rezessiv		–	ca. 300 Fälle	60 bis 70%	Nabelblutung	beides
Dysfibrinogenämie	autosomal dominant		–	ca. 30 Familien			
II Hypo-, Dysprothrombinämie	autosomal rezessiv		–	ca. 300 Fälle	10%	Nabelblutung	beides
V Hypoproakzelerinämie	autosomal rezessiv		–	$1:10^6$ bis 10^7	5%	Nabelblutung	
VII Hypoprokonvertinämie	autosomal rezessiv		–	ca. 75 Fälle	15 bis 20%	Nabelblutung Melaena	beides
VIII Hämophilie A	X-chromosomal rezessiv	1/3	ja	$1:10^4$	10%	Hämatome, subgaleatische oder intrakranielle Blutung, Nachblutung post circumcisionem	Hämophilie A$^-$ (90%) Hämophilie A$^+$ (10%)
IX Hämophilie B			(ja)	$1:6 \times 10^4$			Hämophilie B$^-$ (häufiger) Hämophilie B$^+$ (seltener)
X Faktor-X-Mangel	autosomal rezessiv		–	ca. 50 Fälle	40%	Nabelblutung	
XI PTA-Mangel	autosomal rezessiv		–	$1:12 \times 10^3$ (unter Juden)	0 bis 2%	fehlen	
XII Hageman-Faktor-Mangel Fletcher- u. Fitzgerald Faktor-Mangel	autosomal rezessiv		–	$1:10^6$ bis 10^7	meist nur zufällige Diagnose durch PTT-Bestimmung	fehlen	beides?
XIII Mangel an Fibrinstabilisierendem Faktor	autosomal rezessiv; seltener dominant		–	ca. 100 Familien	80 bis 100% (cave 2. Lebenswoche)	Nabelspätblutung	

Quelle: DEUTSCH 1980; KÜNZER u. NIEDERHOFF 1984; KÜNZER 1971a, b; MCKEE 1983; GROTE u. REDENZ 1982; KÜNZER u. KÄMMERER 1962

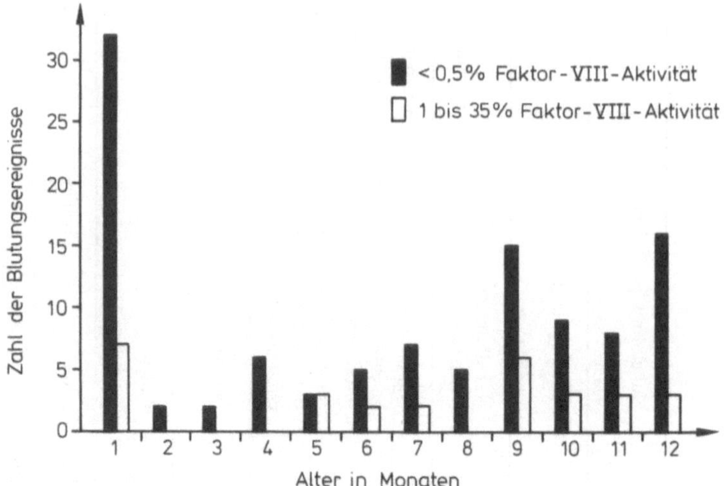

Abb. 11. Altersverteilung von 139 Blutungsereignissen bei 192 Hämophilen im ersten Lebensjahr. (Aus Baehner u. Strauss 1966)

als Begründung dafür ausreicht, muß bezweifelt werden. Abbildung 11 unterstreicht anschaulich die Berechtigung dieser Zweifel. Es kann daher vermutet werden, daß der Bluter während der Geburt und während der ersten Lebensmonate seine Hämostase in noch unbekannter Weise so zu kompensieren vermag, daß er dadurch vor Blutungen relativ geschützt bleibt (Baehner u. Strauss 1966; Künzer 1971a; Künzer u. Kämmerer 1962).

Bei der Suche nach einer Lösung dieses Problems wurde in der Zeit zwischen 1930 und der ersten Hälfte der 60er Jahre ein diaplazentarer Übergang der betroffenen Gerinnungsfaktoren von der Mutter auf das Kind als Erklärung für die Seltenheit von Blutungen anläßlich der Geburt hämophiler Kinder diskutiert (Koch 1963; Kraus et al. 1982; Schloessmann 1930). Seither fanden sich jedoch zunehmend Argumente, die klar gegen eine solche diaplazentare Zufuhr von plasmatischen Hämostasefaktoren sprachen (Baehner u. Strauss 1966; Biland u. Duckert 1973; Glader u. Buchman 1976; Hathaway 1975; Kraus et al. 1982; Preston 1964). Was beispielsweise den Faktor VIII anlangt, so verhindert allein schon die Größe seines Moleküls einen plazentaren Übergang. Außerdem liegen Untersuchungen über die Faktor-VIII-Aktivität bei gesunden Müttern während der Geburt und bei ihren gesunden (nichthämophilen) Kindern vor; sie zeigen, daß sich die wehenbedingten, erheblichen Aktivitätsschwankungen im Mutterblut, insbesondere die nach oben, nicht im Nabelvenenblut widerspiegeln (Preston 1964). Spärlich und obendrein widersprüchlich sind hingegen die Angaben, die über die Faktor-VIIIC- (bzw. Faktor-IX-)Aktivität im Blut hämophiler Neugeborener publiziert wurden (Tabelle 8): 3 von 12 hämophilen Neugeborenen hatten angeblich normale Faktor-VIII-Aktivitäten im Nabelvenenblut; es bleibt aber offen, ob bei diesen Kindern im weiteren Verlauf eine schwere oder mittelschwere Form der Hämophilie A diagnostiziert wurde. Die übrigen 9 untersuchten Kinder hatten alle keine meßbare oder eine stark

Tabelle 8. Faktor-VIII-Aktivität hämophiler Neugeborener. (Nach Literaturangaben)

Lfd. Nr.	Faktor-VIII-Aktivität (in % der adulten Norm)			Definitive Diagnose	Autor/Ort	Jahr der Puplikation
	bei Geburt	Stunden/Tage post partum	im weiteren Verlauf			
1	kein AHG nachweisbar[a]			klassische Hämophilie	J.R. HARTMANN, D.A. HOWELL u. K.L. DIAMOND, Boston	1955
2	kein AHG nachweisbar[a]			klassische Hämophilie		
3	kein AHG nachweisbar[a]			klassische Hämophilie		
4	„normal"[a]	„erniedrigt" (1 Tag)		Hämophilie A	F. DUCKERT, Basel	1961
5	85%[a]	20% (12 Std.)	4% (1 Jahr)	Hämophilie A	Fr. KOCH, Gießen	1963
6	80%[a]	4% (24 Std.)	3% (1 Jahr)	Hämophilie A		
7	0,5%[a]			Hämophilie	H.S. STRAUSS, Boston	1965
8	0,5%[a]	0,5% (2 Tage)		schwere Hämophilie A	R.L. BAEHNER u. H.S. STRAUSS, Boston	1966
9	0,5%[a]	0,5% (13 Tage)		schwere Hämophilie A		
10	2,5%[a]			klassische Hämophilie	J.W. MCCARTHY u. L.L. COBLE, Fort Gordon, Georgia	1973
11	3–4%	1% (7 Std.) 1% (13 Std.)		schwere Hämophilie A	B. KRAUS, H.J. KLOSE, K. RIEGEL u. K. BETKE, München	1982
12	2–3%	2–3% (7 Std.) 2–3% (13 Std.)		schwere Hämophilie A		

[a] Nabelvenenblut

erniedrigte Aktivität des antihämophilen Faktors zum Zeitpunkt der Geburt; sie konnten obendrein später als Patienten mit klassischer oder schwerer Hämophilie A eingestuft werden. Insgesamt sprechen diese Angaben eher dagegen, daß ein Übergang hämophiler Faktoren von der Mutter auf ihr Kind via placenta stattfindet. Denkbar wäre allerdings, daß es in „Glücksfällen" bei einzelnen Hämophilien unter der Geburt zu einer solch umfangreichen maternofetalen Transfusion kommt, daß das Blutungsrisiko beim hämophilen Kind kurzfristig herabgesetzt wird. Der Nachweis einer solchen maternofetalen Transfusion ließe sich am ehesten mit Hilfe einer HbF-Bestimmung beim Kind führen (BROCK-HAUS 1982). Außerdem erscheint es möglich, daß der „physiologische Geburts-streß" einen fördernden Einfluß auf die Faktor-VIIIC-Aktivität im Blut hämophiler Neugeborener ausübt, was aber wohl nur für die ersten Lebensstunden und obendrein wohl nur für die leichten oder mittelschweren Formen der Hämophilie A gelten dürfte.

Die übrigen, sehr seltenen hereditären Koagulopathien manifestieren sich in höchst unterschiedlichen Prozentsätzen im Neugeborenen-Alter, und zwar überwiegend als Nabelblutung (Tabelle 7). Dies gilt beispielsweise für den Mangel an Faktor VII und Faktor X, ganz ausgeprägt aber für den Mangel an Faktor I und Faktor XIII. Beim angeborenen Mangel an fibrinstabilisierendem Faktor ist zu beachten, daß hier, entsprechend der Stellung des Faktors XIII im Gerinnungssystem, nicht Früh-, sondern Spätblutungen aus dem Nabel auftreten, d.h. erst in der zweiten Lebenswoche.

b) Klinik, Diagnose und Differentialdiagnose

α) *Klinik.* Wenn die Hämophilie A oder B im Neugeborenen-Alter Erscheinungen macht, handelt es sich meist um gravierende Blutungen, die in den ersten 48 Lebensstunden auftreten (KRAUS et al. 1982; VON KRIES et al. 1982). Charakteristisch sind Hämatome, die nach und nach ein Ausmaß erreichen, wie man es sonst bei keiner anderen Gerinnungsstörung beobachtet (SCHAFFER u. AVERY 1971). Petechien und Ekchymosen gehören nicht zum klinischen Bild (Tabelle 7).

Bekannt sind als Geburtsfolge nach Vakuumextraktion ausgedehnte subgaleatische Blutungen mit grotesker Zunahme des Kopfumfanges; die Blutansammlung sitzt dem Kind dann mitunter wie eine Pelzmütze auf. Auch eindrucksvolle Gesichts- und Brillenhämatome kommen vor (Abb. 12), ebenso sog. „Riesenkephalhämatome". Andere Lokalisationen ausgedehnter Hämatome sind das Genitale und das Gesäß (bei Steißlage) sowie der Retroperitonealraum. Folge der Blutungen können Blutungsschock und Blutungsanämie sein.

Wiederholt dokumentiert sind in der Literatur iatrogene Blutungen nach unbedachter Zirkumzision, nach Punktion eines Kephalhämatoms, und nach Kapillarblutentnahme (Sickerblutung) aus der Ferse (KRAUS et al. 1982). Die

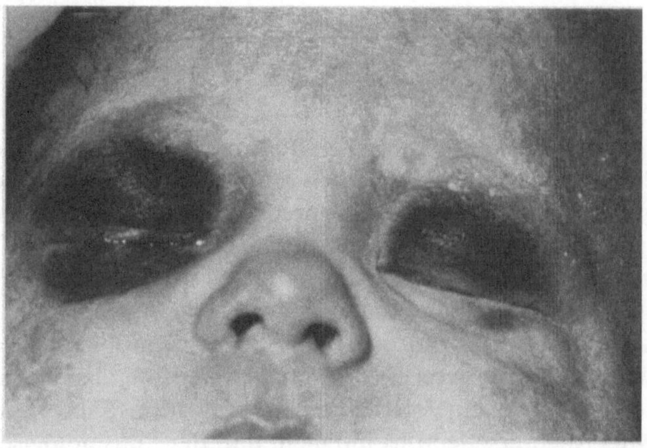

Abb. 12. Neugeborenes mit schwerer Form der Hämophilie A im Alter von 10 Tagen (Universitäts-Kinderklinik Freiburg)

Beobachtung, daß von 61 Blutern mit der schweren Form der Hämophilie A oder B, die in den ersten 30 Lebenstagen zirkumzidiert wurden, nicht weniger als 21 Kinder keinerlei Nachblutung aufweisen (BAEHNER u. STRAUSS 1966), unterstreicht noch einmal die Berechtigung, einen noch unbekannten hämostatischen Kompensationsmechanismus im hämophilen Neugeborenenblut zu postulieren (s.S. 568 ff.).

Am meisten zu fürchten sind intrakranielle Blutungen mit konsekutivem Hydrozephalus. Bemerkenswert ist, daß das auch bei neugeborenen Blutern seltene Ereignis einer Hirnblutung anscheinend bevorzugt am 5. Lebenstag auftritt, so bei einem Kind aus unserem eigenen Krankengut (1968) und bei einem Kind aus einer 1973 mitgeteilten Kasuistik (McCARTHY u. COBLE 1973). Im Gegensatz dazu ereignen sich die Hirnblutungen bei Frühgeborenen ohne hereditäre Gerinnungsstörung gewöhnlich früher, während der ersten ein bis zwei (drei) Lebenstage.

Nabelblutungen hingegen stehen bei der Hämophilie A und B weniger im Vordergrund. Die typischen Mundschleimhaut- und Gelenkblutungen kommen aus naheliegenden Gründen (fehlende Milchzähne, kein selbständiges Fortbewegen) bei Neugeborenen kaum vor.

Die nichthämophilen Blutungsübel unter den kongenitalen Koagulopathien bieten im Neugeborenenalter mit ihren Nabelblutungen ein vorwiegend uniformes klinisches Bild (Tabelle 7). Als Spätblutungen sind sie ein nahezu obligates Symptom beim Faktor-XIII-Mangel.

β) Diagnose. Die Diagnose muß, besonders beim blutenden Neugeborenen, rasch gestellt werden; das Gerinnungslabor ist hierbei unentbehrlich. Bewährt hat sich auch in diesem Alter das schrittweise Einkreisen des Defektes, indem zunächst die Gruppentests (PTT und Quick-Wert) durchgeführt und anschließend möglichst gezielt die Einzelfaktoren in ihrer Aktivität (Konzentration) bestimmt werden.

Besteht bei einem nicht blutenden Neugeborenen von der Familienanamnese her der ernste Verdacht auf eine Hämophilie, so empfiehlt es sich, mehr als eine Bestimmung der Faktor-VIIIC- (bzw.-IX-) Aktivität vorzunehmen, und zwar auch noch jenseits der Neugeborenen-Periode. Dies gilt in erster Linie für die mittelschweren und leichten Formen der Hämophilie A, die sonst schon der Anlaß zu Täuschungen gewesen sind.

Nicht selten ergibt sich im übrigen bei der Diagnosestellung einer hereditären Gerinnungsstörung die Notwendigkeit, Geschwister des Patienten, Vettern, Cousinen oder Verwandte in der Aszendenz zu untersuchen, und im Falle der X-chromosomal rezessiv vererbten Koagulopathien, die in Betracht kommenden weiblichen Familienmitglieder auf ihren Konduktorinnen-Status zu überprüfen (s.S. 33 bzw. 38).

γ) Differentialdiagnose. Die Differentialdiagnose betrifft zum einen die Abgrenzung der hereditären von einer erworbenen Koagulopathie und einer geburtstraumatischen Blutung sowie zum anderen die Spezifizierung der Diagnose innerhalb der Gruppe der kongenitalen Gerinnungsstörungen.

Hilfreiche Hinweise zur Klärung einer solchen Differentialdiagnose ergeben sich unter anderem aus der Frage nach einer familiären Belastung (einschließlich

Blutsverwandtschaft), der Schwangerschaftsvorgeschichte (Vitamin-K-Mangel der Mutter), der Geburtsanamnese (perinataler Schock, Sepsis oder anderer Grund für eine Verbrauchskoagulopathie), dem Nachweis eines Auslösers oder einer auslösenden Grundkrankheit für eine erworbene Gerinnungsstörung und dem Blutungstyp (ungewöhnlich ausgedehnte Hämatome, groteske Anschwellung des Umfanges des betroffenen Körperteiles). Auch der Verlauf ist differentialdiagnostisch wichtig.

δ) Pränatale Diagnose. Eine *pränatale Diagnose* aus dem Plasma fetaler Blutproben, durch Fetoskopie gewonnen, ist in den letzten Jahren für die Hämophilie A (und B sowie für das von-Willebrand-Jürgens-Syndrom) möglich geworden (FIRSHEIN et al. 1979; HOLMBERG 1980), da die plasmatischen Gerinnungsfaktoren bei Feten im zweiten Schwangerschaftsdrittel bereits meßbar vorhanden sind und sich im Falle eines hereditären Mangels an Faktor VIII oder Faktor IX durch pathologisch erniedrigte Werte auch deutlich vom physiologischen fetalen Aktivitätsniveau unterscheiden (s. Abschn. A.I.1., Tabelle 7). Die immunologischen Bestimmungen des Faktor-VIII-assoziierten Antigens und des Faktors IX bereiten dabei keine größeren Probleme; für die funktionellen Methoden hingegen wirken sich thromboplastische Substanzen und von der Mutter stammender Faktor VIII bzw. IX im Fruchtwasser störend aus (HOLMBERG 1980).

Dank der Einführung der Gentechnologie in die Humangenetik haben sich für die pränatale Diagnostik der Hämophilie A und B in den letzten Jahren prinzipiell neue Aspekte ergeben, wodurch in Zukunft auf die fetoskopische Blutentnahme möglicherweise verzichtet werden kann: Man gewinnt von der Konduktorin, sofern sie ein männliches Kind erwartet, in der 7. bis 10. Schwangerschaftswoche aus Amnionzellen oder Chorionzotten fetale Desoxyribonukleinsäure. Diese wird restriktionsenzymatisch gespalten und elektrophoretisch aufgetrennt. Mittels einer gentechnologisch hergestellten, radioaktiv markierten DNS-„Sonde", von der man aufgrund von Genkoppelungsanalysen weiß, daß sie spezifisch mit der unmittelbaren Nachbarschaft des Genlokus für Hämophilie reagiert, wird dann versucht, die Diagnose Hämophilie zu stellen oder auszuschließen (HARPER 1984).

c) Therapie, Prophylaxe und Prognose

α) Therapie. Hinsichtlich der Präparate und deren Dosierung sind die für ältere Kinder empfohlenen Richtlinien im Prinzip auch auf Neugeborene anwendbar. Sofern keine Volumensubstitution erforderlich ist, bieten sich in erster Linie die Faktorenkonzentrate an, und zwar heutzutage die als „Hepatitis-sicher" deklarierten Präparate[1], wo immer diese lieferbar sind. 1 Einheit des Faktorenkonzentrats entspricht allgemein der Gerinnungsaktivität von 1 ml Frischplasma. 1 Einheit pro kg Körpergewicht führt zu einem Anstieg der Faktor-VIIIC-Aktivität um rund 2%, der Faktor-IX-Aktivität um 0,5 bis 1%. Aus diesen Angaben errechnet sich für die Hämophilie A und B die Dosis in Einheiten des Faktorenkonzentrats (Tabelle 9).

Anzustreben ist bei den gewöhnlichen Blutungsfällen im Neugeborenen-Alter eine Faktor-VIIIC-Aktivität von 20 bis 50% der adulten Norm, bei intrakraniel-

---

1 In Zukunft wohl in erster Linie gentechnologisch hergestellte Präparate.

Tabelle 9. Substitutionstherapie bei Hämophilie A und B

Hämophilie A:	T × G × 0,5 = D
Hämophilie B:	T × G × 1 = D
Definitionen:	T = angestrebte therapeutische Faktor-VIIIC- (bzw. -IX-)Aktivität im Patienten-Plasma in Prozent der adulten Norm
	G = Körpergewicht in kg
	D = benötigte Dosis des Konzentrats in Einheiten

len Blutungen (und größeren chirurgischen Eingriffen) allerdings noch darüber (50 bis 80%). Die hämostatisch wirksamen Faktor-IX-Spiegel liegen um ein Drittel niedriger. Für die Berechnung der Erhaltungsdosen ist außer dem angestrebten Aktivitäts-Spiegel auch die biologische Halbwertszeit der Faktoren in Rechnung zu stellen, 8 bis 12 Stunden für Faktor VIII und 12 bis 24 Stunden für Faktor IX (ABILDGAARD 1975; DONALDSON u. KISKER 1974; KLEIHAUER 1978).

Als Alternative zum Faktorenkonzentrat kommt für die Hämophilie A das vom örtlichen Blutspendedienst hergestellte Kryopräzipitat in Frage (geringes Hepatitis-Risiko), falls nichts anderes erhältlich, auch Cohnsche Fraktion I. Im Notfall lassen sich Faktor VIII und IX sowie die übrigen Gerinnungsfaktoren durch Frischplasma ersetzen, aus Volumengründen jedoch nur in beschränktem Ausmaß. Sofern ein gleichzeitiger Volumen- und Erythrozytenmangel besteht, kommen Frischblut oder Erythrozytenkonzentrat zusätzlich in Betracht.

In Einzelfällen können hämophile Neugeborene auch in einen Blutungsschock mit konsekutiver disseminierter intravasaler Gerinnung geraten, insbesondere infolge unzureichender Diagnostik und Unterschätzung der in den Hämatomen angesammelten Blutmenge. Hier muß dann die Behandlung von Schock und Verbrauchskoagulopathie Hand in Hand mit der Substitution des hereditären Faktorenmangels gehen (VON KRIES et al. 1982). Das Neugeborenen-Alter bietet insofern noch einen besonderen therapeutischen Aspekt, als in eiliger Situation bei schwerwiegender Blutung auch eine Austauschtransfusion mit normalem Heparin-Frischblut durchgeführt werden kann (KRAUS et al. 1982).

Für einen guten Teil der übrigen angeborenen plasmatischen Gerinnungsdefekte stehen ebenfalls Faktoren-Konzentrate zur Verfügung, so für den Mangel an Faktor XIII, an Faktor I und an Faktor VII. Für die restlichen Koagulopathien kommen entweder ein Prothrombin-Konzentrat (PPSB, welches die Faktoren II, VII, IX und X enthält) oder normales Frischplasma in Betracht. Hier gelten im Neugeborenen-Alter die gleichen Empfehlungen für die Dosierung (pro kg Körpergewicht) wie in den späteren Altersstufen (s.S. 105 ff.).

β) Prophylaxe. Die Möglichkeiten der Prophylaxe sind begrenzt. Zumindest aber ist dafür Sorge zu tragen, daß die schwangere Konduktorin keinerlei Azetylsalizylsäure-haltigen oder andere thrombozytenaggregationshemmende Medikamente zu sich nimmt. Um postnatal nicht von Blutungen überrascht zu werden, lassen sich für das Neugeborenen-Alter folgende Richtlinien aufstellen: 1. Neugeborene mit gesicherter Hämophilie sollten nicht nur während der ersten beiden Lebenstage, wo die meisten neonatalen Blutungen auftreten, in einer leistungsfähigen Kinderklinik besonders überwacht werden, sondern auch noch bis zum Beginn der zweiten Lebenswoche, vor allem im Hinblick auf die (zwar seltenen) intrakraniellen Blutungen. 2. Alle, also auch hämostaseologisch gesunde Neugeborene sollten, analog zur Routine bei älteren Kindern, nicht nur vor jedem chirurgischen Eingriff, sondern auch vor einer Zirkumzision und vor Punktion eines Kephalhämatoms einem hämostaseologischen Screening unterzogen werden, das neben der Blutungszeit und der Plättchenzahl insbesondere die PTT und den Quick-Wert umfaßt. 3. Ob eine prophylaktische Verabreichung von Faktoren-Konzentrat (etwa während der gesamten ersten Lebenswoche) an nicht blutende Neugeborene mit gesicherter Hämophilie zweckmäßig ist, muß offenbleiben.

γ) Prognose. Die Prognose der Hämophilie hat sich aufgrund der neueren Therapiemöglichkeiten in den letzten Jahren ständig verbessert, und zwar sowohl, was die Lebenserwartung anbelangt, die sich nicht mehr wesentlich von der der übrigen Bevölkerung unterscheidet, als auch, was die Spätfolgen am Bewegungsapparat anlangt. Auch die hohe Letalität von über 70% der (seltenen) intrakraniellen Blutungen Hämophiler hat sich letzthin deutlich gebessert (McCarthy u. Coble 1973).

d) Hereditäre Störungen von Inhibitoren der Gerinnung

Das hämostatische Gleichgewicht ist nicht nur eine Resultante aus plasmatischer Gerinnung und fibrinolytischem System, sondern an der „Eukoagulämie" sind noch eine Reihe weiterer Substanzen beteiligt. Zu diesen Inhibitoren der Gerinnung zählen vor allem das Antithrombin III, Protein C und – pathologischerweise – u.a. eine Strukturvariante des alpha-1-Antitrypsins.

Am besten bekannt geworden ist bisher der erbliche Antithrombin-III-Mangel, der von früher Jugend an zu rezidivierenden Thrombosen, mitunter auch zu Lungenembolien führt. Über eine Manifestation im Neugeborenen-Alter scheinen keine Angaben vorzuliegen.

Mit zunehmenden Kenntnissen über das Protein C stießen in den letzten Jahren verschiedene Arbeitsgruppen auf Familien mit hereditärem Mangel an dieser Trypsin-ähnlichen Serinprotease, deren Synthese in der Leber stattfindet und Vitamin-K-abhängig ist (Witt 1984); aktiviertes Protein C wirkt antikoagulatorisch 1. durch spezifische Proteolyse der (aktivierten) Faktoren V und VIII sowie 2. durch Stimulierung der Fibrinolyse. Die bisher mitgeteilten Kasuistiken sprechen am ehesten für eine autosomal rezessive Vererbung, obschon in der Literatur auch der autosomal dominante Weg diskutiert wird. Der homozygote Defekt kann sich bereits im Neugeborenen-Alter manifestieren, und zwar unter dem Bild einer rezidivierenden Purpura fulminans mit Verbrauchskoagulopathie (Branson et al. 1983; Marciniak et al. 1983; Sills et al. 1983; Estellés et al. 1984; Wehinger et al. 1984; Wehinger u. Witt 1985) oder als massive Thrombosen, insbesondere der unteren Hohlvene und ihrer Zuflüsse: Nierenvenen, Vv. iliacae (Seligsohn et al. 1984). Therapeutisch führte in Einzelfällen von Purpura fulminans die Gabe von Cohnscher Fraktion I unter Heparinschutz zu jeweils vorübergehender Besserung der Symptomatik und bemerkenswerterweise erst die Langzeit-Antikoagulation mit Phenprocoumon (Marcumar) zu

Rezidivfreiheit (BRANSON et al. 1983; ESTELLÉS et al. 1984; WEHINGER et al. 1984; WEHINGER u. WITT 1985).

In Pittsburgh wurde bei einem 10 Jahre alten Jungen eine Strukturvariante des alpha-1-Antitrypsin-Moleküls als Ursache einer kongenitalen hämorrhagischen Diathese erkannt (LEWIS et al. 1978): Diese Variante hemmt die Wirkung von Thrombin auf Fibrinogen; sie wurde deshalb als „Antithrombin Pittsburgh" bezeichnet. Der betroffene Patient hatte in der Neonatalperiode eine hartnäckige Nachblutung post circumcisionem und im weiteren Verlauf zahllose rezidivierende Blutungsepisoden wie Melaena, Hämatemesis und Hämaturie sowie Hautblutungen in Form von Ekchymosen und Hämatomen. Der hereditäre rein quantitative Mangel an alpha-1-Antitrypsin hingegen tangiert weder beim Neugeborenen noch später im Leben die Hämostase, sondern bekanntlich andere Organsysteme (Leber, Lungen).

α) *Hereditäre Störungen der Fibrinolyse und ihrer Inhibitoren.* Ein kongenitaler Mangel an Plasminogen scheint extrem selten zu sein und ohne klinische Folgen zu bleiben (JACOBSEN 1966). Hingegen wurde bei einer Familie mit einem anomalen Plasminogen eine Thromboseneigung beschrieben (AOKI u. MOROI 1978).

Alpha-2-Antiplasminmangel führt als kongenitales Leiden zu einer schweren Blutungsneigung mit Beteiligung der Gelenke (LIPINSKI u. GUREWICH 1979). Ohne klinische Symptome verläuft anscheinend ein kongenitaler alpha-2-Makroglobulinmangel (BERGQVIST u. NILSSON 1979).

2. Erworbene Koagulopathien

Zahlenmäßig von ungleich größerer Bedeutung als die kongenitalen Koagulopathien sind für Neugeborene, insbesondere für Frühgeborene, die erworbenen Koagulopathien. In erster Linie handelt es sich hierbei um Produktionskoagulopathien oder um Verbrauchskoagulopathien oder um eine Kombination dieser beiden Störungen.

a) Historisches

Die Pädiatrie hat im Lauf ihrer Geschichte das Thema der Neugeborenen-Blutungen aus recht unterschiedlichen Blickwinkeln betrachtet. Einige „Meilensteine" dieser Entwicklung sollen kurz aufgeführt werden.

In den 90er Jahren des vorigen Jahrhunderts schälte C.W. TOWNSEND unter dem Begriff „hemorrhagic disease of the newborn" die passageren, charakteristischerweise am 2. bis 4. Lebenstag auftretenden Blutungen in den Magendarmtrakt (Melaena, Hematemesis), in die Haut oder aus dem Nabel als eigenständiges Krankheitsbild heraus und grenzte sie damit von geburtstraumatischen, infektiösbedingten sowie anderen Blutungen aus faßbarer Ursache ab (TOWNSEND 1894). Der Ausdruck „Morbus haemorrhagicus neonatorum" hat sich in der Folgezeit als Synonym eingebürgert.

Erste gerinnungsphysiologische Untersuchungen an Neugeborenen seit den Jahren vor 1914 haben zunächst noch vage und grob, mit verbesserter Methode dann von den 30er Jahren an deutlich, den im Vergleich zu älteren Kindern und Erwachsenen erniedrigten Prothrombinspiegel in der Postnatalperiode aufgezeigt.

Kurz darauf, Anfang der 40er Jahre, entdeckte man, daß Vitamin K zur Behandlung des Morbus haemorrhagicus neonatorum geeignet sei und sich darüber hinaus auch als „Prophylaktikum" generell bei Neugeborenen mit niedrigem Prothrombinspiegel empfehle.

Der vorschnelle therapeutische Enthusiasmus, der daraufhin einsetzte, hat dazu beigetragen, daß in den 40er und 50er Jahren nicht scharf genug zwischen der physiologischen Hypoprothrombinämie und dem Morbus haemorrhagicus neonatorum unterschieden wurde. Statt dessen machte sich die Vorstellung vom „physiologischen Vitamin-K-Mangel" des Neugeborenen breit, derzufolge unter einer weiten Indikationsstellung und mancherorts großzügig dosierten Gabe wasserlöslicher Vitamin-K-Analoga ungezählte Kinder, insbesondere Frühgeborene, über eine Heinzkörperbildung mit nachfolgender Hämolyse und verstärkter Hyperbilirubinämie durch Kernikterus geschädigt wurden, ein warnendes Beispiel toxischer Arzneimittelwirkung.

In diesen beiden Jahrzehnten bildete sich ferner die Meinung, daß der in den ersten Lebenstagen stattfindende Prothrombinabfall vom Zeitpunkt des Fütterungsbeginns abhänge und darüber hinaus unter Ernährung mit Präparaten auf Kuhmilchbasis weniger ausgeprägt sei als unter Frauenmilch.

Skeptische Stimmen hingegen aus dieser Zeit, die einen signifikanten Einfluß der generellen Vitamin-K-Prophylaxe auf die Vitamin-K-abhängigen Gerinnungsfaktoren und auf die Blutungshäufigkeit während der Neonatalperiode bezweifelten, erfuhren offensichtlich nicht die ihnen gebührende Beachtung.

Die 60er Jahre sind dadurch gekennzeichnet, daß die Frage der Häufigkeit und Pathogenese der nicht-traumatischen Neugeborenen-Blutungen nicht mehr im wesentlichen auf das Vitamin-K-Problem reduziert wurde, sondern daß Hand in Hand mit verfeinerten gerinnungsphysiologischen Methoden die Verbrauchskoagulopathie als ein weiteres, für das Verständnis vieler neonatologischer Krankheitsbilder fruchtbares pathogenetisches Prinzip erkannt wurde.

Die Kontroverse um die Indikation für Vitamin-K-Gaben in der Neonatalperiode hielt jedoch an. Wichtig erscheint der Befund, daß der bekannte Konzentrationsabfall der Vitamin-K-abhängigen Gerinnungsfaktoren am ersten Lebenstag bereits in den allerersten Lebensstunden stattfindet; der Quick-Wert folgt diesem Trend, allerdings nicht so stark, wie es eigentlich nach dem Verhalten der Einzelfaktoren des Prothrombinkomplexes zu erwarten wäre.

In den 70er Jahren kam die Zunahme der Häufigkeit von Hirnblutungen in die Diskussion, die dann weitere entscheidende Erkenntnisse hinsichtlich dieser Neugeborenen-Blutungen erbrachte: Die wichtigste Ursache der häufigen Hirnblutungen der Frühgeborenen, vor allem der hochgradig unreifen Kinder, ist nicht in der plasmatischen Gerinnung und auch nicht im thrombozytären System zu suchen, sondern in der Anatomie der Gefäße (und ihrer umgebenden Strukturen) der periventrikulären Keimschicht zu suchen (s. Abschn. A.IV.). In den letzten Jahren hat darüber hinaus die Diagnostik und Verlaufsbeobachtung der intrakraniellen Blutungen mit Hilfe der röntgenologischen Computer-Tomografie und ganz besonders dank der Real-time-Sonografie durch das akustische Fenster der vorderen Fontanelle einen großen Aufschwung erfahren.

Tabelle 10. Häufigkeit von blutenden Neugeborenen im geburtshilflichen und kinderklinischen Krankengut. (Nach JENNY u. GSCHWEND 1958; SCHUMACHER 1976 u. CASPERS 1978)

Frauenklinik Zürich *Geburtenzahl* 1950–1956 n = 22561 Neugeborene (100,0%) davon 496 mit Blutungen **(2,2%)**	Frauenklinik Freiburg *Geburtenzahl* 1972–1974 n = 5928 Neugeborene (100,0%) davon 130 mit Blutungen **(2,19%)**
Kinderklinik Freiburg *Stationäre Aufnahmen* 1972–1974 n = 2377 Neugeborene (100%) davon 341 mit Blutungen **(15%)**	Kinderklinik Freiburg *Verstorbene* 1972–1974 n = 202 Neugeborene (100%) davon 161 mit Blutungen **(80%)**

Alle Angaben aus Freiburg beziehen sich auf die ersten 10 Lebenstage. Bei den Zahlenangaben für blutende Neugeborene sind die Genitalblutungen neugeborener Mädchen nicht mitgerechnet

Neuerdings kann die These vom „physiologischen Vitamin-K-Mangel" der Neugeborenen durch methodische Fortschritte erstmals auf die Probe gestellt werden: Es gelingt, die Präkursor-Moleküle der Vitamin-K-abhängigen Gerinnungsfaktoren zu bestimmen und diese Technik auch für klinische Fragestellungen einzusetzen. Die bisher vorliegenden Ergebnisse sprechen jedenfalls gegen die Annahme eines generellen Mangels an Vitamin K bei gesunden Neugeborenen.

b) Häufigkeit der Neugeborenen-Blutungen, Alter und Geschlechtsverteilung

Bei Angaben über die Blutungshäufigkeit von Neugeborenen ist naturgemäß zu unterscheiden zwischen den Zahlen einer Frauenklinik und denen einer Kinderklinik. Bezogen auf das gesamte, mehrheitlich gesunde, unausgewählte Kollektiv einer *geburtshilflichen* Klinik, finden sich bei rund 2% aller Neugeborenen klinisch relevante Blutungen (wenn man von Stauungsblutungen am vorangehenden Teil, Augenhintergrundsblutungen nach Vakuumextraktion, Brillenhämatomen, den kleineren, klinisch stummen und nur ultrasonografisch feststellbaren intrakraniellen Blutungen sowie den Genitalblutungen neugeborener Mädchen einmal absieht). Dieser Prozentsatz stellte sich beim Vergleich zwischen einer 1958 veröffentlichten Studie aus Zürich (JENNY u. GSCHWEND 1958) und einer in Freiburg für den Zeitraum 1972 bis 1974 ebenfalls retrospektiv durchgeführten Untersuchung (SCHUMACHER 1976) als bemerkenswert konstant heraus (Tabelle 10). Zahlenmäßig führend sind bei den normalgewichtigen Neugeborenen die Kephalhämatome, bei den Untergewichtigen die schweren, klinisch relevanten Hirnblutungen (Abb. 13).

Anders sehen die Inzidenzzahlen aus, wenn sie auf ein *kinderklinisches* Krankengut bezogen werden. Von sämtlichen Neugeborenen, die im Zeitraum 1972 bis 1974 in die Freiburger Kinderklinik stationär aufgenommen wurden (n = 2377 Kinder), hatten während der ersten 10 Lebenstage 341 Kinder (= 15%) klinisch relevante Blutungen (CASPERS 1978). Im Vergleich dazu haben von den während der gleichen Zeit verstorbenen 202 Neugeborenen sogar 161 Kinder (= 80%) geblutet (Tabelle 10).

Angesichts der engen Korrelation zwischen Blutungshäufigkeit und postnataler Sterblichkeit darf es nicht überraschen, daß die Altersverteilung blutender

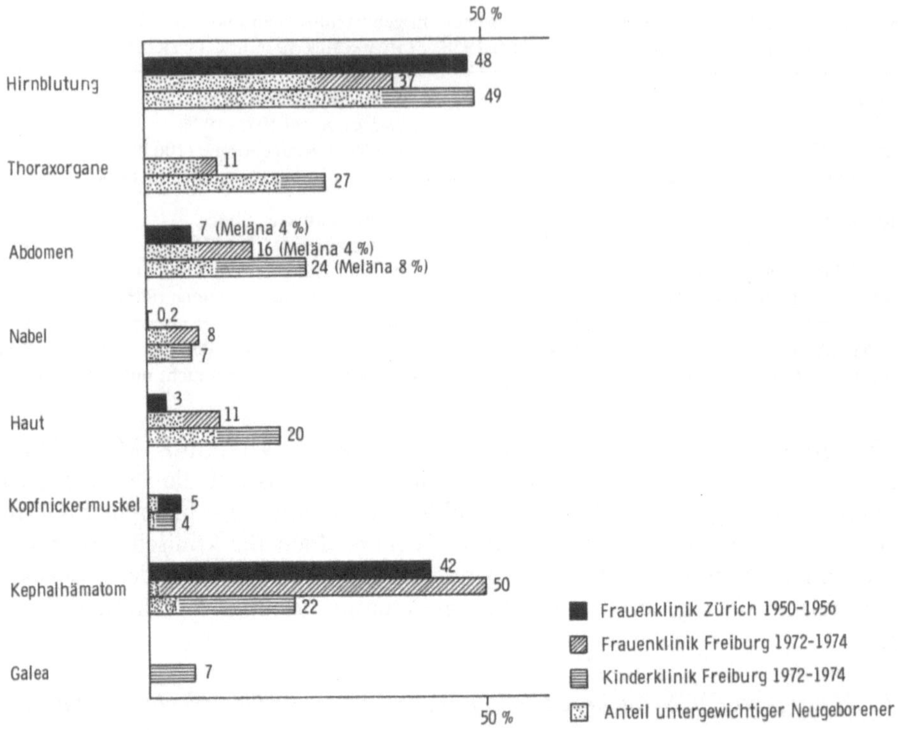

Abb. 13. Relative Häufigkeit verschiedener Blutungsformen im geburtshilflichen und kinderklinischen Krankengut. (Nach Schumacher 1976 u. Caspers 1978)

Neugeborener der Kurve der trihemeralen Sterblichkeit weitgehend parallel verläuft: 80% bis 90% aller Blutungen ereignen sich innerhalb der ersten 3 Lebenstage, die Hälfte bis zwei Drittel davon bereits am 1. Lebenstag (Schumacher 1976; Caspers 1978). Intrauterin auftretende Blutungen hingegen sind, soweit sich das abschätzen läßt, äußerst selten, abgesehen von intrapartalen Blutverlusten via Nabelschnur- und Plazentargefäßen und abgesehen von fetofetalen sowie fetomaternalen Bluttransfusionen.

Blutende Neugeborene weisen eine deutliche Knabenwendigkeit auf, die im Zusammenhang mit der erhöhten Morbidität und Letalität männlicher Neugeborener zu sehen ist. In der vorher erwähnten Studie der Freiburger Kinderklinik überwiegen die Knaben unter 341 blutenden Neonaten um den Faktor 1,3; im unausgewählten Kollektiv der Entbindungsklinik dagegen nur um den Faktor 1,03 bis 1,05. In einem unselektionierten Kollektiv untergewichtiger Neugeborener sind die Knaben jedoch um den Faktor 0,93 unterrepräsentiert (Schumacher 1976), so daß auf dem Hintergrund dieser Angabe die Anfälligkeit männlicher Neugeborener für Blutungen noch deutlicher wird; denn rund die Hälfte aller blutenden Neugeborenen ist untergewichtig (Schumacher 1976).

Anzumerken bei den hier genannten statistischen Zahlen ist noch, daß während des Freiburger Untersuchungszeitraumes (1972 bis 1974) keine generelle Vitamin-K-Prophylaxe bei sämtlichen Neugeborenen durchgeführt wurde, sondern lediglich bei solchen, die nach allgemein anerkannten Kriterien als Risiko-kinder klassifiziert wurden. Auch die Züricher Studie (JENNY u. GSCHWEND 1958) umfaßt Neugeborene ohne generelle Vitamin-K-Prophylaxe, soweit ihr dies zu entnehmen ist.

c) Erworbene Produktionskoagulopathien

α) *Ätiologie und Pathogenese.* Nicht-hereditäre, d.h. erworbene Störungen der Synthese von plasmatischen Gerinnungsfaktoren treten (vom Säuglingsalter an) bei Erkrankungen verschiedener Organe oder Organsysteme auf (Lebererkrankungen, Infektionskrankheiten, Leukämien u.a.). Im Neugeborenen-Alter finden sich solche Hämostasestörungen eigentlich nur bei Lebererkrankungen sowie bei einem Vitamin-K-Mangel.

Leber. Daß eine Schädigung der Leberzellen eine verminderte Produktion aller dort gebildeten Gerinnungsfaktoren zur Folge hat, erscheint ohne weiteres verständlich. Allerdings werden die einzelnen Faktoren unterschiedlich stark betroffen. Bei Neugeborenen scheint es, wie in den anderen Altersklassen auch, schon bei leichten Leberstörungen zur Aktivitätsminderung der Faktoren II, VII und X (sowie des Antithrombins III und Antiplasmins) zu kommen. Dagegen dürften die übrigen Faktoren I, IX, XI, XII und XIII erst bei schweren Leberzellschäden tangiert werden. Die Aktivität von Faktor VIII wird im Gegensatz dazu bei Lebererkrankungen nicht vermindert, da er vermutlich im Gefäßendothel gebildet wird. Eine erworbene Produktionsstörung von Faktor VIII kommt allenfalls in leichtem Maße bei einer angeborenen Hypothyreose (LECHNER 1982) vor, sonst ist er nur aus hereditären, immunologischen und konsumptiven Gründen erniedrigt. Die Zahl der Lebererkrankungen, die Neugeborenen-Hämostasestörungen veranlassen können, ist außerordentlich groß. Im Vordergrund stehen die primären und sekundären Hepatitisformen sowie die neonatale Hepatitis, ferner hereditäre Stoffwechselstörungen wie der alpha-1-Antitrypsinmangel, die hereditäre Fruktose-Intoleranz, die Galaktosämie und die Mucoviscidose; und schließlich sind noch Leberstörungen durch posthämolytische Cholestase und Schock zu bedenken. Hämostase-Störungen, die im Gefolge einer parenteralen Ernährung (vor allem bei Frühgeborenen) auftreten, gehen entweder auf fehlendes Vitamin K oder auf eine Kombination von Leberzellschädigung mit Vitamin-K-Mangel zurück.

Vitamin K

Physiologische Bedeutung für Neugeborene. Die Produktion der Gerinnungsfaktoren II, VII, IX und X wird in zwei unterscheidbaren Stufen vollzogen. Zunächst werden in der Leber die Präkursoren dieser Gerinnungsfaktoren synthetisiert, also hämostaseologisch funktionslose Vorstufen, denen an bestimmten Glutaminsäure-Resten noch essentielle γ-Carboxylgruppen fehlen und die deshalb Acarboxyformen der Gerinnungsmoleküle des Prothrombin-Komplexes genannt werden. Die bisher übliche Bezeichnung „PIVKA" (=*proteins induced by vitamin K absence*) spiegelt einen Wissenstand wider, der inzwischen überholt ist.

In einer zweiten Stufe modifiziert eine Carboxylase den Präkursor durch Carboxylierung dieser Glutaminsäure-Reste zu γ-Carboxyglutaminsäure derart, daß ein hämostaseologisch funktionstüchtiges Molekül, also der nicht aktivierte Gerinnungsfaktor (II, VII, IX oder X) entsteht. Dieser vermag die für seine Funktion entscheidenden Calciumionen zu binden, wodurch beispielsweise das Prothrombin in die Lage versetzt wird, sich an das für die limitierte Proteolyse benötigte Phospholipid (zusammen mit Faktor X_a und V_a) anzulagern. Die Carboxylase, das ist der springende Punkt, kann aber nur in Gegenwart von Vitamin K_1 (Phytomenadion, synonym Phyllochinon) oder Vitamin K_2 (Menachinon) tätig werden. Von daher behält auch der schon lange gebräuchliche Ausdruck „Vitamin-K-abhängige Gerinnungsfaktoren" seine Berechtigung.

Steht kein Vitamin K_1 zur Verfügung, etwa weil dem Organismus die exogene Zufuhr fehlt oder weil die Regeneration des Vitamin-$K_{2,3}$-Epoxids durch Cumarin medikamentös blockiert ist, reichern sich die Präkursoren des Prothrombin-Komplexes zu nachweisbaren Mengen im Plasma an, während in Gegenwart von Vitamin K_1 die Synthese stets so verläuft, daß keine meßbaren Präkursorkonzentrationen übrigbleiben.

Nachweisbar ist die Acarboxyform des wichtigsten Vertreters dieser Gruppe, nämlich des Prothrombins, auf verschiedene Weise; davon wurden bisher insbesondere zwei Methoden im Neugeborenen-Alter angewendet: 1. Auf Grund seiner Antigenidentität mit dem modifizierten Prothrombin-Molekül liefert die zweidimensionale Immunelektrophorese unter Zusatz von Calcium qualitative, und mit gleichzeitig durchgeführter quantitativer immunologischer Bestimmung, quantitative Hinweise auf Vorhandensein oder Abwesenheit von Präkursor-Molekülen (CORRIGAN u. KRYC 1980; VAN DOORM et al. 1977; MALIA et al. 1980; MUNTEAN et al. 1979). 2. Mit Hilfe des Ecarins, des Giftes der Schlange Echis carinatus, welches Prothrombin zu Thrombin unabhängig vom Calcium-Faktor-X_a-Faktor-V-Phospholipid-Komplex zu aktivieren vermag, wird mittels chromogener Substrate der Unterschied zwischen Ecarin-aktiviertem und dem auf üblichem Wege über den Faktor-X_a-Komplex aktivierten Thrombin gemessen. Hämostaseologisch Gesunde weisen hierbei keinen signifikanten Unterschied auf; im Falle eines Vitamin-K-Mangels ist die Ecarin-aktivierte Thrombinmenge meßbar größer als die Ausbeute an X_a-aktiviertem Faktor II. Ein anschauliches Maß hierfür stellt der Carboxylierungs-Index (CI) dar (SEYDEWITZ 1983; WITT u. HÖNNINGER 1982).

Die vorliegenden Ergebnisse mit der Ecarin-Methode sprechen nicht für einen „physiologischen" Vitamin-K-Mangel bei Neugeborenen und zwar weder am ersten Lebenstag noch an den folgenden Tagen (SEYDEWITZ 1983). Gegen die Annahme eines generellen Vitamin-K-Mangels sprechen auch die mit der Immun-Methode gefundenen Daten (CORRIGAN u. KRYC 1980; VAN DOORM et al. 1977; MALIA et al. 1980). Lediglich in einer Arbeit ist man zum gegenteiligen Ergebnis gelangt (MALIA et al. 1980); ein Grund für diese Diskrepanz ist vorerst nicht ersichtlich.

Erst in jüngster Zeit ist es gelungen, die Vitamin-K_1-Konzentration im Plasma Erwachsener und im Nabelvenenblut Neugeborener (20 bis 30 ml nach

Abklemmen der Nabelschnur) mit Hilfe der high-performance Flüssigkeits-Chromatografie (HPLC) zu bestimmen (SHEARER et al. 1982). Diesen Untersuchungen ist zu entnehmen, daß der Vitamin-K_1-Spiegel im Nabelvenenblut zum Zeitpunkt der Geburt unterhalb der Nachweisbarkeitsgrenze dieser Methode in Höhe von 0,02 ng/ml Plasma liegt und damit weniger als $^1/_{10}$ der Konzentration im Plasma der zugehörigen Mütter beträgt. Diese Ergebnisse konnten mit einer entsprechenden Methode aus unserem Arbeitskreis bestätigt werden (SEYDEWITZ 1983). Neugeborene, deren Mütter innerhalb der letzten Stunde vor der Entbindung 1 mg Vitamin K_1 i.v. injiziert bekommen hatten, so daß ihr Blutspiegel vorübergehend um etwa das 500fache erhöht war, zeigten in ihrem Nabelvenenblut schätzungsweise einen nur 5fachen Anstieg gegenüber dem nicht meßbar niedrigen Niveau der Kontrollkinder (SHEARER et al. 1982). Allem Anschein nach geht also Vitamin K_1 nicht ohne weiteres durch die Plazenta.

Die genannte Methode scheint im übrigen zur Bestimmung des Vitamin-K_1-Gehaltes in Muttermilch, Kuhmilchprodukten und anderen Nahrungsmitteln brauchbar zu sein (SHEARER et al. 1979). So ist man heute besser als früher über den Vitamin-K_1-Gehalt der Muttermilch wie auch der Kuhmilch orientiert und weiß, daß die Konzentration unterschiedlicher Milchproben interindividuellen, aber auch beispielsweise jahreszeitlichen Schwankungen unterworfen ist, allerdings insgesamt doch mit geringerer Streubreite als dies die mit dem früher üblich gewesenen Bioassay zur Vitamin-K-Bestimmung gewonnenen Daten vermuten ließen (SHEARER et al. 1979). Die Konzentration an Vitamin K_1 liegt demnach in der Kuhmilch um das 2- bis 10fache über der der Frauenmilch (SHEARER et al. 1979). Die Kolostrum-Werte liegen in der gleichen Größenordnung (HAROON et al. 1982). Ungenügend Bescheid weiß man hingegen noch über den Vitamin-K_1-Vorrat des Neugeborenen. Erfahrungen mit parenteraler Ernährung lassen vermuten, daß Neugeborene im Vergleich zum späteren Leben über ein relativ kleineres Depot an diesem Vitamin verfügen. Erst in den Anfängen stecken Untersuchungen über die Rolle der *Very-low-density-Lipoproteine* (VLDL) als Transportsubstanzen für Vitamin K_1 bei Neugeborenen.

Zusammenfassend ist zur physiologischen Bedeutung des Vitamin K im ersten Lebensalter festzuhalten, daß sich die quantitativen Verhältnisse zum Teil deutlich von denen bei Adulten unterscheiden, wie wir dies auch für nahezu alle anderen hämostaseologischen Parameter kennen. Geht man aber von der Anwendung der auf Tabelle 11 gegebenen Definition aus, so ergibt sich, daß kein zwingender Beweis für einen „physiologischen Mangel" an Vitamin K bei gesunden Neugeborenen vorliegt. Dies gilt sowohl für den Abfall der Aktivitäten der Faktoren II, VII, IX und X, der sich bereits in den ersten Lebensstunden vollzieht, also bevor sich wohl ein exogener „Mangel" an Vitamin K auswirken kann, wie auch für die Möglichkeit, den physiologischen Aktivitäts-Abfall durch die Gabe einer pharmakologischen Dosis von Vitamin K zu umgehen, für den Vitamin-K-Vorrat, den das Neugeborene mitbringt, wie auch für den niedrigen Gehalt an Vitamin K_1 im Nabelschnurblut, wie auch für die vergleichsweise bescheidene exogene Quelle in Form von Muttermilch, wie auch für den Transport des fettlöslichen Phyllochinons im Blut. Es kann daher davon ausgegangen werden, daß das entwicklungsphysiologische Prinzip der optimalen Ge-

Tabelle 11. Vitamin-K-Mangel (hämostaseologische Definition in Fortentwicklung der früheren Definition von Koller (1983)

Erniedrigter Quick-Wert,

gleichzeitig erniedrigte Aktivität der Vitamin-K-abhängigen Gerinnungsfaktoren II, VII, IX und X

sowie Nachweis von Präkursoren (Acarboxyformen) der Faktoren des Prothrombin-Komplexes im Plasma;

ferner nach Gabe einer ausreichenden Dosis Vitamin K_1

binnen 24 Stunden Normalisierung des Quick-Wertes

und der Aktivität der Faktoren des Prothrombin-Komplexes

sowie Verschwinden der zugehörigen Präkursoren aus dem Plasma.

samtfunktion jeder Entwicklungsstufe trotz des zahlenmäßigen Abweichens einzelner Parameter nach Erwachsenen-Maßstäben auch für das Vitamin K Geltung hat (Künzer et al. 1983).

Pathologische Bedeutung des Vitamin K für Neugeborene. Zu einem gesicherten Vitamin-K-Mangel kommt es im Neugeborenen-Alter nur unter seltenen, aber gut umschriebenen Bedingungen:

1. Infolge eines Vitamin-K-Mangels der Mutter; hierfür ist bisweilen eine Grunderkrankung verantwortlich, die bis zur Geburt unerkannt blieb, wie ein Malabsorptionssyndrom oder ein Laxantien-Abusus. In Frage kommt auch eine Langzeitbehandlung mit einem Breitspektrumantibiotikum.

2. Infolge bestimmter Medikamente, die die Mutter während der Schwangerschaft einnimmt und die diaplazentar übergehen; hierzu zählen insbesondere die Cumarinabkömmlinge, analog zu dem historisch in Nordamerika berühmt gewordenen Beispiel der blutenden neugeborenen Kälber, deren Muttertiere an der Süßklee-Krankheit gelitten hatten. Größere Bedeutung haben jedoch die erst in den letzten Jahren als Ursache schärfer herausgearbeiteten Antikonvulsiva (Mountain et al. 1970; Rating et al. 1983), vor allem Phenobarbital, Primidon und Diphenylhydantoin. In pathogenetischer Hinsicht wird eine unspezifische Enzyminduktion diskutiert, die zum beschleunigten Abbau von Vitamin K führen könnte (Rating et al. 1983). Weitere Medikamente, die diaplazentar zu einem Vitamin-K-Mangel beim Kind führen, sind Phenylbutazon und Rifampicin (Editorial, Lancet I 1978). Vom Valproinat weiß man, daß die Hämostase in erster Linie über die Funktion der Thrombozyten gestört wird (Rating et al. 1983; Sutor u. Jesdinsky-Buscher 1976); die inzwischen bekannt gewordenen Valproinat-bedingten toxischen Leberschäden bei anfallskranken Kindern lassen aber auch andere Angriffspunkte für eine Beeinträchtigung der Hämostase beim Feten und Neugeborenen denkbar erscheinen. Der in der Neonatalperiode über die Muttermilch zugeführte Anteil von Antikonvulsiva und ihren Metaboliten ist in seiner hämostaseologischen Relevanz für das gestillte Kind noch ungewiß (Rating et al. 1983). Bezüglich der Antikoagulantien-Therapie im Wochenbett gibt es Daten, die dafür sprechen, daß die Muttermilch vom Kind schadlos vertragen wird (McKenna et al. 1981).

3. Abgesehen von den hier genannten Gründen muß es wohl noch weitere Ursachen für einen Vitamin-K-Mangel bei Neugeborenen geben. Möglicherweise spielt die Hypoxie bei Geburtskomplikationen eine Rolle. Jedoch sind unsere Kenntnisse auf diesem Gebiet noch unzureichend.

Beim Neugeborenen manifestiert sich der Vitamin-K-Mangel per definitionem als Morbus haemorrhagicus neonatorum, der klinisch zu Blutungen in den Gastrointestinaltrakt (Melaena, Hämatemesis) oder in andere Organe (intrakranielle Blutung) führt. Die Häufigkeit dieser Hämostase-Störung liegt in Mitteleuropa und Nordamerika zur Zeit deutlich unter 1% aller Neugeborenen. Betroffen sind meist ausgetragene, reife Kinder; in der Anamnese finden sich gehäuft Geburtskomplikationen. Abgegrenzt werden muß der Morbus haemorrhagicus neonatorum natürlich von den hereditären Blutungsübeln und von den geburtstraumatischen Blutungen (z.B. Kephalhämatome, Brillenhämatome) sowie von den Hirnblutungen und der allgemeinen Blutungsneigung hochgradig unreifer Frühgeborener.

Neben den insgesamt seltenen gesicherten Vitamin-K-Mangelzuständen gibt es im Neugeborenen-Alter viel häufiger Situationen, in denen auf Grund von Indizien ein Vitamin-K-Mangel unterstellt und eine Vitamin-K-Gabe gefordert wird. Es handelt sich um: 1. Frühgeborene, Mangelgeborene sowie Kinder mit Geburtskomplikationen. 2. Gesunde Neugeborene, die ihre erste Milchfütterung nicht vor Ende des ersten Lebenstages bekommen. 3. Neugeborene in wirtschaftlich schlecht gestellten Bevölkerungsgruppen (Länder der Dritten Welt); 4. ausschließlich mit Muttermilch ernährte Neugeborene.

Es muß einstweilen offen bleiben, ob in den vorstehend aufgeführten Umständen ein Vitamin-K-Mangel wirklich vorliegt oder doch droht, so daß eine Vitamin-K-Gabe indiziert wäre. Klarheit wird sich nur durch hämostaseologische Untersuchungen schaffen lassen, die sich an der Definition in der Tabelle 11 orientieren. Untersuchungen an Risikokindern, die allerdings noch nicht abgeschlossen sind, geben keinen Hinweis für das Auftreten von Präkursoren der Faktoren des Prothrombinkomplexes und sprechen damit gegen einen Vitamin-K-Mangel (SEYDEWITZ 1983; WITT u. HÖNNINGER 1982). Schon jetzt sollte man die Bedeutung der Vitamin-K-Gabe bei Neugeborenen kritischer sehen, als dies bisher häufig geschieht. Skeptisch sollte man insbesondere jeglicher Argumentation gegenüber sein, die sich auf die unter Punkt 4 genannte Gruppe bezieht.

Erwähnt seien in diesem Zusammenhang die zwar seltenen, aber charakteristischen Vitamin-K-Mangel-Blutungen, die anscheinend bei ausschließlich gestillten Säuglingen in der 4. bis 6. Lebenswoche vorkommen (SUTOR et al. 1983). Auch hier wird man sich sehr hüten, der Muttermilch pauschal die Schuld an diesen Blutungen anzulasten; vielmehr ist nach Umständen oder Bedingungen zu suchen, die, wenn nicht allein wirksam, zum Stillen doch erst hinzutreten müssen, bevor ein Vitamin-K-Mangel entsteht.

β) Klinik, Diagnose, Differentialdiagnose. Beruht eine erworbene Produktionskoagulopathie auf einem Leberzellschaden, so stehen die Symptome der hepatischen Erkrankung im Vordergrund des klinischen Bildes (s.S. 581). Blutungen sind fakultative hämorrhagische Zeichen einer aufgepfropften Komplikation.

Bei der seltenen hereditären Fruktose-Intoleranz, die sich bei Neugeborenen nur im Falle einer frühen Anreicherung der Nahrung mit Rohrzucker (oder infolge von Sorbit-haltigen Infusionen) manifestiert, folgt die hämorrhagische Diathese den Allgemeinsymptomen (Gedeihstörung, Irritabilität) und den gastrointestinalen Zeichen (Erbrechen, Durchfall) mitunter noch vor Stellung der eigentlichen Diagnose (Hošková u. Mrskoš 1977).

Der durch Vitamin-K-Mangel bedingte Morbus haemorrhagicus neonatorum bietet ein kennzeichnendes Erscheinungsbild: Zwischen dem 2. und 4. Lebenstag entwickeln ausgetragene Neugeborene, die bis dahin ungestört wirken, zuerst meist ein weinrotes bis schwarzrotes Mekonium (Melaena neonatorum vera) und/oder eine Hematemesis. Zeitlich oft nachfolgend oder isoliert auftretend kommen andere Hämorrhagien, wie Nabelblutungen, Hautblutungen und Hirnblutungen. Auch mit Bauchhöhlenblutungen ist zu rechnen, die insbesondere von der Leber, zunächst subkapsulär gelegen, ihren Ausgang nehmen (Johannsen u. Künzer 1968).

Das Problem der Abgrenzung der Melaena spuria (bei Geburt verschlucktes Mutterblut) steht heutzutage weniger im Vordergrund als in früheren Jahrzehnten, möglicherweise eine Folge verbesserter geburtshilflicher Maßnahmen (z.B. routinemäßiges Absaugen des Oropharynx).

Wichtig zu wissen ist, daß das Ausmaß des Blutverlustes großen Schwankungen unterliegt. So neigen insbesondere die Kinder mit Melaena und Bauchhöhlenblutung zum hypovolämischen Schock und im weiteren Verlauf auch zur Blutungsanämie. Bei der Melaena wird die Menge des in das Darmlumen verlorenen Blutes leicht unterschätzt, weil die in der Windel sichtbare Entleerung blutiger Mekoniumstühle und das Absinken des Hämatokrits erst sekundär auftreten.

Die Vitamin-K-Mangelzustände infolge von diaplazentar übertragenen Medikamenten oder ihrer Metabolite, insbesondere Antikonvulsiva, manifestieren sich den in der Literatur mitgeteilten Kasuistiken zufolge zwischen dem 1. und 8. Lebenstag. Das Erkrankungsalter streut offenbar breiter als beim „idiopathischen" Morbus haemorrhagicus neonatorum (Mountain et al. 1970; Rating et al. 1983). Beschrieben werden Ekchymosen sowie Blutungen aus dem Nabel, in die Bauch- und Pleurahöhlen, aber auch intrakranielle Hämorrhagien, sowie Nachblutungen im Anschluß an eine Venenpunktion. Neugeborenen-Blutungen, die auf einen Vitamin-K-Mangel der Mutter zurückzuführen sind, manifestieren sich hingegen häufiger bereits am ersten Lebenstag. Das Blutungsmuster gleicht dem des Medikamenten-bedingten Vitamin-K-Mangels.

Die Diagnose stützt sich auf das klinische Bild im Verein mit Labordaten: Sofern keine intrakranielle Blutung und kein Schock infolge massiven Blutverlustes vorliegt, sind es klinisch meist ungestört erscheinende Neugeborene, die bluten und einen massiv erniedrigten Quick-Wert (Prothrombinzeit) aufweisen. Die PTT hingegen ist weniger zuverlässig verlängert. Die Einzelfaktor-Analyse des Prothrombin-Komplexes ist heutzutage vor allem dann aufschlußreich, wenn sie mit der gleichzeitigen Bestimmung der Präkursoren kombiniert und im Falle einer Vitamin-K-Gabe im Anschluß an diese Therapie zusammen mit dem Quick-Wert kontrolliert wird (Tabelle 11). Zur Unterscheidung zwischen (schwerem) Leberzellschaden und Mangel an Vitamin K dient außer dem Nachweis der Acarboxyformen der Vitamin-K-abhängigen Gerinnungsfaktoren auch die Bestimmung des Fibrinogens und des Antithrombins III; die beiden letzteren Parameter sind beim Morbus haemorrhagicus neonatorum normal. Die Vorgeschichte der Mutter, insbesondere bezüglich der Einnahme von Medikamenten, ergibt mitunter einen entscheidenden Hinweis auf die richtige Diagnose. Unentbehrlich für die Erkennung und Lokalisation einer Hirnblutung ist die Ultraschalldiagnostik geworden; entsprechendes gilt für Blutungen in die Bauch- oder Thoraxhöhle.

Die Differentialdiagnose umfaßt sowohl die oben besprochene Abgrenzung der Vitamin-K-bedingten von einer primär hepatischen Synthesestörung, wie vor allem auch die Unterscheidung zwischen erworbener Produktions- und Verbrauchskoagulopathie. Hierbei ist zu bedenken, daß das gleichzeitige Vorliegen von Produktions- und Verbrauchskoagulopathie die Differenzierung in Einzelfällen unmöglich macht, etwa im Schock infolge Blutverlust bei Melaena neonatorum oder auch bei Leberschädigung infolge einer disseminierten intravasalen Gerinnung, zum Beispiel bei einer Schockleber im Gefolge einer Urosepsis durch gramnegative Bakterien (KÜNZER jr et al. 1980).

Schließlich ist noch die differentialdiagnostische Abgrenzung einer zahlenmäßig beträchtlichen Gruppe von Hämorrhagien zu bedenken, nämlich die der geburtstraumatischen Blutungen (s. Abschn. B.II.1.).

γ) Therapie, Prophylaxe, Prognose. Was die Vitamin-K-Mangel-Blutungen anlangt, so ist die Therapie einfach und dankbar, sofern die Kinder keine Hirnblutung und noch keinen drohenden oder manifesten Blutungsschock haben: Als Mittel der Wahl gilt Vitamin K_1 (Phytomenadion). Im allgemeinen genügt für Neugeborene eine einmalige Gabe, und zwar in einer Dosis zwischen 1 mg und 1 mg pro kg Körpergewicht intramuskulär (oder langsam intravenös). Innerhalb von spätestens 24 Stunden nach der Vitamin-K-Gabe müssen sich die Hämostase-Parameter normalisiert haben. Während parenteraler Ernährung ist Vitamin K_1 in einer Dosis von 0,5 mg/kg Körpergewicht einmal wöchentlich zu substituieren. Einen besonders hohen Bedarf an Vitamin K_1 haben offenbar die Neugeborenen, deren Mütter antikonvulsive Medikamente eingenommen haben; bei diesen wird man sich eher an der oberen Dosisangabe (1 mg/kg KG) orientieren, die für alle anderen Neugeborenen bereits eine Überschußdosis (KÜNZER 1971 a) darstellt, und sie nötigenfalls auch wiederholen.

Während sowohl die öligen Zubereitungen von Vitamin K_1 wie auch die hierzulande übliche klare wässerige Suspension des Vitamin K_1 (Konakion) in der angegebenen Dosierung für Neugeborene gut verträglich zu sein scheinen, haben sich die jetzt nicht mehr im Handel befindlichen wasserlöslichen Vitamin-K-Analoga (z.B. Synkavit), insbesondere für Frühgeborene, als höchst bedenklich erwiesen. Für die Erythrozyten unreifer Kinder sind diese Präparate eminente Heinzkörperbildner.

Schwieriger sind die therapeutischen Entscheidungen, die zu treffen sind, wenn Neugeborene einen Vitamin-K-Mangel-bedingten hypovolämischen Schock im Gefolge einer schweren Blutung (Hirnblutung) entwickelt haben. In diesen Situationen ist, neben der Behebung des Volumenmangels, meist eine sofortige Korrektur des Hämostasedefektes durch Gabe von Prothrombin-Komplex (PPSB), das sind die Faktoren II, VII, X und IX, indiziert. In Frage kommt auch frisch gefrorenes Plasma, Frischplasma oder Frischblut. Die Einzeldosis beträgt für Faktoren-Konzentrate 10 bis 20 E/kg Körpergewicht, sonst 10 bis 20 ml/kg Körpergewicht. Ob und in welchem zeitlichen Abstand diese Gaben zu wiederholen sind, hängt in erster Linie vom Umsatz der Gerinnungsfaktoren sowie von den Kreislaufvolumen- und Blutdruckverhältnissen des Kindes ab. Unabhängig davon ist es notwendig, schon mit Beginn der notfalltherapeutischen Maßnahmen auch Vitamin K zu substituieren. Auf Grund der Erfahrungen mit Notfallsituationen bei blutenden Hämophilen kommt analog dazu in Einzelfällen auch eine Austauschtransfusion mit Heparin-Frischblut in Betracht (s.S. 575).

Beruht hingegen die Gerinnungsstörung auf einem Leberzellschaden, so hat die Gabe von Vitamin K keinen Erfolg, man gibt es allenfalls als Adjuvans. Sinnvoll ist hier nur die Therapie der zugrunde liegenden Lebererkrankung, z.B. der diätetisch zu behandelnden Stoffwechselkrankheiten, wie insbesondere die hereditären Intoleranzen gegen Fruktose und Galaktose: Sobald mit der Diagnosestellung die schädliche Substanz aus der Nahrung entfernt wird, erholt sich die Leber, einschließlich ihrer Gerinnungsfaktoren-Synthese, langsam innerhalb von mehreren Tagen. Diese Restitutionszeit dauert bei der Fruktoseintoleranz im Neugeborenen-Alter länger, als wenn sich die Krankheit (infolge des Ernährungsregimes) erst später manifestiert (GITZELMANN et al. 1983). Während der Erholungsphase sind nicht selten Austauschtransfusion, Gabe von frisch gefrorenem Plasma oder Faktoren-Konzentrat in Abhängigkeit von klinischem Bild und Laborbefunden als Überbrückungsmaßnahmen erforderlich.

Die *Prophylaxe* von Produktionskoagulopathien im Neugeborenen-Alter ist unter mehreren Aspekten von unterschiedlichem Gewicht zu diskutieren.

Leberparenchymschäden dieser Altersgruppe läßt sich nur beschränkt vorbeugen; am ehesten gelingt dies noch auf dem Gebiet der Stoffwechselkrankheiten durch eine möglichst frühzeitige Diagnosestellung (z.B. Galaktosämie) und nachfolgende diätetische Maßnahmen.

Einem *Vitamin-K-Mangel* beim Neugeborenen wird durch folgende Maßnahmen vorgebeugt: 1. Vermeidung eines manifesten Vitamin-K-Mangels bei der Mutter durch Behandlung materner Malabsorptionsstörungen, Unterbindung von Laxantien-Abusus und Ernährung der Mutter mit Vitamin-K-haltigem frischen Gemüse. 2. Falls die Mutter während der Schwangerschaft Medikamente, wie z.B. Antikonvulsiva, einnehmen muß, verabreicht man parenteral 10 mg Vitamin K_1 an die Mutter unmittelbar vor der Geburt oder 1 mg Konakion pro kg Geburtsgewicht an das Kind sofort nach der Entbindung.

Die Frage einer generellen Vitamin-K-Prophylaxe hat die Pädiatrie seit über 40 Jahren intensiv beschäftigt (s. Abschn. B.I.2.a.). Und auch heute ist der Streit über die zu dieser Frage vorgebrachten Pro- und Contra-Argumente noch nicht beigelegt.

Die Befürworter einer generellen Vitamin-K-Prophylaxe verweisen: 1. Auf das Absinken der ohnehin pränatal im Vergleich zu Erwachsenen niedrig liegenden Aktivitäten der Gerinnungsfaktoren des Prothrombin-Komplexes (II, VII, IX und X) auf noch niedrigere Werte während der ersten Lebenstage (FOMON u. CHAIRMAN 1961; SUTHERLAND et al. 1967). 2. Auf die Verstärkung dieses Phänomens bei Kindern, die zwischen Geburt und erster Nahrungsaufnahme

24 Stunden fasten, verglichen mit frühgefütterten Neugeborenen (Göbel et al. 1977; Jiménez u. Jiménez 1981). 3. Auf die Möglichkeit, durch eine Überschußdosis (pharmakologische Reizdosis?) von Vitamin K das temporäre Aktivitäts-Tief der betroffenen Gerinnungsfaktoren auszugleichen oder abzumildern (Sutherland et al. 1967); in Untersuchungsserien, wo diese Vitamin-K-Wirkung nicht nachzuweisen war, hatten die Kinder ganz oder teilweise Fütterungen auf Kuhmilchbasis erhalten (Fresh et al. 1957; Göbel et al. 1977). 4. Auf die auch mit neuerer Methodik unterhalb der Nachweisbarkeitsgrenze liegende Vitamin-K-Konzentration im Nabelschnurblut des Kindes (Shearer et al. 1982). 5. Auf den im Vergleich zur Kuhmilch niedrigen Gehalt der Muttermilch an Vitamin K (Shearer et al. 1979; Sutherland et al. 1967). 6. Auf das Seltenerwerden des Morbus haemorrhagicus neonatorum in vielen Ländern, seit eine generelle Vitamin-K-Prophylaxe propagiert wird. 7. Auf eine höhere Inzidenz von hypoprothrombinämischen Blutungen im Neugeborenen-Alter bei ausschließlich gestillten Kindern im Vergleich zu solchen, die mit Kuhmilchpräparaten ernährt wurden oder Kuhmilch-Zufütterungen erhielten; diese Untersuchungen beziehen sich allerdings insbesondere auf Kinder aus sozioökonomisch schlecht gestellten Familien in USA (Sutherland et al. 1967). 8. Auf die unterschiedliche Darmflora, die unter Muttermilch-Ernährung bezüglich der Vitamin-K_2-Produktion im Vergleich zu Präparaten auf Kuhmilchbasis unterlegen ist. 9. Und schließlich auf die Ansicht, daß die Maßnahme nicht nur leicht praktikabel und nützlich, sondern auch risikofrei sei.

Die Skeptiker, die nach wie vor bezweifeln, daß es einen generellen Vitamin-K-Mangel gibt, argumentieren folgendermaßen: 1. Nach der klinischen Erfahrung und auch allen In-vitro- wie vor allem auch In-vivo-Globaltests funktioniert die Hämostase des Neugeborenen während der gesamten Neonatalperiode besonders gut und läßt keinerlei „Mangel" erkennen (s.S. 542ff.). Bei unreifen Kindern ist die Situation nicht grundsätzlich anders (s.S. 544). 2. Die niedrige Aktivität der Vitamin-K-abhängigen Gerinnungsfaktoren im Vergleich zum adulten Blut stellt keinen Beweis für einen Vitamin-K-Mangel dar, da allem Anschein nach gleichzeitig keine meßbaren Mengen von Präkursoren nachgewiesen werden können (Corrigan u. Kryc 1980; van Doorm et al. 1977; Malia et al. 1980; Seydewitz 1983; Witt u. Hönninger 1982). 3. Der postnatale weitere Abfall der Aktivitäten des Prothrombinkomplexes setzt bereits in den allerersten Lebensstunden ein, zu einem Zeitpunkt also, zu dem es kaum vorstellbar ist, daß sich ein (exogener) Vitamin-K-Mangel bereits auswirken kann (Künzer et al. 1964). 4. Die niedrigen Vitamin-K-Spiegel im Nabelschnurblut und der vermutlich niedrige Gesamtbestand der Neugeborenen an Vitamin-K im Vergleich zum Erwachsenen sprechen nicht zwingend für einen Vitamin-K-Mangel, da nach der überwiegenden Mehrzahl der Untersucher Acarboxyformen des Prothrombin-Komplexes im Neugeborenenblut fehlen (Corrigan u. Kryc 1980; van Doorm et al. 1977; Malia et al. 1980; Seydewitz 1983; Witt u. Hönninger 1982). 5. In den westlichen Industrieländern ist eine Vitamin-K-Mangelernährung eine seltene Ausnahme. 6. Die generelle Gabe von Vitamin K am ersten Lebenstag verhindert, wenn überhaupt, eher über eine „pharmakologische Reizwirkung" als durch Ausgleich eines „Mangels" das gesetzmäßige Abfallen der Aktivitäten des Prothrombinkomplexes und konnte beispielsweise auch nicht die Häufigkeit von subaponeurotischen Blutungen reduzieren (Ahuja et al. 1969). 7. Die Rückläufigkeit der Inzidenz des Morbus haemorrhagicus neonatorum darf nur unter Einbeziehung der Fortschritte in der Geburtshilfe diskutiert werden. 8. Es gibt bislang keinen überzeugenden Beweis für die Utilisierbarkeit des Vitamin K_2, das die Darmflora unter Kuhmilch-Ernährung produziert (Shearer et al. 1982). 9. Die Vitamin-K-Prophylaxe kann nach neuen Erkenntnissen auch nachteilige Wirkungen entfalten, die für alle Neugeborene, insbesondere aber für hämophile Neugeborene, bedeutsam sein könnten und zwar über eine Vitamin-K-induzierte Aktivierung des Protein C, welches die Aktivität der Faktoren VIII und V hemmt (Manucci u. Vigano 1982). 10. Schließlich sind, vor allem heute, auch die finanziellen Kosten einer solchen Routinemaßnahme, wie sie die generelle Vitamin-K-Prophylaxe darstellt, zu berücksichtigen (Editorial, Lancet I 1978).

Die Kontroverse über die Vitamin-K-Prophylaxe scheint insbesondere durch die Präkursorenbestimmungen eigentlich im ablehnenden Sinne entschieden zu sein. Allerdings bedürfen die vorliegenden Untersuchungen noch der Ergänzung durch weitere an einer großen Zahl von Neugeborenen, vor allem aber an Risikokindern erhobene Befunde. Dabei ist schon nach dem jetzigen Erkenntnisstand davon auszugehen, daß die Frage der Vitamin-K-Bedürftigkeit nicht mehr generell, sondern höchstens individuell für den einzelnen Risikofall zu stellen ist. Solange man aber hierzu nicht überall Klarheit schaffen kann, wird man einen Kompromiß empfehlen müssen, demzufolge Vitamin K_1 prophylaktisch in einer einzelnen Gabe von 0,25 bis 1 mg an solche Neugeborene zu verabfolgen ist, die als Risikokinder zu klassifizieren sind. Zu diesem Kompromiß gehört ferner, daß alle Neugeborenen nach Möglichkeit bereits deutlich vor dem Ende des ersten Lebenstages ihre erste Nahrung erhalten, und daß sich alle Mütter während der Schwangerschaft und Stillzeit ausgewogen ernähren, einschließlich des Vitamin-K-Gehaltes ihrer Mahlzeiten.

Die *Prognose* der erworbenen Produktionskoagulopathien hängt im Falle des Leberzellschadens weitgehend von dessen Heilungsaussichten ab. Der rechtzeitig diagnostizierte und therapierte Vitamin-K-Mangel hat hingegen eine absolut günstige Prognose, sofern es sich nicht um eine Hirnblutung oder einen Blutungsschock (Melaena, Leberblutung in den Peritonealraum) handelt (Johannsen u. Künzer 1968).

d) Disseminierte intravasale Gerinnung, Verbrauchskoagulopathie

Bei der Verbrauchskoagulopathie handelt es sich stets um ein sekundäres Phänomen, das als Komplikation oder essentieller Bestandteil eines Krankheitsgeschehens diesem aufgepfropft wird. Dies gilt auch für Neugeborene.

α) *Ätiologie, Pathogenese, Häufigkeit.* Am Beginn der Hämostasestörung steht eine Aktivierung der Gerinnung durch einen Auslöser (Trigger). Die Aktivierung führt zu einer Umsatzsteigerung von Gerinnungsfaktoren, -inhibitoren und Thrombozyten. Begünstigt wird die Aktivierung bei Neugeborenen durch den physiologischerweise bereits gesteigerten Umsatz an hämostaseologisch wirksamen Proteinen (s.S. 545), sowie durch die physiologische Hyperkoagulämie („Hyperkoagulabilität") und die niedrig liegenden Antithrombin-III- und

Protein-C-Spiegel, ferner durch eine altersbedingte oder wie auch immer geartete Einschränkung der Thrombin-Clearance des RES sowie durch jegliche Kreislaufstase. Damit sind die für das Verständnis der Pathogenese der Verbrauchsreaktionen bedeutsamen Umstände angesprochen, die zu einem Aufschaukeln der Hämostasestörung (disseminierte intravasale Gerinnung) führen und infolge Überforderung der Bildungsstätten mit einer Dekompensation der Gerinnung (Verbrauchskoagulopathie) enden können.

Ebenso wichtig für das Verständnis des pathogenetischen Ablaufs und der daraus entstehenden unterschiedlichen klinischen Bilder ist der Umstand, daß die disseminierte intravasale Gerinnung sich im Körper nicht wahllos abspielt sondern vorwiegend in ganz bestimmten Zielorganen („Schockorganen"); bevorzugt sind: 1. Die Haut, erkenntlich an livíden Stasen, intravitalen Totenflekken; 2. die Nieren, erkenntlich an nachlassender Urinproduktion und am Stau harnpflichtiger Stoffe (Schockniere); 3. die Leber, erkenntlich am cholostatischen Ikterus und an entfärbten Stühlen (Schockleber); 4. die Lungen, erkenntlich an hyalinen Membranen (Schocklungen).

Als Trigger und damit als Ursache einer disseminierten intravasalen Gerinnung kommen im Neugeborenenalter die in Tabelle 12 aufgeführten Krankheiten und Umstände bei der Geburt in Betracht. Unter diesen spielen perinatal verursachte Schockzustände (Hypovolämie, Hypoxie) und bakterielle Infektionen die führende Rolle.

Wie stellt man sich nun im einzelnen die Einwirkung eines dieser Auslöser, gewöhnlich im Verein mit begünstigenden Umständen, auf das (labile) Hämostasesystem vor? Zunächst werden Blut- und Gefäßzellen, insbesondere auch Granulozyten, durch beispielsweise bakterielle Endotoxine oder durch schockbedingte Stase, Hypoxie und Azidose geschädigt. Dabei werden Gewebsthromboplastin und verwandte Substanzen freigesetzt, die Zellen zum Teil aber auch soweit zerstört, daß Fremdoberflächen und Phospholipide wirksam werden. Somit wird sowohl auf das exogene wie auch auf das endogene Gerinnungssystem ein aktivierender Effekt ausgeübt. Letztlich fällt dann mehr Thrombin an als der Organismus wegzuschaffen vermag: So bietet beispielsweise das zur Verfügung stehende Antithrombin III mit seiner physiologischerweise und durch den Verbrauchsprozeß gesteigerten Umsatzrate kein ausreichendes Gegengewicht mehr zur angeheizten Thrombinbildung (SCHMIDT et al. 1983, s.S. 545). Ferner geht das Bemühen des Organismus, das gerinnungsaktivierende Endotoxin mit Hilfe des RES zu eliminieren, auf Kosten der ebenfalls im RES verankerten Thrombin-Clearance. Die Folge ist eine Absiedelung feiner Fibrinthromben in der Endstrombahn insbesondere der genannten Zielorgane mit mehr oder weniger schweren Mikrozirkulationsstörungen in diesen Gebieten.

Das weitere klinische Bild wird nun entweder vom Verhalten des Zielorgans oder vom Verhalten der Hämostase oder von beidem geprägt. Am Zielorgan kommt es zu unterschiedlich schweren Funktionsausfällen, insbesondere zur Oligurie oder Anurie (Niereninsuffizienz), zur Cholostase (Insuffizienz der Bilirubin-Exkretion) oder zum Atemnotsyndrom (respiratorische Insuffizienz). Im Falle des Todes lassen sich in diesen Organen Fibrinthromben, hyaline Membranen oder andere pathologisch-anatomisch faßbare Schädigungen nachweisen (BLEYL et al. 1969; KÜNZER 1971a). In diesem Zusammenhang sei angemerkt, daß die Fibrinthromben und hyalinen Membranen in der Pathogenese des idiopathischen Atemnotsyndroms ein eher nachgeordneter Aspekt sind. Im Vordergrund stehen der Mangel an Surfactant mit konsekutiven Atelektasen, sowie die Hypoxie mit Minderdurchblutung der Lungen (BOSSI 1978).

Das Verhalten der Hämostase, das durch wiederholte Kontrollen, am besten sogar durch Umsatzmessungen, erfaßt wird, stellt sich in einer der folgenden fünf Formen dar; als: 1. kompensierter Verbrauch; 2. dekompensierter Verbrauch; 3. überwiegender Thrombozyten-Verbrauch; 4. lokalisierte Thrombose; 5. sich verselbständigende Hyperfibrinolyse. Die beiden letzteren Formen, die Thrombose und die Hyperfibrinolyse, erfordern aus diagnostischen und therapeutischen Gründen eine getrennte Darstellung (s. Abschn. B.I.2.d.δ und Abschn. B.I.2.d.ε). Alle fünf Verhaltensformen der Hämostase werden mitunter von einer konkurrierenden Produktionskoagulopathie (z.B. infolge hypoxischen Leberschadens) überlagert, wodurch die Beurteilung von Gerinnungsanalysen erschwert wird.

Im einzelnen spielt sich bei der disseminierten intravasalen Gerinnung folgendes ab:

1. *Kompensierter Verbrauch:* Die Produktionsstätten der Gerinnungsfaktoren (und der Inhibitoren) halten mit dem Verbrauch Schritt; es resultieren lediglich gesteigerte Umsatzraten. Gerade das reife wie auch das unreife Neugeborene hat eine erstaunliche Fähigkeit zur Neusynthese verbrauchter Faktoren. Dies wird durch die gesteigerten Umsatzraten belegt, wie sie für Fibrinogen und Antithrombin III nachgewiesen wurden (KARITZKY et al. 1971; SCHMIDT et al. 1984). Somit geben auffallend hohe oder eindeutig erhöhte Aktivitäten der Gerinnungsfaktoren (z.B. von Fibrinogen) nicht selten wichtige Hinweise auf einen kompensierten Verbrauch.

2. *Dekompensierter Verbrauch:* Dieses Verhalten der Hämostase wird in der Regel erst nach einer mehr oder weniger langen Phase des kompensierten Verbrauchs beobachtet und ist Ausdruck einer schließlichen Überforderung der Produktionsstätten; es entwickelt sich somit das klinische Bild der Verbrauchskoagulopathie im engeren Sinne. Die Entscheidung, ob erniedrigte Faktoren- oder Inhibitoren-Aktivitäten Folge eines erhöhten Verbrauchs oder einer verminderten Produktion ist, kann mit Sicherheit allerdings nur an Hand von Umsatzmessungen getroffen werden (Tabelle 13).

3. *Thrombozyten-Verbrauch:* Hierbei ist die Umsatzrate der übrigen Gerinnungsfaktoren nicht nennenswert gesteigert. Ein klinisches Beispiel hierfür ist die Streptokokken-B-Sepsis bei Neugeborenen.

Angesichts der pathogenetischen Umstände ist es verständlich, daß die Stellung der Diagnose „disseminierte intravasale Gerinnung" oft schwierig ist und in hohem Maß von der klinischen Erfahrung und der Leistungsfähigkeit des Gerinnungslabors abhängt. Deshalb sind auch Häufigkeitsangaben aus der Literatur nur bedingt untereinander vergleichbar. Von 160 Neugeborenen mit einer Gerinnungsstörung, die zwischen 1971 und 1975 im New York Hospital Cornell Medical Center stationär betreut wurden, ließ sich bei einem Drittel auf Grund gerinnungsphysiologischer Parameter die Diagnose einer disseminierten intrava-

Tabelle 12. Disseminierte intravasale Gerinnung: zugehörige Grundkrankheiten und Auslöser im Neugeborenenalter

1. Schwangerschafts- und Geburtskomplikationen

Schwangerschaftsgestose
Abgestorbener Zwillingsfetus
Vorzeitige Lösung der normal sitzenden Plazenta
Schock infolge Blutverlust des Kindes (z.B. Placenta praevia)
Perinatale Hypoxie, Asphyxie, Azidose
Mekoniumaspiration
Postpartale Hypothermie

2. Infektionskrankheiten

Gram-positive Sepsis (z.B. B-Streptokokken, Listeriose)
Endotoxine
   Gram-negative Sepsis (z.B. E. coli, Klebsiellen)
   Urosepsis mit Schockleber (z.B. E. coli)
Virale Infektionen
   Herpes simplex Virus
   Konnatale Röteln
   Zytomegalie

3. Organerkrankungen

Idiopathisches Atemnotsyndrom
Nekrotisierende Enterokolitis
Kasabach-Merritt-Syndrom
Schwere Blutgruppen-Inkompatibilität
Nierenvenenthrombose (z.B. bei Fetopathia diabetica)
Zyanotische Herzvitien
Konnatale Leukose
Exsikkose aus unterschiedlichen Gründen

4. Hereditäre Enzymopenie

Familiärer Mangel an Protein C

(Quelle: KÜNZER 1971a, b; KARPATKIN 1971; EDSON et al. 1968; HATHAWAY et al. 1969; LEISSRING et al. 1968; MOORE et al. 1969; MILLER et al. 1970; BLEYL et al. 1969; BOSSI 1978; BRANSON et al. 1983; WEHINGER et al. 1984, 1985)

salen Gerinnung stellen; zwei Drittel hatten demzufolge eine andere Art von Koagulopathie (WOODS et al. 1979).

β) Klinik, Diagnose, Differentialdiagnose. Entsprechend der Pathogenese wird auch das *klinische Bild* von der auslösenden Grundkrankheit und/oder der Reaktion des Zielorgans („Schockorgan") und/oder dem Verhalten der Hämostase (Tabelle 12) geprägt. Eine Verbrauchskoagulopathie betrifft nie ein ungestörtes Neugeborenes.

Unter den auslösenden Umständen stehen der Häufigkeit nach der perinatale Schock infolge von Geburtskomplikationen (Hypoxie, Azidose, Hypovolämie durch Blutverlust) im Vordergrund, ferner der septische Schock, verursacht durch Endotoxine Gram-negativer Erreger oder durch Streptokokken der serologischen Gruppe B (insbesondere die early-onset-Form dieser Sepsis). Daneben kommen auch pränatale und neonatale Virusinfektionen in Betracht (Tabelle 12).

Von den typischen Manifestationsformen im Neugeborenenalter seien die folgenden aufgeführt:

1. Die *Schockleber*, die vorwiegend Neugeborene (junge Säuglinge) befällt, ist eine charakteristische Organmanifestation der disseminierten intravasalen Gerinnung. Die E.-coli-Urosepsis und andere Infektionen durch Gram-negative Keime gehen nämlich nicht selten mit einem cholostatischen Ikterus einher, wobei das Auftreten von entfärbten Stühlen besonders kennzeichnend ist. Die Pathogenese blieb bis vor 10 Jahren unklar. Gerinnungsanalytische und klinische Daten sprechen jedoch dafür, daß die Cholestase Ausdruck einer Leberschädigung im Gefolge eines septischen Schocks mit disseminierter intravasaler Gerinnung ist (KÜNZER et al. 1980; NIEDERHOFF et al. 1975 b).

2. Das *Kasabach-Merritt-Syndrom* ist gekennzeichnet durch das gemeinsame Auftreten eines kavernösen Riesenhämangioms mit einer hämorrhagischen Diathese als Folge einer Verbrauchskoagulopathie, die sich häufig bereits im Neugeborenen-Alter manifestiert. Als Trigger werden Stase und Endothelzell-Läsionen im Hämangiom verantwortlich gemacht.

3. Das *idiopathische Atemnotsyndrom* kann zumindest in den Fällen, die mit der Bildung hyaliner Membranen einhergehen, als „Schocklunge" des Frühgeborenen aufgefaßt werden. Dafür sprechen die Minderdurchblutung der Lungen mit Rechts-Links-Shunt, die Zunahme des Totraumes mit daraus resultierender Hypoventilation, die Schocksymptome im Verlauf der Erkrankung, das histologische Korrelat in Form von Mikrothromben sowie schließlich die hyalinen Membranen und das Ergebnis gerinnungsanalytischer Untersuchungen (BLEYL et al. 1969; KABUS et al. 1969; KÜNZER 1971 a).

4. Die *nekrotisierende Enterokolitis*, die ebenfalls bevorzugt Frühgeborene sowie Kinder mit Geburtskomplikationen befällt, geht häufig mit einem ausgeprägten Abfall der Plättchenzahl einher, der entweder, bei den schwersten Verläufen, Ausdruck einer disseminierten intravasalen Gerinnung ist oder durch Verbrauch (Schädigung) von Thrombozyten in den Darmwandnekrosen erklärt wird (BROWN u. SWEET 1982; POLIN et al. 1974).

5. Die *Nierenvenenthrombose*, die insbesondere bei Fetopathia diabetica beobachtet wird, ist nicht als Ausdruck eines lokalen, auf die Nieren beschränkten Gefäßgeschehens zu werten; vielmehr sprechen klinische, histologische und gerinnungsanalytische Daten für eine generelle Beteiligung des Hämostasesystems im Sinne einer disseminierten intravasalen Gerinnung (KÜNZER u. BREUER 1970).

6. Neuerdings wird man auf Grund der erst in den letzten Jahren gesammelten Erfahrungen mit Inhibitoren der plasmatischen Gerinnung auch den *familiären Mangel an Protein C* mit konsekutiver disseminierter intravasaler Gerinnung (Tabelle 12 und Seite 576f.) insbesondere dann in Rechnung stellen, wenn ein Neugeborenes ohne sonstige erkennbare Grundkrankheit oder Trigger Hautblutungen im Sinne einer Purpura fulminans oder ausgedehnte Makrothrombosen entwickelt (WEHINGER et al. 1984; WEHINGER u. WITT 1985; SELIGSOHN et al. 1984).

Das Blutungsmuster bei der Verbrauchskoagulopathie ist vielfältig, aber nicht pathognomonisch. An der Haut kommen vor allem Ekchymosen vor, aber auch Petechien als Ausdruck einer Thrombozytopenie. Nachblutungen aus Venenpunktionen sind häufig. Hirnblutungen kommen ebenfalls vor.

Die *Diagnose* der disseminierten intravasalen Gerinnung bei Neugeborenen umfaßt nach Möglichkeit die Erkennung des Triggers oder der auslösenden Krankheit (Tabelle 12), ferner die Klärung, ob ein Zielorgan beteiligt ist, und schließlich die in ihrem Verlaufstrend bestimmten Gerinnungsanalysen. Es darf sich keinesfalls um eine alleinige Labordiagnose handeln.

Von den Zielorganen ist die Haut der Beobachtung am besten zugänglich; Cutis marmorata und kühle zyanotische Akren als mögliche Warnzeichen, ferner livide Stasen als Manifestation einer peripheren Zirkulationstörung, im Extremfall intravitale Totenflecken und Nekrosen. Eine erhöhte Differenz zwischen Rektal- und Hauttemperatur (Großzehe) ist ein weiterer Schockparameter.

Hinweise auf eine Beteiligung der Nieren gewinnt man am ehesten aus der Messung der Urinproduktion (25 ml pro Stunde und pro m^2 Körperoberfläche gilt als unterer Grenzwert bei Neugeborenen) und der harnpflichtigen Stoffe im Serum.

Mikrozirkulationsstörungen in der Leber machen sich im Neugeborenen-Alter durch eine Cholestase mit entfärbten Stühlen und einen erhöhten Anteil an direkt reagierendem Bilirubin bemerkbar. Man muß allerdings wissen, daß letzteres Kriterium erst jenseits des 6. bis 8. Lebenstages zu verwerten ist; in den ersten Lebenstagen vermag das Neugeborene kein Bilirubin zu konjugieren, was immer sich in der Leber auch abspielen mag.

Zeichen einer Mikrozirkulationsstörung in anderen Organen, wie den Lungen (respiratorische Insuffizienz) oder dem Zentralnervensystem (cerebrale Anfälle, schlaffer Muskeltonus, allgemeine Berührungsempfindlichkeit) sind gerade im Neugeborenenalter in ihrer Ätiologie vieldeutig und erfordern deshalb eine umsichtige Klärung.

Vom hämatologischen Aspekt her ist in erster Linie das Blutbild hilfreich: Eine Vermehrung der Fragmentozyten (Eierschalenformen) zeigt an, daß die roten Blutkörperchen durch Mikrothromben in der Gefäßbahn lädiert werden. Eine Zunahme jugendlicher Zellformen (Retikulozyten, Megathrombozyten, jugendliche Granulozyten) weist auf einen gesteigerten Zellumsatz hin. Ein Sturz der Leukozytenzahl, insbesondere des Anteils der Granulozyten, ist ein verläßlicher Hinweis für eine mögliche Endotoxineinschwemmung ins Blut; sie wird allerdings auch bei Gram-positiver Sepsis beobachtet.

Von hämostaseologischer Seite her ist zu bedenken, daß der disseminierten intravasalen Gerinnung und Verbrauchskoagulopathie ein dynamisches Geschehen zugrunde liegt, welches durch eine einmalige Bestimmung von Hämostase-Parametern nur ausnahmsweise (z.B. im Finalstadium als „Defibrinierungssyndrom") und auch dann nur mit Vorbehalten zu erfassen ist.

Am aussagekräftigsten ist zweifellos der Nachweis einer gegenüber der altersphysiologischen Norm gesteigerten Umsatzrate (Tabelle 13) der Gerinnungsfaktoren und -inhibitoren (z.B. Antithrombin III). Solange diese Methodik aber noch nicht routinemäßig zur Verfügung steht, behilft man sich mit engmaschigen Kontrollen der brauchbarsten Parameter; wünschenswert sind zeitliche Abstände von 6 bis 12, bis 24 Stunden. Jedoch stößt diese Forderung rasch auf Grenzen der Zumutbarkeit für die kleinen Patienten.

Vorschläge zur Auswahl und Optimierung der brauchbarsten Gerinnungsda-

Tabelle 13. Hämostase in Abhängigkeit von Aktivität und Umsatz der Gerinnungsfaktoren sowie -inhibitoren

Gerinnungsfaktoren und -Inhibitoren			Resultierende Hämostase
Aktivität im Plasma	Biologische Halbwertzeit	Umsatz	
altersphysiologisch	altersphysiologisch	altersphysiologisch	im Gleichgewicht; kein Verbrauch
altersphysiologisch oder erhöht	verkürzt	erhöht	kompensierter Verbrauch Frühphase der DIG
erniedrigt	verkürzt oder altersphysiologisch	erhöht oder altersphysiologisch	dekompensierter Verbrauch, Verbrauchskoagulopathie, Spätphase der DIG
erniedrigt	altersphysiologisch	erniedrigt	Produktionskoagulopathie

Tabelle 14. Hämostase-Tests zur Diagnostik der disseminierten intravasalen Gerinnung im Neugeborenen-Alter (Notfall-Programm)

Blutungszeit	PTT Quick-Wert	Plasminogen
Thrombozytenzahl	Faktoren II, V und VIII	Blutausstrich (Fragmentozyten)

ten sind zahlreich gemacht worden. Tabelle 14 berücksichtigt diejenigen Tests, die im Labor innerhalb von 30 Minuten durchgeführt werden können und in der Not nur Kapillarblut erfordern. Steht Venenblut zur Verfügung, so empfiehlt sich noch die Bestimmung von Antithrombin III, von Faktor I und der Antithrombinzeit aus 1,5 ml Zitratblut in einer Verdünnung von 1:10, sowie der Fibrinogen- und Fibrin-Spaltprodukte (Splits) aus Blut im präparierten Latextest-Röhrchen. Die Aussagekraft des Alkohol-Geltests wird im Neugeborenen-Alter durch Hyperfibrinolyse und einen erhöhten Fibrinogenspiegel nicht selten eingeschränkt.

Um die relevanten Daten der Anamnese, des klinischen Bildes und der Hämostase besser zu gewichten, wurde schon 1972 ein Punktesystem entwickelt (WHAUN u. OSKI 1972), das in der Folgezeit noch modifiziert wurde (SUTOR 1978a, b); es wird als Tabelle 15 wiedergegeben.

Die klinische *Differentialdiagnose* betrifft die Abgrenzung einzelner Grundkrankheiten (Auslöser) und die Frage, welche Zielorgane beteiligt sind. Hämostaseologisch muß häufig entschieden werden, ob eine erworbene Produktionskoagulopathie zusätzlich oder sogar ausschließlich vorliegt; seltener, ob eine hereditäre Produktionskoagulopathie im Spiel ist. Umsatzmessungen sind das verläßlichste Unterscheidungsmerkmal zwischen disseminierter intravasaler Gerinnung und Produktionskoagulopathien (Tabelle 13), stehen aber noch nicht allgemein zur Verfügung. Man behilft sich deshalb mit den Gruppentests (PTT, Quick-Wert) und vor allem mit dem unterschiedlichen Verhalten der Einzelfaktoren: Beim Vitamin-K-Mangel sind die Aktivitäten der Faktoren II, VII, IX und X erniedrigt, beim schweren Leberzellschaden zusätzlich die Faktoren I,

Tabelle 15. Disseminierte intravasale Gerinnung: Diagnostische Kriterien als Punkte-Schemata

J.M. WHAUN u. F.A. OSKI (1972)

Anamnese und klinisches Bild	Punkte	Gerinnungslabor	Punkte
Sepsis	1	Anämie mit Fragmentozyten	2
Blutung/Petechien	1	Thrombozytopenie (unter 150000/mm^3)	2
Nekrosen	1	Fibrinspaltprodukte im Serum (über 1:4)	2
Thrombosen	1	Quick-Wert und PTT verlängert	1
		Antithrombinzeit verlängert (über 30 s)	1
		Faktor V vermindert (unter 55%)	1
		Faktor V erhöht (über 125%)	0,5
		Faktor VIII vermindert (unter 50%)	1
		Faktor VIII erhöht (über 175%)	0,5
		Faktor I vermindert (unter 200 mg/100 ml)	1
		Faktor I erhöht (über 400 mg/100 ml)	0,5
		Faktor II vermindert (unter 75%)	0,5

Eine Punktezahl von 7 oder mehr bestätigt die Diagnose disseminierte intravasale Gerinnung

A.H. SUTOR (1978 a, b)

Anamnese und klinisches Bild	Punkte	Bestätigung durch das Labor	Punkte
Auslöser			
Schwangerschafts- und Geburtskomplikationen, Hypothermie	1	Nachweis von Fibrinmonomeren	1
		Bakterien im Liquor ohne Pleozytose	1
Bakterielle Sepsis	1		
Virale Infektion	1		
Langzeit-Katheter	1		
Beteiligung von Schockorganen			
Haut (kalt, livide marmoriert, Nekrosen)	1	Röntgen-Thoraxbild (Hyaline Membranen)	1
Lungen (Apnoen, Hämoptyse)	1	Azidose (pH unter 7,25; Basendefizit über 8 mVal/l)	1
Nieren (Oligurie, Anurie, Hämaturie)	1		
Leber (Vergrößerung, Ikterus)	1	Harnstoff-N (über 50 mg/100 ml)	1
APGAR-Wert unter 6	1	Konjugiertes Bilirubin im Serum (über 1,5 mg/100 ml)	1
		Leukozytopenie	1
		Granulozytopenie	1
		Fragmentozytopenie	1
Manifeste Verbrauchskoagulopathie			
Ekchymosen	1	Thrombozytopenie	2
Nachbluten aus Punktionsstellen	2	Hypokoagulämie (PTT verlängert, Quick-Wert, Faktoren I, II, V, VIII, XIII erniedrigt)	2
		Hyperfibrinolyse (Splits vermehrt, Antithrombinzeit verlängert, Plasminogen vermindert)	2

Bei mehr als 7 Punkten ist eine disseminierte intravasale Gerinnung wahrscheinlich

V und XIII. Die hereditären Produktionskoagulopathien betreffen in der Regel jeweils nur einen einzelnen Faktor. Bei der disseminierten intravasalen Gerinnung werden die Faktoren I, V und VIII, sowie insbesondere das Antithrombin III verbraucht. Zu beachten ist aber, daß gerade in der Frühphase der disseminierten intravasalen Gerinnung die Fibrinogen-Konzentration sowie die Aktivitäten der Faktoren V und VIII mitunter erhöht sind. Verlängerte Antithrombinzeit, Nachweis vermehrter Splits und erniedrigte Plasminogen-Konzentration sind weitere wichtige Hinweise auf eine Verbrauchssituation.

Erwähnt sei noch, daß bei gleichzeitigem Auftreten von Verbrauchs- und erworbener Produktionskoagulopathie, insbesondere im Finalstadium moribunder Neugeborener, eine Unterscheidung der beiden Störungen unmöglich sein kann. In seltenen, aber für das betroffene Kind entscheidenden Situationen trifft dies auch für die Verbrauchs- und hereditäre Produktionskoagulopathie zu; als Beispiel sei das hämophile Neugeborene im Blutungsschock angeführt (VON KRIES et al. 1982).

Schließlich steht man gelegentlich bei einem heftig blutenden Neugeborenen vor dem Problem, eine sich verselbständigende Hyperfibrinolyse als besondere Verlaufsform einer disseminierten intravasalen Gerinnung rechtzeitig zu erkennen (s. Abschn. B.I.2.d.ε.).

γ) Therapie, Prophylaxe, Prognose. Wichtigster Grundsatz für die Behandlung der disseminierten intravasalen Gerinnung ist das Primat der Trigger-Ausschaltung. Sobald man die auslösende Grundkrankheit therapeutisch im Griff hat, wird der Organismus gewöhnlich in die Lage versetzt, den Teufelskreis der Verbrauchssituation zu unterbrechen und somit seine Hämostase wieder ins Gleichgewicht zu bringen, in vielen Fällen folgenlos für die beteiligten Zielorgane. Deshalb sind die Schockbehandlung, der Azidose-Ausgleich, die Überwachung des Elektrolyt-Haushalts und die Antibiotika-Therapie, wo immer nötig, von entscheidender Bedeutung für den Ausgang der Erkrankung.

Der Ersatz verbrauchter Hämostase-Faktoren ist weniger oft angezeigt als gemeinhin angenommen wird. In Einzelfällen ist es jedoch mitunter auch bei Neugeborenen notwendig, eine starke Thrombozytopenie mit Blutungsneigung durch die Gabe von Plättchen-Konzentrat zu überbrücken. Das gleiche gilt für ausgeprägte Faktoren-Defizite, wobei dann die Gabe von Frischplasma (Richtdosis 10 ml pro kg Körpergewicht, je nach Halbwertzeit der am meisten betroffenen Faktoren alle 6 bis 24 Stunden) wegen seines Antithrombin-III-Gehaltes der Applikation von Faktoren-Konzentraten (Richtdosis 10 E pro kg Körpergewicht) vorzuziehen ist. Die Gefahr von Hirnblutungen gibt bei der Abwägung des Für und Wider einer hämostatischen Therapie mitunter den Ausschlag; insofern ist das Gestationsalter für die Entscheidung bedeutsam.

Ein wichtiger Einwand gegen den großzügigen Einsatz von Frischplasma und Gerinnungsfaktoren liegt in der Gefahr, den Verbrauchsprozeß dadurch noch zusätzlich anzuheizen. Dem kann durch gleichzeitige Gabe von Heparin vorzubeugen versucht werden. Die Erfahrungen mit Heparin sind jedoch recht unterschiedlich; mitunter haben Neugeborene sogar eine „Heparin-Resistenz". Die Erklärung dafür liegt im Antithrombin III, dem Heparin-Kofaktor, dessen Spiegel in dieser Altersstufe physiologischerweise niedrig liegt (Tabelle 4), unter der disseminierten intravasalen Gerinnung aber noch weiter absinkt.

Umsatzmessungen haben gezeigt, daß die biologische Halbwertzeit des Antithrombin III beim hämostaseologisch gesunden Neugeborenen bereits deutlich kürzer ist (SCHMIDT et al. 1984). Jegliche Dosisberechnung im Falle einer Verbrauchssituation muß deshalb diese und die darüberhinausgehende, krankheitsbedingte Umsatzsteigerung des Heparin-Kofaktors berücksichtigen. Möglicherweise gilt dies auch für die plasmatischen Gerinnungsfaktoren (KARITZKY et al. 1971; SCHMIDT et al. 1984).

Eine Fibrinolyse, mit Streptokinase oder mit Urokinase induziert, wurde im Neugeborenen-Alter erst in Einzelfällen durchgeführt; sie ist am ehesten bei lokalisierten Thrombosen angezeigt (s.S. 600f.).

Spitzt sich die hämorrhagische Diathese eines Neugeborenen mit Verbrauchskoagulopathie zu, so hat sich, vor allem bei septischen Erkrankungen, die Austauschtransfusion mit Heparinfrischblut mitunter bewährt.

Die *Prophylaxe* der disseminierten intravasalen Gerinnung kann nur bei den Auslösern ansetzen (Tabelle 12), also im wesentlichen auf geburtshilflicher Seite und auf dem Gebiet der Infektionsverhütung.

Die *Prognose* dieser Hämostasestörung ist für reife wie auch für unreife Neugeborene quoad vitam meist günstig, wenn sich Trigger oder auslösende Grundkrankheit beherrschen lassen. Bleibende Organschäden bei den Überlebenden sind offenbar weniger häufig als beispielsweise nach den gefäßbedingten Hirnblutungen Frühgeborener.

δ) Thrombosen und Thromboembolien. Thrombosen an umschriebener Stelle eines venösen oder arteriellen Gefäßes sind gewissermaßen eine Sonderform der intravasalen Gerinnung, die, läßt man einmal die iatrogenen Nabelgefäß-Thrombosen außer acht, bei Neugeborenen seltener vorkommen als bei Erwachsenen (Übersicht bei SCHMIDT u. ZIPURSKY 1984).

Hand in Hand mit den Fortschritten in der Intensivpflege ist aber der zentrale Venen- oder Arterienkatheter zum wichtigsten Risikofaktor für die Entstehung von Thrombosen im Neugeborenen-Alter geworden. Bemerkenswerterweise besteht keine Korrelation zwischen katheterinduzierten Thrombosen einerseits und der Grundkrankheit des Kindes oder klinischen Daten, wie Geburtsgewicht, APGAR-Werten, Alter zum Katheterisierungszeitpunkt und der Verweildauer des Fremdkörpers andererseits (TYSON et al. 1976). Auch vom Ausmaß der Azidose oder von den Befunden der üblichen Gerinnungsanalysen her läßt sich keine Aussage über das individuelle Thromboserisiko eines Kindes mit Nabelarterienkatheter treffen (TYSON et al. 1976).

Für das Auftreten katheterunabhängiger Thrombosen sind zahlreiche Risikofaktoren bekannt. Besonders gefährdet sind Kinder diabetischer Mütter (OPPENHEIMER u. ESTERLY 1965), Patienten mit ausgeprägter Polyglobulie, z.B. infolge eines zyanotischen Herzvitiums (ARNELL et al. 1973) und stark dehydrierte Neugeborene (KNOWLSON u. MARSDEN 1978). Hingegen scheint sich der familiäre Antithrombin-III-Mangel (anders als der familiäre Protein-C-Mangel) in dieser Altersgruppe bislang noch nicht manifestiert zu haben. Der Versuch, bei 17 Kindern diabetischer Mütter während der ersten 3 Lebenstage hämostaseologische Abweichungen zur Erklärung der bekannten Thromboseneigung herauszufinden, hat bei den plasmatischen Gerinnungsparametern keine verwertbaren Unterschiede aufgezeigt; solche scheinen aber hinsichtlich bestimmter Plättchenfunktionen (erhöhte Aggregationsneigung) zu bestehen (Easa u. Coen 1979).

Die Angaben zur *Häufigkeit* lokal begrenzter venöser und arterieller Thrombosen sowie Thromboembolien schwanken für die Neugeborenen-Periode erheblich, zumal sie stark davon abhängen, ob die Diagnose autoptisch, durch Angiografien oder nur klinisch gestellt wird. 1,1% von 4000 verstorbenen Neugeborenen wiesen bei der Obduktion „spontan" entstandene venöse Thromben auf (Oppenheimer u. Esterly 1965). Sehr viel höher ist der Prozentsatz nach vorausgegangener Venenkatheterisierung: Autoptisch wurden in 20 bis 60% der untersuchten Kinder Thromben nach Nabel*venen*katheterisierung gefunden (Symansky u. Fox 1972).

Nach Nabel*arterien*katheterisierung wurden Thrombosen, je nach Autor, in 3 bis 59% der Fälle autoptisch nachgewiesen (Tyson et al. 1976). Arteriografische Untersuchungen an lebenden Neugeborenen zeigten ebenfalls eine erhebliche Schwankungsbreite der Inzidenzzahlen: Durch Aortografie wurde bei 18 von 19 katheterisierten Kindern eine Thrombosierung festgestellt (Neal et al. 1972); die Angiografie durch den liegenden Nabelarterienkatheter zeigte bei 23 von 98 untersuchten Neugeborenen (24%) eine Thrombose (Goetzman et al. 1975). „Spontan" entstandene arterielle Thromboembolien mit klinischer Symptomatik sind sehr seltene Ereignisse im Neugeborenen-Alter; hierüber gibt es fast nur kasuistische Mitteilungen (Braly 1965; Fee et al. 1977; Schmidt et al. 1982; Stavorovsky et al. 1975; Wiseman et al. 1977).

Das *klinische Bild* der venösen Thrombose wird durch die Lokalisation bestimmt.

Der Verdacht auf eine Nierenvenenthrombose erhebt sich angesichts der Symptomentrias palpable Nierenvergrößerung (ein- oder doppelseitiger Flankentumor), Hämaturie und Thrombozytopenie; hinzu kommen Proteinurie, Oligurie oder Anurie. Gesichert wird die Diagnose durch die Sonografie und im Zweifelsfall durch die Angiografie (Arneil et al. 1973; Rasoulpour u. McLean 1980).

Die gerinnungsanalytischen Befunde lassen die Deutung einer disseminierten intravasalen Gerinnung mit lokalisierter Makrothrombose zu (Künzer u. Breuer 1970).

Eine Cavathrombose manifestiert sich durch eine venöse Insuffizienz der abhängigen Körperpartien. Eine Pfortaderthrombose bleibt mitunter über Jahre unbemerkt und fällt dann durch die Symptomatik eines Umgehungskreislaufs auf.

Thrombotische oder embolische Verschlüsse der größeren Arterien, einschließlich der Aorta (abgesehen von den viszeralen und cerebralen Ästen), fallen durch klinische Zeichen an einer Extremität (oder auch an mehreren Gliedmaßen) auf: Blässe, absinkende Haut-Temperatur, Pulslosigkeit und abfallender Blutdruck am betroffenen Arm oder Bein sind Indizien für einen Stop im arteriellen System. Gesichert wird die Diagnose vorzugsweise durch die Dopplersonografie, die an dafür geeigneten Körperstellen der Oszillografie und der Arteriografie vorgezogen wird (Puppala et al. 1981).

Die *Therapie* der venösen Thrombose ist in der Regel eine konservative. Dies gilt auch für die Nierenvenenthrombose (Arnell et al. 1973; Künzer u. Breuer 1970; Rasoulpour u. McLean 1980); die früher übliche (einseitige)

Nephrektomie ist bei Neugeborenen kontraindiziert. Antikoagulantien und Fibrinolytika sind im Neugeborenenalter in Einzelfällen durchaus mit Erfolg eingesetzt worden; dies gilt insbesondere für die Streptokinase bei der Nierenvenenthrombose (ARNELL et al. 1973; KÜNZER u. BREUER 1970). Kontrollierte Therapiestudien gibt es aber für die erste Lebenszeit noch nicht. Die Richtdosis für Streptokinase beträgt 4000 Einheiten pro kg Körpergewicht in 15 bis 30 Minuten intravenös, dann sofort anschließend 12000 Einheiten pro kg Körpergewicht alle 12 Stunden, erforderlichenfalls mehrmals wiederholt. Zur Therapiekontrolle dienen Plasminogen- (und Fibrinogen-) Spiegel sowie die Konzentration der Splits.

Bei arteriellen Verschlüssen mit klinischer Symptomatik kommt unter Umständen die chirurgische Thrombektomie in Betracht (BRALY 1965). Ist dem Kind der Eingriff nicht zuzumuten (zum Beispiel wegen Unreife), ist in Einzelfällen eine Lysebehandlung mit Urokinase und niedrig dosiertem Heparin erfolgreich versucht worden (DOSHI et al. 1981; SCHMIDT et al. 1982). Die Vorteile der Urokinase im Vergleich zur Streptokinase liegen bei (sehr) unreifen Kindern offenbar in der geringeren Gefahr von Blutungskomplikationen (SCHMIDT et al. 1982). Die Richtdosis für Urokinase beträgt 10000 bis 12000 Einheiten pro kg Körpergewicht pro Stunde, als Erhaltungstherapie eventuell während mehrerer Wochen, kombiniert mit 10 Einheiten Heparin pro kg Körpergewicht pro Stunde während des gleichen Zeitraumes (SCHMIDT et al. 1982).

Die wirksamste *Prophylaxe* besteht in der Befolgung folgender Empfehlungen (GROSS et al. 1977): Grundsätzlich sollten Arterienkatheter nur nach strenger Indikationsstellung verwendet und zum frühestmöglichen Zeitpunkt entfernt werden. Nabelvenenkatheter sollten nur noch für Austauschtransfusionen benutzt werden oder bei Kindern mit zentralisiertem Kreislauf zur Behandlung des Schockzustandes.

Die *Prognose* eines Gefäßverschlusses ist abhängig von der Effektivität der körpereigenen und/oder der medikamentösen Fibrinolyse bzw. vom Erfolg der Thrombektomie. Asymptomatische arterielle Thrombosen nach Nabelarterienkatheterisierung, die durch systematische röntgenologische Nachuntersuchungen entdeckt wurden, hatten offenbar eine gute Prognose: Von 14 Kindern zeigten bei der Kontrolle im Alter von 4 Jahren keines irgendwelche Spätzeichen oder -schäden im Zusammenhang mit einer im Neugeborenenalter aortografisch gesicherten, aber mit einer Ausnahme nicht behandelten Thrombusbildung (BOROS et al. 1975).

Bezüglich intrakranieller Gefäßverschlüsse s. Abschn. II.2., S. 607.

ε) Hyperfibrinolyse. Eine weitere Variante des Verlaufs der disseminierten intravasalen Gerinnung im Neugeborenen-Alter resultiert aus dem Überschießen der körpereigenen Fibrinolyse, die sich in vereinzelten Fällen so verselbständigen kann, daß es zu einer nur schwer zu beherrschenden hämorrhagischen Diathese kommt. Von Seiten des Gerinnungslabors ist dann die extrem erhöhte Konzentration von Fibrin- und Fibrinogenspaltprodukten (bis über 1000 µg/ml) der dominierende Befund unter den Hämostase-Parametern.

Die therapeutischen Entscheidungen in solcher Situation sind schwierig, weil zweischneidig. Sofern das klinische Bild keine Hinweise (mehr) für eine wesent-

liche Verlegung der Endstrombahn mit Fibrinthromben gibt, ist der Versuch
einer Blockade der pathologischen Hyperfibrinolyse mit Epsilon-Aminokapronsäure gerechtfertigt. Bei einem auf diese Weise erfolgreich behandelten Frühgeborenen wurde erst unter einer Dosis von 125 mg/kg Körpergewicht, also einem
Vielfachen der üblichen Erwachsenen-pro-kg-Dosis dieses Antifibrinolytikums,
ein Abfall der extrem hohen Konzentration an Splits registriert (SCHMIDT et al.
1980).

II. Gefäßbedingte Blutungen

1. Geburtstraumatische Blutungen

Gemeinsam mit den erworbenen Vitamin-K-Mangel-Blutungen und mit den
hereditären Produktionskoagulopathien haben die geburtstraumatischen Blutungen, daß sie überwiegend beim ausgetragenen, ungestört erscheinenden Neugeborenen auftreten. Sie unterscheiden sich meist klar durch ihr klinisches Bild
sowie durch ihre gerinnungsphysiologischen Daten, indem Blutungszeit, Kapillarresistenz und die Ergebnisse systemisch gewonnener Blutproben zu keinem
Zeitpunkt der Neonatalperiode Abweichungen von den physiologischen Verhältnissen der Hämostase dieser Altersgruppe erkennen lassen.

a) Kephalhämatom

Schulbeispiel einer geburtstraumatischen Blutung ist das Kephalhämatom;
der Häufigkeit nach gehört es zu den führenden Blutungsformen des reifen
Neugeborenen überhaupt (CASPERS 1978; JENNY u. GSCHWEND 1958; NIEDER-
HOFF u. KÜNZER 1980; SCHUMACHER 1976). Es läßt sich meist erst nach dem
ersten Lebenstag erkennen und nimmt dann vielfach an den folgenden Tagen,
längstens jedoch bis zum Ende der ersten Woche, noch an Größe zu. Charakteristischer Tastbefund ist eine eher weiche als pralle, bis zu kinderfaustgroße, fluktuierende Geschwulst an der Schädelkalotte, begrenzt von einem eigentümlichen,
scheinbaren „Wall", der im weiteren Verlauf wohl einer beginnenden Verkalkung entspricht. Nur ausnahmsweise findet man beim Kephalhämatom eine
Schädelfraktur, erkenntlich im Röntgenbild an einer Aufhellungslinie oder Im-
pression. Zugrunde liegt dem Kephalhämatom eine durch Scher- oder Saug-
kräfte bei der Geburt aus Schädellage entstandene, von zerrissenen Gefäßen
stammende Blutung zwischen Periost und Schädelknochen, vorzugsweise über
den Ossa parietalia oder occipitalia gelegen. Aus anatomischen Gründen findet
jedes Kephalhämatom an den Schädelnähten seine Grenze; deshalb bilden sich
bei dem nicht seltenen doppelseitigen Vorkommen stets zwei „Hörner" aus,
die dem Schädel des Neugeborenen eine typische Kontur verleihen. Die ebenfalls
durch Fluktuation imponierende Enzephalozele hingegen liegt vorzugsweise in
der Körpermittellinie und der zugehörige Knochendefekt im Bereich einer Naht-
stelle der Schädelknochen. Unter Umständen ändert sich beim Schreien die
Größe der Enzephalozele, jedoch nicht die des Kephalhämatoms.
    Bemerkenswert ist, daß das im Kephalhämatom angesammelte Blut unge-
rinnbar ist. Untersuchungen darüber liegen erst in geringer Zahl vor. Sporadische eigene und systematische Bestimmungen anderer Autoren (STRÖDER u.

MINGERS 1974) zeigen, daß im Punktat die PTT regelmäßig, im Thrombelastogramm die Reaktionszeit r meistens bis zu nicht mehr meßbarer Dauer verlängert sind. Fibrinogen fehlt meist komplett in der Punktionsflüssigkeit, während alle übrigen plasmatischen Gerinnungsfaktoren hinsichtlich ihrer Aktivität deutlich vermindert sind. Durch Mischungsversuche mit Normalblut wurde gezeigt, daß im Kephalhämatom noch eine gerinnungsfördernde Aktivität erheblichen Ausmaßes enthalten ist, vermutlich infolge einer Gewebsthrombokinase. Fibrinolytische Aktivitäten sind in der Punktionsflüssigkeit nicht nachzuweisen. Kleinere Kephalhämatome überläßt man sich selbst; sie verschwinden ausnahmslos durch Resorption, manchmal allerdings erst nach Wochen oder Monaten. Über die größeren Kephalhämatome sind die Meinungen geteilt; falls man sich zur Punktion entschließt mit anschließendem, lege artis angelegten Druckverband für 24 bis 48 Stunden, so ist der sinnvollste Zeitpunkt dafür das Ende der ersten oder der Anfang der zweiten Lebenswoche. Durch dieses Vorgehen erspart man dem Kind möglicherweise später kosmetisch störende Verkalkungen über der Schädelkalotte. Unter Umständen läßt sich durch die Punktion auch eine sonst in die zweite Lebenswoche verstärkt hineinreichende Hyperbilirubinämie abmildern. Die Gefahr einer iatrogenen Infektion der Kephalhämatomhöhle ist bei strikter Anwendung steriler Kautelen zu vernachlässigen. Ein gerinnungsphysiologisches Screening, das die PTT einschließt, schützt vor der unliebsamen Überraschung, bei der Punktion als Mitursache des Kephalhämatoms eine Hämophilie oder eine andere Hämostasestörung übersehen zu haben (KoZINN et al. 1964), die sich gelegentlich als „Riesenkephalhämatom" manifestiert (s. Abschn. B.I.1.b.α).

Klinisch gut zu unterscheiden vom Kephalhämatom sind zwei weitere geburtstraumatische Folgen, nämlich das häufige Caput succedaneum und die seltenere subaponeurotische Blutung.

b) Caput succedaneum

Beim Caput succedaneum (Geburtsgeschwulst) handelt es sich um eine harmlose, eher teigige, aber nicht fluktuierende Schwellung des vorangegangenen Teils des Kopfes, ein so gut wie unvermeidliches Begleitphänomen eines großen Prozentsatzes aller Geburten aus Schädellage. Pathologisch-anatomisch liegt der Geburtsgeschwulst eine ödematös-sanguinolente Infiltration des Kopfschwarten-Bindegewebes an umschriebener Stelle zugrunde. Die Begrenzung orientiert sich nicht an den Schädelnähten. Das Kopfschwartenödem hat seine größte Ausdehnung am Beginn des ersten Lebenstages. Die vollständige Rückbildung erfolgt ohne besondere Maßnahmen innerhalb von wenigen Tagen. Das Caput succedaneum wird durch eine Vakuum-Extraktion, erkenntlich an der kreisrunden Marke, oft verstärkt.

c) Massive subaponeurotische Blutung

Die massive subaponeurotische (synonym: subgaleatische) Blutung ist kein ganz seltenes Ereignis, das sich infolge von Blutverlust und Schock zu einem neonatologischen Notfall auswachsen kann. Es kommt gehäuft, aber keineswegs ausschließlich nach instrumenteller Entbindung, insbesondere Vakuumextrak-

tion, vor (AHUJA et al. 1969; KOCH 1966; PACHMAN 1962). Neugeborene afrika-
nischer Abstammung sind offenbar etwas mehr als europäische Kinder prädisponiert (ROBINSON u. ROSSITER 1968). Zu beachten ist, daß die subaponeurotische
Blutung anfangs, während des ersten Lebenstages, noch nicht besonders eindrucksvoll erscheint und mit einem Caput succedaneum leicht zu verwechseln
ist. Im weiteren Verlauf kommt es dann zu einer deutlichen, mitunter grotesken
Zunahme des Kopfumfanges; die Kopfschwarte ist über einen großen Bereich
des gesamten Schädels, einschließlich der Stirn, teigig über der beweglichen
Blutansammlung geschwollen (KOCH 1966). Die Schädelnähte gebieten der
Schwellung keinen Einhalt; sie wird vielmehr durch die Ausdehnung der Galea
aponeurotica begrenzt. Im Extremfall sitzt die Kopfhaut dem Kind scheinbar
wie eine Pelzmütze auf. Nach und nach sacken Teile des Extravasats in die
abhängigen Partien des Hinterkopfs, der Stirn und Orbitae, so daß die Augen-
lider verquollen wirken, im Extremfall sogar Pingpongball-artig anschwellen
(PACHMAN 1962). Im weiteren Verlauf zeigen sich großflächige rotblaue bis dun-
kelblaue Suffusionen im lockeren Periorbitalgewebe (Brillenhämatome) und im
Gesicht, sowie im Nacken und parietal. Pathologisch-anatomisch handelt es
sich um eine Blutung zwischen Periost und Galea aponeurotica durch Gefäßzer-
reißungen infolge von Scher-, Zug- und Saugkräften. In einem Teil der Fälle,
und zwar insbesondere bei den exzessiven Formen, findet sich ein hereditärer
oder erworbener Hämostasedefekt, z.B. eine Hämophilie (KÜNZER 1975). Knöcherne Verletzungen gehören gewöhnlich nicht zur subgaleatischen Blutung.
Der Raum zwischen Kopfschwarte und Schädelperiost, in den es hineinblutet,
ist wesentlich größer als das Volumen, welches von einem oder auch zwei
Kephalhämatomen eingenommen wird. Deshalb ist der Blutverlust dieser Kinder im Laufe des ersten und zweiten Lebenstages beträchtlicher und gefährlicher;
er betrug in einer Serie von fünf Neugeborenen zwischen 70 und knapp 200 ml
(ROBINSON u. ROSSITER 1968). Auf Grund geometrischer Überlegungen läßt sich
näherungsweise kalkulieren, daß jeder Zentimeter, mit dem der aktuelle Kopf-
umfang das erwartete physiologische Maß überschreitet, rund 40 ml Blutverlust
bedeutet (ROBINSON u. ROSSITER 1968). Einzelne Kasuistiken zeigen, daß ein
Neugeborenes sich buchstäblich in diesen subaponeurotischen Raum verblutet,
falls die Situation erst verzögert oder zu spät erkannt wird. Belegt ist beispielsweise eine Anämie von 2,2 g/100 ml im Alter von 48 Stunden (PACHMAN 1962).
Deshalb erreicht auch die durch die anschließende Resorption des Blutes verstärkte Hyperbilirubinämie öfters die Austauschgrenze als beim Kephalhämatom.

   Für die Beurteilung der Sachlage entscheidend ist die Beobachtung jedes
Neugeborenen während der ersten Lebenstage und im Falle einer frühzeitigen
Diagnose der sichere Ausschluß oder Nachweis eines Gerinnungsdefektes. Befindet sich das Kind infolge seines Volumenmangels bereits in bedrohlichem Zustand, gerät die zuverlässige Hämostase-Diagnostik leicht ins Hintertreffen zugunsten eines raschen Ersatzes von Erythrozyten und Kreislaufvolumen. Außerdem erschweren dann sekundäre, meist schockbedingte Veränderungen der Hämostase häufig die Erkennung etwaiger primärer Defekte. Die Notwendigkeit,
einen subaponeurotischen Bluterguß durch Punktion zu entleeren oder operativ
auszuräumen (KOCH 1966), ist sicher eher die Ausnahme als die Regel.

Sofern Blutverlust, Schock und Hyperbilirubinämie schadlos überstanden werden, hinterlassen die subaponeurotischen Blutungen nach ihrer Resorption keine Folgen. Assoziierte intrakranielle Blutungen müssen im Einzelfall allerdings ausgeschlossen werden.

Die Prognose der subgaleatischen Blutungen ist ernster als die der anderen geburtstraumatischen Blutungen, abgesehen von intrakraniellen Blutungen, wie Tentoriumriß. In einer Gruppe von 13 Neugeborenen mit dieser Komplikation sind 3 im Blutungsschock verstorben (AHUJA et al. 1969). Die routinemäßige Gabe von Vitamin K unmittelbar nach der Geburt an alle durch Vakuumextraktion entbundenen Kinder hat in einer Serie von 78 Neugeborenen die Entwicklung einer massiven subaponeurotischen Blutung nicht verhindert (AHUJA et al. 1969, s.S. 589 f.).

d) Brillenhämatom

Als isoliertes Phänomen sind die in der Literatur ungenügend beachteten Brillenhämatome pathogenetisch Schwachformen der massiven Blutungen in den subgaleatischen Raum. Mit einer Schädelbasisfraktur stehen sie im Neugeborenen-Alter kaum jemals im Zusammenhang. Sichtbar werden sie erst im Laufe der ersten Lebenswoche. In einer eigenen Untersuchungsserie von 9 Kindern (davon 6 innerhalb eines Jahres) zeigte sich, daß überwiegend ausgetragene und stets aus Schädellage geborene Kinder betroffen waren, die entweder eine Vakuum-Extraktion (5/9) oder Nabelschnurumschlingung (3/9) oder Stirnlagen-Entbindung (1/9) hinter sich hatten (NIEDERHOFF et al. 1975a). Diese Brillenhämatome werden möglicherweise durch Bauchlage begünstigt, indem kleinere, klinisch nicht weiter in Erscheinung tretende subaponeurotische Blutungen in das lockere, weiche Orbitagewebe absacken und auf diese Weise erst nach den ersten Lebenstagen sichtbar werden. Die Brillenhämatome verschwinden folgenlos innerhalb weniger Wochen.

e) Tentoriumriß

Hirnblutungen infolge Verletzungen einer Duravene durch Einreißen des Tentorium cerebelli oder der Falx cerebri sind meist rasch tödlich. Sie kommen insbesondere bei Geburt aus Beckenendlage vor, weil dabei für die physiologische Geburtskonfiguration des Schädels nicht genug Zeit besteht, sondern die Schädelknochen abrupt gegeneinander verschoben werden. Ferner begünstigen instrumentelle Entbindungen und ein hohes Geburtsgewicht des Kindes einen Tentoriumriß. Diese heutzutage selten gewordene Geburtskomplikation unterscheidet sich auch pathologisch-anatomisch eindeutig von den viel häufigeren Hirnblutungen Frühgeborener (s. Abschn. B.II.2). Die Prophylaxe ist in erster Linie Sache der Geburtsleitung.

f) Andere geburtstraumatische Blutungen

Weitere häufige, mechanisch bedingte Hämorrhagien sind (meist sichelförmige) Subkonjunktivalblutungen sowie Stauungsblutungen in die Haut (und in das darunter gelegene Gewebe) des vorangegangenen Teils (Gesäß, Gesicht) sowie stauungsbedingte Blutungen nach Nabelschnurumschlingung (Kopf). An diesen Blutungsformen sind fast immer auch Petechien beteiligt. Alle hier genannten Blutungen hinterlassen keine Folgen.

Durch Zerrung und Dehnung des M. sternocleidomastoideus bei der Geburt entstehen die traumatischen Kopfnickerhämatome, die palpatorisch oft erst gegen Ende der ersten Lebenswoche im Stadium der Fibrosierung in Erscheinung treten. Ein beträchtlicher Teil der Fälle bedarf der krankengymnastischen Therapie zur Behebung oder Verhütung eines Schiefhalses.

Enorm häufig sind schließlich noch Augenhintergrundsblutungen, die insbesondere nach komplizierten Geburten gefunden werden, beispielsweise vor 20 Jahren bei jedem zweiten Neugeborenen, das durch Vakuumextraktion geboren wurde. Im Gegensatz dazu hatte nur knapp jedes vierte Kind, das spontan aus Schädellage geboren wurde, eine solche Blutung (BACHMANN et al. 1968). Für die Pathogenese dieser Retina-Blutungen werden nicht nur mechanische, sondern auch hypoxische Einflüsse diskutiert. Die Netzhauthämorrhagien werden vom Organismus innerhalb weniger Tage rasch und folgenlos resorbiert.

Darüber hinaus gibt es, kasuistisch durch Obduktionen vielfach dokumentiert, noch Blutungen in eine große Zahl anderer innerer Organe. Jedoch ist hier die Pathogenese (geburtstraumatisch, hypoxisch, final) wesentlich unsicherer als bei den vorher angeführten Blutungen (KEUTH 1971). In die Nähe dieser Erscheinungen sind wohl auch die bekannten hypoxischen Blutungen zu rücken, also die kleinen disseminierten, fleckförmigen Hämorrhagien oder Petechien, die der Pathologe postmortal an Perikard, Pleura und zahlreichen anderen Organen findet (BÖHM 1984).

2. Hirnblutungen bei Frühgeborenen

Wie schon ausgeführt und anders als in den 60er Jahren angenommen, sind die häufigen Hirnblutungen der Frühgeborenen in ihrer Mehrzahl nicht die Folge einer Hämostasestörung, sondern sie sind in erster Linie zurückzuführen auf entwicklungsbedingte Besonderheiten des Gefäßsystems der periventrikulären Keimschicht im Zentralnervensystem (s. Abschn. A.IV.). Diese Matrix germinativa grenzt unmittelbar an die ependymale Auskleidung der Seitenventrikel und liegt dem Nucleus caudatus auf; ihre Blütezeit, also die Periode raschen Wachstums und lebhafter Differenzierung mit entsprechend reicher Vaskularisierung, erstreckt sich vor allem über das 3. Schwangerschaftsviertel. Sobald die ursprünglich in der Keimschicht dicht gepackten Zellen (Neuroblasten, Glioblasten) nach und nach peripherwärts in den späteren Cortex ausgewandert sind (Abb. 10), findet ein Abbau und Umbau der periventrikulär gelegenen Gefäße zugunsten einer stärkeren Vaskularisierung des Cortex statt, sichtbar etwa von der 32. Gestationswoche an. Bis mindestens zu diesem Zeitpunkt sind die zahlreichen Matrixgefäße jedoch äußerst vulnerabel. Ihre zarten, unfertigen histologischen Strukturen zusammen mit dem noch fehlenden Halt des umgebenden Stützgewebes sind auf das intrauterine Leben zugeschnitten und in dem Gestationsalter, in welchem die Frühgeborenen, vor allem die hochgradig unreifen Kinder geboren werden, den unphysiologischen Bedingungen des vorzeitigen extrauterinen Lebens nicht gewachsen. Schwankungen (Regulationsstörungen) in der cerebralen Durchblutung, bedingt durch die postnatalen Kreislaufverhältnisse, durch Änderungen des arteriellen oder venösen Blutdrucks, des intravasalen Volumens, des osmotischen Drucks, des paO_2 sowie des $paCO_2$, führen vor allem in den ersten 3 Lebenstagen leicht zu kapillären Blutungen dieses Gebietes, die entweder subependymal begrenzt bleiben oder durch die dünne Ependymwand in das Ventrikelsystem oder in das umgebende Hirnparenchym einbrechen (PAPE u. WIGGLESWORTH 1979). Sekundäre Venenrupturen infolge Abflußbehinderung nach subependymalen Blutungen sind möglich (HAMBLETON u. WIGGLESWORTH 1976); begünstigt wird eine Abflußbehinderung vermutlich noch durch die U-förmige Richtungsänderung des Venenverlaufs an der Stelle, wo die Vena terminalis mit der Vena chorioidea zur Vena cerebri interna zusammenfließt (PAPE u. WIGGLESWORTH 1979). Die phylogenetisch festgelegte Art, in der sich die embryonalen Arterien des Gehirns im Laufe der Entwicklung verzweigen, nämlich dichotom, ohne Ausbildung von Kollateralen, wird zusätzlich als förderndes Moment bei Entstehung von Ischämie und Blutung angesehen (PAPE u. WIGGLESWORTH 1979). Auch das cerebrale Venensystem hat seine entwicklungsbedingten Besonderheiten, indem sich in embryonalen Gefäßgeflechten der venöse Blutstrom mit Wachstum des Gehirns und Ausdehnung der Geflechte nach dem Prinzip des jeweils kürzesten Wegs wechselnde Abflüsse sucht; dadurch erklärt sich die große anatomische Variabilität im späteren Verlauf der venösen Gefäße und ebenso das beträchtliche Ausmaß der venösen Drainage des Gehirns (PAPE u. WIGGLESWORTH 1979). Da die kapillären Blutungen häufig dort liegen, wo die Kapillaren in Venolen und Venen übergehen, werden sie mitunter als venöse Blutungen verkannt.

Bis Anfang der 70er Jahre nahm man so irrtümlicherweise die Venae terminales als primäre Blutungsquelle der meisten Ventrikelblutungen Frühgeborener an (KEUTH 1971).

Die bevorzugte Lokalisation der subependymalen Blutungen befindet sich bis zur 28. Gestationswoche über dem gesamten Corpus nuclei caudati, danach eher über dessen Caput; auch hierfür werden entwicklungsbedingte Besonderheiten in der Vaskularisierung dieses Gebietes, insbesondere die Blütezeit und anschließende Regression der Matrix germinativa verantwortlich gemacht (PAPE u. WIGGLESWORTH 1979).

Die subependymalen Blutungen können sich in schweren Fällen, wie Obduktionen vor allem bei unreifen Kindern gezeigt haben, auch über die Foramina Magendii et Luschkae peripherwärts ausdehnen und erscheinen dann als generalisierte *sekundäre* Subarachnoidalblutungen (PAPE u. WIGGLESWORTH 1971). Pathogenetisch etwas anderes stellen hingegen die größeren oder kleineren *primären* Blutungen in den Subarachnoidalraum aus leptomeningealen Gefäßen dar, die frühgeborene (wie auch ausgetragene) Kinder als Folge hypoxisch oder Schock-bedingter Hämostasestörungen präfinal erleiden; sie sind vorwiegend an der Konvexität des Gehirns lokalisiert (PAPE u. WIGGLESWORTH 1971). Hier spielen entwicklungsbedingte Besonderheiten des Gefäßsystems keine entscheidende Rolle.

Schließlich kommt es vor, daß sich die subependymalen Blutungen in die weiße Substanz hineinwühlen und dann als schwere intracerebrale Blutungen imponieren.

Zu beachten ist, daß Frühgeborene Hirnblutungen auch auf pathogenetisch andere Weise bekommen, beispielsweise als Folge einer hypoxämischen oder embolischen Infarzierung des Hirngewebes; dies gilt insbesondere auch für Blutungen in den Cortex, in das Kleinhirn und den Hirnstamm.

Die herausragende Stellung, die die subependymalen Blutungen der unreifen Kinder einnehmen, wird von klinischer Seite eindrucksvoll durch die Tatsache gestützt, daß das Gestationsalter der mit Abstand wesentlichste Parameter ist, von dem für ein Frühgeborenes das Risiko abhängt, eine Hirnblutung zu erleiden. Dies wurde erst kürzlich im eigenen Patientengut mit Hilfe der Sonografie untermauert: Von allen für Frühgeborene relevanten Parametern, wie Schwangerschaftsverlauf, Geburtskomplikationen, Gestationsalter, Geburtsgewicht, Geschlecht, Entbindungsort, Rektaltemperatur bei Ankunft auf der Intensivpflegestation, APGAR-Werte, Säure-Basen-Haushalt, Blutdruck, Auftreten von Bradykardien, von Apnoen, Zustand des Ductus Botalli, Beatmungstechnik, Entwicklung eines Atemnotsyndroms, Abfall der Hämoglobin-Konzentration, Nachweis von Markophagen im Liquor und Dosis des zugeführten Humanalbumins erwies sich bei 52 Kindern, die innerhalb eines Jahres (1980/81) betreut wurden, einzig und allein das Gestationsalter als hochsignifikant korreliert mit der Häufigkeit der subependymalen Blutungen (GLESKE 1982; STRASSBURG et al. 1983).

In diesem Zusammenhang ist es aus historischer Sicht bemerkenswert, daß ARVO YLPPÖ schon vor über 60 Jahren als erster Pädiater gegen die damalige geburtshilfliche Lehrmeinung zu Felde zog, Frühgeborene würden zwangsläufig und unterschiedslos an „Lebensschwäche" sterben; er hielt dem vielmehr entgegen, daß Frühgeborene im Prinzip lebensfähig seien; sie würden allerdings zu einem großen Prozentsatz an pathologisch-anatomisch faßbaren Ursachen sterben, unter denen die vielfältigen Blutungen der unreifen Kinder eine führende Rolle spielten, allen voran die Ventrikelblutungen (YLPPÖ 1919, 1926).

In den 60er Jahren gab es Hinweise dafür, daß die Hirnblutungshäufigkeit bei Frühgeborenen eine steigende Tendenz hatte (POLIN et al. 1974). Allerdings war die Zuverlässigkeit aller diesbezüglichen Angaben bei den verstorbenen Kindern durch die Obduktionsfrequenz begrenzt und bei den Überlebenden durch die Unsicherheit, die der klinischen Diagnose „Hirnblutung", einschließlich der Liquorbefunde und der exakten Lokalisation, anhaftete (KÜNZER et al. 1977b).

Die Einführung der Computertomografie, vor allem aber die Ultraschalldiagnostik hat hier einen Wandel in der Sicherheit der Erkennung von Hirnblutungen intra vitam geschaffen. Die daraufhin in der Literatur mitgeteilten wie auch die im eigenen Krankengut ermittelten Zahlen zeigen übereinstimmend, daß Frühgeborene mit einem Gestationsalter von 32 Wochen und darunter in einer Häufigkeit von 40 bis 45% eine subependymale Blutung erleiden (GLESKE 1982; STRASSBURG et al. 1983; VOLPE 1981; DITTRICH et al. 1985). Dauert die Schwangerschaft nur weniger als 30 Wochen, so sind sogar bis zu 80% dieser Kinder betroffen.

Wichtig zu wissen ist, daß sich sonografisch viel mehr (subependymale) Hirnblutungen erfassen lassen als mit den früher üblichen Hilfsmitteln. Es gibt zweifellos klinisch stumme Blutungen, die auch ohne Folgen für die spätere Entwicklung des Kindes überlebt werden. Subependymale Blutungen sind für den Kliniker zunächst einmal nur ein Hinweis, die weitere Entwicklung des betroffenen

Kindes sorgfältig zu verfolgen. Entscheidend für den Patienten sind die hypoxischen Schäden des Gehirns, die mit der Blutung einhergehen.

Der Zeitpunkt des Blutungsbeginns blieb bisher umstritten, obgleich er angesichts dieses häufigen und oft deletären Krankheitsbildes der Gegenstand schon zahlreicher Untersuchungen war (Zellbild des Liquors, Transfusion markierter Erythrozyten u.a.). Dank der für das Kind schonenden Handhabung ermöglicht die regelmäßig wiederholte Sonografie heutzutage mit großer Zuverlässigkeit, den Beginn der Blutung bei einer größeren Serie von Kindern zeitlich einzugrenzen. Nach allem, was man bisher dazu weiß, tritt die subependymale Blutung innerhalb der ersten 8 bis 48 Lebensstunden auf, viel seltener noch während des dritten Lebenstages und nur ausnahmsweise danach, intrauterin ebenfalls nur höchst selten (DE CRESPIGNY et al. 1982; LEVENE et al. 1982; MORGAN u. COOKE 1982; VOLPE 1981).

Hinsichtlich des *klinischen Bildes* der intraventrikulären Hirnblutungen (einschließlich der damit oft assoziierten hypoxischen Schäden) lassen sich drei Verlaufsformen unterscheiden (PAPE u. WIGGLESWORTH 1979):

1. Die akute, oft dramatische Verschlechterung des Zustandes eines Frühgeborenen, erkenntlich an cerebralen Anfällen, einer Änderung seiner Vigilanz (Koma) und seines Muskeltonus, ferner an einer Störung der Atem-, Kreislauf- und Herzfunktion sowie des Säure-Basen-Haushalts, insbesondere in dieser Symptomen-Kombination, ist gewöhnlich Ausdruck einer massiven Blutung mit Einbruch ins Ventrikelsystem. Ein gleichzeitig bestehendes idiopathisches Atemnotsyndrom prädisponiert die Frühgeborenen zusätzlich zur Hirnblutung.

2. Die schubweise Verschlechterung des Allgemeinzustandes kommt als zweite Verlaufsform einer Hirnblutung mit und insbesondere auch ohne Ventrikeleinbruch vor. Die oben genannten Symptome treten wechselnd, mit dazwischen liegenden Erholungsphasen, insgesamt weniger dramatisch in Erscheinung; neurologischerseits beobachtet man nicht selten ein Schmatzen und Grimassieren.

3. Schließlich gibt es Hirnblutungen, die klinisch weitgehend oder völlig stumm verlaufen und intra vitam nur sonografisch oder computertomografisch, postmortal durch die Obduktion erfaßt werden. Ein Teil der überlebenden Kinder wird im weiteren Verlauf durch Entwicklung eines Hydrozephalus auffällig. Pathogenetisch handelt es sich hierbei meist nicht um eine Aquäduktstenose sondern um eine Resorptionsstörung.

Wenn es darum geht, den klinischen Verdacht auf eine Hirnblutung bei einem Frühgeborenen zu sichern, so hat sich vor allem die zweidimensionale Sektor-Echo-Enzephalografie empfohlen (STRASSBURG et al. 1982; DITTRICH et al. 1985). Sie eignet sich auch zur Verlaufskontrolle besser als alle anderen heute bekannten Verfahren. Lediglich Blutungen mit mangelhafter Echostruktur (z.B. Subarachnoidalblutungen) werden hiermit nicht ohne weiteres erfaßt.

Die röntgenologische Computer-Tomografie ist ebenfalls zur Lokalisation einer Hirnblutung geeignet, nur wird ihr Einsatz begrenzt durch die Strahlenbelastung und durch das Problem des Transportes der kleinen Patienten zum Gerät. Nachteilig ist außerdem, daß zwischen dem 10. und 20. Tag nach stattgehabter Blutung sich diese infolge von Abbauvorgängen vorübergehend dem computertomografischen (nicht jedoch dem sonografischen) Nachweis entziehen kann (Strassburg et al. 1982).

Die Liquor-Untersuchung wird als invasiver Eingriff bei Verdacht auf eine frische Hirnblutung im allgemeinen nur insoweit eingesetzt, als die Liquorgewinnung zum sicheren differentialdiagnostischen Ausschluß einer Meningitis erforderlich ist. Eine Indikation zur Druckentlastung ist im akuten Stadium der Hirnblutung nur ausnahmsweise gegeben. Auch die Ventrikelpunktion ist in den hier zur Rede stehenden Situationen meist überflüssig, unter Umständen sogar gefährlich (Pape u. Wigglesworth 1979).

Laboruntersuchungen, insbesondere hämatologischer und hämostaseologischer Art, spielen für die Hirnblutungsdiagnostik eine nur untergeordnete Rolle. Ein Hämatokritabfall von über 10% gilt bei einem verdächtigen klinischen Bild als Hinweiszeichen (Pape u. Wigglesworth). Gerinnungsstörungen im Sinne einer Produktions- und/oder Verbrauchskoagulopathie sind zwar häufig nachweisbar; sie werden jedoch, im Gegensatz zur vorherrschenden Meinung in den 60er Jahren (Kabus et al. 1969), heute nicht mehr so sehr als Ursache sondern eher als Folge der Hirnblutung (Hypoxie, Azidose, Schock) angesehen, allenfalls als verschlimmernder Umstand (Pape u. Wigglesworth 1979; Volpe 1981).

Therapeutisch stehen bei den Hirnblutungen der Frühgeborenen intensivpflegerische Maßnahmen, insbesondere zur Aufrechterhaltung der cerebralen Durchblutung, unter gleichzeitig möglichster Schonung des Kindes im Vordergrund. Unter den zahlreich empfohlenen Medikamenten hat sich bislang noch am ehesten Phenobarbital bewährt. Der Einsatz spezieller hämostaseologischer Präparate hingegen hat bisher keine überzeugenden Erfolge gebracht. Die Gabe osmotisch wirksamer Medikamente ist zwar verschiedentlich versucht worden, die Ergebnisse sind aber noch nicht abschließend zu beurteilen (Pape u. Wigglesworth 1979). Darüber hinaus wurde in den letzten Jahren verschiedentlich die parenterale und/oder orale Gabe von Vitamin E (Tokopherol) als natürliches Antioxydans an hochgradig unreife Frühgeborene empfohlen, und zwar ursprünglich in der Absicht, der Entwicklung einer retrolentalen Fibroplasie entgegenzuwirken; in der Diskussion über die möglichen Nebenwirkungen dieser Maßnahme tauchte schließlich die Frage auf, ob auch die Hirnblutungsrate der unreifen Kinder durch Vitamin E günstig beeinflußt wird oder nicht. Trotz mehrerer kontrollierter Studien ist jedoch noch keine schlüssige Antwort darauf gefunden worden (Phelps 1984); Skepsis ist hier sicher angezeigt. Das gilt im Prinzip auch für Etamsylat und Tranexamsäure (Cooke u. Morgan 1984; Hensey et al. 1984).

Wiederholte Lumbalpunktionen als Maßnahme zur Druckentlastung in der akuten Phase der Hirnblutung sind ebenso wie andere eingreifende Prozeduren größtenteils wieder verlassen worden (Pape u. Wigglesworth 1979). Notwendig hingegen ist es bei einem Teil der überlebenden Kinder, wegen eines posthämorrhagischen Hydrozephalus eine liquorableitende Operation durchzuführen. Der Shunt ist mitunter nur vorübergehend erforderlich.

Zur *Prognose* eines Frühgeborenen, das eine Hirnblutung erlitten hat, läßt sich Schlüssiges noch nicht aussagen. Man beginnt jetzt erst damit, sich ein Bild davon zu machen, wie oft ein Frühgeborenes eine klinisch stumme Hirnblutung durchmacht oder eine manifeste Hirnblutung nicht nur überlebt, sondern auch folgenlos übersteht.

Daneben gibt es aber auch einen beträchtlichen Prozentsatz Frühgeborener, die im Gefolge ihrer Hirnblutung rasch moribund werden und versterben; andere überleben mit schweren oder leichten Zerebralschäden. Bei den Hirnparenchymblutungen korreliert noch am ehesten das Ausmaß der resultierenden Porenzephalie mit dem späteren Zerebralschaden; bei den meisten anderen Hirnblutungen werden die Folgeschäden in erster Linie vom Ausmaß der die Blutung begleitenden Hypoxie des Hirngewebes bestimmt. Bislang waren blutungsbedingte Läsionen im Gehirn von hypoxischen, ischämischen Schäden (z.B. periventrikulären Leukomalazien) intra vitam kaum unterscheidbar.

Fortschritte in dieser Frage zeichnen sich neuerdings durch den kombinierten Einsatz von Sonografie und Computertomografie ab, indem sich echogene ischämische Bezirke computertomografisch durch Hypodensität auszeichnen, im Gegensatz zu Blutungsherden, die an hyperdensen Zonen erkenntlich sind (DITTRICH 1985).

3. Lungenblutungen Neugeborener

Ein klinisch gut umschriebenes Ereignis stellen die massiven pulmonalen Hämorrhagien dar, die reife wie auch besonders unreife Neugeborene mitunter entwickeln. Prädisponierend wirken offenbar perinatale Asphyxie, Hypothermie, Aspiration und Pneumonie sowie idiopathisches Atemnotsyndrom. Sonst normale Neugeborene erleiden kaum je eine Lungenblutung (BOSSI 1978), häufig aber moribunde Kinder im Terminalstadium. Möglicherweise sind erhöhter pulmonaler Venen- und Kapillardruck infolge Linksherzversagen und eine hypoxische Gefäßfragilität (zumindest bei den unreifen Kindern) pathogenetisch bedeutsam; diskutiert wird auch die toxische Wirkung von Sauerstoff (BOOTHBY u. DE SA 1973; COLE et al. 1973). Kennzeichnender Befund ist das Erscheinen von schaumigem blutigen Sekret im Nasen- und Rachenraum, welches sich auch aus der Trachea absaugen läßt. Das Röntgenbild hingegen ist uncharakteristisch und variabel: interstitielle oder disseminierte Veränderungen mit stellenweiser Überblähung, aber auch dichte Verschattungen einer oder beider Lungen kommen vor. Gerinnungsanalytisch finden sich oft die Zeichen einer Verbrauchs- und/oder einer Produktionskoagulopathie, die jedoch eher sekundärer als primärer Natur sein dürften.

Die *Prognose* ist eng verbunden mit der des Grundleidens und deshalb meist schlecht. Bei Überlebenden ist unter Überdruckbeatmung gelegentlich eine Resorption der Blutung beobachtet worden (BOSSI 1978).

III. Iatrogene Störungen der Gerinnung

Bisweilen blutet ein Neugeborenes unerwartet (Haut- oder Schleimhautblutungen, Nachblutungen aus Punktionsstellen), ohne daß sich eine der bekannten Ursachen nachweisen läßt. In diesen Fällen kann die Medikamenten-Anamnese aufschlußreich sein.

So wird beim Bemühen, einen Katheter für einige Zeit durchgängig zu halten, häufig Heparin eingesetzt; dadurch kommt es gelegentlich vor, daß unbeabsichtigt eine zu große Menge von Heparin in den Kreislauf gelangt und dort zu einer ungewollten Blockierung der Gerinnung führt. Ausmaß der Blutungsneigung und Gesamtumstände müssen entscheiden, ob diesem Effekt durch die Gabe von Protaminsulfat zu begegnen ist.

Ferner können präpartal an die Mutter oder postpartal an die stillende Wöchnerin oder unmittelbar an das Kind verabreichte Medikamente zu einer Hämostase-Störung führen, sei es durch Beeinträchtigung der Thrombozytenfunktion, der Plättchenzahl oder der plasmatischen Gerinnung. Von praktischer Bedeutung sind insbesondere die Azetylsalizylsäure und Pharmaka wie Indometazin, Phenylbutazon, Antibiotika (Penicillin, Carbenicillin, Chloramphenikol, Polymyxin, Streptomycin), Chemotherapeutika (Sulfonamide, Nitrofurantoin), Thiazide, Furosemid, Meprobamat, Carbromal, Phenothiazide, Chinin, Chinidin, Corticosteroide, Digitoxin und hochmolekulares Dextran. Die Beeinflussung der Blutgerinnung durch Antikonvulsiva wurde andernorts besprochen (s.S. 584).

Vor dem Einsatz dieser Medikamente sind die Risiken der Nichtgabe bei Mutter oder Kind gegen die Risiken der Nebenwirkungen beim Kind abzuwägen.

Literatur

Aballi AJ, Lamerens S de (1962) Coagulation changes in the neonatal period and in early infancy. Pediatr Clin North Am 9:785–817

Aballi AJ, Banus VL, Lamerens S de, Rozengvaig S (1959) Coagulation studies in the newborn period: III. Hemorrhagic disease of the newborn. Am J Dis Child 97:524–548

Abildgaard CF (1975) Current concepts in the management of hemophilia. Semin Hematol 12:223–232

Ahuja GL, Willoughby MLN, Kerr MM, Hutchison JH (1969) Massive subaponeurotic haemorrhage in infants born by vacuum extraction. Br Med J 3:743–745

Alebouyeh M, Lusher JM, Ameri MR, Evans RK, Robinson A (1978) The effect of 5-hydroxytryptamine and epinephrine on newborn platelets. Eur J Pediatr 128:163–168

Altemeyer KH, Burgdorf A, Lucadu I von, Schenck W, Künzer W (1972) Zum funktionellen Verhalten der Thrombozyten im Kindesalter. Z Kinderheilk 113:257–287

Andrew M, Bhogal M, Karpatkin M (1981) Factors XI and XII and prekallikrein in sick and healthy premature infants. N Engl J Med 305:1130–1133

Aoki N, Moroi M (1978) Abnormal plasminogen. A hereditary molecular abnormality found in a patient with recurrent thrombosis. J Clin Invest 61:1186

Appleyard WJ, Brinton A (1971) Venous platelet counts in low birth weight infants. Biol Neonate 17:30–34

Arneil GC, McDonald AM, Murphy AV, Sweet EM (1973) Renal venous thrombosis. Clin Nephrol 1:119–131

Bachmann KD, Fredmann G, Weiden H, Springmann L, Schmidt E, Bolte A (1968) Pathologische Befunde bei Neugeborenen nach Entbindung durch Vakuumextraktion (Netzhautblutungen, Schädelfrakturen. EEG-Veränderungen). Geburtshilfe Frauenheilkd 28:1089–1103

Baehner RL, Strauss HS (1966) Hemophilia in the first year of life. N Engl J Med 275:524–528

Barthels M (1982) Häufigeres Vorkommen eines zusätzlichen Faktor-XII-Mangels bei Hämophilie A und von-Willebrand-Jürgens-Syndrom. In: Landbeck G, Marx R, Stolte HP (Hrsg) 11. Hämophilie-Symposion, Hamburg 1980. Pharmazeutische Verlagsgesellschaft, München, S 252–259

Beller F (1957) Die Gerinnungsverhältnisse bei der Schwangeren und beim Neugeborenen. Barth, Leipzig

Bergquist D, Nilsson IM (1979) Hereditary alpha-2-Macroglobulin deficiency. Scand J Haematol 23:433

Beutnagel H, Jacobi E, Poliwoda A (1971) Untersuchungen zur Physiologie der Thrombozytenadhäsivität in der Schwangerschaft und der Neugeborenenperiode. Geburtshilfe Frauenheilkd 31:1215–1221

Biland L, Duckert F (1973) Coagulation factors of the newborn and his mother. Thromb Diath Haemorrh 29:644–651

Bleyl U, Büsing CM, Krempien B (1969) Pulmonale hyaline Membranen und perinataler Kreislaufschock. Virchows Arch [A] 348:187–204

Bleyler WA, Hakami N, Shepard TH (1971) The development of hemostasis in the human fetus and newborn infant. J Pediatr 79:838–853

Böhm N (1984) Kinderpathologie, Farbatlas und Lehrbuch der pädiatrischen Autopsiepathologie für Studierende und Ärzte. Schattauer, Stuttgart

Boothby CB, SA DJ de (1973) Massive pulmonary hemorrhage in the newborn: A changing pattern. Arch Dis Child 48:21–30

Boros SJ, Nystrom JF, Thompson TR, Reynolds JW, Williams HJ (1975) Leg growth following umbilical artery catheter-associated thrombus formation: A 4-year follow-up. J Pediatr 87:973–976

Bossi E (1978) Die kardiorespiratorische Anpassung an das extrauterine Leben und ihre Störungen. In: Bachmann KD, Ewerbeck H, Joppich G, Kleihauer E, Rossi E, Stalder GR (Hrsg) Fetale und neonatale Pathologie, Pädiatrie in Praxis und Klinik, Bd I. Fischer, Stuttgart New York und Thieme, Stuttgart

Braly BD (1965) Neonatal arterial thrombosis and embolism. Surgery 58:869–873

Branson HE, Marble R, Katz J, Griffin JH (1983) Inherited protein C deficiency and coumarin-responsive chronic relapsing purpura fulminans in a newborn infant. Lancet II:1165–1168

Brockhaus W (1982) Erhöhung der Sicherheit in der Hämophiliediagnostik bei Früh- und Neugeborenen durch HbF-Nachweis. In: Landbeck G, Marx R, Stolte HP (Hrsg) 11. Hämophilie-Symposion, Hamburg 1980. Pharmazeutische Verlagsgesellschaft, München, S. 273–277

Brown EG, Sweet AY (1982) Neonatal necrotizing enterocolitis. Pediatr Clin North Am 29:1149–1170

Brüster H, Richert J (1964) Vergleichende Untersuchungen einzelner Plättchenzählmethoden. Kinderaerztl Prax 32:185–190

Burstein M, Lewi S, Walter P (1954) Sur l'existence du fibrinogène fœtal. Sang 25:102–107

Burstein Y, Giardina PJV, Rausen AR, Kandall SR, Siljestrom K, Peterson CM (1979) Thrombocytosis and increased circulating platelet aggregates in newborn infants of polydrug users. J Pediatr 94:895–899

Caspers S (1978) Zur Häufigkeit von Blutungen Neugeborener im kinderklinischen Krankengut. Dissertation, Freiburg 1978

Cole VA, Normand ICS, Reynolds EOR, Rivers RPA (1973) Pathogenesis of hemorrhagic pulmonary edema and massive pulmonary hemorrhage in the newborn. Pediatrics 51:175–187

Cooke RWI, Morgan MEI (1984) Prophylactic ethamsylate for periventricular haemorrhage. Arch Dis Child 59:82–83

Corby DG, Schulman I (1971) The effects of antenatal drug administration on aggregation of platelets of newborn infants. J Pediatr 79:307–313

Corby DG, Zuck ThF (1976) Newborn platelet dysfunction: a storage pool and release defect. Thromb Haemost 36:200–207

Crespigny LCH de, Mackay R, Murton LJ, Roy RND, Robinson PH (1982) Timing of neonatal cerebroventricular haemorrhage with ultrasound. Arch Dis Child 57:231–233

Corrigan J, Kryc JJ (1980) Factor II (prothrombin) levels in cord blood: Correlation of coagulant activity with immunoreactive protein. J Pediatr 97:979–983

Dadak Ch, Ulrich W, Sinzinger H (1982) Poster der II. Universitäts-Frauenklinik Wien. I. International Austrian Prostaglandin-Meeting, Bad Ischl, 22.–25.9.82

Deutsch E (1980) Kongenitale Koagulopathien. In: Bachmann KD, Ewerbeck H, Joppich G, Kleihauer E. Rossi E, Stalder GR (Hrsg) Pädiatrie in Praxis und Klinik, Bd II. Fischer, Stuttgart New York und Thieme, Stuttgart, S 10.114–10.128

Dittrich M, Strassburg H-M, Dinkel E, Hackelöer (1985) Zerebrale Ultraschalldiagnostik in Pädiatrie und Geburtshilfe. Springer, Berlin Heidelberg New York Tokyo

Donaldson VH, Kisker CT (1974) Blood coagulation in hemostasis. In: Nathan DG, Oski FA (eds) Hematology of infancy and childhood. Saunders, Philadelphia London Toronto

Doorm JM van, Muller AD, Hemker HC (1977) Heparin-like inhibitor, not vitamin-K-deficiency, in the newborn. Lancet I:852–853

Doshi U, Bhat R, Rao S, Flanigan D, Vidyasagar D (1981) Neonatal aortic thrombosis, Editorial correspondence. J Pediatr 99:1002–1003

Duckert F (1961) Therapie der hämorrhagischen Diathesen. Symposion der II. Medizinischen Universitäts-Klinik, Frankfurt/Main, 27./28.10.1961, persönliche Mitteilung

Easa D, Coen RW (1979) Coagulation studies in infants of diabetic mothers. Am J Dis Child 133:851–852

Edson JR, Blaese RM, White JG, Krivit W (1968) Defibrination syndrome in an infant born after abruptio placentae. J Pediatr 72:342–346

Ekelund H (1972) Fibrinolysis in the first year of life. Acta Paediatr Scand 61:5–10

Ekelund H, Finnström O (1972) Fibrinolysis in pre-term infants and in infants small for gestational age. Acta Paediatr Scand 61:185–196

Ekelund H, Hedner U, Åstedt B (1970a) Fibrinolysis in human foetuses. Acta Paediatr Scand 59:369–376

Ekelund H, Hedner U, Nilsson IM (1970b) Fibrinolysis in newborns. Acta Paediatr Scand 59:33–43

Estellés A, Garcia-Placia I, Dasi A, Aznar J, Duart M, Sanz G, Pérez-Requejo JL, España F, Jiminez C, Abeledo G (1984) Severe inherited 'homozygous' protein C deficiency in a newborn infant. Thromb Haemost 52/1:53–56

Fee HJ, McAvoy JM, Dainko EA (1977) Neonatal arterial occlusion. J Pediatr Surg 12:711–713

Firshein SI, Hoyer LE, Lazarchick J, Forget BG, Hobbins JC, Clyne LP, Pitlick FA, Muir WA, Merkatz IR, Mahoney MJ (1979) Prenatal diagnosis of classic hemophilia. N Engl J Med 300:937–941

Fresh JW, Ferguson JH, Stamey C, Morgan FM, Lewis JH (1957) Blood prothrombin, proconvertin and proaccelerin in normal infancy: questionable relationships to vitamin K. Pediatrics 19:241–265

Friedmann Z, Lamberth EL Jr, Stahlman MT, Oates JA (1977) Platelet dysfunction in the neonate with essential fatty acids deficiency. J Pediatr 90:439–443

Fomon SJ, Chairman (1961) Report of Committee on Nutrition: Vitamin K compounds and the water-soluble analogues: use in therapy and prophylaxis in pediatrics. Pediatrics 28:501–507

Girolami A, Gastaldi G, Patrassi G, Galetti A (1976a) Combined congenital deficiency of factor V and factor VIII. Acta Haematol (Basel) 55:234–243

Girolami A, Venturelli R, Cella G, Virgolini L, Burul A (1976b) Combined hereditary deficiency of factor VII and VIII activation. Acta Haematol (Basel) 55:181–191

Gitzelmann R, Steinmann B, Berghe G van den (1983) Essential fructosuria, hereditary fructose intolerance, and fructose-1,6-diphosphatase deficiency. In: Stanbury JB, Wyngaarden JB, Fredrickson DS, Goldstein JL, Brown MS (eds) The metabolic basis of inherited disease, 5. edn. McGraw-Hill, New York, pp 118–140

Glader BE, Buchman GR (1976) The bleeding neonate. Pediatrics 58:548–555

Gleske B (1982) Hirnblutungen bei Frühgeborenen, eine klinische und sonografische Untersuchung. Inaugural-Dissertation, Freiburg

Gmür JP, Straub PW (1970) Blutgerinnung und Fibrinolyse im Nabelschnurblut, I. Vergleichende Untersuchungen bei verschiedenen Entnahmetechniken. Thromb Diath Haemorrh 23:82–90

Göbel U, Petrich Ch, Wienert R (1972) Untersuchungen über die Thrombozytenfunktion bei gesunden Säuglingen und Kleinkindern. Klin Padiatr 184:371–377

Göbel U, Sonnenschein-Kosenow S, Petrich Ch, Voss H von (1977) Vitamin-K-deficiency in the newborn, letter to the editor. Lancet II:187–188

Goetzman BW, Stadalnik RC, Bogren HG, Blankenship WJ, Ikeda RM, Thayer J (1975) Thrombotic complications of umbical artery catheters: A clinical and radiographic study. Pediatrics 56:374–379

Gross GP, Hathaway WE, McGaughey HR (1973) Hyperviscosity in the neonate. J Pediatr 82:1004–1012

Gross SJ, Stuart MJ (1977) Haemostasis in the premature infant. Clin Perinatol 4:259–304

Grote W, Redenz T (1982) Zur Vererbung des Faktor-XII-Mangel (Familienbeobachtung). In: Landbeck G, Marx R, Stolte HP (Hrsg) 11. Hämophilie-Symposion, Hamburg 1980. Pharmazeutische Verlagsgesellschaft, München, S 246–251

Hambleton G, Wigglesworth JS (1976) Origine of intraventricular haemorrhage in the preterm infant. Arch Dis Child 51:651–659

Haroon Y, Shearer MJ, Rahim S, Gunn WG, McEnery G, Barkhan P (1982) The content of phylloquinone (vitamin K_1) in human milk, cows' milk and infant formula foods determined by high-performance liquid chromatography. J Nutr 112:1105–1117

Harper K, Pembrey ME, Davies KE, Winter RM, Hartley D, Tuddenham EGD (1984) A clinically useful DNA probe closely linked to haemophilia A. Lancet II:6–8

Hartmann JR, Howell DA, Diamond KL (1955) Disorders of blood coagulation. Am J Dis Child 90:594

Hathaway WE (1970) Coagulation problems in the newborn infant. Pediatr Clin North Am 17:929–942

Hathaway WE (1975) The bleeding newborn. Semin Hematol 12:175–188

Hathaway WE, Mull MM, Pechet GS (1969) Disseminated intravascular coagulation in the newborn. Pediatrics 43:233–240

Haupt H (1968) Untersuchungen zur Blutgerinnungssituation des Neugeborenen: I. Über die Bedeutung eines „physiologischen Vitamin-K-Mangels" für die Gerinnungsverhältnisse des Neugeborenen. Z Kinderheilk 102:136–145

Henriksson P, Hedner U, Nilsson IM, Boehm J, Robertson B, Lorand L (1974) Fibrin-stabilizing factor (factor XIII) in the fetus and the newborn infant. Pediatr Res 8:789–791

Hensey OJ, Morgan MEI, Cooke RWI (1984) Tranexamic acid in the prevention of periventricular haemorrhage. Arch Dis Child 59:719–721

Holmberg L (1980) Prenatal diagnosis of congenital bleeding disorders. Acta Paediatr Scand 69:809–813

Holmberg L, Henriksson P, Ekelund H, Åstedt B (1974) Coagulation in the human fetus. J Pediatr 85:860–864

Holmsen H, Weiss HJ (1972) Further evidence for a deficient storage pool of adenine nucleotides in platelets from some patients with thrombocytopathia – 'storage pool disease'. Blood 39:197–209

Hošková A, Mrskoš A (1977) Haemorrhagic diathesis as a possible early sign of hereditary fructose intolerance. Eur J Pediatr 127:63–65

Hrodek O (1966) Blood platelets in the newborn: their function in haemostasis and haemocoagulation, (zitiert nach Cole et al. 1973). Acta Univ Carol [Med Monogr] (Praha) XXII

Hrodek O (1969) L'agrégation des plaquettes chez le nouveau-né, (zitiert nach Burstein et al. 1954). Nouv Rev Fr Hematol 9:569

Hrodek O, Hermansky F (1960) Thrombelastographic study in the newborn. Ann Paediatr (Basel) 194:246–254

Jacobi E, Krüskämper G (1975) Der Einfluß simulierter Sferics (wetterbedingte elektromagnetische Strahlungen) auf die Thrombozytenadhäsivität. Inn Med 2:73–81

Jacobsen CD (1966) A family with low proteolytic capacity in plasma, probably related to a low plasminogen content. Scand J Clin Lab Invest 18:359

Jenny J, Gschwend E (1958) Über die Blutungskrankheiten beim Neugeborenen. Geburtshilfe Frauenheilkd 18:36–45

Jiménez E, Jiménez R (1981) The use of prophylactic vitamin K at birth. Thromb Haemost 46/2:573

Johannsen LP, Künzer W (1968) Bauchhöhlenblutung als Manifestationsform der perinatalen Blutungsübel. Z Kinderheilk 102:37–48

Kabus K, Langner H, Künzer W (1967) Thrombelastographische Untersuchungen bei Kindern der verschiedenen Altersstufen. Z Kinderheilk 101:104–110

Kabus K, Schenck W, Künzer W (1969) Atemnotsyndrom und Blutgerinnungsaktivität; Untersuchungen über Beziehungen zwischen Säurenbasenhaushalt, Blutgerinnungsfaktoren und Hirnblutungen. Versuch einer Therapie mit Plasmafraktion I und ACC 76. Z Kinderheilk 105:55–76

Kahle W (1951) Studien über die Matrixphasen und die örtlichen Reifungsunterschiede im embryonalen menschlichen Gehirn. I. Mitteilung. Die Matrixphasen im allgemeinen. Dtsch Z Nervenheilkd 166:273–302

Kahle W (1958) Über die längszonale Gliederung des menschlichen Zwischenhirns. In: Pathophysiol diencephalica, Wien (Zitiert nach Starck (1975)

Karitzky D, Pringsheim W, Zinsser O, Künzer W (1969) Veränderungen der Fibrinogenkonzentration im Plasma gesunder Frühgeborener am 1. Lebenstag. Z Kinderheilk 105:73–79

Karitzky D, Kleine N, Pringsheim W, Künzer W (1971) Fibrinogen turnover in the premature infant with and without idiopathic respiratory distress syndrome. Acta Paediatr Scand 60:465–470

Karpatkin M (1971) Diagnosis and management of disseminated intravascular coagulation. Pediatr Clin North Am 18/1:23–38

Keuth U (1971) Geburtstraumatische Schädigungen. In: Opitz H, Schmid F (Hrsg) Physiologie und Pathologie der Neugeborenenperiode, Bd I/2. Handbuch der Kinderheilkunde (redigiert von Bierich JR, Grüttner R, Schäfer K-H). Springer, Berlin Heidelberg New York

Kleihauer E, Kohne E, Niethammer D (Hrsg) (1978) Hämatologie; Physiologie, Pathologie, Klinik, Kap IX/A. Das thrombozytäre System. Springer, Berlin Heidelberg New York, S 423–424

Kleihauer E, Kohne E, Niethammer D (Hrsg) (1978) Hämatologie, Physiologie, Pathologie, Klinik, Kap IX/B. Das plasmatische Gerinnungs- und Fibrinolysesystem. Springer, Berlin Heidelberg New York, S 453–480

Knowlson GT, Marsden HB (1978) Aortic thrombosis in the newborn period. Arch Dis Child 53:164–166

Koch F (1963) In welchem Lebensalter ist die Diagnose der Hämophilie oder ihre Erstmanifestation möglich? Med Klin 58:1024–1025

Koch F (1966) Die subaponeurotische Blutung unter die Kopfhaut, eine Notfallsituation bei Neugeborenen. Münch Med Wochenschr 108:1417–1420

Köttgen E, Bauer Ch, Reutter W, Gerok W (1979) Neue Ergebnisse zur biologischen und medizinischen Bedeutung von Glykoproteinen. Klin Wochenschr 57:151–159; 199–214

Koller F (1983) Theory and experience behind the use of coagulation tests in diagnosis and prognosis of liver disease. Scand J Gastroenterol 8:51

Kosztolányi G, Jobst K (1979) The effect of bilirubin on the surface charge and aggregation tendency of platelets in cord blood. Eur J Pediatr 131:113–118

Kozinn PJ, Norton DR, Moss AH, Kaufman A (1964) Massive hemorrhage-scalps of newborn infants. Am J Dis Child 108:413–418

Kraus B, Klose HJ, Riegel K, Betke K (1982) Schwere Blutungen bei neugeborenen Kindern mit Hämophilie. In: Landbeck G, Marx R, Stolte HP (Hrsg) 11. Hämophilie-Symposion, Hamburg 1980. Pharmazeutische Verlagsgesellschaft, München, S 266–272

Krause W, Maus W (1973) Die Bedeutung der Reptilasezeit zur Frage des fetalen Fibrinogens. Klin Wochenschr 51:94–95

Kriess R v, Voss H von, Göbel U (1982) Probleme der Hämophilie-Diagnostik bei schwerkranken Neugeborenen. In: Landbeck G, Marx R, Stolte HP (Hrsg) 11. Hämophilie-Symposion, Hamburg 1980. Pharmazeutische Verlagsgesellschaft, München, S 260–265

Kriess R v, Jürgens H, Voss H von, Göbel U (1981) The clinical relevance of factor VIII:C and factor VIIIR:AG determination in newborns. Eur J Pediatr 137:189–194

Kriess R von, Öllers E, Kiefer P, Göbel U (1985) Protein C bei gesunden Neugeborenen. Vortrag 3.2.4. In: Wenzel E, Hellstern P (Hrsg) 29. Jahrestagung der Deutschen Arbeitsgemeinschaft für Blutgerinnung in Saarbrücken, 20.–23.2.85. Ermer, Homburg-Saar

Künzer W (1961) Fetales Fibrinogen. Klin Wochenschr 39:536–537

Künzer W (1962) Fetales Fibrinogen, II. Mitteilung: Untersuchungen zur fibrinolytischen Resistenz des ‚Nabelvenen-Fibrins‘. Klin Wochenschr 40:478–481

Künzer W (1963) Fetales Fibrinogen, III. Mitteilung: Untersuchungen zur Thrombinsensibilität des Neugeborenen-Fibrinogens. Klin Wochenschr 41:227–230

Künzer W (1971a) Die Blutgerinnung bei Neugeborenen und ihre Störungen. In: Rossi E (Hrsg) Pädiat Fortbildk Praxis, vol 31. Karger, Basel, pp 61–68

Künzer W (1971b) Die Blutgerinnung bei Neugeborenen und ihre Störungen. Klin Wochenschr 49:1–13

Künzer W (1975) Eigene Beobachtung

Künzer W, Breuer H (1970) Zur Nierenvenenthrombose bei Neugeborenen in gerinnungsanalytischer Sicht; 5 Fälle mit Zeichen einer Verbrauchskoagulopathie. Helv Paediatr Acta 25:325–335

Künzer W, Kämmerer B (1962) Zur Erstmanifestation der Hämophilie im Kindesalter. Münch Med Wochenschr 104:2381–2384

Künzer W, Niederhoff H (1981) Arzneimittel und Schwangerschaft. Deutsche Apotheker Zeitung 121:2007–2013

Künzer W, Niederhoff H (1984) Blutungskrankheiten. In: Betke K, Künzer W (Hrsg) Keller-Wiskott, Lehrbuch der Kinderheilkunde, 5. Aufl. Thieme, Stuttgart

Künzer W, Ströder J (1957) Gerinnungsstudien bei Kindern, VII. Mitteilung: Untersuchungen zur Gerinnungsaktivität des thromboplastinbildenden Faktors aus Nabelschnurblutplättchen. Ann Paediatr (Basel) 189:193–197

Künzer W, Ströder J (1961) Profibrinolysin und Antifibrinolysin bei Unreifgeborenen, Gerinnungsstudien bei Kindern, XIV. Mitteilung. Ann Paediatr 197:9–18

Künzer W, Gerstenkorn B, Krüsselmann W (1964) Zum Verhalten der Blutgerinnung am ersten Lebenstag. Ann Paediatr (Basel) 202:6–16

Künzer W, Karitzky D, Pringsheim W (1970) Atemnotsyndrom und disseminierte intravasale Gerinnung. Dtsch Med Wochenschr 95:2141–2144

Künzer W, Schindera F, Mittermayer C (1972) Akute Encephaloenteritis und Verbrauchskoagulopathie. Klin Wochenschr 50:76–85

Künzer W, Niederhoff H, Schumacher S (1977a) Häufigkeit und klinisches Bild der erworbenen Blutungskrankheiten bei Neugeborenen. In: Göbel U, Burmeister W, Vivell (Hrsg) Bücherei des Pädiaters, Heft 78. Erworbene Gerinnungsstörungen im Kindesalter, I. Symposion vom 1. bis 2. Oktober 1976 in Ascheberg. Enke, Stuttgart

Künzer W, Pringsheim W, Niederhoff H, Hendrich-Schäfer G, Sutor AH (1977b) Hirnblutungen beim Atemnotsyndrom. In: Mietens G (Hrsg) Das Atemnotsyndrom des Neugeborenen, Pathophysiologie, Therapie, Prognose. Symposion Bochum, November 1975. Thieme, Stuttgart

Künzer W Jr, Niederhoff H, Sutor AH, Künzer W (1980) Cholestatischer Ikterus und „Schockleber" als Folge einer disseminierten intravasalen Gerinnung im Neugeborenen- und frühen Säuglingsalter. Klin Padiatr 192:254–263

Künzer W, Niederhoff H, Pancochar-Thaiss H, Sutor AH (1983) Das Neugeborene und Vitamin K. Dtsch Med Wochenschr 108:1623–1624

Landbeck G (1971) Perinatale Blutungssyndrome. In: Opitz H, Schmid F (Hrsg) Handbuch der Kinderheilkunde, Bd I/2. Physiologie und Pathologie der Neugeborenenperiode (redigiert von Bierich JR, Grüttner R, Schäfer K-H). Springer, Berlin Heidelberg New York

Lechner K (Hrsg) (1982) Blutgerinnungsstörungen. In: Laboratoriumsdiagnose hämatologischer Erkrankungen, Bd 2. Springer, Berlin Heidelberg New York

Leissring JC, Vorlicky LN (1968) Disseminated intravascular coagulation in a neonate. Am J Dis Child 115:100–106

Levene MI, Fawer C-L, Lamont RF (1982) Risk factors in the development of intraventricular haemorrhage in the preterm neonate. Arch Dis Child 57:410–417

Lewis JH, Iammarino RM, Spero JA, Hasiba U (1978) Antithrombin Pittsburgh: An alpha-1-antitrypsin variant causing hemorrhagic disease. Blood 51:129–137

Lipinski B, Gurewich V (1979) Alpha-2-Plasmin inhibitor deficiency. Lancet I:329

Lundström U (1979) Thrombocytosis in low birthweight infants. Arch Dis Child 54:715–717

Maak B, Frenzel J (1977) Antibody neutralizing material of factor VII during the first weeks of life. Eur J Pediatr 125:255–258

Maak B, Rogner G, Frenzel J (1971) Untersuchungen der Thrombozytenadhäsivität und der Thrombozytenzahl beim reifen und unreifen Neugeborenen. Z Kinderheilk 111:193–204

Maak B, Frenzel J, Rogner G (1972) Untersuchungen der Thrombocytenaggregation und der Gerinnselretraktion bei reifen und unreifen Neugeborenen. Z Kinderheilk 111:325–337

Maak B, Scheidt B, Frenzel J (1978) Factor VIII activity and factor VIII related antigen in newborns. Eur J Pediatr 128:283–289

Malia RG, Preston FE, Mitchell VE (1980) Evidence against vitamin K deficiency in normal neonates. Thromb Haemost 44:159–160

Manucci PM, Vigano S (1982) Deficiencies of protein C, an inhibitor of blood coagulation. Lancet II:463–467

Marciniak E, Wilson MD, Marlar RA (1983) Neonatal purpura fulminans as expression of homozygosity for protein C deficiency. Blood [Suppl 1] 62:303 (abstract)

McCarthy JW, Coble LK (1973) Intracranial hemorrhage and subsequent communicating hydrocephalus in a neonate with classical hemophilia. Pediatrics 51:122–124

McKee PA (1983) Hemostasis and disorders of blood coagulation. In: Stanbury JB, Wyngaarden JB, Fredrickson DS, Goldstein JL, Brown MS (eds) The metabolic basis of inherited disease, 5. edn. McGraw-Hill, New York

McKenna R, Cole ER, Vasan US (1981) Is warfarin sodium absolutely contraindicated during lactation? Abstract No. 0361, VIIIth International Congress on Thrombosis and Hemostasis. Thromb Haemost 45:119

McMillan CW, Weiss AE, Johnson AM (1972) Acquired coagulation disorders in children. In: Lascari AD (ed) Pediatric hematology. Pediatr Clin North Am 19:1029–1045

Meberg A, Halvorsen S, Ørstavk I (1977) Transitory thrombocytopenia in small-for-dates infants, possibly related to maternal smoking. Lancet II:303–304

Miller DR, Hanshaw JB, O'Leary DS, Hnilicka JV (1970) Fatal disseminated herpes simplex virus infection and hemorrhage in the neonate. J Pediatr 76:409–415

Moore CM, McAdams AJ, Sutherland J (1969) Intrauterine disseminated intravascular coagulation: A syndrome of multiple pregnancy with a dead twin fetus. J Pediatr 74:523–528

Morgan MEI, Cooke RWI (1982) Timing of neonatal cerebroventricular haemorrhage with ultrasound. Arch Dis Child 57:811

Mountain KR, Hirsch J, Gallus AS (1970) Neonatal coagulation defect due to anticonvulsant drug treatment in pregnancy. Lancet I:265–269

Mull MM, Hathaway WE (1970) Altered platelet function in newborns. Pediatr Res 4:229–237

Müller M, Burchard W, Witt I (1981) Fibrinogen-fibrin transformation. Part III. Particularities for fœtal fibrinogen. Thromb Res 24:339–346

Muntean W (1980) Die Hämostase bei Frühgeborenen und reifen Neugeborenen. Pädiatrie und Pädologie 15:109–120

Muntean W, Belohradsky BH, Klose HJ, Riegel K (1977) Faktor-VIII-Aktivität und Faktor-VIII-assoziiertes Antigen bei Neugeborenen. Klin Paediatr 189:412–416

Muntean W, Petek W, Rosanelli K, Mutz ID (1979) Immunologic studies of prothrombin in newborns. Pediatr Res 13:1262–1265

Neal WA, Reynolds JW, Jarvis CW, Williams HJ (1972) Umbilical artery catheterization: Demonstration of arterial thrombosis by aortography. Pediatrics 50:6–13

Nelson WE sen (ed) (1979) Textbook of Pediatrics. 11. Aufl. Saunders, Philadelphia London Toronto, p 2090

Niederhoff H, Künzer W (1980) Das blutende Neugeborene. In: Bachmann KD, Ewerbeck H, Joppich G, Kleihauer E, Rossi E, Stalder GR (Hrsg) Erkrankungen des Blutes. Pädiatrie in Praxis und Klinik, Bd II. Fischer und Thieme, Stuttgart, S 10.135–10.139

Niederhoff H, Zahradnik HP (1983) Analgesics during pregnancy. In: Zimmermann M (guest ed.) Antipyretic analgesic therapy: current worldwide status". Am J Med, Nov. 14, 1983, pp 117–120

Niederhoff H, Rehn A, Künzer W (1975a) Brillenhämatome als Manifestation perinataler Blutungen. Vortrag auf der Tagung der Süddeutschen Kinderärzte in Ulm, 24.–25. Mai 1975

Niederhoff H, Sutor AH, Künzer W (1975b) Cholostatischer Ikterus. Monatsschr Kinderheilkd 123:571–572

Niederhoff H, Pringsheim W, Sutor AH, Künzer W (1978) Hirnblutungen bei Frühgeborenen (freier Vortrag). In: Heene DL (Hrsg) Immunologische Probleme der Blutgerinnung, von-Willebrand-Jürgens-Syndrom, Verhandlungsbericht der Deutschen Arbeitsgemeinschaft für Blutgerinnungsforschung anläßlich der 20. Tagung in Gießen vom 19. bis 21. Februar 1976. Schattauer, Stuttgart New York

Oppenheimer EH, Esterly JR (1965) Thrombosis in the newborn: Comparison between infants of diabetic and nondiabetic mothers. J Pediatr 67:549–556

Oski FA, Stockman III JA (eds) (1981) The Year Book of Pediatrics 1981, Year Book Medical Publishers, Chicago London, p 273

Oski FA, Murphy S, Gardner FH (1970) Enzyme activity in the platelets of newborn infants. Pediatrics 45:472–473

Pachman DJ (1962) Massive hemorrhage in the scalp of the newborn infant, hemorrhagic caput succedaneum. Pediatrics 29:907–910

Pape KE, Wigglesworth JS (1979) Haemorrhage, ischaemia and the perinatal brain. William Heinemann Medical Books, London, und Lippincott, Philadelphia

Park BH (1971) The use and limitations of the nitroblue tetrazolium test as a diagnostic aid. J Pediatr 78:376–378

Perlman M, Dvilansky A (1975) Blood coagulation status of small-for-dates and postmature infants. Arch Dis Child 50:424–430

Phelps DL (1984) Vitamin E and CNS hemorrhage. Pediatrics 74:1113–1114

Podolsak B, Mingers A-M, Öller J (1977) Thrombocyte functions, thrombelastograms, and fibrinogen of healthy children in different age groups. Eur J Pediatr 127:27–39

Polack B, Pouzol P, Amiral J, Kolodie L (1984) Protein C level at birth. Thromb Haemost 52/2:188–190

Polin RA, Pollack PF, Barlow B, Santulli TV, Heird WC (1974) A fresh look at necrotizing enterocolitis. Pediatr Res 8:384

Preston AE (1964) The plasma concentration of Factor VIII in the normal population; I. mothers and babies at birth. Br J Haematol 10:110–114

Principe D del, Balducci L, Sabetta G (1974) NBT-Test in Newborn Platelets. Thromb Diathes Haemorrh (Stuttgart) 31:368–369

Principe D del, Menichelli A, Damiano AM, Coppola L, Sabetta G (1977) Cyanide insensitive oxidase in platelets of newborn infants. Thromb Haemost 37:339–343

Pringsheim W (1968) Plättchenadhäsivitätsmessungen „in vivo" nach Borchgrevink bei Kindern verschiedener Altersstufen. Wien Klin Wochenschr 80:149

Puppala BL, Benawra R, Mangurten HH, Naidu S, Shirazi P (1981) Doppler flow and radionuclide scan studies in the evaluation and management of peripheral artery thrombosis in the neonate. J Pediatr 99:791–794

Rasoulpour M, McLean RH (1980) Renal venous thrombosis in neonates; initial and follow-up abnormalities. Am J Dis Child 134:276–279

Rating D, Nau H, Kuhnz W, Jäger-Roman E, Helge H (1983) Antiepileptika in der Neugeborenenperiode, klinische und pharmakologische Daten. Monatsschr Kinderheilkd 131:6–12

Ratnoff OD (1977) Antihemophilic factor. In: Gordon AS, Silber R, Lobue (eds) The year in hematology 1977. Plenum Medical Book Co, New York London, pp 399–354

Rausen AR (1981) Antwort auf eine Nachfrage des Herausgebers zu Burstein Y, Giardina PJV, Rausen AR, Kandall SR, Siljestrom K, Peterson CM (1979) Thrombocytosis and increased circulating platelet aggregates in newborn infants of polydrug users. J Pediatr 94:895–899. In: Oski FA, Stockman JA III (eds) The year book of pediatrics 1981. Year Book Medical Publishers, Chicago London, p 34

Robinson RJ, Rossiter MA (1968) Massive subaponeurotic haemorrhage in babies of African origin. Arch Dis Child 43:684–687

Rumack CM, Guggenheim MA, Rumack BH, Peterson RG, Johnson ML, Braithwaite WR (1981) Neonatal intracranial hemorrhage and maternal use of aspirin. Obstet Gynecol [Suppl] 58/5: 52–56

Schaffer AJ, Avery ME (1971) Diseases of the newborn, 3rd edn. Saunders, Philadelphia London, p 517

Schloessmann H (1930) Die Hämophilie. In: Küttner H (Hrsg) Neue Deutsche Chirurgie, Bd 47. Enke, Stuttgart

Schmidt B, Zipursky A (1984) Thrombotic disease in newborn infants. In: Zipursky A (ed) Symposion on perinatal hematology; Clinics in perinatology. Saunders, Philadelphia London Toronto, pp 461–488

Schmidt B, Pringsheim W, Künzer W (1980) Epsilon-Aminokapronsäure zur Behandlung einer schweren und dominierenden Hyperfibrinolyse bei einem unreifen Neugeborenen. Helv Paediatr Acta 35:273–279

Schmidt B, Wais U, Fürste HO, Pringsheim W (1982) Arterial occlusion in a preterm infant; successful non-surgical treatment with urokinase and low-dose heparin. Helv Paediatr Acta 37:483–488

Schmidt B, Wais U, Pringsheim W, Künzer W (1984) Plasma elimination of antithrombin III (heparin cofactor activity) is accelerated in term newborn infants. Eur J Pediatr 141:225–227

Schneider W, Morgenstern E (1980) Zellbiologische Grundlagen der Plättchenfunktion. In: Voss H von, Göbel U (Hrsg) Praktische Anwendung der Thrombozytenfunktionsdiagnostik, 2. Symposion Gerinnungsstörungen im Kindesalter. Thieme, Stuttgart New York, S 1–16

Schulz P, Albert CH, Künzer W (1974) Über die Thrombozytenwerte von gedeihenden Frühgeborenen. Klin Padiatr 186:280–286

Schumacher S (1976) Zur Häufigkeit von Blutungen bei Neugeborenen. Dissertation, Freiburg 1976

Seligsohn U, Berger A, Abend M, Rubin L, Attias D, Zivelin A, Rapaport SI (1984) Homozygous protein C deficiency manifested by massive venous thrombosis in the newborn. N Engl J Med 310:559–562

Sell EJ, Corrigan JJ (1973) Platelet counts, fibrinogen concentrations, and factor V and factor VIII levels in healthy infants according to gestational age. J Pediatr 82:1028–1032

Seydewitz HH (1983) Universitäts-Kinderklinik, Freiburg. Persönliche Mitteilung

Shearer MJ, Allen VE, Haroon Y, Barkhan P (1979) Nutritional aspects of vitamin K in the human. In: Suttie JW (ed) Vitamin K metabolism and vitamin-K-dependant proteins. University Park Press, Baltimore, pp 317–327

Shearer MJ, Rahim S, Barkhan P, Stimmler L (1982) Plasma vitamin K_1 in mothers and their newborn babies. Lancet II:460–463

Sills RH, Hombert JR, Montgomery RR, Marlar RA (1983) Clinical course and therapy of an infant with severe homozygous protein C deficiency. Blood [Suppl 1] 62:310 (abstract)

Simmons MA, Adcock EW III, Bard H, Battaglia FC (1974) Hypernatremia and intracranial hemorrhage in neonates. N Engl J Med 291:6–10

Smith JB (1978) Prostaglandins, platelet function and thrombosis. In: Breddin HK (Hrsg) Prostaglandine und Plättchenfunktion, Verhandlungsbericht der Deutschen Arbeitsgemeinschaft für Blutgerinnungsforschung über die 22. Tagung in Frankfurt/M., Februar 1978. Schattauer, Stuttgart New York

Starck D (1975) Embryologie, ein Lehrbuch auf allgemein biologischer Grundlage, 3. Aufl. Thieme, Stuttgart

Stavorovsky M, Iellin A, Spirer Z (1975) Acute ischemia of the limb in a newborn treated successfully by thrombectomy. Am J Surg 129:337–340

Strassburg HM, Bohlayer R, Niederhoff H, Pringsheim W, Künzer W (1982) Zur Diagnostik von Hirnblutungen beim Säugling mit der zweidimensionalen Sektor-Echo-Enzephalographie. Pädiatrie und Pädologie 17:259–270

Strassburg HM, Bohlayer R, Gleske B, Pringsheim W (1983) Klinische Befunde bei Frühgeborenen mit sonographisch nachgewiesener intrakranieller Blutung. In: Pohlandt F (Hrsg) Pädiatrische Intensivmedizin V. Thieme, Stuttgart New York, S 130–133

Strauss HS (1965) Kommentar, Clinical pathological conference. The Children's Hospital Medical Center, Boston/Mass. J Pediatr 66:443–452

Ströder J, Künzer W (1957) Gerinnungsstudien bei Kindern, IV. Mitteilung: Fibrinogen und Fibrinolyse im Nabelschnurblut. Ann Paediatr (Basel) 188:207–214

Ströder J, Künzer W (1959) Fibrinogen und Fibrinolyse im Blut des Säuglings, Gerinnungsstudien bei Kindern, XI. Mitteilung. Ann Paediatr Basel 192:87–93

Ströder J, Mingers A-M (1974) Coagulation in cephalhaematomas. Z Kinderheilk 116:253–261

Ströder J, Künzer W, Mülke G (1959) Zur Vitamin-K-Therapie Neugeborener. Dtsch Med Wochenschr 84:1553–1556

Stuart MJ (1978) The neonatal platelet: Evaluation of platelet malonyl dialdehyde formation as an indicator of prostaglandin synthesis. Br J Haematol 39:83–90

Suschke J, Stehr K, Jacobi E, Jurzik ML, Krejci K (1973) Zur Messung der Thrombozytenadhäsivität bei Kindern. Klin Paediatr 185:287–296

Sutherland JM, Glueck HJ, Gleser G (1967) Hemorrhagie Disease of the Newborn. Am J Dis Child 113:524–533

Sutor AH (1978a) Blutgerinnung: Verbrauchskoagulopathie. Die gelben Hefte XVIII:59–65

Sutor AH (1978b) Diagnose der disseminierten intravasalen Gerinnung beim Neugeborenen mit besonderer Berücksichtigung der Neugeborenen-Sepsis. In: Simon C, Loewenich V von (Hrsg) Neugeborenen-Infektionen, Bücherei des Pädiaters, Heft 80. Enke, Stuttgart

Sutor AH, Jesdinsky-Buscher C (1976) Veränderung der Hämostase bei Epilepsie-Behandlung mit Dipropyl-Essigsäure. Erweiterte Untersuchung. Fortschr Med 94:411–414

Sutor AH, Künzer W (1973) Klinik der kongenitalen Blutstillungsstörungen. Die gelben Hefte XIII:1–11

Sutor AH, Heidmann M, Künzer W (1974) Die Blutungszeitbestimmung im Kindesalter und ihre klinische Anwendung. Med Welt 25:401–404

Sutor AH, Schäuble R, Frede-Schweder I (1978) Ein neuer Vollblut-Plättchenaggregationstest. Standardisierung und klinisch-pädiatrischer Anwendungsbereich. In: Breddin HK (Hrsg) Prostaglandine und Plättchenfunktion, Verhandlungsbericht der Deutschen Arbeitsgemeinschaft für Blutgerinnungsforschung über die 22. Tagung in Frankfurt/M, Februar 1978. Schattauer, Stuttgart New York, S 143–149

Sutor AH, Pancochar H, Niederhoff H, Pollmann H, Hilgenberg F, Palm D, Künzer W (1983) Vitamin-K-Mangelblutungen bei vier vollgestillten Säuglingen im Alter von 4 bis 6 Lebenswochen. Dtsch Med Wochenschr 108:1635–1639

Symansky MR, Fox HA (1972) Umbilical vessel catheterization: Indications, management, and evaluation of the technique. J Pediatr 80:820–826

Thaiss H, Sutor AH, Künzer W (1985) Protein C – Normalwerte in den ersten Lebensmonaten. Diskussionsbeitrag zum Vortrag 3.2.4. Protein C bei gesunden Neugeborenen. In: Wenzel E, Hellstern P (Hrsg) 29. Jahrestagung der Deutschen Arbeitsgemeinschaft für Blutgerinnung 20.–23.2.85 in Saarbrücken. Ermer, Homburg/Saar

Thüring W, Tönz O (1979) Neonatale Thrombozytenwerte bei Kindern mit DOWN-Syndrom und anderen autosomalen Trisomien. Helv Paediatr Acta 34:545–555

Townsend CW (1894) The haemorrhagic disease of the newborn. Arch Pediatr 11:559

Ts'Ao CH, Green D, Schultz K (1976) Function and ultrastructure of platelets of neonates: enhanced ristocetin aggregation of neonatal platelets. Br J Haematol 32:225–233

Tsiantos A, Victorin L, Relier JP, Dyer N, Sundell H, Brill AB, Stahlman M (1974) Intracranial hemorrhage in the prematurely born infant: Timing of clots and evaluation of clinical signs and symptoms. J Pediatr 85:854–859

Tyson JE, Sea DJ de, Moore S (1976) Thromboatheromatous complications of umbilical arterial catheterization in the newborn period. Arch Dis Child 51:744–754

Vahlquist B, Westberg V, Las Heras M de (1953) Prothrombin and fibrinogen values in the young human fetus. Acta Soc Med Upsaliensis 58:281–284

Vitamin K and the newborn, Editorial (1978) Lancet I:755–757

Volpe JJ (1981) Current concepts in neonatal medicine: Neonatal intraventricular hemorrhage. N Engl J Med 304:886–891

Voss H, von (1980) Besonderheiten des thrombozytären Systems. In: Künzer W (Moderator) Hämostase beim Neugeborenen, Symposium e) auf dem 1. Kongreß für Thrombose und Blutgerinnung, Wien, 21.–23. Februar 1980. In: Deutsch E, Lechner K (Hrsg) Fibrinolyse, Thrombose, Hämostase. Schattauer, Stuttgart New York, pp 222–228

Voss H von, Petrich Ch, Göbel U (1976) Retention der Thrombozyten bei Neugeborenen. Klin Paediatr 188:508–511

Voss H von, Richter O, Göbel U (1980) Methodische Untersuchungen zur Plättchenfaktor-3-Verfügbarkeitskinetik und Malonyldialdehyd-Produktion von Thrombozyten. In: Voss H von, Göbel U (Hrsg) Praktische Anwendung der Thrombozytenfunktionsdiagnostik; 2. Symposion Gerinnungsstörungen im Kindesalter. Thieme, Stuttgart New York, S 33–41

Wehinger H, Witt I (1985) Protein C deficiency in a newborn infant with purpura fulminans. In: Witt I (ed) Protein C, Biochemical and Clinical Aspects. de Gruyter, Berlin New York (in press)

Wehinger H, Kim SK, Pringsheim W (1972) Modified NBT Test in premature infants. Lancet I:1294

Wehinger H, Geiger E, Freudenberg V, Schürmann J, Alexandrakis E, Witt I (1984) Purpura fulminans bei einem Neugeborenen mit hereditärem Mangel an Protein C; erfolgreiche Behandlung mit Phenprocoumon. Poster 80. Tagung der Deutschen Gesellschaft für Kinderheilkunde in Tübingen, vom 16. bis 19.9.1984. Monatsschr Kinderheilkd 132:749

Whaun JM (1973) The platelet of the newborn infant: 5-hydroxytryptamin uptake and release. Thromb Diath Haemorrh 30:327–333

Whaun JM, Oski FA (1972) Experience with disseminated intravascular coagulation in a children's hospital. Can Med Assoc J 107:963–967

Wiseman NE, Briggs JN, Bolton VS (1977) Neonatal arterial occlusion with ischemic limb gangrene. J Pediatr Surg 12:707–710

Witt I (1984) Protein C – Ein neuer Faktor der Hämostase. In: Róka L, Spanuth E (Hrsg) Neue Aspekte in der Gerinnungsdiagnostik. Schattauer, Stuttgart New York, S 1–16

Witt I, Hönninger R (1982) Photometrische Methode zum Nachweis von Prothrombin-Vorstufen (PIVKA II) im Plasma bei Vitamin-K-Mangel. J Clin Chem Clin Biochem 20:672–673

Witt I, Tesch R (1980) Untersuchungen zur Struktur des fetalen Fibrinogens. In: Schimpf K (Hrsg) Fibrinogen, Fibrin und Fibrinkleber, Verhandlungsbericht der Deutschen Arbeitsgemeinschaft für Blutgerinnungsforschung, 23. Tagung, Heidelberg, Februar 1979. Schattauer, Stuttgart New York

Witt I, Müller H, Künzer W (1966) Vergleichende Stoffwechseluntersuchungen an Thrombozyten aus Neugeborenen- und Erwachsenenblut. Klin Wochenschr 44:726

Witt I, Hasler K, Karitzky D (1973a) Nachweis von fetalem Fibrinogen im Neugeborenen-Plasma. Klin Wochenschr 51:703–705

Witt I, Hasler K, Knaus A (1973b) Untersuchungen zur Reaktion von fetalem Fibrinogen mit Reptilase. Klin Wochenschr 51:1126–1127

Woods WG, Luban NLC, Hilgart MW, Miller DR (1979) Disseminated intravascular coagulation in the newborn. Am J Dis Child 133:44–46

Ylppö A (1919) Pathologisch-anatomische Studien bei Frühgeborenen. Z Kinderheilk 20:212–431

Ylppö A (1926) Das Schädeltrauma bei der Geburt. Monatsschr Kinderheilk 34:502–510

Zilliacus H, Ottelin AM, Mattson T (1966) Blood clotting and fibrinolysis in human foetuses. Biol Neonate 10:108–112

Immunkoagulopathien

K. Lechner

Mit 2 Abbildungen und 1 Tabelle

Unter Immunkoagulopathien versteht man Gerinnungsstörungen, die bei vorher gerinnungsnormalen Personen auftreten und durch ein Immunglobulin mit gerinnungshemmender Wirkung bedingt sind. Gerinnungshemmende Immunglobuline werden als Inhibitoren bezeichnet und, da sie bei vorher gerinnungsnormalen Personen auftreten, häufig als spontane Inhibitoren („spontaneous inhibitors") bezeichnet. Im deutschen Sprachraum wird statt des Wortes Inhibitor auch häufig der Begriff Hemmstoff oder Hemmkörper verwendet und dementsprechend die dadurch hervorgerufene Gerinnungsstörung als Hemmkörperhämophilie (Deutsch 1950) bezeichnet. Sinnvollerweise wird der Ausdruck Hemmkörperhämophilie jedoch nur für F-VIII- oder F-IX-Mangelzustände reserviert bleiben, die durch spontane Inhibitoren hervorgerufen werden.

Im Prinzip kann man nach der Wirkung zwei Arten von Inhibitoren unterscheiden:

- Inhibitoren, die einen (eventuell auch mehrere) Gerinnungsfaktoren in vitro und in vivo inaktivieren, wodurch eine Gerinnungsstörung entsteht, die durch den isolierten Mangel eines (oder selten mehrerer) Gerinnungsfaktors hervorgerufen wird. Während es bei den inaktivierenden Gerinnungsinhibitoren in der Regel möglich ist, die Inaktivierung des betreffenden Faktors in vitro nachzuweisen, gibt es eine kleine Subgruppe dieser Inhibitoren, z.B. gegen Prothrombin und Willebrand Faktor, bei denen sich eine Inaktivierung in vitro nicht nachweisen läßt, sondern in vivo ein Komplex zwischen Gerinnungsfaktor und Antikörper gebildet wird, der rasch eliminiert wird, wodurch der Gerinnungsfaktormangel entsteht.
- Bei der zweiten Art von Inhibitoren läßt sich weder in vivo noch in vitro eine Inaktivierung eines Gerinnungsfaktors nachweisen. Die Wirkung des Inhibitors dürfte darin bestehen, daß er mit der Interaktion von Gerinnungsfaktoren interferiert (z.B. durch Blockierung der Bindung an Phospholipid im Fall der Lupusinhibitoren) oder durch eine Bindung an eine bestimmte Stelle des Moleküls die Funktion eines Gerinnungsfaktors stört (z.B. Inhibitoren der Fibrinpolymerisation).

Inhibitoren, die als Folge der Therapie bei Patienten entstehen, die schon vor Entstehen des Antikörpers einen Gerinnungsdefekt hatten, werden in diesem Kapitel nicht behandelt. Die therapieinduzierten Antikörper gegen F VIII und IX werden im Kapitel Hämophilie dargestellt.

A. Inhibitoren, die Gerinnungsfaktoren inaktivieren

I. Faktor-VIII-Inhibitoren

Unter den spontanen Gerinnungsinhibitoren sind Faktor-VIII-Inhibitoren relativ am häufigsten und daher auch am besten studiert. Sie unterscheiden sich von den viel häufigeren therapieinduzierten Faktor-VIII-Inhibitoren bei der Hämophilie A dadurch, daß sie bei Personen auftreten, die keine präexistente Faktor-VIII-Verminderung hatten.

1. Vorkommen

Genaue Zahlen über die Häufigkeit sind nicht verfügbar. Obwohl sie unter den spontanen Inhibitoren relativ am häufigsten sind, sind sie absolut gesehen doch relativ selten. Eine internationale Umfrage (GREEN u. LECHNER 1981) hat ergeben, daß innerhalb von 10 Jahren in 118 Gerinnungslaboratorien, die einen Fragebogen zurückgesandt hatten, 215 Patienten mit spontanen Faktor-VIII-Inhibitoren beobachtet wurden. Etwa die Hälfte der Laboratorien hatte in diesem Zeitraum jedoch keine Patienten mit Faktor-VIII-Inhibitor beobachtet.

Faktor-VIII-Inhibitoren kommen bei allen Altersgruppen vor. Einzelne Fälle kommen schon bei Kindern unter 10 Jahren vor (NAKASHIMA et al. 1982; GREEN u. LECHNER 1981: 3,7% aller Inhibitoren). Mehr als die Hälfte der Inhibitoren wurden jedoch bei Patienten über 50 Jahren beobachtet.

Spontane Faktor-VIII-Inhibitoren können entweder in Zusammenhang mit bestimmten Erkrankungen oder Ereignissen aber auch ohne eine solche Assoziation auftreten.

a) Patienten ohne nachweisbare Grundkrankheit

Bei etwa der Hälfte der Patienten läßt sich kein Ereignis, das für die Entstehung des Antikörpers verantwortlich sein könnte, und keine assoziierte Erkrankung feststellen. LECHNER (1974) fand bei einer Analyse der bis dahin publizierten Fälle, daß bei 41% keine Grundkrankheit gefunden werden konnte. Ähnliche Ergebnisse wurden bei der Umfrage von GREEN u. LECHNER (1981) gefunden, wo bei 46,1% der Patienten mit Faktor-VIII-Inhibitoren keine Grundkrankheit oder auslösende Ursache angegeben wurde. Das Durchschnittsalter der Patienten mit Faktor-VIII-Inhibitoren ohne Grundkrankheit entspricht etwa dem aller Patienten mit spontanen Faktor-VIII-Inhibitoren.

b) Post partum – Faktor-VIII-Inhibitoren

Die Entwicklung eines Faktor-VIII-Inhibitors nach einer Geburt ist ein sehr seltenes, aber charakteristisches Ereignis. Etwa 35 Frauen mit dieser Komplikation wurden bisher in der Literatur beschrieben (LECHNER 1974; SHAPIRO u. HULTIN 1975; VOKE u. LETZKY 1977; MICHIELS et al. 1978; COLLER et al. 1981). Charakteristischerweise verlaufen Schwangerschaft und Geburt bei diesen Frauen völlig normal. Der Inhibitor wurde im Durchschnitt etwa 3 Monate nach der Geburt entdeckt (mit einem Bereich von 2 Tagen bis zu 1 Jahr).

Das Geschlecht des Neugeborenen wurde bei 12 Fallberichten mitgeteilt, dabei handelte es sich um 7 Knaben und 5 Mädchen. Bei 11 Patientinnen kam es zu einer neuerlichen Schwangerschaft (Coller et al. 1981). In allen Fällen verlief die folgende Schwangerschaft komplikationslos und es kam nach der Entbindung zu keinem neuen Auftreten eines Antikörpers, unabhängig davon, ob der Antikörper zum Zeitpunkt der zweiten Schwangerschaft schon verschwunden oder noch vorhanden war. Bei 2 Frauen, bei denen der Antikörper zu Beginn der Schwangerschaft noch vorhanden war, fiel er während der Schwangerschaft auf 0-Werte ab und es kam zu einer komplikationslosen Entbindung (Übersicht bei Coller et al. 1981). In zwei Fällen wurde die Entstehung eines Faktor-VIII-Inhibitors nach einem Spontanabort beobachtet (Shapiro u. Hultin 1975).

Die Pathogenese des post partum Faktor-VIII-Inhibitors ist nach wie vor unklar. Spekulationen, daß während der Schwangerschaft fötaler Faktor VIII, der antigendifferent ist, in die Zirkulation der Mutter gelangt und dort zur Antikörperbildung führt, konnten bisher nicht bewiesen werden:

- Coller et al. (1981) konnten mit Hilfe von Antiseren gegen F VIII:CAg keine immunologischen Unterschiede zwischen dem F VIII:CAg der Patienten, des Vaters und des ersten Kindes finden.
- Die Tatsache, daß das Auftreten des Inhibitors unabhängig von dem Geschlecht des Kindes war, spricht ebenfalls gegen die Annahme einer Antikörperbildung gegen fötalen Faktor VIII.
- Schließlich spricht auch die Tatsache, daß es bei solchen Patientinnen nach Verabreichung von F-VIII-Konzentrat zu keinem anamnestischen Anstieg des Antikörpers kam (Michiels et al. 1978; Coller et al. 1981) gegen diese Theorie.

c) F-VIII-Inhibitoren bei Patienten mit Autoimmunerkrankungen

α) *Primär chronische Polyarthritis.* Relativ am häufigsten wurden F-VIII-Inhibitoren bei Patienten mit primär chronischer Polyarthritis beobachtet. In der Umfrage von Green u. Lechner (1981) wurde bei 7,9% der Patienten eine rheumatoide Arthritis als Grundkrankheit angegeben. In der Regel entwickelt sich der F VIII-Antikörper erst nach jahrelangem Bestehen der Grundkrankheit (im Durchschnitt nach 16 Jahren, Lechner 1971). Es hat auch den Anschein, daß die Entstehung und Titerhöhe des F-VIII-Inhibitors in keiner Relation zur Aktivität der Grundkrankheit steht.

β) *Systemischer Lupus erythematodes (SLE).* Bei 5,6% der Patienten mit F-VIII-Inhibitoren wurde die Diagnose eines SLE gestellt (Green u. Lechner 1981). Auch hier entwickelte sich der F-VIII-Antikörper meist erst nach jahrelangem Verlauf der Grundkrankheit (Lechner 1974).

γ) *Andere Autoimmunerkrankungen.* F-VIII-Inhibitoren wurden vereinzelt bei Patienten mit Arteriitis temporalis, Colitis ulcerosa, Dermatomyositis, Myasthenia gravis, Polymyositis, Sjögren-Syndrom und rheumatischer Spondylitis (Übersicht bei Lechner 1974; Shapiro u. Hultin 1975; Green u. Lechner 1981) und bei Autoimmunhypothyreoidose (Ardeman et al. 1981) beobachtet.

δ) Hauterkrankungen mit vermutlicher Autoimmungenese. F-VIII-Inhibitoren wurden bei Patienten mit Pemphigus (AMBLARD et al. 1981), Dermatitis herpetiformis Duhring, Erythema anulare centrifugum und Mycosis fungoides (WADELL et al. 1981) beobachtet. (Übersicht über weitere Fälle bei LECHNER 1974; SHAPIRO u. HULTIN 1975; SHAPIRO 1979).

ε) Allergische Erkrankungen. Bei 5 Patienten wurde ein F-VIII-Inhibitor bei Patienten mit Asthma bronchiale beobachtet (GREEN u. LECHNER 1981).

d) Medikamentös bedingte F-VIII-Inhibitoren

Bei einer Reihe von Fällen ist es wahrscheinlich, daß die Verabreichung von Medikamenten mit der Entstehung des F-VIII-Inhibitors in ursächlichem Zusammenhang stand. Bei den medikamentös ausgelösten F-VIII-Inhibitoren lassen sich 2 Typen unterscheiden:

— Fälle, bei denen die Entstehung des F-VIII-Inhibitors im Zusammenhang mit einer Überempfindlichkeitsreaktion nach Verabreichung des Medikaments auftritt. In diesen Fällen entsteht der F-VIII-Inhibitor innerhalb relativ kurzer Zeit nach Verabreichung des auslösenden Medikaments. F-VIII-Inhibitoren dieses Typs wurden nach Verabreichung von Penicillin (GREEN 1968; KLEIN et al. 1976), Ampicillin (GREEN u. LECHNER 1981), Sulfisoxazol (Gantrisin) (VERA et al. 1975), Chloramphemicol (GREEN u. LECHNER 1981), Nitrofuradantin (SHERMAN et al. 1969) und Chlorpromazin (GLAZIER u. CROWELL 1977) beschrieben. Im letztgenannten Fall trat der Inhibitor etwa $2^1/_2$ Wochen nach Verabreichung von Chlorpromazin auf und war mit einem cholostatischen (vermutlich allergisch bedingten) Ikterus vergesellschaftet.
— In anderen Fällen entwickelte sich der F-VIII-Inhibitor erst nach jahrelanger Therapie mit bestimmten Medikamenten. So beschrieben POON et al. (1977), RATNOFF u. SALAH (1978) und O'REILLY et al. (1980) F-VIII-Inhibitoren nach jahrelanger Therapie mit Diphenylhydantoin. F-VIII-Inhibitoren dieses Typs wurden auch nach Therapie mit α-Methyldopa (DEVEREUX et al. 1983) beobachtet. Im letztgenannten Fall ließ sich bei dem Patienten auch eine erhöhte Menge von plättchenassoziiertem IgG nachweisen. Nach Absetzen von α-Methyldopa sank der Inhibitortiter ab, nach neuerlicher Verabreichung stieg zwar das plättchenassoziierte IgG, aber nicht der Inhibitor an.

e) F-VIII-Inhibitoren bei Patienten mit Paraproteinämie mit oder ohne nachweisbare Grundkrankheit

CASTALDI u. PENNY (1970) beschrieben einen schwachen F-VIII-Antikörper bei einem Patienten mit Makroglobulinämie, WENZ u. FRIEDMANN (1974) und LECHNER u. KRINNINGER (1978), jeweils einen Patienten mit malignem Lymphom, Paraproteinämie und F-VIII-Inhibitor und KELSEY u. LEYLAND (1982) einen F-VIII-Inhibitor bei chronisch lymphatischer Leukämie mit Paraproteinämie. In diese Kategorie dürfte auch der Fall von MCKELVEY u. KWAAN (1972) einzuordnen sein, die einen F-VIII-Inhibitor vom Typ IgM Lambda beschrieben. Bei diesen Patienten ließ sich allerdings in der Elektrophorese kein Paraprotein nachweisen.

f) Andere Krankheiten oder Zustände, bei denen F-VIII-Inhibitoren
beobachtet wurden

Bei einer Reihe von Erkrankungen oder Zuständen, bei denen F-VIII-Inhibitoren beobachtet wurden, ist es unsicher, ob ein pathogenetischer Zusammenhang anzunehmen ist, entweder deswegen, weil nur eine Einzelbeobachtung vorliegt oder die Krankheit oder der Zustand so häufig ist, daß ein zufälliges Zusammentreffen durchaus möglich erscheint.

So wurde mehrfach die Assoziation eines F-VIII-Inhibitors mit einem Karzinom beobachtet: Bronchuskarzinom (AL-ISMAIL et al. 1979; Magenkarzinom, Prostatakarzinom (ALLAIN et al. 1981) Colon- und Nierenkarzinom (GREEN u. LECHNER 1981). Andere Erkrankungen, die (meist bei Einzelbeobachtungen) mit einem F-VIII-Inhibitor assoziiert waren, waren Sarkoidose, respiratorisches Versagen, Diabetes mellitus, Hepatitis, Hyperglobulinämie, Glomerulonephritis, Polyzythämie (GREEN u. LECHNER 1981) und akute myeloische Leukämie (ALLAIN et al. 1981).

In jenen Fällen, bei denen ein F-VIII-Inhibitor postoperativ (PRILUCK et al. 1978; LEVY et al. 1980) oder nach Verabreichung von Bluttransfusionen beobachtet wurde, ist es ungewiß, ob die Operation oder die Bluttransfusion ursächlich mit der Entstehung des Antikörpers in Verbindung gebracht werden kann. Es wäre auch denkbar, daß ein schon vorher bestehender Antikörper erst durch den operativen Eingriff klinisch manifest wurde bzw. Anlaß der Bluttransfusion war.

2. Biologische und biochemische Eigenschaften

Die Wirkung von F-VIII-Inhibitoren bei Nichthämophilen besteht wie bei den hämophilen F-VIII-Inhibitoren in einer irreversiblen Inaktivierung von F VIII:C. Die Reaktion zwischen dem Inhibitor und F VIII ist bei verschiedenen spontanen F-VIII-Inhibitoren unterschiedlich. Ein Teil der spontanen F-VIII-Inhibitoren (Typ I) verhält sich wie hämophile F-VIII-Inhibitoren: Sie haben "second order" Kinetik, eine hohe Affinität und sind leicht abzusättigen. Die Mehrzahl der spontanen F-VIII-Inhibitoren (Typ II) zeigt hingegen eine komplexe Inaktivierungskinetik, eine geringe Affinität und sind schwer abzusättigen (LECHNER u. KORNINGER 1980; ALLAIN et al. 1981). Die Eigenschaften des Inhibitors können sich jedoch im Verlauf der Erkrankung ändern (LECHNER u. KORNINGER 1981). GAWRYL u. HOYER (1982) haben gezeigt, daß die eigenartige Reaktionskinetik der F-VIII-Inhibitoren vom Typ II darauf zurückzuführen ist, daß der Antikörper bei diesen Patienten an einer Stelle von F VIII:C angreift, die dem F VIIIR:Ag benachbart ist.

Die besonderen Eigenschaften der spontanen F-VIII-Inhibitoren bringt es mit sich, daß häufig nicht der gesamte F VIII:C inaktiviert wird, sondern im Plasma des Patienten noch eine Restfaktor-VIII:C-Aktivität trotz bestehenden Antikörpers nachweisbar ist.

Alle bisher beschriebenen spontanen F-VIII-Inhibitoren waren Immunglobuline. Von wenigen Ausnahmen abgesehen, handelte es sich um Immunglobuline der G-Klasse, wobei in einigen Fällen nur IgG_4 gefunden wurde. Bei $^2/_3$ der Fälle wurden beide Typen von leichten Ketten, beim Rest ein Überwiegen einer leichten Kette gefunden (SHAPIRO u. HULTIN 1975; ALLAIN et al. 1981b). Nur in wenigen Fällen gehörte der Inhibitor nicht der IgG-Klasse an. Der von GLUECK u. HONG (1965) beschriebene Inhibitor bei einem IgA-Myelom war immunologisch ein Immunglobulin A. IgM-F-VIII-Inhibitoren wurden von McKELVEY u. KWAAN (1972) und HANDORF et al. (1981) beschrieben.

3. Laboratoriumsbefunde

Der charakteristische Befund bei Patienten mit F-VIII-Inhibitoren ist eine isolierte Verminderung von F VIII:C. Das Ausmaß der Verminderung kann recht unterschiedlich sein. Bei einem Teil der Patienten liegt die F-VIII-Aktivität unter 1%, bei einem erheblichen Teil findet sich im Plasma hingegen noch eine Restaktivität, die bis 30% reichen kann. In solchen Fällen läßt sich trotz vorhandener F-VIII-Aktivität gleichzeitig Inhibitoraktivität nachweisen. Es muß betont werden, daß die Blutungsneigung bei Patienten mit Inhibitoren und meßbarer F-VIII-Aktivität wesentlich größer ist, als man nach der F-VIII-Aktivität erwarten würde.

Andere Gerinnungsfaktoren sind charakteristischerweise normal. F VIIIR: Ag und F VIIIR:RCF sind häufig erhöht (McLELLAN et al. 1981; ALLAIN et al. 1982). Es ist nicht klar, ob es sich hier um eine kompensatorische Erhöhung oder um eine Erhöhung der F-VIII-Qualitäten im Rahmen der Grundkrankheit unabhängig vom Inhibitor handelt. Für die erstere Annahme würde die Beobachtung sprechen, daß die erhöhten F-VIIIR:Ag-Werte sich nach Verschwinden des Inhibitors normalisieren (ALLAIN et al. 1982). F VIIIC:Ag war bei 2 über längere Zeit verfolgten Patienten (ALLAIN et al. 1982) erheblich höher als F VIII:C, die Relation zwischen F VIIIC:Ag und F VIII:C war jedoch sehr variabel.

Die quantitative Bestimmung des Inhibitors kann mit der Bethesda-Methode (KASPER et al. 1975) erfolgen. Allerdings erheben sich bei der Quantifizierung von Inhibitoren mit niedriger Affinität Probleme, auf die im Kapitel „Hämophilie" eingegangen wurde.

4. Klinik

Die Entwicklung eines spontanen F-VIII-Antikörpers ist in der Regel mit einer schweren Blutungsneigung vergesellschaftet. Die Art der Blutungsneigung ist sehr variabel und ist der schweren Hämophilie ähnlich. Beobachtet wurden Meläna, Hämaturie, intercranielle, retroperitoneale und intramuskuläre Blutungen, große Hauthämatome und postoperative Blutungen. Nach GREEN u. LECHNER (1981) fanden sich bei 87% der Patienten schwere Blutungsmanifestationen und 22% starben entweder direkt oder indirekt an den Folgen der Blutungen.

5. Therapie

Bei der Therapie von Patienten mit F-VIII-Inhibitoren ergeben sich 2 verschiedene Probleme, die unterschiedliche Maßnahmen erfordern:
- die Akutbehandlung einer lebensbedrohlichen Blutung
- Behandlungsmaßnahmen mit dem Ziel der Eliminierung des Inhibitors.

a) Therapeutische Maßnahmen bei akuter lebensbedrohlicher Blutung

Die im Falle einer akuten lebensbedrohlichen Blutung anzuwendenden therapeutischen Maßnahmen hängen im Fall von spontanen F-VIII-Inhibitoren wie bei den hämophilen Inhibitoren im wesentlichen von der Höhe des aktuellen Antikörpertiters ab. Ein anamnestischer Anstieg des Antikörpertiters nach Verabreichung von F-VIII-Konzentrat ist bei spontanen Antikörpern in der Regel nicht zu befürchten, und muß daher bei der Wahl der Therapie nicht berücksichtigt werden. Mögliche therapeutische Maßnahmen umfassen die Verabreichung von hohen Dosen humanen F-VIII-Konzentrat, tierischem F-VIII-Konzentrat, aktivierten Prothrombinkomplexpräparaten und als vorangehende Maßnahme vor Verabreichung von F-VIII-Konzentraten eventuell die Plasmaphorese. Die Entscheidung, welche therapeutischen Mittel eingesetzt werden sollen, erfolgt im Prinzip nach den gleichen Kriterien wie bei den hämophilen Antikörpern. Zu beachten ist allerdings, daß Antikörper mit niedriger Affinität schwerer durch F-VIII-Substitution zu neutralisieren sind und ein im Plasma meßbarer F VIII bei gleichzeitig nachweisbarem Inhibitor offenbar biologisch wesentlich weniger wirksam ist (Allain et al. 1981).

Mehrere Autoren berichten über die erfolgreiche Elimination eines spontanen F-VIII-Inhibitors durch die Kombination von hohen Dosen F VIII (mit oder ohne vorangegangener Plasmapherese) und immunsuppressive Therapie (Green 1971; Erskine et al. 1981; Sultan et al. 1983).

b) Medikamentöse Maßnahmen zur Elimination des Antikörpers

Die Entscheidung ob, und gegebenenfalls welche Medikamente geeignet sind, den F-VIII-Antikörper zu eliminieren, ist schwer zu treffen, da systematische Untersuchungen wegen der Seltenheit dieser Antikörper nicht vorliegen und die Beurteilung eines Therapieeffektes, der mit einem bestimmten Medikament in einem Einzelfall erreicht wurde, sehr schwierig ist, da die spontanen F-VIII-Antikörper einen schwer voraussagbaren Spontanverlauf haben.

α) *Spontanes Verschwinden des F-VIII-Antikörpers ohne medikamentöse Behandlung.* Bei einer Reihe von Patienten ist es ohne eingreifende medikamentöse Maßnahmen zu einem spontanen Abfall oder Verschwinden des Antikörpers gekommen. So war bei der Umfrage von Green u. Lechner (1981) bei 11 von 164 Patienten der Antikörper ohne jede Therapie abgesunken oder vollkommen verschwunden. Die größte Wahrscheinlichkeit für eine Spontanremission ist bei den post-partum Antikörpern gegeben. Bei 5 Patientinnen, die keinerlei Therapie erhalten hatten, persistierte der Antikörper nur bei 1 Patientin. Wie groß die Wahrscheinlichkeit einer spontanen Remission bei anderen Patientengruppen ist, ist schwer zu sagen, da vor allem Patienten mit Autoimmunerkrankungen in der Regel eine immunsuppressive Therapie erhalten und daher nicht beurteilt werden kann, ob ein eventuelles Absinken oder Verschwinden des Antikörpers auf die Therapie zurückzuführen war oder auch spontan stattgefunden hätte.

β) *Steroide.* Die Behandlung mit Corticosteroiden führte bei 22 von 64 Patienten der Umfrage von Green u. Lechner (1981) zu einem Abfall oder Verschwinden des Inhibitors. Allerdings wurde ein Ansprechen des Inhibitors auf eine Corticosteroidtherapie allein nur bei 54% der so behandelten Patienten beobachtet, während bei 46% der Inhibitor nicht beeinflußt werden konnte. Auch hier waren die Behandlungsergebnisse am bestem bei post-partum-Inhibitoren, wo alle 4 prednisolonbehandelten Patientinnen ein Absinken oder Verschwinden des Inhibitors zeigten. Spero et al. (1981) erzielten bei 7 von 16 corticosteroidbehandelten F-VIII-Antikörpern verschiedener Genese eine komplette, bei 4 eine partielle Remission nach 4–41 Tagen (Durchschnitt 15,8 Tage).

γ) Cyclophosphamid und Azathioprin. Die Behandlung mit Cyclophosphamid allein oder in Kombination mit Prednisolon führte nach Green u. Lechner (1981) bei 57% und die Behandlung mit Azathioprin allein oder in Kombination mit Prednisolon bei 68% der Patienten zu einem Abfall oder Verschwinden des Inhibitors. Auch hier ist eine Beurteilung, inwieweit die immunsuppressive Therapie maßgeblich am Absinken des Antikörpertiters beteiligt war, schwierig. Festzuhalten ist allerdings, daß etwa die Hälfte der Patienten trotz Einsatz von Steroiden und Cyclophosphamid oder Azathioprin kein Absinken des Antikörpertiters zeigten oder starben, bevor eine Wirkung erzielt werden konnte.

Herbst et al. (1981) beschrieben eine Gruppe von 6 Patienten, bei denen offenbar die Wahrscheinlichkeit einer erfolgreichen Therapie mit Steroiden und Cyclophosphamid relativ groß ist. Es sind dies Patienten in höherem Alter ohne definierbare Grundkrankheit, einem niedrigen Antikörpertiter und noch nachweisbarem F VIII:C im Plasma. Bei allen diesen Patienten führte die Behandlung mit Cyclophosphamid und Prednisolon innerhalb von 14–55 Tagen zu einem Verschwinden des Antikörpers.

Die bisher vorliegenden Daten über die Behandlung von F-VIII-Antikörpern mit Steroiden oder immunsuppressiven Substanzen sind nicht ausreichend, um eine definitive Therapieempfehlung zu geben. Folgendes Vorgehen erscheint jedoch auf Grund bisheriger Erfahrungen gerechtfertigt zu sein:

– Bei Frauen mit post-partum Antikörper sollte zunächst keine medikamentöse Therapie verabreicht werden, sondern abgewartet werden, ob der Antikörper nicht spontan absinkt und verschwindet. Bei schwerer klinischer Blutungsneigung und fehlendem raschen Absinken des Antikörpertiters soll zunächst eine Steroidtherapie durchgeführt werden.

– Bei Patienten mit niedrigem Antikörpertiter und nachweisbarer F-VIII-Aktivität im Plasma sollte entsprechend den Erfahrungen von Herbst et al. (1981) eine Behandlung mit Cyclophosphamid und Prednisolon durchgeführt werden. Prednisolon sollte in einer Dosis von 50 mg/Tag und Cyclophosphamid entweder als Dauertherapie (50–100 mg/Tag) oder als Bolus (500 mg als Infusion) verabreicht werden.

– Bei Patienten mit Autoimmunerkrankungen und F-VIII-Antikörpern sollte mit einer Therapie mit Cyclophosphamid oder Azathioprin in Kombination mit Prednisolon rasch begonnen werden, da eine spontane Besserung kaum zu erwarten ist.

– Bei Patienten mit Lymphom und F-VIII-Antikörper dürfte bei erfolgreicher Behandlung der Grundkrankheit auch der F-VIII-Antikörper eliminiert werden (Wenz u. Friedmann 1974).

II. Faktor-IX-Inhibitoren

Faktor-IX-Inhibitoren dürften bei nichthämophilen Patienten sehr selten sein, da bisher nur 7 Fälle in der Literatur beschrieben wurden. Sie treten bei ähnlichen Erkrankungen wie Faktor-VIII-Inhibitoren auf, nämlich bei Lupus erythematodes (Castro et al. 1972; Sanchez-Medal et al. 1963; Largo et al. 1974), post-partum (Özsoylu u. Özer 1973; Marmont 1969), rheumatischem Fieber (Özsoylu u. Özer 1973) und bei Patienten ohne Grundkrankheit.

1. Biologische und biochemische Eigenschaften

Über die biologischen Eigenschaften von F-IX-Inhibitoren bei Nichthämophilen gibt es nur wenig Untersuchungen. Es ist nicht klar, ob bei diesen Faktor-IX-Inhibitoren die Inaktivierungsgeschwindigkeit gleich schnell ist wie bei den Faktor-IX-Inhibitoren bei Hämophilen, da Castro et al. (1972) eine stärkere Inaktivierung von Faktor IX nach 30 Minuten fanden. Untersuchungen über die biochemischen Eigenschaften wurden erst in einem Fall angestellt. Sie zeigten, daß der Faktor-IX-Inhibitor wahrscheinlich den IgG angehörte (Castro et al. 1972). Die Faktor-IX-Spiegel bei den bisher untersuchten Fällen schwankten zwischen 4 und 27%.

2. Klinik

Bei allen Patienten war eine Blutungsneigung vorhanden, die sich in Form von Nasenbluten, Hämatomen, gastrointestinaler Blutung oder Hämaturie äußerte.

3. Spontanverlauf und Therapie

Eine sichere Aussage über den Spontanverlauf ist schwer zu machen, da die meisten Patienten irgendeine Form von Therapie, meistens Steroide, erhalten hatten. Jedenfalls verschwand der Inhibitor entweder als Folge der Steroidtherapie, aber möglicherweise auch spontan bei einem Teil der Patienten innerhalb von wenigen Monaten. In einem Fall konnte der Inhibitor durch extensive Plasmapherese bei gleichzeitiger Cyclosphosphamid- und Prednisolontherapie rasch beseitigt werden (Miller et al. 1978).

III. Inhibitoren gegen Faktoren der Kontaktphase

1. Spezifisch gegen Faktor XI gerichtete Inhibitoren

a) Vorkommen

Faktor-XI-Inhibitoren sind ebenfalls sehr selten, nur 10 Fälle wurden bisher beschrieben. Alle Patienten waren weiblich und 8 hatten einen Lupus erythematodes (Shapiro u. Hultin 1975; Leone et al. 1977; Torres et al. 1980; Duran-Suarez et al. 1981). In einem Fall (Beck et al. 1979) trat ein Faktor-XI-Antikörper nach einem Adenovirusinfekt auf. Dieser Antikörper verschwand nach wenigen Monaten spontan. Bei einem Patienten bestand eine membranöse Glomerulonephritis (Davis et al. 1979).

b) Biologische und biochemische Eigenschaften

Es liegen weder über die Spezifität (Wirkung gegen Faktor XI oder XIa) noch über die Kinetik der Inaktivierung entsprechende Daten vor. Interessanterweise war bei 3 Patientinnen auch die Faktor-IX-Aktivität deutlich vermindert. Die Faktor-XI-Aktivität im Plasma schwankte bei den verschiedenen Fällen zwischen 0,6 und 26%.

Bei zwei Fällen (KRIEGER et al. 1975; DURAN-SUAREZ et al. 1981) konnte wahrscheinlich gemacht werden, daß der Inhibitor ein IgG war.

c) Klinik

Eine Blutungsneigung trat nur in zwei Fällen (CASTRO et al. 1972; BECK et al. 1978) auf.

d) Spontanverlauf und Therapie

Ohne Therapie zeigte der Inhibitor in den meisten Fällen keine Neigung zur Spontanremission. Nur der infektbedingte Faktor-XI-Antikörper (BECK et al. 1979) zeigte nach wenigen Monaten eine Spontanremission. Die Therapie mit hohen Dosen von Prednisolon scheint bei einigen Fällen zu einem Verschwinden des Inhibitors geführt zu haben. Allerdings entwickelte sich bei 4 der Patienten mit SLE der Inhibitor während einer Prednisolon- oder Azathioprintherapie.

2. Gegen Faktor XI und XII gerichtete Inhibitoren

Bei einigen Patienten wurden Inhibitoren beschrieben, die zu einer Verminderung von Faktor XI *und* XII führten. Das Ausmaß der Verminderung von Faktor XI und XII war nicht proportional. Ob der Inhibitor tatsächlich gegen beide Faktoren gerichtet ist, ist nicht klar, auch über die Art und Kinetik der Inaktivierung gibt es keine Daten. Derartige Inhibitoren wurden bei Makroglobulinämie (RAZ et al. 1975; VALENTIN et al. 1975), bei metastasierendem Karzinom (CRIEL et al. 1978) und thrombotischen Erkrankungen (HEDNER u. NILSSON 1976) beobachtet. Die Patienten hatten keine Blutungsneigung, aber nicht selten Thrombosen (ÅBERG u. NILSSON 1972; HEDNER u. NILSSON 1976). Eine Spontanaggregation der Thrombozyten wurde bei einem Fall beobachtet (CRONBERG u. NILSSON 1973).

Diese Inhibitoren waren meist IgG, in einem Fall (CRIEL et al. 1978) wurde ein IgM gefunden.

3. Inhibitoren gegen Faktor XII

Nur zwei Fälle mit Antikörpern gegen Faktor XII wurde bisher beschrieben. Der Patient von GANDOLFO et al. (1977) hatte einen Lupus erythematodes und gleichzeitig Plättchenantikörper, der von DURAN-SUAREZ et al. (1982) beschriebene Patient eine smouldering Leukämie.

IV. Faktor-V-Inhibitoren

1. Vorkommen

Es wurden insgesamt 15 Patienten mit spontanen Faktor-V-Inhibitoren beschrieben. Obwohl nicht klar ist, wodurch diese Inhibitoren ausgelöst werden, ist auffallend, daß die meisten dieser Inhibitoren nach chirurgischen Eingriffen auftraten und daß häufig Zeichen einer disseminierten intravasalen Gerinnung (LANE et al. 1978) oder einer systemischen Infektion vorhanden waren. Etwa die Hälfte der Patienten hatten vor Auftreten des Inhibitors Streptomycin (STENBJERG et al. 1975) erhalten, 2 hatten eine ausgedehnte Tuberkulose. Die Hälfte der Patienten hatten vor Auftreten des Inhibitors Transfusionen erhalten (SHAPIRO u. HULTIN 1975; LECHNER 1974; FEINSTEIN 1978). Bei einem Patienten trat ein Faktor-V-Inhibitor in Zusammenhang mit einem bullösen Pemphigoid auf (BRYNING u. LESLIE 1977).

2. Biologische und biochemische Eigenschaften

Faktor-V-Antikörper inaktivieren Faktor V relativ rasch (innerhalb von 5–10 min). Die Schnelligkeit der Inaktivierung ist geringer als bei den Faktor-IX-Inhibitoren, jedoch größer als bei Faktor-VIII-Inhibitoren. Soweit bisher immunchemische Untersuchungen durchgeführt wurden, zeigte sich, daß die meisten IgG Antikörper sind. In einem Fall wurde jedoch eine Mischung von IgG und IgM und in einem anderen Fall von IgG und IgA gefunden (SHAPIRO 1979).

3. Klinik

Die Blutungsneigung bei den bisher beschriebenen Patienten war mittelschwer bis schwer und manifestierte sich als Hämaturie, Hämatomneigung, Epistaxis und gastrointestinale Blutung. Die Blutungen waren besonders bei den postoperativen Patienten gravierend.

4. Spontanverlauf und Therapie

In den meisten Fällen verschwand der Inhibitor mit oder ohne Therapie (Prednisolon) innerhalb von wenigen Wochen bis Monaten. Es ist nicht klar, ob bei den behandelten Patienten die Behandlung zu dem Verschwinden des Inhibitors beigetragen hat. Bei einem hochtitrigem Antikörper wurde die Plasmaphorese erfolgreich eingesetzt (GRACE u. WOLF 1975), in einem anderen Fall die Blutung durch Plättchentransfusion gestillt (CHEDIAK et al. 1980). Zwei Patienten starben an unkontrollierbarer Blutung (COOTS et al. 1978; BROCKHAUS u. LECHNER 1978).

V. Prothrombininhibitoren

Von BAJAJ et al. (1983) und SCULLY et al. (1982) wurden Inhibitoren gegen Prothrombin beschrieben. BAJAJ et al. (1983) konnten zeigen, daß Patienten-IgG sich an gereinigtes Prothrombin bindet. Die Autoren nehmen an, daß ein Autoantikörper in vivo Komplexe mit Prothrombin bildet, die rasch aus der Zirkulation entfernt werden, woraus der Prothrombinmangel resultiert. Eine Inaktivierung in vitro ließ sich nicht nachweisen.

VI. Faktor-XIII-Inhibitoren

1. Vorkommen

10 Patienten mit Inhibitoren gegen Faktor XIII wurden beschrieben (SHA-PIRO u. HULTIN 1975; LORAND et al. 1980).

Es ist wahrscheinlich, daß für die Entstehung von Faktor-XIII-Inhibitoren Medikamente eine Rolle spielen. 5 der beschriebenen Patienten hatten über lange Zeit Isoniacid, 1 Practocol (MILNER et al. 1977), 1 Penicillin (LOPACIUK et al. 1978) und 1 Patient Antikonvulsiva (MCDEVITT et al. 1972) eingenommen. Unter den Medikamenten ist pathogenetisch besonders Isoniacid von Interesse, da es auf nicht-enzymatische Weise mit nukleophilen Gruppen in Proteinen reagiert oder durch Transamidierung in Proteine aufgenommen werden könnte (LORAND et al. 1972).

2. Biologische und biochemische Eigenschaften

Der Angriffspunkt des Inhibitors dürfte bei den verschiedenen beschriebenen Fällen unterschiedlich sein. In einigen Fällen (GRAHAM et al. 1973; LOPUCIAK et al. 1978) dürfte der Inhibitor am Faktor-XIII-Molekül selbst angreifen, indem er die Aktivierung von Faktor XIII hemmt (Typ I nach LORAND et al. 1980). Da in einem dieser Fälle auch Plättchen-Faktor XIII gehemmt wird, ist anzunehmen, daß der Inhibitor in diesem Fall gegen die a-Kette gerichtet ist. In anderen Fällen dürfte der Inhibitor gegen die Vernetzungsstellen im Fibrinmolekül gerichtet sein (ROSENBERG et al. 1974) (Typ II) und könnte schließlich auch die Quervernetzung kompetitiv hemmen (LEWIS et al. 1967; LORAND et al. 1968; OTIS et al. 1974) (Typ III). In allen untersuchten Fällen erwies sich der Inhibitor als IgG (GODAL u. LY 1977; LOPUCIAK et al. 1978; GRAHAM et al. 1973; ROSENBERG et al. 1974). GRAHAM et al. (1973), die einen Fall genauer untersucht haben, fanden als schwere Kette fast ausschließlich IgG 1 und als leichte Ketten Kappa und/oder Lambda Ketten. In allen Fällen konnte gezeigt werden, daß der Inhibitor die Gerinnselstabilisierung hemmt. Mit Ausnahme eines Falles (ROSENBERG et al. 1974) waren Teste, bei der die Aminaufnahme getestet wurden, patholo-gisch (LORAND et al. 1980).

3. Klinik

Die Blutungsneigung ist schwer und manifestiert sich als schwere Hämaturie, gastrointestinale, retroperitoneale und chirurgische Blutung.

Der Inhibitor persistierte bei den meisten Fällen über viele Monate und Jahre, ein spontanes Verschwinden dürfte selten sein.

VII. Inhibitoren gegen Fibrinogen

Ein präzipitierender Antikörper gegen Fibrinogen wurde von MAMMEN et al. (1967) bei einem Patienten mit Thrombophlebitis migrans beobachtet. Andere gegen das Fibrinogenmolekül gerichtete Inhibitoren, die nicht zur Zerstörung, sondern zur Funktionsbeeinträchtigung des Fibrinogenmoleküls führen, werden im nachfolgenden Abschnitt behandelt.

B. Inhibitoren, die den Gerinnungsablauf hemmen, ohne Gerinnungsfaktoren zu inaktivieren

I. Lupusinhibitor (LI)

Es handelt sich hier um eine sicher heterogene Gruppe von Gerinnungsinhibitoren, denen gemeinsam ist, daß sie einen oder mehrere Schritte im Ablauf der Gerinnung hemmen, wobei der Angriffspunkt in einem der Prothrombinaktivierung vorgeschaltetem Schritt liegt. Die Nomenklatur dieser Inhibitoren ist noch unbefriedigend. Da dieser Typ von Inhibitoren zunächst bei Patienten mit systemischem Lupus erythematodes (SLE) beschrieben wurde, werden sie häufig als Lupusinhibitor (Lupusantikoagulantien) bezeichnet, obwohl diese Inhibitoren keineswegs spezifisch für SLE sind.

Da sie nur mit dem Ablauf der Gerinnung interferieren, aber keine Gerinnungsfaktoren inaktivieren, wurden sie auch als interferierende Inhibitoren (Lechner 1974) bezeichnet.

1. Vorkommen

Hemmstoffe der Prothrombinaktivierung wurden in Assoziation mit einer Vielzahl von Erkrankungen, aber auch bei Personen ohne erkennbare Grundkrankheit beobachtet. In Tabelle 1 sind jene Erkrankungen aufgelistet, bei denen derartige Inhibitoren beschrieben worden sind.

Bei folgenden Gruppen besteht eine sicher überzufällige Assoziation eines LI mit der betreffenden Grundkrankheit:

a) Patienten mit Autoimmunerkrankungen

Die Assoziation zwischen SLE und LI ist relativ am deutlichsten. In vielen Fällen läßt sich allerdings bei Anwendung strikter Kriterien die Diagnose SLE nicht stellen, sondern es ist nur ein Teil der charakteristischen Befunde wie Autoimmunthrombozytopenie, hämolytische Anämie, hoher Titer gegen antinukleäre Faktoren (Verdacht auf SLE) usw. nachweisbar. Es hat auch den Anschein, daß bei jenen Patienten mit SLE, die ein Antikoagulans haben, der klinische Verlauf in der Regel milder ist.

b) Patienten mit Paraproteinämie

LI wurden bei einer Reihe von Patienten mit IgM-Paraproteinämien beobachtet. Es handelte sich entweder um eine essentielle IgM-Paraproteinämie (Lechner 1969) um eine Makroglobulinämie (Long et al. 1955; Thiagarajan et al. 1980) oder Lymphome mit IgM-Paraproteinämie (Cooper et al. 1974). In allen diesen Fällen hatte der Inhibitor die gleichen immunologischen Charakteristika wie das Paraprotein (IgM Lambda oder Kappa).

c) Medikamentös bedingte Lupusinhibitoren

Canoso u. Hutton (1977) beschrieben bei 4 schizophrenen Patienten, die unter Chlorpromazintherapie standen, einen Gerinnungsinhibitor, der in der

Tabelle 1. Erkrankungen, bei denen LI gefunden wurde

Autoimmunerkrankungen
  SLE
  Autoimmunthrombozytopenie
	Infekte
	  Mumps
	  Infektiöse Mononucleose

Paraproteinämien
  Makroglobulinämie
  Lymphome
	Medikamente
	  Penicillin
	  Chlorpromazin

Hämatologische Erkrankungen
  Osteomyelofibrose
  Aplastische Anämie	

IgM-Fraktion des Serums nachweisbar war. In einer weiteren Arbeit konnten CANOSO u. SISE (1982) zeigen, daß 11 von 30 Patienten, die Chlorpromazin erhalten hatten, diesen Inhibitor hatten, hingegen keiner der Patienten, die kein Chlorpromazin oder Phenothiazinpräparat erhalten hatten. Bei keinem von 17 Patienten, die vorher Chlorpromazin erhalten hatten, aber zumindest ein Jahr vorher von dieser Medikation abgesetzt worden waren, ließ sich ein Inhibitor nachweisen, hingegen bei 5 von 13 Patienten, die zunächst Chlorpromazin und später ein anderes Phenothiazinpräparat erhalten hatten. Mit einer Ausnahme hatten alle Patienten mit dem Inhibitor einen erhöhten Titer von antinukleären Antikörpern und/oder eine erhöhte Serumkonzentration von IgM. 6 von 16 Patienten mit einem Inhibitor hatten auch einen verminderten Komplementspiegel und 2 hatten einen positiven Coombstest. ZUCKER et al. (1978) bestätigen, daß dieser Inhibitor den IgM angehört und konnten zeigen, daß der Inhibitor die Kontaktphase der Gerinnung hemmt. Der chlorpromazininduzierte Gerinnungsinhibitor dürfte somit einen anderen Angriffspunkt wie die meisten anderen sogenannten Lupusinhibitoren haben. Ein Zusammenhang zwischen dem Auftreten eines solchen Inhibitors und Penicillintherapie wurde von ORRIS et al. (1980) hergestellt.

d) Virusinfektionen

Bei einer Reihe von Patienten konnte wahrscheinlich gemacht werden, daß der Inhibitor im Zusammenhang mit einem Virusinfekt auftrat. Dies dürfte die Hauptursache der bei Kindern beobachteten Inhibitoren sein. So wurden Lupusinhibitoren nach Mumps (LECHNER 1974) und infektiöser Mononucleose (DURAN-SUAREZ u. TRIGINIER 1982; BRODEUR et al. 1980) beobachtet.

e) Familiäre Fälle

Interessanterweise wurde auch eine familiäre Häufung von Lupusantikoagulantien beobachtet. So beschrieben EXNER et al. (1980) 3 Geschwisterpaare mit einem Lupusinhibitor und CANCIANI et al. (1979) fanden unter 8 Patienten mit Lupusinhibitoren 2, die zur selben Familie gehörten.

2. Wirkungsmechanismus

Die Lupusantikoagulantien stellen, was ihren Wirkungsmechanismus betrifft, sicherlich eine sehr heterogene Gruppe dar. Nur bei einem Teil der be-

schriebenen Inhibitoren wurden Untersuchungen durchgeführt, die Aufschlüsse
über ihren Wirkungsort geben. Nach den vorliegenden Daten dürfte es nach
dem Wirkungsort der Inhibitoren zwei große Gruppen geben:

– Inhibitoren, die die Aktivierung von Prothrombin hemmen.
– Inhibitoren, die die Kontaktphase der Gerinnung hemmen.

Es gibt aber Hinweise dafür, daß der Inhibitor beim gleichen Patienten auf
beiden Ebenen hemmend wirken kann (Coots et al. 1981).

a) Hemmstoffe der Prothrombinaktivierung

Schon frühe Untersucher haben vermutet, daß Lupusantikoagulantien ihre
Wirkung dadurch entfalten, daß sie die Interaktion zwischen Faktor X, V, Phospholipid und Prothrombin hemmen. Yin u. Gaston (1965), Lechner et al.
(1969), Lechner (1969) haben in halbgereinigten System gezeigt, daß die von
ihnen untersuchten Inhibitoren die Aktivierung von Prothrombin durch den
Komplex Faktor Xa, Phospholipid und Faktor V hemmen. Dem entspricht
die Erfahrung, daß diese Inhibitoren zwar am stärksten im endogenen System
(APTT) wirksam sind, aber auch eine Hemmung im exogenen System hervorrufen, insbesondere dann, wenn verdünntes Thromboplastin verwendet wird.
Demnach war die Wirkung dieser Inhibitoren in der gemeinsamen Endstrecke
des endogenen und exogenen Systems zu vermuten. Cooper et al. (1974) und
Schlieder et al. (1976) haben erstmals die Vermutung ausgesprochen, daß der
Antikörper gegen Phospholipid gerichtet sein könnte. Clyne et al. (1980) konnten zeigen, daß die hemmende Wirkung des Inhibitors auf Einstufenteste für
Faktor VIII durch Erhöhung der Phospholipidkonzentration um das zwei- bis
dreifache überwunden werden kann. Den ersten eindeutigen Beweis, daß zumindest ein Teil der LI gegen Phospholipid gerichtet ist, konnte durch Thiagarajan
et al. (1980) erbracht werden. Sie konnten zeigen, daß bei einem Patienten mit
Makroglobulinämie und einem IgM Lupusinhibitor die IgM-Fraktion des Serums im Ouchterlony Test mit negativ geladenen Phospholipiden eine Präzipitationsreaktion ergab. Ferner konnten sie wahrscheinlich machen, daß das Inhibi-
tor-IgM die calciumabhängige Bindung von Prothrombin und Faktor X an
Phospholipidmicellen, Phosphoditylserin und Phosphoditylinositol hemmt, daß
jedoch die Bindung dieser Gerinnungsfaktoren an Plättchen nicht gestört ist.
Auf Grund dieser Untersuchungen nahmen die Autoren an, daß es sich bei
der Gerinnungshemmung durch Lupusinhibitoren um einen Laborartefakt handelt, der in vivo, wo Plättchen die Quelle von Phospholipid sind, ohne Bedeutung
ist. Dem entspricht der Befund, daß bei Patienten mit LI und stark verlängerter
APTT die Gerinnungszeit häufig völlig normal ist. Im Einklang mit der Annahme von Thiagarajan et al. (1980) steht auch die Beobachtung von Lafer
et al. (1981), daß ein monoklonaler Antikörper gegen DNA auch mit Cardiolipin
und Phosphotidylserin reagiert und eine leichte gerinnungshemmende Wirkung
entfaltet. Die Hypothese, daß LI gegen Phospholipid, aber nicht gegen Plättchen
gerichtet sind, wird weiter gestützt durch die Beobachtung, daß normale und
autologe aktivierte Plättchen die APTT normalisieren (Howard u. Firkin
1983).

Dieser Wirkungsmechanismus dürfte jedoch nicht für alle Lupusinhibitoren, die die Prothrombinaktivierung hemmen, zutreffen. So konnten DAHLBÄCK et al. (1983) zeigen, daß der von Ihnen untersuchte Inhibitor die Aktivierung von Prothrombin durch Faktor Xa nicht nur in Gegenwart von Phospholipiden sondern auch von Plättchen inhibiert. Ein weiterer Hinweis auf die Heterogenität der LI ist ihre unterschiedliche Sensitivität gegen die Vipera berus Phospholipase (BOFFA et al. 1983), die gegen saurc Phospholipide gerichtet ist. Der Annahme, daß es sich bei allen Lupusinhibitoren um einen Laborartefakt handelt, widerspricht auch die Beobachtung, daß bei einem Teil der Patienten die Vollblutgerinnungszeit oder die Reaktionszeit mit Thrombelastogram deutlich verlängert ist und bei einem Teil der Patienten doch eine Blutungsneigung, bei einem anderen Teil offenbar eine erhebliche Thromboseneigung besteht.

Der gegen Phospholipid gerichtete Antikörper dürfte nicht nur Auswirkungen im Gerinnungssystem haben. CARRERAS et al. (1981) haben gezeigt, daß das IgG einer Patientin mit LI die Freisetzung von PGI_2 aus Endothelzellen hemmte, wobei sie annehmen, daß durch den Inhibitor die Freisetzung von Arachidonsäure aus Phospholipid gestört wird. Zusatz von Arachidonsäure normalisierte nämlich die PGI_2-Bildung in den Endothelzellen. Die Verminderung der PGI_2-Bildung wurde mit der bei der Patientin beobachteten Thromboseneigung sowie Abortusneigung in Zusammenhang gebracht.

Interessanterweise läßt sich bei einem Teil der Patienten mit LI auch ein echter Prothrombinmangel nachweisen, wobei eine Prothrombinverminderung auf 0–20% beobachtet wurde (LECHNER et al. 1969; CORRIGAN 1970; LECHNER 1974; NATELSON et al. 1976; FOLLEA et al. 1981). Es ist wiederholt gezeigt worden, daß es sich hier um einen echten Prothrombinmangel handelt, da auch das immunologisch oder mit der Staphylocoagulasemethode bestimmte Prothrombin vermindert ist. Eine Inaktivierung von Prothrombin durch den Inhibitor konnte niemals nachgewiesen werden. BAJAJ et al. (1983a, b) konnten bei 2 Patienten mit Lupus-Inhibitor und schwerem Prothrombinmangel Antikörper gegen Prothrombin nachweisen, wobei der Antikörper mit Prothrombin einen Komplex bildet. EDSON et al. (1984) konnten bei 4 von 5 Patienten mit Lupus-Inhibitor und Prothrombinmangel und 10 von 16 Patienten mit Lupus-Inhibitor ohne Prothrombinmangel in der zweidimensionalen Immunelektrophorese ein abnormales Prothrombin nachweisen, das in der ersten Dimension langsamer wanderte als das normale Prothrombin. Da der langsam wandernde Prothrombinpeak durch Behandlung mit Staphylokokkenprotein A beseitigt werden konnte, nehmen sie an, daß es sich um Komplexe zwischen Antikörper und Plasmaprothrombin handelt.

b) Hemmung der Kontaktphase der Gerinnung

Bei einigen Antikörpern, insbesondere bei Patienten, die einen IgM-Antikörper nach Chlorpromazintherapie entwickelt haben, wurde gezeigt, daß dieser Inhibitor nicht die Aktivierung von Prothrombin, sondern die Kontaktphase der Gerinnung inhibiert.

Es konnte gezeigt werden, daß der Inhibitor die Aktivierung von Faktor IX durch das Kontaktprodukt inhibiert, jedoch nicht die Wirkung von Faktor

IXa. Im Gegensatz zu jenen Antikörpern gegen Faktor XI und XII, die diese beiden Faktoren inaktivieren, kommt es bei diesen Patienten zu keiner Inaktivierung von Faktor XI, XII und Präkallikrein, die in normaler Aktivität im Plasma gefunden werden, wenn das Patientenplasma in ausreichend hoher Verdünnung getestet wird.

3. Immunologische Eigenschaften des Lupusinhibitor

Bei einer großen Anzahl von Patienten wurde mit Hilfe biochemischer oder immunologischer Methoden eine Charakterisierung des Inhibitors vorgenommen. Auf Grund der bisher vorliegenden Untersuchungen läßt sich folgendes feststellen:

a) Bei einem Teil der Patienten ist die Inhibitoraktivität ausschließlich mit der IgM-Fraktion des Patientenserums assoziiert. Dies gilt für Patienten, die eine IgM-Paraproteinämie (bzw. Makroglobulinämie) und einen Lupusinhibitor haben (Lechner 1969; Cooper et al. 1974; Thiagarajan et al. 1980). Ebenso mit der IgM Fraktion des Serums vergesellschaftet sind die Lupusinhibitoren, die im Gefolge einer Chlorpromazintherapie entstanden sind.

b) Die meisten Inhibitoren waren entweder in der IgG-Fraktion allein oder in der IgG und IgM-Fraktion nachweisbar. Diese Untersuchungen wurden meistens mit der Gel-Filtration durchgeführt. Diese Methode ist nicht empfindlich genug, um mit Sicherheit zu sagen, daß ein Inhibitor nur einer Immunglobulinklasse angehört. Tatsache ist jedoch, daß es Inhibitoren gibt, die ausschließlich oder nahezu ausschließlich der IgG-Fraktion angehören und solche Inhibitoren, bei denen sich Inhibitoraktivität sowohl in der IgG als auch in der IgM-Fraktion finden (Lechner 1971).

4. Laboratoriumsdiagnose

Die Laboratoriumsdiagnose des Lupusinhibitors ist im Prinzip nicht schwierig, wenn man die besonderen biologischen Eigenschaften dieser Inhibitoren kennt und berücksichtigt. Bei mangelnder Erfahrung können unter Umständen jedoch erhebliche Fehlinterpretationen, aus Gründen die unten dargelegt werden, vorkommen.

a) Gerinnungsglobalteste

α) *Aktivierte partielle Thromboplastinzeit (APTT).* Die Verlängerung der APTT ist das Leitsymptom, das in den meisten Fällen zur Entdeckung eines Lupusinhibitors führt. Das Ausmaß der Verlängerung kann unterschiedlich sein, nicht selten werden Verlängerungen um das 2–2,5fache registriert, entsprechend der Verlängerung der APTT bei einer schweren Hämophilie.

Von größter Bedeutung ist die Tatsache, daß die verschiedenen kommerziell erhältlichen oder im Laboratorium selbst hergestellten Reagenzien zur APTT-Bestimmung unterschiedlich empfindlich auf die Gegenwart eines Lupusinhibitors sind. Diese unterschiedliche Sensitivität der Reagenzien spielt vor allem bei der Entdeckung schwächerer Lupusantikoagulantien eine große Rolle, da bei Durchführung der APTT mit einem insensitiven Reagens solche Lupusinhibitoren nicht entdeckt werden können. Untersuchungen, über die unterschiedliche Sensität der APTT-Reagenzien wurden Canciani et al. (1979), Lechner

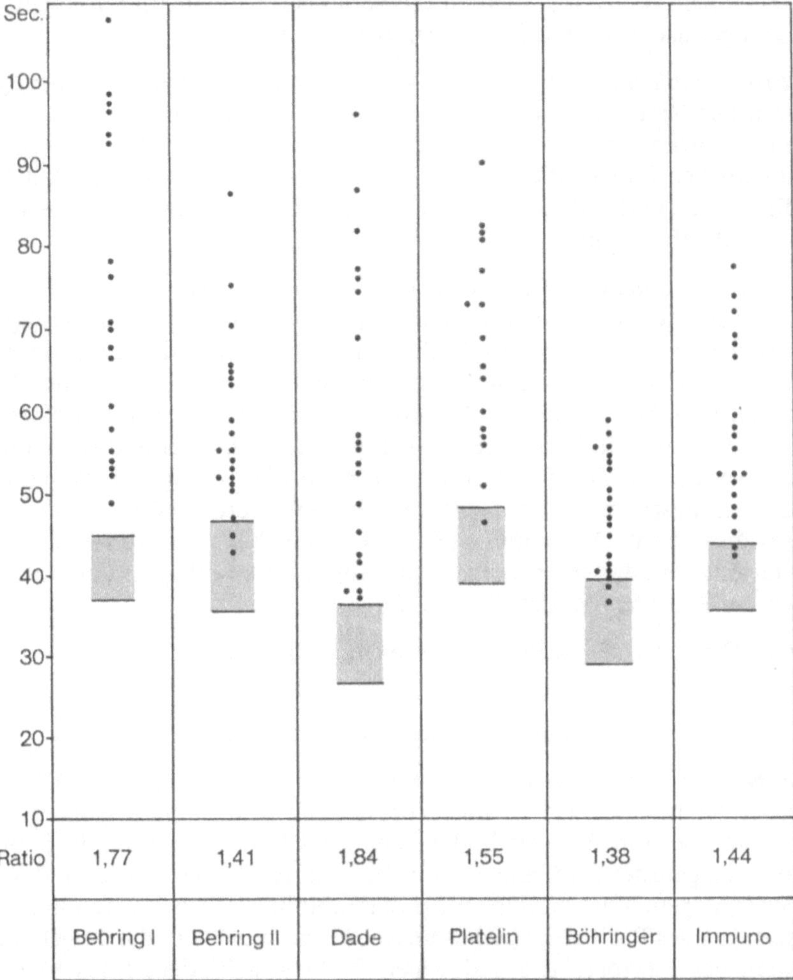

Abb. 1. Empfindlichkeit verschiedener APTT-Reagentien zur Entdeckung eines Lupus-Hemmstoffes. Auf der *Ordinate* sind die APTT's der jeweils gleichen Patienten mit Lupus-Hemmstoff unter Verwendung verschiedener Reagentien aufgetragen. Das *schraffierte Areal* kennzeichnet den jeweiligen Normalbereich. Im *unteren Bereich* der Abbildung ist die mittlere Verlängerung der APTT mit den verschiedenen Reagentien angegeben. Je höher die Ratio, desto empfindlicher das Reagens (Behring I: Kaolin-PTT-Reagens, Behring II: Pathrombin)

u. KRININGER (1978) durchgeführt. Das 'International Comittee on Thrombosis and Haemostasis' hat durch einen Rundversuch die unterschiedliche Sensitivität der APTT-Reagenzien bestätigt (GREEN et al. 1983). Abbildung 1 zeigt die Bestimmung der APTT bei einer Gruppe von 17 Patienten mit Lupusinhibitoren mit verschiedenen Reagenzien und demonstriert die großen Unterschiede, die bei Verwendung sensitiver und insensitiver Reagenzien erhalten werden können.

Von einzelnen Autoren wird angegeben, daß die kaolinaktivierte Rekalzifikationszeit besonders sensitiv auf die Gegenwart eines Inhibitors ist. Umgekehrt konnte bei einem Teil der Patienten die verlängerte Rekalzifikationszeit durch Zusatz von gewaschenen Plättchen korrigiert werden.

β) Prothrombinzeit. Die Prothrombinzeit ist hochtitrigen LI geringgradig verlängert. Die Verlängerung der Prothrombinzeit tritt deutlicher zutage, wenn verdünntes Thromboplastin zur Bestimmung der Prothrombinzeit verwendet wird. In manchen Fällen ist die Prothrombinzeit sehr stark verlängert, in diesen Fällen findet sich in der Regel zusätzlich zum Lupusinhibitor noch eine Verminderung von Prothrombin.

γ) Vollblutgerinnungszeit und Reaktionszeit von Thromboelastogram. Eine der bemerkenswertesten Eigenschaften der Lupusinhibitoren ist, daß häufig trotz stark verlängerter APTT die Vollblutgerinnungszeit und die Reaktionszeit im Thrombelastogramm völlig normal sind. Dies dürfte vor allem bei jenen Patienten der Fall sein, bei denen der Antikörper sich nur an Phospholipid bindet, aber nicht an Plättchen. In anderen Fällen ist jedoch die Vollblutgerinnungszeit und Reaktionszeit im Thrombelastogramm mehr oder weniger stark verlängert, wobei Gerinnungszeiten bis zu einer Stunde erreicht werden können. Die Gründe für dieses diskrepante Verhalten sind bisher nicht bekannt, könnten zum Teil jedoch darin liegen, daß bei manchen Lupusinhibitoren offenbar der Antikörper sich auch am Plättchen bindet (DAHLBÄCK et al. 1983).

δ) Die Thrombinzeit ist normal bis leicht verlängert.

b) Bestimmung der Aktivität von Einzelfaktoren

α) Scheinbare Verminderung der Aktivität einzelner Gerinnungsfaktoren. Bei Vorliegen eines hochtitrigen LI und Verwendung eines lupussensitiven APTT-Reagenz kann bei Einstufenmethoden, wenn das Patientenplasma in Standardverdünnungen getestet wird, eine verminderte Aktivität aller Faktoren des endogenen Systems gefunden werden. Wird der Inhibitor durch Verwendung hoher Verdünnungen des Patientenplasmas ausverdünnt, werden in der Regel normale Aktivitäten der Faktoren des endogenen Systems gefunden. Im Vergleich zu Normalplasma zeigen somit Plasmen von Patienten mit LI häufig nicht-parallele Verdünnungskurven, was in der Routinetestung oft ein wichtiger Hinweis auf das Vorliegen eines Lupusinhibitors ist.

β) Echte Verminderung einzelner Gerinnungsfaktoren. Bei einem Teil der Patienten findet sich ein echter Mangel an Faktor II (Prothrombin). Die Verminderung von Prothrombin kann unterschiedlich schwer sein, in seltenen Fällen kann Prothrombin vollkommen fehlen (CORRIGAN 1970). Es handelt sich hier um eine echte Verminderung des Prothrombins, da auch mit immunologischen Methoden oder bei Bestimmung mit Hilfe der Staphylocoagulase eine verminderte Konzentration oder Aktivität von Prothrombin gefunden werden kann.

Bei einigen Patienten kann auch eine Verminderung von Faktor XII nachweisbar sein, wobei diese Faktor-XII-Verminderung auch dann nachweisbar ist, wenn der Lupusinhibitor durch entsprechende Verdünnung des Patientenplasmas vollkommen ausverdünnt ist. Der Mechanismus der Faktor-XII-Verminderung ist unbekannt.

c) Andere Hämostaseabnormalitäten bei Patienten mit Lupusinhibitor

α) *Thrombozytopenie.* Bei einem erheblichen Teil mit Lupusantikörpern besteht gleichzeitig eine mehr oder weniger schwere Thrombozytopenie. In manchen Fällen kann eine schwere Autoimmunthrombozytopenie klinisch im Vordergrund stehen und das Lupusantikoagulans nur durch Zufall entdeckt werden. Die Thrombozytopenie ist in der Regel antikörperbedingt, wobei klinische Befunde darauf hinweisen, daß der Antikörper, der gegen die Thrombozyten gerichtet ist, nicht identisch mit dem Lupusantikörper ist, da durch entsprechende Behandlung bei solchen Patienten die Thrombozytopenie beseitigt werden kann, der LI jedoch unverändert persistiert.

β) Auch *Thrombozytenfunktionsstörungen* wurden im Zusammenhang mit Lupusinhibitoren beobachtet (REGAN et al. 1974).

d) Teste zum Nachweis des Lupusinhibitors

α) *Tauschversuch.* Bei Vorliegen eines Verdachtes auf einen LI (meistens auf Grund einer verlängerten APTT oder einer nicht parallelen Verdünnungskurve bei der Einstufenbestimmung von Gerinnungsfaktoren) kann der Beweis, daß ein Lupusantikörper vorliegt, am besten durch einen Plasmatauschversuch erbracht werden. Der Plasmatauschversuch wird in der Weise durchgeführt, daß Patientenplasma und Normalplasma in verschiedenen Proportionen miteinander gemischt werden und die APTT der Mischungen mit einem lupusinhibitorsensitiven APTT-Reagens bestimmt wird. Charakteristischerweise führt bei einer verlängerten APTT und bei Vorliegen eines Lupusinhibitors der Zusatz kleiner Mengen von Normalplasma zu keiner Normalisierung und der Zusatz von kleinen Mengen Patientenplasma zum Normalsplasma zu einer Verlängerung der APTT. Die Wirkung des Lupusinhibitors ist sehr schnell, so daß bei Inkubation der Plasmamischungen keine Verstärkung des Hemmeffektes erzielt werden kann. Die Ergebnisse des Tauschversuches werden am besten graphisch dargestellt. Ein Inhibitor kann als erwiesen gelten, wenn sich bei der graphischen Darstellung eines Tauschversuches eine nach oben konvexe Kurve ergibt und bei Inkubation das Kurvenbild sich nicht ändert. Man muß allerdings beachten, daß Faktor-IX-Inhibitoren ebenfalls schnell wirken und daher einen Lupusinhibitor vortäuschen können.

Die Kurvenbilder, die bei graphischer Darstellung des Tauschversuches entstehen, sind recht unterschiedlich. Wir haben gezeigt, daß bei manchen Patienten die APTT des Patientenplasmas zwar sehr lang sein kann, die Wirkung des Inhibitors jedoch rasch ausverdünnt wird, so daß bei Mischung von 1:1 von Normal- und Patientenplasma nur mehr eine geringe Hemmung vorliegt.

Umgekehrt kann bei einem Patienten, der nur eine mäßig verlängerte APTT hat, dieser Hemmeffekt in gleicher Weise nachweisbar sein, wenn verdünntes Patientenplasma zu Normalplasma zugegeben wird (Abb. 2). EXNER et al. (1978) haben ähnliche Beobachtungen gemacht und 3 Typen von Antikörpern unterschieden: Typ 1 und 2 entspricht dem oben genannten Verhalten, Typ 3 ist charakterisiert dadurch, daß nach Zugabe kleiner Mengen von Normalplasma die APTT des Patientenplasmas noch länger wird. Diese schon von LOELIGER

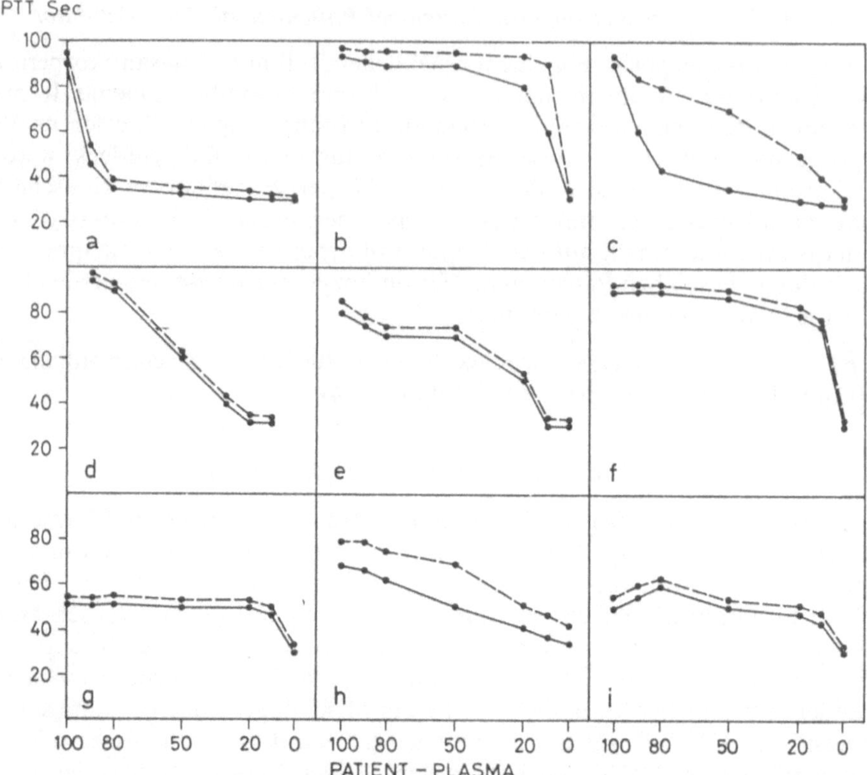

Abb. 2a–i. Plasmatauschversuch bei verschiedenen Arten von Gerinnungshemmstoffen. *Ausgezogene Linie:* APTT-Bestimmung unmittelbar nach Herstellen der Mischungen; *gestrichelte Linie:* APTT-Bestimmung nach 60minütiger Inkubation der Mischungen bei 37° C. **a** Schwere Hämophilie A ohne Hemmstoff; **b** Schwere Hämophilie A mit hochtitrigem Hemmstoff gegen Faktor VIII: Infolge der Stärke des Inhibitors ist eine Hemmwirkung schon unmittelbar nach Mischung erkennbar, bei Inkubation nimmt diese Hemmwirkung nur gering zu; **c** Schwacher Hemmstoff gegen Faktor VIII. Bei sofortiger Testung ist die Hemmung noch gering ausgeprägt, erst bei Inkubation kommt sie deutlich zum Vorschein; **d–i** Verschiedene Patienten mit Lupus-Hemmstoff. Das Muster der Hemmung kann von Patient zu Patient sehr verschieden sein: Der Hemmstoff kann die APTT sehr stark verlängern, läßt sich aber leicht ausverdünnen (Beispiel **d**) oder kann auch noch bei starker Verdünnung wirksam sein (Beispiel **f**). Bei anderen Hemmstoffen ist die Verlängerung der APTT verhältnismäßig gering, die Verdünnung des Inhibitorplasmas führt jedoch bis zu einer Verdünnung von 1:10 zu keiner Abnahme der Hemmwirkung (Beispiel **g** und **e**)

(1959) gemachte Beobachtung wird auf die Zugabe eines Cofaktors zurückgeführt (Rivard et al. 1974; Exner et al. 1978).

β) Bestimmung der Stärke des Inhibitors bzw. Inhibitortiters. Da, wie später ausgeführt wird, das Vorhandensein eines Lupusinhibitors nur wenig biologische Auswirkungen in vivo hat und, falls überhaupt solche Auswirkungen (Thromboseneigung) vorhanden sind, bisher keine Beziehung zwischen der Stärke des Inhibitors und der klinischen Symptomatik nachgewiesen werden konnte, ist die Bestimmung des Titers von geringer klinischer Relevanz. Man kann die Titerhöhe eines Inhibitors dadurch feststellen, daß man serienweise Verdünnungen des Patientenplasmas und Normalplasma mischt und die APTT mit einem lupussensitiven APTT-Reagens bestimmt. Jene Patientenplasmaverdünnung, die die gleiche APTT wie ein Puffer ergibt, z.B. 1:32 entspricht der Titerhöhe des Inhibitors. Entsprechend den verschiedenen Typen von Lupusinhibitoren im Tauschversuch ergeben sich auch hier zwischen einzelnen Inhibitoren große Unterschiede, da die Steilheit der Verdünnungskurve bei verschiedenen Inhibitoren recht unterschiedlich sein kann.

Die Stärke eines Inhibitors kann jedoch auch daran gemessen werden, um wieviel länger die APTT des Patientenplasmas im Vergleich zu Normalplasma ist. Das Ausmaß der PTT-Verlängerung im Patientenplasma korreliert jedoch keineswegs zur Höhe des Inhibitortiters gemessen mit der Verdünnungsmethode.

5. Klinische Symptomatik

3 klinische Symptome wurden mit der Gegenwart von Lupusinhibitoren in Zusammenhang gebracht: Blutungsneigung, Abortneigung und Thromboseneigung.

a) Blutungsneigung

Eine Blutungsneigung als Folge eines Lupusinhibitors dürfte ein seltenes Ereignis sein. Die Beurteilung, ob eine bestehende Blutungsneigung durch den Lupusinhibitor bedingt ist, ist häufig schwierig, da diese Patienten nicht selten gleichzeitig eine Thrombozytopenie haben, die wahrscheinlich maßgeblicher am Zustandekommen einer Blutungsneigung beteiligt ist. Es ist nicht gesichert, ob die Gegenwart eines Lupusinhibitors allein überhaupt zur Blutungsneigung führt. Wir selbst haben bei den von uns beobachteten Fällen nicht den Eindruck, daß der Lupusinhibitor allein jemals zu einer Blutungsneigung führt. BOWIE et al. (1963) beobachteten bei 1 von 8 Patienten eine Blutungsneigung, hingegen glauben CANCIANI et al. (1979) bei 3 von 8 Patienten eine erhebliche Blutungsneigung als Folge des Lupusinhibitors annehmen zu müssen.

b) Abortusneigung

Von einer Reihe von Autoren wurde über eine auffällige Abortusneigung bei jungen Frauen mit Lupusinhibitoren berichtet (DURAN-SUAREZ u. TRIGINIER 1982; NILSSON et al. 1975; SOULIER u. BOFFA 1980; FIRKIN et al. 1980; CARRERAS et al. 1981). Ein Zusammenhang zwischen Lupusinhibitor und Abortusneigung ist auf Grund dieser Beobachtungen zwar durchaus denkbar, kann jedoch nicht als gesichert angesehen werden, da die häufig bestehende Grundkrankheit, z.B. SLE auch ohne Lupusinhibitor durchaus Ursache einer Abortusneigung sein könnte. Eine denkbare Erklärung für die Abortusneigung bei Frauen mit Lupusinhibitor haben CARRERAS et al. (1981) gegeben, indem sie gezeigt haben, daß bei einer Patientin mit Lupusinhibitor das IgG die Freisetzung von PGI_2 aus menschlichem Myometrium hemmte.

c) Thromboseneigung

Ein zweifellos überzufälliges Zusammentreffen besteht zwischen der Gegenwart von Lupusinhibitoren und einer Thromboseneigung. Eine Reihe von Autoren (Bowie et al. 1963; Manoharan et al. 1977; Peck et al. 1978; Williams et al. 1980; Soulier u. Boffa 1980; Carreras et al. 1981; Mueh et al. 1980; Eldor u. Elias 1983 und wir selbst) haben bei Patienten mit Lupusinhibitoren eine auffallend große Prävalenz von thromboembolischen Komplikationen beobachtet. So fanden Bowie et al. (1963) bei 4 von 8 Patienten, Mueh et al. (1980) bei 8 von 35 Patienten mit Lupusinhibitor eine Thromboseneigung. Bei den meisten Fällen handelte es sich um venöse thromboembolische Ereignisse wie tiefe Beinvenenthrombosen oder Pulmonalembolien, in einigen Fällen (Bowie et al. 1963; Mueh et al. 1980; Carreras et al. 1981) wurden jedoch auch auffallende Thrombosen im arteriellen System, insbesondere in Gehirnarterien, beobachtet. Der Großteil der beobachteten Patienten waren jünger als 40 Jahre, zum Teil jünger als 20 Jahre. Männer und Frauen waren im Vergleich häufig betroffen. Die Thromboseneigung bei diesen Patienten mag zum Teil auf die zu Grunde liegende Krankheit unabhängig vom Lupusinhibitor zurückgehen. So ist es bekannt, daß Patienten mit systemischem LE eine erhöhte Neigung zu venösen Thrombosen und Thrombosen im arteriellen System haben. Thrombosen im arteriellen und venösen System wurden jedoch mehrfach bei Patienten mit Lupusinhibitoren beobachtet, die keinerlei Grundkrankheit hatten. Als mögliche Ursache der Thromboseneigung zumindest bei einem Teil der Patienten wurden von Carreras et al. (1981) eine verminderte Bildung oder Freisetzung von Prostacyclin durch Endothelzellen diskutiert.

6. Verlauf und Therapie

Lupusinhibitoren, die als Folge von Virusinfekten vor allem bei Kindern entstanden sind, haben eine Tendenz, spontan wiederum zu verschwinden. Ebenso konnte gezeigt werden, daß die chlorpromazininduzierten Lupusinhibitoren nach Absetzung von Chlorpromazin wiederum verschwanden, allerdings nur dann, wenn keine phenothiazinhaltigen Medikamente weiterverabreicht wurden. Die Lupusinhibitoren im Rahmen von Autoimmunerkrankungen, aber häufig auch bei Patienten ohne definierbare Grundkrankheit, zeigen eine erstaunliche Persistenz.

Wegen der fehlenden oder geringen klinischen Auswirkungen der Lupusinhibitoren ist eine Therapie des Lupusinhibitors selbst in der Regel nicht erforderlich. Bei Patienten, die aus anderen Gründen mit Prednisolon oder mit immunsuppressiven Substanzen behandelt wurden, hat sich jedoch gezeigt, daß durch eine solche Therapie in der Regel der Lupusinhibitor nicht beeinflußt wird. Wir selbst haben beobachtet, daß bei Patienten mit Lupusinhibitor und schwerer Autoimmunthrombozytopenie durch eine Therapie mit Prednisolon und Azathioprin die Thrombopenie vollkommen beherrscht werden konnte, der Lupusinhibitor jedoch in keiner Weise beeinflußt wurde.

II. Inhibitoren gegen Fibrinogen, die zu Funktionsstörungen des Fibrinogenmoleküls führen

1. Inhibitoren der Fibrinpolymerisation

Hoots et al. (1981) beschrieben ein 13jähriges Mädchen mit chronisch aggressiver Hepatitis und Colitis ulcerosa mit einem Inhibitor, der zur Verlängerung der Thrombinzeit und Reptilasezeit führte. Der Inhibitor, der ein IgG war, hemmte die Fibrinpolymerisation, aber nicht die Freisetzung von Fibrinopeptid oder die Quervernetzung von Fibrin. Eine starke Bindung des Inhibitor-IgG an Fibrinogen und Fibrin konnte gezeigt werden. Ähnliche Inhibitoren wurden von GHOSH et al. (1983) postoperativ und von GALANAKIS et al. (1978) bei zwei Patienten mit SLE beschrieben.

2. Inhibitoren, die die Freisetzung von Fibrinopeptiden hemmen

MARCINIAC u. GREENWOOD (1979) beschrieben bei einem Mädchen mit Mongolismus einen IgG-Inhibitor, der die Freisetzung von Fibrinopeptid A hemmte.

3. Inhibitoren gegen die Quervernetzungsstellen

des Fibrinogens (ROSENBERG et al. 1974) wurden im Abschnitt VI., S. 633, behandelt.

Literatur

Åberg H, Nilsson IM (1972) Recurrent thrombosis in a young woman with circulating anticoagulant directed against factor XI and XII. Acta Med Scand 192:419

Al-Ismail SAD, Parry DH, Moisey CU, Bloom AL (1979) Factor VIII inhibitor and bronchogenic carcinoma. Thromb Haemost 41:291

Allain JP, Gaillandre A, Lee H (1981b) Immunochemical characterization of antibodies to factor VIII in hemophilic and nonhemophilic patients. J Lab Clin Med 97:791

Allain JP, Gaillandre A, Frommel D (1981a) Acquired hemophilia: Functional study of antibodies to factor VIII. Thromb Haemost 45:285

Allain JP, Croissant M, Lerolle D et al (1982) In vivo interactions of autoantibodies to factor VIII with the factor VIII complex. Thromb Haemost 48:142

Amblard P, Reymond JL, Beani JC et al (1981) Anticoagulants acquis d'origine immunologique: Association d'une pemphigoide localisee et d'un anticoagulant anti-facteur VIII. Nouvelle Presse Med 31:2484–2585

Ardeman S, Boralessa H, Sale RJ (1981) Coagulation inhibitor in hypothyroidism. Br Med J 282:1508

Bajaj SP, Rapaport SI, Barclay SJ, Herbst KD (1983a) Acquired prothrombin deficiency in the absence of the "lupus anticoagulant": Demonstration of an antibody that does not neutralize prothrombin clotting activity in vitro. Thromb Haemost 50:345 (abstr)

Bajaj SP, Rapaport SI, Fierer DS et al. (1983b) A mechanism for the hypoprothrombinemia of the acquired hypoprothrombinemia-lupus anticoagulant syndrome. Blood 61:684

Beck D, Strauss R et al (1979) An intrinsic coagulation pathway inhibitor in a 3-year-old child. Am J Clin Pathol 71:470

Boffa MC, Horellou MH, Wiesel ML et al (1983) Lupus and Lupus-type anticoagulants: Two groups distinguished by vipera berus phospholipase. Thromb Haemost 50:345

Bowie EW, Thompson JH, Pascuszzi CA, Owen CA (1963) Thrombosis in systemic lupus erythematosus despite circulating anticoagulants. J Lab Clin Med 62:416

Brockhaus W, Lechner K (1978) Studies in a patient with a spontaneous inhibitor against factor V. XVII. Congress Int Soc Hematology, Paris (Abstr) International Society of Blood Transfusion, Book of Abstracts, p 516

Brodeur GM, O'Neill PJ, Wilimas JA (1980) Acquired inhibitors of coagulation in nonhemophilic children. J Pediatr 96:439

Bryning K, Leslie J (1977) Factor V inhibitor and bullous pemphigoid. Br Med J ii:677

Canciani MT, Maspero ML, Cattaneo M, Mannucci PM (1979) Clinical and laboratory observations in eight patients with lupus-type circulating anticoagulant. Haematologica 64:316

Canoso RT, Hutton RA (1977) A chlorpromazine-induced inhibitor of blood coagulation. Am J Hematol 2:183

Canoso RT, Sise HS (1982) Chlorpromazine-induced lupus anticoagulant and associated immunologic abnormalities. Am J Hematol 13:121

Carreras LO, Machin SJ, Deman R et al (1981) Arterial thrombosis, intrauterine death and "lupus" anticoagulant. Detection of immunoglobulin interfering with prostacyclin formation. Lancet I:244

Castaldi PA, Penny R (1970) A macroglobulin with inhibitory activity against coagulation factor VIII. Blood 35:370

Castro O, Farber LR, Clyne LP (1972) Circulating anticoagulants against factors IX and XI in systemic lupus erythematosus. Ann Intern Med 77:543

Chediak J, Ashenhurst JB, Garick I, Desser RK (1980) Successful management of bleeding in a patient with factor V inhibitor by platelet transfusions. Blood 56:835

Clyne LP, Dainiak N, Hoffman R, Hardin J (1980) In vitro correction of anticoagulant activity and specific clotting factor assays in SLE. Thromb Res 18:643

Coller B, Hultin M, Hoyer et al (1981) Normal pregnancy in a patient with a prior postpartum factor VIII inhibitor: with observations on pathogenesis and prognosis. Blood 58:619

Cooper MR, Cohen JH, Huntley CC et al (1974) A monoclonal IgM with antibodylike specificity for phospholipids in a patient with lymphoma. Blood 43:493

Coots MC, Muhleman AF, Glueck HI (1978) Hemorrhagic death associated with a high titer factor V inhibitor. Am J Hematol 4:193

Coots MC, Miller MA, Glueck HI (1981) The lupus inhibitor: A study of its heterogeneity. Thromb Haemost 46:734

Corrigan JJ (1970) Incoagulability of blood in systenic lupus erythematosus. A case due to hypoprothrombinemia and a circulating anticoagulant. Am J Dis Child 119:365

Criel A, Collen D, Masson PL (1978) A case of IgM antibodies which inhibit the contact activation of blood coagulation. Thromb Res 12:883

Cronberg S, Nilsson IM (1973) Circulating anticoagulant against factors XI and XII together with massive spontaneous platelet aggregation. Scand J Haematol 10:309

Dahlbäck B, Nilsson IM, Frohm B (1983) Inhibition of platelet prothrombinase activity by a lupus anticoagulant. Blood 1:218

Davis RB, Krueger JA, Loomis GW (1979) Membranous glomerulonephritis with a circulating inhibitor of factor XI. Thromb Haemost 42:24 (abstr)

Deutsch E (1950) Über eine eigentümliche hämorrhagische Diathese: die Hemmkörperhämophilie. Klin Wochenschr 28:326

Devereux S, Fisher DM, Roter BLT, Hegde UM (1983) Factor VIII inhibitor and raised platelet IgG levels associated with α-methyldopa therapy. Br J Haematol 54:485

Duran-Suarez JR, Triginier J (1982) Aspectos clinico-biologicos de las antiprotrombinasas. Sangre 27:994

Duran-Suarez JR, Vilaseca J, Ordeig J, Triginer J (1981) Anticoagulante circulante dirigido contra el factor XI. Sangre 26:631

Duran-Suarez JR, Villa M, Rodriguez Bueno S, Triginer J (1982) Circulating anticoagulant against factor XII in smoldering leukemia. Acta Haemat (Basel) 67:128

Edson RJ, Vogt JM, Hasegawa DK (1984) Abnormal prothrombin crossed-immunoelectrophoresis in patients with lupus inhibitors. Blood 64:807

Eldor A, Elias M (1983) Thromboembolic events in patients with "lupus" type anticoagulant. Thromb Haemost 50:345

Erskine JG, Burnett AK, Walker ID, Davidson JF (1981) Plasma exchange in non-haemophiliac patients with inhibitors to factor VIIIC. Br Med J 283:760

Exner T, Rickard KA, Kronenberg H (1978) A sensitive test demonstrating lupus anticoagulant and its behavioural patterns. Br J Haematol 40:143

Exner T, Barber S, Kronenberg H, Rickard KA (1980) Familial association of the lupus anticoagulant. Br J Haematol 45:89

Feinstein DI (1978) Acquired inhibitors of factor V. Thromb Haemost 39:663

Firkin BG, Howard MA, Radford N (1980) Possible relationship between lupus inhibitor and recurrent abortion in young women. Lancet II:366

Follea G, Coiffier B, Viale JP, Dechavanne MD (1981) Antiprothrombinase and factor II deficiency in a non SLE patient. Thromb Haemost 46:670

Galanakis DK, Ginzler EM, Fikrig SM (1978) Monoclonal IgG anticoagulants delaying fibrin aggregation in two patients with systemic lupus erythematosus. Blood 52:1037

Gandolfo G, Afeltra A, Amoroso A et al (1977) Circulating anticoagulant against factor XII and platelet antibodies in systemic lupus erythematosus. Acta Haematol 57:135

Gawryl MS, Hoyer LW (1982) Inactivation of factor VIII coagulant activity by two different types of human antibodies. Blood 60:1103

Ghosh S, McEvoy P, McVerry BA (1983) Idiopathic autoantibody that inhibits fibrin monomer polymerization. Br J Haematol 53:65

Glazier RL, Crowell EB Jr (1977) Factor VIII inhibitor associated with chlorpromazine-induced hepatic injury. Thromb Haemost 37:523

Glueck HI, Hong R (1965) A circulating anticoagulant γ 1A multiple myeloma: its modification by penicillin. J Clin Invest 44:1866

Godal HC, Ly B (1977) An inhibitor of activated factor XIII, inhibiting fibrin cross-linking but not incorporation of amine into casein. Scand J Haematol 19:443

Grace CS, Wolf P (1975) A high-titer circulatory inhibitor of human factor V: clinical, biochemical and immunologic features and its treatment by plasmapheresis. Thromb Diathes Haemorrh 34:322

Graham J, Yount WJ, Roberts HR (1973) Immunochemical characterisation of a human antibody to factor XIII. Blood 41:661

Green D (1968) Spontaneous inhibitors of factor VIII. Br J Haematol 15:57

Green D (1971) Suppression of an antibody to factor VIII by a combination of factor VIII and cyclophosphamide. Blood 37:381

Green D, Lechner K (1981) A survey of 215 non-hemophilic patients with inhibitors to factor VIII. Thromb Haemost 45:200

Green D, Hougie C, Kazmier FJ et al (1983) Report of the working party on acquired inhibitors of coagulation: Studies of "lupus" anticoagulant. Thromb Haemost 49:144

Handorf CR, Ricardo MJ Jr, White FL (1981) An IgM circulating anticoagulant associated with small cell carcinoma of the lung. Thromb Haemost 46:139

Hedner U, Nilsson IM (1976) Acquired anticoagulants against factors XI and XII in patients with severe thrombotic disease. 16th Intern Congr Haematol 88 (abstr)

Herbst KD, Rapaport SI, Kenoyer DG et al (1981) Syndrome of an acquired inhibitor of factor VIII responsive to cyclophosphamide and prednisone. Ann Intern Med 95:575

Hoots WK, Carrell NA, Wagner RH et al (1981) A naturally occurring antibody that inhibits fibrin polymerization. N Engl J Med 304:857

Howard MA, Firkin BG (1983) Investigations of the lupus-like inhibitor by-passing activity of platelets. Thromb Haemost 50:775

Hultin MB, Shapiro SS, Bowman HS et al (1976) Immunosuppressive therapy of factor VIII inhibitors. Blood 48:95

Kasper CK, Aledort LM, Counts RE et al (1975) A more uniform measurement of factor VIII inhibitor. Thromb Diathes Haemorrh 34:869

Kelsey PR, Leyland HJ (1982) Acquired inhibitor to human factor VIII associated with paraproteinemia and subsequent development of chronic lymphatic leukemia. Br Med J 285:174

Klein KG, Parkin JD, Madaras F (1976) Studies of an acquired inhibitor of factor VIII induced by penicillin allergy. Clin Exp Immunol 26:155

Krieger H, Leddy JP, Breckenridge RT (1975) Studies on a circulating anticoagulant in systemic lupus erythematosus. Evidence for inhibition of the function of activated plasma thromboplastin anticedent (factor XIa). Blood 46:186

Lafer EM, Rauch J, Andrezejewski C et al (1981) Polyspecific monoclonal lupus antoantibodies against polynucleotides and phospholipids. J Exp Med 153:897

Lane TA, Shapiro SS, Burka ER (1978) Factor V antibody and disseminated intravascular coagulation. Ann Intern Med 89:182

Largo R, Sigg P, Felten A von, Straub PW (1974) Acquired factor IX inhibitor in a nonhaemophilic patient with autoimmune disease. Br J Haematol 26:129

Lechner K (1969) A new type of coagulation inhibitor. Thromb Diath Haemorrh 21:482

Lechner K (1971) Acquired inhibitors in iso- and auto-immune disease. Thromb Diath Haemorrh [Suppl] 45:227

Lechner K (1974) Acquired inhibitors in non-haemophilic patients. Haemost 3:65

Lechner K, Korninger Ch (1981) Structure, characteristics and natural history of factor VIII- and IX-inhibitors in non-hemophiliacs. Castle House Publications, London, p 87

Lechner K, Krinninger B (1978) Immunkoagulopathien: Pathogenese, Diagnostik und Therapie. In: Heene DL (Hrsg) Immunologische Probleme in der Blutgerinnung, von Willebrand-Syndrom. Schattauer, Stuttgart New York, S 78

Lechner K, Fischer M, Kühböck J et al (1969) Über einen Hemmkörper der Prothrombinaktivierung. Klin Wochenschr 47:1225

Leone G, Accorra F, Boni P (1977) Circulating anticoagulant against factor XI and thrombocytopenia with platelet aggregation inhibition in systemic lupus erythematosus. Acta Haematol (Basel) 58:240

Levy G, Juhan I, Calas-Ailland M et al (1980) Apparation d'un inhibitor du facteur VIII. Ann Anesth Franc 5:545

Loeliger A (1959) Prothrombin as co-factor of the circulating anticoagulant in systemic lupus erythematosus. Thromb Diath Haemorrh 3:237

Lewis JH, Szeto IL, Ellis LD et al (1967) An acquired inhibitor to coagulation factor XIII. Johns Hopkins Med J 120:401

Long LA, Riopelle JL, Francoeur M et al (1955) Macroglobulinemia. Effect of macroglobulins on prothrombin conversion accelerators. Can Med Assoc J 73:726

Lopaciuk S, Bykowska K, McDonagh JM et al (1978) Differences between type I autoimmune inhibitors of fibrin stabilization in two patients with severe hemorrhagic disorder. J Clin Invest 61:1196

Lorand L, Maldonado N, Fradera I et al (1972) Haemorrhagic syndrome of autoimmune origin with a specific inhibitor against fibrin stabilizing factor (factor XIII). Br J Haematol 23:17

Lorand L, Jacobsen A, Bruner-Lorand J (1968) A pathological inhibitor of fibrin crosslinking. J Clin Invest 47:268

Lorand L, Losowsky MS, Miloszewski K (1980) Human factor XIII fibrin-stabilising factor. Prog Hemost Thromb 5:245

Mammen EF, Schmidt KP, Barnhart MI (1967) Thrombophlebitis migrans associated with circulating antibodies against fibrinogen. Thromb Diath Haemorrh 18:605

Manoharan A, Gibson L, Rush B, Feery BO (1977) Recurrent venous thrombosis with a "lupus" coagulation inhibitor in the absence of systemic lupus. Aust NZ J Med 7:422

Marciniak E, Greenwood MF (1979) Acquired inhibitor delaying fibrinopeptide release. Blood 53:81

Marmont A (1969) Autoimmune coagulopathy of an antifactor IX (PTC) antibody. Description of a case and review of the literature. Its treatment with immunsuppressive agents. Fol Allerg 16:13

McDevitt NB, McDonagh J, Taylor HL, Roberts HP (1972) An acquired inhibitor to factor XIII. Arch Intern Med 130:772

McKelvey EM, Kwaan HC (1972) An IgM circulating anticoagulant with factor VIII inhibitory activity. Ann Intern Med 77:571

McLellan SL, Hussey CV, Fobian JE, Pisciotta AV (1981) Kinetics of factor VIII inhibitors in three non-hemophilliac patients. Thromb Haemost 46:332

Michiels JJ, Bosch LJ, Plas PM van der, Abels J (1978) Factor VIII inhibitor postpartum. Scand J Haematol 20:97

Miller K, Neely JE, Krivit W, Edson JR (1978) Spontaneously acquired factor IX inhibitor in a nonhemophilic child. J Pediatr 93:232

Milner GR, Holt PJL, Bottomley J, MacIver JE (1977) Practolol therapy associated with a systemic lupus erythematosus-like syndrome and an inhibitor to factor XIII. J Clin Pathol 30:770

Mueh JR, Herbst KD, Rapaport, Kenneth D (1980) Thrombosis in patients with the lupus anticoagulant. Ann Intern Med 92:156

Nakasmima K, Miyahara T, Fujil S et al (1982) Spontaneously acquired factor VIII inhibitor in a 7 year old girl. Acta Haematol 68:58

Natelson EA, Cyprus GS, Hettig RA (1976) Absent factor II in systemic lupus erythematosus. Arthritis Rheum 19:79

Nilsson IM, Astedt B, Hedner U, Berezin D (1975) Intrauterine death and circulating anticoagulant ("antithromboplastin"). Acta Med Scand 197:153

O'Reilly RA, Hamilton RD et al (1980) Acquired hemophilia, meningioma and diphenylhydantoin therapy. J Neurosurg 53/5:600

Orris DJ, Lewis JH, Spero JA, Hasiba V (1980) Blocking coagulation inhibitors in children taking penicillin. J Pediatr 97:426

Otis PT, Feinstein DI, Rapaport SI, Patch MJ (1974) An acquired inhibitor of fibrin stabilization associated with isoniazid therapy: clinical and biochemical observations. Blood 44:771

Özsoylu S, Özer F (1973) Acquired Factor IX deficiency. Acta Haematol 50:305

Peck B, Hoffman GS, Franck WA (1978) Thromboplebitis in systemic lupus erythematodes. JAMA 240:128

Poon Man-Chiu, Saito M, Ratnoff OD et al (1977) Techniques for demonstration of the specificity of circulating anticoagulants against antithemophilic factor (factor VIII), with studies of two cases possibly related to diphenylhydantoin therapy. Blood 49:477

Priluck I, Howe R, Eifrig D et al (1978) Retinal surgery complicated by a spontaneously acquired factor VIII inhibitor. Am J Ophthalmol 86:27

Ratnoff OD, Salah R (1978) Autologous antibodies to AHF and phenytoin. Blood 51:768

Raz I, Rimon A, Lahay M (1975) Inhibition of blood coagulation factor XI–XII by monoclonal IgM. Isr J Med Sci 11:1392 (Abstract)

Regan MG, Lackner H, Karpatkin S (1974) Platelet function and coagulation profile in lupus erythematosus. Studies in 50 patients. Ann Intern Med 81:462

Rivard GE, Schiffman S, Rapaport SI (1974) Cofactor of the "lupus anticoagulant". Thromb Diath Haemorrh 32:554

Rosenberg RD, Coman RW, Lorand L (1974) A new haemorrhagic disorder with defective fibrin stabilization and cryofibrinogenaemia. Br J Haematol 26:269–284

Sanchez-Medal L, Lisker R, Lopes E (1963) Unusual circulating anticoagulant in a patient with systemic lupus erythematosus. Acta Haematol 29:117

Schlieder MA, Nachman RL, Jaffe EA, Coleman M (1976) A clinical study of the lupus anticoagulant. Blood 48:499

Scully MF, Ellis V, Kakkar VV et al (1982) An acquired coagulation inhibitor to factor II. Br J Haematol 50:655

Shapiro SS (1979) Antibodies to blood coagulation factors. Clin Haematol 8:207

Shapiro SS, Hultin M (1975) Acquired inhibitors to the blood coagulation factors. Semin Thromb Hemost 1:336

Sherman LA, Goldstein MA, Sise HS (1969) Circulating anticoagulant (anti-factor VIII) treated with immunsuppressive drugs. Thromb Diath Haemorrh 21:249

Soulier JP, Boffa MC (1980) Avortments a repetition, thromboses et anticoagulant circulant anti-thromboplastine. Nouv Presse Med 9:859

Spero JA, Lewis JH, Hasiba U (1981) Corticosteroid therapy for acquired F VIII:C inhibitors. Br J Haematol 48:635

Stenbjerg S, Husted S, Mygind K et al (1975) A circulating factor V inhibitor: possible side effect of treatment with streptomycin. Scand J Haematol 14:280

Sultan Y, Maisonneuve P et al (1983) Successful management of a patient with an acquired factor VIII inhibitor. Transfusion 23:62

Thiagarajan P, Shapiro SS, Marco L de (1980) Monoclonal immunoglobulin M coagulation inhibitor with phospholipid specificity. J Clin Invest 66:397

Torres A, Bosch N, Fonseca G, Rodriguez A (1980) Estudio sobre un inhibidor de la coagulacion con marcado efecto anti-XIa en un caso de lupus eritematoso diseminado. Sangre 25:404

Vera JC, Herzig EB, Sise HS, Brauer MJ (1975) Acquired circulating anticoagulant to factor VIII. Response to high doses of cryoprecipitate and immunosuppressive therapy. JAMA 232:1038

Voke J, Letsky E (1977) Pregnancy and antibody to factor VIII. J Clin Pathol 30:928

Waddell CC, Lehane DE, Zubler MA et al (1981) Acquired factor VIII inhibitor in a patient with mycosis fungoides. Cancer 47:2901

Wenz B, Friedman G (1974) Acquired factor VIII inhibitor in a patient with malignant lymphoma. Am J Med Sci 268:295

Williams H, Laurent R, Gibson T (1980) The lupus coagulation inhibitor and venous thrombosis: a report of four cases. Clin Lab Haematol 2:139

Yin ET, Gaston LW (1965) Purification and kinetic studies on a circulating anticoagulant in a suspected case of lupus erythematosus. Thromb Diath Haemorrh 14:88

Zucker ST, Zerrabi MH, Romano GS, Miller F (1978) IgM inhibitors of the contact activation phase of coagulation in chlorpromazine-treated patients. Br J Haematol 40:447–457

Hämostasedefekte durch Umsatzstörungen bei soliden Tumoren und malignen hämatologischen Systemerkrankungen

H. Rasche[1]

Mit 2 Tabellen

A. Einleitung

Maligne Erkrankungen sind in ihrer Initialphase und in ihrem Verlauf regelmäßig durch labordiagnostische und häufig durch klinische Zeichen der Dysregulation des Hämostasesystems gekennzeichnet. Isolierte oder generalisierte Thrombosierungen insbesondere der venösen Strombahnen finden sich gehäuft bei Patienten mit soliden Tumoren, während bei hämatologischen Systemerkrankungen und insbesondere bei den verschiedenen Formen der Leukämie Blutungen im Vordergrund stehen. In Kenntnis dieser Zusammenhänge ist es gerechtfertigt, hämorrhagische und thrombophile Diathesen bei Malignompatienten in den Formenkreis der paraneoplastischen Syndrome einzuordnen. Marx (1971, 1976) hat für das Spezialgebiet den Begriff „Onkohämostaseologie" geprägt und hierzu folgende Definition vorgelegt: Es handelt sich um die Wissenschaft von den Zusammenhängen der relativ häufigen Tumorkomplikationen (Thromboembolien, Blutungen, mikroangiopathisch-hämolytische Anämie, Mikrozirkulationsstörungen), der Tumormetastasierung und dem Tumorwachstum einerseits mit dem Gerinnungssystem, dem Fibrinolysesystem und den Plättchenfunktionen andererseits sowie der speziellen Diagnostik und Therapie der Tumoren und der genannten Komplikationen.

Die Ursachen von Hämostasedefekten bei Tumorerkrankungen sind vielschichtig und häufig multifaktoriell (Tabelle 1). Neben unspezifischen Störfaktoren können tumorspezifische Mechanismen wirksam werden. Hierbei lassen sich hinsichtlich der Menge bzw. Konzentration und der Funktion der Hämostasefaktoren (Thrombozyten, plasmatische Gerinnungs- und Fibrinolysefaktoren sowie -inhibitoren) Zustände mit gesteigerter oder verminderter Synthese, Defekte durch unphysiologische Verteilung in der Zirkulation und – wohl am häufigsten – Umsatzstörungen des Hämostasepotentials bei akzelerierter intravasaler Gerinnung und Fibrinolyse voneinander abgrenzen. Auf der Darstellung des zuletzt genannten Pathomechanismus liegt der Schwerpunkt dieses Beitrages.

B. Pathophysiologie der Umsatzstörung

Unter Normalbedingungen zeichnet sich die Interaktion von Thrombozyten und plasmatischen Blutgerinnungs- und Fibrinolysefaktoren einerseits und Ge-

1 Eigene Untersuchungen 1974–1982 mit Unterstützung der Deutschen Forschungsgemeinschaft (SFB 112 an der Universität Ulm/D.)

Tabelle 1

Ursachen	Pathomechanismen	Beispiele
Malignitätsspezifische Störfaktoren		
1. Zirkulierende Produkte mit Wirkumg auf Hämostasefaktoren und -system	– Umsatzstörungen mit akzelerierter bzw. disseminierter intravasaler Gerinnung und Verbrauchskoagulopathie durch prokoagulatorische und/oder profibrinolytische Faktoren aus malignen Zellen oder Geweben – Paraproteine mit Hemmwirkung auf Thrombozyten sowie Aktivierung und Funktion von Gerinnungsfaktoren – Tumorinduzierte Autoimmunmechanismen	– Thromboembolien bei soliden Tumoren – Blutungsneigung und Mikrozirkulationsstörungen bei akuter Promyelozytenleukämie – Mikroangiopathisch-hämolytische bei metastasierenden Tumoren – Blutungsneigung bei Plasmozytom – Thrombozytopenie und Blutungsneigung bei malignen Lymphomen

2. Änderung der Produktion von Hämostasefaktoren
– Thrombozyten
  – Mehrproduktion
  – Defektproduktion
 	
– Minderproduktion
	– Myeloproliferative Syndrome
	– Knochenmarkstammzellerkrankungen
	
	– Tumorinfiltration des Knochenmarks
	– Knochenmarksdepression durch Medikamente
		– Blutungen und Thromboembolien bei primärer Thrombozythämie, chronisch-myeloischer Leukämie, Polycythämia vera
		– Blutungen bei akuter Leukämie
		– Blutungen bei zytostatikabehandelten Malignomen

– Plasmatische Gerinnungs-/ Fibrinolysefaktoren und -inhibitoren – Minderproduktion – Defektproduktion	– Lebertumoren mit Funktionseinschränkung bzw. -ausfall des Organs – Isolierte Syntheseminderung bei bestimmten Medikamenten – Fehlsynthese von Eiweißen	– Lebermetastasen bei verschiedenen soliden Tumoren – Fibrinogenmangel bei L-Asparaginasetherapie – Dysfibrinogenämie und Blutungsneigung bei primärem Leberzellkarzinom
3. Änderung des Blutverteilungsraums	– Thrombozytenpenie durch Hypersplenismus	– Blutungen bei malignen Lymphomen
Unspezifische Störfaktoren		
– Körperliche Immobilisierung – Kachexie, Exsikkose – Akute Phasereaktionen	– Verminderter Blutfluß, Venostase – Viskositätssteigerung des Blutes – Mehrproduktion von u.a. Thrombozyten, Fibrinogen, Faktor VIII	Hyperkoagulabilität und Thromboseneigung. Tiefe Venenthrombosen und Lungenarterienembolien

fäßwand, vertreten durch die Endothelien, andererseits durch das Gleichgewicht zwischen gerinnungsbeschleunigenden und gerinnungshemmenden Aktivitäten aus. Diese sog. Eukoagulabilität des Blutes ist wesentliche Voraussetzung seiner Fließfähigkeit. Lokal begrenzte Störungen des Gleichgewichts sind physiologisch notwendig, um die Blutstillung nach Verletzung kleiner Arteriolen und

Venolen mit Ausbildung eines hämostatisch wirksamen Thrombozytenaggrega-
tes oder Gerinnsels zu gewährleisten.

Bei pathologischen Umsatzsteigerungen des Hämostasesystems wird die beschleunigte Aktivierung und Elimination seiner Reaktionspartner systemisch
wirksam. Zur Erklärung der Induktion dieses Pathomechanismus kommen bei
Patienten mit malignen Erkrankungen grundsätzlich sechs Möglichkeiten in Betracht:

1. Aktivierung von Thrombozyten, Blutgerinnungs- und Fibrinolysesystem
   durch tumorspezifische Trigger im Sinne der klassischen Vorstellungen der
   akzelerierten bzw. disseminierten intravasalen Gerinnung und Verbrauchskoagulopathie. Die bei einer Vielzahl von Tumorpatienten und -erkrankun-
   gen nachgewiesene gleichsinnige Verkürzung der Thrombozyten- und Fibri-
   nogenhalbwertszeit in vivo sowie die erhöhten Konzentrationen von Intermediärprodukten (lösliche Fibrinogen/Fibrinmonomerkomplexe; proteolytische Fibrinogen/Fibrinspaltprodukte) der Blutgerinnung und Fibrinolyse bei
   der labordiagnostischen Analyse in vitro lassen diesem Pathomechanismus
   sowohl bei Leukämien als auch bei soliden Tumoren eine entscheidende
   Bedeutung zukommen (Übersichten bei RASCHE u. DIETRICH 1975, 1977;
   BICK 1978 a; LISIEWICZ 1978; DONATI u. POGGI 1980; COUNE 1981; HILLER
   1983).

2. Isolierte Erniedrigungen von Inhibitoren des Blutgerinnungs- und Fibrinolysesystems z.B. bei Synthesestörung in der Leber. Entsprechende Veränderungen wurden beschrieben, ihre Wertigkeit und ihr Bezug zu klinischen Komplikationen ist jedoch nicht zweifelsfrei (u.a. LOSITO et al. 1977; SUN et al.
   1979; HILLER et al. 1979; RASCHE 1983; BARBUI et al. 1983).

3. Gerinnungsunabhängige Mechanismen der beschleunigten Elimination
   durch unspezifische proteolytische Enzyme. EGBRING et al. (1977) haben bei
   Patienten mit akuter Leukämie und Septikämie im Plasma granulozytäre
   Proteasen (elastase-like proteases = ELP) nachgewiesen, die in vitro eine pro-
   teolytische Aktivität gegen Fibrinogen und die Gerinnungsfaktoren II, V,
   VIII, XII und XIII aufweisen.

4. Bei isolierter Erniedrigung der Plättchenzahlen muß selbstverständlich – meistens bei Neoplasien des lymphatischen Systems, seltener, aber durchaus
   auch bei soliden Tumoren (COCKING 1966) – an das Vorliegen einer symptomatischen Immunthrombozytopenie (ITP) mit beschleunigter Zellsequestra-
   tion in der Milz gedacht werden.

5. Bei malignen Paraproteinämien wird eine Inhibierung der Fibrinmonomer-
   aggregation durch pathologische Eiweißfraktionen beobachtet, die die Reak-
   tionsstellen des Fibrins blockieren (COLEMAN et al. 1972). Nach den Ergebnissen verschiedener Untersucher beträgt die Häufigkeit dieses Defekts zwischen 14–71% der Patienten mit IgG-Plasmozytom, er findet sich jedoch
   auch bei IgA-, IgM- und Leichtketten-Plasmozytomen und kann zusammen
   mit anderen Faktoren Ursache einer Blutstillungsstörung sein (LACKNER
   1973).
   Inhibitoren des Blutgerinnungsfaktors VIII wurden in Einzelfällen bei Patienten mit maligner Paraproteinämie und malignen Lymphomen beschrieben (CASTALDI u. PENNY 1970; WENZ u. FRIEDMAN 1974).

Eine Sonderform stellen Antikörper gegen das Faktor VIII-assoziierte Antigen dar, die sich klinisch als erworbener Defekt im Sinne eines von Willebrand-Jürgens-Syndroms präsentieren und bei einem Kind mit Wilms-Tumor beschrieben wurden (NORONHA et al. 1979).

6. Reduzierte Funktion des retikuloendothelialen Systems, das als Eliminationsorgan aktivierter Hämostasefaktoren benötigt wird.

I. Tumorspezifische Trigger der akzelerierten intravasalen Gerinnung

Erste direkte Hinweise einer Interaktion von Tumorgewebe und Hämostasefaktoren stammen aus Untersuchungen von SCHMIDT (1903) und IWASAKI (1915). Diese Autoren zeigten in morphologischen Studien, daß Tumorzellen in Lungenkapillaren regelmäßig von einem Netzwerk aus Fibrin und aggregierten Thrombozyten umhüllt sind. Später – nach Einführung moderner Untersuchungsverfahren (Isotopentechniken) in die experimentelle Medizin – konnte der quantitative Nachweis einer Anreicherung von Fibrin – bzw. Fibrinogen und Blutplättchen in neoplastischen Geweben zweifelsfrei gesichert werden. Die Befunde stellten die Basis für Überlegungen dar, die sich mit der Bedeutung lokaler Gerinnungsphänomene für Wachstum und Metastasierung solider Tumoren beschäftigten (Übersichten u.a. bei HEYES u. GLÜCK 1977; STRÄULI et al. 1980; GASTPAR 1982). Die erarbeiteten Daten sind jedoch auch grundlegend, wenn man nach Erklärungsmöglichkeiten für eine systemische Aktivierung von Thrombozyten, Gerinnungs- und Fibrinolysesystem zum Verständnis tumorferner Komplikationen durch Thrombosen und Blutungen sucht.

Gewebsthromboplastin. Erste Hinweise auf eine im Vergleich zu Normalgeweben hohe prokoagulatorische Aktivität in Extrakten von Tumorgewebe ergaben sich aus den Untersuchungen von LAWRENCE et al. (1953), die durch die Arbeitsgruppe von O'MEARA (1958, 1961) bestätigt und ausgebaut wurden. Es handelt sich um ein Material mit den Eigenschaften des physiologischen Gewebsthromboplastins, welches von maligne transformierten Zellen vermehrt gebildet und als „cancer coagulative factor (CCF)" bezeichnet wurde. Während Gewebsthromboplastin aus normalen Zellen nur durch Zellzerstörung freigesetzt wird, wurde an Tumorgewebe die spontane Diffusion in die Zellumgebung nachgewiesen (SEMERARO u. DONATI 1981). CCF ist wie Gewebsthromboplastin hitzelabil.

Wegen der methodisch einfachen Isolierung der entsprechenden Zellen konnte die prokoagulatorische Aktivität leukämischer Promyelozyten besonders gründlich untersucht und charakterisiert werden. Sowohl in der biologischen Wirkung (Normalisierung der Gerinnung von Blutgerinnungsfaktor-XII-, XI-, VIII- und IX-Mangelplasma bei fehlender Wirkung auf Faktor-VII- und X-Mangelplasma) als auch in immunologischen Kreuzreaktionen ergab sich die Identität des Materials mit menschlicher Hirnthrombokinase (GRALNICK u. ABRELL 1973; GOUALT-HEILMANN et al. 1975). Auch Extrakte aus Zellen einer tierexperimentellen Leukämie enthalten Gewebsthromboplastin (RASCHE et al. 1977).

Blutgerinnungsfaktor-X-Aktivator. Nicht mit Gewebsthromboplastin identisch ist die prokoagulatorische Aktivität, die von PINEO et al. (1973) erstmals im Muzin aus Adenokarzinomen und später auch aus Extrakten von Tumoren des Dickdarms, der Mamma, der Lunge und Niere isoliert wurde (GORDON et al. 1975). Enzymatisch entspricht das Material, das als „cancer procoagulant activity (CPA)" bezeichnet wird, einer Zysteinprotease. Im Gegensatz zu Gewebsthromboplastin ist diese Aktivität durch Diisopropylfluorphosphat (DFP) hemmbar und aktiviert den Blutgerinnungsfaktor X und konsekutiv Prothrombin direkt ohne Beteiligung weiterer Faktoren des endogenen oder exogenen Gerinnungssystems (Übersicht bei GORDON et al. 1979 und GORDON u. CROSS 1981). Tumorgewebe hat damit die Potenz, eine Fibrinbildung bzw. Defibrinierung völlig unphysiologisch und alternativ zu den klassischen Aktivierungswegen zu induzieren. Aufgrund theoretischer Hinweise und bestimmter labordiagnostischer Besonderheiten waren entsprechende Überlegungen bereits vorher geäußert worden (MERSKEY 1974).

Plasminogenaktivator. Unter Normalbedingungen sind Aktivatoren, die das in der Leber gebildete Plasminogen aktivieren, in biologisch relevanter Konzentration lediglich in Gefäßendothelzellen vorhanden (Übersicht bei LOSKUTOFF u. EDGINGTON 1977). Sie werden hieraus durch adäquate Stimuli (u.a. Hypoxie bei Okklusion der Mikrostrombahn bei disseminierter intravasaler Gerinnung = „reaktive Hyperfibrinolyse") freigesetzt. Befunde, wonach Extrakte von malignen Geweben eine höhere fibrinolytische Aktivität aufweisen sollen als solche von analogen benignen Geweben sind nicht unumstritten geblieben (u.a. PETERSON et al. 1973; MARKUS et al. 1980).

In experimentellen Untersuchungen an Zellkulturen wurde nachgewiesen, daß maligne transformierte Zellen im Gegensatz zu normalen Zellen in charakteristischer Weise einen Plasminogenaktivator synthetisieren (Übersicht bei NAGY et al. 1977; NAITO et al. 1980; RIYKEN u. COLLEN 1981). Am besten analysiert ist der Plasminogenaktivator aus Ovarialkarzinomen. Es handelt sich um eine Serinprotease, die immunologisch mit menschlicher Urokinase identisch ist (ASTEDT u. HOLMBERG 1976). Der Aktivator aus Melanomzellen konnte als einkettiges oder als zweikettiges Molekül gewonnen werden und ist immunologisch mit dem Aktivator aus menschlichem Uterus identisch. Er wird durch Plasmakomponenten nicht inhibiert, jedoch über das retikuloendotheliale System schnell aus der Zirkulation eliminiert (KORNINGER et al. 1981).

Kontaktaktivierung. Unter Normalbedingungen in einem gesunden Blutgefäßsystem zirkulieren Thrombozyten und plasmatische Hämostasefaktoren in nichtaktivierter, d.h. biologisch inerter Form. Eine physiologische Aktivierung erfolgt lediglich im Rahmen der Blutstillung, wenn Plättchen und Gerinnungsfaktoren in Kontakt zu ihrer „fremden" Oberflächen kommen, wobei es sich vorzugsweise um das subendotheliale, kollagenhaltige Bindegewebe handelt. Es ist theoretisch vorstellbar, daß die Komponenten des Hämostasesystems einen Tumor bzw. Tumorbestandteile als körperfremd identifizieren und bei Kontakt mit einer Aktivierung reagieren.

Im Blut zirkulierende Tumorzellen führen zwangsläufig zu einer Plättchen-Tumorzellinteraktion. Die Thrombozytenaktivierung durch maligne transformierte Zellen bzw. deren Inhaltsstoffe wurde tierexperimentell eindeutig nachgewiesen (GASIC et al. 1978; PEARLSTEIN et al. 1979). Aggregationsfördernde Faktoren sind in Zellmembranfragmenten und Plasmamembranvesikeln lokalisiert. Freisetzungsreaktionen und konsekutive Gerinnungsaktivierung sind die Folge.

Mit der Invasion von Tumorzellen vom extra- in das intravaskuläre Kompartiment ist eine Schädigung der Gefäßintegrität verbunden. Retraktion von Endothelzellen mit Exposition der extrazellulären Matrix ist möglich (KRAMER u. NICOLSON 1979). Verletzte Endothelzellen und exponierte subendotheliale Strukturen führen – in Analogie zur physiologischen Blutstillung – zur Aktivierung von Thrombozyten und plasmatischer Gerinnung. Das Ausmaß der resultierenden Schädigung wird von der Beteiligung antagonistischer Mechanismen wie Freisetzung von Prostazyklin und Plasminogenaktivatoren im lokalen Schädigungsbereich entscheidend bestimmt.

Die meisten malignen Tumoren zeichnen sich durch einen vermehrten Gefäßreichtum aus. Die Neovaskularisierung der Gewebe mit unphysiologischen Endothelien (CAVALLO et al. 1972, 1973), das nicht mehr der „idealen Oberfläche" eines Endothels in Normalgeweben entspricht sowie z.T. frei im Blutstrom liegendes Kollagen an einer Tumoroberfläche sind von zweifellos großer praktischer Bedeutung für die gleichzeitige Kontaktaktivierung von Thrombozyten und Gerinnungsfaktoren. Zusätzliche pathogenetische Faktoren werden mit der vergrößerten Gesamtendothelfläche bei gesteigertem totalem Gefäßquerschnitt und gleichzeitiger Verlangsamung des Blutstroms wirksam.

Die beschriebenen tumorspezifischen Trigger der akzelerierten intravasalen Gerinnung und Fibrinolyse bei Patienten mit malignen Erkrankungen können grundsätzlich isoliert oder in Kombination auftreten. Weitaus am häufigsten sind allerdings Zustände, die nach labordiagnostischen Kriterien und Verlauf den klassischen Vorstellungen der Umsatzstörung durch disseminierte intravasale Gerinnung und Verbrauchskoagulopathie entsprechen, wie sie auch bei Patienten mit nichtmalignen Grundkrankheiten zu beobachten sind. In diesem Sinne sind jedenfalls die wiederholt beschriebenen gleichzeitigen Verkürzungen der biologischen Halbwertszeiten von Thrombozyten und Fibrinogen zu interpretieren (SLICHTER u. HARKER 1974; ROBSON et al. 1977; LYMAN et al. 1978; WILLIAMS et al. 1980).

Tumorreduzierende Therapie. Theoretisch ist zu erwarten, daß die Einleitung einer zytostatischen bzw. zytolytischen Behandlung durch Chemotherapie oder Bestrahlung bei Tumorträgern zumindest initial zu einer Aggravierung der präexistenten akzelerierten intravasalen Gerinnung führt. Prokaogulatorische und profibrinolytische Aktivitäten aus malignen Zellen werden zumindest initial vermehrt freigesetzt und vor ihrer Elimination aus der Zirkulation wirksam. Besonders eindrucksvoll ließ sich diese Hypothese bei Patienten mit akuter Leukämie wiederholt bestätigen (u.a. LEAVEY et al. 1970; GRALNICK et al. 1972; KANSU et al. 1975; BHADURI et al. 1977; COLLINS et al. 1978; DRAPKIN et al. 1978; HILLER et al. 1980).

Entsprechende Veränderungen – wenn auch mit geringerer Häufigkeit und geringerem Schweregrad – wurden auch bei der Behandlung solider Tumoren beobachtet (Übersicht bei BICK 1978a; GOODNOUGH et al. 1984).

Tabelle 2. Spezifische Wirkungen verschiedener antineoplastischer Medikamente auf das Hämostasesystem (außer Knochenmarkswirkung)

Medikament	Typische Laborbefunde	Wirkungsmechanismus
Actinomycin D	Verlängerung der Thromboplastinzeit	Vitamin-K-Antagonist
L-Asparaginase, Melphalan	Fibrinogenverminderung, Dysfibrinogenämie	Defektsynthese in der Leber
Mithramycin	Thrombozytopenie, Abfall der Faktoren I, V, VIII und X, Schistozytose, Hämolysezeichen	Disseminierte intravasale Gerinnung und mikroangiopathisch-hämolytische Anämie
Adriamycin	Anstieg von Fibrinogen/Fibrinspaltprodukten	Primäre Fibrin(ogeno)lyse
Melphalan, Rubidomycin, Cytosin-Arabinosid	Gestörte Thrombozyten, Aggregation in vitro	?

Neben der Möglichkeit einer Verstärkung der Umsatzstörung hat die antineoplastische Chemotherapie weitere vielschichtige Wirkungen auf das Hämostasesystem (Tabelle 2). Die Anwendung myelosuppressiver Substanzen kann die häufig beobachtete Thrombozytopenie isoliert erklären. Im Rahmen der Behandlung mit L-Asparaginase kommt es gewöhnlich zu einem eindeutigen Fibrinogenabfall, der zunächst auf eine Pharmaka-induzierte Mangelsynthese in der Leber (Bettigole et al. 1970) und neuerdings auf eine Defektsynthese zurückgeführt wird: Es gibt Hinweise, daß L-Asparaginase mit Asparaginresten des Fibrinogenmoleküls reagiert und hieraus ein funktionsdefektes Molekül mit verkürzter Halbwertszeit resultiert (Brodsky u. Conroy 1972). Der Abfall von funktionsfähigem Fibrinogen beginnt unmittelbar nach Behandlungsbeginn und erreicht etwa nach zehn Tagen mit Spiegeln zwischen 10–30% des Ausgangswertes seinen Tiefstand. Etwa der gleiche Zeitraum wird für den spontanen Wiederanstieg des Plasmafibrinogens nach Absetzen der L-Asparaginase-Behandlung in den Normalbereich benötigt. Neuere Untersuchungen weisen daraufhin, daß diese Form der Chemotherapie neben der Beeinflussung des Fibrinogenspiegels auch mit einem gleichsinnigen Aktivitätsabfall bzw. späteren -anstieg von Antithrombin III verbunden ist (Übersicht bei Barbui et al. 1983).

Die Mithramycin-Behandlung induziert neben einer Thrombozytopenie regelmäßig die labordiagnostischen Zeichen einer Gerinnungsstörung mit reduzierten Aktivitäten der Blutgerinnungsfaktoren II, V, VIII und X sowie Hyperfibrinolyse. Insgesamt ergibt sich ein Befundspektrum wie bei disseminierter intravasaler Gerinnung (Monto et al. 1969). Aktinomycin D wirkt als Antagonist von Vitamin K mit der Konsequenz eines Abfalls der biologischen Aktivität der Blutgerinnungsfaktoren II, VII, IX und X während der Behandlung (Olson 1964). Bei Einsatz von Adriamycin und Daunomycin wurde eine primäre Aktivierung des fibrinolytischen Systems beobachtet (Bick et al. 1976a, b). Melphalan, Cytosinarabinosid und Rubidomycin sollen eine Thrombozytenfunktionsstörung induzieren (Klener et al. 1977).

II. Unspezifische Trigger der Umsatzstörung

Die allgemeine Hyperkoagulabilität des Blutes wird über Mechanismen verstärkt, die auch bei Patienten mit nichtmalignen Erkrankungen eine thrombophile Diathese auslösen können. Hierzu gehören die körperliche Immobilisation, eine etwaige Exikkose, manifeste Herzinsuffizienz sowie vorbestehende Gefäßerkrankungen, insbesondere der Venen. Die Behandlung mit Kortikosteroiden, Östrogenen und Diuretika kann ebenfalls entsprechende Nebenwirkungen auslösen. Besonders gefürchtet sind tiefe Venenthrombosen und Lungenarterienembolien in zeitlichem Zusammenhang mit operativen Eingriffen sowohl bei Patienten mit soliden Tumoren als auch mit malignen hämatologischen Systemerkrankungen (Übersicht bei KLASTERSKY u. STAQUET 1981).

Krankheitstypische Komplikationen von Neoplasien kommen als Induktoren von Umsatzstörungen in Betracht. So lag bei 39% der Patienten eines großen Krebsbehandlungszentrums, die während der Therapie eine akute Verbrauchskoagulopathie entwickelten, eine systemische Infektion bzw. Sepsis vor. Im Vordergrund standen dabei eindeutig gram-negative Erreger (AL-MONDHIRY 1975). Auch transfusionsmedizinische Maßnahmen, insbesondere die Verabreichung von Faktoren des sog. Prothrombinkomplexes, können eine disseminierte intravasale Gerinnung auslösen. Aus experimentellen Studien ist bekannt, daß zur Entwicklung des Endotoxin-induzierten Sanarelli-Shwartzman-Phänomens die Anwesenheit von Granulozyten in der Zirkulation erforderlich ist (MÜLLER-BERGHAUS et al. 1976). Bereits früher war aufgefallen, daß es bei Kindern mit hämopoetischer Insuffizienz und Granulozytopenie bei Sepsis weniger häufig zu schweren Gerinnungsstörungen kommt als bei Kindern mit Sepsis ohne Granulozytopenie (KOMP u. DONALDSON 1970). Interessant sind in diesem Zusammenhang Untersuchungen, wonach Granulozytentransfusionen die labordiagnostischen Parameter der akzelerierten intravasalen Gerinnung negativ beeinflussen können (SEIFRIED et al. 1982).

III. Entwicklung und Verlauf der Umsatzstörung

Die Gerinnungs- und/oder Fibrinolyseaktivierung durch unspezifische oder spezifische Trigger führt bei Patienten mit malignen Erkrankungen zu identischen Störungen des Hämostasesystems, wie sie auch bei Patienten mit nichtmalignen Grundkrankheiten zu beobachten sind (SHARP 1977; SCHMITZ-HUEBNER u. VAN DE LOO 1982). Die Entwicklung der Veränderungen unterliegt einer zeitlichen Reihenfolge, wobei die einzelnen Phasen so kurz sein können, daß ihre labordiagnostische oder klinische Erfassung nicht möglich ist bzw. gelingt.

Stufe 1. Störfaktoren induzieren über bisher noch nicht in allen Einzelheiten abgeklärten Mechanismen einen Anstieg von plasmatischen Blutgerinnungsfaktoren. Besonders charakteristisch sind die überhöhten Fibrinogenwerte bei Tumorträgern, die in etwa 30–50% der Fälle bei Tumorträgern nachweisbar sind (Übersicht bei RASCHE u. DIETRICH 1977). Auch die prokoagulatorische Aktivität des Blutgerinnungsfaktors VIII sowie die immunologische Konzentration des Faktor-VIII-assoziierten Antigens sind erhöht (LOSITO et al. 1977; BICK

1978 b). Krankheitstypisch finden sich Thrombozytosen im Rahmen myeloproliferativer Syndrome und akuter Leukämien mit primärer Proliferation des Megakaryozytensystems (ZITTOUN et al. 1968; ARMATA et al. 1971). Ein Plättchenanstieg kann jedoch auch in der Initialphase bzw. im Verlauf verschiedener solider Tumoren und maligner Lymphome ein wesentlicher labordiagnostischer Indikatorbefund sein (LEVINE u. CONLEY 1964; SILVIS et al. 1970; MAYR et al. 1973; TRANUM u. HAUT 1974). Die beobachteten Veränderungen können zumindest z.T. als Ausdruck der Akute-Phase-Reaktion bei Tumorträgern interpretiert werden (COOPER 1979).

Der labordiagnostische Nachweis von erhöhten Hämostasefaktoren in vitro ist nicht identisch mit einer pathologisch gesteigerten intravasalen Aktivierung des Gerinnungssystems. Vielmehr handelt es sich um einen Zustand der Hyperkoagulabilität des Blutes, bei dem es einer geringeren Menge eines gerinnungsfördernden Stimulans als normalerweise bedarf, um eine intravasale Gerinnung zu induzieren. Klinische Erscheinungen (spontane Blutungen, intravasale Defibrinierung) finden sich in dieser Phase nicht.

Stufe 2. In dieser Phase kommt es unter dem Einfluß von unphysiologischen Triggern zur lokalen oder systemischen Aktivierung von Thrombozyten sowie plasmatischen Blutgerinnungs- und Fibrinolysefaktoren. Es entsteht ein Zustand der sog. akzelerierten intravasalen Gerinnung mit Fibrinolyse (IGF), der biochemisch durch die Anwesenheit und Wirkung proteolytischer Enzyme des Hämostasesystems wie Blutgerinnungsfaktor Xa, Thrombin und Plasmin gekennzeichnet ist. Man spricht deshalb auch von der Phase der akzelerierten proteolytischen Aktivität (APA).

Die Thrombozytenaggregation nach Zusatz von Adrenalin und ADP in vitro ist in dieser Phase ebenso gesteigert wie die Konzentration des plättchenspezifischen Freisetzungsprodukts β-Thromboglobulin im Plasma (YAHARA et al. 1983). Thrombozytenzahl und Globalteste der plasmatischen Gerinnung sind normal. Dagegen finden sich als indirekte Indikatoren der pathologisch-gesteigerten intravasalen Gerinnung und Fibrinolyse Folgeprodukte: Thrombin wirkt durch limitierte Proteolyse auf Fibrinogen und spaltet die Fibrinopeptide A und B ab. Der radioimmunologische Nachweis von Fibrinopeptid A bei Patienten mit soliden Tumoren (RICKLES et al. 1982) und akuter Leukämie wurde erbracht und versucht, mit verschiedenen Krankheitstypen und Krankheitsphasen zu korrelieren. Die nach Abspaltung der Fibrinopeptide resultierenden Fibrinmonomere aggregieren zu löslichen Fibrinogen/Fibrinmonomer-Komplexen, die in den sog. Parakoagulationstesten (Äthanoltest, Protaminsulfattest), die allerdings eine große methodische Unsicherheit beinhalten, erfaßt werden können. Exakter ist der biochemische Nachweis unter Verwendung der Gelfiltrationsmethode, mit dem die Anwesenheit von löslichen Fibrinmonomerkomplexen sowohl bei Patienten mit soliden Tumoren (HAFTER et al. 1976) als auch mit Leukämien (RASCHE 1982) dokumentiert ist. Freies Plasmin in der Zirkulation führt zur Spaltung von Fibrinogen bzw. Fibrin in die verschiedenen Spaltprodukte X, Y, D, E u.a. Insbesondere die großmolekularen Spaltprodukte haben die Eigenschaft, in die Polymerisation von Fibrinmonomeren hemmend einzugreifen und dadurch die Fibrinbildung zu verzögern. Sie haben zusätzlich eine inhibitorische Wirkung auf die Thrombozytenaggregation. Der erhöhte Nachweis von Spaltprodukten ist ein häufiger Befund bei Patienten mit malignen Erkrankungen (Übersichten bei RASCHE u. DIETRICH 1977; BICK 1978a; LISIEWICZ 1978; COUNE 1981; HILLER 1983).

Der Zustand der akzelerierten proteolytischen Aktivität ist labordiagnostisch durch einen geringgradigen, jedoch signifikanten Anstieg von Intermediärprodukten der Gerinnung und Fibrinolyse sowie den Nachweis der Thrombozytenaktivierung gekennzeichnet. Diese Hyperkoagulation des Blutes entspricht allerdings noch nicht einer Thrombose oder einer schon manifesten Verbrauchskoagulopathie sondern stellt ein Übergangsstadium auf dem Wege zu diesen klinischen Komplikationen dar. Für den weiteren Verlauf ist das Eliminationspotential des retikuloendothelialen Systems für aktivierte Gerinnungs- und Fibrinolysefaktoren sowie deren Aktivierungsprodukte ebenso von Bedeutung wie die Konzentration zirkulierender Gerinnungs- und Fibrinolyseinhibitoren (Übersicht bei COLMAN et al. 1979).

Stufe 3. Sie ist im wesentlichen durch eine Verstärkung der pathogenetischen Abläufe von Stufe 2 mit Aggravierung der labordiagnostischen Merkmale und Übergang der klinisch inapparenten Gerinnungssteigerung in einen Zustand gekennzeichnet, in dem klinische Komplikationen auftreten können bzw. manifest werden. Die biologischen Halbwertszeiten von Thrombozyten und Fibrinogen sind eindeutig verkürzt. Der intravasale Verbrauch von Gerinnungsfaktoren und Blutplättchen hat zur Bezeichnung Verbrauchskoagulopathie geführt. Die Existenz geeigneter Lokalisationsfaktoren, insbesondere in der venösen Strombahn, erklärt das Auftreten von Makrothrombosen. Defibrinierungen im Bereich der Mikrostrombahn im Sinne einer disseminierten intravasalen Gerinnung bedingen Konsequenzen für einzelne Organe (z.B. Niereninsuffizienz; respiratorische Insuffizienz; zerebrale Symptome) bishin zur Schocksymptomatik mit Kreislaufzusammenbruch. Beim Abfall von Thrombozyten und Gerinnungsfaktoren unter den hämostatisch wirksamen Grenzbereich entwickelt sich zusätzlich zur thrombohilen Diathese eine allgemeine Blutungsneigung.

Nach pathogenetischen und laboranalytischen Kriterien lassen sich verschiedene Formen der Verbrauchskoagulopathie voneinander abgrenzen. Durch ausreichende oder sogar überschießende Resynthese von Hämostasefaktoren kann der intravasale Verbrauch kompensiert bzw. überkompensiert werden: Die Blutkonzentration von Thrombozyten und Gerinnungsfaktoren fällt trotz gesteigerten Umsatzes nicht ab. Erst der Ausfall bzw. die Überforderung dieser Reparationsmechanismen einschließlich einer signifikanten Reduzierung des Inhibitorpotentials (Antithrombin III) erklärt dann die totale Dekompensation des Systems mit Thrombozytopenie und reduzierten biologischen Aktivitäten zahlreicher Gerinnungsfaktoren.

Zustände mit aktivierter Blutgerinnung und Fibrinolyse haben neben ihren Effekten auf das Hämostasesystem auch Einfluß auf andere Enzymsysteme des menschlichen Organismus. Plasmin aktiviert die 1. und 3. Komponente des Komplementsystems mit der Folge einer Beeinflussung von u.a. Zelllyse, Immunadhärenz und anderer Immunphänomene. Der aktivierte Blutgerinnungsfaktor XII (Hageman-Faktor) kann indirekt eine Fibrinolyseaktivierung induzieren und gleichzeitig Präkallikrein (Fletcher-Faktor) zu Kallikrein aktivieren, der wiederum hochmolekulares Chininogen in Chinin umwandelt. Hierüber wird u.a. die Gefäßpermeabilität beeinflußt. Bei Tumorpatienten war eine signifikante Erhöhung des Blutgerinnungsfaktors XII sowie des Kallikrein-Inhibitors bei gleichzeitig signifikanter Verminderung des Kallikreins nachweisbar, während HMW-Kininogen unverändert war. Eine weitergehende Untersuchung zeigte, daß die Veränderungen bei Patienten mit Metastasen stärker ausgebildet waren als bei Patienten ohne Metastasen und bei noch unbehandelten Patienten stärker als bei Behandelten (DEUTSCH 1982).

C. Klinik der Umsatzstörungen

Literaturangaben zur Häufigkeit von Umsatzstörungen bei Malignomträgern im allgemeinen und bei bestimmten Tumorformen im besonderen weisen erhebliche Diskrepanzen auf. Diese Tatsache erklärt sich aus der Heterogenität des Patientenguts verschiedener Untersucher und aus den nach Auswahl und Methodik der laboranalytischen Kriterien, die zur Labordiagnostik herangezogen werden. In einer retrospektiven Analyse von 118 Fällen mit soliden Tumoren und Leukämien stellten SIEGAL et al. (1978) bei nur 6,8% der Patienten eine Verbrauchskoagulopathie bzw. disseminierte intravasale Gerinnung fest. Bei vergleichbarem Patientengut wurde in prospektiven Studien die Inzidenz mit 31% (COLMAN et al. 1972) und 68% (SUN et al. 1979) ermittelt. In einer Serie von 50 Patienten mit inoperablem Lungenkarzinom fand sich eine Fibrinogenerhöhung in 82%, eine Verlängerung der Thromboplastinzeit in 62%, eine Erhöhung der Spaltprodukte des Fibrinogens und Fibrins in 38%, eine Thrombozytose bei 30% und ein positiver Fibrinmonomernachweis im Äthanoltest bei 11% (HAGEDORN et al. 1974). Insgesamt kann davon ausgegangen werden, daß sich bei Einsatz genügender empfindlicher Labormethoden Hinweise auf eine akzelerierte bzw. disseminierte intravasale Gerinnung in Form der überkompensierten oder kompensierten Verbrauchskoagulopathie bei ca. 90–100% aller Tumorpatienten nachweisen lassen. Die Inzidenz klinischer Komplikationen durch lokalisierte Thrombosen, Defibrinierung der Mikrostrombahn und Blutungen ist bei diesen chronischen Koagulopathien vergleichsweise niedrig und MARX (1976) hat hierfür den Begriff des „Eisberg-Phänomens" geprägt: Er gab an, daß lediglich 11% der Fälle, davon 60% Makrothrombosen und 40% Lokalblutungen, von den Patienten klinische Manifestationen haben, bei denen eine tumorinduzierte Gerinnungsstörung festgestellt worden war.

Sichere Zahlenangaben zur Häufigkeit akuter Gerinnungsstörungen im Sinne dekompensierter Verbrauchskoagulopathien fehlen so gut wie vollständig. Lediglich bei Patienten mit akuter Promyelozytenleukämie tritt dieser Defekt mit großer Regelmäßigkeit als schwerwiegende Komplikation im Krankheitsverlauf auf (Übersicht bei RASCHE u. DIETRICH 1975). Bei anderen Tumoren wurde er ohne erkennbare Gesetzmäßigkeit in kasuistischen Beiträgen beschrieben (Übersicht bei COUNE 1981), wobei es im Einzelfall häufig ungeklärt bleibt, wodurch die schwerwiegende Komplikation ausgelöst wurde.

Im folgenden werden tumorspezifische klinische Komplikationen dargestellt. Bei den thrombophilen Diathesen sind venöse Ereignisse (Thrombosen, Lungenarterienembolien, Thrombophlebitis, Thrombophlebitis migrans, Phlegmasia coerulea dolens) hervorzuheben. Arterielle Thrombosen und Embolien sind seltener. Eine Sonderstellung nehmen die mikroangiopathisch-hämolytische Anämie und die thrombotisch-thrombozytisch-zytopenische Purpura ein. Die Kombination von hämorrhagischer Diathese und disseminierter intravasaler Gerinnung bei dekompensierter Verbrauchskoagulopathie ist eine weitere gravierende Komplikation.

I. Venöse Thrombosen und Lungenarterienembolien

Der französische Kliniker TROUSSEAU (1865) beschrieb als erster das vermehrte Auftreten von Thrombophlebitis und Venenthrombosen bei Patienten mit malignen Erkrankungen. Klinisch-empirisch hatte er die Syndropie von Thrombose und Krebs klar erkannt. In pathologisch-anatomischen Studien bestätigten sich seine Beobachtungen bereits in der ersten Hälfte des 20. Jahrhunderts (SPROUL 1938). Die paraneoplastische venöse Thromboembolie hat unter der Bezeichnung Trousseau-Syndrom Eingang in die nationale und internationale Fachliteratur gefunden.

Die erhöhte Inzidenz tiefer Bein- und Beckenvenenthrombosen bei Malignomträgern kann heute als unzweifelhaft gesichert gelten (Übersicht bei SACK et al. 1977). Das Risiko eine derartige Komplikation zu erleiden ist bei Patienten, die wegen eines Organtumors operiert werden, unabhängig von anderen bestehenden Risikofaktoren ca. 2–4mal höher als bei Patienten, die am gleichen Organ – jedoch aus anderen Gründen – operiert werden (KAKKAR et al. 1970). Es ist leicht verständlich und Folge der Häufung venöser Thrombosen, daß bei Patienten mit malignen Erkrankungen auch gehäuft Lungenarterienembolien eintreten (Übersichten bei COON 1976, 1977). Bei der differentialdiagnostischen Abklärung der Ursachen sog. „spontaner" venöser Thromboembolien ist deshalb der Nachweis bzw. Ausschluß einer okkulten malignen Grundkrankheit unbedingt zu berücksichtigen. Im Vordergrund stehen hierbei zweifellos solide Tumoren und Karzinome. Andererseits sollte nicht übersehen werden, daß auch bei hämatologischen Systemerkrankungen mit Thrombozytopenie entsprechende Komplikationen in einigen Fällen sowohl als Erstmanifestation als auch im Krankheitsverlauf auftreten können (Übersichten bei RASCHE u. DIETRICH 1975; RASCHE 1981). Im Gesamtzusammenhang von Interesse sind neuere pathologisch-anatomische und klinische Studienergebnisse zum Thema: AMBURS und AMBRUS (1976) zeigten, daß bei 486 an Karzinomen verstorbenen Patienten in 18% eine Thromboembolie Haupttodesursache war und bei 43% zum Tode beigetragen hat. Er errechnete die Frequenz der thromboembolischen Ereignisse auf je 1000 Beobachtungsmonate für verschiedene nichtmaligne Erkrankungen mit 6,6, für das Karzinom des Pankreas mit 342 gegenüber 8,3 bei Pankreatitis, für Karzinome des Gastrointestinaltraktes mit 119 sowie bei Bronchialkarzinom 41 und Prostatakarzinom 3 thromboembolische Ereignisse/1000 Monate.

MINAR et al. (1982) untersuchten innerhalb von 7 Jahren 279 Patienten mit phlebographisch gesicherter tiefer Venenthrombose, bei denen zum Zeitpunkt dieser Diagnose kein Malignom bekannt war. Bei der klinischen Durchuntersuchung mit nachfolgender Beobachtung über durchschnittlich 36 Monate wurden folgende Thromboseursachen eruiert: Unbekannt 59,5%, Ovulationshemmer 9,3%, postoperativ 9%, sofort oder innerhalb von 12 Monaten neu entdeckte Malignome 5,8%, Zustand nach Traum 5%, körperliche Immobilisierung aus verschiedenen Gründen 3,2%, postpartal 2,9%, andere Ursachen 8,2%. Bei 93 Patienten in fortgeschrittenem Lebensalter wurde initial eine eingehende Tumorsuche durchgeführt und in 12,9% ein Neoplasma als Ursache der akuten Venenthrombose festgestellt. Bei Berücksichtigung der Altersabhängigkeit ergab sich, daß bei 7,8% aller Patienten die Thrombose als Paraneoplasie aufgefaßt werden mußte. Im Vergleich mit Gesamtgruppe lag bei den Malignompatienten mit 43% häufiger eine massive Becken-Bein-Venenthrombose vor.

Gore et al. (1982) haben in einem Zeitraum von 11 Jahren bei insgesamt 610 Patienten unter der Verdachtsdiagnose Lungenarterienembolie eine Pulmonalisangiographie durchgeführt. Sie verglichen die Krankengeschichten von 128 Patienten, bei denen sich die Diagnose bestätigte, mit Vorgeschichte und Verlauf von 128 nach Geschlecht, Untersuchungszeitpunkt und Alter vergleichbaren Patienten ohne Diagnosesicherung. Die Verläufe wurden über einen Zeitraum zwischen 5–16 Jahren nach Durchführung der Pulmonalisangiographie verfolgt. Die Inzidenz einer bösartigen Erkrankung zum Zeitpunkt der differentialdiagnostischen Abklärung durch Pulmonalisangiographie lag in der Gruppe mit verifizierten Lungenarterienembolie bei 12% und in der Vergleichsgruppe bei 10%. In den 2 Jahren nach der Untersuchung jedoch wurde eine Tumorkrankheit bei 13 Patienten mit Lungenarterienembolie diagnostiziert, während in der Vergleichsgruppe kein derartiger Fall auftrat. Nach insgesamt 6 Jahren betrug das Verhältnis 19 Fälle:2 Fälle.

Auch in der pathologisch-anatomischen Studie von Wegman (1981) war die Häufigkeit venöser Thromboembolien bei 1505 an Malignomen verstorbenen Patienten signifikant höher als in einem Vergleichskollektiv von 300 Verstorbenen mit einer nichtneoplastischen Grunderkrankung (40% gegenüber 32%). Am häufigsten fanden sich Thrombosen bei Magenkarzinom, gefolgt vom Darmkarzinom, Melanom, Pankreas-, Nieren-, Ovarial- und Gallenwegskarzinom. Die Anzahl der Thromboembolien war bei Frauen und Männern gleich hoch. Lebensalter und Körpergewicht spielten bei den Malignomträgern als Risikofaktor eine geringere Rolle als bei Nichtmalignompatienten.

Ausgedehnte und ungewöhnliche venöse thrombotische Ereignisse wie Thrombophlebitis migrans bzw. saltans (Edwards 1949) und Phlegmasia coerulea dolens (Meek u. Maurer 1959) wurden bei metastasierenden Tumoren des Pankreas, des Magens und der Lunge erstmals beobachtet. Seit dieser Zeit wird über das wichtige und pathognomonische Symptom immer wieder in Kasuistiken und Übersichtsarbeiten berichtet (u.a. Sack et al. 1977; Wayima 1981).

Sack et al. (1977) haben auf Schwierigkeiten in der Diagnostik der Thrombophlebitis in Sonderfällen bei Patienten mit malignen Erkrankungen aufmerksam gemacht, wie sie auch anderen Bereichen der Angiologie bekannt sind: 12 der von ihnen mitgeteilten Patienten hatten gangränöse Veränderungen einer Extremität, die zunächst als Folge arterieller Embolien fehlinterpretiert wurden und sich bei der weiteren Abklärung als Folge einer arteriellen Insuffizienz durch primäre venöse Okklusion mit nachfolgender Arterienkompression herausstellten. In Einzelfällen wurden die Symptome einer Phlebitis durch Mikroembolien einer nichtbakteriellen thrombotischen Endokarditis vorgetäuscht.

Die Phlegmaisa coerulea dolens ist eine ungewöhnlich schwere Form der massiven tiefen Venenthrombose. Im Unterschied zur Phlegmasia alba dolens, die häufiger beobachtet wird, ist sie mit einer Ischämie und in ca. 60% mit einer Extremitätengangrän vergesellschaftet. GLOVICZKI et al. (1982) sahen im Zeitraum von Januar 1950 bis März 1982 30 entsprechende Fälle im Alter zwischen 27–77 Jahren. Insgesamt waren 45 Extremitäten betroffen. Bei 14 Patienten trat die Erkrankung bilateral an beiden Beinen auf, bei 1 Patienten dieser Gruppe war auch eine obere Extremität beteiligt. 18 Patienten hatten eine venöse Gangrän. Ätiologisch standen maligne Grundkrankheiten entscheidend im Vordergrund.

Bei der nichtbakteriellen thrombotischen Endokarditis handelt es sich um eine bisher nur selten beobachtete Komplikation, die Ursache arterieller Embolien bei Tumorträgern sein kann. Die pathologisch-anatomisch gesicherte Beteiligung der Herzklappen betraf ganz überwiegend das linke Herz (Aortenklappe, Mitralklappe) während die Trikuspidalklappe nur in Ausnahmefällen beteiligt war (Übersicht bei SACK et al. 1977).

Prophylaxe und Therapie. Zur Verhütung thromboembolischer Komplikationen bei Patienten mit malignen Erkrankungen gelten prinzipiell die gleichen Richtlinien, die auch bei Nichtmalignomträgern Gültigkeit haben. Unter Berücksichtigung der bekannten Kontraindikationen hat sich Applikation von niedrig dosiertem Heparin insbesondere bei Patienten bewährt, bei denen ein operativer Eingriff durchgeführt werden muß (Übersicht bei KAKKAR 1982). Entsprechende Maßnahmen können auch in Phasen erhöhter Gefährdung aus anderer Ursache (z.B. längere körperliche Immobilisierung, interkurrente Infektionen, Stoßtherapie mit Zytostatika) sinnvoll sein. Prospektive Studien, die die Schutzwirkung von Heparin bei diesen Indikationen beweisen, liegen allerdings bisher nicht vor. Zur langfristigen Versorgung mit oralen Antikoagulantien vom Typ der Vitamin-K-Antagonisten gibt es positive Erfahrungsberichte, die jedoch nur in Ausnahmefällen und bei Spezialindikationen, wie z.B. dem Kollumkarzinom des Uterus der Frau, wissenschaftlich abgesichert sind.

Bei der Akutbehandlung tiefer Venenthrombosen ist die Kooperation internistischer und chirurgischer Angiologen sinnvoll. Die kurzfristige venöse Thrombektomie sollte – soweit eben möglich – angestrebt werden, da alle medikamentösen Maßnahmen der Thromboemboliebehandlung (Streptokinase, Urokinase, Heparin in Standarddosierung, orale Antikoagulantien) bei Patienten mit malignen Erkrankungen mit einem besonderen Nebenwirkungsrisiko belastet sind. So berichteten MOORE et al. (1981) über 32 Krebspatienten, die wegen einer thromboembolischen Erkrankung einer Standardtherapie mit Heparin und oralen Antikoagulantien unterzogen worden waren. Nach ihrer Einschätzung waren diese Maßnahmen weder wirksam noch sicher. Insgesamt 16 Patienten hatten 21 verschiedene hämorrhagische Komplikationen. 8 Patienten hatten schwerwiegende Blutungen, die entweder zur Beendigung der Behandlung oder zum Tode führten. 6 der 32 Patienten unter Antikoagulantientherapie erlitten im Verlauf trotzdem eine Lungenembolie.

Wayima (1981) beschäftigte sich mit der Antikoagulantientherapie der Thrombophlebitis migrans bzw. saltans bei Tumorträgern. Er stellte fest, daß Heparin in einer Dosierung zwischen 30000–40000 E/Tag die Progredienz bzw. Rezidive dieser Komplikation verhindern konnte, während orale Antikoagulantien in der Langzeitversorgung weitgehend wirkungslos waren. Zur Behandlung der Phlegmasia coerulea dolens teilten Gloviczki et al. (1982) mit, daß von 16 Patienten unter Heparin und oralen Antikoagulantien nur 8 soweit symptomenfrei wurden, daß sie das Krankenhaus verlassen konnten. 8 weitere Patienten verstarben an der Erkrankung. Todesursachen waren Lungenarterienembolien bei 2 Patienten, Nierenversagen bei weiteren 2 Patienten, Leberkoma und intrakranielle Blutung bei jeweils 1 Patient. 2 Patienten verstarben durch andere Blutungskomplikationen.

Insgesamt läßt sich feststellen, daß die medikamentöse Behandlung venöser thromboembolischer Erkrankungen bei Tumorträgern weniger effektiv ist und mehr Komplikationen aufweist als die entsprechenden Maßnahmen bei Nichttumorträgern. Blutungen aus zerfallenden Tumoren und Metastasen im Bereich des Gastrointestinaltraktes, der Lunge und des Gehirns sind nicht unüblich. Die medikamentös-induzierte Hämostasestörung trifft auf ein Gerinnungssystem, daß in vielen Fällen durch Thrombozytopenie bei Knochenmarksdepression, Hypoproteinämie bei Malnutrition oder eine akzelerierte intravasale Gerinnung vorgeschädigt ist. Bis heute fehlen systematische Untersuchungen zur Optimierung der medikamentösen Behandlungsverfahren.

II. Mikroangiopathisch-hämolytische Anämie

Die mikroangiopathisch-hämolytische Anämie (MHA) bei malignen Tumorerkrankungen ist eine Sonderform der thrombotisch-thrombozytopenischen Purpura (TTP). Dieses Syndrom wurde 1924 von Moschcowitz erstmals beschrieben. Es ist durch eine ausgedehnte okklusive Erkrankung der Mikrostrombahn charakterisiert und hat Ähnlichkeiten mit dem hämolytisch-urämischen Syndrom (HUS). HUS und TTP werden als „primäre" oder „idiopathische" Formen unklarer Genese von „symptomatischen", d.h. im Rahmen einer Grundkrankheit auftretenden Formen der mikroangiopathisch-hämolytischen Anämie abgegrenzt (Übersichten bei Lohrmann 1974; Antman et al. 1979; Bukowski 1982). Symptomatische MHA wurden bei maligner Hypertonie, primär pulmonaler Hypertension, Spätgestosen, Panarteriitis nodosa, Sklerodermie, Wegner'scher Granulomatose, Erythema multiforme und bei Transplantatabstoßungen beschrieben. Am häufigsten jedoch wurde das Syndrom im Rahmen metastasierender Karzinome beobachtet.

Bisher sind in der Literatur ca. 75 Patienten mit MHA bei Malignomträgern beschrieben worden. Konkrete Angaben zur Gesamtinzidenz fehlen allerdings. Wichtig ist die Tatsache, daß zum Zeitpunkt des Auftretens der typischen Symptomatik die zugrundeliegende Tumorerkrankung häufig noch symptomarm oder überhaupt noch nicht bekannt war. In über 50% der Fälle lag ein metastasierendes Magenkarzinom und in etwa 10% ein Mammakarzinom vor. Einzelberichte beziehen sich auf Lungen-, Prostata-, Pankreas-, Hoden-, Kolon-, Ovar- und Gallengangskarzinome sowie das maligne Hämangioendotheliom der Leber.

Klinik. Leitsymptome sind die Zeichen einer sich meist akut entwickelnden, häufig rasch progredienten Anämie. Zusätzlich besteht eine generalisierte Blutungsneigung, die in Einzelfällen auch der Anämie vorangehen kann, jedoch nur selten so stark ist, daß sie entscheidend zum Schweregrad der Anämie beiträgt. Zunehmender Ikterus von Haut und Skleren deutet auf die hämolytische Komponente hin. Im Verlauf bzw. im Spätstadium tritt oft ein therapieresistenter Schock durch Mikrozirkulationsstörungen hinzu. Bei den in der Literatur beschriebenen Fällen kam es zum Exitus letalis innerhalb von Tagen bis Wochen nach Beginn der Erstsymptome der MHA, wobei als Todesursache intracranielle Hämorrhagien im Vordergrund standen. Bei Tumorträgern ist somit das Auftreten der MHA immer als ein prognostisch außerordentlich ungünstiges Zeichen zu werten.

Spezielle Labordiagnostik. Diagnostisch wegweisend für die MHA ist die morphologische Beurteilung eines peripheren Blutausstrichs mit pathognomonischen Veränderungen der Erythrozytenmorphologie: Es finden sich zahlreiche Erythrozytenfragmente (Schistozyten) von Eierschalen-, Helm- und Dreiecksformen. Als weitere Abnormalität sind die sog. Mikrosphärozyten, kleine und kugelige Erythrozyten ohne zentrale Aufhellung, nachweisbar. Auch der Schweregrad der Thrombozytopenie ist im Blutausstrich abschätzbar. Die reaktive Retikulozytose kann zum Auftreten zahlreicher polychromatischer Erythrozyten führen, die jedoch auffallenderweise nur selten fragmentiert sind (LOHRMANN et al. 1973, 1974).

Die beschriebenen mikroangiopathischen Veränderungen der Erythrozyten sind unabhängig von der Ätiologie der MHA. Zusätzliche Befunde können jedoch auf eine Tumorerkrankung hinweisen. So ist das Zusammentreffen mikroangiopathischer Veränderungen mit einem „leuko-erythroblastischen" Blutbild, d.h. der Ausschwemmung zahlreicher Normoblasten und unreifer myeloischer Vorstufen (Promyelozyten, Myelozyten, Metamyelozyten), als zusätzlicher Hinweis auf eine disseminierte Tumorerkrankung zu werten. Das Auftreten der unreifen erythro- und myelopoetischen Zellen im zirkulierenden Blut wird durch eine Zerstörung der normalen Knochenmarkstruktur und/oder durch extramedulläre Blutbildung erklärt. Die Kombination mikroangiopathischer und leuko-erythroblastischer Blutbildveränderungen findet sich bei etwa 50% aller zur MHA führenden metastasierenden Karzinome und daher erhebliche differentialdiagnostische Bedeutung.

Die Inspektion eines Knochenmarksausstrichs bzw. einer Knochenmarkshistologie zeigt gewöhnlich eine gesteigerte Erythropoese und Megakaryozytopoese. Vor allen Dingen im Biopsiematerial können Tumorzellverbände erkennbar sein. Als Ausdruck der tumorbedingten Eisenstoffwechselstörung findet sich eine gesteigerte Eisenspeicherung in retikuloendothelialen Zellen und eine Reduktion der Sideroblasten.

Die übrige Labordiagnostik ist durch die Zeichen einer akzelerierten bzw. disseminierten intravasalen Gerinnung und Hämolyse gekennzeichnet.

Behandlung. Die Anämie macht Erythrozytentransfusionen meist unumgänglich. Häufig ist die Intensität der Hämolyse so ausgeprägt, daß täglich mehrere Einheiten transfundiert werden müssen. Thrombozytentransfusionen sind nur bei bedrohlichen hämorrhagischen Komplikationen angezeigt, da ihre Wirksamkeit durch den erhöhten Thrombozytenverbrauch eingeschränkt ist.

Die einzig aussichtsreiche Behandlung besteht in einer aggressiven zytostatischen Chemotherapie des zugrundeliegenden metastasierenden Karzinoms: Tumorregression führt zum Abklingen der Hämolysesymptomatik, während bei einem Tumorrezidiv die mikroangiopathischen Phänomene erneut auftreten (LOHRMANN et al. 1973).

Abgesehen von transfusionsmedizinischen Maßnahmen ist bei Tumorträgern keine symptomatische Standardtherapie der MHA bekannt. Kasuistische Berichte über die Anwendung von Heparin, Kortikosteroiden und Thrombozytenfunktionshemmern haben keine einheitliche Befunde erbracht (Übersicht bei BUKOWSKI 1982), so daß generelle Empfehlungen nicht möglich sind.

Zur Erklärung der Pathogenese der MHA bei Patienten mit malignen Tumoren haben sich in den zurückliegenden Jahren aus klinischen Beobachtungen und experimentellen Untersuchungen folgende Gesichtspunkte herauskristallisiert (Übersichten bei LOHRMANN 1974; ANTMAN 1979):

1. Ins Lumen kleiner Gefäße einbrechende Tumorzellverbände zerstören die Integrität des Gefäßendothels, so daß sich hier Fibrin und Thrombozyten abscheiden. Wenn Erythrozyten mit genügend großer Geschwindigkeit derart veränderte Gefäße passieren, wirken auf sie ungewöhnlich starke Schwerkräfte ein und führen zu ihrer Fragmentation (HILGARD u. GORDON-SMITH 1974).
2. Die mechanische Hämolyse ist Folge einer zur Defibrinierung in der Endstrombahn führenden disseminierten intravasalen Gerinnung. Die Erythrozytenfragmentation erfolgt an intravasalen Fibrinfäden (BRAIN et al. 1967).
3. Das Bild einer disseminierten intravasalen Gerinnung ohne mechanische Hämolyse entsteht, wenn die physiologischen Kompensationsmechanismen, insbesondere die reaktive Fibrinolyse, zum raschen Abbau intravasaler Fibringerinnsel führt, so daß keine Gelegenheit zur Erythrozytenfragmentation gegeben ist.

In Verbindung mit einer Mitomycin-C-Therapie bei Behandlung maligner Tumoren soll eine MHA gehäuft auftreten (Übersicht bei TIGGES 1982). Die näheren Ursachen hierfür sind unbekannt.

III. Komplikationen durch akute Verbrauchskoagulopathien ohne Hämolysezeichen

Akute Formen von Umsatzstörungen bei Patienten mit malignen Erkrankungen sind sehr viel seltener als die chronischen Formen. Durch die Dramatik ihrer Entwicklung und klinischen Symptomatologie werden sie jedoch sehr viel früher diagnostiziert (COLMAN et al. 1979). In der Fachliteratur finden sich zahlreiche Einzelkasuistiken, die sich vorwiegend auf Patienten mit akuter Leukämie und hier schwerpunktmäßig mit akuter Promyelozytenleukämie beziehen. Grundsätzlich können die entsprechenden Veränderungen auch bei soliden Tumoren auftreten.

Klinik. Bei Patienten mit akuter Verbrauchskoagulopathie kommt es innerhalb weniger Stunden bzw. Tage zu einer rapiden Verschlechterung des Allgemeinzustandes mit Zeichen der generalisierten hämorrhagischen Diathese. Im Vordergrund stehen in ca. 50% der Fälle zunächst Hautblutungen in Form von Ekchymosen und großflächigen Hämatomen. Isolierte Petechien sprechen eher gegen eine akute Verbrauchskoagulopathie. Im Verlauf treten diffuse Schleimhautblutungen, gastrointestinale Blutungen und Einblutungen in das Zentralnervensystem hinzu. Gleichzeitig können akrale Zyanosen und eventuell Organfunktionsausfälle auf Perfusionsstörungen durch disseminierte intravasale Gerinnung in der Mikrozirkulation hinweisen. Über eine Nierenbeteiligung wurde bei 39% der Patienten eine Untersuchungsserie berichtet (AL-MONDHIRY 1975). Weiterhin ist eine respiratorische Insuffizienz auffällig. Neurologische Symptome und zerebrale Ausfälle wurden beschrieben (COLLINS et al. 1975).

Labordiagnostik. Das Vollbild der akuten, dekompensierten Verbrauchskoagulopathie ist leicht diagnostizierbar. Charakteristisch sind der erniedrigte Fibrinogenspiegel und die deutlich verminderte Thrombozytenzahl in Kombination mit anderen erniedrigten Blutgerinnungsfaktoren (z.B. Faktor V, Faktor VIII, Faktor XIII) bei gleichzeitig vermindertem Antithrombin III sowie erhöhtem Intermediärprodukten (Fibrinmonomerkomplexe, Spaltprodukte). Bei Verdacht und im Anfangsstadium kann es notwendig sein, durch kurzfristige Verlaufskontrollen innerhalb weniger Stunden die initial noch normalen Laborwerte mit ihrem charakteristischen Verhalten in Richtung auf die Dekompensation zu dokumentieren.

Therapie. Wichtigste Akutmaßnahme ist die Ausschaltung aller die akute Verbrauchskoagulopathie induzierenden Triggermechanismen. Hierzu gehört u.a. die gezielte Behandlung einer etwaig vorliegenden Sepsis. Insbesondere bei akuter Verbrauchskoagulopathie im Rahmen solider Tumoren kann die zytostatische Behandlung des Grundleidens hoch wirksam sein. TAGNON (1953) beschrieb als erster die erfolgreiche Beherrschung einer akuten Hämostasestörung bei Prostatakarzinom durch den Einsatz einer Östrogenbehandlung.

Zur symptomatischen Behandlung der akuten Verbrauchskoagulopathie bei Patienten mit malignen Erkrankungen gelten die gleichen Richtlinien und Überlegungen, die auch für das Syndrom im Rahmen nichtmaligner Erkrankungen zur Anwendung kommen. Im Vordergrund steht die Substitution von Hämostasefaktoren durch transfusionsmedizinische Maßnahmen in Kombination mit Heparin in niedriger Dosierung.

IV. Übersicht der nicht durch Umsatzstörungen verursachten Hämostasedefekte

Die thrombozytopenische Blutungsneigung bei Tumorinfiltration des Knochenmarks und Verdrängung der normalen Hämopoese und/oder iatrogener

Myelodepression im Rahmen einer aggressiven zytostatischen Polychemotherapie bzw. Bestrahlung ist in ihren Ursachen und ihrer Pathophysiologie eindeutig
geklärt. Mit einer spontanen hämorrhagischen Diathese muß bei Thrombozytenzahlen unter 30000/cmm Blut gerechnet werden. Als Ursache einer Thrombozytopenie kommen darüber hinaus Verteilungsstörungen bei Splenomegalie, insbesondere im Rahmen maligner Lymphome, in Betracht. Auch das Vorliegen
von Milzmetastasen muß in diesem Zusammenhang gedacht werden.

Bei Erkrankungen des myeloproliferativen Formenkreises (chronisch-mye-
loische Leukämie, essentielle Thrombozythämie, Polycythämia vera) liegen neben veränderten Thrombozytenzahlen regelmäßig auch endogene qualitative
Störungen der Plättchenfunktion vor (Übersichten bei WALSH et al. 1977; RA-
SCHE 1981). Neben Blutungskomplikationen sind hierbei insbesondere venöse
Thrombosen, u.a. auch im Bereich der Lebervenen mit der Entwicklung eines
Budd-Chiari-Syndroms, gefürchtet. Die absolute Thrombozytenzahl im Blut hat
in diesem Zusammenhang kaum eine prognostische Bedeutung. Vielmehr können bei den verschiedenen Erkrankungen des myeloproliferativen Formenkreises
bei in etwa vergleichbarer Plättchenzahl Thrombosen und Blutungen in unterschiedlicher Häufigkeit auftreten. Auch die Bestimmung der Blutungszeit als
globaler Parameter der Thrombozytenfunktion und die Durchführung von
Thrombozytenaggregationstesten ließ keine Aussage über das Ausmaß der zu
erwartenden Komplikationen zu bzw. pathologische Laborbefunde waren nicht
mit den entsprechenden Komplikationen korreliert. Neuerdings wird der Bestimmung der prokoagulatorischen Aktivität (Plättchenfaktor 3) in diesem Zusammenhang wieder verstärkt Beachtung geschenkt, nachdem in Thrombozyten
ein Blutgerinnungsfaktor-X-Aktivator nachgewiesen wurde (SEMERARO et al.
1977, 1978, 1979). Die wirksame und sichere Prophylaxe klinisch-manifester
Hämostasestörungen bei Patienten mit myeloproliferativen Erkrankungen und
erhöhter Thrombozytenzahl ist nur durch myelosuppressive Therapie gewährleistet. Für Notfallsituationen wird die Thrombozytopherese unter Verwendung
von Blutzellseparatoren diskutiert. Systematische Untersuchungen zum Stellenwert einer langfristig durchgeführten prophylaktischen Behandlung mit medikamentösen Antithrombotika an größeren Patientenkollektiven stehen bisher aus.

Abnormalitäten der Thrombozytenfunktion, deren labordiagnostische Identifizierung in Adhäsions- und Aggregationstesten sowie in der Blutungszeit gut
mit hämorrhagischen Komplikationen korrelieren, finden sich häufig bei Patienten mit maligner Paraproteinämie. Als Ursache wird ein exogener Effekt auf
die Zellen durch den von Paraproteinen verursachten sog. Coating-Effekt angesehen. Die einzige Behandlungsmöglichkeit besteht in der Senkung der pathologischen Eiweißfraktionen.

Ein isolierter Abfall der in der Leber synthetisierten, Vitamin-K-abhängigen
Blutgerinnungsfaktoren des Prothrombinkomplexes kann bei Patienten mit malignen Erkrankungen in Zusammenhang mit Resorptionsstörungen des Vitamin
K (maligne Gallengangsverschlüsse) oder bei Verschiebungen der Vitamin-K-
produzierenden bakteriellen Darmflora auftreten. Besonders hervorzuheben ist
hierbei die Bedeutung der Anwendung von Breitbandantibiotika, die zusätzlich
auch die Thrombozytenfunktion negativ beeinflussen können (Übersicht Editorial 1983). Die massive Leberbeteiligung an malignen Prozessen führt ebenfalls

zu einer Produktionsstörung der Faktoren des Prothrombinkomplexes, wobei darüber hinaus jedoch auch weitere Hämostasefaktoren, die in der Leber synthetisiert werden wie Fibrinogen, Faktor V, Antithrombin III und Plasminogen, betroffen sein können.

Eine isolierte Erniedrigung des Blutgerinnungsfaktors XIII (fibrinstabilisierender Faktor) ohne Hinweis auf die Beteiligung anderer Hämostasefaktoren im Sinne einer disseminierten intravasalen Gerinnung findet sich bei Patienten mit akuter Leukämie. Die Ursachen dieser Veränderung, die mit Defekten der Fibrinvernetzung vergesellschaftet sein können, sind letztlich noch ungeklärt (RASCHE et al. 1974). Die Substitution mit Faktor-XIII-Konzentraten ließ in einer prospektiven Studie keine Reduzierung der Blutungsneigung im klinischen Verlauf erkennen (RASCHE et al. 1982). Ebenfalls unklar sind Ätiologie und Pathogenese der bei Patienten mit akuter Leukämie in Einzelfällen beschriebenen isolierten Verminderungen der Blutgerinnungsfaktoren V und X (GRALNICK u. HENDERSON 1970).

Dysfibrinogenämien durch Defektsynthese in der Leber wurde bei Patienten mit primären Leberzellkarzinom beschrieben (GRALNICK et al. 1978). Diese Störung wird auch bei chronischen oder akuten Lebererkrankungen bei Malignom als Grundkrankheit beobachtet (LANE et al. 1977). Dysfibrinogenämien können klinisch inapparent bleiben, in Einzelfällen jedoch auch mit einer Blutungs- oder Thromboseneigung einhergehen.

Literatur

Al-Mondhiry H (1975) Disseminated intravascular coagulation. Experience in a major cancer centre. Thromb Diath Haemorrh (Stuttg) 34:181

Amburs JL, Ambrus CM (1976) Blood coagulation in neoplastic disease. In: Gastpar H (Hrsg) Onkohaemostaseologie. Schattauer, Stuttgart New York, S 167

Antman KH, Skarin AT, Mayer RJ, Hargreaves HK, Canellos GP (1979) Microangiopathic hemolytic anaemia and cancer: a review. Medicine 58:377

Armata J, Bryniak C, Garwicz L, Wyszkowski (1971) Thrombocytosis in acute leukemia. Bull Pol Med Hist Sci 14:55

Astedt B, Holmberg L (1976) Immunological identity of urokinase and ovarian carcinoma plasminogen activator released in tissue culture. Nature 261:595–597

Barbui T, Rodeghiero F, Meli S, Dini E (1983) Fatal pulmonary embolism and antithrombin III deficiency in adult lymphoblastic leukemia during L-asparaginase therapy. Acta Haematol (Basel) 69:188

Bettigole RF, Himelstein ES, Oettgen HF (1970) Hypofibrinogenemia due to L-Asparaginase: studies of fibrinogen survival using autologous ^{131}J-fibrinogen. Blood 35:190

Bhaduri S, Rasche H, Köhle W, Dietrich M (1977) Blutgerinnungsstudien bei Patienten mit akuter Leukämie vor und nach zytostatischer Polychemotherapie. Verh Dtsch Ges Inn Med 83:1142

Bick RL (1978a) Alternations of hemostasis associated with malignancy: Etiology, pathophysiology, diagnosis, management. Semin Thromb Hemost 5:1

Bick RL (1978b) Antithrombin III and factor VIII in patients with neoplasms. Am J Clin Pathol 69:194

Bick RL, Fekete LF, Wilson WL (1976a) Adriamycin and fibrinolysis. Thromb Res 8:467

Bick RL, Fekete LF, Murano G (1976b) Daunomycin and fibrinolysis. Thromb Res 9:201

Boggust WA, O'Brien DJ, O'Meara RAO (1963) The coagulative factors of normal human and human cancer tissue. Ir J Med Sci 6:131

Brain MC, Esterly JR, Beck EA (1967) Intravascular hemolysis with experimentally produced vascular thrombi. Br J Haematol 13:868

Brodsky J, Conroy JF (1972) The effects of chemotherapy on hemostasis. Cancer Chemother Pharmacol 2:85

Bukowski RM (1982) Thrombotic thrombocytopenic purpura: A review. In: Spaet Th (ed) Progress in hemostasis and thrombosis, vol 6. Grune and Stratton, New York, p 287

Castaldi PA, Penny R (1970) A macroglobulin with inhibitor activity against coagulation factor VIII. Blood 35:370

Cavallo T, Sade R, Folkman J, Cotran RS (1972) Tumor angiogenesis. J Cell Biol 54:408

Cavallo T, Sade R, Folkman J, Cotran RS (1973) Ultrastructural autoradiographic studies of the early vasoproliferative response in tumor angiogenesis. Am J Pathol 70:345

Clarke N, O'Meara RAQ (1966) Intracellular location of thromboplastic activity in the cells of human chorion. Br J Haematol 15:536–545

Cocking JB (1966) Thrombocytopenic purpura with bronchogenic carcinoma. Postgrad Med J 42:521

Coleman M, Vigliano EM, Weksler ME, Nachman RL (1972) Inhibition of fibrin monomer polymerization by lambda myeloma globulins. Blood 39:210

Collins AJ, Blommfield CD, Peterson BA, McKenna RW, Edson JR (1978) Acute promyelocytic leukemia. Management of the coagulopathy during Daunorubicin-Prednisone remission induction. Arch Intern Med 138:1677

Collins RC, Al-Mondhiry H, Chernik NL, Posner JB (1975) Neurologic manifestations of intravascular coagulation in patients with cancer. Neurology (Minneap) 25:795

Colman RW, Robboy SJ, Minna JD (1972) Disseminated intravascular coagulation: an approach. Am J Med 52:679

Colman RW, Robboy SJ, Minna JD (1979) Disseminated intravascular coagulation: A reappraisal. Annu Rev Med 30:359

Coon WW (1976) Risk factors in pulmonray embolism. Surg Gynecol Obstet 143:385

Coon WW (1977) Epidemiology of venous thromboembolism. Ann Surg 186:149

Cooper EH (1979) Acute phase reactant proteins in cancer. Adv Cancer Res 30:1

Coune A (1981) Coagulopathies in patients with tumors. In: Klastersley J, Staquet MJ (eds) Medical complications in cancer patients. Raven Press, New York, p 15

Deutsch E (1982) Blutgerinnungsstörungen bei nicht-haematologischen malignen Erkrankungen. Beitr Onkol 13:276

Donati MB, Poggi A (1980) Malignancy and haemostasis. Br J Haematol 44:173–182

Drapkin RL, Gee TS, Dowling MD, Arlin Z, McKenzie S, Kempin S, Clarkson B (1978) Prophylactic heparin therapy in acute promyelocytic leukemia. Cancer 41:2484

Editorial (1983) Antimicrobials and haemostasis. Lancet I:510

Edwards EA (1949) Migrating thrombophlebitis associated with carcinoma. N Engl J Med 240:1030–1035

Egbring R, Schmidt W, Fuchs G, Havemann K (1977) Demonstration of granulocytic proteases in plasma of patients with acute leukemia and septicaemia with coagulation defects. Blood 49:219–231

Gasic GJ, Boettiger D, Catalfamo JL, Gasic TB, Stewart GJ (1978) Aggregation of platelets and cell membrane vesiculation by rat cells transformed "in vitro" by Rous sarcoma virus. Cancer Res 38:2950–2955

Gastpar H (1982) Beeinflussung der Metastasierung durch Hemmung der Thrombozytenaggregation. Beitr Onkol 13:290–306

Gloviczki P, Hollier LH, Cherry KJ, Pairolero PC, Gale S, Schirger A (1982) Phlegmasia cerulea dolens: The continuing morbidity. Inter Angio 1:126

Goodnough LT, Saito H, Manni A, Jones PK, Pearson OH (1984) Increased incidence of thromboembolism in stage IV breast cancer patients treated with a five-drug chemotherapy regimen. A study of 159 patients. Cancer 54:1264

Gordon SG, Cross BA (1981) A factor X-activating cysteine protease from malignant tissue. J Clin Invest 67:1665

Gordon SG, Frauks JJ, Lewis B (1975) Cancer procoagulant A: a factor X activating procoagulant form malignant tissue. Thromb Res 6:127–137

Gordon SG, Frauks JJ, Lewis B (1979) Comparison of procoagulant activites in extracts of normal and malignant human tissue. J Nacl Cancer Inst 62:773–776

Gore JM, Appelbaum JS, Greene HL, Dexter L, Dalen JE (1982) Occult cancer in patients with acute pulmonary embolism. Ann Intern Med 96:556–560

Gouault-Heilmann M, Chardon E, Sultan C, Josso F (1975) The procoagulant factor of leukemia promyelocytes: demonstration of immunologic cross reactivity with human brain tissue factor. Br J Haematol 30:151

Gralnick HR, Abrell E (1973) Studies of the procoagulant and fibrinolytic activity of promyelocytes in acute promyelocytic leukemia. Br J Haematol 24:89

Gralnick HR, Henderson E (1970) Acquired coagulation factor deficiencies in leukemia. Cancer 26:1097

Gralnick HR, Bagley BS, Abrell R (1972) Heparin treatment for the hemorrhagic diathesis of acute promyelocytic leukemia. Am J Med 52:167

Gralnick HR, Givelber H, Abrams E (1978) Dysfibrinogenaemia associated with hepatoma. N Engl J Med 299:221

Hafter R, Tafel K, Bocaz JA, Jilg W Graeff H (1976) Über den Nachweis der Hyperkoagulabilität bei Patientinnen mit gynäkologischen Tumoren und die Charakterisierung einiger in diesem Zusammenhang auftretender Fibrinogenfraktionen. In: Gastpar H (Hrsg) Onkohaemostaseologie. Schattauer, Stuttgart New York, S 75

Hagedorn AB, Bowie JW, Elveback CR, Owen CA (1974) Coagulation abnormalities in patients with inoperable lung cancer. Mayo Clin Proc 49:647

Heyes H, Glück D (1977) Die Bedeutung des Fibrins/Fibrinogens für Wachstum und Metastasierung von Malignomen. Klin Wochenschr 55:1079–1087

Hilgard P, Gordon-Smith EC (1974) Microangiopathic hemolytic anaemia and experimental tumorcell emboli. Br J Haematol 26:651

Hiller E (in Druck) Pathophysiologie und Therapie von Gerinnungsstörungen bei der Tumorbehandlung. In: Drings W, Schreml W (Hrsg) Aktuelle Onkologie: Supportive Maßnahmen bei der internistischen Tumorbehandlung. Zuckerschwendt, München

Hiller E, Vadakkumcherry P, Weiß E (1979) Antithrombin III bei Patienten mit metastasierenden Carcinomen. Verh Dtsch Ges Inn Med 85:1385

Hiller E, Riess H, Hafter R, Graeff H (1980) Evaluation of hypercoagulability after remission induction chemotherapy of acute leukemia. Blut 41:359

Iwasaki T (1915) Histological and experimental observations of destruction of tumor cells in blood vessels. J Pathol Bact 20:85

Kakkar VV (1982) Prevention of venous thromboembolism. Intern Angio 1:39

Kakkar VV, Howe CT, Nicolaides AN (1970) Deep vein thrombosis of leg. Is there a "high risk" group? Am J Surg 120:527

Kansu E, Travis SF, Martinez J (1975) Subclinical consumption coagulopathy associated with induction therapy in acute lymphoblastic leukemia. Hemostasis 9:164

Klastersky J, Staquet MJ (eds) (1981) Medical complications in cancer patients. EORTC, Monograph Series, vol 7. Raven Press, New York

Klener P, Kubisz P, Suranova J (1977) Influence of cytotoxic drugs on platelet functions and coagulation. Thromb Hemost 37:53

Komp DM, Donaldson MH (1970) Sepsis in leukemia and the Shwartzmann reaction. Am J Dis Child 119:114

Korninger C, Stassen JM, Collen D (1981) Turnover of human extrinsic (tissue-type) plasminogen activator in human plasma: No evidence for a specific inhibitor. Thromb Haemost 46:662–665

Kramer RN, Nicolson G (1979) Interactions of tumor cells with vascular endothelial cell monolayers: A model for metastatic invasion. Proc Natl Acad Sci 76:57

Lackner H (1973) Hemostatic abnormalities associated with dysporteinemias. Semin Hematol 10:125

Lane DA, Scully MF, Thomas DP, Kakkar VV, Woolf JL, Williams R (1977) Acquired dysfibrinogenaemia in acute and chronic liver disease. Br J Haematol 35:301

Lawrence EA, Dowman DE, Moore DB, Bernstein GJ (1953) A thromboplastic property of neoplasms. Surg Forum 3:694–697

Leavy R, Kahn S, Brodsky J (1970) Disseminated intravascular coagulation: complication of chemotherapy in acute myelogenous leukemia. Cancer 26:142

Levine J, Conley CL (1964) Thrombocytosis associated with malignant disease. Arch Intern Med 114:497

Lisiewicz J (1978) Mechanism of hemorrhage in leukemias. Semin Thromb Haemost 4:214

Lohrmann HP (1974) Mikroangiopathische haemolytische Anämie bei malignen Tumorerkrankungen. Klin Wochenschr 52:1143

Lohrmann HP, Adam W, Heymer B, Kubanek B (1973) Microangiopathic hemolytic anemia in metastatic carcinoma. Report of eigt cases. Ann Intern Med 79:368

Losito R, Beaudry P, Volderrama JC, Cousineau L, Longpreé B (1977) Antithrombin III and factor VIII in patients with neoplasms. Am J Clin Pathol 68:258

Loskutoff DJ, Edgington TS (1977) Synthesis of a fibrinolytic activator and inhibitor by endothelial cells. Proc Natl Acad Sci 74:3903–3907

Lyman GH, Bettigole RE, Robson E, Ambrus JL, Urban U (1978) Fibrinogen kinetics in patients with neoplastic disease. Cancer 41:1113

Markus G, Takita H, Camiolo SM (1980) Content and characterization of plasminogen activators in human lung tumors and normal human lung tissue. Cancer Res 40:841–848

Marx R (1971) Neoplasie maligne e hemostasi/oncohemostaseologica. In: Nicola P de (ed) Coagulazione e thrombosi. PEM, Rom

Marx R (1976) Wichtige klinisch-haemostaseologische Phänomene bei Malignomen. In: Gastpar H (Hrsg) Onkohaemostaseolige. Schattauer, Stuttgart New York, S 3

Mayr AC, Dick HJ, Nagel GA, Senn HJ (1973) Thrombozytose bei malignen Tumoren. Schweiz Med Wochenschr 103:1626

Meek JR, Maurer JJ (1959) Phlegmasia cerulea dolens. Am J Surg 97:104–111

Merskey C (1974) Altered blood coagulability in patients with malignant tumors. Ann NY Acad Sci 230:289

Min KW (1980) Mucin-producing adenocarcinomas and nonbacterial thrombotic endocarditis: pathogenetic role of tumor mucin. Cancer 45:2374

Minar E, Ehringer H, Marosi L, Hirschl M, Konecuy U, Pollak Ch, Czembirek H, Sommer G (1982) Akute Venenthrombose – Lokalisation, Ausdehnung und Ätiologie mit besonderer Berücksichtigung der Paraneoplasie. Dtsch Med Wochenschr 107:1303–1309

Monto RW, Talley RW, Caldwell MJ (1969) Observations on the mechanism of hemorrhagic toxicity in mithramycin therapy. Cancer Res 29:697

Moore FD, Osteen RT, Karp DD, Steele G, Wilson RE (1981) Anticoagulants, venous thromboembolism, and the cancer patient. Arch Surg 116:405–407

Moschcowitz E (1924) Hyaline thrombosis of the terminal arterioles and capillaris: A hither to undescribed disease. Proc NY Pathol Soc 24:21

Müller-Berghaus G, Bohn E, Höbel W (1976) Activation of intravascular coagulation by endotoxin: the significance of granulocytes and platelets. Br J Haematol 33:213

Myers TJ, Rickles FR, Barb C, Cronlund M (1981) Fibrinopeptide A in acute leukemia: Relationship of activation of blood coagulation to disease activity. Blood 57:518

Nagy B, Ban J, Brdar B (1977) Fibrinolysis associated with human neoplasia: Production of plasminogen activator by human tumors. Int J Cancer 19:614–620

Naito S, Sueishi K, Hattori F, Tanaka K (1980) Immunological analysis of plasminogen activators from cultured human cancer cells. Virchows Arch 387:251–257

Noronha PA, Hruby AM, Maurer HS (1979) Acquired von Willebrand disease in a patient with Wilms tumor. J Pediatr 95:997

Olson RE (1964) Vitamin K-induced prothrombin formation antagonism by actinomycin D. Science 145:926

O'Meara RAQ (1958) Coagulation properties of cancer. Ir J Med Sci 394:474

O'Meara RAQ, Thornes RD (1961) Some properties of the cancer coagulative factor. Ir J Med Sci 423:106–109

Pearlstein E, Cooper LB, Karpatkin S (1979) Extraction and characterization of a platelet aggregating material (PAM) from SV 40-transformed mouse 3 T3 fibroblasts. J Lab Clin Med 93:332–334

Peterson H, Petrusson B, Korson-Beugsten K (1973) Fibrinolytic activity of human carcinomas. A comparative methodological study. Thromb Diath Haemorrh (Stuttg) 30:133

Peuscher FW, Aken WG van, Armstrong AC, Dalin EA van (1979) Activation of blood coagulation and anomalus behaviour of fibrinopeptide A to heparin treatment in patients with malignancy. Thromb Haemost 42:341 (abstr)

Pineo GF, Regoeczi E, Hutton MWC, Brain MG (1973) The activation of coagulation by extracts of mucus: A possible pathway of intravascular coagulation accompanying adenocarcinomas. J Lab Clin Med 82:255

Rasche H (1974) Haemostasestörungen bei Polycythämia vera und ihre Beeinflussung durch die Radiophosphor-Behandlung. In: Marx R, Thies HA (Hrsg) Strahlen, Blutgerinnung und Haemostase. Thieme, Stuttgart, S 205

Rasche H (1981) Prophylaxe venöser Thromboembolien bei haematologischen Erkrankungen. Haemostaseologie 1:160

Rasche H (1982) Blutgerinnungsstörungen bei akuter Leukämie. Beitr Onkol 13:307

Rasche H (1983) Antithrombin III bei malignen Erkrankungen (Abstr). Ann Univ Sarav Med [Suppl] 3:41

Rasche H, Dietrich M (1975) Die Haemostasestörung der akuten Leukämie (Leitartikel). Blut 30:153

Rasche H, Dietrich M (1977) Hemostatic abnormalities associated with malignant disease (Editorial). Eur J Cancer 13:1053

Rasche H, Hoelzer D, Dietrich M, Pflieger H, Kurrle E (1977) The coagulation defect in the L 5222 experimental rat leukemia. Leukemia Res 1:171

Rasche H, Haghou F, Gaus W, Dietrich M, Hoelzer D, Pflieger H, Kurrle E, Pindur G, Seifried E, Heimpel H (1982) Blutgerinnungsfaktor XIII-Substitution bei akuter Leukämie: Ergebnisse einer randomisierten und kontrollierten Studie. Dtsch Med Wochenschr 107:1882

Rickles FR, Edwards RL, Barb C, Cronlund M (in press) Abnormalities of blood coagulation in patients with cancer: fibrinopeptide A generation and tumor growth. Eur J Cancer

Riyken DC, Collen D (1981) Purification and characterization of the plasminogen activator secreted by human melanoma cells in culture. J Biol Chem 256:7035

Robson EB, Murawski GF, Bettigole RE (1977) Use of ^{125}J-fibrinogen kinetic data to detect disseminated intravascular coagulation and deposition of fibrin in patients with metastatic cancer. Thromb Haemost 37:484

Sack GH, Levin J, Bell WR (1977) Trousseau's Syndrome and other manifestations of chronic disseminated intravascular coagulopathy in patients with neoplasms: Clinical, pathophysiologic and therapeutic features. Medicine 56:1

Schmidt MB (1903) Die Verbreitungswege der Karzinome und die Beziehung generalisierter Sarkome zu den leukämischen Neubildungen. Fischer, Jena

Schmitz-Huebner U, Loo J van de (1982) Differentialdiagnose von Hyperkoagulabilität, Hyperfibrinolyse und disseminierter intravasaler Gerinnung bei malignen Erkrankungen. Beitr Onkol 13:266

Seifried E, Pflieger H, Wiesneth M, Rasche H (1982) Hemostaseological investigations in neutropenic patients receiving granulocyte transfusions. Blut 45:201 (abstr)

Semeraro N, Donati MB (1981) Pathways of blood clotting initiation by cancer cells. In: Malignancy and the hemostatic system. Raven Press, New York, pp 65–81

Semeraro N, Vermylen J (1977) Evidence that washed human platelets possess factor X activator activity. Br J Haematol 36:107

Semeraro N, Fumurola D, Mertens F, Vermylen J (1978) Evidence that endotoxins enhance the factor X activator activity of washed humen platelets. Br J Haematol 38:243

Semeraro N, Cortellazzo S, Colucci M, Barbui T (1979) A hither to undescribed defect of platelet coagulant activity in polycythaemia vera and essential thrombocythaemia. Thromb Res 16:795

Sharp AA (1977) Diagnosis and management of disseminated intravascular coagulation. Br Med Bull 33:256

Siegal T, Seligsohn V, Aghai E, Modan M (1978) Clinical and laboratory aspects of disseminated intravascular coagulation: a study of 118 cases. Thromb Haemost 39:122

Silvis SE, Turkbas N, Doschenhobmen A (1970) Thrombocytosis in patients with lung cancer. JAMA 211:1852

Slichter SJ, Harker LA (1974) Hemostasis in malignancy. Ann NY Acad Sci 230:252

Sproul EE (1938) Carcinoma and venous thrombosis: the frequency of association of carcinoma in the body or tail of the pancreas with multiple venous thrombosis. Am J Cancer 34:566–585

Sträuli P, Barrett AJ, Baici A (eds) (1980) Proteinases and tumorinvasion. EORTC Monograph Series, vol 6. Raven Press, New York

Sun NCJ, McAfee WM, Hum GJ, Weiner JM (1979) Hemostatic abnormalities in malignancy, a prospective study of 108 patients. Am J Clin Pathol 71:10

Tagnon HJ, Schulman P, Whitemore WF, Leone LA (1953) Prostatic fibrinolysin. Study of a case illustrating role in hemorrhagic diathesis of cancer of the prostate. Am J Med 15:875

Tigges FJ, Bruntsch U, Groos G, Gallmeier WM (1982) Mikroangiopathische haemolytische Anämie als Komplikation bei Mitromycin – C – Therapie. Dtsch Med Wochenschr 107:142

Tranum BL, Haut A (1974) Thrombocytosis: platelet kinetics in neoplasia. J Lab Clin Med 84:615

Trousseau A (1865) Phlegmasia alba dolens. Clinique Medicale de l'Hotel-Dieu de Paris, vol 3. Balliere, Paris, pp 94+654

Walsh PN, Murphy S, Barry WE (1977) The role of platelets in the pathogenesis of thrombosis and hemorrhage in patients with thrombocytosis. Thromb Haemost 38:1085

Wayima T (1981) Thrombophlebitis in cancer patients. Ann NY Acad Sci 370:138–143

Wegmann D (1981) Paraneoplastische Thrombose – eine mortalitätsstatistische Untersuchung. VASA 10:111–118

Wenz B, Friedman G (1974) Acquired factor VIII inhibitor in a patient with malignant lymphoma. Am J Med Sci 268:295

Williams CKO, Pineo GF, Gallus AS, McCulloch C (1980) The relevance of platelet and fibrinogen kinetics and coagulation studies to extent of disease and performance status in patients with adenocarcinoma. Med Pediatr Oncol 8:367

Yahara Y, Okawa S, Onozawa Y, Motomiya T, Tanoue K, Yamazaki H (1983) Activation of platelets in cancer, especially with reference to genesis of disseminated intravascular coagulation. Thromb Res 29:27

Zittoun R, Bernadou A, Samama M (1968) Hyperplasie mégacaryocytaire et anomalies qualitatives de la ligneé mégacaryocyto-plaquettoire ou cours d'une leucémie aiqué myeloblastique. Sem Hop Paris 44:183

Sachverzeichnis